国家出版基金项目
NATIONAL PUBLICATION FOUNDATION

“十二五”国家重点图书

泌尿外科内镜诊断治疗学

Endoscopic Diagnosis & Treatment of Urologic Diseases

（第2版）

国家出版基金项目
NATIONAL PUBLICATION FOUNDATION

“十二五”国家重点图书

泌尿外科内镜诊断治疗学

Endoscopic Diagnosis & Treatment of Urologic Diseases

（第2版）

主　　编　郭应禄　周利群　孙颖浩
主编助理　张　争　许传亮
编写秘书　胡　平

北京大学医学出版社

MINIAO WAIKE NEIJING ZHENDUAN ZHILIAO XUE

图书在版编目（CIP）数据

泌尿外科内镜诊断治疗学/郭应禄，周利群，孙颖浩主编．—2版．—北京：北京大学医学出版社，2016．4

国家出版基金项目

ISBN 978-7-5659-1353-2

Ⅰ．①泌… Ⅱ．①郭… ②周… ③孙… Ⅲ．①内窥镜—应用—泌尿系统外科手术 Ⅳ．①R699

中国版本图书馆CIP数据核字(2016)第050453号

泌尿外科内镜诊断治疗学（第2版）

主　　编：郭应禄　周利群　孙颖浩

出版发行：北京大学医学出版社

地　　址：（100191）北京市海淀区学院路38号　北京大学医学部院内

电　　话：发行部 010-82802230；图书邮购 010-82802495

网　　址：http://www.pumpress.com.cn

E-mail：booksale@bjmu.edu.cn

印　　刷：北京强华印刷厂

经　　销：新华书店

策划编辑：白玲　暴海燕　张其鹏　罗德刚　张凌凌

责任编辑：张凌凌　冯智勇　**责任校对**：金彤文　**责任印制**：李　啸

开　　本：889 mm × 1194 mm　1/16　**印张**：31　**字数**：960千字

版　　次：2016年4月第1版　2016年4月第1次印刷

书　　号：ISBN 978-7-5659-1353-2

定　　价：269.00元

编委名单

（按姓名汉语拼音排序）

蔡　林　北京大学泌尿外科研究所
杜传军　浙江大学附属第二医院
高小峰　上海长海医院
高　新　中山大学附属第三医院
龚　侃　北京大学泌尿外科研究所
郭应禄　北京大学泌尿外科研究所
郝　瀚　北京大学泌尿外科研究所
郝金瑞　北京大学泌尿外科研究所
何志嵩　北京大学泌尿外科研究所
胡　晓　北京大学第一医院
黄　健　中山大学孙逸仙纪念医院
李汉忠　北京协和医院
李宏召　中国人民解放军总医院
李建兴　北京清华长庚医院
李黎明　天津医科大学总医院
李学松　北京大学泌尿外科研究所
李　逊　广州医科大学第五附属医院
林　健　北京大学泌尿外科研究所
刘春晓　南方医科大学珠江医院
马潞林　北京大学第三医院
马　鑫　中国人民解放军总医院
潘柏年　北京大学泌尿外科研究所
邱剑光　中山大学附属第三医院
宋　刚　北京大学泌尿外科研究所
孙颖浩　上海长海医院
王东文　山西医科大学第一医院
王　刚　北京大学泌尿外科研究所
王林辉　上海长海医院
魏　强　四川大学华西医院
吴士良　北京大学泌尿外科研究所
席志军　北京大学泌尿外科研究所
肖春雷　北京大学第三医院
肖云翔　北京大学泌尿外科研究所
谢立平　浙江大学附属第一医院
许传亮　上海长海医院
杨　勇　中国人民解放军总医院第一附属医院
虞　巍　北京大学泌尿外科研究所
张崔建　北京大学泌尿外科研究所
张　杰　鄂东医疗集团

张　凯　北京大学泌尿外科研究所
张　骞　北京大学泌尿外科研究所
张晓春　北京大学泌尿外科研究所
张　旭　中国人民解放军总医院
张旭辉　山西医科大学第一医院
张学斌　北京协和医院
张　争　北京大学泌尿外科研究所
周利群　北京大学泌尿外科研究所

序

《泌尿外科内镜诊断治疗学》出版已逾十年，相关领域已取得重大进展。此项技术已成为外科治疗的主要手段，各地均取得可喜成绩，积累了诸多宝贵的经验。

《泌尿外科内镜诊断治疗学》第1版中，曾以“热潮中的冷思考”代前言，强调内镜手术与传统开放手术的不同，并从三个层面敦促大家认真思考，以促进该技术在国内优质、快速发展。十多年来，随着科学技术的快速发展，各地实践经验的不断积累，此项技术充分显现出对于提高已有水平、促进科学事业发展的积极作用。我们为之欢欣鼓舞。现在，我们不仅在经尿道内镜、经皮穿刺泌尿腔内窥镜及腹腔镜的应用中取得丰富经验，为提高医疗水平作出贡献，而且在医疗器械、设备制造方面也有长足发展。同时，较先进的“机器人手术”也有较大进展，目前世界上该手术年工作量最多的纪录就是我们中国单位创造的。我们不仅手术数量多，水平也高，有从跟随向引领过渡的良好兆头，望大家继续努力。

当前有两点值得重视：①对内镜技术的拓展、提高，要充分借助集体力量，特别是培训基地应发挥作用，不能再靠试着做，而要经过系统培训，从高层次起始，开展此项工作，以便尽快缩小地区间差距，各地亦能从高起点发展。②工作中要认真，在实践中不断总结经验、提高水平，要本着协同创新的原则，为此技术的发展做贡献。在工作中，要严格根据不同病情、不同条件，选择恰当手术方法，向精准方向发展，要以创新惠民为方针，经过千锤百炼，练就中国真功夫，为提高医疗质量，促进医学事业发展，早日实现本世纪中国泌尿外科达到亚洲领先、世界一流的中国梦做贡献。

本书专门详细介绍了孙氏镜。孙氏镜的出现给了我们很多启示。医疗器械设备作为医师借以完成各种疾病诊断及治疗的有力工具，理应由医师根据不同需要进行设计，提请工程技术专家给予协助，然后定型生产，再经过临床试用加以改进，成为可以推广的产品。但是长期以来由于我们落后于先进国家，因而出现先进医疗设备和器械是由厂家指导我们使用的情况，这不是正常现象，应予以改变。吴阶平老师把用过的内镜即使损坏了也不抛弃而保存下来，经常用它们给青年医师讲解其结构原理和发展的过程，希望大家参与改进乃至发明创造。为此我于1987年在北京大学第一医院泌尿外科设立了“北京泌尿内腔镜博物馆”，从葱管导尿到各种泌尿内腔镜的发展过程一并展出。承蒙国内外同行和厂家大力协助，赠送珍贵展品，使展出具有了一定规模，接待了很多国内外专家参观访问，获得一致赞赏，充分显示出我们老一代科学家的用心良苦和对青年医师的殷切希望。

孙氏镜的问世有双重意义：①我国泌尿外科学者设计出新的内镜，这是非常好的开端，值得称赞；②产品由国内厂家“好克”生产，改变了以往好产品均由国外进口的局面，是我们由跟随直接奔向引领的开始，值得赞扬，我们要为之喝彩。望大家共同努力，为早日实现“中国制造”而努力！

郭应禄

2016年3月

前　言

2004 年郭应禄院士主编的《泌尿外科内镜诊断治疗学》出版，成为当时我国泌尿外科学界的一大盛事。12 年来，该书作为国内泌尿外科内镜诊疗领域的经典力作，不但使众多读者受益，而且极大促进了我国泌尿外科的学科发展和技术创新。12 年后的今天，国内外泌尿内镜诊疗领域均取得了巨大进步和飞速发展，出现了许多新概念、新理念、新技术、新规范。特别值得称道的是，在许多领域我国专家发明了独创的新方法，总结出了我们自己的宝贵经验。因此，在郭应禄院士的倡导和鼓励下，全国泌尿内镜各领域顶级专家齐心协力、各写所长、凝聚智慧、倾注心血，力争使《泌尿外科内镜诊断治疗学》第 2 版的内容达到新、全、细、深、准、美的高标准。

为了达到这一标准，第 2 版在第 1 版的基础上，大幅扩充了原有章节内容，使概念更新颖、观点更清晰、内容更丰富、技术更实用。此外，我们又增加了近年来有代表性的新技术，如机器人等在泌尿外科手术方面的应用，并且更新修订了一些知识点，插入了更多精美的手术图片。

此次再版，在原有编委的基础上，我们又邀请了一批近年来国内新涌现出的在某专业领域学术或技术贡献突出的知名专家参与进来，共同编写。经过多次反复开会商议制定编写计划及校阅初稿，最终方能定稿。作为本书的主编之一，我十分敬佩和感谢各位编委于医教研繁忙的工作中为此书的付梓做出的辛苦努力及巨大贡献。

此书付梓之际，郭应禄院士百忙之中再次为本书欣然作序，并对我们未来的工作提出了需要重视的两点——内镜技术的系统培训和协同创新，告诫我们为学行医的惠民本质，这正是我们行医、写作的初衷。衷心感谢北京大学医学出版社各位老师为本书的出版所付出的辛勤努力，特别是白玲副总编，没有她的认真、执著与无私就不会有本书的问世。衷心感谢为了本书的成稿和出版付出辛勤努力的所有幕后英雄：编辑，工作秘书等。

因医学技术更新甚快及编者精力与水平所限，此书难免有不足之处，真心希望广大读者批评指正。

周利群

2016 年 3 月

目　录

第二部分　输尿管镜

第三部分　经皮肾镜

第四部分 腹 腔 镜

泌尿外科内镜发展史

泌尿外科内镜经历了一个多世纪的发展，成为腔内诊治技术的重要工具。其发展推动了外科治疗的微创化进程，确立了21世纪泌尿外科前进的方向，促进医学发展。现仅就泌尿外科内镜发展历程做简要介绍。

一、葱管导尿的启示

远在一千多年前，唐朝著名医学家孙思邈在《备急千金要方》中记载，当有尿排不出时，可用“葱叶去其尖，插入尿道”将尿导出体外，这是最早的导尿术（图1）。之后各种导尿管相继问世，为众多尿潴留患者解除病痛。

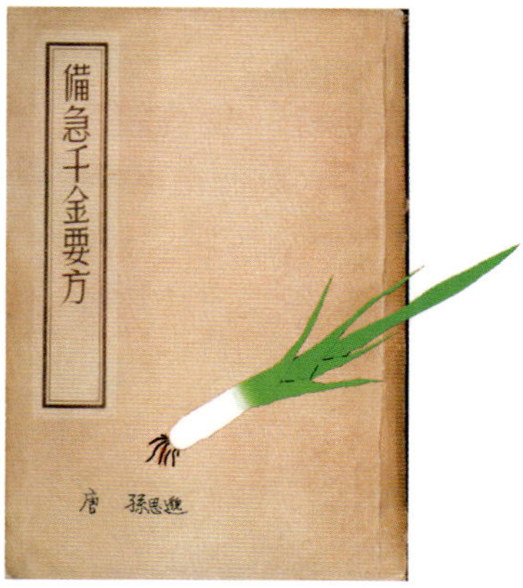

图1 《备急千金要方》封面

金属导尿管的应用，使人们看到通过它窥视与外界相通脏器内部情况的希望，萌生了最早制造膀胱镜的愿望。

二、早期探索

通过导管观看膀胱腔内一片漆黑，缺少光亮。所以，当时认为关键在于照明。1806年Philip Bozzini用蜡烛照明观看膀胱尿道内情况（图2），尽管他做了周密设计，由于照入腔内的光线暗，视野也小，难以达到预期目的。之后PS Segalas（1821），JD Fisher（1827），J Grunfeld（1873）等利用自然光或人工光对照明作了不少改进，特别是Desormeaux等采用中央带孔的反射镜将光线反射入膀胱内，较用蜡烛直接照明有了很大改进（图3、图4）。此方法在很长一段时间内用来观察尿道疾病，但对膀胱

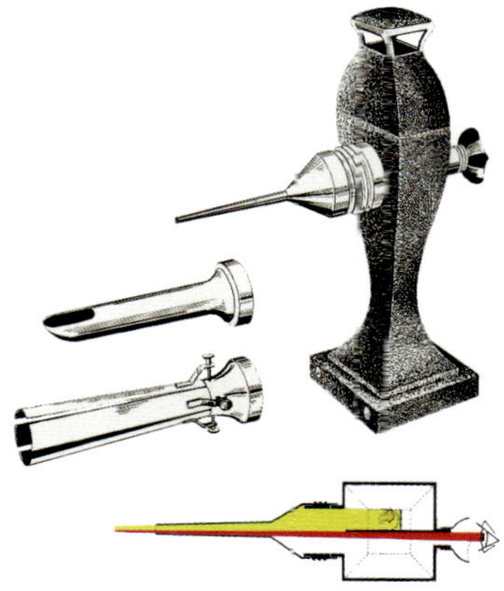

图2 蜡烛照明内镜示意图
图中黄色为光照，红色为视线

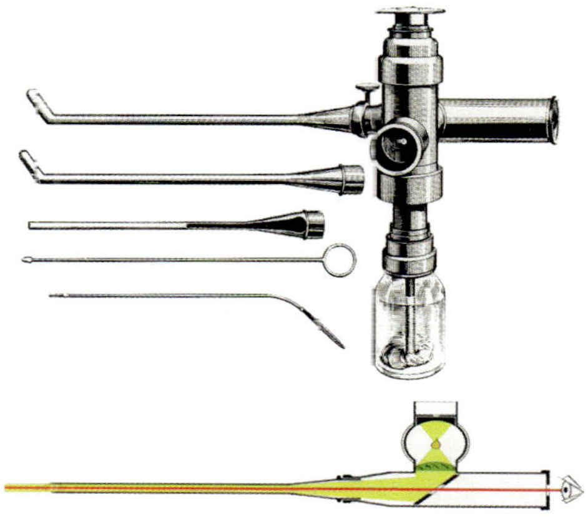

图3 加反光镜人工照明内镜示意图

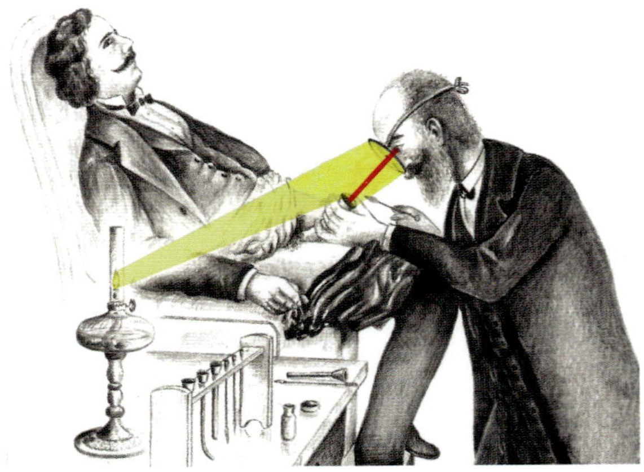

图 4 利用反光镜照明内镜

而言，仍未能解决上述不足之处。因此，随之而来的第二个要求即如何把光源移入膀胱内，以增加亮度及照明范围。1867 年 J Bruck 把灯泡用于牙科照明，1876 年 Max Nitze 将铂丝装在膀胱镜前端，通电后使之发光，实现将光源移入膀胱腔内的愿望，是很大的贡献。但出现发光的同时还有发热的问题，光越亮温度越高，从而限制了它的光亮度，而更重要的是由于尿道管腔狭小，不可能用粗管，这种管状视野，限制了观察范围（图 5）。

三、膀胱镜问世

1879 年 Josef Leiter 在 Nitze 技术的基础上，于晶体接物镜前加上直角三棱镜，使视线通过棱镜产生折射，从而扩大视野，制成了第一台间接膀胱镜（图 6），人们称之为 Nitze-Leiter 膀胱镜，初步解决了管状视野的限制，扩大了观察范围，至此已达到

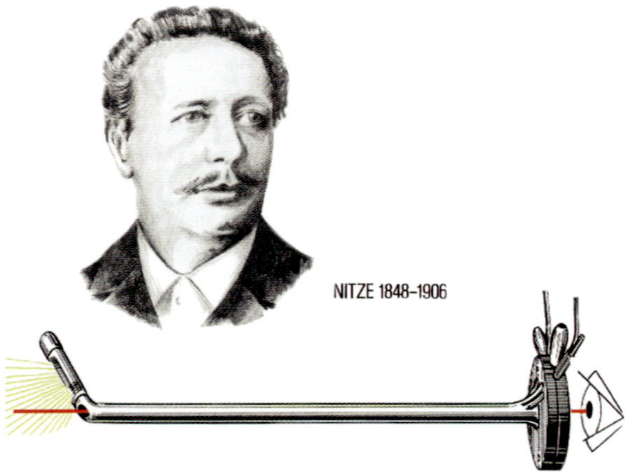

图 5 带灯光照明内镜

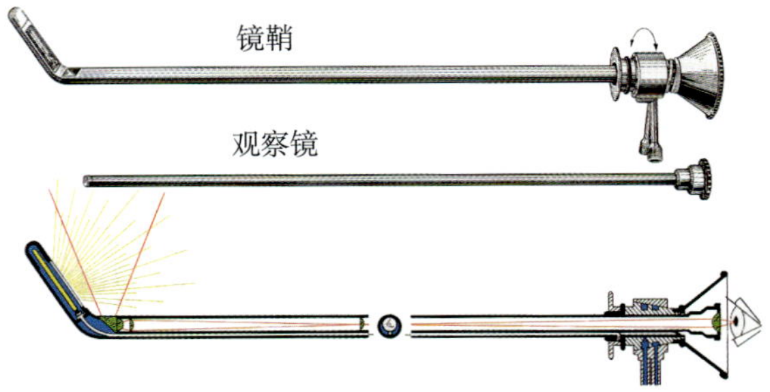

图 6 加三棱镜内镜

光源内移和利用棱镜片扩大视野的目的，达到对膀胱镜的基本要求。因此，1879 年作为膀胱镜问世的年代正式载入医学史册。膀胱镜成为最早观察人体内脏器官的医疗设备，膀胱镜检查成为泌尿外科疾病的重要诊断手段之一。

四、泌尿外科内镜的进一步完善

1879年之后，Nitze、Dittel、Giiterbock、Schlaginweit 等对膀胱镜又进行了多种改进，包括光源、灌流通道及观察方向、角度等，使之更加实用（图 7）。研究很快又集中在输尿管插管上，虽然 Brenner（1887）、Nitze（1894）在此项工作中都有建树，但 1895 年 Casper 才制出第一个有实用价值的可做输尿管插管的膀胱镜（图 8）。1897 年 Albarran、Wosidlo 等相继制出可同时进行双侧输尿管插管的内镜，使之更加实用，同时扩大了应用范围，可分别取双侧肾的尿液进行检查（图 9）。

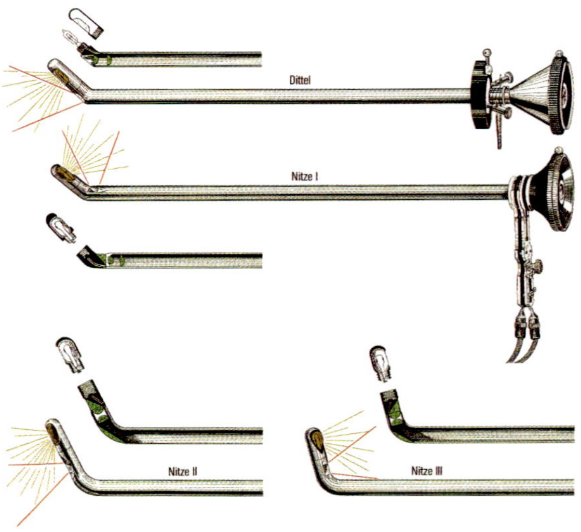

图 7 可观察不同角度视野的内镜

1908 年 Ringleb 设计了新的光学系统，使内镜的视野更加清晰（图 10），进而制出可观察不同角度视野的观察镜及见返膀胱镜（图 11）。

从膀胱镜问世即开始试制一些可进行简单治疗的所谓“手术膀胱镜”，可进行取活检及取异物，至 1904 年有耻骨上碎石术（图 12），1908 年以后即有真正的经尿道碎石钳（图 13）及取异物钳，1926 年后逐步制成实用的切除镜（图 14），为经尿道切除膀胱肿瘤及前列腺提供了工具，扩大了泌尿外科内镜的治疗功能。

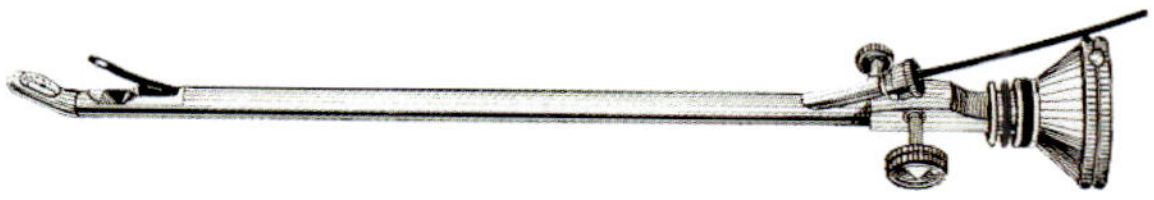

图 8　单侧输尿管插管镜

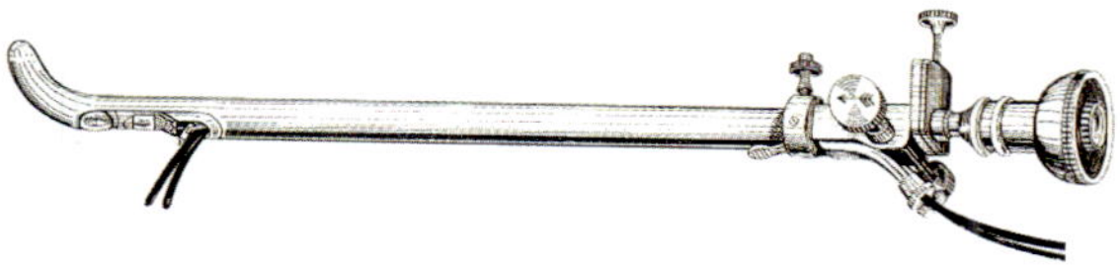

图 9　双侧输尿管插管镜

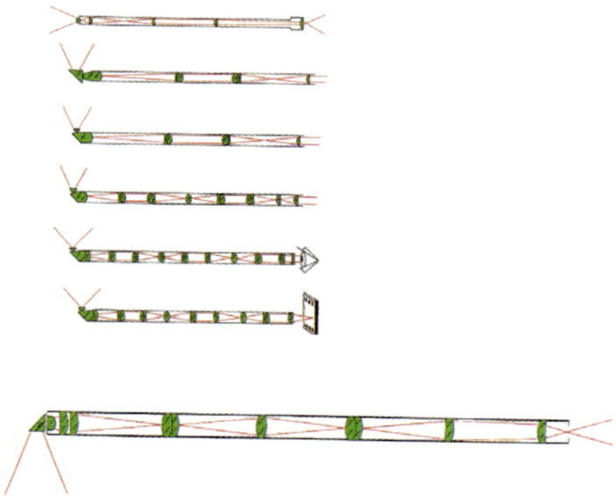

图 10　各种不同光学系统

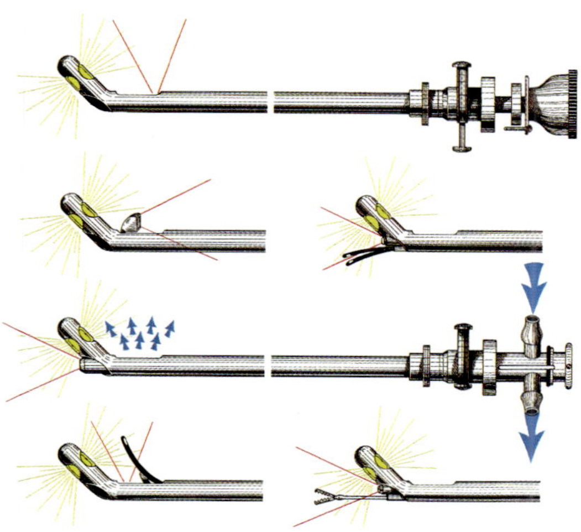

图 11　不同视野（含 180° 视野）的内镜

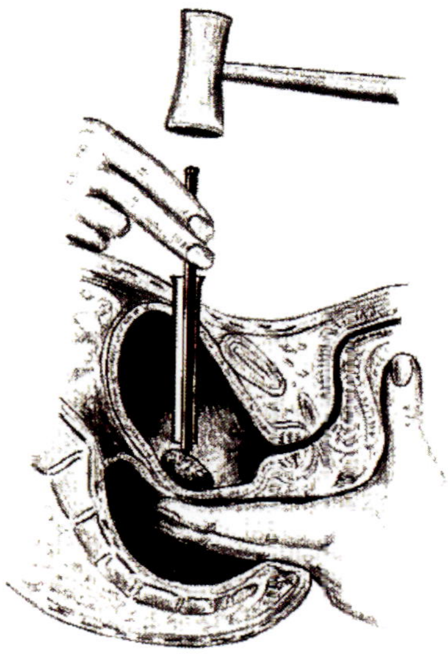

图 12　耻骨上碎石术

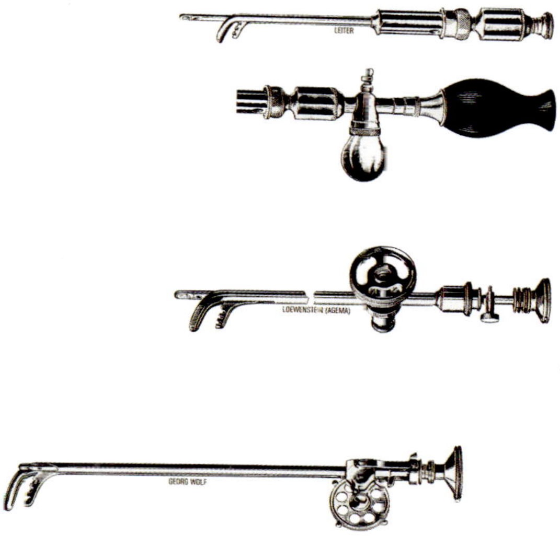

图 13　经尿道机械碎石钳

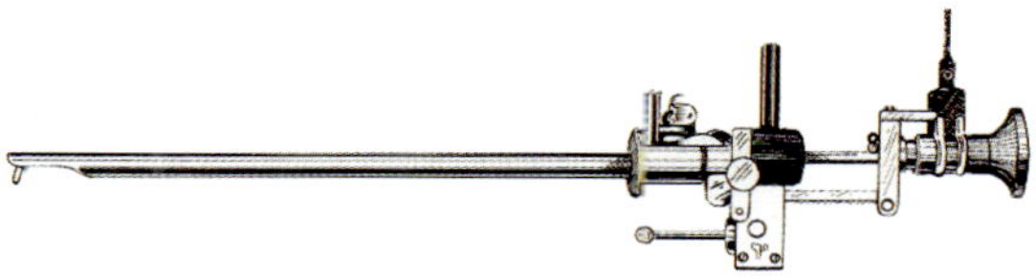

图 14　经尿道电切镜

五、内镜的不断改进，促进内镜诊疗技术的发展

泌尿外科内镜的不断改进，使内镜技术逐渐成为部分泌尿系统疾病的重要治疗手段，是很大进步。它不单是内镜功能上的改进、扩大与完善，同时也是泌尿系统疾病外科治疗上的大变革，用它可以经过尿道或经皮穿刺对肾、输尿管、膀胱、前列腺和尿道疾病进行极为精确的诊断与治疗。

现代泌尿外科内镜之所以能成为腔内泌尿外科的重要工具，是因为其有以下特点。

（一）照明度有了明显改善 20 世纪 60 年代初光导纤维在内镜中应用，体外功率大的灯箱发出亮度极大的强光，通过镜体中的光导纤维传入被检查腔道内，该处即可得到非常明亮的光照。不但能满足视野观察，且可供摄像及录像用。由于灯泡在灯箱处，并不在体内，故光亮度明显增强而局部温度并无大的增加，因而一般称之为“冷光源”。实际上所谓“冷光源”是与灯泡在膀胱内照明时相比而言，亮度虽然增加数十倍，而局部液体的温度在诊治时间内增加并不明显。如果长时间紧贴干布等易燃物品处照射，仍有烤焦的危险，需重视。严格讲“冷光源”是一种不完全准确的概念。

（二）改善图像、扩大视野 随着内镜光学系统的不断改善，特别是 1959 年 Hopkins 设计由微柱状镜组成的观察镜及 1968 年 Wolf 公司制出的 Lumina 观察镜的问世，明显改善了所见图像的清晰度，且利用了光学广角镜技术，扩大了观察视野（图 15）。

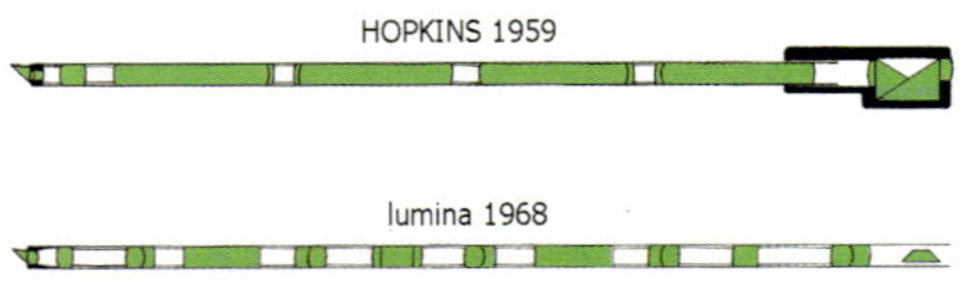

图 15　两种著名柱状光学系统

（三）缩小镜体管径、增加内镜功能 使用光导纤维后内镜前端原有放置照明灯泡的弯曲部分可去除，膀胱镜无必要再制成前开口与后开口，而制成一种新类型的膀胱镜（图 16），这样不但简化了检查膀胱所用内镜，同时也可使用同一内镜既检查膀胱，也检查尿道，成为真正的多功能或全能镜。广角镜技术的应用可减少观察镜体管径而视野还扩大，镜鞘内即可有更大的腔隙用于通过诊治附件，功能增加，而镜鞘管径的缩小使操作更加方便，患者的痛苦更小。

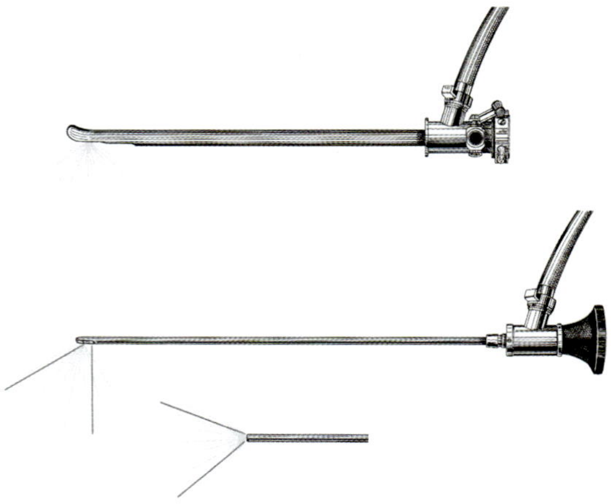

图 16　膀胱尿道镜

（四）制成检查尿路各部位的内镜 随着内镜照明及光学系统的不断改进，泌尿外科内镜已不限于检查膀胱和尿道，现又制成经尿道输尿管肾镜（图 17），可以直接检查输尿管及肾盂部位的状况，更可通过它进行该部位一些疾病的治疗。还制成经皮肾镜（图 18），直径较粗，可以经腰背部皮肤穿刺后放入肾内进行诊断及治疗，使泌尿外科内镜可到达全尿路的各个部位，以进行直视检查及治疗，这是极为重要的进展。

（五）制成各种用途内镜 现在除了高质量膀胱

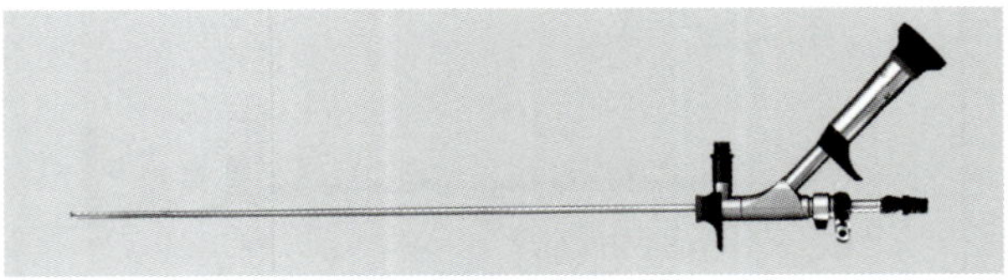

图 17　输尿管镜

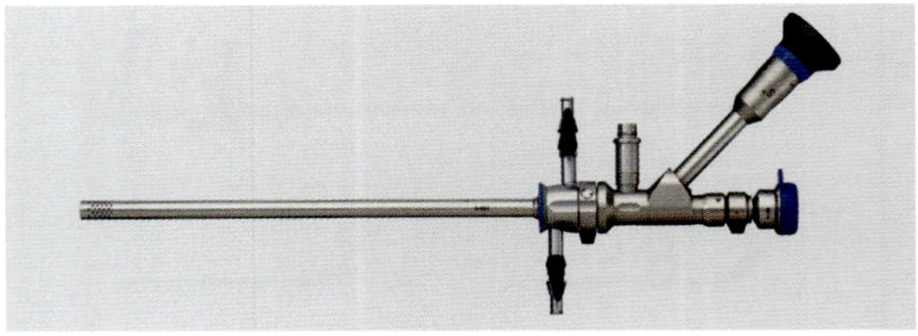

图 18　经皮肾镜

尿道镜外，还根据不同用途制成了切除镜、取活体镜、碎石镜、显微膀胱镜等。

（六）制成可弯内镜 有专用于尿道及膀胱的尿道膀胱镜（图 19）、输尿管镜等。管径细，且可弯曲，减少痛苦，可观察各个方位病变，是内镜制造技术的长足进步。

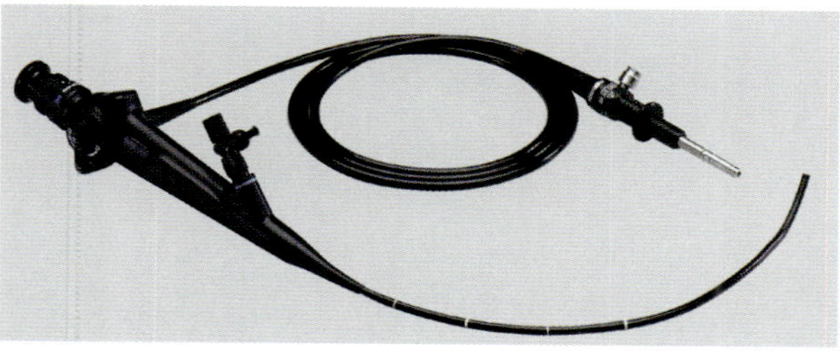

图 19 可弯内镜

（七）各种附件及辅助治疗设备不断完善 这为经内镜治疗创造了条件。

1. 碎石用器械及设备 如碎石钳、超声碎石装置、液电碎石仪、激光碎石仪等。为治疗膀胱结石、输尿管结石及肾结石开辟了新的方法。

2. 切割用器械及设备 如尿道内切开刀、高频电刀等，是治疗尿道狭窄、膀胱肿瘤和前列腺肥大的有效方法。

（八）视频技术的应用 很长一段时间里内镜诊断及治疗操作过程，医务人员必须通过目镜这一小孔观察，很不方便。①眼睛很累，且姿势也不舒适，易疲劳；②只能操作者一人观察，其他人看不到，教学较难。以后制出各种教学镜企图改变“一人看”的局面（图 20），但医务人员仍不能从特殊姿势中解脱。随着视频技术的发展，已可将腔内操作过程通过摄像系统映示在彩色屏幕上，从而使整个操作过程供在场医务人员一同观看，加强了腔内手术组人员间的相互配合，也可使众多有经验的专家共同发挥其智慧，提高了诊治水平。现在更可通过传输系统在远处转播，为培训，特别是集体培训提供了有利的手段，而且还可同时给全过程录像，以备重新放映。

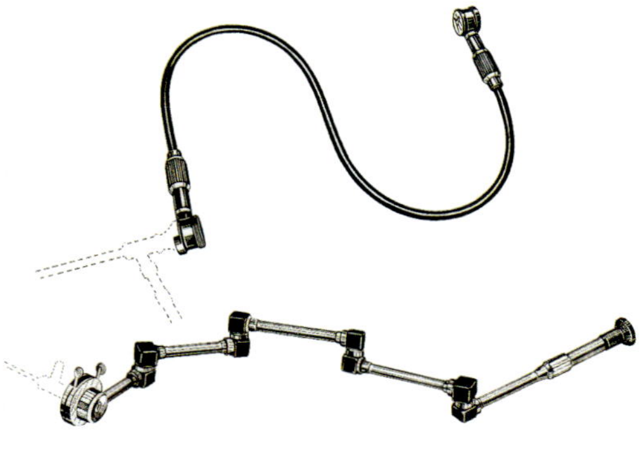

图 20 教学镜

目前所有内镜操作（包括诊断及治疗）均可使用视频技术，故有视频泌尿外科这一专有名称出现，实际是腔内泌尿外科的新进展。其技术及设备也在日益改进，例如原有摄像头较笨重，而目前已发展得较纤细、轻巧（图 21），且已解决指示方向问题，克服了加上摄像头弄错方向的缺点。其图像则由原球面透视镜图改为平面图（图 22），从而解决了广角鱼眼效应，使图像更加逼真、清晰，图中还增加尺寸标记，使操作者不会因图像放大而产生失真感。由于光源的改善，不但光亮度好，还保留了组织的自然色彩。因此可以讲，视频技术的应用确实促进了泌尿外科腔内诊治技术的发展。

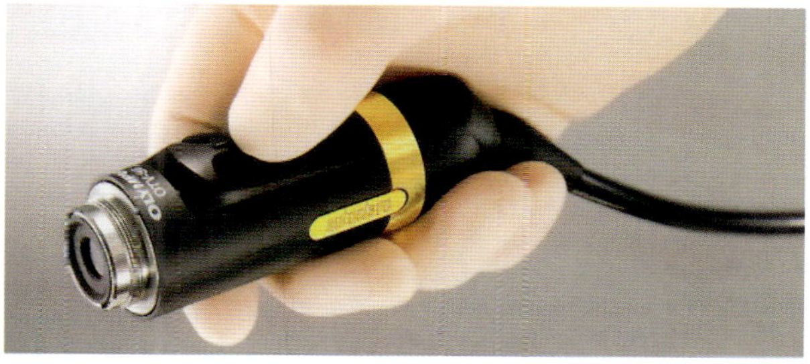

图 21 微型摄像头

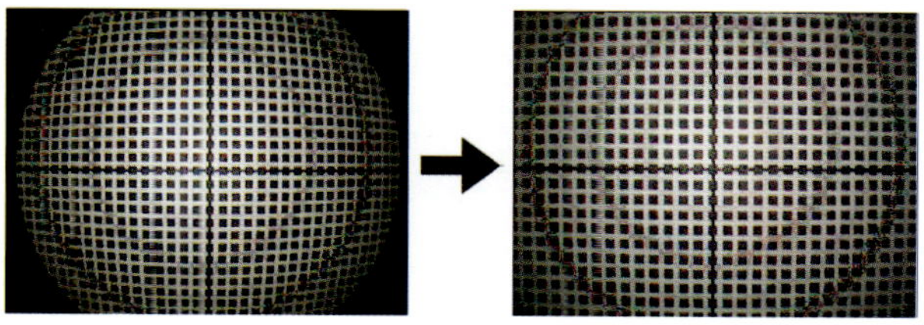

图 22 球形图面改为平面图

六、腹腔镜开创尿路腔道外诊治微创技术

前面介绍的泌尿外科内镜均在尿路腔内进行诊治，因而限制了诊治范畴。20 世纪 80 年代腹腔镜发明后则把诊疗技术扩张到尿路以外。可以对肾上腺、肾、输尿管、膀胱、前列腺、隐睾、精索静脉曲张及腹膜后淋巴结进行诊治。

（一）穿刺器和注气装置 腹腔与腹膜后间隙与一般空腔脏器不同，平时并无大的空隙，且不与体外连通，因此，①需穿刺且开创通道，便于内镜及操作器械通过；②需注气以造成可视空间；③可以悬吊挂钩取代注气扩腔作用。

（二）观察镜与操作部件分离 它可以增粗，视野更加扩大、清晰，操作更加自如。

（三）操作部件可以呈多样性 根据需要有拉钩、分离器、剪刀等，具切割、分离、钳夹、电凝、止血和取出等多种功能。

（四）视频技术是腹腔镜必备部件 所有操作均由彩色屏幕映视，可供所有参加手术的人员观看，也是操作者进行手术的依据，要求清晰。已有三维立体显像系统问世，但仍需佩戴特制眼镜，且价格较贵，尚未能推广。

七、机器人手术系统

继腹腔镜技术之后，达·芬奇机器人手术系统是目前最新出现的微创外科手术技术。其借助智能化机械臂及高清 3D 显像系统等设备，融合诸多新兴学科，实现了外科手术微创化、功能化、智能化和数字化。其设计目的是通过微创方法，实施复杂的外科手术。达·芬奇机器人由三部分组成：外科医生控制台、床旁机械臂系统、成像系统（图 23）。

（一）外科医生控制台（图 24） 主刀医生坐在控制台前，位于手术室无菌区外，使用双手（通过操作两个主控制器）及脚（通过脚踏板）来控制器械和一个三维高清内镜。正如在立体目镜中看到的那样，手术器械尖端与外科医生的双手同步运动。

（二）床旁机械臂系统（图 25） 是外科手术机器人的操作部件，主要功能是为器械臂和摄像臂提供支撑。助手在无菌区内的床旁机械臂系统边工作，负责更换器械和内镜，协助主刀医生完成手术。为了确保患者安全，助手医生比主刀医生对于床旁机械臂系统的运动具有更高优先控制权。

（三）成像系统（图 26） 其内装有外科手术机器人的核心处理器以及图像处理设备，在手术过程中位于无菌区外，可由巡回护士操作，并可放置各类辅助手术设备。外科手术机器人的内镜为高分辨率三维（3D）镜头，对手术视野具有 10 倍以上的放大倍数，能为主刀医生提供患者体腔内三维立体高清影像，使主刀医生较普通腹腔镜手术更能把握操作距离，更能辨认解剖结构，提升了手术精确度。

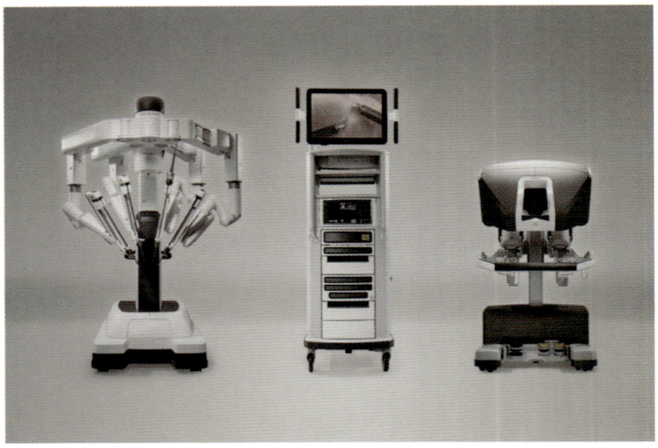

图 23 达·芬奇机器人手术系统

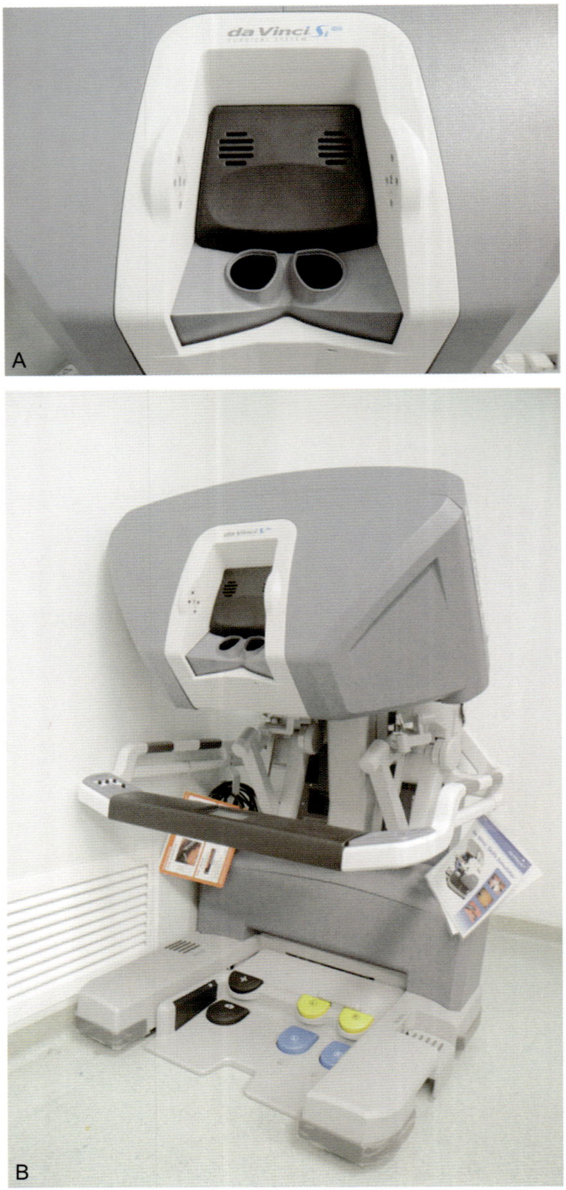

图 24 外科医生控制台

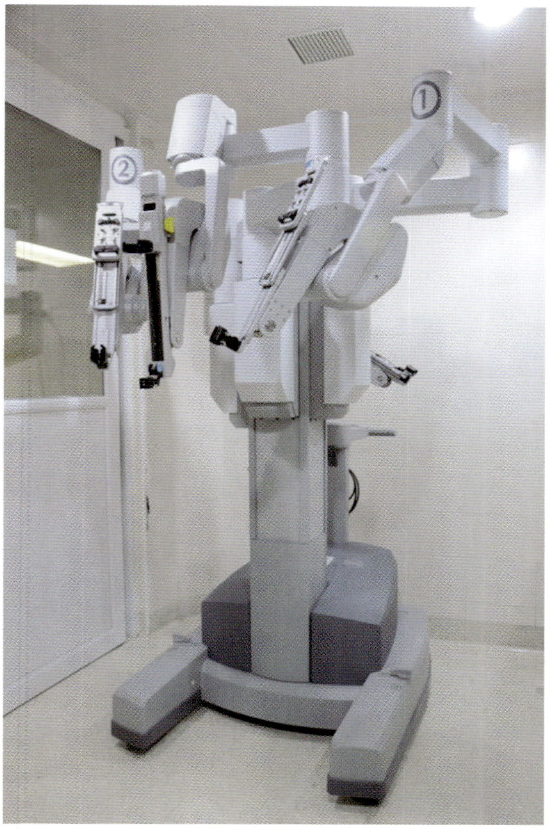

图 25　床旁机械臂系统

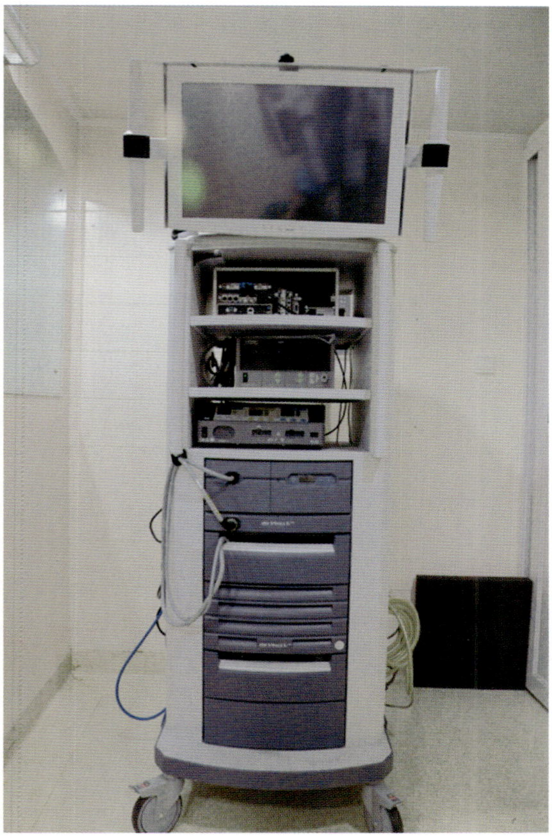

图 26　成像系统

机器人辅助手术在国际上已经开展得越来越广泛，尤其是欧美国家，仅美国就有 2000 多台机器人手术系统。截至 2016 年，中国大陆已经安装了 50 多台机器人系统。2006—2015 年的 10 年间，中国大陆共进行 24 819 例达·芬奇机器人手术，其中泌尿外科共进行了 10 170 例，占 41%。进入 2016 年，中国内地共完成达·芬奇机器人手术 1902 例，其中泌尿外科完成 855 例，占 45%。机器人辅助技术以其独特的深部操作和精细操作的技术优势广泛应用于各种泌尿外科手术，包括前列腺癌根治术、肾切除术、肾盂成形术、全膀胱切除术、输尿管成形术等。其中，前列腺癌根治术是最能体现其技术优势的手术，手术机器人提供宽阔视野和准确、灵活的控制能力，能够清楚呈现组织、器官的解剖构造和神经血管束的走行，精细的分离有利于淋巴结的清扫，准确的缝合保证了吻合的高质量（图 27）。手术中精确保留前列腺血管神经束，有利于减少手术

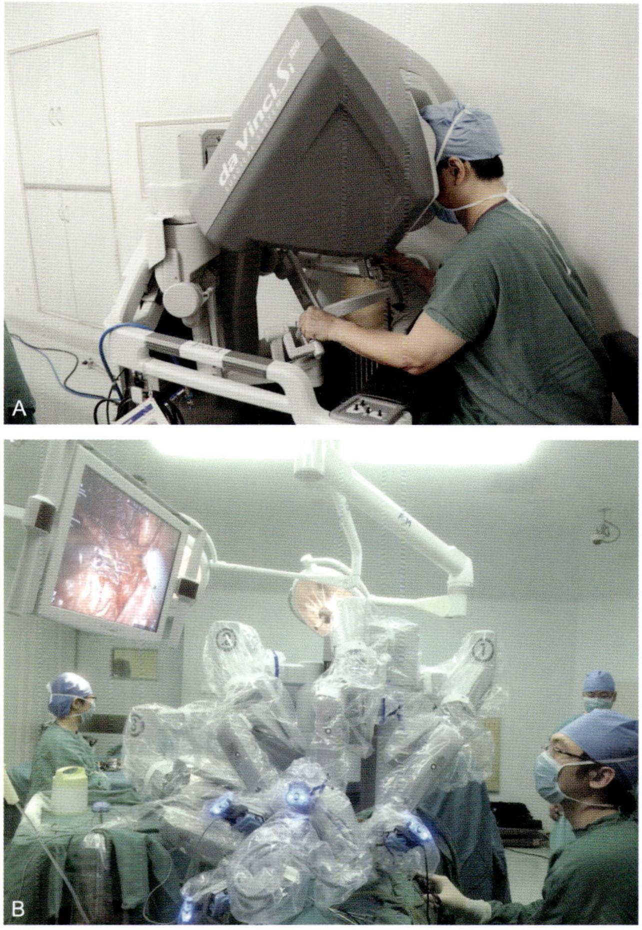

图 27　机器人辅助手术
A. 主刀医生于控制台操作中；B. 助手于手术过程中

对患者性功能的影响，术后病理检查和随访都显示了良好的肿瘤切除效果。自2000年开展首例手术机器人前列腺癌根治性切除以来，该术式在国外得到迅速推广。目前，在北欧国家一半以上的前列腺癌根治手术由手术机器人完成，而在美国，这一比例更是高达90%以上，已成为前列腺癌根治手术的“金标准”。

目前，机器人辅助手术的优势已经很明显，它比传统腹腔镜手术更易掌握，学习曲线更短。另外，机器人辅助手术更容易为大家所接受，在缝合、分离、3D视野等方面有其独到优势。但是，有一些文献报道机器人在应用过程中如果突然发生机械故障，可能导致患者出现严重并发症，甚至导致患者死亡的严重后果。但这些病例仅在会议中有报告，尚无正式文献发表。所以，任何一项技术都有其优势和局限性。

八、孙氏镜

硬性输尿管镜对于多数输尿管中、下段结石均有良好效果，但却无法处理肾内结石；此外，当使用硬性输尿管镜处理输尿管上段结石时，31.8%的结石会发生上移，一旦碎石冲至肾则会导致碎石失败。软性输尿管镜虽然镜体柔软，末段能够主动弯曲，可以进入各个肾盏碎石，但软镜操作较复杂，常需使用输送鞘辅助。同时软性镜体使用中易损坏，平均使用5～8例（次）就需要维修，而单把软镜平均使用寿命仅为25～30例（次），导致软镜的使用成本较高。本着整合硬性和软性输尿管镜功能、克服两种内镜各自缺点的理念，孙颖浩教授等于2013年设计研制了孙氏末端可弯硬性输尿管肾镜（Sun’s tip-flexible semirigid ureterorenoscope, tf-URS，简称孙氏镜），其创新性在于将带有软性可弯末段的硬性输尿管镜与可伸缩钢性外鞘相结合的设计，是世界首款硬、软一体输尿管镜。

孙氏镜主体由钢性可伸缩外鞘和带有9cm软性可控弯曲末段的硬性输尿管镜组成。镜体前部可弯段外径F8.7，钢性外鞘采用分段式设计，最粗段外径F9.8。孙氏镜采用光导纤维成像，分辨率10000华数，工作长度425mm，工作通道内径F3.6。孙氏镜构造见图28。

孙氏镜使用方法：首先将可伸缩外鞘套于末段可弯镜外部，通过螺纹旋紧固定，组合成一体镜（图29A），此时孙氏镜在结构和功能上与普通硬性输尿管镜相同，可按硬镜使用方式进入输尿管开口并沿输尿管腔逆行上镜。需要使用末段可弯曲镜时，将外鞘缩回露出内部软性可弯镜体（图29B），可弯段能随着手柄操控杆的上下扳动而双向弯曲，以便在肾内各个部位探查操作（图30）。孙氏镜的外鞘采用三段式伸缩设计，能够分别显露3cm、6cm、9cm

表1 达·芬奇手术机器人系统与传统腹腔镜的比较

比较项目	达·芬奇手术机器人系统	传统腹腔镜
手术医生人数	2人	2～3人
医生体位	坐位	站立
手术疲劳程度	小，尤适于长时间手术	大，容易疲劳
成像系统	三通道光源，双镜头，立体	单通道光源，平面
视觉	高清晰度直视三维	简单平面
稳定性	固定，无颤抖，手术平稳准确	容易随医生移动、位置易改变
精确性	可实现各种动作的精确重复与定位	较难实现各种精细的动作
灵活性	有6方向自由度，7种动作的仿真手腕	灵活性差、靠医生转动完成
缝合	简单方便，与开放式手术一样	复杂、困难
手术适应证	范围很广	范围有限
远程手术	可以进行	不能进行

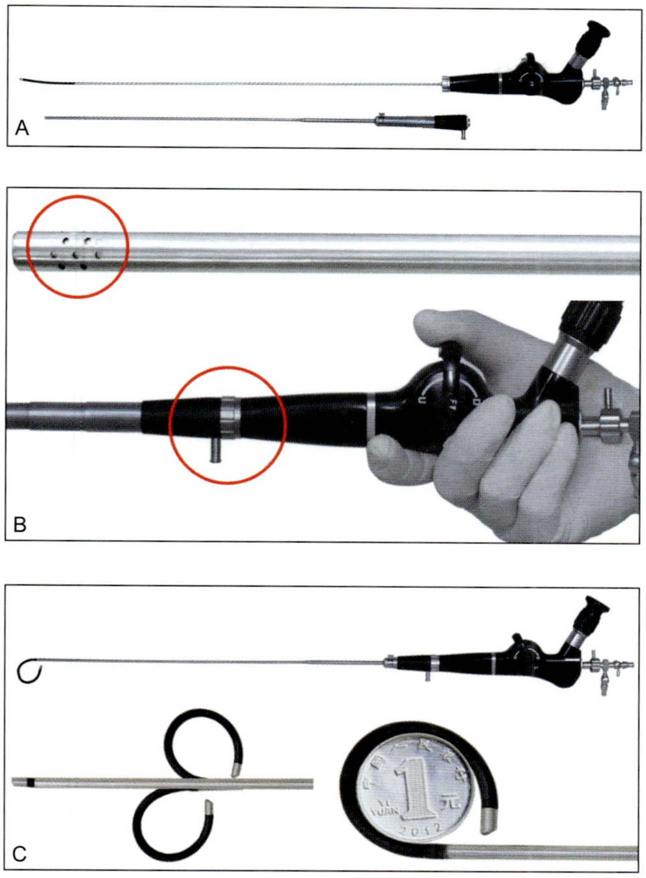

图 28　孙氏镜的结构

A. 孙氏镜由带有可弯末段的硬镜和可伸缩性外鞘组成；B. 出水通道；C. 弯曲度

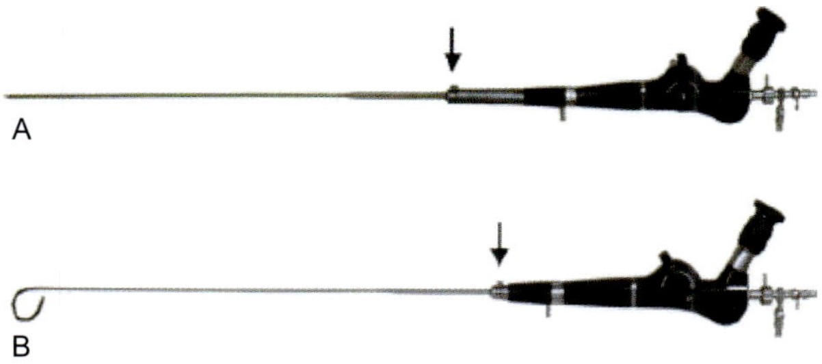

图 29　孙氏镜使用图

A. 外鞘伸出（箭头）套于可弯末段外，此时可作为硬性输尿管镜使用；B. 外鞘缩回（箭头），显露可弯末段，此时可作为软性输尿管镜使用

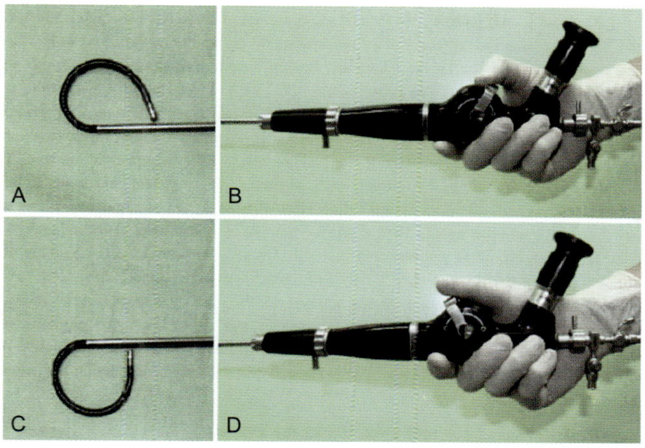

图 30　孙氏镜的双向弯曲操作

A～B. 下拉手柄操控杆，末段可弯段上弯；C～D. 上推手柄操控杆，末段可弯段下弯

长度的可弯段以适应不同大小的肾集合系统。

孙氏镜特点在于实现了硬、软输尿管镜的结构和功能一体化：①当内部镜体缩回外鞘中时，孙氏镜镜身呈硬镜的钢性结构，术者能像操作普通硬镜一样便捷地进入输尿管开口并上镜完成输尿管镜操作。②当进镜至肾盂后，可将内部镜体伸出，显露软性可弯曲段，此时孙氏镜便具有软性输尿管镜的功能，可弯段能双向弯曲。孙氏镜的上 / 下最大弯曲度可达 250° /270° ，可弯末段可在集合系统内任意活动，完成各个部位的镜检，总体探查时间（218.3 ± 69.4）s，肾盏探查率达到 96%。当工作通道内置入光纤或套石篮后，虽然体外测试下孙氏镜最大弯曲度有所下降，但术中其弯曲能力依然能满足操作要求。③由于孙氏镜图像分辨率（10 000 华数）优于普通软性输尿管镜（6000 华数），因此术中远、近视野均可保证良好的清晰度。

综上，孙氏镜有以下鲜明的优点。

（一）孙氏镜保留了传统硬、软性输尿管镜在器械性能和操作方法上各自的优点，操作便捷、一镜多能　可伸缩外鞘保证了孙氏镜具有传统硬性输尿管镜的钢性结构特点，无论是进入输尿管开口还是通过管腔狭窄、扭曲段，孙氏镜均能在硬镜模式下顺利完成；当孙氏镜使用软镜模式在集合系统操作时，其可弯末段的操控方法与普通软性输尿管镜基本一致，具有一定软性输尿管镜手术经验的术者在短时间内即能达到较好的操作熟练度。

（二）同轴转向稳定一致，操作反馈好 孙氏镜内部硬镜主体部分为钢性结构，可伸缩外鞘和内部硬镜能够相互独立轴向转动，使手柄与镜头能保持1∶1扭矩，手柄旋转任何角度都能传递到可弯末段并在图像上表现出来，这种良好的操作反馈最大限度避免了以往软性输尿管镜使用中“外转里不转”的情况发生。

（三）输尿管硬、软镜功能一体化，术中无需更换内镜即能一并处理输尿管和肾的结石 当处理输尿管合并肾结石或是输尿管上段结石碎石中上移进入肾时，术者完全可以继续进镜，利用孙氏镜的软镜模式完成肾内结石的治疗，与传统硬性或软性输尿管镜处理上段结石相比，避免了反复更换内镜的烦琐步骤，也不需要额外网篮或阻挡器辅助，显著缩短了手术时间并简化了流程，降低了手术费用。

（四）坐位单手操作，体位舒适 Saglam等研究发现，软性输尿管镜碎石术中由于需要站立位，同时为了配合镜体的操作，术者自身还需要肢体侧弯或旋转，术者往往会出现脊柱慢性损伤。孙氏镜的操作方法以传统硬性输尿管镜为基础，术者完全可以采用坐位单手操作，与普通软性输尿管镜手术相比大大降低了劳动强度，减少了术者疲劳或体位不适等非技术性因素对手术带来的影响，在保护术者健康的同时也间接提高了手术的安全性和疗效。

（郭应禄　谢会文　周利群　孙颖浩）

第一部分

膀胱尿道镜

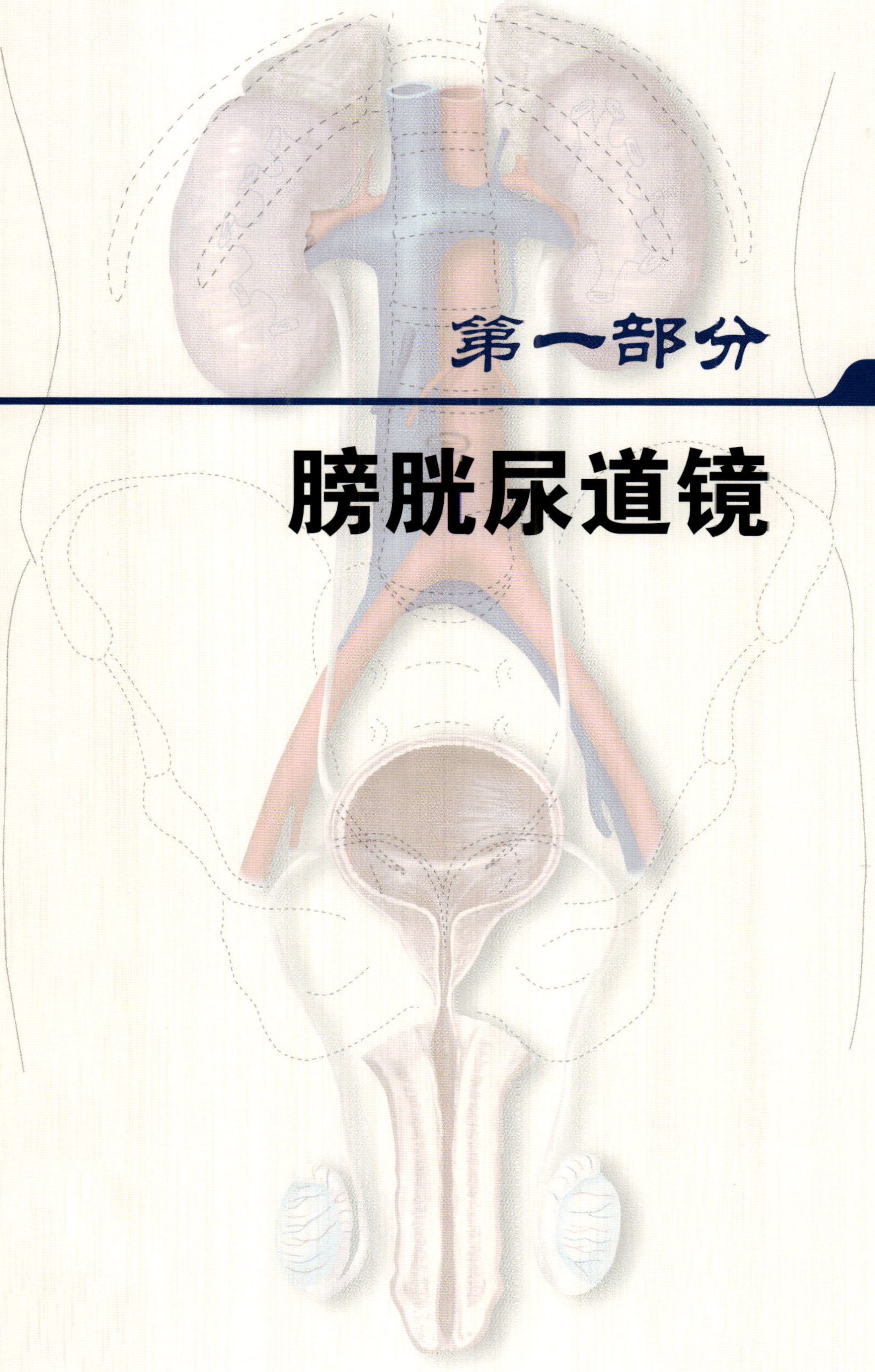

第一章

膀 胱 镜

自1804年问世以来，膀胱镜已有200年的历史。1879年现代膀胱镜初具雏形，奠定了腔内泌尿外科学的基础。膀胱镜的广泛应用，大大提高了泌尿外科的诊断和治疗水平。现在，膀胱镜检查已经成为泌尿外科医生应用最广泛的腔内泌尿外科技术，也是泌尿外科医生必备的基本操作。

通过更换不同视角的观察镜，膀胱镜可以同时观察尿道和膀胱，因此，又可称为膀胱尿道镜。膀胱镜主要用于很多下尿路疾病和某些上尿路疾病的诊断，兼有一定的治疗作用。

需要牢记，膀胱镜检查是有创操作。因此，应当规范地使用膀胱镜。首先，要了解膀胱镜检查的适应证和禁忌证。然后要掌握正确的操作方法，这需要解剖知识作为基础，并了解器械的特点。最后，还要掌握膀胱镜下的正常所见和病理改变。

第一节 膀胱镜检查的适应证和禁忌证

一、适应证

膀胱尿道镜检主要目的是直视下对膀胱和尿道腔内解剖学和大体病理进行观察，并可获得活检标本进行组织病理学检查；也可以通过输尿管插管留取上尿路尿样、进行逆行造影来了解上尿路病变，从而作出临床诊断。通过膀胱镜还可以对某些尿路疾病进行简单的治疗。由于膀胱镜检是有创操作，应先进行其他无创检查，有适应证时再进行膀胱镜检[1]。

1. 诊断方面　病史、体检、实验室检查、影像学检查等仍不能明确诊断的尿道、膀胱及上尿路疾病，包括：

（1）明确外科血尿的出血部位及原因。

（2）诊断膀胱尿道肿瘤，包括肿瘤的部位、数量、大小、外观，并取活检。

（3）膀胱尿道移行上皮肿瘤保留膀胱手术后定期复查。

（4）诊断膀胱尿道的结石、异物、畸形及尿道狭窄、膀胱瘘等。

（5）评估泌尿系统外疾病对膀胱的影响。

（6）对上尿路病变行逆行造影，明确肿瘤、结石、梗阻的部位和程度；从上尿路获取尿样进行细胞学检查、细菌培养、尿常规检查、找抗酸杆菌等。

2. 治疗方面

（1）电灼小的膀胱肿瘤。

（2）取出异物，粉碎并取出较小的结石。

（3）通过输尿管导管向肾盂灌注药物，治疗乳糜尿。

（4）放置输尿管导管或支架管，以引流尿液，预防和治疗输尿管狭窄等。如治疗肾后性急性梗阻导致的无尿、肾功能受损、肾盂积脓等；又如盆腔手术中作为寻找输尿管的标志并防止输尿管损伤、输尿管镜操作后预防狭窄等。

二、禁忌证

1. 泌尿男性生殖系统的急性炎症　如急性膀胱炎、尿道炎、前列腺炎、附睾炎等，是绝对禁忌证。

2. 膀胱容量过小　如小于 50ml 则观察不满意，存在膀胱穿孔的危险；结核性膀胱挛缩更容易穿孔，是绝对禁忌证。

3. 尿道狭窄　是造成膀胱镜检查失败的主要原因，未考虑到此可能，遇到阻力仍用力，可造成尿道损伤、假道、直肠损伤等；尿道狭窄可行尿道镜检查。轻度尿道狭窄可以先行尿道扩张，或利用口径较细的软性膀胱镜、输尿管镜代替膀胱镜进行检查。

4. 一周内尽量避免重复膀胱镜检查。因为膀胱黏膜充血水肿尚未消退，难反映真实情况，对肿瘤的诊断和输尿管插管不利。

5. 未控制的全身出血性疾病。

6. 女性月经期。

7. 某些原因不能耐受检查者，如体质极度虚弱、精神疾病等。

第二节　膀胱与尿道的解剖

一、膀胱

膀胱的大小、形状、位置及壁的厚度随膀胱充盈程度、年龄和性别而不同。正常成年人膀胱位于耻骨后，为腹膜间位器官，其上面被覆腹膜。空虚时膀胱呈锥体形，充盈后则呈卵圆形，容量为 300～500ml（图 1-1）。女性膀胱由于子宫对后壁的影响，膀胱常呈双角状（图 1-2），膀胱镜下两侧壁常呈窝状。膀胱顶端尖细，朝向前上方，截石位时，进入膀胱的气泡常停留在该处（图 1-3）。该部位的前后左右在膀胱镜描述中分别称膀胱前壁、后壁和左右侧壁。膀胱的出口处为膀胱颈部，膀胱镜检时

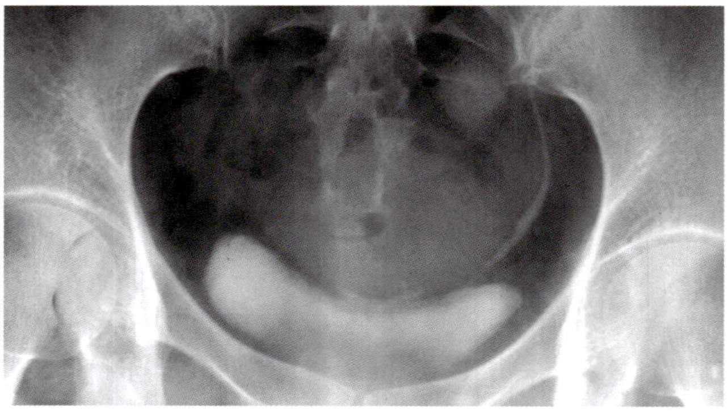

图 1-2　女性膀胱 X 线片

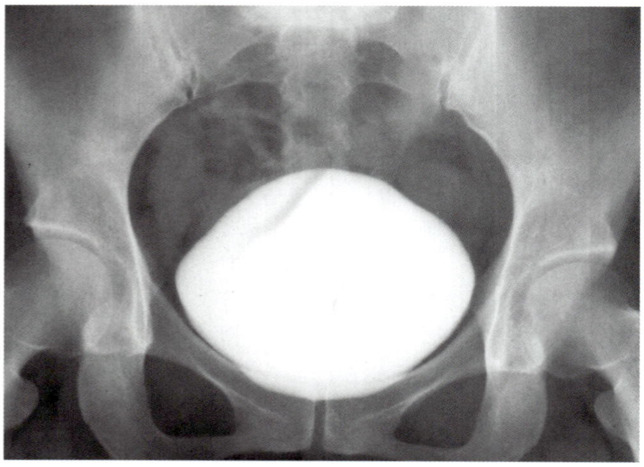

图 1-1　膀胱充盈 X 线片

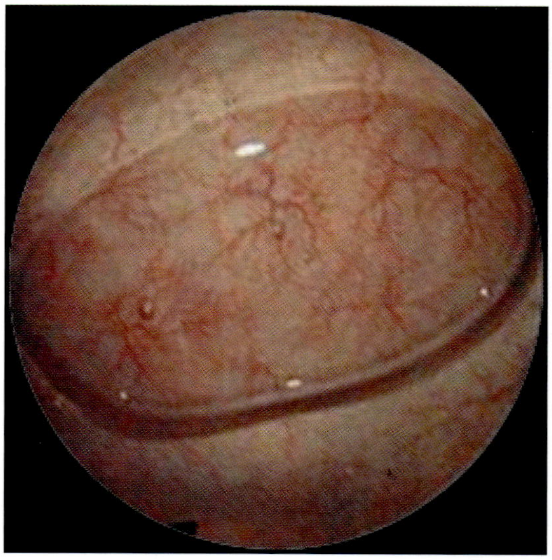

图 1-3　膀胱尖部（气泡区）

按时钟刻度描述截石位时膀胱颈各个部位。上述各部之间，无明显解剖界限。膀胱后壁下方和膀胱颈6点之间，为膀胱三角区，无黏膜下组织，黏膜与肌层紧密相连，无论在膀胱充盈或空虚时都保持平滑状态（图 1-4）。三角区的尖向前下，在膀胱出口处呈一纵行隆起，称为膀胱垂，与尿道嵴相连续；三角区的底向后上，为一横行皱襞，称输尿管间襞或输尿管间嵴，是与膀胱后壁的分界。膀胱镜检时，输尿管间嵴为一条略苍白的隆起带（图 1-5），是寻找输尿管口的标志。两侧输尿管的开口位于输尿管间嵴的两端，相距 2～3cm。输尿管口多呈裂隙状。膀胱黏膜在膀胱镜下呈桃红色，可以见到黏膜下纹理清晰的细小血管。三角区黏膜较薄，深部的血管容易透过，血管纹理较重，颜色较其他部位鲜红（图 1-6）。膀胱空虚时，黏膜由于肌层的收缩而形成很多皱襞（图 1-7）；当膀胱充盈时，皱襞消失。

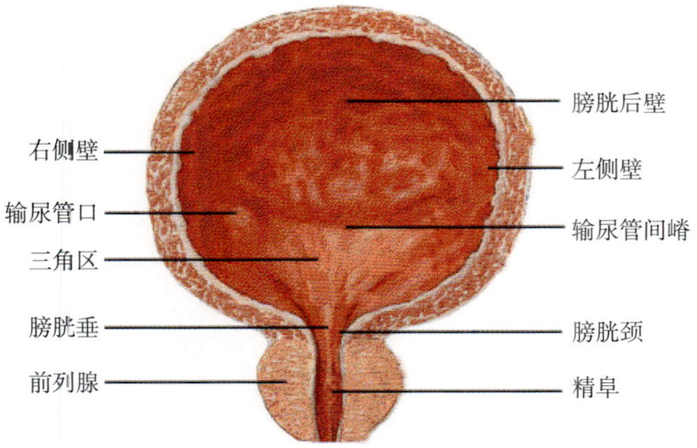

图 1-4　膀胱解剖图

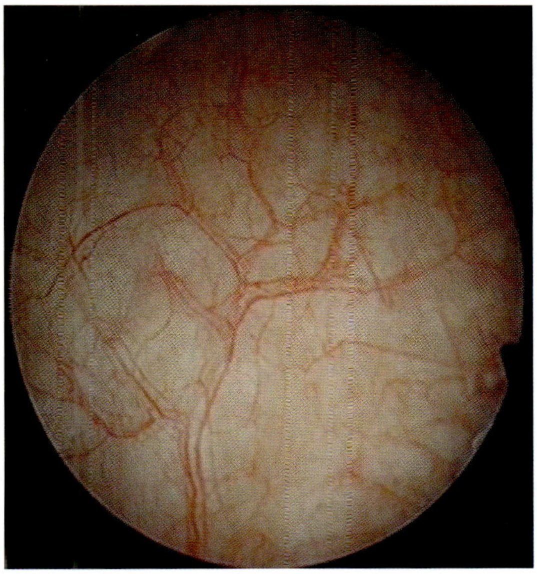
图 1-6　膀胱黏膜

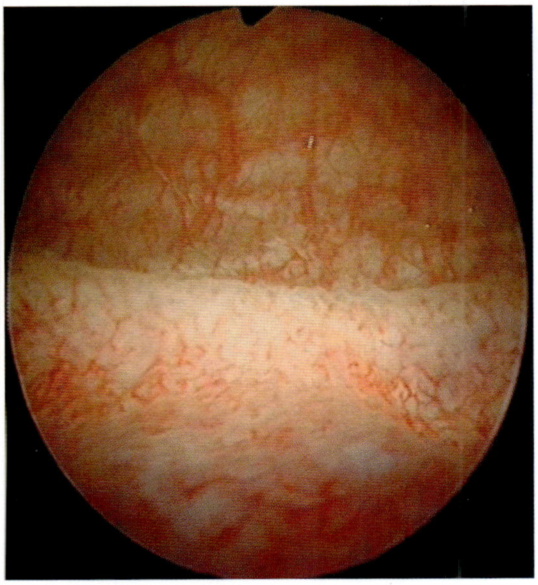
图 1-5　输尿管间嵴

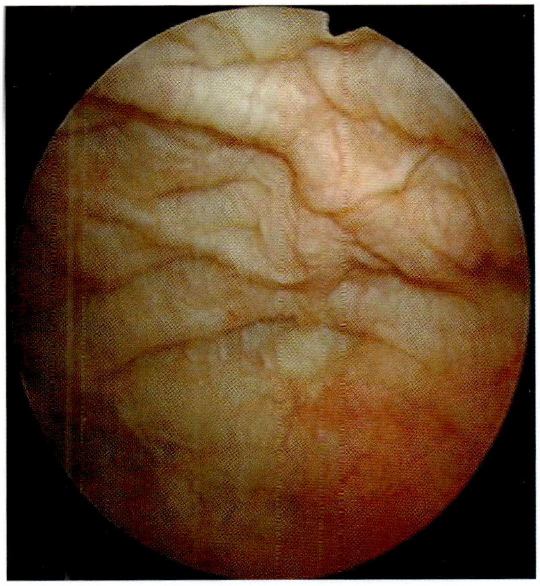
图 1-7　膀胱皱襞

二、尿道

成年男性尿道长 17～20cm。可分为前列腺部、膜部和海绵体部（图 1-8）。

前列腺部为尿道穿过前列腺的部分，长 2.5～3cm，较宽。后壁中线的纵行隆起称为尿道嵴，向上与三角区的膀胱垂相连。尿道嵴的中部突成圆丘，形成精阜（图 1-9）。精阜的中央有一凹陷，称前列腺小囊或男性阴道，此为胚胎发生时，副中肾管末端的遗迹，无生理功能。精阜两侧有射精管的开口，一般不可见。前列腺尿道被覆移行上皮。

尿道膜部很短，约 1cm，在尿生殖膈上、下筋膜之间，是尿道穿过尿生殖膈的部分，被尿道外括约肌环绕，管腔最为狭窄。自然状态下闭合，排尿时开放；膀胱尿道镜检中，嘱患者放松，灌注液可使其开放（图 1-10）。膜部附近，移行上皮过渡为前尿道的复层柱状上皮。

尿道海绵体部纵贯尿道海绵体。起始部位于尿道球内，称尿道球部（图 1-11），有尿道球腺的排泄管开口于此，但尿道镜下不易见到。尿道球部延至海绵体部（图 1-12）变细，至阴茎头处扩大成舟状窝，开口于尿道外口。舟状窝近侧背部有舟状窝瓣，舟状窝瓣明显时，可能阻碍膀胱镜的插入。前尿道黏膜被覆复层柱状上皮，膀胱镜下颜色红润；尿道舟状窝被覆复层鳞状上皮。

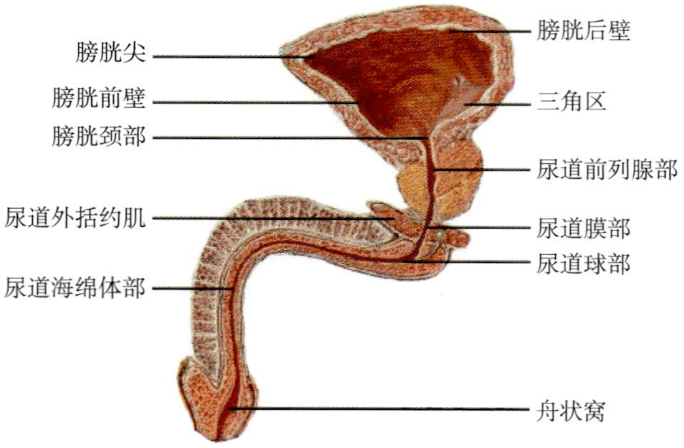

图 1-8　膀胱尿道解剖图

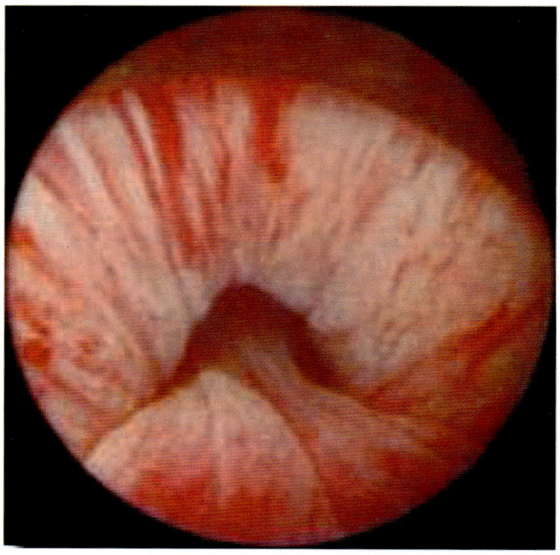

图 1-10　尿道膜部

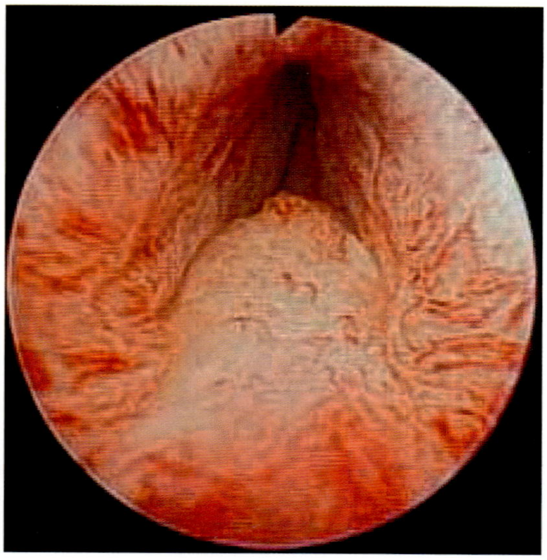

图 1-9　精阜

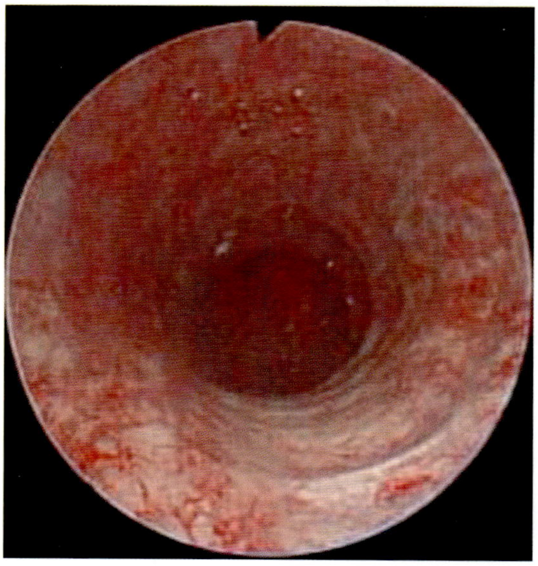

图 1-11　尿道球部

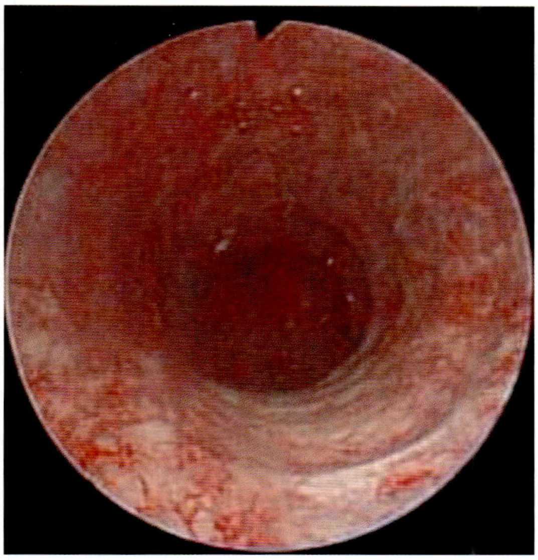

图 1-12 尿道海绵体部

通常，海绵体部称为前尿道，前列腺部和膜部合称后尿道。男性尿道在行程中，有三处狭窄、三处膨大和两个弯曲。三处狭窄分别在尿道内口、尿道膜部和尿道外口。三处膨大在尿道前列腺部、尿道球部和尿道舟状窝。两个弯曲，一个为耻骨下弯，凹向上，在尿道膜部和海绵体部的起始段，阴茎在任何位置，此弯曲均无变化。另一个弯曲为耻骨前弯，凹向下，在阴茎根部和悬垂部的移行处；将阴茎悬垂部上提，此弯曲可变直。了解上述结构对各种经尿道的操作非常重要。

女性尿道较男性尿道短而直，成年女性的尿道长度为 4 ~ 5cm。它起于尿道内口，在阴道前方，向前下穿过尿生殖膈，开口于阴道前庭的尿道外口。通过尿生殖膈处，周围有尿道外括约肌环绕。尿道外口距离阴道口约 1cm，但有时非常接近，如被处女膜伞遮挡，需要仔细寻找。

第三节 膀胱镜结构

膀胱镜有硬性和软性之分，临床上应用最多的是硬性膀胱镜。照明需要冷光源，监视器的使用可以大大方便膀胱镜的操作。

泌尿腔内器械的粗细通常以 French 型号表示 [2]，代表器械横截面周长的毫米数，简写为 Fr 或者 F。例如 F21，表示器械的周长为 21mm，直径约为 7mm。

一、硬性膀胱尿道镜

由镜鞘、闭孔器、观察镜、操作器、附件等部件组成（图 1-13）。

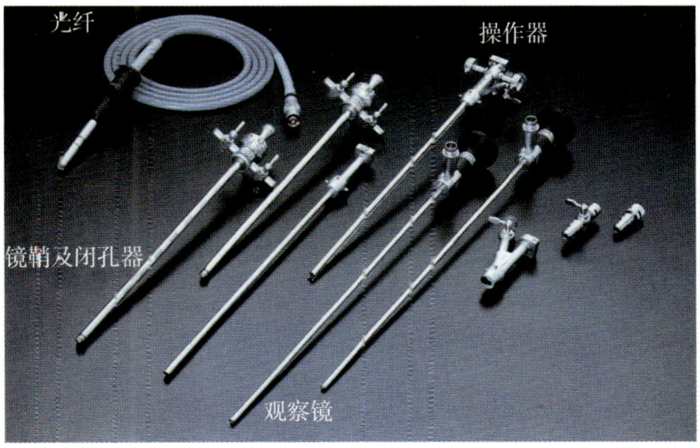

图 1-13 膀胱镜的部件

1．观察镜 是膀胱镜的核心部件，由照明系统和成像系统组成，共同包绕于同一鞘中。镜子后端有冷光源接口，通过照明系统将光线射入膀胱；物像通过棱镜和透镜等成像系统传递至目镜。根据观察镜视角的不同，将观察镜分为 0°、12°、30°、70°、110° 等不同型号。例如 0° 观察镜的视野中心为镜子的正前方，是管状视野，相当于“目视前方”；70° 观察镜的视野中心与镜杆前端成 70° 夹角，相当于“低头看路”（图 1-14）。一般 0° 和 12° 镜用来观察尿道；30° 和 70° 镜用来观察膀胱；有时膀胱前壁和膀胱颈通过 70° 镜观察不全，称为 70° 镜的

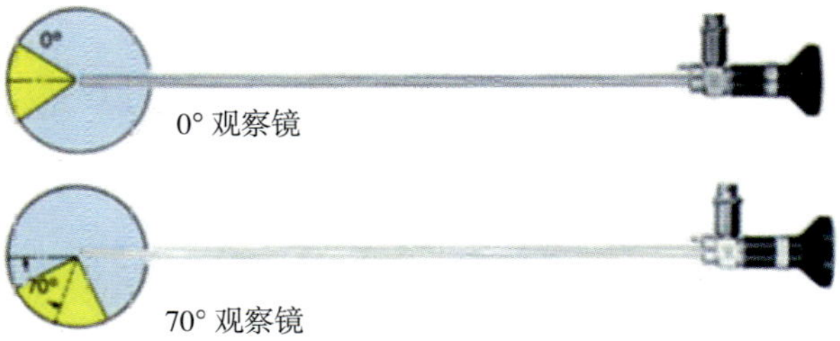

图 1-14 观察镜视角示意

“盲区”，此时需要使用 110° 镜或软性膀胱镜来观察。理解观察镜的视角，是操作好膀胱镜的基础。一般配置 0° 和 70° 观察镜即可进行膀胱尿道检查。

2. 镜鞘　用来容纳操作器和观察镜，并留有腔隙冲入灌注液或进出辅助器械操作。鞘的前端成唇状，利于沿尿道弯曲进行插管。前端 2cm 的下侧开放，利于操作器转向杆转动；后端设 1～2 个灌注接口，有阀门控制。镜鞘型号不同，F8～14 用于小儿，F16～25 用于成人。一般使用 F21 或 F22.5 镜鞘。尿道狭窄时，可用 F18～20 镜鞘，但操作空间小，有些品牌的器械不能取活检。

3. 闭孔器　用来封闭镜鞘前端的锐缘，使其光滑圆钝，在插管、撤管时可减轻镜鞘前端对尿道黏膜的刺激和损伤。

4. 操作器　又称桥，用来固定支持观察镜和进行腔内操作。操作器可与镜鞘紧密连接；操作器的后端有转向旋钮和操作孔。操作孔 1～2 个，上有阀门，并配有橡皮接口。操作孔可用来插入输尿管导管、电凝电极、活检钳等附属器械进行相应操作；橡皮接口可减少操作中膀胱内灌注液的外逸；转向旋钮可控制操作器前端下侧的转向杆，调节上述器械在膀胱镜前端的角度，利于对准病变部位进行操作。

5. 辅助器械　包括：各种活检钳（勺状嘴）、异物钳（齿状嘴）、剪刀、高频电极、输尿管导管等附属器械。

与软性膀胱镜相比，硬性膀胱镜具有以下优点：①具有较好的视野；②具有更大的操作腔道，一次可进行双侧输尿管插管；③冲洗速度快，可以随时放出膀胱内混浊液体，因而视野清晰；④容易掌握操作，在检查膀胱时容易定向。

二、软性膀胱尿道镜

软性膀胱镜的镜体、操作把手和光导线缆组成一个整体（图 1-15）。其特点是管径较细（F15～16）而且可以弯曲。通过推动操作把手上的转向杆，镜子的尖端可向上弯曲 210°，向下弯曲 90°（图 1-16）。操作把手上只设有一个灌注接口和一个操作接口。由于镜体前端可灵活转动，观察镜的角度为 0°。

与硬性膀胱镜相比，软性膀胱镜的优点是：①对尿道黏膜的损伤小，痛苦小，术后发生尿道热少；②视野没有盲区，可清晰观察膀胱前壁和颈部；③可同时检查尿道和膀胱，而不必更换观察镜；④对于卧床或骨骼系统异常者，不受体位的限制。但是软性膀胱镜也有以下缺点：①视野小，活动度大，定向较困难，需要熟练操作才能掌握；②冲洗速度慢，不易放出膀胱内的液体，出血及尿液混浊时观察不满意；③只有一个操作接口，一次只能进行一侧输尿管插管；④造价高、寿命短、患者负担的费用高。由于以上特点，软性膀胱镜的应用不如硬性镜广泛，但在尿道狭窄、前列腺增生、尿道术后、膀胱前壁病变及患者不能采取截石位等情况下，具有优势。

三、内镜电视监视系统

由摄像头、光学摄像数字转换器和数字监视器组成，可将内镜图像转变为数字信号通过监视器同步播出。电视监视系统是对膀胱镜操作的重要改进，使操作者手眼分离，操作更加灵活，更有利于无菌操作，减轻了操作者的疲劳；而且，监视器可将镜下图像放大 10 余倍，视野更清晰，不容易漏掉病变；还改变了内镜只能一人观察的缺点，利于教学和辅助人员的配合。

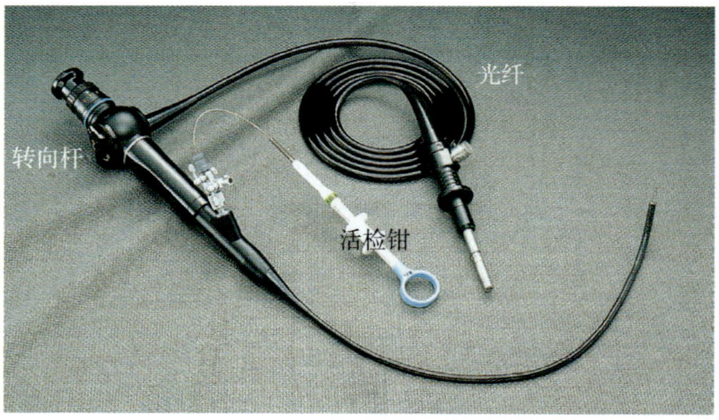

图 1-15　软性膀胱镜

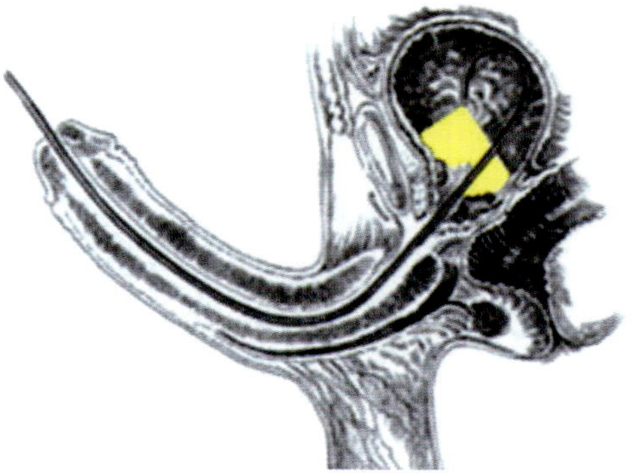

图 1-16　软性膀胱镜通过前端弯曲进行观察

第四节 膀胱镜检查的操作方法

一、检查前准备[1]

1. 了解病史和检查目的　除外膀胱镜检查的禁忌证，了解是否有尿道狭窄和前列腺、尿道手术史，若有则需用尿道镜在直视下插管、观察尿道。还需要了解B超或静脉肾盂造影的结果，如怀疑上尿路病变，则在膀胱镜检查同时行逆行造影、留取肾盂尿等，避免患者在膀胱镜检查后才发现存在上尿路病变，造成重复膀胱镜操作的痛苦。

2. 器械的准备　膀胱虽与外界相通，但一般是无菌器官，膀胱镜应当进行灭菌。灭菌方法有：①高压蒸汽法，使用高压蒸汽锅（STAT IM5000）135℃ 6分钟或121℃ 30分钟。②2%的戊二醛浸泡超过10小时。③环氧乙烷熏蒸3小时（加上除毒需要超过10小时）。2%的戊二醛浸泡30分钟可以达到高效消毒目的。用30%甲醛溶液熏蒸4～6小时的方法应当被淘汰。灭菌时，把器械的各接口的阀门置于开通位置。浸泡的器械在使用前应以无菌灌注液冲洗，将各接口关闭。镜鞘外涂以消毒润滑液，常用液状石蜡（石蜡油）。摄像头和光导线缆应套以无菌塑料套，或以消毒液擦净。擦净目镜和摄像头的镜口、将焦距调清晰。

3. 灌注液　常用灭菌生理盐水。如进行电凝，则需使用不含电解质的液体如灭菌蒸馏水或5%的甘露醇。灌注液的压力一般为80～100cmH_2O。

4. 患者准备　检查前，患者应排空膀胱，插管后可同时测定残余尿。向患者讲明检查的目的和过程，帮助患者解除紧张情绪，使其配合检查，避免在检查中移动身体、做抵抗动作。最重要的是尽量让患者放松盆底肌肉、不收缩尿道括约肌；让患者做开始排尿的动作，可以放松尿道括约肌。简单让患者张口深呼吸不一定能放松盆底肌肉。使患者配合的最好方法还是检查者操作轻柔、规范。

二、体位、麻醉与消毒

1. 体位采用膀胱截石位　调整检查台的高低，以方便检查者操作。肉眼观察时，操作者可坐着观察，镜子与操作者眼齐平；通过监视器观察时，操作者站立检查，镜子与操作者手齐平。

2. 麻醉　向尿道注入2%利多卡因胶剂10～20ml或其他表面麻醉剂如1～2%的丁卡因，男性患者用阴茎夹或橡皮筋夹住阴茎头5分钟；胶剂型麻醉药同时可起润滑作用。注入麻醉药时，患者应放松括约肌，否则麻药冲过紧张的尿道括约肌，会造成疼痛和尿道黏膜渗血，使患者未行镜检先恐惧。一般门诊行膀胱镜检，局部表面麻醉的效果已经足够。只在某些特殊情况下，才采用腰麻甚至全麻，应住院进行。

3. 操作过程中严格遵循无菌原则　消毒使用刺激性较小药液，如0.5%的聚维酮碘（碘伏）。苯扎氯胺（新洁尔灭）已经停止使用。消毒会阴部及周围皮肤，铺无菌巾。准备无菌台放置器械。

三、膀胱尿道镜插入方法

1. 男性　通常不必直视下插入膀胱镜，直视插管刺激性较大。先用上好闭孔器的镜鞘盲插。左手向上拉直阴茎悬垂部，与腹壁成直角，以消除尿道的耻骨前弯曲，右手以示指、中指间夹持镜鞘后端，将镜鞘插入舟状窝；然后继续轻柔插管，到达尿道球部时受阻；此时左手适当牵拉阴茎头，同时右手将镜鞘后端向下放至水平，以使镜鞘前端克服尿道的耻骨下弯曲，自行滑入后尿道和膀胱。一旦进入膀胱，镜鞘前后移动和左右转动应该没有阻力。

操作注意事项

（1）有时，镜鞘前端刚入舟状窝即受阻，可能是舟状窝瓣影响，可将镜鞘旋转180°，使唇状缘尖端向腹侧，适当旋动可以通过，再将镜鞘的方向复原。如果用力通过，容易损伤舟状窝瓣，造成后期尿道外口狭窄。

（2）如果存在尿道外口或尿道狭窄，需用金属探子进行扩张，扩张不成功则停止镜检。扩张不足F21时，可使用F19的镜鞘。

（3）插管到达球部受阻要克服第二狭窄进入膜部时，技巧是左手稍稍牵拉阴茎头，并将镜鞘后端向下压，符合尿道的走向则自然滑入后尿道。左手不可过度牵拉，否则可顶在球部，甚至将球部顶出一凹陷，难以进入膜部，或是带着力量冲进膜部，会很痛。右手向下放镜鞘后端，稍稍有一丝向前的力量，而非向前过度用力。经过膜部时，对患者的刺激比较明显，很多患者会不由自主地收缩括约肌，此时会产生明显的阻力，嘱咐患者放松盆底、做排尿的动作有帮助。

（4）有时，膀胱颈后唇抬高（如前列腺增生时），插管通过尿道膜部后仍然存在阻力，未进入膀胱，常需要将镜鞘的后端下压得很低，才可使前端绕过膀胱颈进入膀胱。

（5）如果患者有尿道狭窄或既往有前列腺、尿道疾病治疗史，或没有上述病史而盲插受阻时，则用0°或12°观察镜在直视下插管。进镜过程中，要将管腔放在视野的中央，初学者不容易做到，是双手用力，不协调所致。技巧是左手将阴茎拉直，左手不移动，右手持镜放松，不侧向用力，按尿道走行进镜即可。

（6）总之，操作中要严格按照尿道的自然走行插管，操作要轻柔。插管过程中基本不用力，也不应感到阻力的存在。严禁使用暴力。如果方法不当，容易造成前列腺尿道和膀胱颈的出血或膀胱痉挛等，影响膀胱内观察效果。严重者可造成后尿道假道，甚至损伤直肠。

2．女性　左手分开小阴唇显露尿道外口，右手同时持镜鞘和光源（拇指、示指、中指间握持镜鞘后端，示指和环指之间夹持光源起照明作用）。镜鞘进入尿道外口后，前端略向下压以绕过耻骨联合，很容易进入膀胱。镜鞘进入膀胱后，后端向下放。

注意事项

（1）避免将镜鞘插入阴道。如果仔细，寻找尿道外口并不困难。一旦将镜鞘误插入阴道，应将镜鞘重新消毒灭菌。

（2）因为子宫对膀胱后壁的挤压，镜鞘在进入膀胱后很容易划伤膀胱后壁；镜鞘进入膀胱不应过深，并将镜鞘后端放低，使其前端向上，指向膀胱顶部，可尽量避免损伤膀胱后壁。

（3）由于女性尿道短，在撤出闭孔器换操作器和观察镜时，应固定好镜鞘，不然镜鞘可能会滑出尿道。

四、观察方法

1．插管后，撤出闭孔器，测残余尿，观察尿液性状，留尿样培养等。插入70°观察镜，如果是直视下进镜，不要忘记将0°镜更换成70°镜。接好光源、灌注液和摄像头。左手握持摄像头，将摄像头的图像方向固定，调清焦距；右手持镜，两手配合，根据观察镜的视角，通过镜子的进退、摆动、旋转等进行观察。如果尿液混浊，先冲洗膀胱并将混浊尿液完全放出，再行观察。

2．观察膀胱一般使用70°的观察镜。首先找到三角区和其远侧的输尿管间嵴，在输尿管间嵴两侧旁1～2cm处分别寻找两侧输尿管开口；输尿管口收缩时，可观察到清亮尿液喷出，有折光性，搅动膀胱内的灌注液。再将膀胱镜后退至近膀胱颈部，整体视察膀胱一遍。观察顺序为：三角区、右侧壁、前壁和气泡、左侧壁、后壁，然后重点观察病变部位及输尿管口喷尿的性质。最后再观察膀胱颈一周，按照截石位膀胱颈对应的时钟刻度进行描述。

正常黏膜要快速扫过，重点观察病变部位的特点，如肿瘤的部位、数量、形态、大小、有蒂无蒂及蒂的粗细，以及周围黏膜的情况。不要满足于发现了一个肿瘤，要注意寻找是否有多发肿瘤存在。尤其对前壁的观察不要草率，前壁的肿瘤容易被遗漏。输尿管口附近的肿瘤要观察肿瘤的蒂或基底与输尿管口的关系，明确是膀胱肿瘤还是输尿管肿瘤通过输尿管口进入膀胱。输尿管口或肿瘤基底被瘤体遮挡时，可以用镜体将肿瘤边缘顶起，边冲水边观察，或用输尿管导管挑拨肿瘤，探查肿瘤基底的粗细及与输尿管口的关系。膀胱憩室的内壁也应观察，有时憩室内的肿瘤不易见到，可边放水边观察，等待肿瘤从憩室内逸出。

膀胱内病变大小的判定，一般规律是：直接通过目镜观察时，物镜距目标2.5cm，看到的像与实物相同；如果物镜紧贴目标，则放大4倍。镜鞘上的刻度有助于估计物镜与肿瘤间的距离。通过监视器观察图像时，14英寸监视器可将物像放大10余倍，所以病变大小的判定需要根据经验，如与输尿管导管上刻度对比或与活检钳头对比等，或根据体外用已知尺寸的物品进行观察得到的经验。

根据病情需要，进行活检、逆行造影或放置输尿管支架管。

观察注意事项

（1）不同操作者可有不同的观察习惯，但关键是要按一定顺序观察，不能遗漏某些区域。一般最后再观察膀胱颈，因为观察膀胱颈时镜鞘前端的锐缘可产生不适感，划伤黏膜造成出血及诱发膀胱痉挛。

（2）有时膀胱颈和前壁为 70° 镜的观察盲区，观察盲区可采用以下方法：减少膀胱容量、镜子后端尽量下压、左手在患者耻骨上方下压；有条件者可改用 90°、110° 观察镜或软膀胱镜观察。气泡后方的黏膜，也容易遗漏，下压耻骨上方的左右有助于观察。必要时，可由助手协助下压下腹部。

（3）通常，灌注 100～150ml 液体时，膀胱黏膜恰好展平，视野亮度好，观察效果较好。膀胱充盈过大时，光线较暗，观察的面积大，而且容易诱发膀胱痉挛。

（4）在操作过程中动作要轻柔，抓紧时间。动作粗暴、过度灌注或反复灌注，可诱发膀胱痉挛、黏膜或膀胱颈出血而造成视野不清等，达不到满意观察效果，给患者造成无谓痛苦。

（5）如需要对内镜图像进行照相或录像，应注意：擦净镜头，冲洗膀胱内混浊尿液，保持视野清亮；持镜稳定，移动时缓慢平稳，保持画面不抖动；观察病变的全景和局部特点，观察远景时最好视野中出现气泡或输尿管口、输尿管间嵴等解剖标志，从而表明病变位置和特点。

3. 拔管时，如尿道已在直视插管时观察，则撤观察镜、排空膀胱、置闭孔器，沿插入时尿道的走行弧度撤管。如果不是直视插管，则撤 70° 观察镜，排空膀胱后更换 0° 或 12° 观察镜，边退镜边观察尿道。退到膜部时，应及时抬起镜子后端，以使前端绕过膜部的弯曲，此时可将膜部的图像置于视野的上部。否则，撤出膜部时镜子会“突然弹出”，划伤膜部，增加患者的痛苦。如果有逆行插管，注意勿将导管带出。将输尿管导管固定，先轻轻将操作器和观察镜退出少许，左手在镜鞘和操作器之间，捏住导管，右手撤出操作器，排空膀胱后，右手固定导管不动或稍向里送，左手撤出镜鞘。如果既需要观察尿道又要行逆行造影，则先行直视插管，观察尿道。

4. 检查结束后，要做好登记，系统记录检查结果，向患者解释病情。尿样或活检标本送相应科室检查。

五、几种特殊情况的膀胱镜操作

1. 骨关节病　患者如果患有强直性脊柱炎、类风湿性关节炎等，不能摆标准的截石位，尽量将两大腿与检查台成直角，并尽量分开。仔细操作，一般可以完成膀胱镜检。如大腿阻碍无法行输尿管插管时，助手以示指从阴道或直肠向上顶，会有帮助。镜检困难者，可以改用软膀胱镜，患者平卧位进行观察。

2. 尿道狭窄　除非尿道外口狭窄，一般先将镜鞘连同闭孔器插入前尿道，撤闭孔器插入 0° 镜，直视下插管，观察狭窄的部位、程度。由于冲洗速度慢，镜子前端常有气泡干扰，可挤压尿道让气泡随液体从尿道外口溢出。

轻度的狭窄可转动镜鞘，适当用力扩张，可以通过狭窄处；困难者，可用尿道探子扩张，换用 F19 或更细的内镜，甚至改用输尿管镜观察尿道。

严重尿道狭窄，管腔细如针尖，可以看到冲洗液的水流进入小孔，可用输尿管导管或导丝插过狭窄部位，看是否能进入膀胱，对决定是否行尿道冷刀内切开有指导意义。最严重者尿道可以完全闭锁。

3. 尿道残端　在膀胱全切术后发生尿道滴血，要高度怀疑尿道残端癌。常发生在尿道残端，膜部或以上，病理上基本为移行细胞癌。由于尿道残端为盲端，又加上出血和分泌物，视野常模糊不清。为使视野清楚，可以使用较细的尿道镜或软膀胱尿道镜，这样，冲洗液可以在镜鞘和尿道之间流出。直视下置镜观察，在到达膜部时，常可见到血性黏液自膜部以上溢出；继续进镜，可以看到乳头状肿瘤，与膀胱乳头状移行细胞癌相似。到达膜部以上时，冲洗液回流不畅，视野模糊，这时将冲洗液适当加压，有助于看清肿瘤。视野不清时不可盲目进镜，过度用力可造成尿道残端穿破。

4. 膀胱瘘　观察瘘口的数量、大小和位置，对确定手术方案非常重要。较小的瘘口，膀胱可以充盈，观察较满意。可将输尿管导管从瘘口插入阴道，再将膀胱镜插入阴道进行观察、确认，还能判断瘘口与阴道穹隆的距离。或从阴道通过瘘口向膀胱内插入导管，再从膀胱观察确认。从阴道观察使用 12° 或 30° 镜子较好。如果瘘口较小，瘘管曲折，膀胱内观察不清楚，可以在膀胱内注入亚甲蓝，再从阴道内观察。不要满足于只发现一处瘘口，注意是否存在多个瘘口。瘘口较大时，灌注液迅速从瘘口溢出，膀胱充盈困难，处于排空状态，不易看到瘘口。由于膀胱瘘的部位常在三角区和后壁，可以重点在此处寻找。也可以用手指伸入阴道或直肠，堵住瘘口，以充盈膀胱。

5. 前列腺增生　一般不需进行膀胱镜检查，在出现并发症，如血尿、结石、肿瘤、膀胱憩室等时，应行膀胱镜检查。由于前列腺增生时后尿道变形、膀胱颈后唇抬高，插管较困难，而且增生时，后尿道血管增多，出血倾向增加。所以，插管更要小心轻柔，可先试行盲插，镜鞘前端被闭孔器封闭，光滑，损伤小，操作正确常可成功而且不造成出血。如盲插时有阻力，则在尿道镜直视下插管。前列腺增生时经常存在膀胱不稳定，特别容易出现痉挛，所以操作中要轻柔、迅速，避免膀胱过度充盈。前列腺中叶增生明显时突入膀胱，常遮掩三角区，输尿管口观察不到，难以进行输尿管插管。

6. 膀胱痉挛　诱发原因包括：膀胱灌注量过大；反复冲放灌注液；膀胱颈部刺激（镜鞘前端的凹槽刺激、侧向挤压力）；膀胱肿瘤尤其是原位癌刺激；操作时间过长；老年患者由于BPH、脑血管病变、糖尿病等原因，造成膀胱不稳定者，尤其是前列腺增生的患者，特别容易造成膀胱痉挛。痉挛往往伴随膀胱颈或黏膜出血，观察不满意。预防方法：提高操作技术，规范、轻柔，抓紧时间，避免灌注过量或反复灌注等。使用软膀胱镜，可以减少膀胱痉挛的发生。一旦发生膀胱痉挛，在痉挛的间期抓紧时间重点观察，如肿瘤的大小和部位，并取活检。必要时助手增加灌注液的压力，但会增加患者的痛苦。严重痉挛无法观察者，可以住院在腰麻下进行检查。麻醉下检查，患者没有膀胱区的感觉，避免膀胱过度充盈。

六、软性膀胱镜检查

1. 适应证

（1）需要经常膀胱镜检查的患者：如膀胱肿瘤术后定期复查膀胱镜的患者，往往对膀胱镜检存在一定程度的恐惧感，经常使用硬性膀胱镜进行检查，增加了尿道狭窄的机会。软性膀胱镜管径细、可弯曲，对患者的打击小，而且对尿道黏膜损伤小。

（2）尿道狭窄患者。

（3）不能采用截石位的患者。

（4）膀胱颈部或前壁病变患者：一些膀胱颈部或前壁病变由于观察角度的原因，使用硬性膀胱镜检查时容易漏诊，而软性膀胱镜检查范围大，观察上述部位尤其适用，不容易漏诊。

（5）前列腺增生患者：前列腺增生造成后尿道延长，管腔狭小变形，膀胱颈后唇抬高，有时硬性膀胱镜不易插入或引起出血；如果增生的前列腺中叶突入膀胱，遮挡三角区的观察；这时可使用软性膀胱镜检查。

2. 软性膀胱镜的检查方法

（1）不能用高温灭菌。由于镜体和光导线一体化，软性膀胱镜较长，使用中要防止污染。使用后要仔细清洗管腔。

（2）麻醉用表面麻醉。不能采用截石位者，可平卧。

（3）插入方法：女性患者不必使用软性膀胱镜。对于男性患者，首先用右手把持镜子的操作柄，左手提起阴茎，左手的拇指和示指辅助把镜子的前端插入尿道外口，进入4～5cm后，右手向下放镜，并控制前端转向，通过尿道的弯曲，双手配合，直视下将软性膀胱镜缓慢插入尿道和膀胱。

（4）观察顺序：在直视插入时首先观察尿道。由于软性膀胱镜为直视角，镜子插入膀胱后，最先观察到的部位为后壁或膀胱顶部附近，这时轻轻送入或回拉膀胱镜，寻找气泡。看到气泡后，将镜子前端轻轻向上弯曲，当弯曲角度达到180°～210°时，可观察到膀胱颈部和尿道内口。将镜子伸直，仍以气泡为标志，将镜子前端轻轻向上弯曲，同时缓慢拉回膀胱镜，观察膀胱前壁。同样方法，将镜子轻轻向下弯曲，观察膀胱后壁及三角区。在观察三角区时，注意观察输尿管间嵴，在其两侧，寻找输尿管口。需要进行输尿管插管时，使镜子前端对准输尿管口，直视下插入输尿管导管。同样方法，将镜子前端轻轻向两侧弯曲，观察膀胱两侧壁。

七、活检

虽然根据经验，凭肉眼所见可以初步判断病变的性质，但是确诊应依靠病理检查。所以发现膀胱尿道的异常改变怀疑肿瘤时，都应取活检。活检时，通过移动膀胱镜和转动膀胱镜操作器上的转向旋钮调整活检钳的方向，指向病变部位，夹取标本，将转向旋钮复位，再将活检钳撤出。前壁和颈部病变取活检时，比较难操作，需要将镜子后端尽量压低。助手辅助下压耻骨上，也非常有帮助。尿道活检时，使用 12° 的观察镜。

取活检时要分别钳取肿瘤的瘤体和基底，不要取肿瘤表面的坏死组织。肿瘤外观提示浸润深或分化差时应取肿瘤周围组织送检。膀胱癌术后出现明显的膀胱刺激症状、膀胱镜下发现膀胱多处黏膜异常怀疑原位癌时，以及肿瘤较大可能需要行膀胱全切时，应取随机活检。随机活检的部位包括：两侧壁、后壁、前壁、膀胱顶部和三角区，要重点取异常黏膜以提高检出率，必要时还可取前列腺尿道黏膜活检。不同部位取的活检应放在不同的瓶中，并作标记。取活检后，要将活检钳和膀胱镜冲洗干净，尤其是活检钳的夹勺内，以防残留肿瘤组织，造成后面取活检患者的误诊。

活检后膀胱会有少量出血，一般可以自行停止。出血较明显时，可以用镜子前端压迫出血部位片刻。如果出血不止，可放置三腔尿管行膀胱冲洗，并考察患者的凝血功能。膀胱肿瘤患者出血严重者，可急诊经尿道切除肿瘤，并彻底止血。

八、输尿管插管和逆行造影

1. 适应证

（1）逆行肾盂造影能更好地显示上尿路的形态，主要用于观察静脉肾盂造影显示不清的输尿管和肾集合系统，如：膀胱镜发现一侧上尿路喷血，怀疑输尿管及肾集合系统的充盈缺损，尿细胞学检查阳性但膀胱镜检查结果正常，肾输尿管结核，确定输尿管梗阻的部位和程度、形态等。如果静脉尿造影能将病变显示清晰，则不必行逆行造影。对于上尿路严重积水，由于逆行造影存在感染的危险，可以先行核磁水成像等无创检查。

（2）留取肾盂尿，行细胞学、尿常规、尿培养、乳糜试验、找抗酸杆菌等检查。

（3）引流上尿路尿液，一般用 DJ 管，在放 DJ 管失败时，如能将输尿管导管插入，也可暂时起引流作用。

（4）通过输尿管导管向肾盂内注入药物，治疗乳糜尿。

2. 器械 有 F3 ~ 7 的不透 X 线的输尿管导管，长 70cm，顶端有开口，或前端 1cm 有侧孔。通常使用 F4 ~ 5 的导管。还有橄榄头或锥形头的导管。

3. 操作方法 插管前确保导管内的气体已被排净，否则注药时管内气泡进入上尿路，造成充盈缺损，易误认为肿瘤或阴性结石。看清输尿管口，调整膀胱镜的角度和方向，利用操作器上的转向调节旋钮，使输尿管导管的走向成切线位置对准输尿管口，进行插管。插管困难者，可调整膀胱容量。使用前端略弯曲的输尿管导管，利于进入输尿管口，并易于通过输尿管的弯曲。如插入输尿管口不足 2cm，注入的造影剂容易流入膀胱，上尿路不显影，可改用橄榄头导管，不撤膀胱镜，顶住输尿管口，推注造影剂，透视下摄片。插管应当轻柔，注意体会插管中的阻力，遇阻力时可转动输尿管导管，或等待片刻，通过输尿管的蠕动，可以使导管通过输尿管的扭曲。插管中，避免过度用力造成输尿管黏膜下的隧道和穿孔。导管上有刻度标志，需记清导管进入输尿管的长度，插入长度一般为 27 ~ 30cm，插入过深会顶到上盏穹隆，造成出血或引流不畅。插管成功后，保留输尿管导管，撤除膀胱镜，减轻患者的不适。结合临床决定是否留肾盂尿做尿常规检查、找抗酸菌、尿培养及药敏试验、尿细胞学等检查，标本留取应当在注入造影剂之前进行，因为高渗的造影剂会破坏细胞学标本，影响诊断结果。注入造影剂前，应当摄取平片记录输尿管导管的位置和致密影与输尿管导管的关系。再注入 10% ~ 15% 的泛影葡胺（或其他造影剂）2 ~ 8ml；如上尿路扩张，还需注入更多的造影剂。肾盂显影后，摄片。然后边撤管边注药，使输尿管显影，摄输尿管片。如果显影不清，在透视下边注药边观察摄片，可以获得最佳显影效果。注药过程中要询问患者的腰部症状，避免注入过多造影剂，造成患者肾绞痛及造影反流。延迟摄片有助于判断上尿路引流情况，嘱患者静坐休息 15 分钟，再另外摄片。如延迟片上显示上尿路造影剂存留则表明存在上尿路梗阻。

注意事项

（1）逆行造影是有创检查，痛苦较大，还可能造成败血症，因此应当严格掌握适应证。在其他无创检查仍不能明确时，再选择该方法。

（2）逆行造影造成败血症，是由于肾盂压力增高，细菌渗透入静脉或淋巴系统造成。因此，逆行造影前要保证尿路的无菌状态，尿常规应正常。检查时，造影剂中加入抗生素，预防感染。一般用庆大霉素8万单位。尤其要注意肾积水明显者，术后可发生肾积脓。可于检查前1日，预防性应用抗生素。检查后，如出现高热寒战，应及时行肾穿刺造瘘。

（3）双侧逆行插管：一般膀胱镜都有两个操作孔。插好一侧后，不必撤镜，将该侧导管多插入3cm，将膀胱镜转向对侧，通过另一操作孔插对侧输尿管。一定记清两侧的导管，在留尿样和注药时，不可弄错。

（4）留肾盂尿的方法：应将导管体外部分向上弯一弧度，使导管体外部分高于尿道外口，避免患者不自主排尿沿导管外流入引流瓶。保证接到的尿样都来自导管内。如果行尿培养，应使用无菌瓶。

（5）注入造影剂时要适量，并缓慢低压推注。虽然一般认为肾盂的容量是2~8ml，对于不积水的肾盂最好先只注入2ml，透视观察一下，经常肾盂已经显示清楚；肾盂充盈不足者，再追加造影剂。注入造影剂过快或过量可使患者产生肾绞痛和造影剂反流，影响检查片的质量。开始注入量过多，会影响稍后显露输尿管时造影剂的继续注入。肾积水者，经常需要注入数十毫升造影剂，这时可以先抽出部分肾盂尿，再注入造影剂。

（6）造影剂的浓度：一般选择10%~15%的泛影葡胺。为显示小的充盈缺损，可选择7%~10%较低浓度的造影剂，以避免病变被造影剂遮掩。肾积水时，肾盂内已存有大量尿液，为减少造影剂的体积，可选择较高浓度的造影剂。清楚的摄片需要适当的造影剂浓度和量。

（7）逆行注入造影剂并不能完全杜绝造影剂的吸收所导致的过敏反应，怀疑泛影葡胺过敏史者，可使用结合型造影剂如碘普罗胺注射液（优微显）或碘海醇（欧乃派克）；有明确造影剂过敏史者禁用。

（8）治疗乳糜尿：通常，用2%的碘化钠。用力加压注射，人为造成造影剂反流，以期造成淋巴管炎而闭塞，起到治疗目的。操作中，患者可出现明显的肾绞痛，事先向患者交代清楚。

九、放置DJ管

1. 经膀胱镜放置DJ管的适应证

（1）急性肾后性无尿；

（2）不适宜手术的输尿管狭窄，如腹膜后纤维化、肿瘤晚期压迫输尿管、结核治疗中的输尿管狭窄、输尿管狭窄段过长等；

（3）输尿管石街形成；

（4）输尿管镜操作后，预防狭窄等。有些情况需要定期更换，长期放置。

2. 器械　包括DJ管、导丝、固定夹和推杆。DJ管是两头可盘曲一圈的PVC导管，不透X线，全长有多个小侧孔，F5~7，长度为26~28cm，分单头开口和双头开口，横截面有圆形和三棱形之分；棱形的有利于排石；身材高者，可使用两端可盘曲两圈的DJ管。根据表面是否经特殊处理，可以放置3~6个月，甚至可以放9个月。导丝一般为金属导丝，长100cm，一端为软头，一端为硬头，DJ管套在导丝上可以成一直管，沿导丝可向上推动。超滑导丝表面非常光滑，而且弯曲后不会折坏。固定夹可以将导丝和管子固定。推杆为一中空的长塑料杆。

3. 插管方法

（1）直接法：使用单头开口的DJ管时，将导丝的硬头插入DJ管全长，固定夹夹住DJ管的末端。将二者一同从膀胱镜的操作孔中插入，如同插输尿管导管一样，将DJ管插入输尿管口，当DJ管末端快全部进入膀胱镜操作孔时，将推杆插在导丝上至DJ管末端，将固定夹移到推杆末端固定。将推杆和导丝一同向前推动。观察DJ管进入输尿管的刻度，待最后一个刻度将进入输尿管口时（连同前端的弯曲一般为30cm），此时将导丝撤出约5cm，以使前端在肾盂里盘曲，推杆再继续向上推，使最后一个刻度进入输尿管口约1cm。将导丝撤出，推杆前推，则DJ管末端在输尿管口外盘曲。

（2）先插导丝法：使用双头开口的DJ管时，先将导丝软头前插入输尿管，进入约30cm时，将DJ管套在导丝上，助手将导丝伸直并固定（不要将导丝向外牵拉），将DJ管在导丝引导下插入输尿管，当DJ管末端即将全部进入操作孔时，将推杆套在导丝上，继续前推，直至最后一个刻度将进入输尿管口，后面的操作与直接法相同。

（3）更换DJ管时，撤管后采用上述方法即可。如果上次插管较困难，如输尿管口再植、输尿管口水肿明显等情况，撤管后再次插管存在困难，在拔管之前，可先将导丝贴着旧导管插入输尿管，再拔管，然后在导丝引导下放 DJ 管。女性患者，还可以先将 DJ 管部分撤出，末端撤到尿道外口外，将导丝沿旧 DJ 管腔插入输尿管，再拔旧管，插新管。

4. 注意事项

（1）预防狭窄，可选用较粗型号，F7；狭窄明显或放管较困难者，可选用较细型号，F5～6；治疗结石，可选用棱形导管。身材不高的患者一般用较短的 26cm 型号，否则导管末端在膀胱内的部分太长，增加患者的不适感。

（2）避免剧烈活动，以免导管脱落或上移；嘱患者多饮水，以使 DJ 管表面形成结石、堵塞管腔的情况尽量减少；避免膀胱过度憋尿，避免排尿时增加腹压等，减轻反流和肾区疼痛。

（3）需长期放置 DJ 管时，选择可放置 6 个月以上的导管，到期更换。

（4）拔管时，如 DJ 管表面结石形成，不可暴力拔管，先以异物钳夹碎导管末端的结石，反复尝试。如果拔管困难，可摄片估计导管全长结石形成情况（怀疑阴性结石可行 CT 检查），如结石形成较重，可利用体外冲击波碎石方法，打击 DJ 管全长，可解决问题。

十、术后处理

嘱患者多饮水，口服针对革兰阴性杆菌的抗生素 2～3 天；M 受体阻断剂如托特罗定或索利那新可以减轻膀胱刺激症状。如出现发热，应考虑尿路感染，需要行尿常规及尿培养检查，根据检查结果应用抗生素。

十一、膀胱镜检查的并发症及预防

1. 并发症

（1）尿路刺激症状：多数症状轻微，持续 1～2 天。

（2）血尿：部分患者出现，一般不严重，持续 1 天左右。与术者的熟练程度、手法和患者的膀胱尿道病变、痉挛有关。

（3）发热：尿道热——一过性尿道致热原的吸收或革兰阴性菌的菌血症，表现为高热、寒战。

（4）尿道或膀胱损伤：尿道损伤易发生于前列腺部，形成假道，膀胱损伤很少发生。

（5）直肠损伤：是严重的并发症，由操作不规范、暴力所致。

（6）尿道狭窄：反复膀胱镜检查容易造成尿道外口、前尿道、膜部狭窄。

（7）腰痛：逆行造影推药压力过大、注药过量造成肾绞痛。

（8）肾积脓、败血症：在肾积水逆行感染引流不畅时发生。

2. 预防及处理

（1）严格遵守无菌原则。

（2）操作中应轻柔，禁止暴力；如发生尿道损伤，需留置尿管、耻骨上穿刺造瘘引流，不需修补；如膀胱损伤发现及时，应充分引流；如膀胱穿孔通入腹膜腔，则需手术治疗。

（3）上尿路引流不畅者，逆行造影前给予抗生素，逆行检查时造影剂中加入庆大霉素。

第五节 正常膀胱与尿道镜下表现

以下描述的是硬性膀胱尿道镜下的观察所见[1]。

一、正常尿道表现

1. 男性尿道　正常前尿道从尿道外口到膜部是一条简单的管腔，由舟状窝、尿道海绵体部和球部组成。由于膀胱镜前端下侧的缺口，在舟状窝处不能将管腔充盈，因而舟状窝常观察不清。尿道海绵体部直径为 8～9mm，黏膜光滑，镜下颜色为桃红色，可见黏膜下细小的血管纹理（图 1-17）。尿道球部较为宽大，是尿道的第二处膨大（图 1-18）。从球部可看到尿道向上弯行，转到膜部，形成尿道的第二弯曲。

尿道膜部是尿道的第二狭窄处（图 1-19），外为尿道外括约肌，一般呈闭合状态。镜检时由于灌洗液的冲入可见其开放状态，停止灌洗或嘱患者做提肛动作时可观察到其闭合。

尿道前列腺部是尿道管腔最宽处。在此部尿道

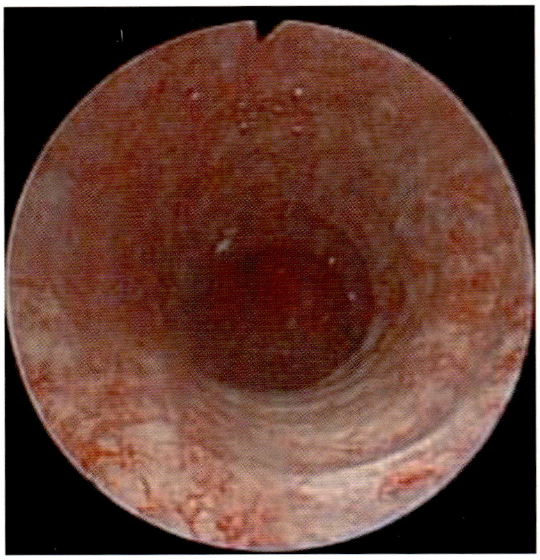

图 1-17　正常男性前尿道

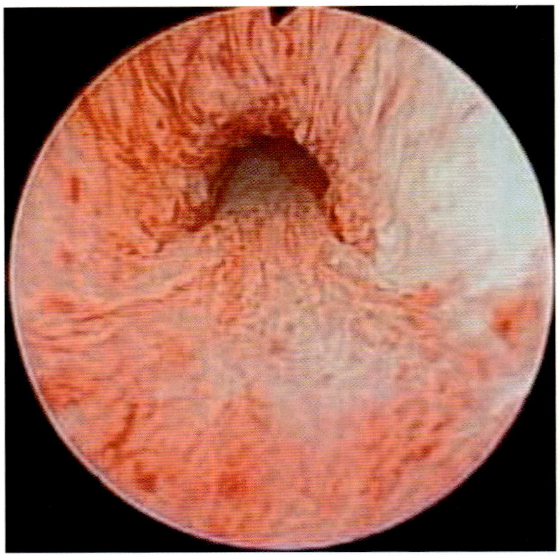

图 1-19　正常男性尿道膜部

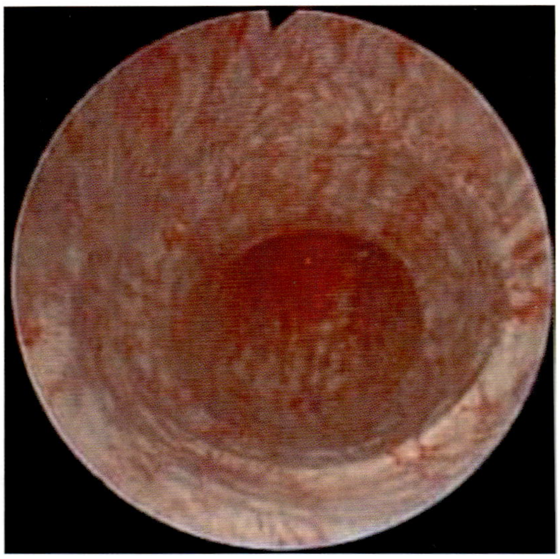

图 1-18　正常男性尿道球部

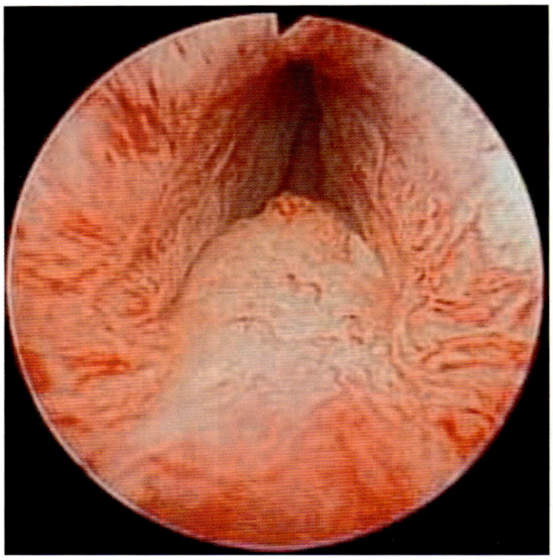

图 1-20　正常尿道前列腺部和精阜

后壁中线上的纵行隆起为尿道嵴，尿道嵴中部的圆丘为精阜（图 1-20）；精阜表面光滑，其中央的小凹陷称前列腺小囊，并非射精管开口，为胚胎发生时副中肾管末端的遗迹（或称“男性阴道”），有时可以见到明显的前列腺小囊（图 1-21）。射精管在前列腺小囊的两侧，一般不可见。正常情况下，从精阜到膀胱颈的距离为 2～3cm；灌注时，将尿道镜置于精阜处，在同一视野中应能看到精阜和膀胱颈的开放（图 1-22）。前列腺尿道的血管分布较前尿道增加。

2．女性尿道　成年女性的尿道长度为 4～5cm，短而直，直径常比男性前尿道大，黏膜呈纵行皱襞，弹性良好（图 1-23），外括约肌部位在尿道的中部。

二、正常膀胱表现

正常男性膀胱颈呈环形，颜色与膀胱、尿道黏膜相近（图 1-24）。女性膀胱颈与男性相似（图 1-25）。正常膀胱颈弹性良好，随冲洗液的灌注速度快慢而开合。正常膀胱颈后唇不高，内缘呈弧形（图 1-26）。

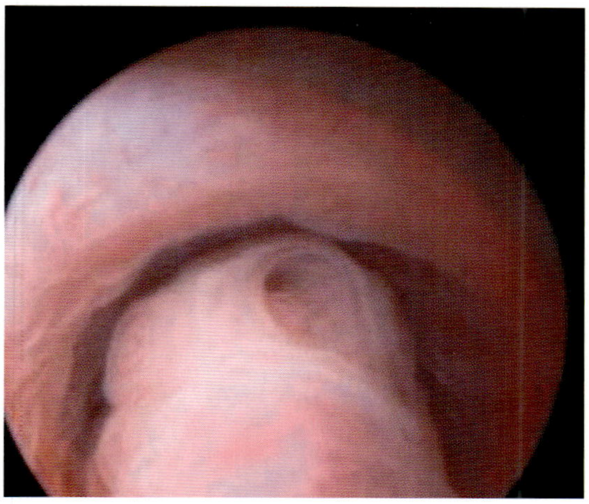

图 1-21 精阜上的前列腺小囊

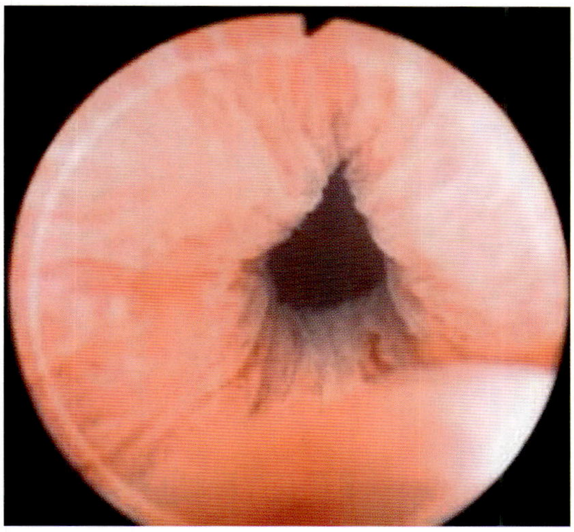

图 1-22 从精阜部位可看到膀胱颈

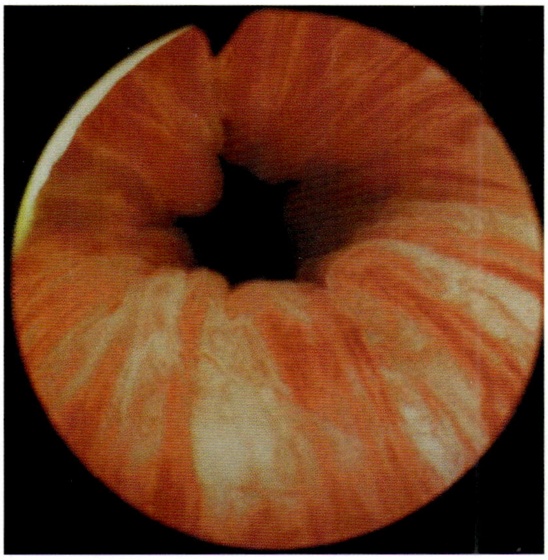

图 1-23 正常女性尿道

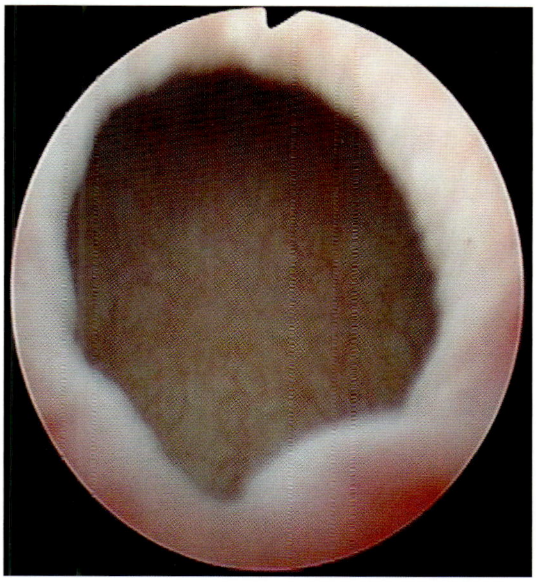

图 1-24 正常男性膀胱颈

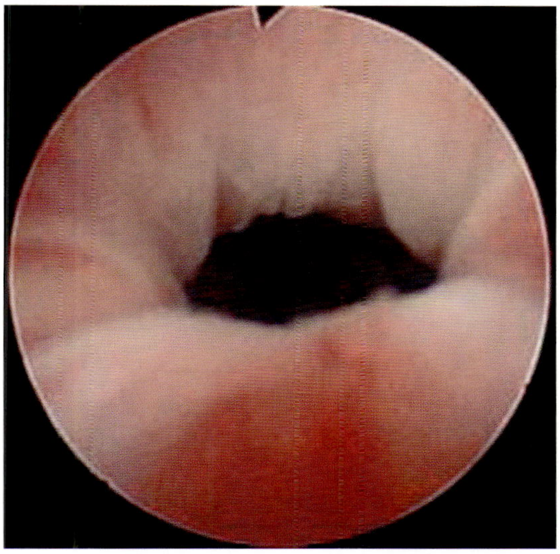

图 1-25 正常女性膀胱颈

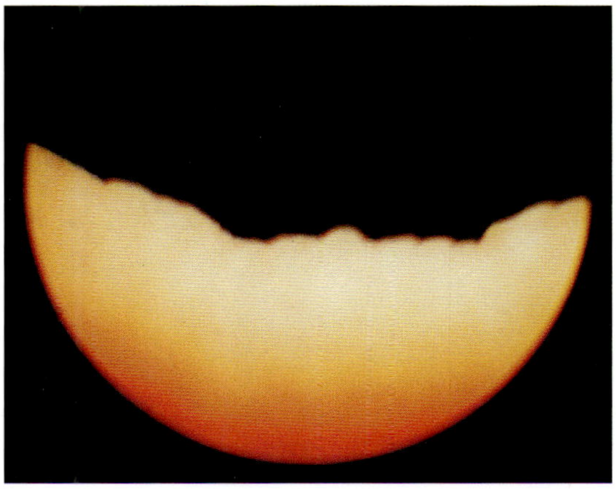

图 1-26 正常膀胱颈的后唇（5 点至 7 点）

充盈不足时，膀胱黏膜呈现皱襞（图 1-27）；随着冲洗液的增加，皱襞舒展，黏膜变平。充盈后的男性膀胱呈均匀的球形；女性的膀胱受子宫体的挤压较扁，多呈双角状，因此女性膀胱的侧壁常呈窝状。正常膀胱黏膜呈桃红色，血管纹理柔和、清晰（图 1-28）。膀胱侧壁的血管纹理相对较少。有时还可以看到肠管挤压膀胱壁形成的隆起（图 1-29），容易误诊为黏膜外肿瘤，但可见蠕动是其特征。在女性，可以看到子宫体对膀胱后壁的挤压，有时在后壁与侧壁之间形成明显的凹陷，但位置固定（图 1-30）。

进入膀胱后，70° 镜首先观察到的是三角区（图 1-31）。其黏膜光滑平整，血管纹理比膀胱壁密集，有时呈网状，颜色较红润，初学者容易误诊为炎性充血（图 1-32）。三角区的远侧边缘为输尿管间嵴，是两侧输尿管口之间的隆起皱襞，较为光滑苍白，为三角区和后壁的分界（图 1-33）。

输尿管间嵴两侧 5 点、7 点处可见轻度突起，

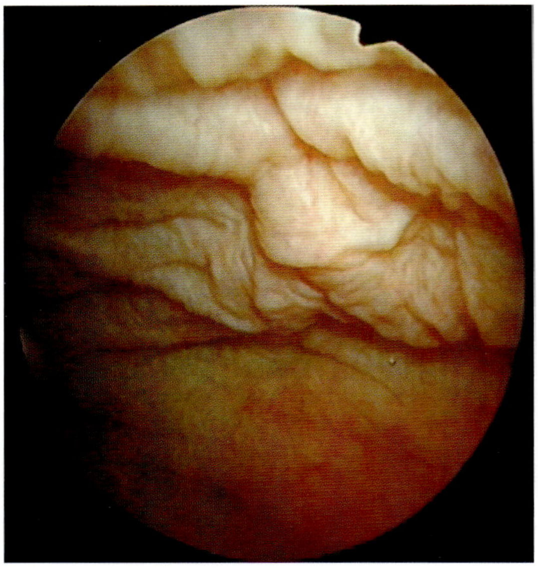

图 1-27　膀胱未充盈时的黏膜皱襞

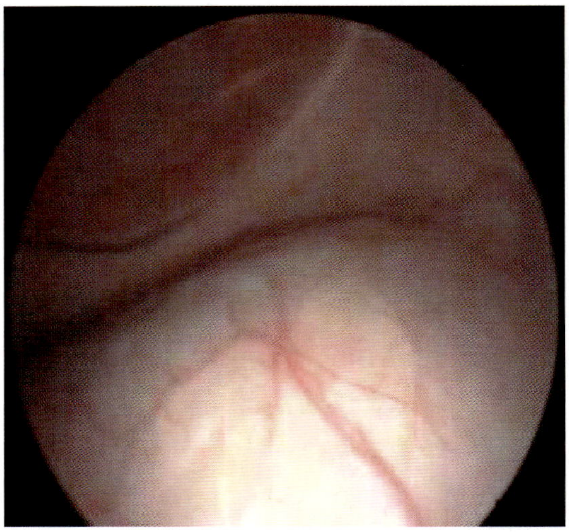

图 1-29　肠管在膀胱后壁的压迹

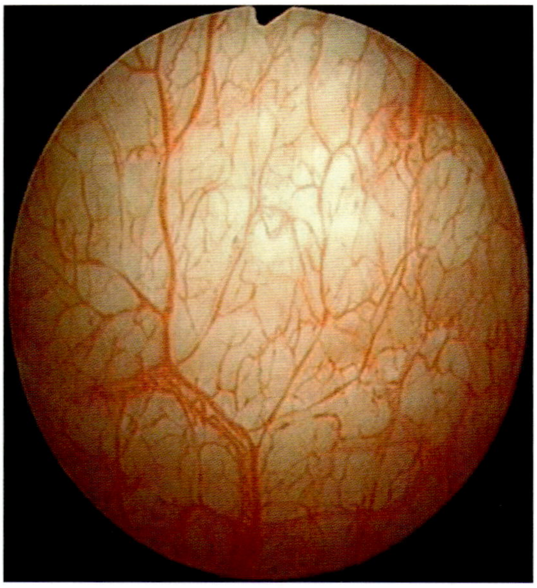

图 1-28　正常膀胱黏膜

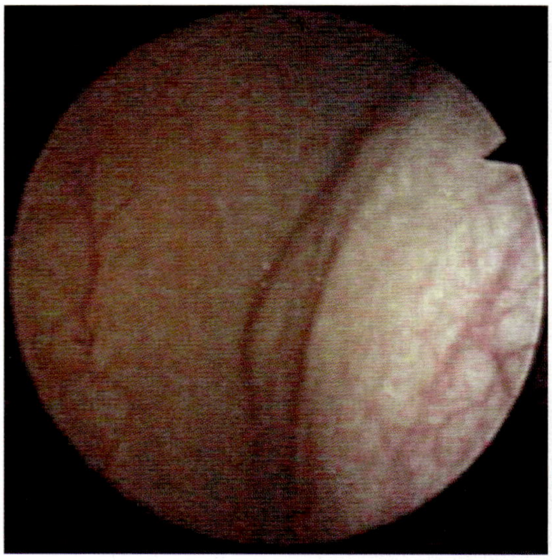

图 1-30　子宫压迫膀胱后壁

上有输尿管开口，开口的类型不尽相同。输尿管口常见的形状为裂隙状（图 1-34），有时可见点状输尿管口。应观察输尿管口的收缩、喷尿颜色。喷尿时，输尿管口向外上方收缩，喷出的尿液清亮，可以见到有折光性的尿流，搅动膀胱内的液体（图 1-35），喷尿间隔一般为 30 秒左右，喷尿间隔长短与患者饮水的多少有关。

随灌注液进入膀胱的气体停留于膀胱顶部，称为气泡（图 1-36），这在膀胱镜检中是重要的定位标志。气泡和膀胱颈之间为膀胱前壁（图 1-37），70° 观察镜有时看不到此部，称为盲区，此处的病变容易遗漏，必要时更换 110° 观察镜或软性膀胱镜检查。

如果膀胱镜插入过深，有时可在膀胱后壁中部黏膜上造成刻痕，膀胱镜下见局部黏膜充血，但部位固定、范围局限、边界较清、血管纹理较清晰、黏膜较光滑，与炎症和原位癌不同（图 1-38）。

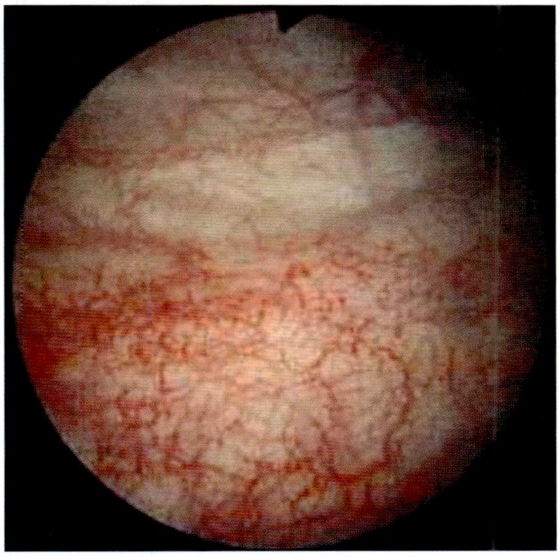

图 1-31 膀胱三角区

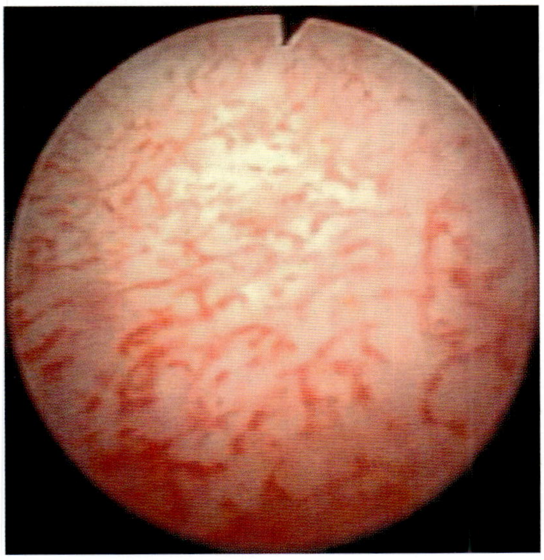

图 1-32 三角区血管纹理较密

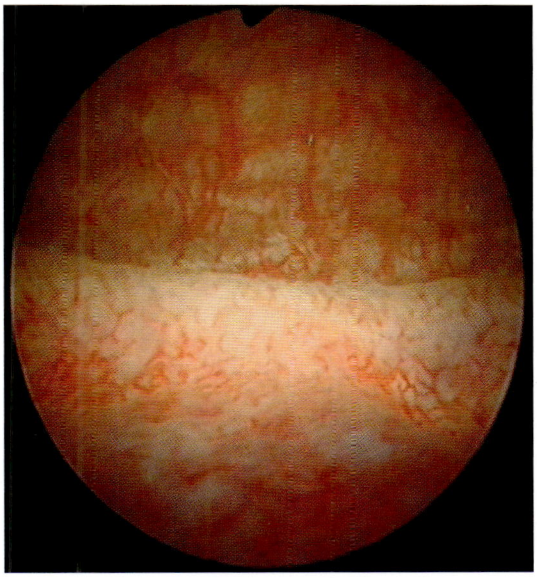

图 1-33 输尿管间嵴

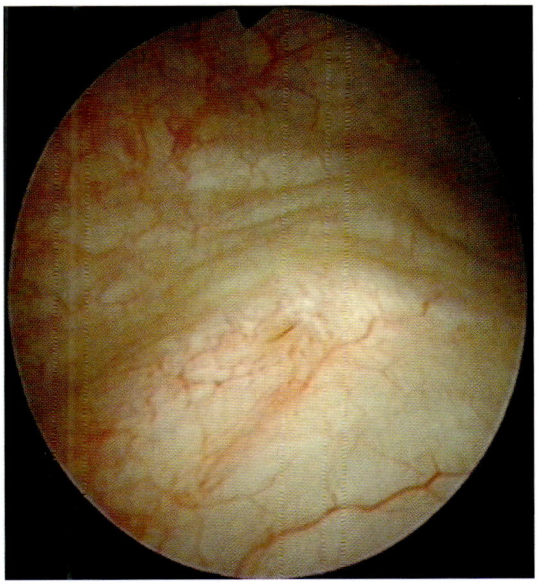

图 1-34 正常左输尿管口

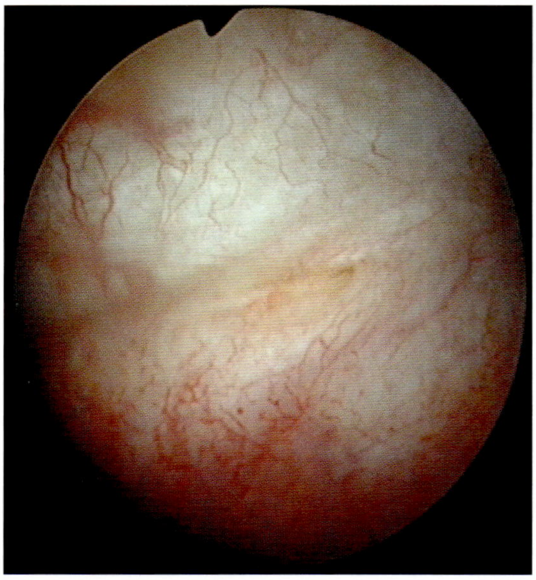

图 1-35　输尿管口喷尿

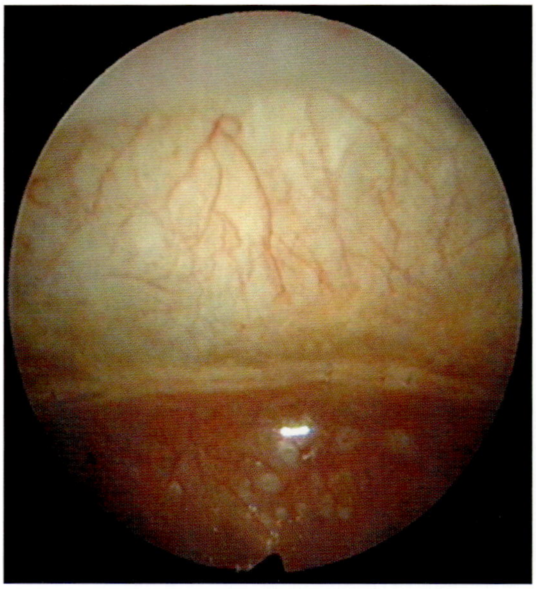

图 1-37　膀胱前壁

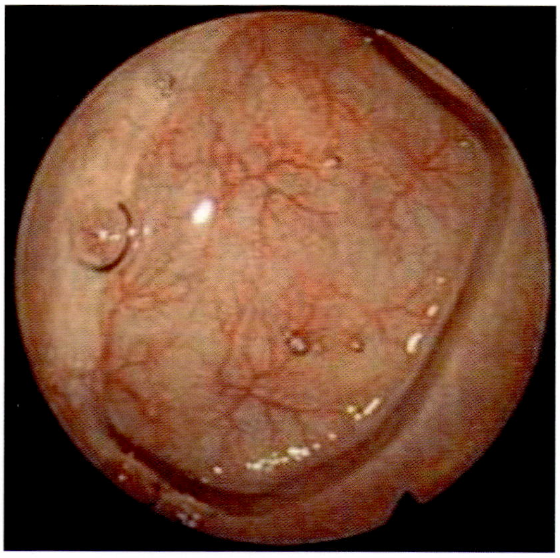

图 1-36　气泡

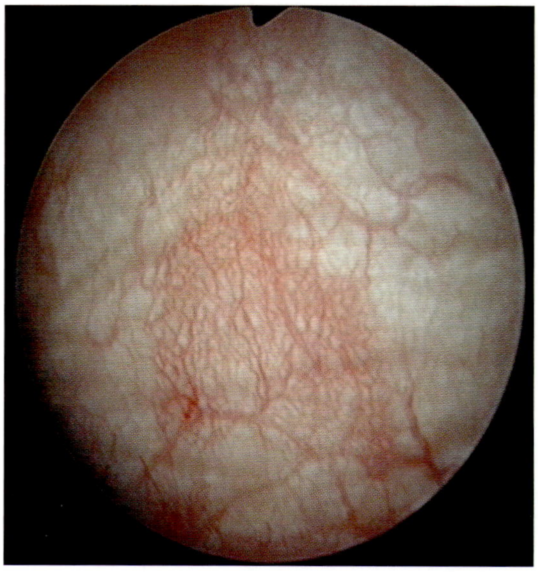

图 1-38　插管在膀胱后壁形成的划痕

第六节　膀胱与尿道疾病镜下表现

一、尿道疾病镜下表现[1]

1. 尿道狭窄　尿道狭窄的原因有外伤、炎症、经尿道器械操作或手术、先天畸形等。外伤是尿道狭窄的主要原因，骑跨伤造成前尿道狭窄，骨盆骨折造成尿道膜部狭窄。炎症能造成尿道外口狭窄或节段性狭窄甚至全尿道狭窄。反复膀胱镜检、经尿道前列腺手术后可发生尿道膜部狭窄或膀胱颈纤维化。先天性尿道狭窄少见，如后尿道瓣膜等。尿道镜检的目的是明确狭窄的部位和程度。

（1）轻度尿道狭窄的管腔变细，尿道黏膜局部有环形苍白的瘢痕，弹性差，常为器械操作后造成

（图 1-39），轻轻转动膀胱镜或经过尿道扩张，膀胱镜可插过狭窄处。

（2）严重尿道狭窄的管腔明显变细、瘢痕明显（图 1-40），管腔可不规则，有纤维分隔（图 1-41），尿道甚至细如针眼（图 1-42），直至尿道闭锁。明显的尿道狭窄在检查中应观察冲洗液是否能进入膀胱并试插输尿管导管以确定其是否闭锁（图 1-43）。

（3）前列腺摘除术或 TURP 术后，个别患者发生膀胱颈纤维化，常为一薄层瘢痕膜（图 1-44）。

2．尿道结石　原发性尿道结石罕见。尿道结石常为膀胱结石进入尿道，停留在尿道的膜部、球部或舟状窝等处造成。结石的大小一般在 1cm 以下，大的膀胱结石难以进入尿道。

尿道结石的症状为突发排尿困难、尿痛、肉眼血尿等，既往可有尿路结石病史或尿流中断的症状。能触及的前尿道结石可经尿道外口注入润滑剂，将结石挤出。后尿道结石常用尿道探子将其推回膀胱或在尿道镜下冲洗使之返回膀胱，再按膀胱结石处理。球部结石有时推回膀胱困难，可在尿道镜下碎石、取石。

常见结石受到膜部的阻挡，停留于前列腺部，膜部及后尿道黏膜充血、水肿（图 1-45）。结石一般

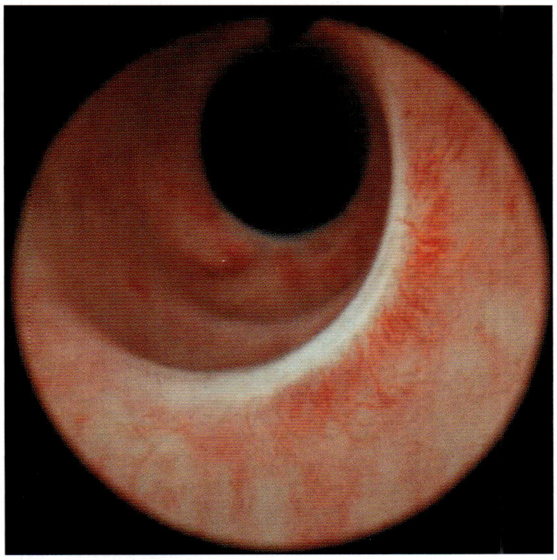

图 1-39　轻度尿道狭窄

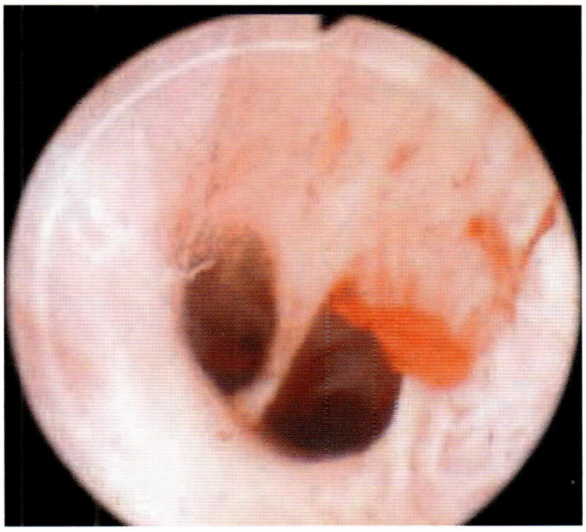

图 1-41　严重尿道狭窄伴有纤维分隔

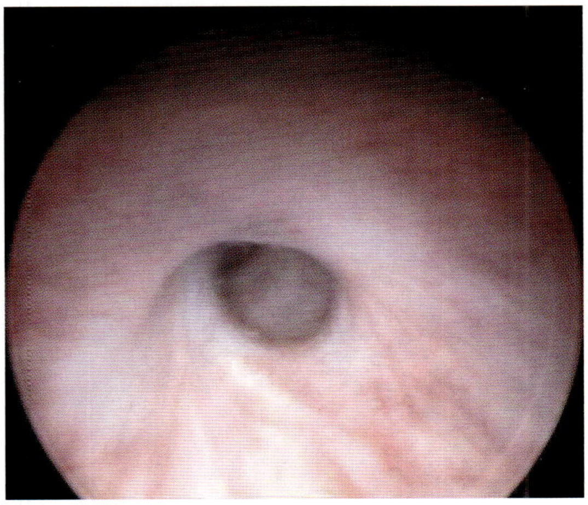

图 1-40　严重尿道狭窄

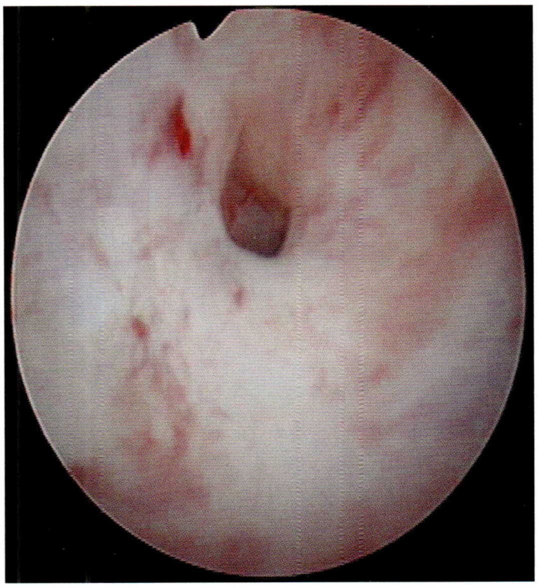

图 1-42　严重尿道狭窄细如针眼

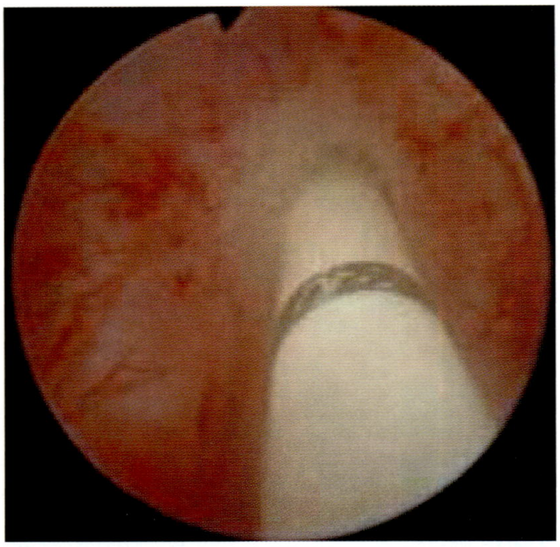

图 1-43 导管通过尿道狭窄处

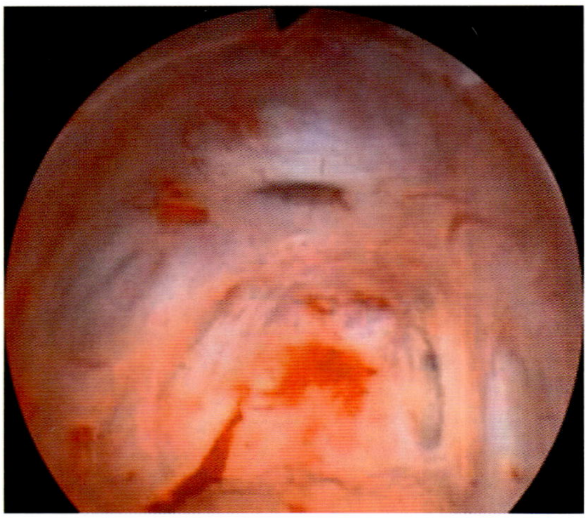

图 1-44 膀胱颈纤维化挛缩

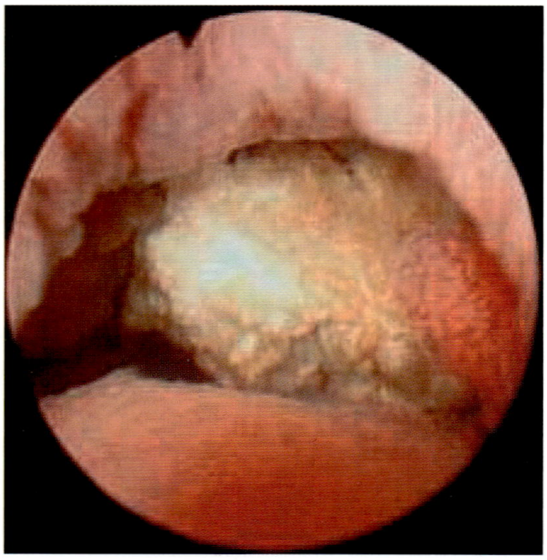

图 1-45 后尿道结石

为黄褐色、桑葚状，成分多为草酸钙。

3. 尿道肿瘤 尿道肿瘤比较少见，以原发尿道上皮肿瘤为主，并有良性、恶性之分。尿道肿瘤多发生于后尿道的移行上皮。良性肿瘤包括乳头状瘤、前列腺部多房性囊肿、后尿道息肉等；恶性肿瘤包括移行细胞癌、黑色素瘤等。前尿道亦有肿瘤性病变发生，如尿道尖锐湿疣等。

尿道肿瘤的症状为排尿困难、终末血尿或尿道滴血等。其诊断主要靠尿道镜检，尿道造影不常应用，B 超和体检帮助不大。良性尿道肿瘤首选经尿道切除。恶性肿瘤的治疗与膀胱肿瘤的治疗一致，如膀胱肿瘤行经尿道切除，同时将经尿道肿瘤切除；如需行膀胱全切，则需同时将尿道切除；膀胱全切术后尿道残端癌需行尿道切除。

（1）乳头状瘤：位于尿道球部，表面乳头样，有蒂，分化良好，病理为移行上皮来源（图 1-46），良性。

（2）多房性囊肿：位于前列腺部，表面呈葡萄样，突入膀胱（图 1-47），有蒂起自精阜附近，良性，少见。

（3）息肉：表面较光滑，质地较韧，取活检困难，瘤体突入膀胱，有细蒂起自尿道前列腺部（图 1-48）。造成尿流中断等症状。经病理证实，较为少见。

（4）乳头状移行细胞癌：多位于前列腺尿道（图 1-49），呈乳头样，分化好者有蒂，一般与膀胱移行细胞癌伴发；所以怀疑膀胱肿瘤或膀胱肿瘤术后复查膀胱镜时必须检查尿道。膀胱全切术后，如果出现尿道滴血，则可能发生了尿道残端癌（图 1-50），乳头状，移行细胞癌。

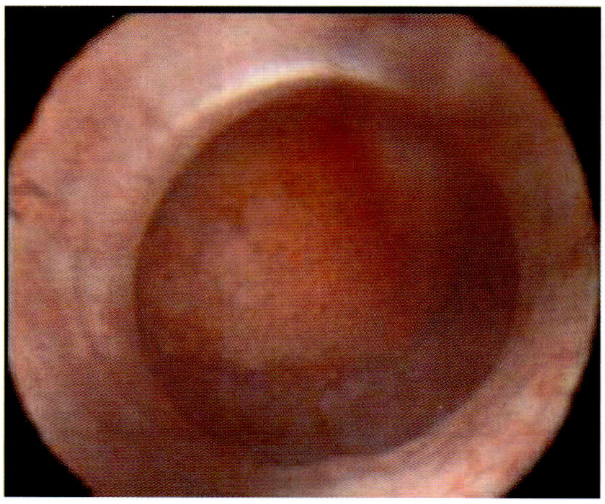

图 1-46 尿道乳头状瘤

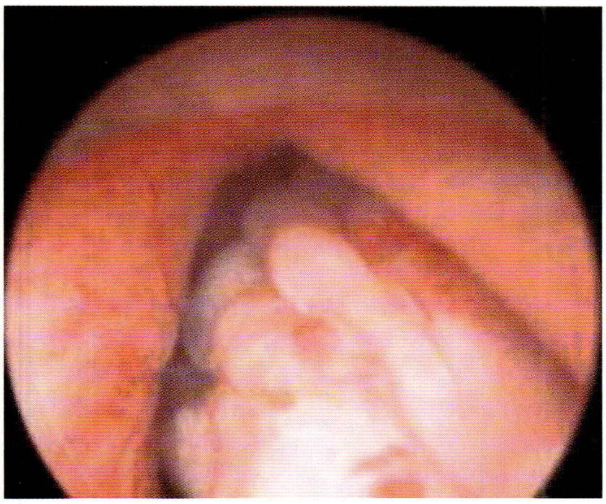

图 1-47 后尿道多房性囊肿

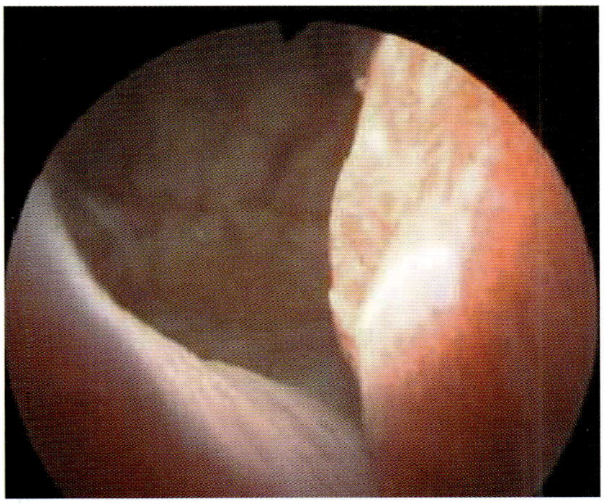

图 1-48 后尿道息肉

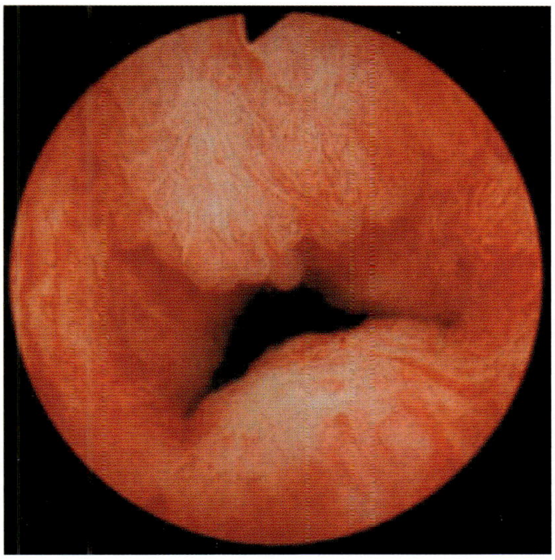

图 1-49 尿道乳头状癌

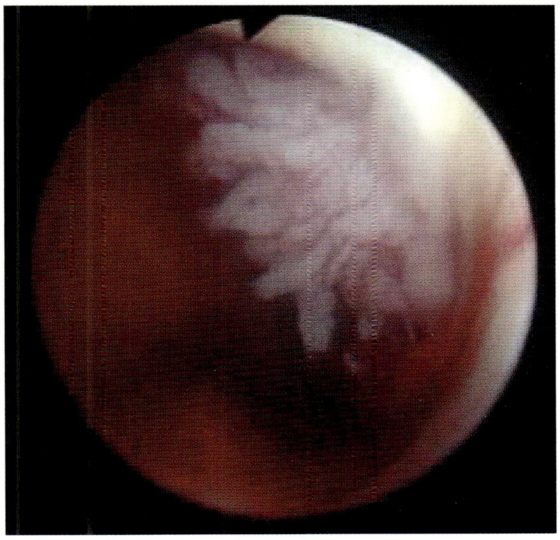

图 1-50 尿道残端乳头状癌

（5）尖锐湿疣：是人乳头瘤病毒（HPV）感染的性传播疾病。一般发生在龟头、包皮和尿道外口。有时发生于前尿道，表现为成片边缘苍白而中心粉红的菜花状或小乳头状突起（图 1-51），与膀胱绒毯样移行细胞肿瘤相似。

4. 尿道损伤及假道　尿道损伤可发生于外伤或尿道器械操作之后。骨盆骨折或尿道骑跨伤不是尿道镜检的适应证。不规范的导尿、尿道扩张可造成后尿道黏膜的擦伤、尿道假道形成或直肠损伤。尿道镜检可明确损伤的程度、部位，严重者需留置尿管。

（1）尿道擦伤：多发生在尿道膜部第二弯曲处，表现为黏膜充血、出血，上皮脱落，管腔不光滑（图 1-52）。

（2）尿道假道：发生在前列腺部，在用金属探

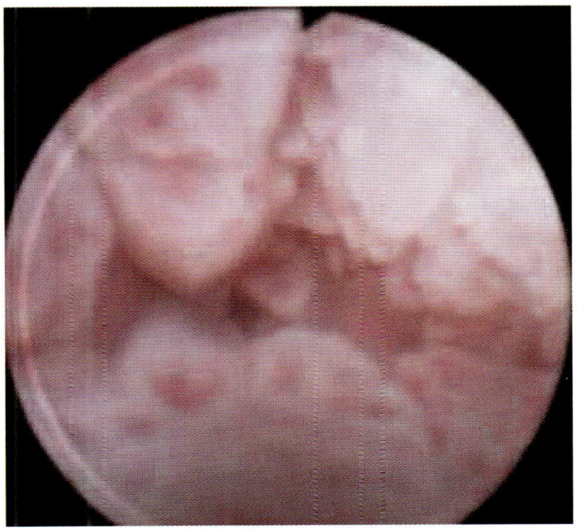

图 1-51 尿道尖锐湿疣

子探察前列腺增生的尿道时容易发生。前列腺增生时，由于膀胱颈后唇明显抬高，假道可在真性尿道后方（图 1-53），假道的管腔不光滑，正常尿道黏膜柔和。

5. 尿道炎症　急性尿道炎症是尿道镜检的禁忌证。尿道镜检常见男性后尿道慢性炎症、女性慢性尿道炎症性绒毛、嗜酸性尿道炎等。慢性尿道炎症常见终末血尿，另外男性慢性尿道炎可有血精。

（1）男性后尿道炎症：后尿道黏膜充血水肿、表面不平，精阜肿大，有时可见黏膜下出血（图 1-54）。常在血精、终末血尿时发现，抗炎治疗无效时用 0.2% 的硝酸银冲洗尿道可缓解症状。

（2）女性慢性尿道炎性绒毛：40 岁以上的女性中常见尿道慢性炎症，尿道近端可见多数绒毛形成（图 1-55），呈光滑、细长、无分支的指状突起，与乳头状肿瘤不同。可发生终末血尿、镜下血尿。症状轻者不需处理，血尿严重者可行经尿道切除术。

（3）嗜酸性尿道炎：尿道黏膜水肿增厚，颜色暗淡或苍白，弹性差，伴炎性息肉（图 1-56），是少见的尿道炎症。患者以慢性尿道刺激症状就诊时发现，病理为尿道黏膜嗜酸性细胞浸润，原因不明，可能为过敏或寄生虫感染。

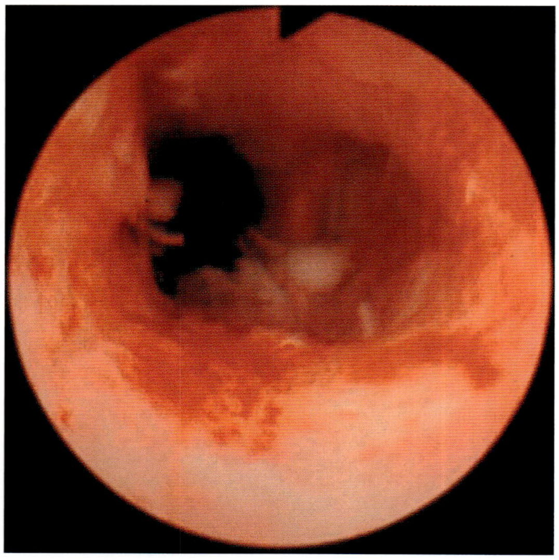

图 1-52　尿道擦伤

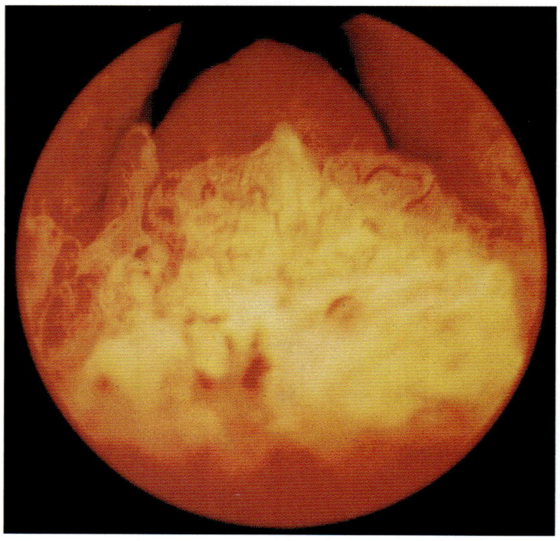

图 1-54　后尿道炎症

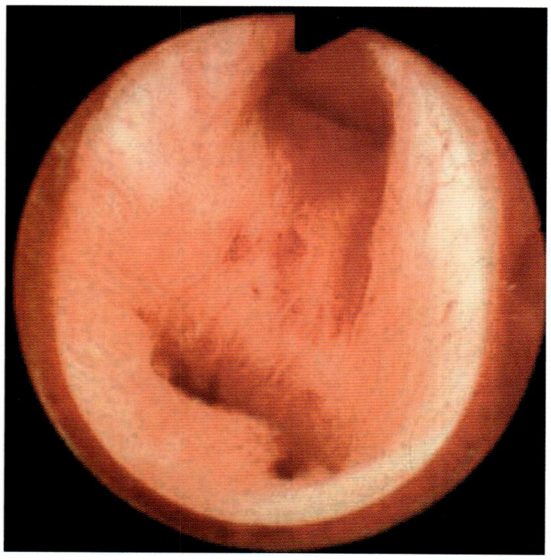

图 1-53　尿道假道

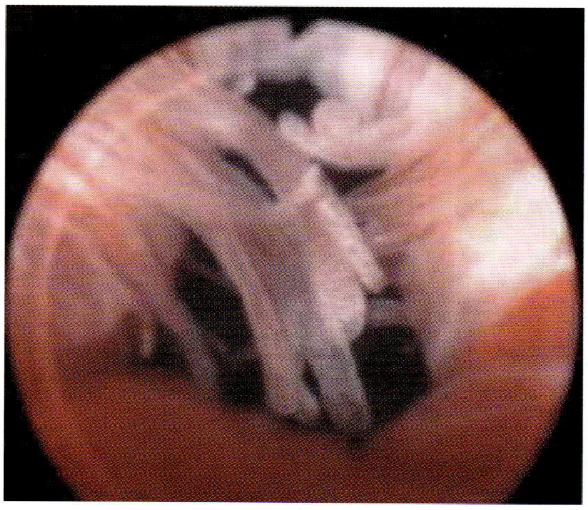

图 1-55　女性尿道炎性绒毛

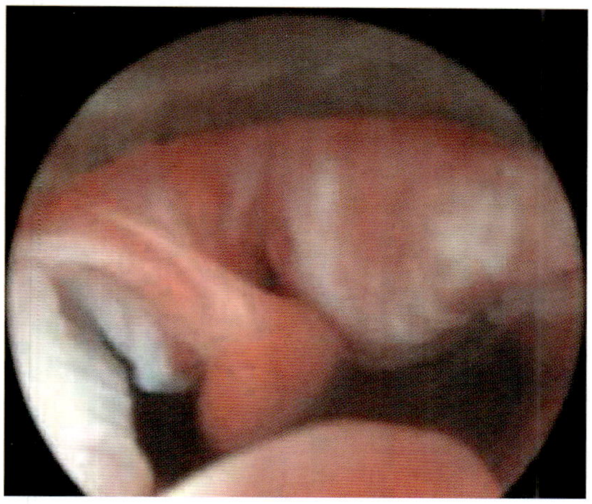

图 1-56 嗜酸性尿道炎

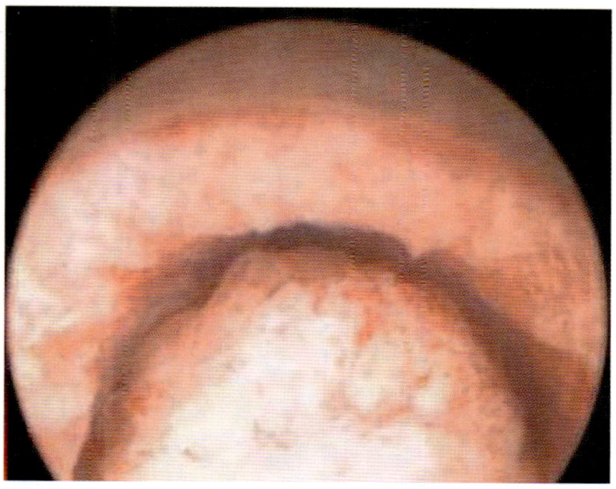

图 1-57 精阜肥大

6. 精阜肥大 精阜病变比较少见。上面已描述了炎性改变，有时可见精阜囊肿、精阜肥大（图 1-57）。该患者 18 岁，以排尿困难就诊，尿流率降低，尿道造影显示后尿道充盈缺损，怀疑尿道肿瘤。尿道镜检时发现精阜肥大，占据几乎整个前列腺尿道管腔。

7. 前列腺增生 为方便描述，前列腺增生还沿用旧分叶方法。两侧叶和中叶三者增生可不均衡，造成后尿道受压狭窄、变形及延长。

（1）前列腺侧叶增生：前列腺两侧叶增生时挤压后尿道呈纵行裂隙状“1”字缝（图 1-58），膀胱颈 12 点处为倒“V”字缝（图 1-59）。

（2）前列腺中叶增生：前列腺中叶增生，突入膀胱（图 1-60），遮挡三角区，膀胱镜检难以观察到三角区。

（3）后尿道延长：前列腺增生时后尿道延长，在精阜处观察不到膀胱颈，只可见增生的两侧叶挤压尿道（图 1-61）。

（4）后尿道变形：前列腺两侧叶增生有时不对称，后尿道扭曲变形（图 1-62）。

8. 前列腺术后改变 耻骨上前列腺摘除术和 TURP 术后都会造成前列腺尿道的相应改变。

（1）耻骨上经膀胱前列腺摘除术后，膀胱颈形态良好（图 1-63），后尿道圆滑、不长，没有精阜（图 1-64）。

（2）TURP 切除前列腺中叶后，可见膀胱颈和后尿道 4 点至 8 点处，低平圆滑（图 1-65），症状缓解。

（3）TURP 术后中叶的残余腺体，导致排尿不

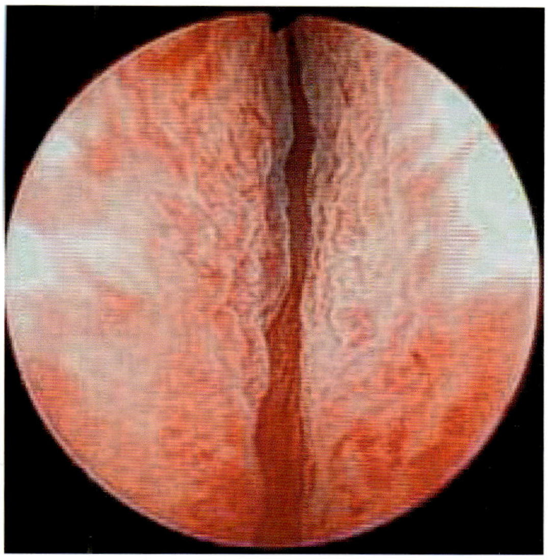

图 1-58 前列腺增生后尿道呈“1”字缝

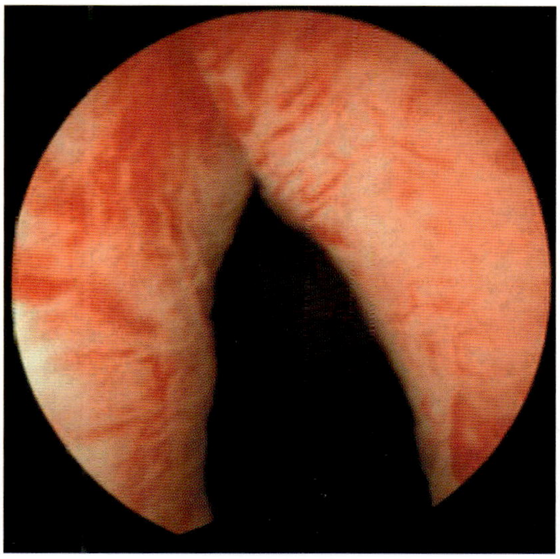

图 1-59 前列腺增生膀胱颈 12 点呈倒“V”字

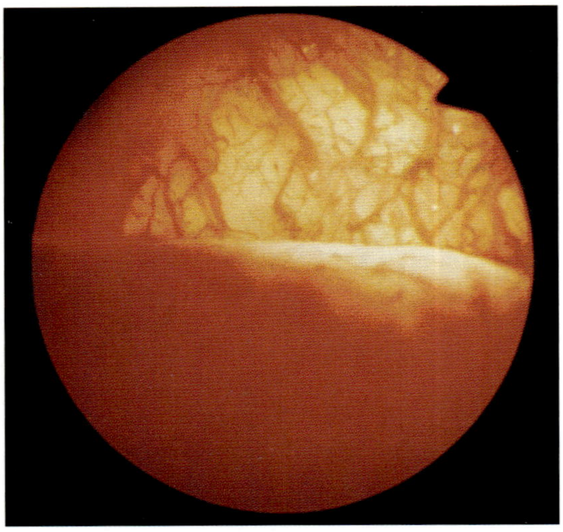

图 1-60 前列腺增生中叶突入膀胱

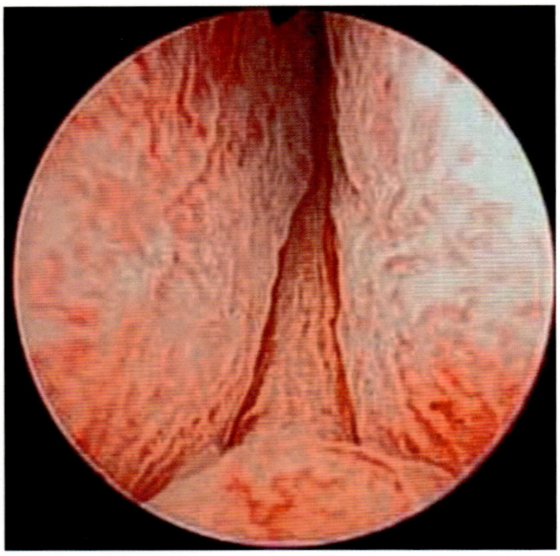

图 1-61 前列腺增生后尿道延长

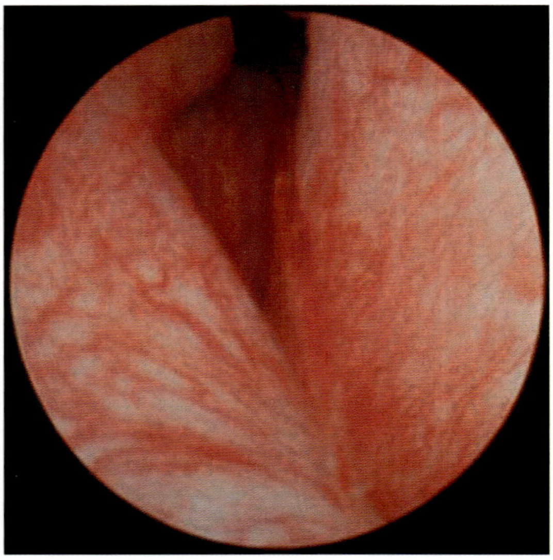

图 1-62 前列腺增生后尿道扭曲

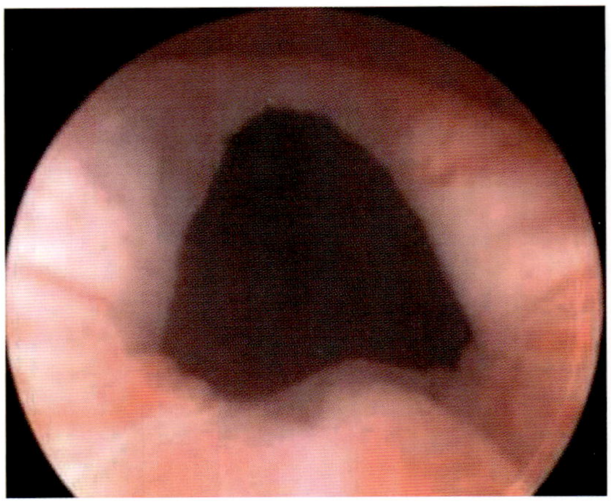

图 1-63 前列腺摘除术后膀胱颈部

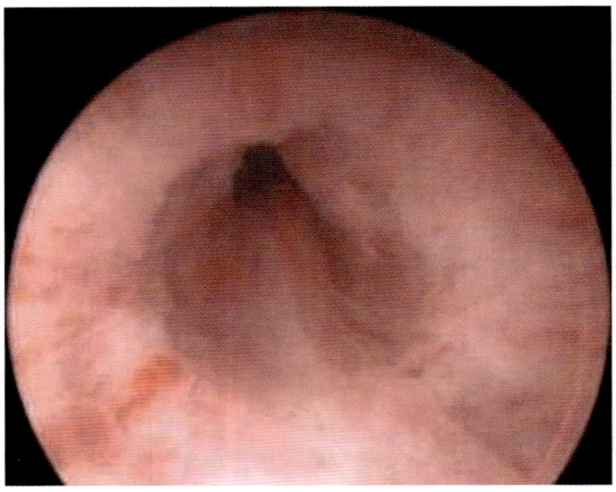

图 1-64 前列腺增生摘除术后后尿道

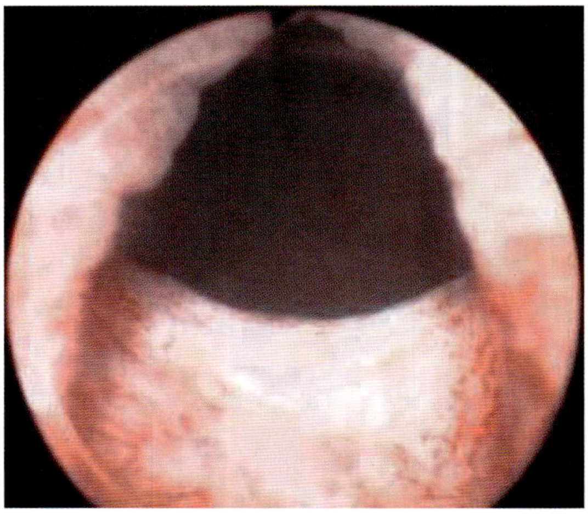

图 1-65 TURP 术后后尿道

畅(图 1-66)。

9. 前列腺其他病变 前列腺癌多发生在前列腺外周区，一般不用膀胱镜来诊断前列腺癌。但因前列腺癌常与前列腺增生伴发，而部分前列腺癌可侵入内腺体，也有部分前列腺癌发生在前列腺移行区，对有前列腺增生的患者行膀胱尿道镜检时应注意除外前列腺癌可能。异常者可取活检证实。

前列腺囊肿在超声检查中时有发现，一般没有临床症状。大的前列腺囊肿阻塞尿道，造成排尿困难。治疗方法为经尿道切除，效果满意。

(1)前列腺癌：前列腺尿道、精阜出现结构紊乱，黏膜苍白僵硬，有不规则或易出血的突起，病理为前列腺癌(图 1-67)。

(2)前列腺囊肿：发生在前列腺中叶，使膀胱颈后唇抬高，膀胱颈开放差，呈一弧形(图 1-68)。

二、膀胱疾病镜下表现[1]

(一)膀胱肿瘤

膀胱肿瘤分为原发性和继发性。原发肿瘤可来源于上皮、平滑肌及间质细胞，并有良性、恶性之分。98% 的原发性膀胱肿瘤来自上皮组织，其他非上皮肿瘤和继发性肿瘤比较少见。膀胱镜检是诊断膀胱肿瘤的重要手段。直视下观察膀胱肿瘤的外观有助于推测肿瘤的来源、性质及浸润深度，活检可以明确膀胱肿瘤的性质和分化程度，从而确定最佳治疗方法。

1. 原发性上皮来源膀胱肿瘤 原发性上皮来源的膀胱肿瘤包括移行上皮肿瘤，占 90%，又分良性的乳头状瘤和恶性的乳头状癌；其他包括鳞状细胞癌占 5%；腺癌占 2%；肉瘤样癌等。

(1)移行上皮肿瘤：是泌尿系统最常见的肿瘤，在膀胱各部位均可发生，但多发生于三角区和输尿管口周围。肿瘤的外观与其分化程度和浸润深度相关。良性的有乳头状瘤和内翻乳头状瘤。恶性的为移行细胞癌，根据分化程度和浸润深度分 $G_1 \sim G_3$ 和原位癌 Tis、T_a、$T_1 \sim T_4$。

膀胱镜所见

乳头状瘤：良性，有蒂，肿瘤呈长的绒毛状或水草样，表明分化良好，绒毛为粉色，尖端近半透明，可随冲水漂动(图 1-69)。

内翻性乳头状瘤：良性，位于三角区、膀胱颈，

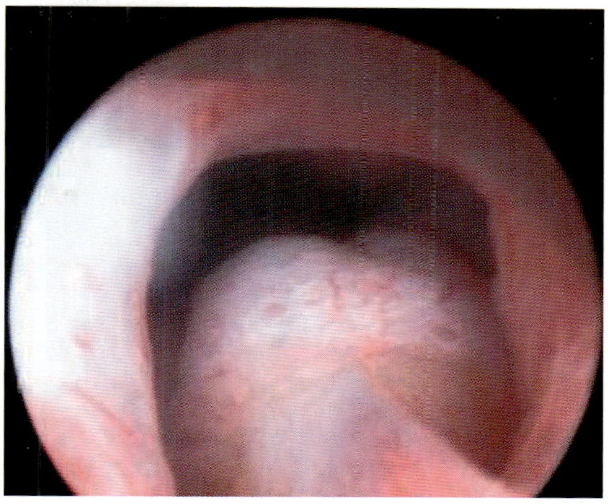

图 1-66 TURP 术后残余腺体

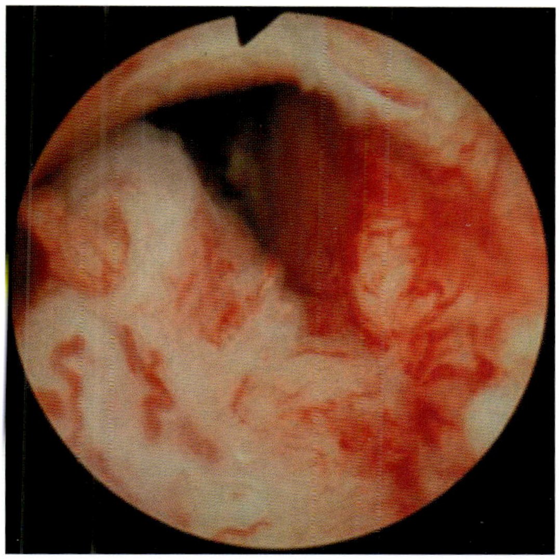

图 1-67 前列腺癌侵犯尿道

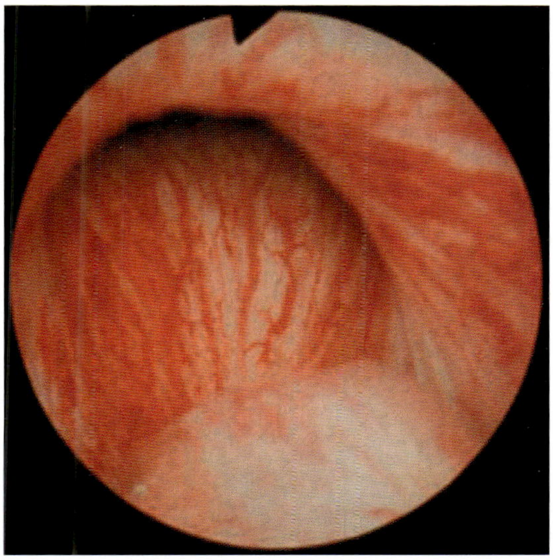

图 1-68 前列腺囊肿膀胱颈后唇抬高

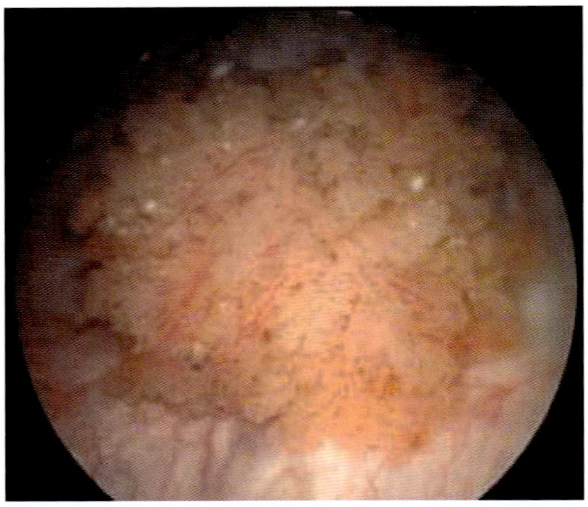

图 1-69　膀胱乳头状瘤

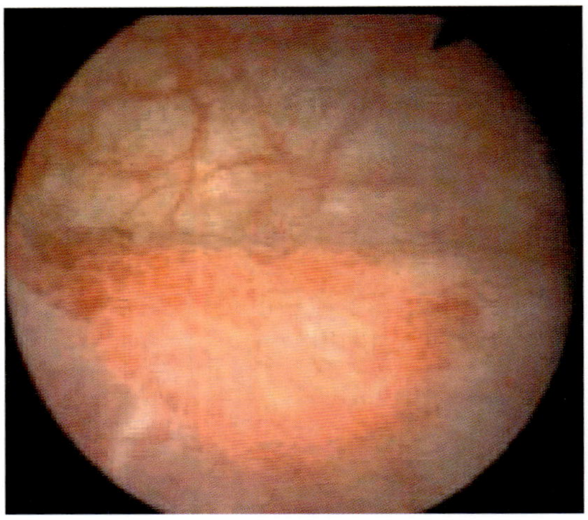

图 1-71　膀胱原位癌

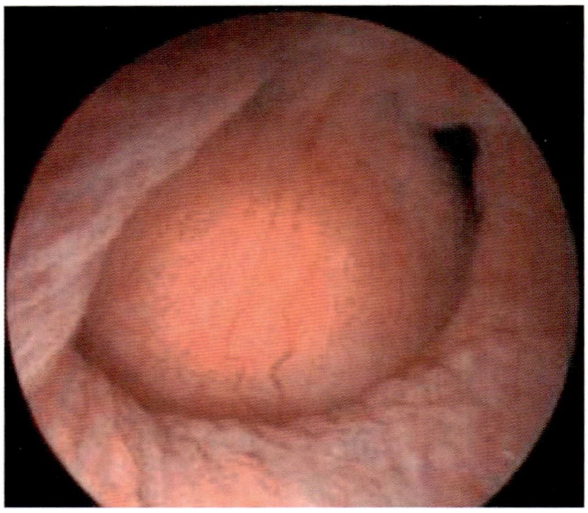

图 1-70　膀胱颈内翻乳头状瘤

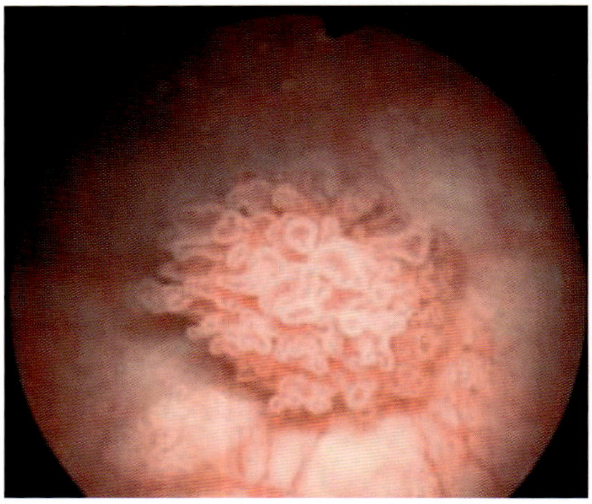

图 1-72　膀胱乳头状移行细胞癌 G1

呈结节状突起或乳头状，有细蒂，表面覆盖光洁的正常黏膜（图 1-70）；位于膀胱颈时可被误认为增生的前列腺中叶结节。

原位癌 Tis：表现为黏膜粗糙、稍厚、苔藓样的红色区域，其下血管纹理不清，外观与黏膜充血或增生类似（图 1-71）。常伴发于浸润性移行细胞癌附近。如明显膀胱刺激症状，而抗炎治疗无效者，提示广泛原位癌的可能，需取随机活检证实。

乳头状癌 T_a、T_1 或 G_1：单发或多发，粉红色，呈细长的绒毛状或乳头状，绒毛相互分离，尖端透明，有细蒂，周围黏膜光洁（图 1-72、图 1-73）。

乳头状癌 T_2 或 G_2：绒毛较短且融合成簇，呈乳头状，基底广或有短粗的蒂，活动度小，瘤体较大时不易见到蒂（图 1-74）。

乳头状癌 G_3 或 $T_3 \sim T_4$：肿瘤呈团块状或菜花状，基底广，无蒂，肿瘤中央或顶部有坏死，形成溃疡，有时呈“火山口”样。瘤体表面褐色或灰白色，覆有灰绿色脓苔。肿瘤周围黏膜增厚、皱缩、僵硬、水肿、充血（图 1-75、图 1-76）。肿瘤体积可以很大，肿瘤组织易脱落，瘤体和周围黏膜易出血，膀胱内合并感染，尿液浑浊，有时不易观察膀胱的全貌。

一些特殊的移行细胞肿瘤：片状绒毯样移行细

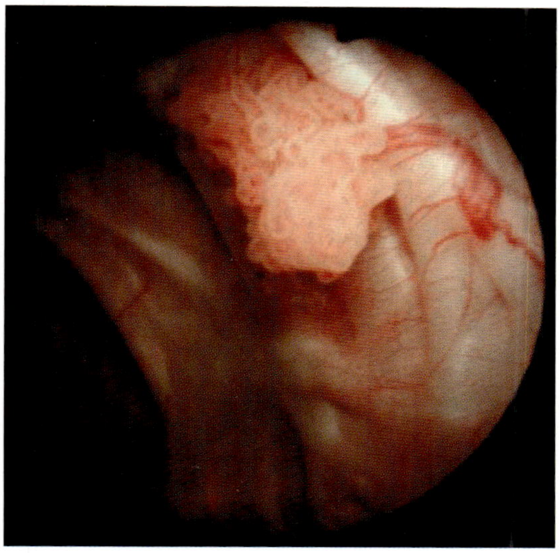

图 1-73 膀胱乳头状移行细胞癌 G1

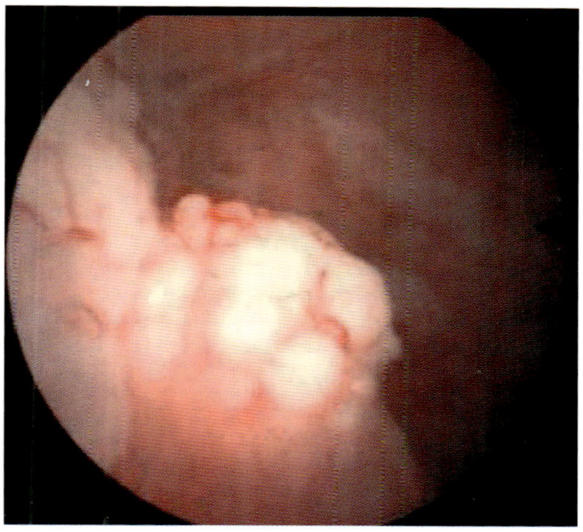

图 1-75 膀胱乳头状移行细胞癌 G3

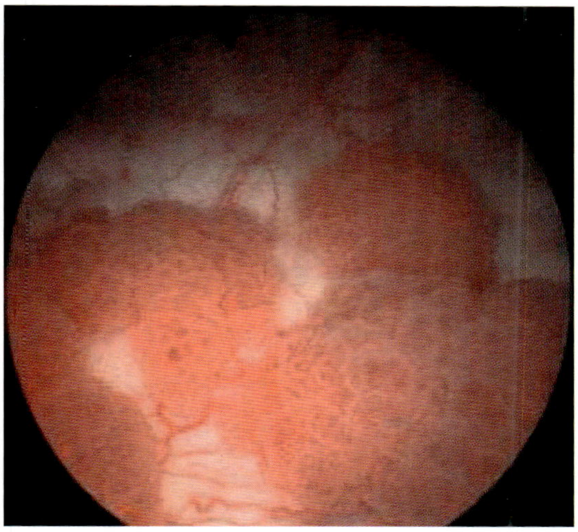

图 1-74 膀胱乳头状移行细胞癌 G2

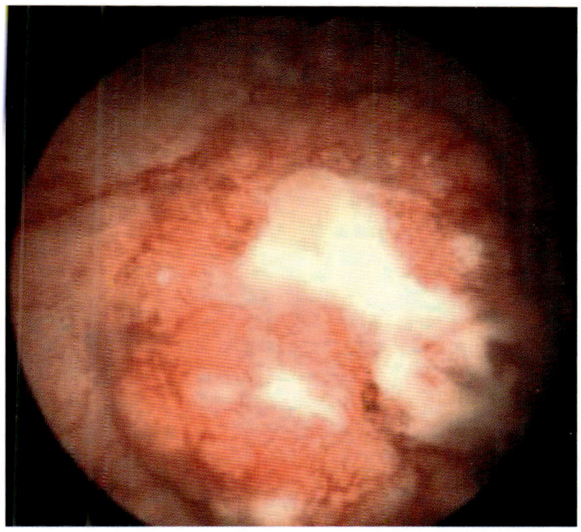

图 1-76 膀胱乳头状移行细胞癌 G3

胞癌，呈密集的细小乳头（图 1-77、图 1-78），分化程度可不同，从 G_1 至 G_3；可独立存在，也可伴发于大的乳头状肿瘤周围。

膀胱肿瘤容易出血，血块长期附着于肿瘤表面形成陈旧性血块，呈灰白色，可掩盖肿瘤（图 1-79）。

膀胱移行细胞癌的染色，由于肿瘤表面有坏死细胞，因而着色亚甲蓝（图 1-80）。据认为此方法可发现肉眼难辨的小肿瘤或原位癌，在经尿道切除中可将肿瘤切除彻底，但有争论。

术后瘢痕处复发，可见在苍白的瘢痕中心出现乳头状肿瘤（图 1-81）。如果术后很快发生，可能为

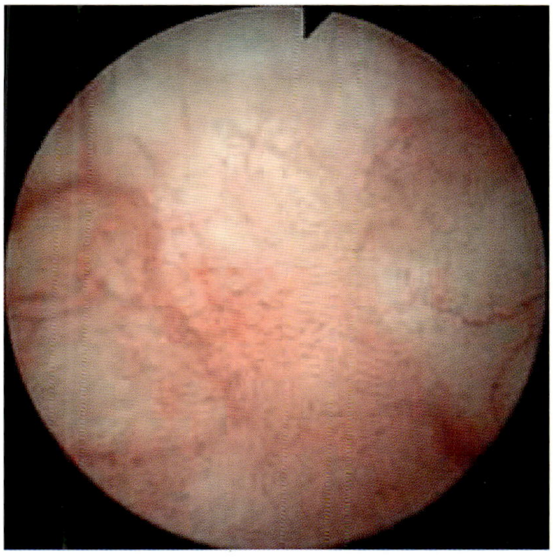

图 1-77 绒毯状移行细胞癌

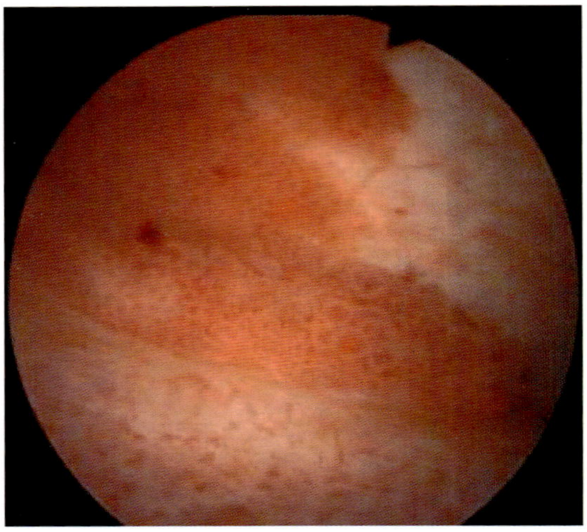

图 1-78　绒毯状移行细胞癌

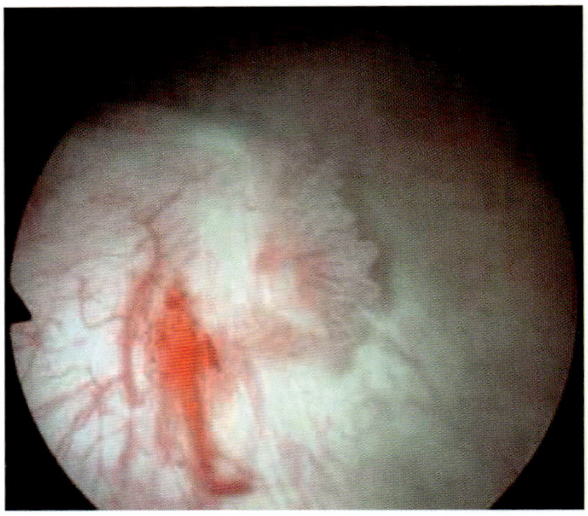

图 1-81　瘢痕部位膀胱乳头状癌

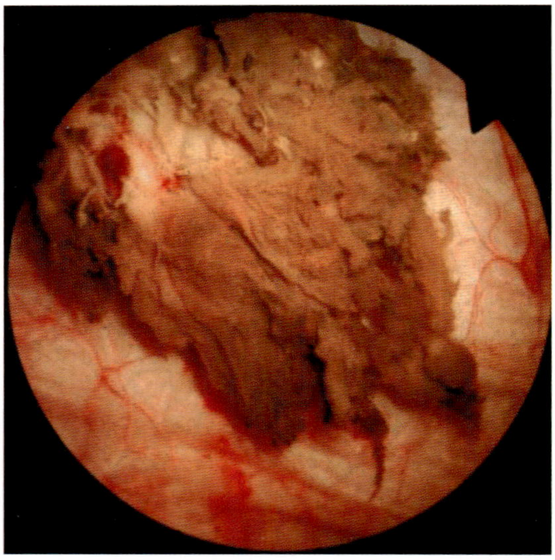

图 1-79　膀胱癌表面陈旧血块

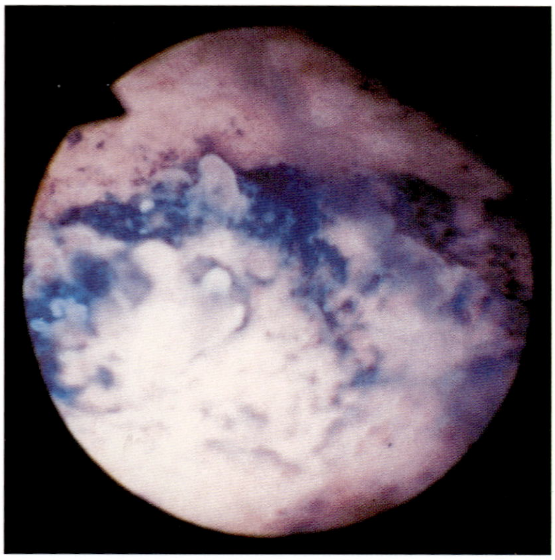

图 1-80　膀胱癌亚甲蓝染色

术中切除不彻底所致。

膀胱结石的慢性刺激可发生鳞状细胞癌；图为膀胱结石合并三角区小乳头状瘤，良性（图 1-82）。

憩室内可合并肿瘤，因此发现膀胱憩室时应观察其内部。憩室肿瘤多为移行细胞肿瘤，也有鳞状细胞癌和腺癌。有时较大憩室内的肿瘤难以观察，可边放水边观察，待憩室内液体排除可看到肿瘤从憩室中漂出。图为前列腺增生患者膀胱假性憩室内的移行细胞癌（图 1-83）。

（2）鳞状细胞癌：继发于膀胱结石长期刺激，慢性炎症造成的上皮鳞状化生，长期应用环磷酰胺等。多发生于三角区、膀胱底部，常见溃疡、水肿、出血、坏死，膀胱壁浸润明显。应行膀胱全切。

膀胱镜所见

鳞状细胞癌的膀胱内常混浊、污秽，需大量冲洗才可观察清楚，肿瘤无蒂，呈分叶状，表面红润（图 1-84）。

（3）腺癌：多数继发于腺性膀胱炎、囊性膀胱炎、膀胱憩室或脐尿管残余。常位于膀胱顶部（脐尿管来源）或三角区、膀胱颈（与腺性膀胱炎有关）。肿瘤呈蘑菇状，表面有溃疡，有时可见胶状黏液覆盖，肿瘤蒂宽，向深层浸润。顶部的腺癌有时不侵及膀胱黏膜，早期症状不明显。治疗应行膀胱全切术。腺癌的预后很差。

膀胱镜所见

发生于膀胱顶部的肿瘤，呈蘑菇状，表面有溃

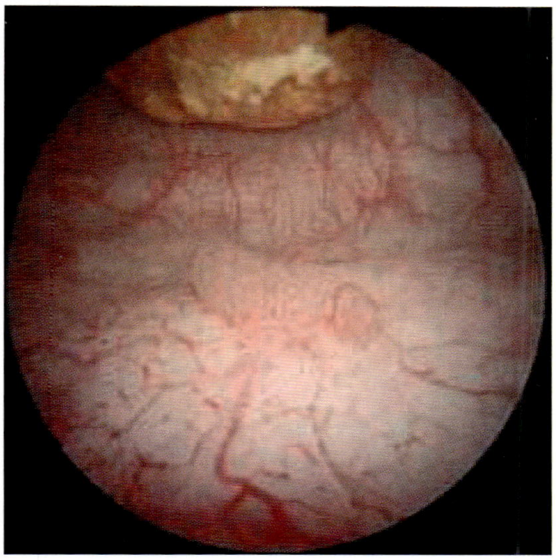

图 1-82 膀胱结石合并膀胱乳头状瘤

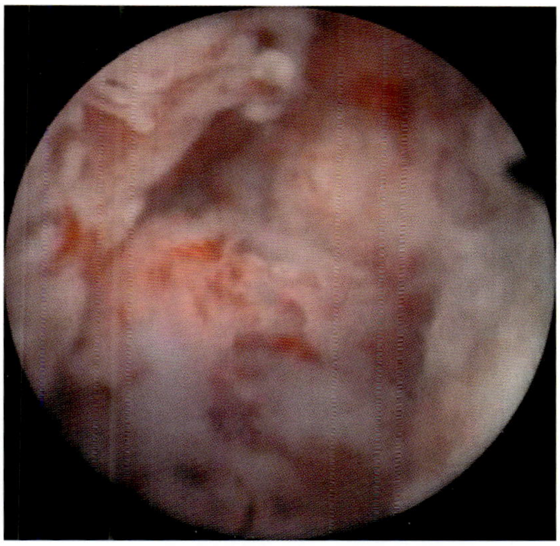

图 1-84 膀胱鳞癌

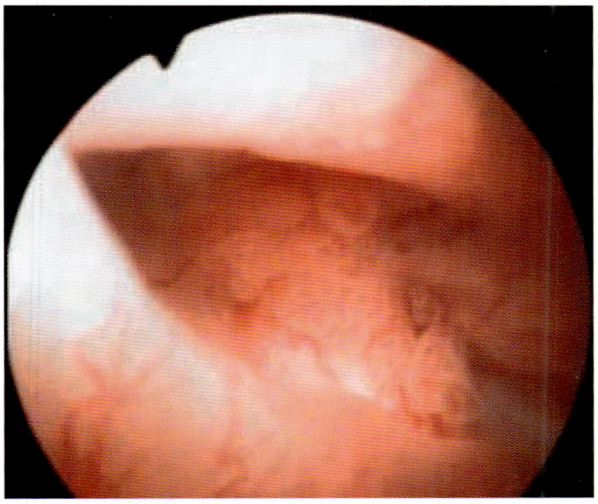

图 1-83 膀胱憩室乳头状癌

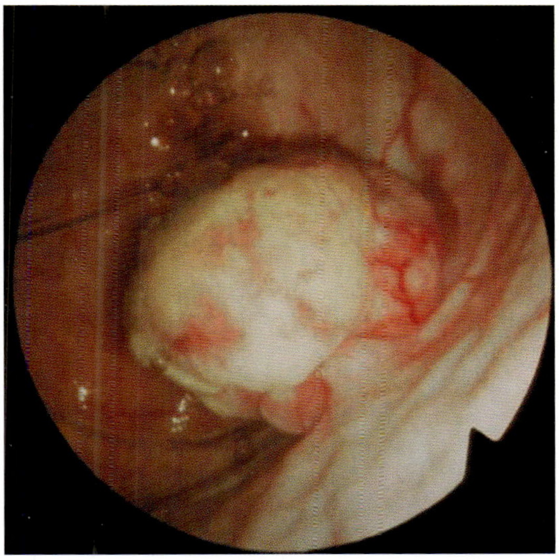

图 1-85 膀胱腺癌

疡（图 1-85），病理为印戒细胞癌，是膀胱腺癌的一种类型。

2. 原发性非上皮来源的膀胱肿瘤 原发性非上皮来源膀胱肿瘤较少见。良性的包括：平滑肌瘤、血管瘤、淋巴管瘤、副神经节瘤（即嗜铬细胞瘤）及神经鞘瘤、神经纤维瘤等，良性肿瘤以膀胱部分切除术为主；恶性的包括：平滑肌肉瘤、淋巴瘤、黑色素瘤、胚胎性横纹肌肉瘤等，治疗常需行膀胱全切术。因来自间叶组织，多数肿瘤呈局限性向膀胱内突出的肿块，表面覆盖正常的膀胱黏膜。

膀胱镜所见

（1）平滑肌瘤：膀胱壁的局限性隆起团块，无蒂，表面被覆正常膀胱黏膜，良性。有时活检取不到肿瘤组织。图 1-86 为位于膀胱顶部的平滑肌瘤。

（2）平滑肌肉瘤：多位于膀胱顶部、侧壁，肿瘤表面易坏死、出血，恶性度高。图为膀胱顶部肿块，表面溃疡、充血，患者以肉眼血尿就诊时发现（图 1-87）。

（3）淋巴瘤：为黏膜下病变，可见于膀胱任何部位，多见于三角区、底部和侧壁。典型者呈单个外生性结节、半球形隆起，表面黏膜完整，红斑状

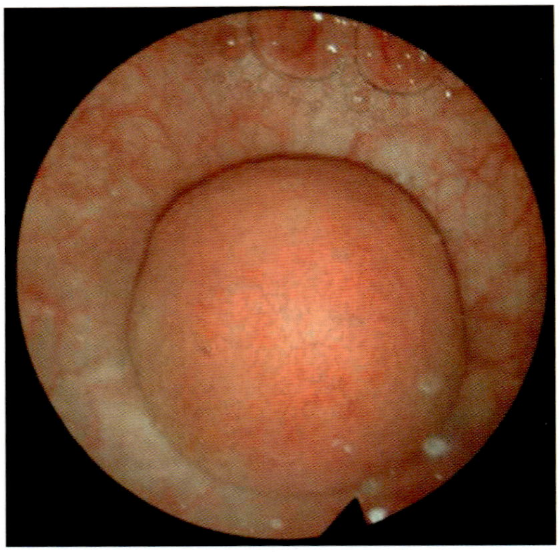

图 1-86　膀胱平滑肌瘤

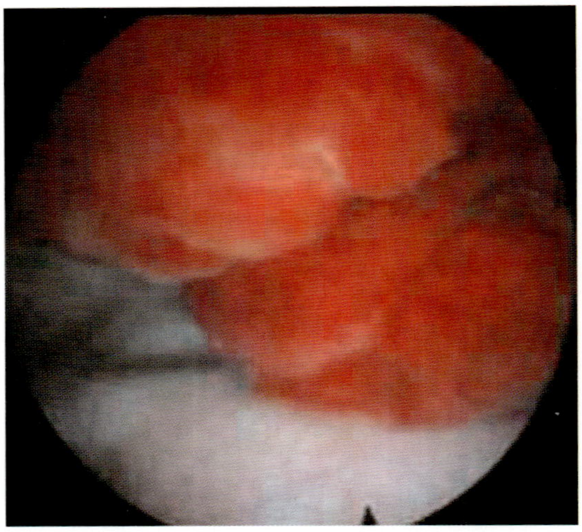

图 1-88　膀胱淋巴瘤

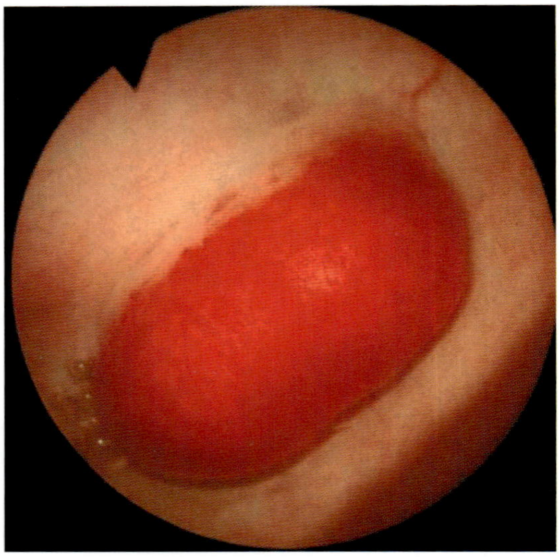

图 1-87　膀胱平滑肌肉瘤

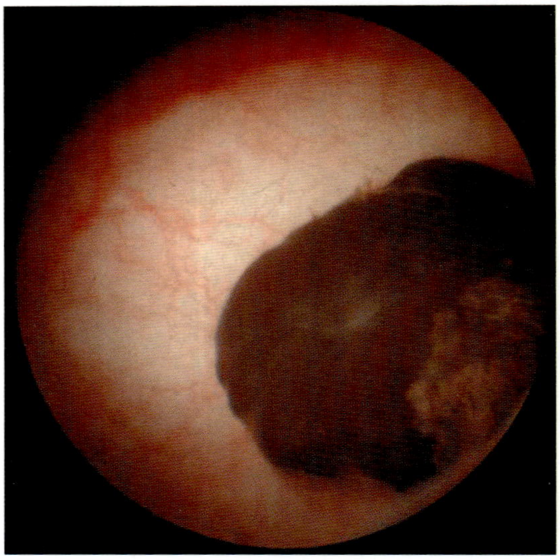

图 1-89　膀胱黑色素瘤

或粉色，有时可见瘤体顶部黏膜溃疡、坏死或出血。图为膀胱顶及左侧壁大块肿瘤，表面为多发小结节样，颜色暗红及粉红色，病理为膀胱恶性非霍奇金淋巴瘤（图 1-88）。

（4）黑色素瘤：可原发于膀胱，亦可为其他部位转移而来。具有明显的特征，呈棕褐色隆起，表面光滑，边界清楚（图 1-89）；可单发可多发。

（5）膀胱颈囊肿：见膀胱颈上部 9 点至 3 点处的隆起，组织坚韧，取活检困难（图 1-90）；经尿道切除后病理为膀胱颈厚壁囊肿，少见，原因不明。

3. 其他肿瘤样膀胱病变

（1）子宫内膜异位症：子宫内膜异位症可发生于膀胱，常同时伴有其他部位的同样病变和女性生殖系统症状。病变多发生于膀胱底部，突出于浆膜面，无明显症状。病变位于膀胱黏膜下时，膀胱镜下见黏膜局部隆起，呈蓝紫色结节，有正常膀胱黏膜覆盖（图 1-91）；团块随月经周期而有大小变化，月经期可见团块表面破溃、出血（图 1-92），因而出现与月经周期一致的周期性血尿。治疗可采用激素疗法，也可采用手术切除。

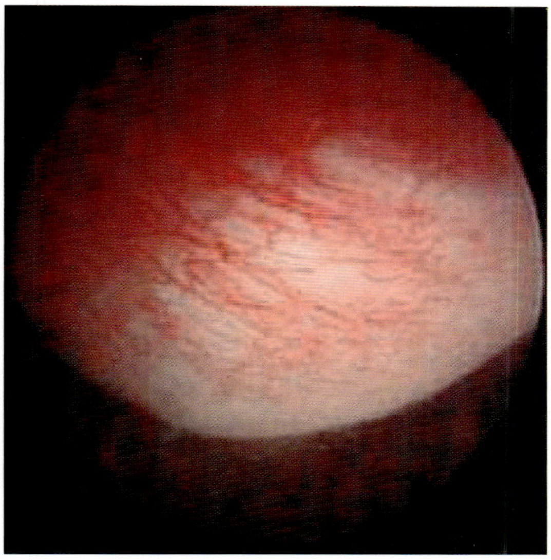

图 1-90 膀胱颈囊肿

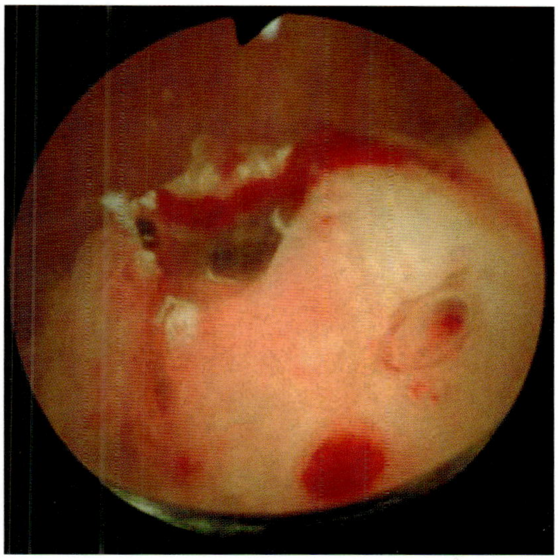

图 1-92 膀胱子宫内膜异位症月经期

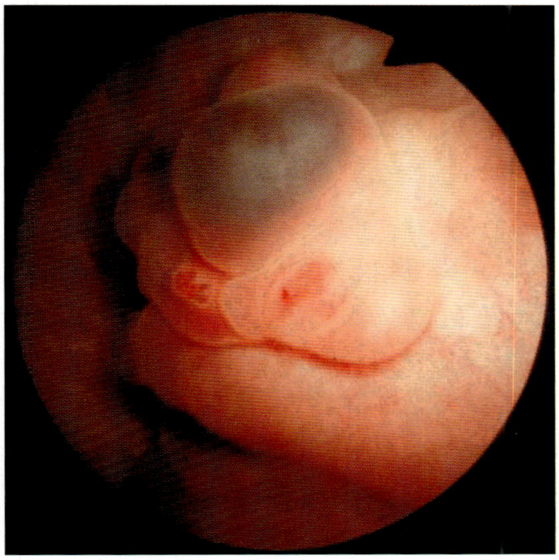

图 1-91 膀胱子宫内膜异位症月经间期

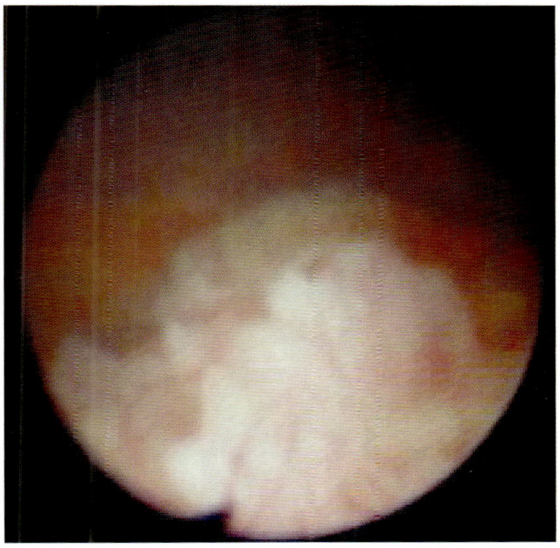

图 1-93 膀胱淀粉样变

（2）淀粉样变性：膀胱淀粉样变性可以弥漫，也可以呈局限性结节状，形成淀粉样瘤，常误诊为真性膀胱肿瘤（图 1-93）。病理刚果红染色呈阳性，常见多核异物巨细胞。膀胱部分切除术后，预后良好。

（3）膀胱血管瘤：膀胱血管瘤可以单发于膀胱，也可以是全身血管瘤病变的一部分。破溃时可以出现肉眼血尿（图 1-94）。

4．继发性膀胱肿瘤　继发性膀胱肿瘤为其他部位的恶性肿瘤转移所致，见于乳腺癌、卵巢肿瘤、子宫肿瘤、前列腺癌和结肠癌等的转移，比较少见。有其他肿瘤病史的患者，又出现血尿症状时，应怀疑膀胱转移。

膀胱镜所见

（1）直肠癌膀胱转移（图 1-95）；

（2）结肠癌膀胱转移（图 1-96）；

（3）子宫内膜癌膀胱转移（图 1-97）；

上述转移癌都表现为膀胱内非乳头样、分叶状团块，表面红润，与移行细胞肿瘤的外观明显不同，多位于膀胱三角区和后壁。

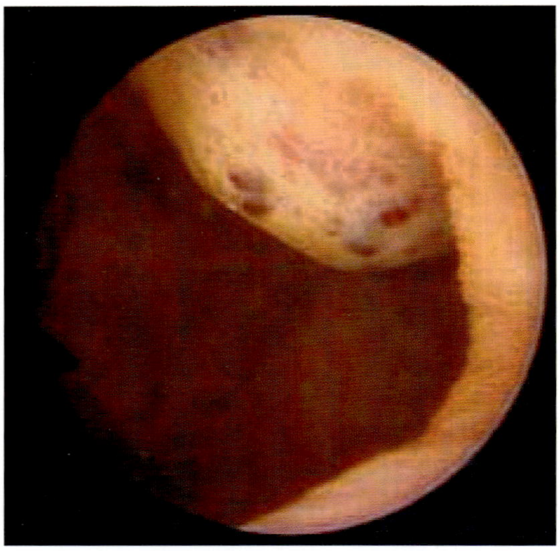

图 1-94　膀胱血管瘤

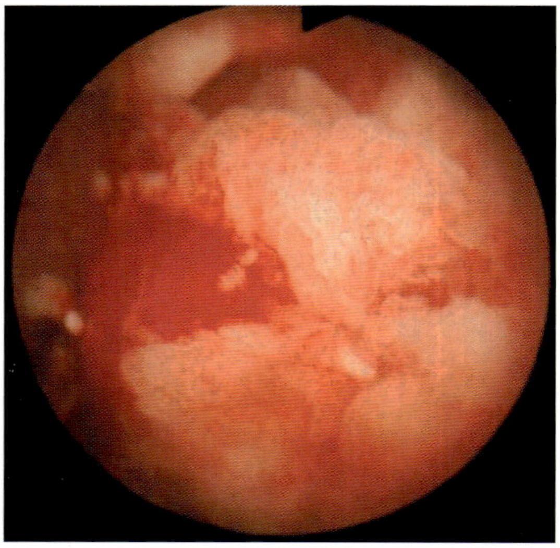

图 1-95　直肠癌膀胱转移

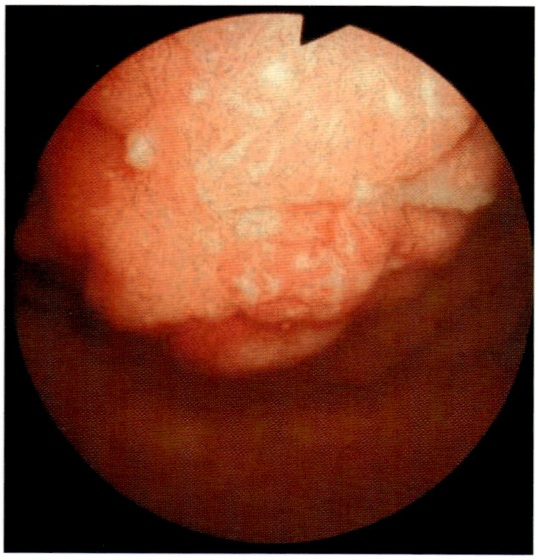

图 1-96　结肠癌膀胱转移

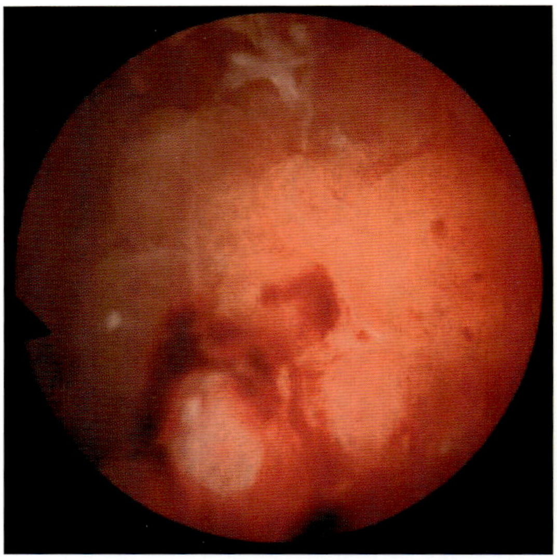

图 1-97　子宫内膜癌膀胱转移

（4）子宫间质肉瘤膀胱转移：表现为结节状、分叶状团块，有些团块表面有膀胱黏膜，质地坚硬（图 1-98）。

（二）膀胱结石

膀胱结石常继发于下尿路梗阻，如尿道狭窄、前列腺增生、神经源性膀胱等；结石亦可来自上尿路，或继发于异物、线头等。结石的成分包括磷酸镁铵、草酸钙、尿酸等。结石可诱发感染，感染也可促进结石形成。

膀胱结石常停留于膀胱底部和三角区，造成局部膀胱黏膜水肿、充血。结石的颜色与形状与其成分和诱因有关。

（1）草酸钙结石：棕黄色或褐色，表面不光滑，呈桑葚状，质地较硬（图 1-99 ~ 图 1-101）。

（2）尿酸结石：前列腺增生所合并的膀胱结石多为尿酸成分，常多发，大小不一，表面十分光滑，呈金黄色（图 1-102），亦有棕褐色（图 1-103），同时可以见到梗阻所造成的膀胱壁小梁形成。

（3）磷酸盐结石：多继发于泌尿系统感染，颜色灰白，质地松脆，容易击碎（图 1-104）。

（4）异物结石：继发于膀胱内的各种异物，如手术线头、电线、稻草、发卡等，长期放置的尿管、输尿管支架管亦可形成结石。图为开放手术后可吸收缝线上形成的棕黄色桑葚样结石，线头附着处黏膜水肿充血（图 1-105）；膀胱内金属丝上形成的结

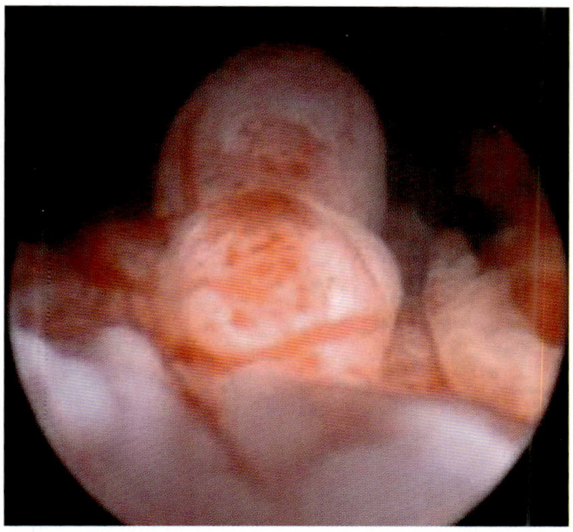

图 1-98 子宫间质肉瘤膀胱转移

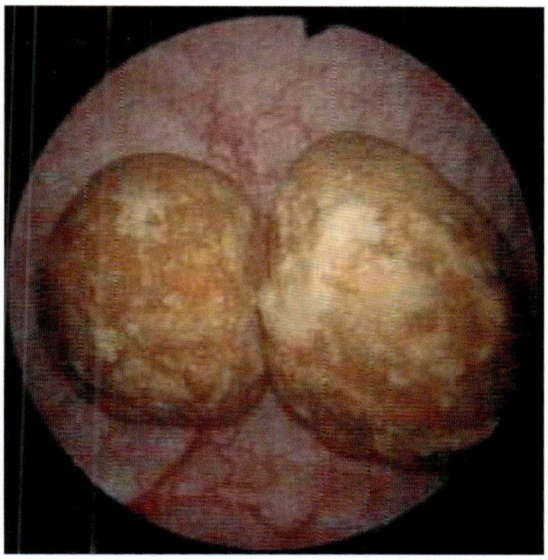

图 1-101 草酸钙结石

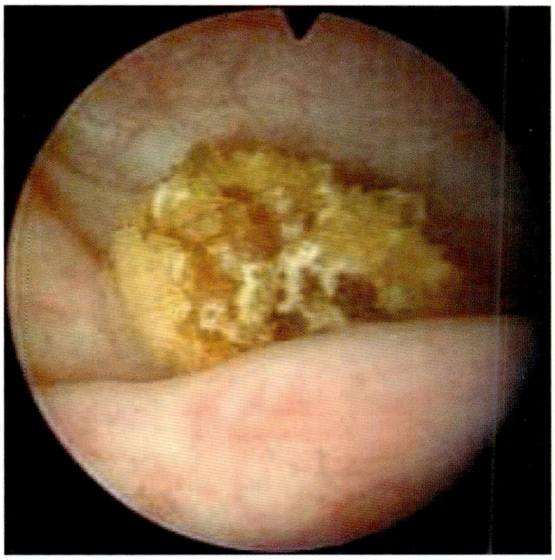

图 1-99 草酸钙结石

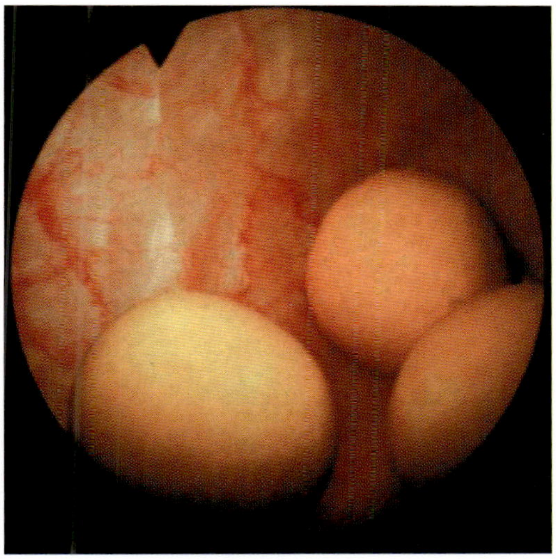

图 1-102 尿酸结石

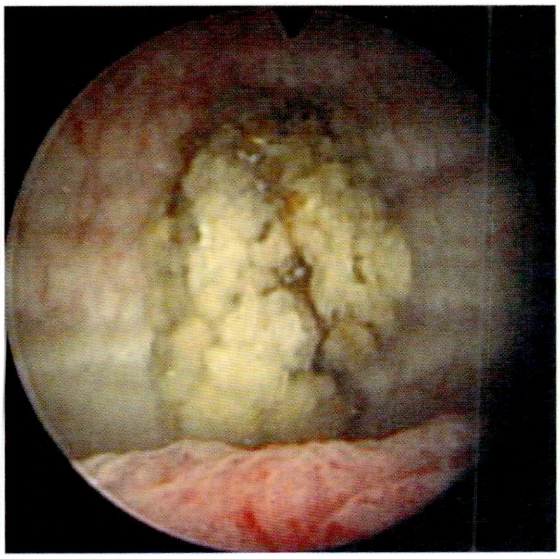

图 1-100 草酸钙结石

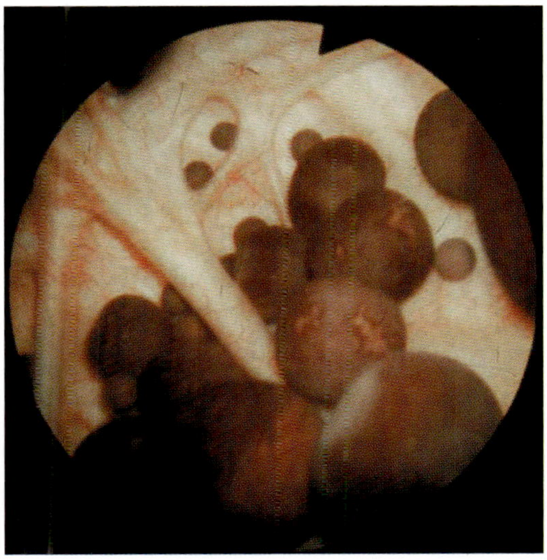

图 1-103 尿酸结石

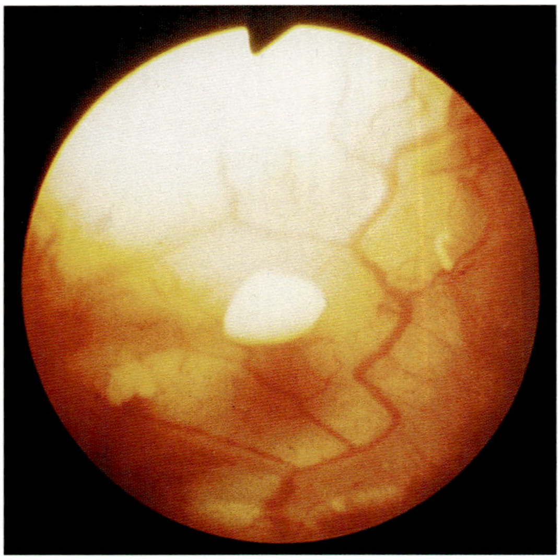

图 1-104　磷酸盐结石

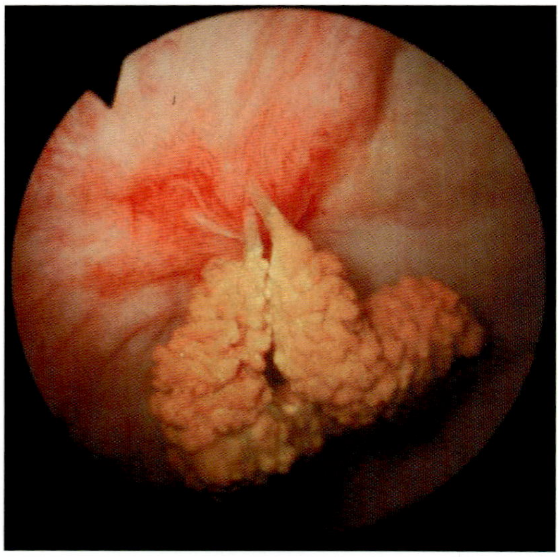

图 1-105　线头异物结石

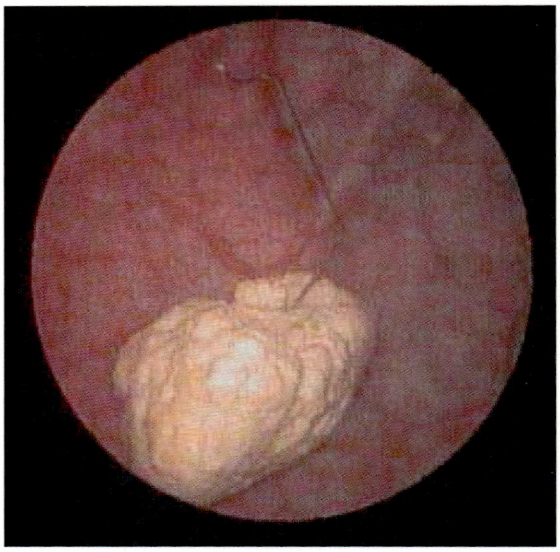

图 1-106　金属丝异物结石

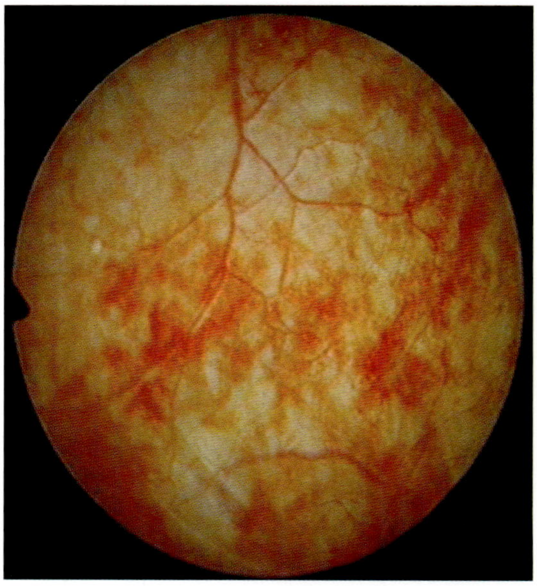

图 1-107　轻度膀胱炎

石（图 1-106）。

（三）膀胱炎症及非典型增生

1．急性细菌性膀胱炎　常见于女性，有典型的膀胱刺激症状。是膀胱镜检查的禁忌证，但在症状较轻、尿白细胞不很高而血尿严重、怀疑肿瘤或结石时，应行膀胱镜检。

（1）炎症轻微时，膀胱黏膜呈斑片状充血、水肿，血管纹理紊乱，病变之间存在较正常的黏膜（图 1-107）；

（2）炎症严重时，整个膀胱黏膜充血、水肿，斑点状黏膜下出血，血管纹理不清（图 1-108）。

2．膀胱白斑　常见于女性，一般认为是膀胱慢性炎症的结果，发生于三角区和膀胱颈，病理特征为膀胱黏膜鳞状上皮化生。可表现为慢性尿路刺激症状、镜下血尿，亦可无临床症状。症状明显、除外结核、严格抗炎治疗无效者，可行经尿道切除。

从膀胱颈延伸到三角区的病变，状如伪膜，颜色苍白，边缘清晰，略隆起于正常黏膜（图 1-109）。

3．腺性膀胱炎及囊性膀胱炎　多发生于 30～40

岁的男性，慢性炎症刺激造成膀胱黏膜的腺性化生及囊性变，主要累及三角区、膀胱颈及输尿管口周围的黏膜。表现为膀胱刺激症状、排尿困难，累及输尿管壁段者出现上尿路积水。治疗首选经尿道切除。

膀胱镜所见

（1）腺性膀胱炎：三角区、膀胱颈及输尿管口周围的大小不等的隆起和滤泡样结构，与乳头状瘤明显不同（图 1-110）。光镜下见移行上皮向黏膜下层生长，形成腺样结构，上皮具有柱状肠上皮的特点，分泌黏液。

（2）囊性膀胱炎：三角区黏膜水肿及滤泡，与腺性膀胱炎外观相似，但病理上无腺样结构，因而不诊断为腺性膀胱炎（图 1-111）。三角区滤泡，为透明的水疱，状如气球，内含大量囊液，活检时破裂，只可取出少许囊皮（图 1-112）。

4．滤泡性膀胱炎 多见于女性，可能与慢性细菌感染有关。多发生在三角区及周围，成片出现的整齐划一的小滤泡，表现为慢性膀胱刺激症状。偶在普通膀胱镜检中发现散在分布者，可无任何症状。抗感染治疗或观察。

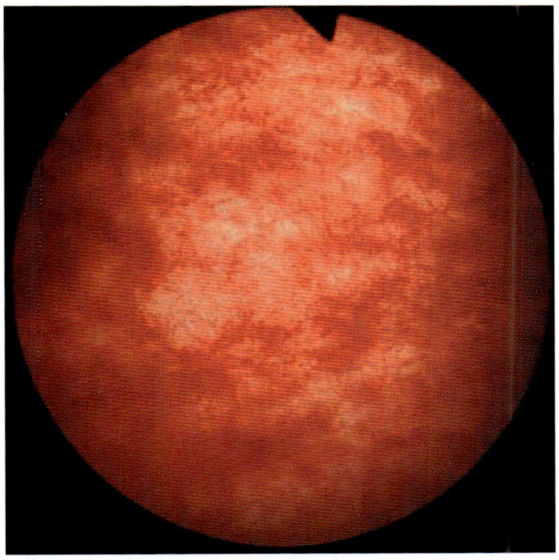

图 1-108 重度膀胱炎

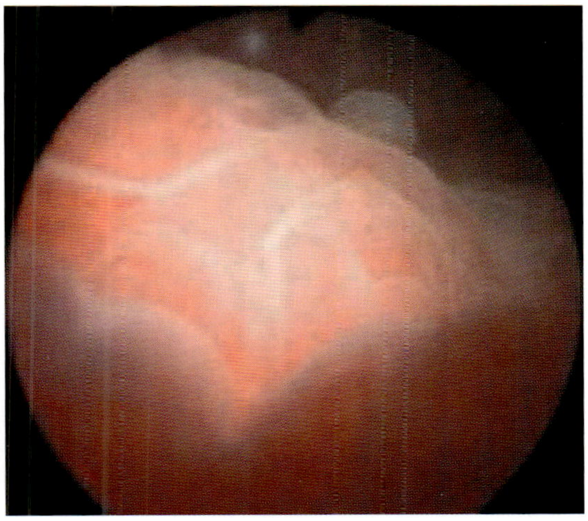

图 1-110 腺性膀胱炎

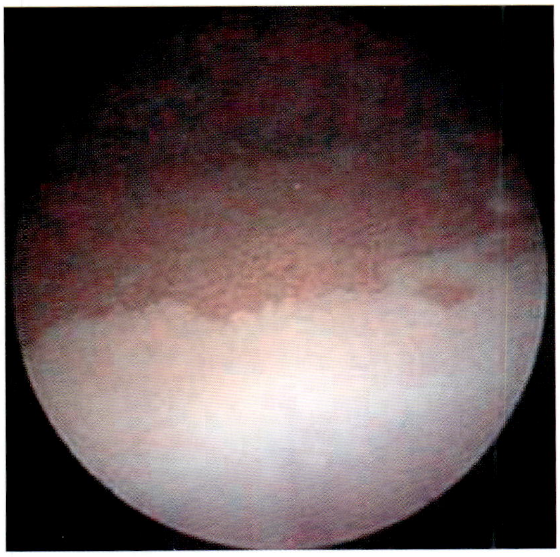

图 1-109 膀胱白斑

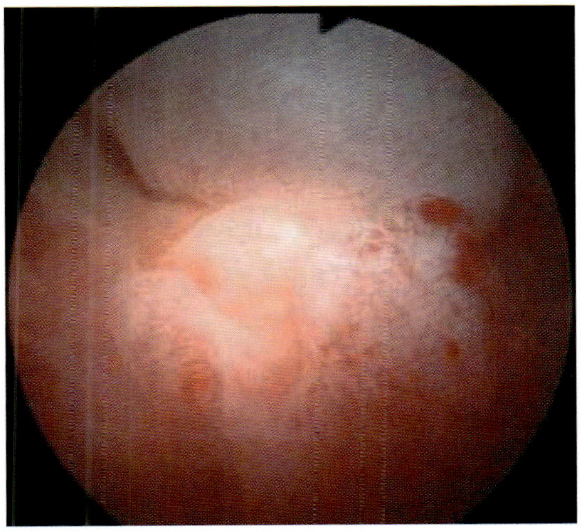

图 1-111 囊性膀胱炎

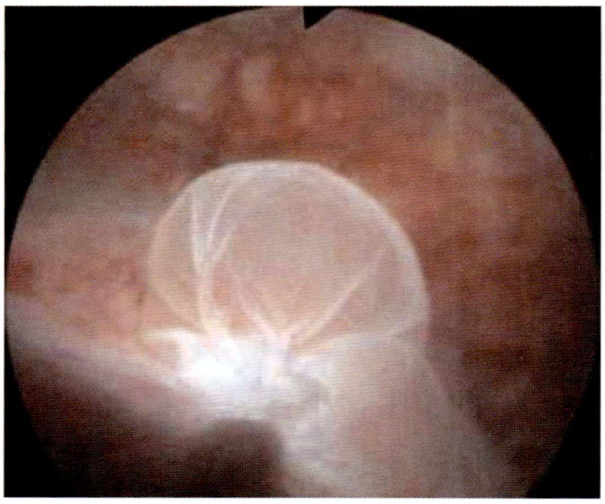

图 1-112　囊性膀胱炎

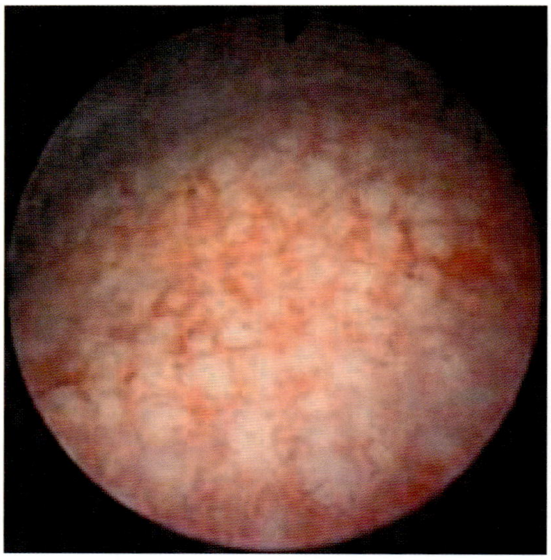

图 1-113　滤泡性膀胱炎

三角区或侧壁多发清晰可见的小突起、滤泡，大小均一，直径 2mm 左右，颜色浅粉、灰，周围黏膜充血呈红晕样（图 1-113、图 1-114）。散在的单个膀胱黏膜的樱桃样小突起，直径 3mm 左右（图 1-115）。

5. 放射性膀胱炎　见于盆腔区域放疗后，可出现顽固性尿路刺激症状和突发血尿。膀胱黏膜血管纹理加重、紊乱、曲张及散在黏膜下出血点，血管之间膀胱黏膜苍白，小血管纹理减少，黏膜呈萎缩性改变（图 1-116）。

6. 化学性膀胱炎　药物引起，伴膀胱刺激症状。临床上在膀胱癌术后膀胱灌注化疗药物后，定期复查中发现。膀胱黏膜斑片状充血、颜色暗红（图 1-117）。

7. 嗜酸性膀胱炎　见于过敏性疾病、嗜酸细胞增多症及寄生虫感染等。症状为突发或复发性尿痛和血尿。治疗可抗炎、抗过敏、抗寄生虫等。膀胱黏膜大小不等的红斑，水肿充血、表面可溃疡糜烂、周边红晕（图 1-118），有时可伴广基息肉。

8. 膀胱结核　常继发于肾结核，结核杆菌沿输尿管播散至膀胱所致。膀胱癌术后膀胱灌注卡介苗偶可引起膀胱的肉芽肿性炎。患者表现为反复尿路刺激症状、脓尿、终末血尿，可伴有结核中毒症状，普通抗生素治疗无效。病变常累及三角区和输尿管口周围，典型病理改变是结核结节，光镜下可见干酪样物质和多核巨细胞。

早期病变为膀胱黏膜散在或成片的表浅黄色小结节，底部为干酪样物质，周围伴充血带（图 1-119）；病变进展后形成多发边缘不整的结核性溃疡、充血、出血，可波及肌层（图 1-120）。另一患者，膀胱内污秽，黏膜水肿、增厚，血管纹理不清，可见指状突起的结核结节（图 1-121）。

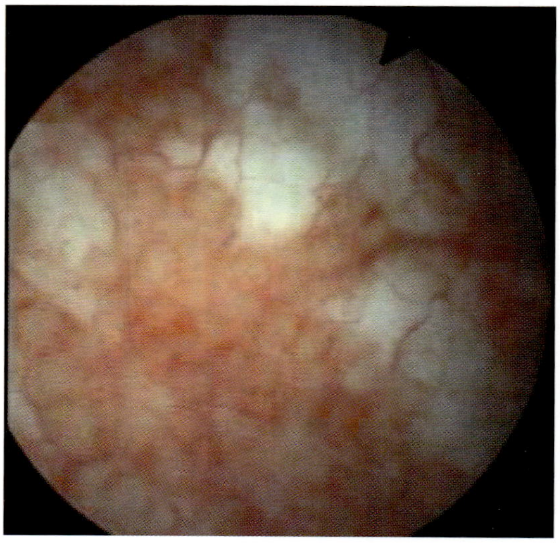

图 1-114　滤泡性膀胱炎

9. 间质性膀胱炎　是好发于中老年女性的慢性膀胱疾病，病因不清。表现为耻骨上、会阴部疼痛和严重的膀胱刺激症状。病理特点是膀胱壁的纤维化，黏膜下水肿、溃疡，膀胱容量减小。膀胱镜下见膀胱片状瘀斑、瘢痕、裂隙等。保守治疗为主，如麻醉下膀胱扩张、膀胱灌注硝酸银或二甲基亚砜、

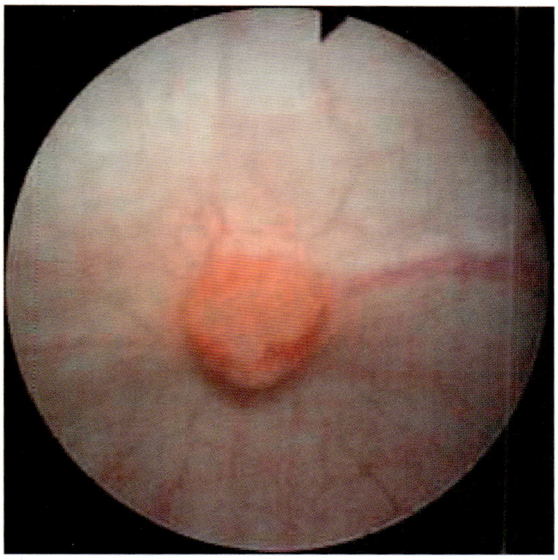

图 1-115 滤泡性膀胱炎

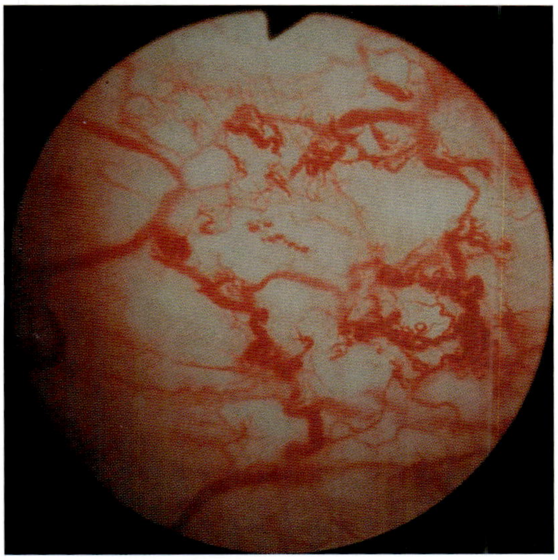

图 1-116 放射性膀胱炎

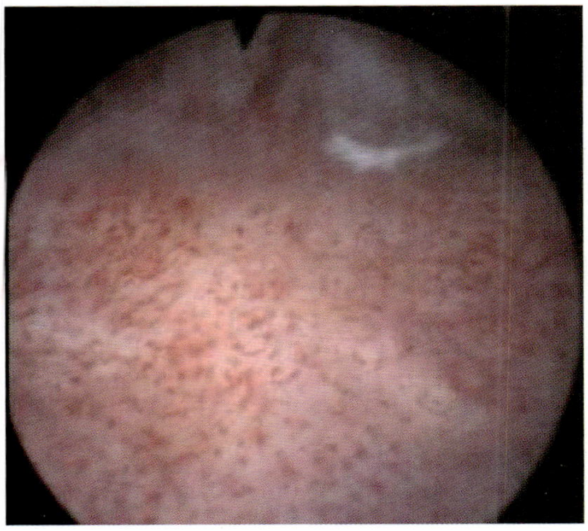

图 1-117 化学性膀胱炎

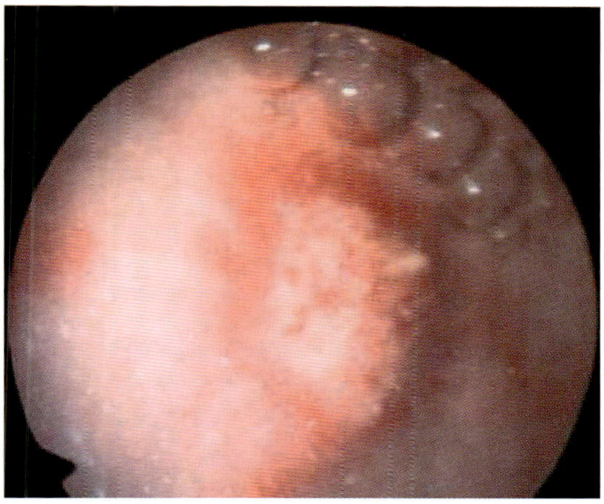

图 1-118 嗜酸性膀胱炎

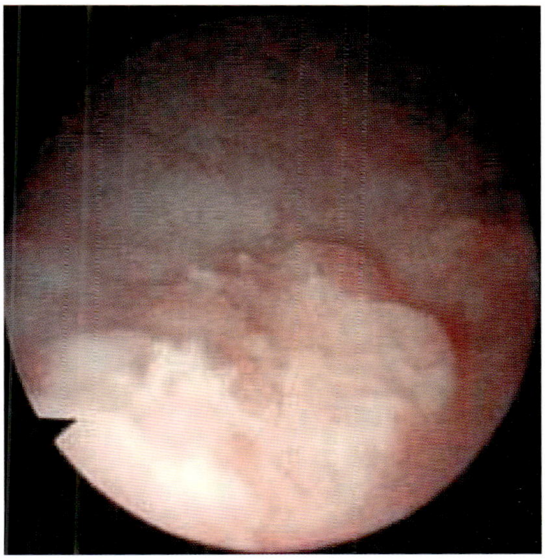

图 1-119 膀胱结核结节

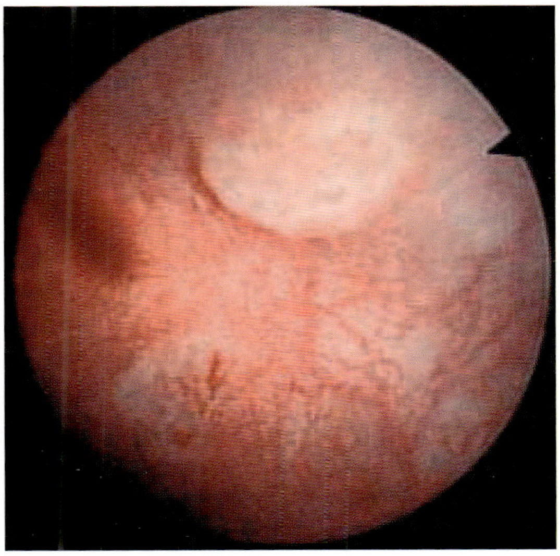

图 1-120 膀胱结核溃疡

口服波尼松；严重膀胱挛缩者可行膀胱扩大术。

10. 膀胱黏膜非典型增生和慢性炎症　膀胱镜检中，对性质不明的发现均应取活检，尤其是在膀胱肿瘤术后复查时。

（1）膀胱镜检中经常见到膀胱局部黏膜粗糙、隆起、充血、水肿，但表面不成小乳头状（图1-122），病理结果为黏膜非典型增生。

（2）膀胱黏膜的单发小黄色斑块，表面光滑（图1-123），病理为黏膜下淋巴细胞浸润，诊断为慢性炎症。

11. 膀胱黏膜水肿　在结石、异物、导尿管和输尿管支架的刺激下，膀胱黏膜出现水肿、充血、增厚改变。图1-124为前列腺增生患者放置尿管后，膀胱黏膜充血、水肿，同时隐约可见膀胱成小梁改变。

(四)膀胱异物

膀胱异物分两类：一类是患者为了寻求刺激而从尿道放入的异物，如发卡、体温计、电线、黄瓜条、草穗等，可致膀胱炎；部分患者羞于就诊，异物长期停留于膀胱可伴结石形成。另一类为医疗操作造成，如手术缝线、断裂的引流管等。通过膀胱镜可将异物取出，合并结石者依结石大小给予不同治疗。

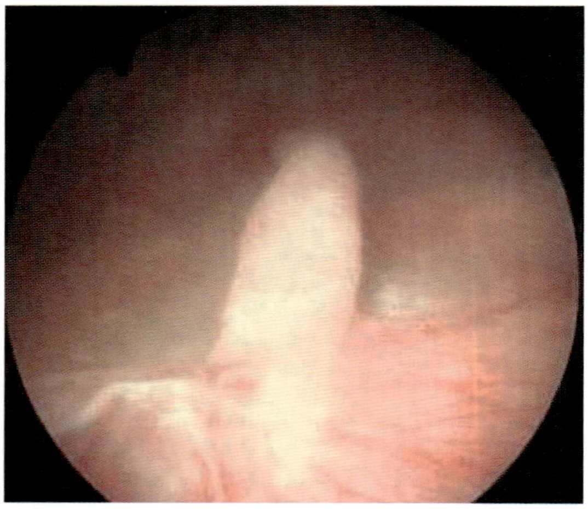

图1-121　膀胱结核结节

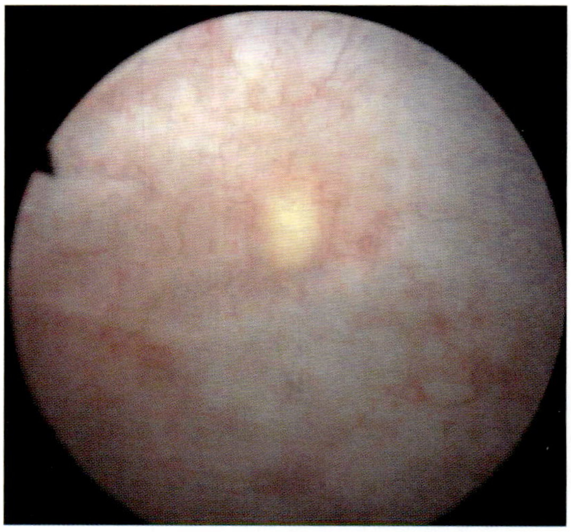

图1-123　膀胱黏膜慢性炎症

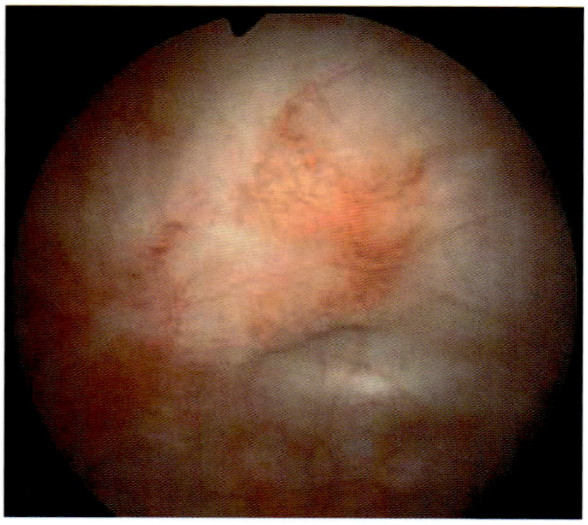

图1-122　膀胱黏膜非典型增生

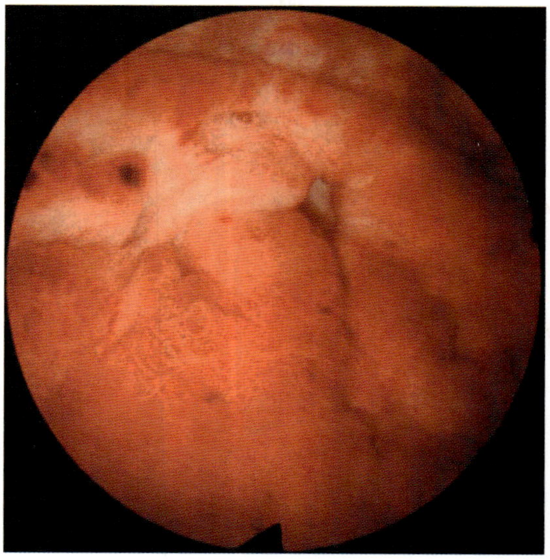

图1-124　膀胱黏膜水肿

（1）外来异物：膀胱内金属棒（图 1-125）；草穗（图 1-126）。

（2）手术线头：输尿管膀胱再吻合术后，肠线线头（图 1-127），由于壁内的丝线已基本吸收，很容易取出。开放膀胱手术后瘢痕处的丝线线头，正用异物钳取出（图 1-128）。

（3）断裂的膀胱造瘘管蘑菇头，可见膀胱黏膜水肿（图 1-129）。

（五）膀胱瘢痕

膀胱瘢痕形成的原因包括：外伤或开放手术、

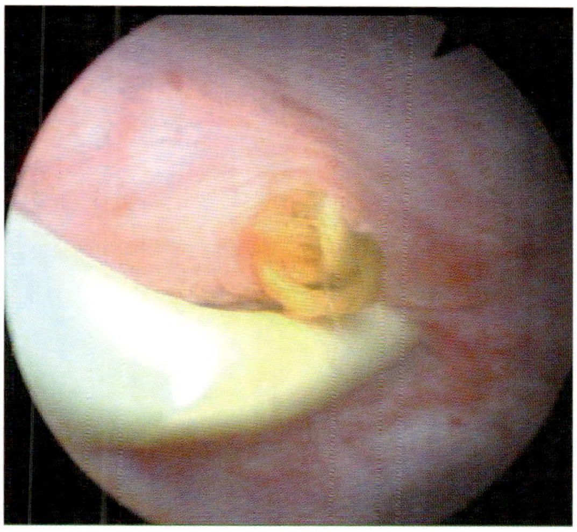

图 1-127 膀胱内 DJ 管及可吸收线头

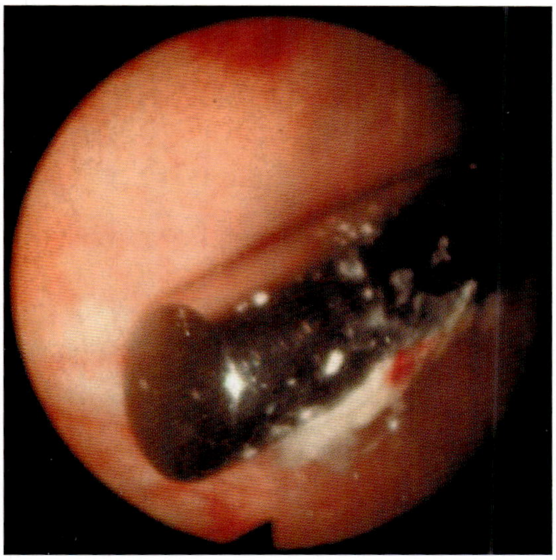

图 1-125 膀胱金属异物

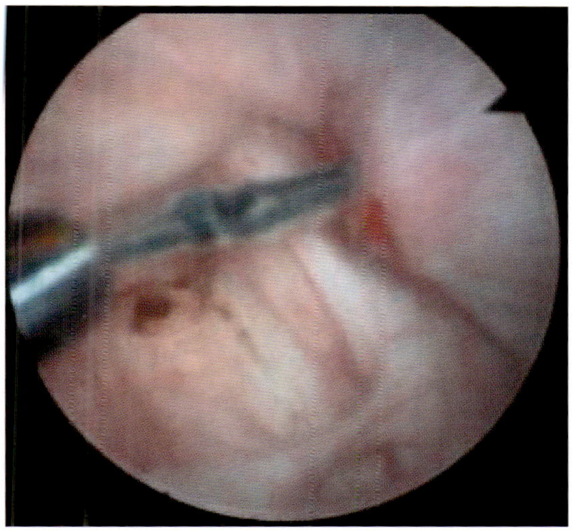

图 1-128 膀胱内丝线线头

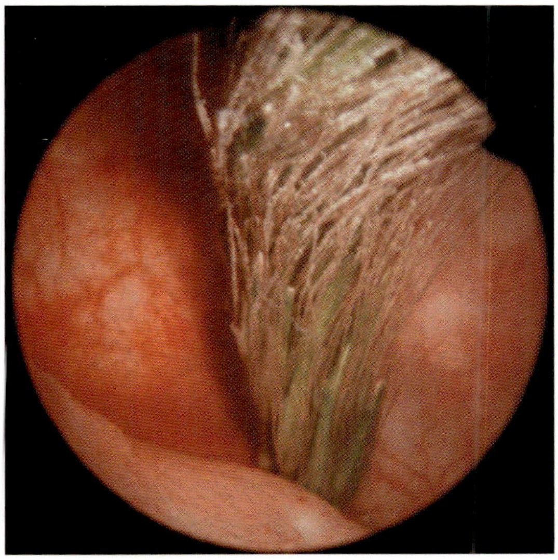

图 1-126 膀胱异物——草穗

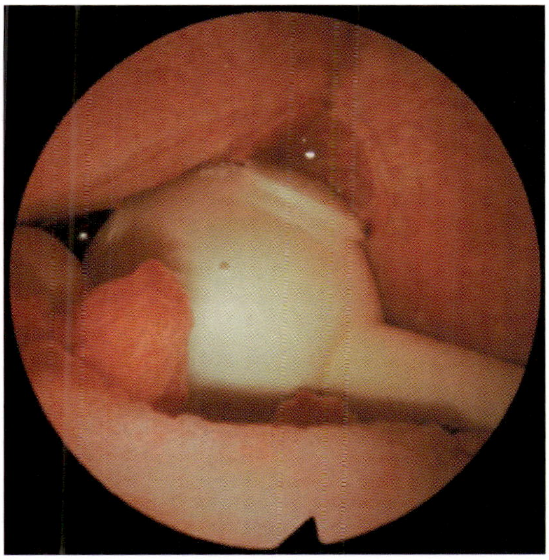

图 1-129 膀胱造瘘管断端

经尿道手术、膀胱结核等。愈合后对膀胱功能一般不产生影响。

1. 经尿道膀胱肿瘤切除术（transurethral resection of bladder tumor，TUR-Bt）术后的短期内，膀胱黏膜创面呈溃疡、水肿及表面坏死物质附着（图1-130），致使术后尿中持续存在大量白细胞；瘢痕愈合后，中心苍白、周边黏膜收缩，血管纹理呈放射状分布（图1-131）。

2. 膀胱开放手术后瘢痕，膀胱壁结构不平，有纤维条索、瘢痕，与膀胱成小梁不同的是只局限在切口处（图1-132）。

（六）梗阻后膀胱改变

慢性梗阻造成膀胱平滑肌代偿增生引起成小梁

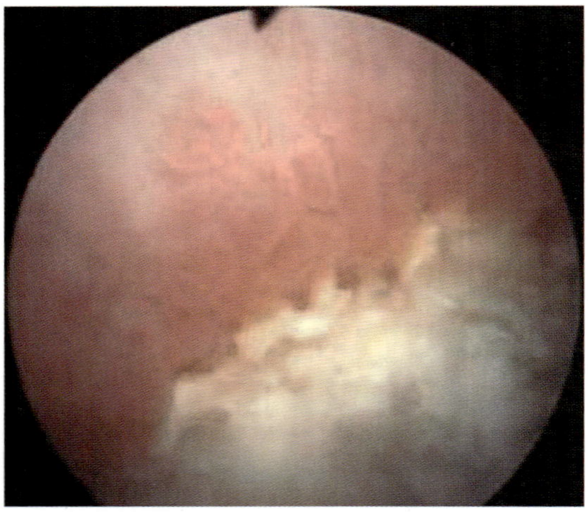

图 1-130　电切术后早期瘢痕

改变，小梁之间为小室，较大的小室成为假性憩室，假性憩室壁为平滑肌。憩室常发生于三角区的后方，憩室壁由纤维组织构成，平滑肌少或缺如。憩室常合并结石和肿瘤，肿瘤以移行细胞癌为主，腺癌和鳞癌也不少见。发现憩室时，应尽量观察憩室内的情况。较大憩室及合并结石或浅表移行细胞癌者行憩室切除（膀胱部分切除）。

此外，神经源性膀胱患者也可出现膀胱成小梁小室改变，与机械性梗阻后改变不同的是其小梁比较细小，膀胱容量较大，弹性差，膀胱感觉功能减退。

膀胱镜所见

1. 膀胱憩室：单纯膀胱憩室，憩室颈口小，内部较宽（图1-133）。

2. 膀胱机械性梗阻后改变：前列腺增生造成的膀胱壁明显成小梁、小室改变，小梁粗大（图1-134）；轻度成小梁改变（图1-135）。前列腺增生造成膀胱成小梁和较大的假性憩室（图1-136）。成小梁改变与膀胱黏膜皱襞的区别是，膀胱充盈后，小梁不消失，皱襞消失。

3. 神经源性膀胱的改变：膀胱壁成小梁、小室改变，小梁较为细小，膀胱壁松弛（图1-137）。

（七）膀胱瘘

膀胱瘘可发生于膀胱与阴道、子宫、直肠或小肠、会阴之间。临床上常见的是膀胱阴道瘘，其发生的原因是产程过长、盆腔手术如子宫切除术、肿

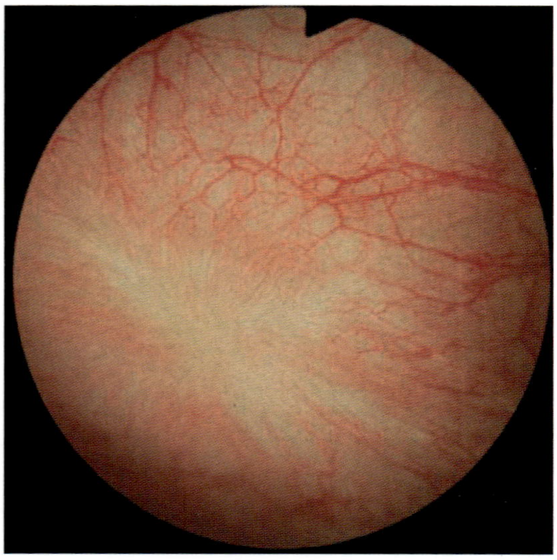

图 1-131　电切术后膀胱瘢痕

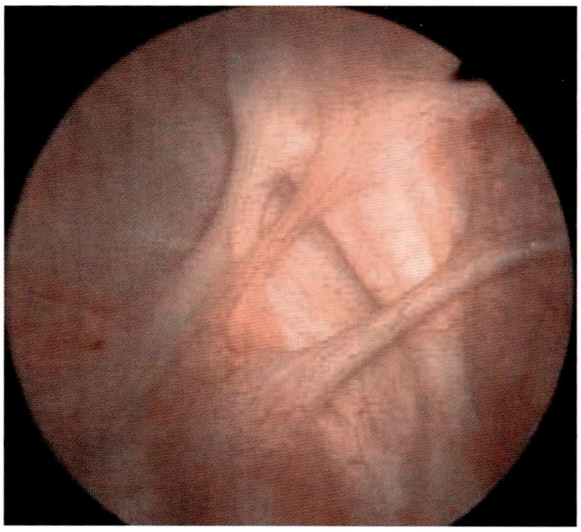

图 1-132　膀胱切开术后瘢痕

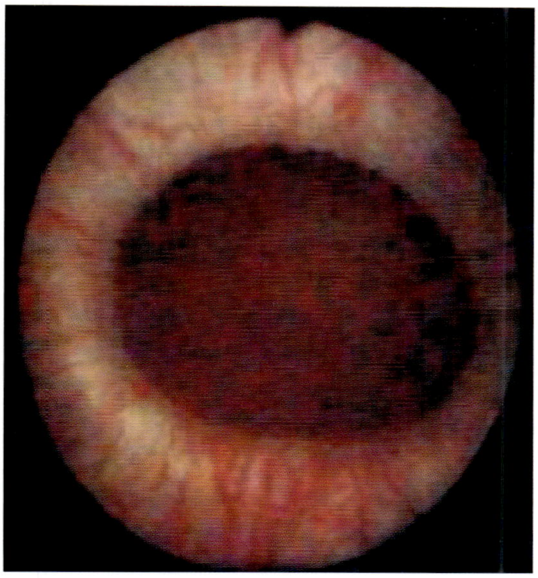

图 1-133 膀胱憩室

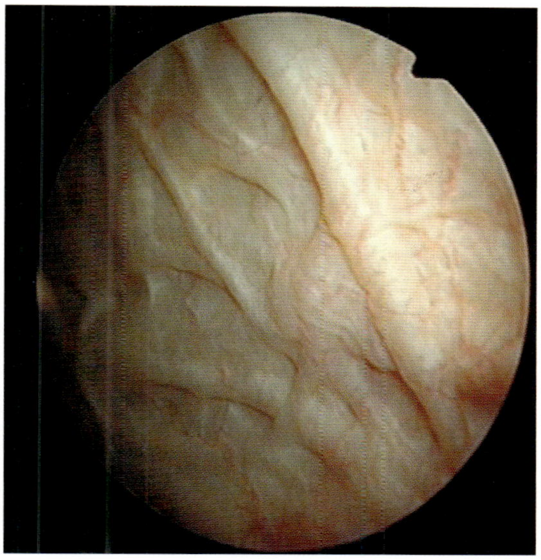

图 1-135 轻度膀胱壁成小梁改变

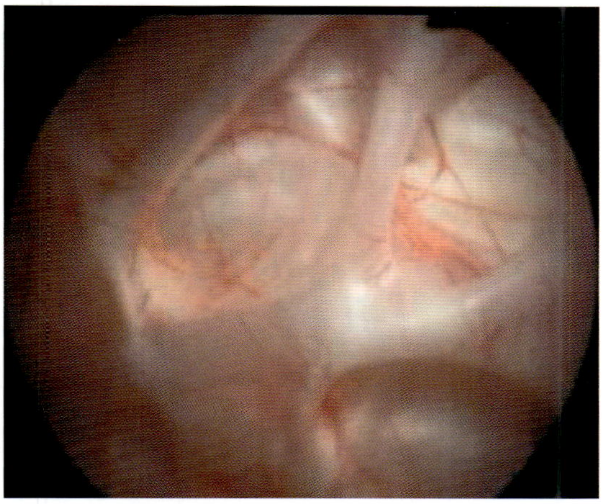

图 1-134 重度膀胱壁成小梁改变

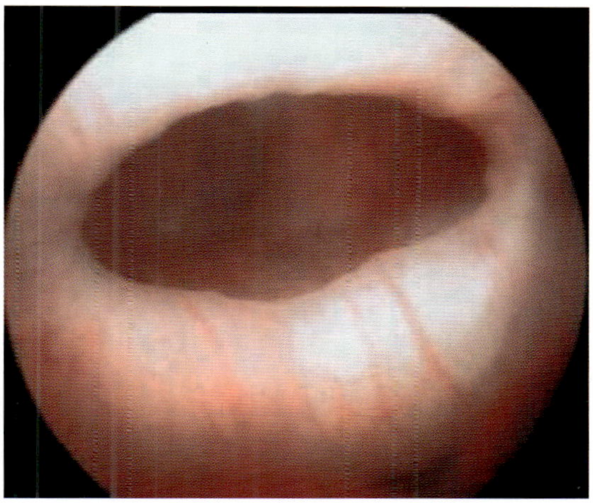

图 1-136 膀胱壁假性憩室

瘤侵犯、盆腔放疗等。女性由于阴道和子宫的阻隔，很少发生膀胱直肠瘘，膀胱直肠瘘见于男性。应当重视，医疗操作是发生膀胱瘘的主要原因，在盆腔手术中要仔细解剖。膀胱阴道瘘的表现为持续阴道漏尿，膀胱肠瘘的表现为气尿、脓尿等。

1．膀胱阴道瘘：瘘口多位于三角区及膀胱底，瘘口周围黏膜常有水肿、增生（图 1-138）；瘘口较大者可见到从阴道伸入的手指（图 1-139）；较小者可从阴道将导管经瘘口插入膀胱（图 1-140），或将导丝从膀胱插入阴道（图 1-141）。通过瘘口可见阴道黏膜，阴道黏膜为鳞状上皮，颜色苍白（图 1-142）；阴道内可见阴道黏膜和膀胱黏膜的明显分

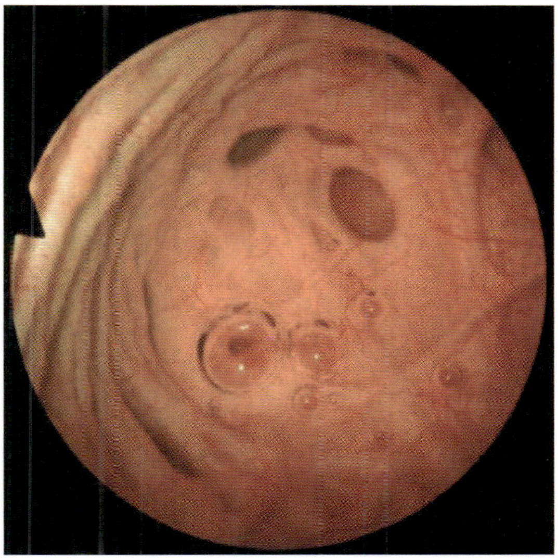

图 1-137 神经源性膀胱成小梁改变

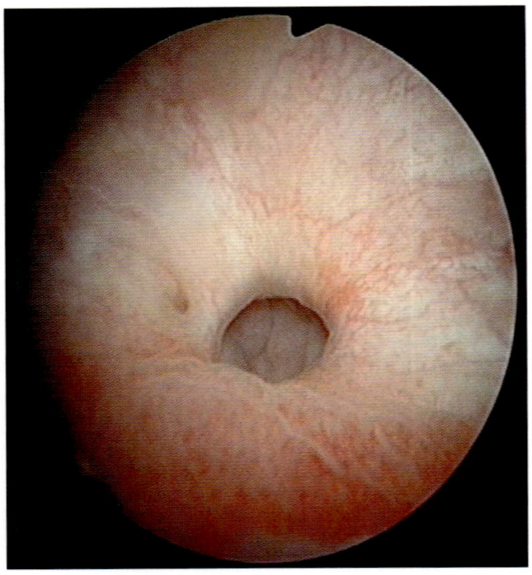

图 1-138　小膀胱阴道瘘

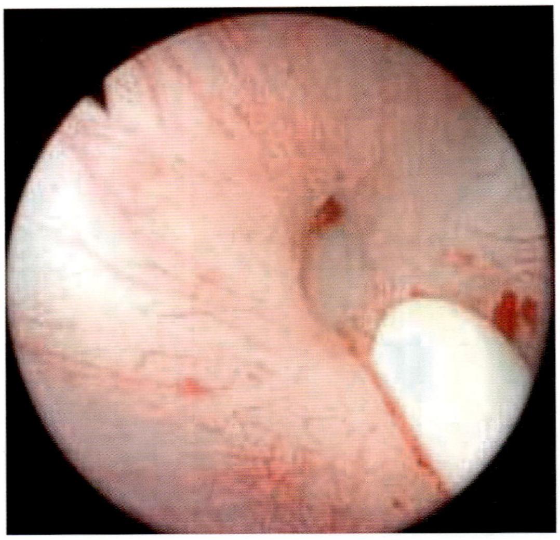

图 1-141　膀胱阴道瘘，尝试将导丝插入阴道

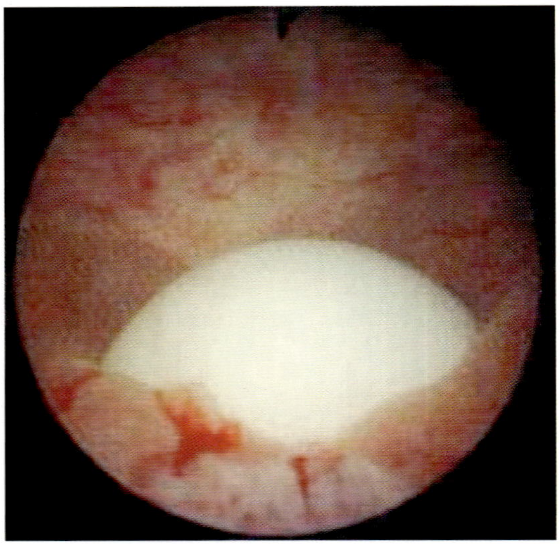

图 1-139　大膀胱阴道瘘，手指经阴道堵住瘘口

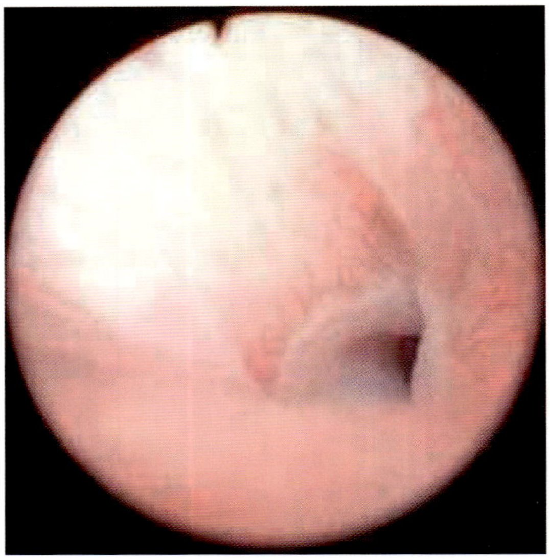

图 1-142　膀胱阴道瘘——黏膜交界

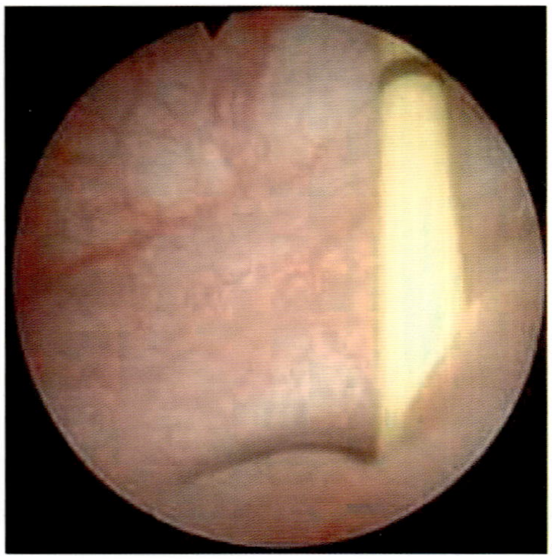

图 1-140　膀胱阴道瘘，导丝从阴道进入膀胱

界（图 1-143）。瘘口过小不能明确者，可将亚甲蓝注入膀胱，膀胱镜从阴道观察，可见到亚甲蓝从瘘口流出（图 1-144）。

2. 膀胱会阴瘘　直肠癌术后，放疗造成会阴伤口裂开，可见到膀胱三角区的巨大瘘口，膀胱镜可经瘘口到达会阴，由于膀胱难以充盈，皱襞较多，瘘口的寻找和显示较为困难（图 1-145）。

3. 膀胱直肠瘘　发生在膀胱底部，常表面污秽，放水时可见气体或粪便进入膀胱。此为前列腺增生患者，在冷冻治疗后发生膀胱直肠瘘，瘘口较小（图 1-146）。

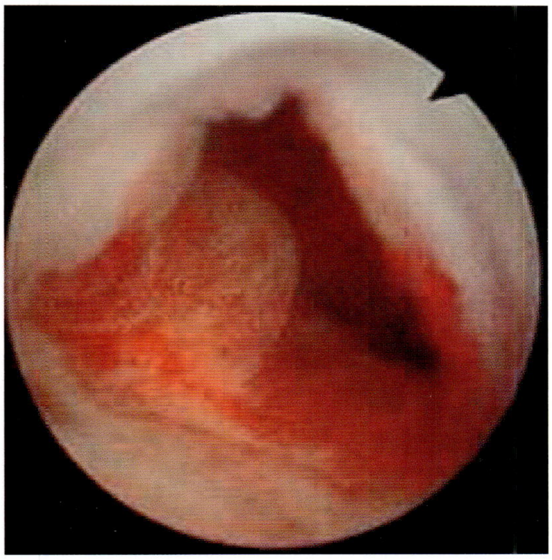

图 1-143 膀胱阴道瘘——阴道内观察

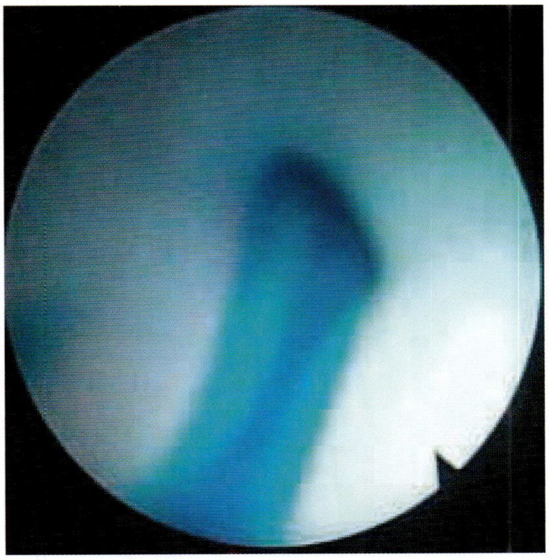

图 1-144 膀胱阴道瘘——亚甲蓝经瘘口进入阴道

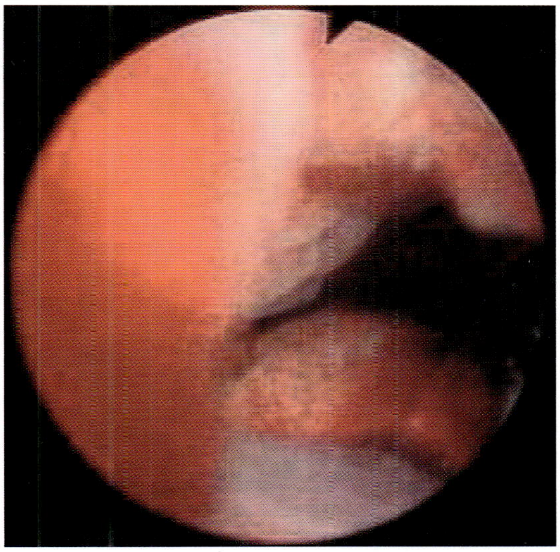

图 1-145 膀胱会阴瘘

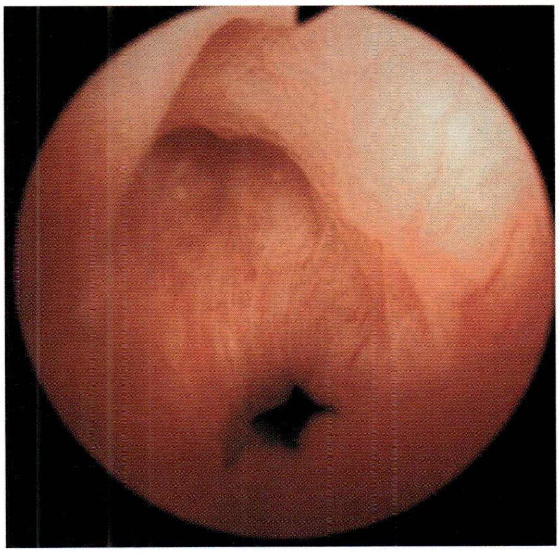

图 1-146 膀胱直肠瘘

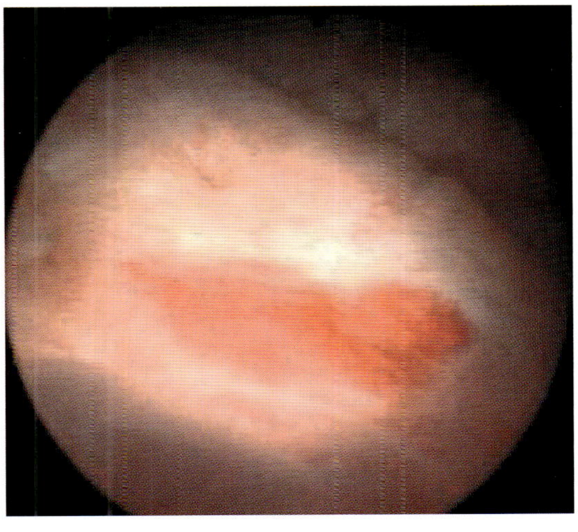

图 1-147 膀胱黏膜下出血

(八)出血及血管病变

全身出血性疾病、膀胱炎症可造成膀胱黏膜出血或黏膜下出血，有时出血的原因不明。某些病变可造成膀胱壁血管曲张，如前列腺增生、肿瘤、放射性膀胱炎等。

1. 黏膜下出血：局部片状黏膜下出血，原因不明（图 1-147）。膀胱内广泛斑点状黏膜下出血，原因不明（图 1-148）。

2. 血管曲张：前列腺增生造成膀胱侧壁血管扩张（图 1-149）。输尿管口肿瘤造成附近膀胱壁血管

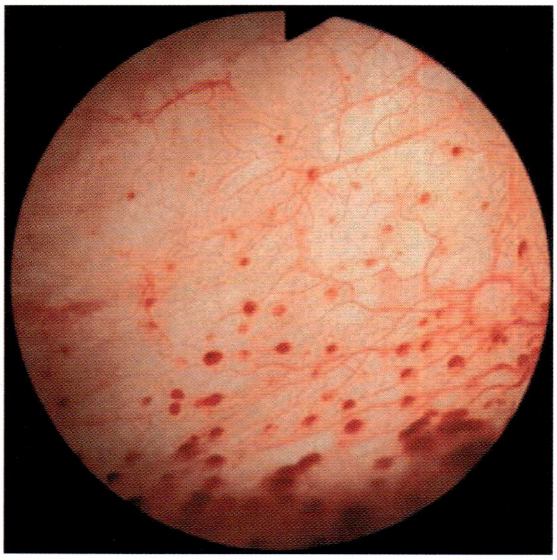

图 1-148 膀胱黏膜下出血

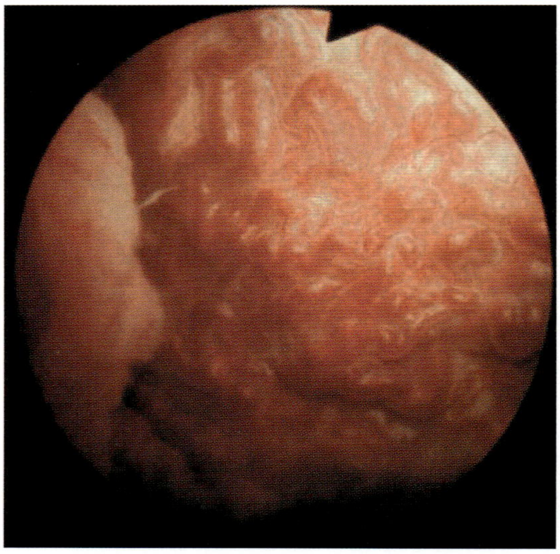

图 1-150 膀胱壁血管曲张

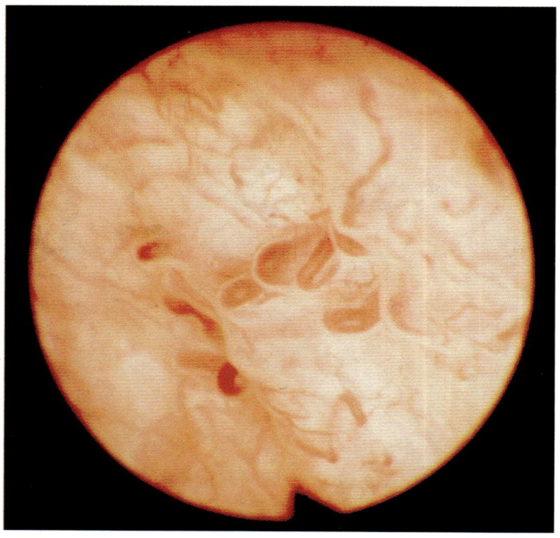

图 1-149 膀胱壁血管曲张

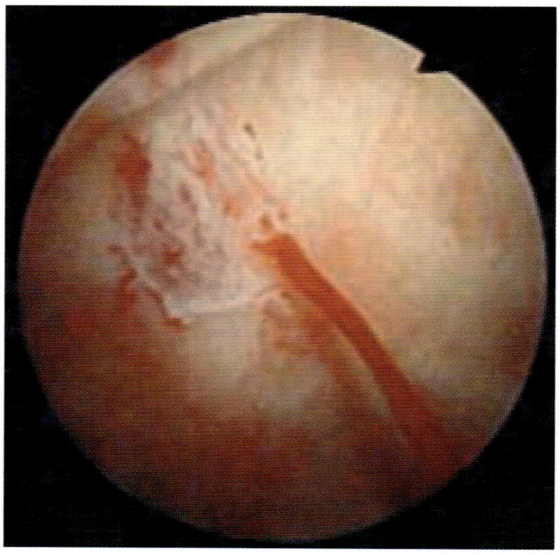

图 1-151 膀胱壁小血管出血

曲张，成团状（图 1-150）。

3. 小血管出血：活检后，膀胱黏膜小动脉出血，呈搏动性喷血（图 1-151）。

4. 血块：膀胱镜检查中膀胱内出血形成的新鲜凝血块（图 1-152）。膀胱肿瘤表面出血形成的陈旧血块，呈灰白色，有时可遮掩肿瘤（图 1-153）。

（九）输尿管口病理改变

输尿管口的病理改变包括输尿管口的形态、位置、数量、肿瘤、结石、喷尿的改变，以及输尿管插管和支架的影响。

1. 输尿管口形态改变　正常输尿管口形态多为裂隙状。病理改变包括火山口样、孔洞样、膨出和瘢痕。

（1）火山口样输尿管口：常由于输尿管壁段结石造成，输尿管口水肿、隆起形成火山口样（图 1-154），可伴输尿管口黏膜充血和黏膜下出血（图 1-155），有时可见露出的结石一端。如火山口样左输尿管口及突出的金黄色尿酸结石（图 1-156）；火山口样左输尿管口和突出的黄褐色结石（图 1-157）；

右输尿管口明显水肿，金黄色结石显露（图 1-158）。可试行夹取结石，如夹取困难，可将输尿管口剪开少许，有利于结石排出。图 1-159 为图 1-158 的患者右输尿管口切开后，结石已排出，呈金黄色，为尿酸结石（图 1-159）。

（2）孔洞样输尿管口：可为先天异常、输尿管口电切（如电切输尿管口肿瘤），或膀胱结核造成。孔洞样输尿管口的抗反流机制被破坏，因此造成膀胱输尿管反流、肾积水。图为较小孔洞样输尿管口，输尿管壁内段肌肉受损，总呈开放状态，抗反流机制丧失（图 1-160）；管腔较大的孔洞样输尿管口，膀胱镜可直接进入输尿管（图 1-161）。输尿管口周

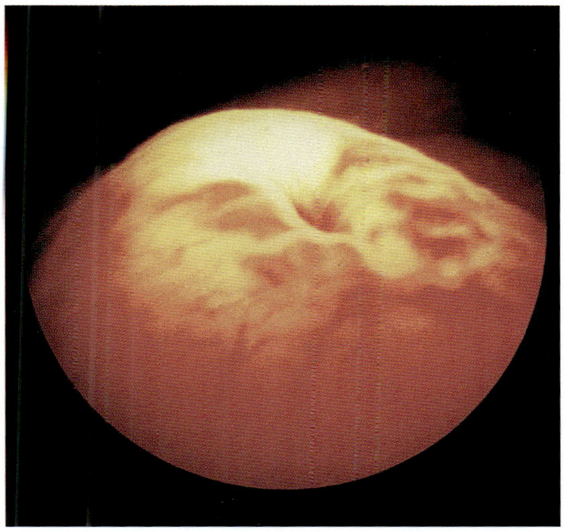

图 1-154　火山口样输尿管口

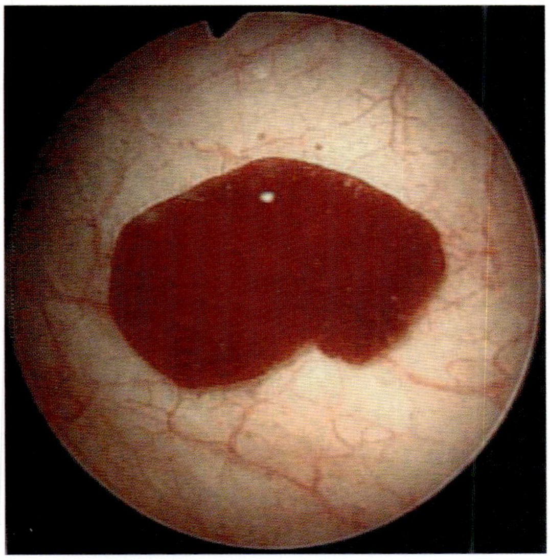

图 1-152　膀胱新鲜血块

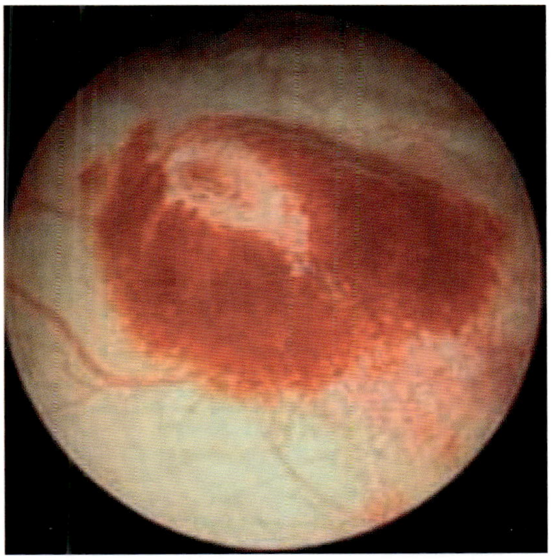

图 1-155　火山口样输尿管口

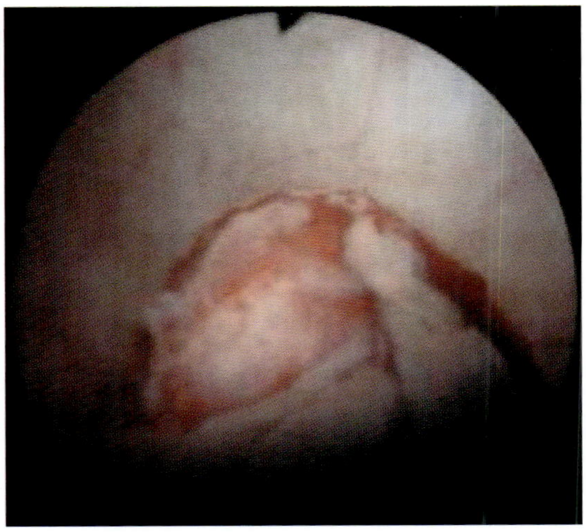

图 1-153　膀胱肿瘤和陈旧血块

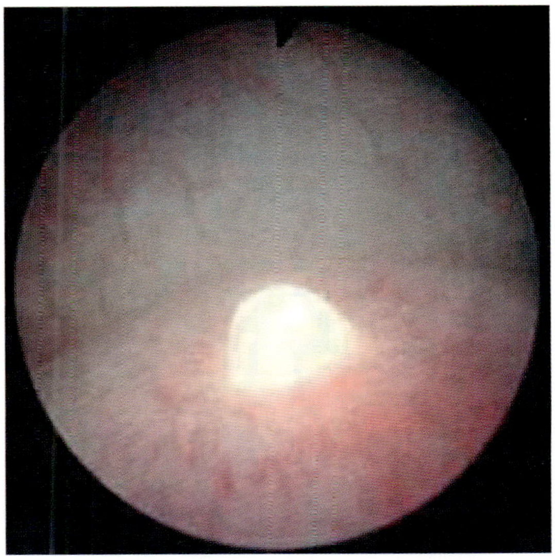

图 1-156　火山口样输尿管口及结石

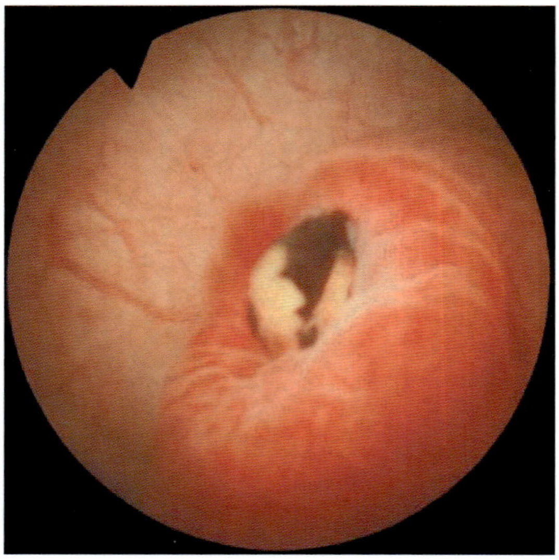

图 1-157 火山口样输尿管口及结石

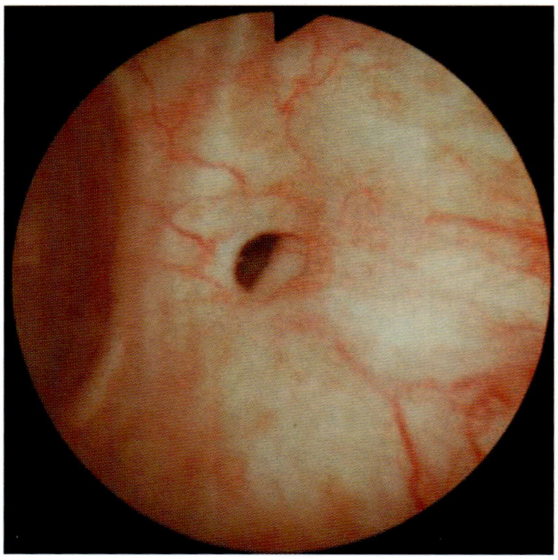

图 1-160 孔洞样输尿管口

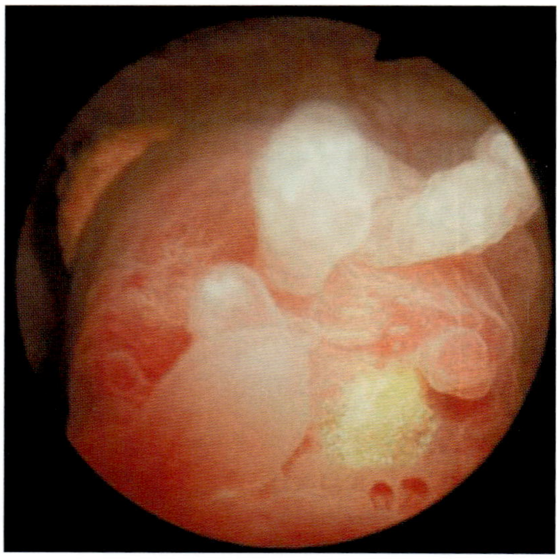

图 1-158 输尿管口水肿及结石

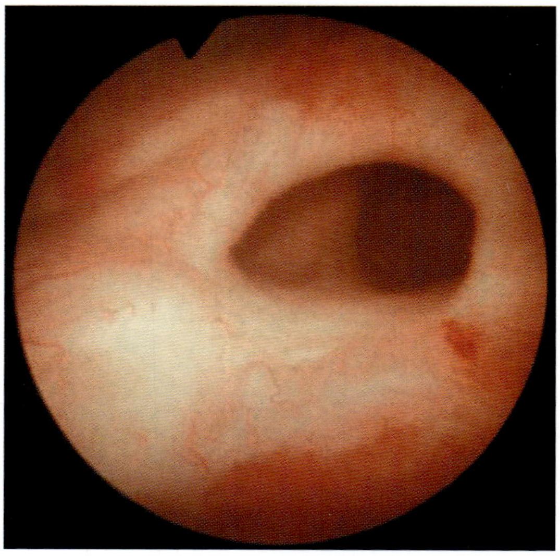

图 1-161 孔洞样输尿管口

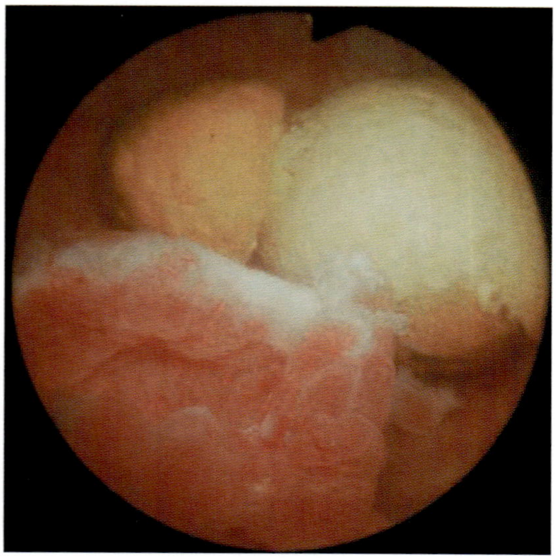

图 1-159 结石排出

围肿瘤行 TUR-Bt 后，输尿管口移向外上方，呈卵圆形孔洞样（图 1-162），切除少时可保留抗反流功能。膀胱结核，视野污秽，可见右输尿管口扩张，造成右肾积水（图 1-163）。治疗方法为输尿管膀胱抗反流再吻合术。

（3）输尿管口膨出：曾称为输尿管口囊肿，由于是输尿管口出口狭窄造成的输尿管口黏膜的膨大，因此正确名称应为输尿管口膨出。可单侧或双侧发生。可造成肾积水，过大时可压迫膀胱内口造成排尿困难。静脉肾盂造影可见膀胱中部两侧“海蛇头”样特征性改变。膀胱镜下表现为输尿管口部位的包

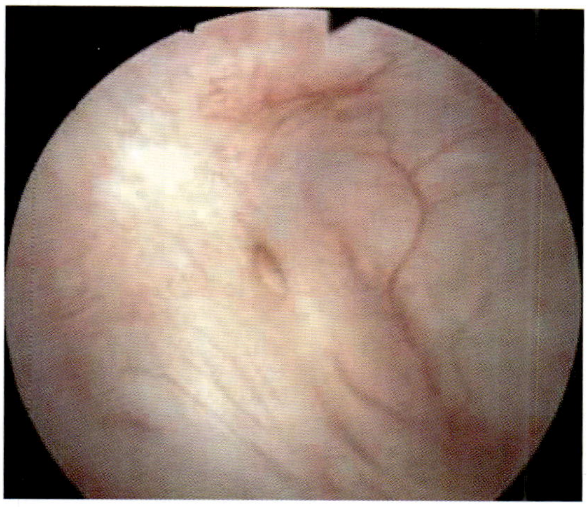

图 1-162 孔洞样输尿管口

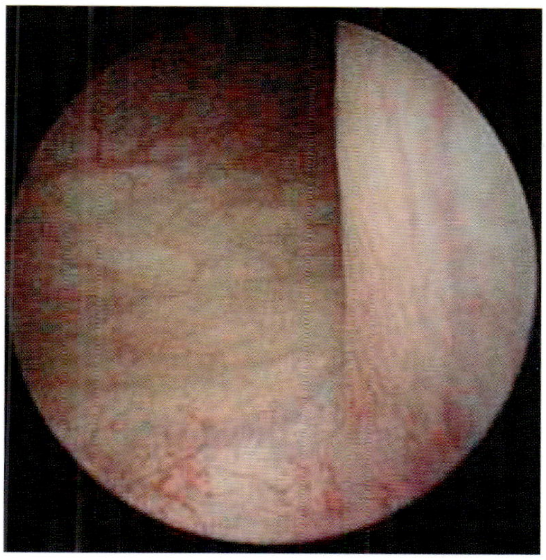

图 1-164 左输尿管口膨出内侧

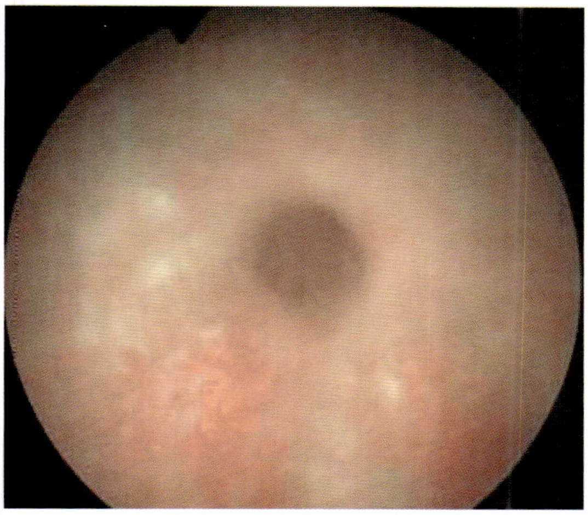

图 1-163 孔洞样输尿管口

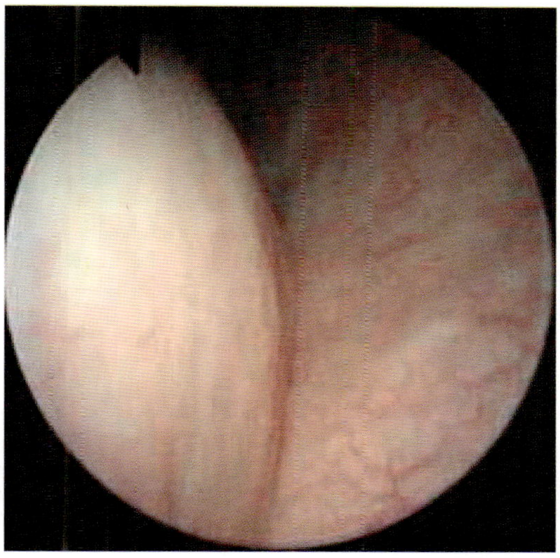

图 1-165 左输尿管口膨出外侧

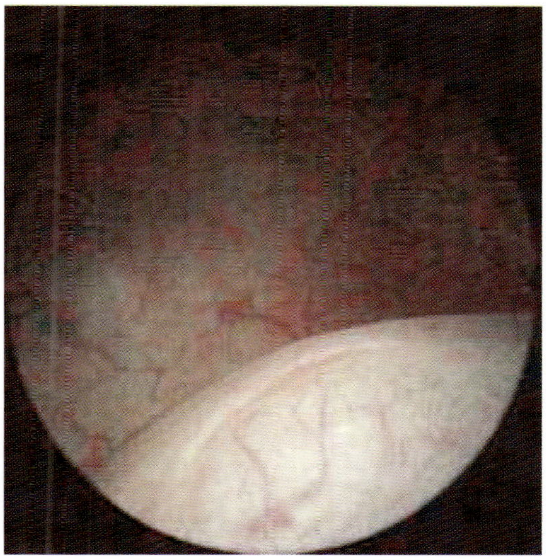

图 1-166 左输尿管口膨出顶部

块，壁薄时呈浅蓝色，可随喷尿而周期性膨大与缩小。图为较大的左输尿管口膨出的两侧（图 1-164、图 1-165），膨出的顶端可见输尿管口为一缝隙（图 1-166）。有时膨出喷尿前后有明显大小变化。双侧输尿管口膨出，大如气球，浅蓝色，壁薄，只有一层黏膜（图 1-167）。

（4）输尿管口瘢痕：常见于膀胱结核治愈后改变。肾结核治疗后 10 年，右侧输尿管口周围出现纤维条索，轻度向外上移位、扭曲（图 1-168）。

2. 输尿管口位置改变　输尿管口位置改变包括移位和异位。异位是先天性的，移位是手术后结果。

（1）输尿管口异位：常合并肾、输尿管的畸形，输尿管口常异位于三角区、膀胱颈和尿道近端，造成三角区和输尿管间嵴不对称。由于异位输尿管口的抗反流机制差，容易造成肾积水；开口于尿道外括约肌以下者，造成漏尿，容易误诊为尿失禁。图1-169为右输尿管口异位于膀胱颈右侧，造成右肾轻度积水，可见喷尿时开放。图1-170为另一例右输尿管口异位于膀胱颈，喷尿时见宽大的管腔。

（2）输尿管口移位：见于输尿管膀胱再植术后，常移位至侧壁、膀胱顶部。图1-171为右输尿管口移位于右侧壁，可见手术瘢痕，输尿管口具有抗反流功能。肾移植术后，右侧输尿管口吻合于膀胱右侧壁（图1-172）。抗反流术后，输尿管口移位于膀胱右上壁（图1-173）。耻骨上经膀胱前列腺摘除术后，输尿管口在膀胱颈附近（图1-174）。

3. 输尿管口数量改变　输尿管口的数量改变包括缺如和重复开口。

（1）输尿管口缺如见于先天性孤立肾和肾输尿管全长切除术后。孤立肾者膀胱三角区常不对称。图1-175为右侧输尿管口缺如，造成三角区不对称，输尿管间嵴右侧平坦。左侧输尿管口缺如，相应部位上见不到输尿管口（图1-176）。肾盂癌行肾输尿

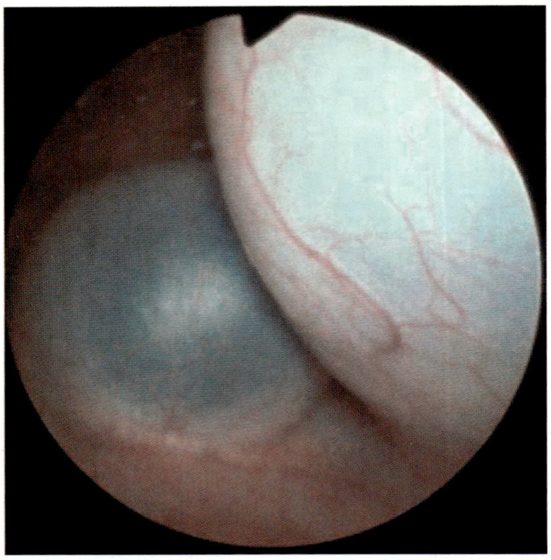

图1-167　双输尿管口膨出

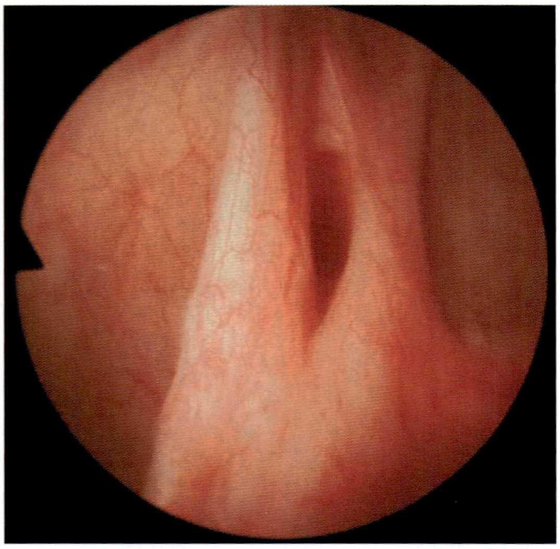

图1-168　右输尿管口瘢痕

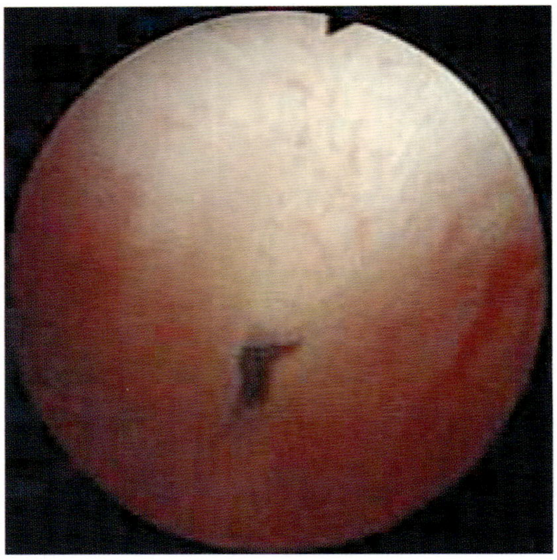

图1-169　输尿管口异位于膀胱颈

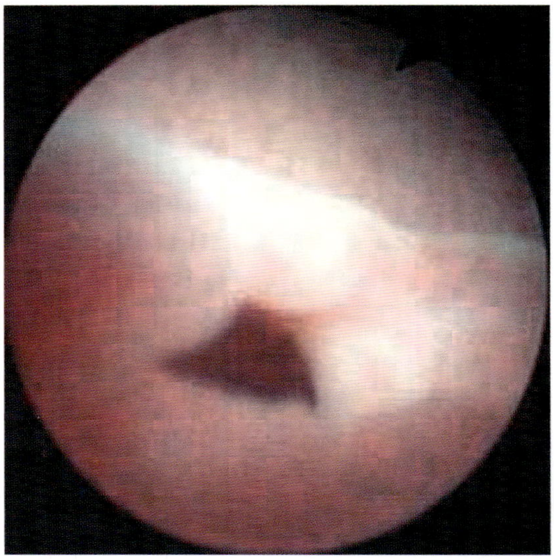

图1-170　输尿管口异位于膀胱颈

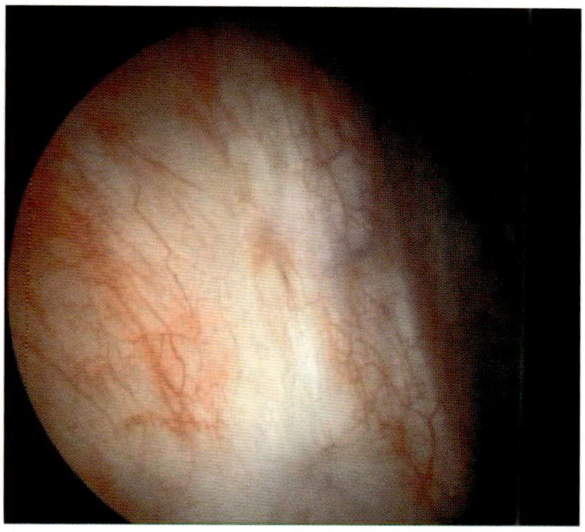

图 1-171 输尿管口移位——再植术后

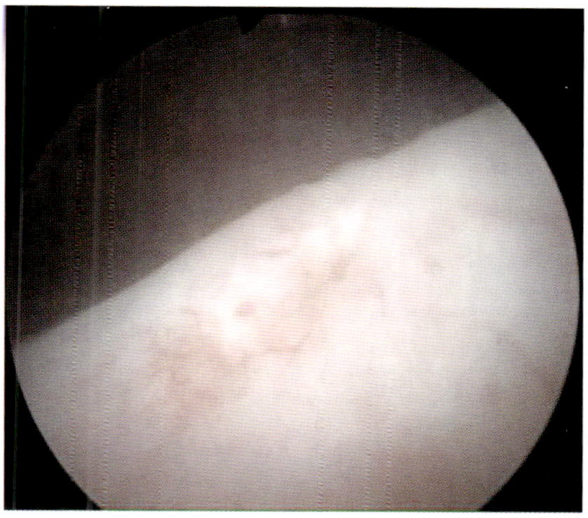

图 1-174 输尿管口移位——TURP 术后

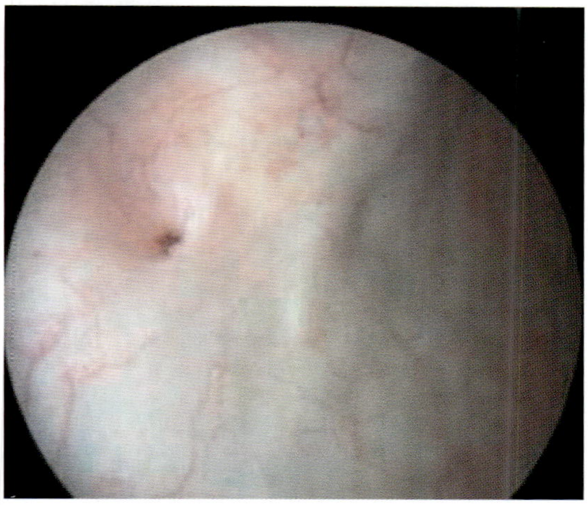

图 1-172 输尿管口移位——再植术后

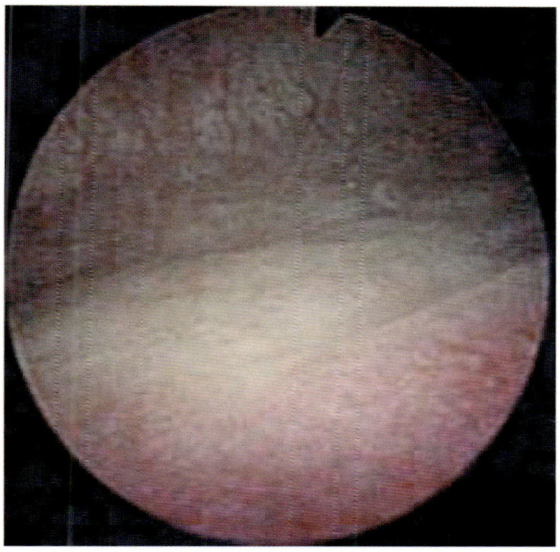

图 1-175 右输尿管口缺如

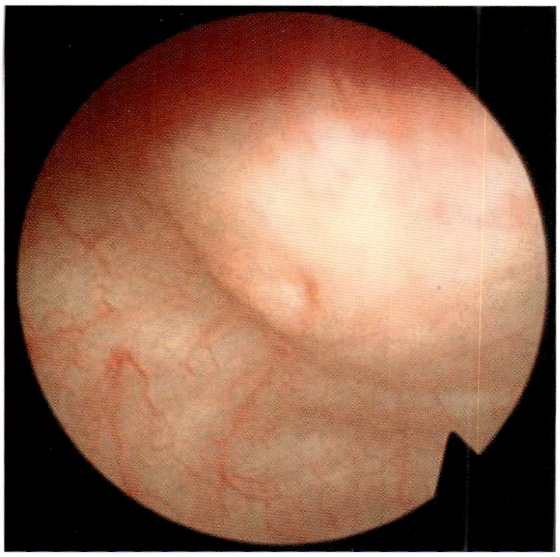

图 1-173 输尿管口移位——再植术后

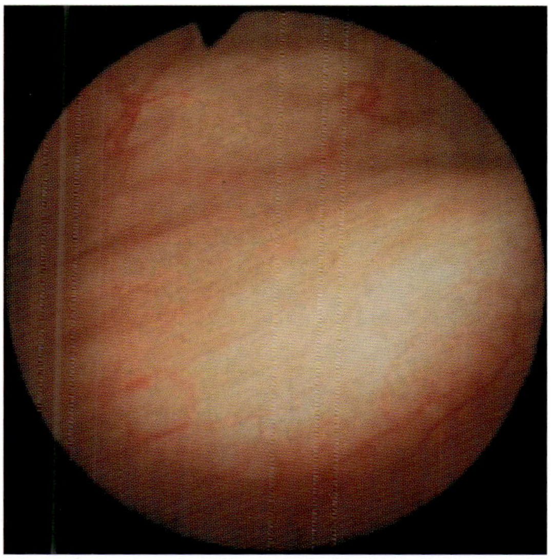

图 1-176 左输尿管口缺如

管全长切除术后，输尿管口消失，相应部位被瘢痕替代（图 1-177）。

（2）重复输尿管开口见于双肾盂双输尿管畸形。通常，下肾的输尿管口在正常位置上，具有正常的功能，不积水；上肾的输尿管口在正常输尿管口的内下方，由于异位，常造成该侧上肾积水。图 1-178 为左侧重复输尿管开口。图 1-179 为右侧重复输尿管开口。

4．输尿管口肿瘤　输尿管口肿瘤包括移行细胞癌、囊肿等。

（1）右输尿管口隆起、血管扩张，可见肿瘤突出，病理为移行细胞癌 G_2（图 1-180）。左输尿管口隆起，可见肿瘤，术后病理为移行细胞癌 G_2T_3（图 1-181）。右输尿管口乳头状肿瘤，随喷尿节律性从输尿管口突出与缩回。喷尿结束后，乳头状肿瘤缩回后状态见图 1-182，喷尿时肿瘤完全突出于输尿管口的状态见图 1-183。图 1-184 示输尿管口周围的绒毛状移行细胞癌。

（2）右输尿管口呈锥状肿瘤，输尿管位于肿瘤的外下部（图 1-185），病理为厚壁囊肿。

（3）腺性膀胱炎累及输尿管口，右输尿管口隐藏于水肿滤泡之中，在喷尿时才易于发现（图 1-186）。

5．输尿管喷尿改变　输尿管口喷尿异常包括血

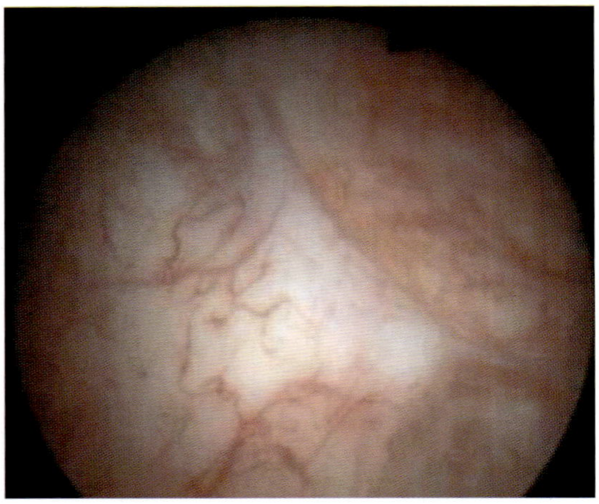

图 1-177　左输尿管口瘢痕——肾盂癌术后

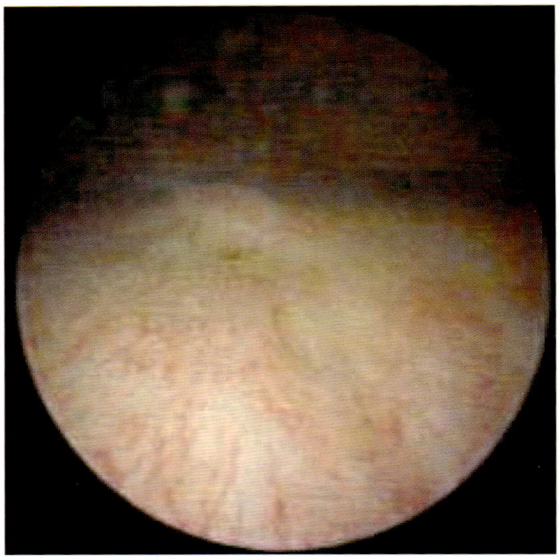

图 1-179　右侧重复输尿管开口

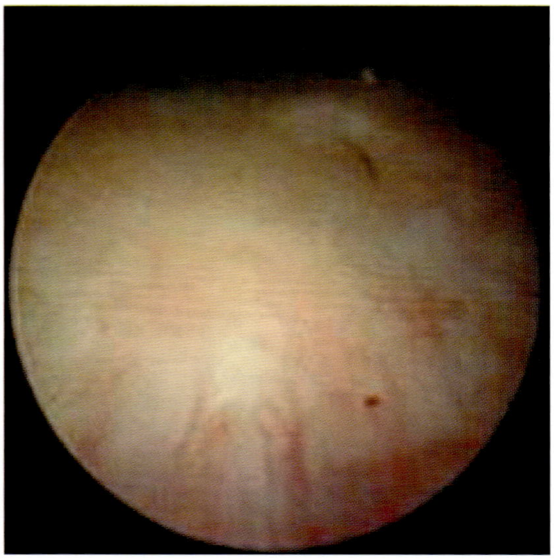

图 1-178　左侧重复输尿管开口

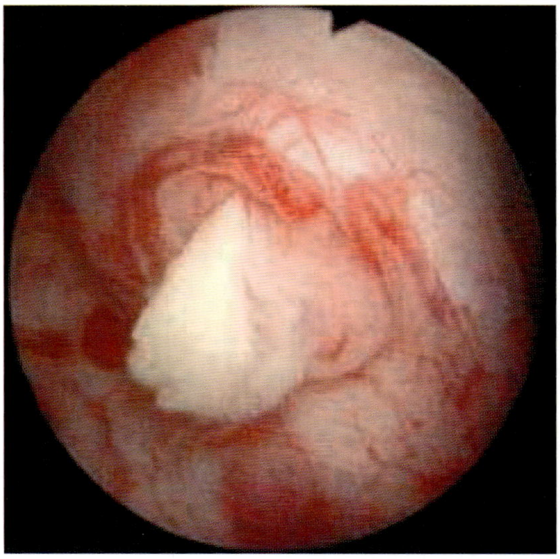

图 1-180　左输尿管口内肿瘤

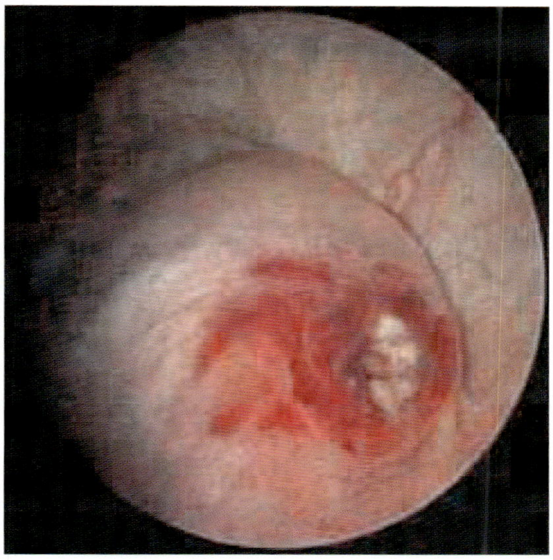

图 1-181　右输尿管口内肿瘤

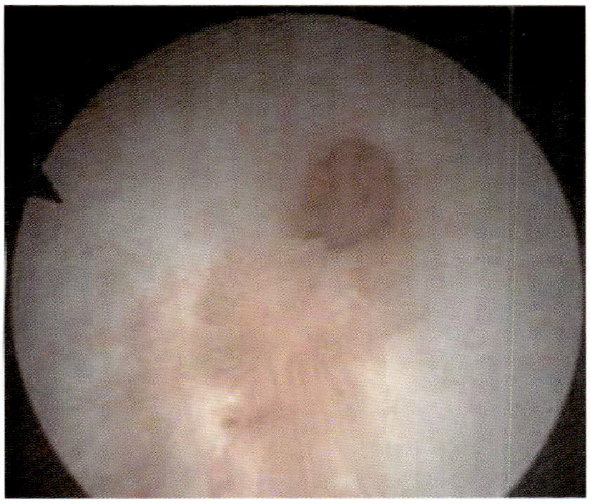

图 1-182　右输尿管口内肿瘤

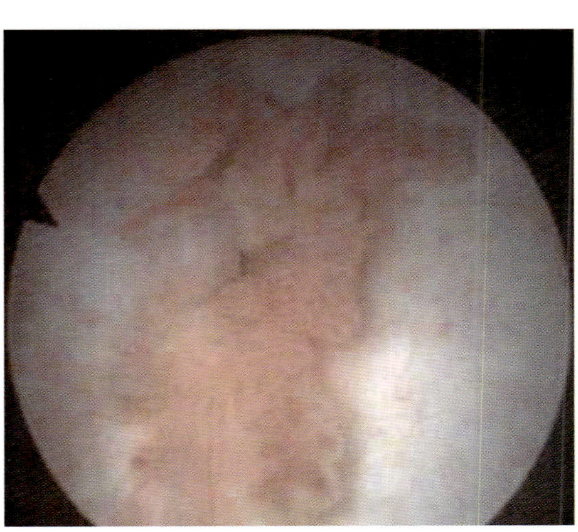

图 1-183　右输尿管口内肿瘤

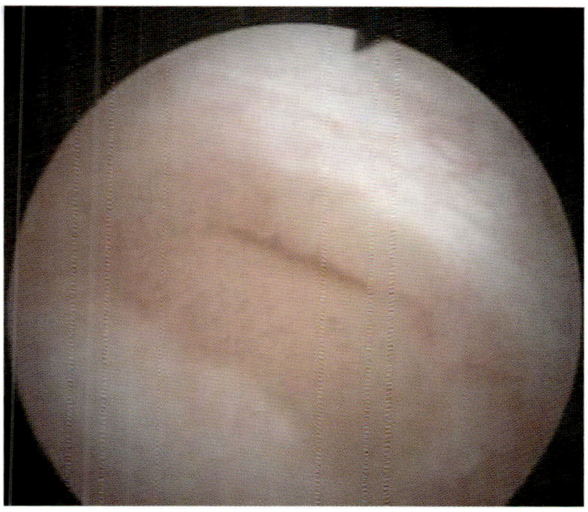

图 1-184　右输尿管口周围肿瘤

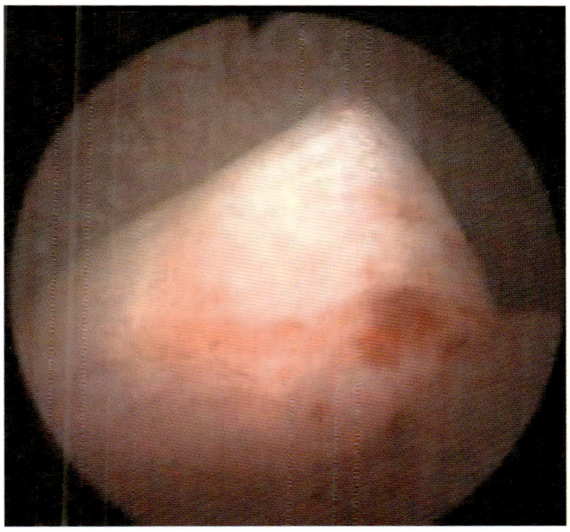

图 1-185　输尿管口厚壁囊肿

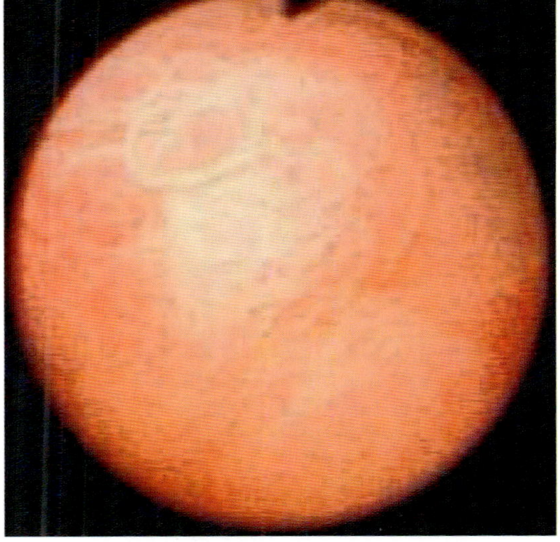

图 1-186　腺性膀胱炎的输尿管口

尿、乳糜尿和脓尿。

（1）输尿管喷血表明同侧上尿路病变，如肿瘤、结石或血管病变等。发现输尿管口喷血应至少由两人观察证实。需插管留肾盂尿，进行病理检查及逆行造影。图 1-187 为右输尿管口轻度喷血。图 1-188 显示明显喷血。图 1-189 为右输尿管口明显喷血，视野因此变得模糊。出血迅速时可形成血块，造成肾绞痛。图 1-190 为左侧输尿管口新鲜凝血块。

（2）乳糜尿由丝虫病、腹膜后病变造成腰淋巴干阻塞引起。常间断发作，严重者造成营养大量丢失、消瘦。发作时尿乳糜试验阳性。为易于发现，可在检查前 1 小时进油腻饮食。图 1-191 为右输尿管口乳糜尿，呈乳白色。有时乳糜可在膀胱内凝集成絮状物或乳糜团块。

6．输尿管插管　在输尿管口喷血及静脉尿路造影怀疑上尿路病变时，需进行输尿管插管行逆行造影检查。输尿管支架管可以预防或治疗输尿管狭窄。

（1）右侧逆行造影时，已将输尿管导管对准右输尿管口（图 1-192）；插管成功后的情况见图 1-193。

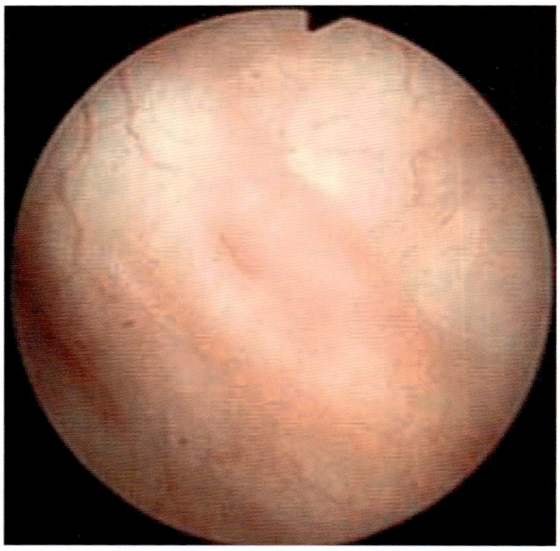

图 1-187　输尿管口喷血

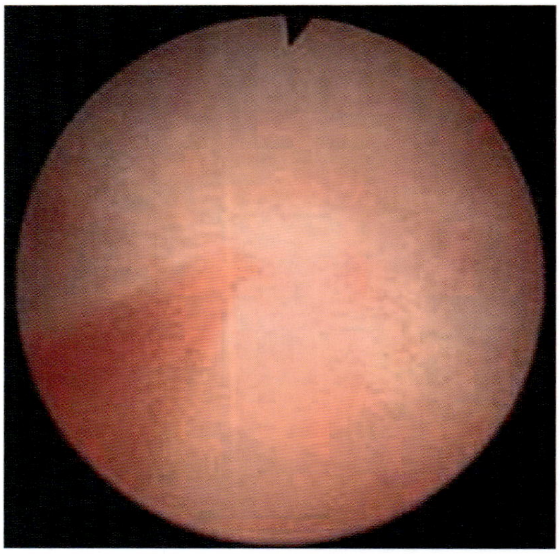

图 1-189　输尿管口喷血

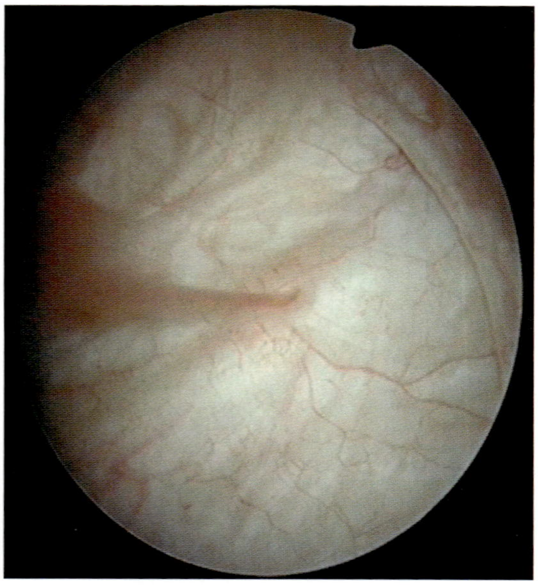

图 1-188　输尿管口喷血

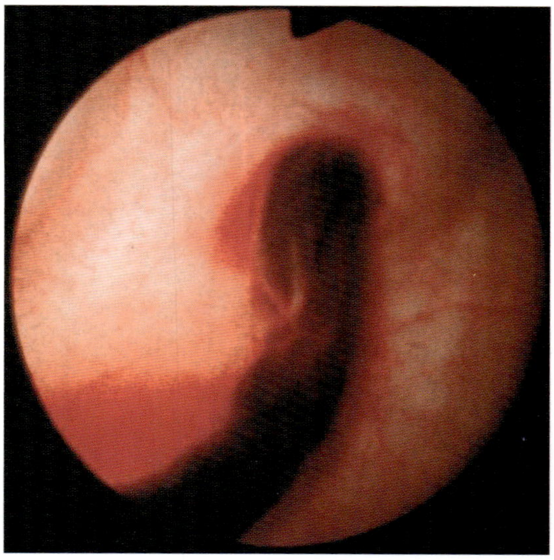

图 1-190　输尿管口血凝条块

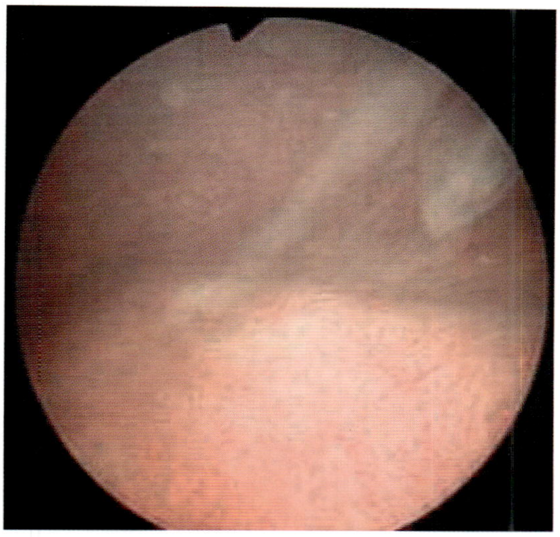

图 1-191 输尿管口喷乳糜尿

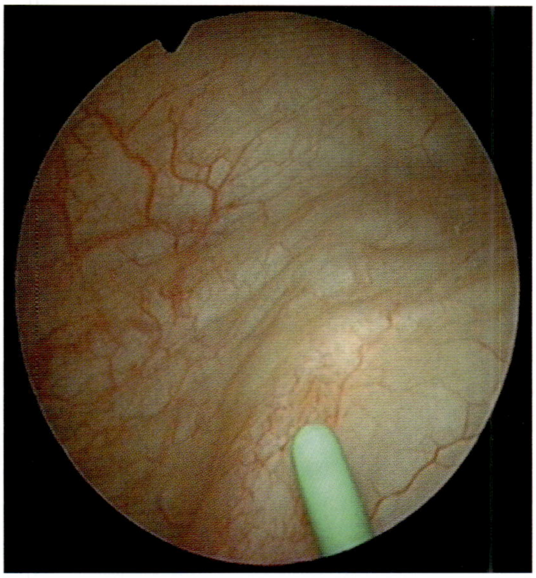

图 1-192 输尿管导管对准右输尿管口

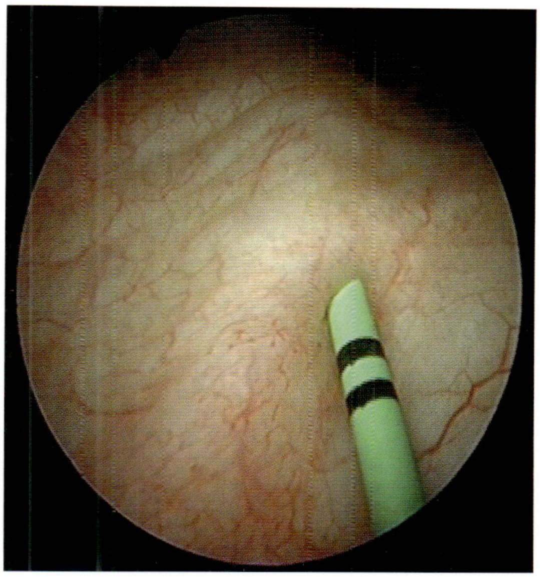

图 1-193 输尿管导管插入输尿管 10cm

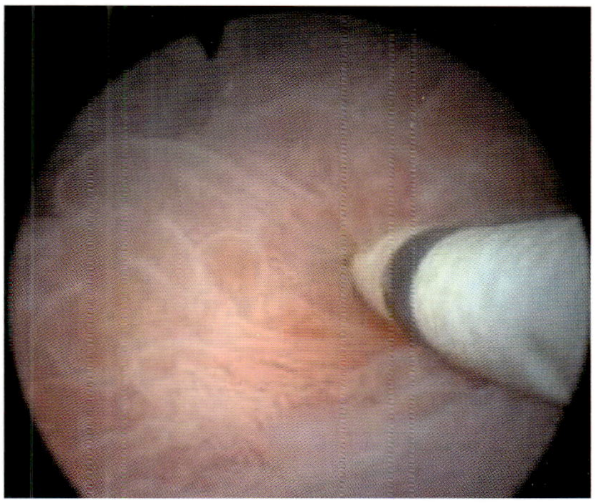

图 1-194 DJ 管造成输尿管口周围水肿

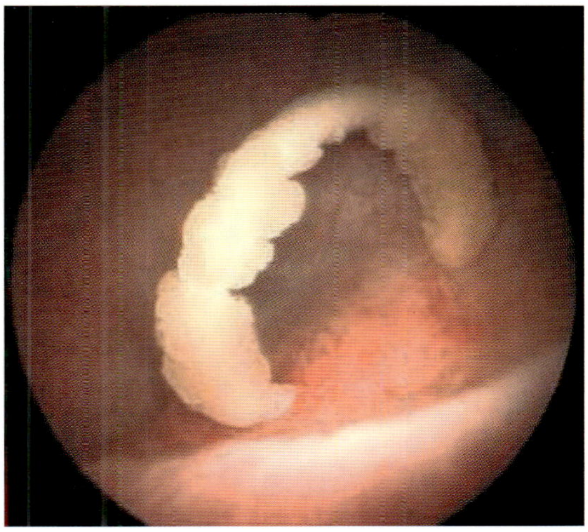

图 1-195 DJ 管末端结石形成

左侧逆行插管成功后，注意输尿管导管上的刻度。

（2）放置输尿管支架管后，患者要注意多饮水、治疗尿路感染。长期放置输尿管支架管时，容易造成输尿管口周围黏膜水肿和支架管结石形成。图为 DJ 管造成左输尿管口周围黏膜水肿（图 1-194）。左输尿管口 DJ 管长期放置，形成结石（图 1-195）。

（十）盆腔脂肪增多症

盆腔脂肪增多症是特发性盆腔脂肪增多所致，

原因尚不清楚。膀胱受脂肪的压迫变成梨形，膀胱颈和三角区抬高，造成排尿困难、尿频及上尿路积水。用 70° 镜视野向下观察时，看不到图像；将 70° 镜视野向上观察时，才可见到被抬高的三角区，隆起且表面不平（图 1-196）。膀胱镜全长插入后，只见三角区和部分侧壁，视野远端黑暗，看不清膀胱后壁、顶部等（图 1-197）。

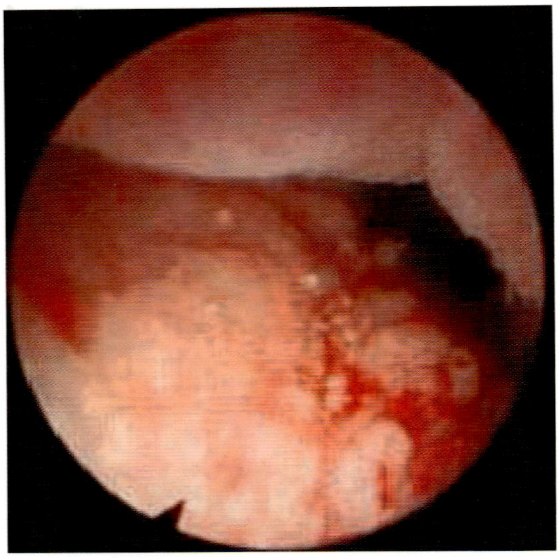

图 1-196　盆腔脂肪增多症

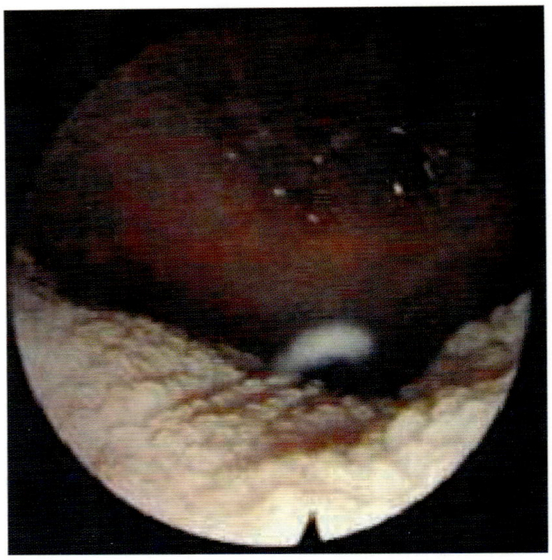

图 1-197　盆腔脂肪增多症

第七节　特殊膀胱镜检查

一、气膀胱镜

气膀胱镜起源于 19 世纪晚期，最早由 Karl Pawlik 教授首先用于女性患者的膀胱检查。由于设备上的限制和对空气栓塞的顾虑，气膀胱镜至今没有成为膀胱镜检查的主流技术。在百年后的今天，这种技术因其独特的优势，配合检查设备的升级，再次被学界所重视。

膀胱镜检查时，气膀胱镜有特殊优势。比如，当膀胱内因肿瘤、放射性膀胱炎等情况出现大量血污或浑浊尿液时，水膀胱镜往往无法观察（图 1-198）。这时，向膀胱内注入空气，通常可以获得清晰的视野，易于发现病变，明确诊断（图 1-199）。尤其对于三角区以外的膀胱病变，气膀胱镜往往都可以发现病因。除了灌注物质物理性质的改变，血液与空气的接触，也促进凝固，起到了止血作用。此外，在膀胱内有低比重的溶解性异物（比如蜡烛）时，气膀胱镜不仅可以避免浑浊尿液模糊视野（图 1-200），还可以使异物沉于膀胱后壁（图 1-201），方便取出。

但是气膀胱镜也有局限性。首先，气膀胱镜不利于小肿瘤的检出。因为表面张力的不同，水膀胱镜下肿瘤舒展（图 1-202），而气膀胱镜下，肿瘤压缩成一团（图 1-203）。肿瘤直径较大时，这种变化不影响肿瘤的检出。但是对于微小肿瘤，气膀胱镜往往容易漏诊。其次，气膀胱镜下三角区内会集聚大量血块或混浊尿液，妨碍观察，此时需要结合吸引器，吸出三角区的混浊液体。在血块量大或硬膀胱镜下压困难时，吸引器往往不能完全清除三角区污秽液体。遇到这种情况，硬性气膀胱镜往往无法观察三角区黏膜情况，也就无法提供完整诊断。如果将气膀胱镜与软性膀胱镜结合，可以解决这个难题。再次，因为尿道相对狭窄，且与膀胱连通，气

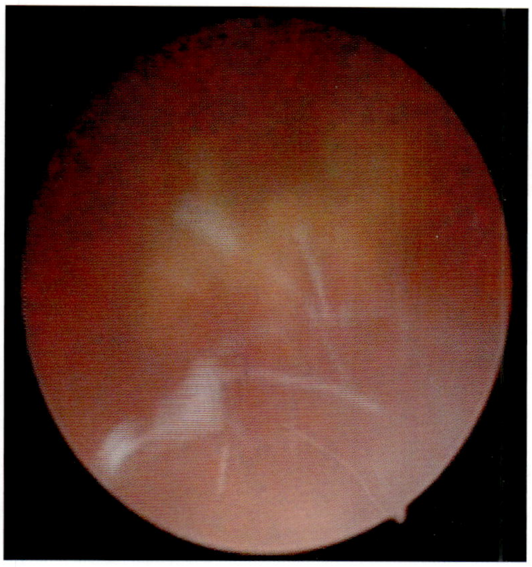

图 1-198 出血导致普通膀胱镜观察不清

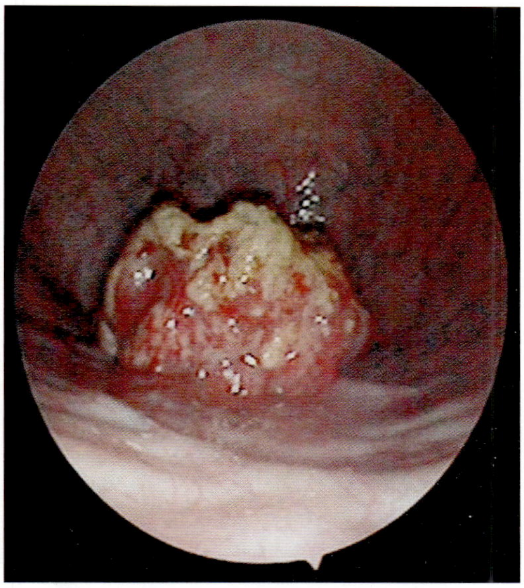

图 1-199 气膀胱镜下见膀胱肿瘤

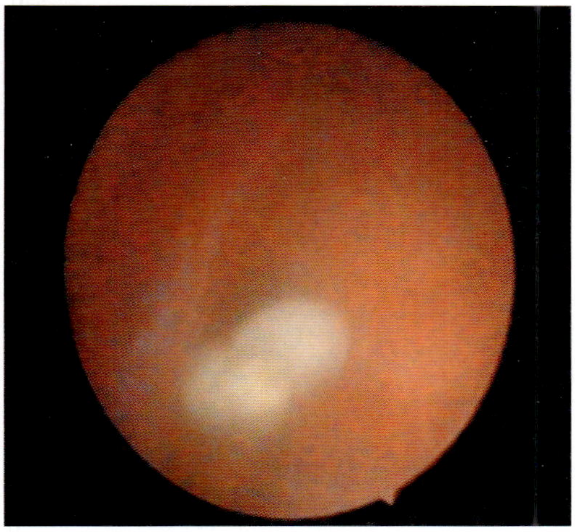

图 1-200 普通膀胱镜下的膀胱异物

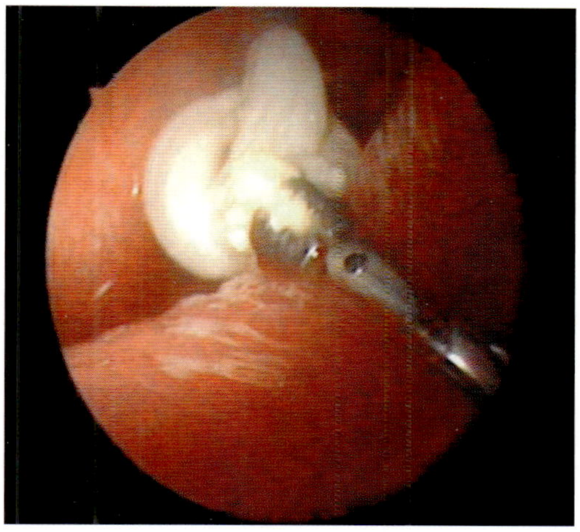

图 1-201 气膀胱镜下的膀胱异物

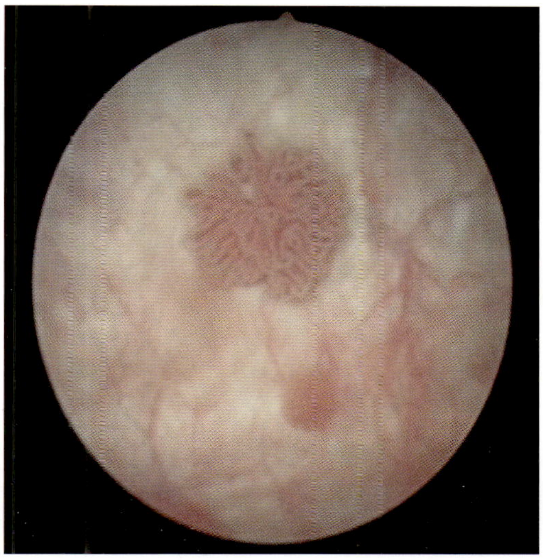

图 1-202 普通膀胱镜下见小肿瘤

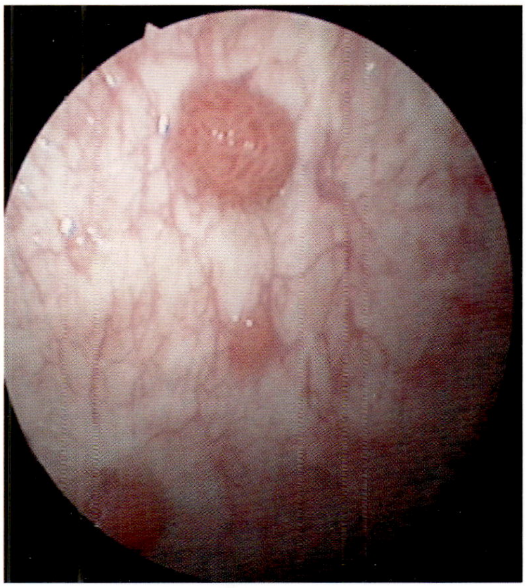

图 1-203 气膀胱镜下的小肿瘤

膀胱镜无法在低压下对尿道进行观察。所以目前，气膀胱镜只能作为一种可替换的手段，在水膀胱镜遇到污浊视野时对膀胱进行观察。

理论上气膀胱镜会产生空气栓塞，严重威胁患者的生命安全。Matthews 教授为避免空气栓塞，曾尝试用二氧化碳充当填充介质，充盈膀胱。但是二氧化碳溶于尿液后，会在黏膜表面形成大量泡沫，严重影响观察；而且二氧化碳溶解产生的碳酸，会使患者检查后出现较明显的膀胱区疼痛。Schultheiss 教授[3]回顾了百年来气膀胱镜的历史，结合其他操作中发生空气栓塞的原因，他认为因操作时间短，气压低，气膀胱镜发生空气栓塞的概率微乎其微。目前国际上也没有任何关于气膀胱镜空气栓塞的报道。尽管如此，气膀胱镜的膀胱内压力问题仍应引起足够重视。在传统注气装置上，加上测压设备[4]，一方面可以了解并控制操作过程中的膀胱内压力，避免空气栓塞；另一方面也可以了解膀胱顺应性，避免在遇到挛缩膀胱或广泛浸润性膀胱肿瘤时，注入过多气体，引起患者剧烈疼痛，甚至膀胱破裂穿孔。

因此，气膀胱镜是水膀胱镜视野污秽、无法观察情况下一种有效的补充方法，尤其是对于活动性出血的膀胱病变，具有较大优势[5]。但是因为它容易漏诊微小膀胱肿瘤，所以气膀胱镜并不能完全替代水膀胱镜，只是常规膀胱镜检查的一种备用手段。

二、窄带光源成像技术

窄带光源成像技术（narrow band imaging, NBI），将普通膀胱镜的白色光源，用光栅调整为 415nm 和 540nm 的窄带光，由于这个波段的光可以被血红蛋白吸收，只能穿透黏膜组织，增加了肿瘤与正常膀胱黏膜的对比度[6]。在 NBI 模式下，肿瘤呈现棕色，而血管呈现青色（图 1-204、图 1-205）。该技术可以用于硬性膀胱镜和纤维膀胱镜检查中。有研究发现，NBI 技术对于表浅膀胱肿瘤的诊断要比白光膀胱镜提高 13%。例如，此例患者白光膀胱镜下，没有见到明显的膀胱肿瘤（图 1-206），而在 NBI 模式下，同一患者同一膀胱部位可见明显的膀胱肿瘤（图 1-207）。（图 1-204 ~ 图 1-207 由 Olympus 公司提供）

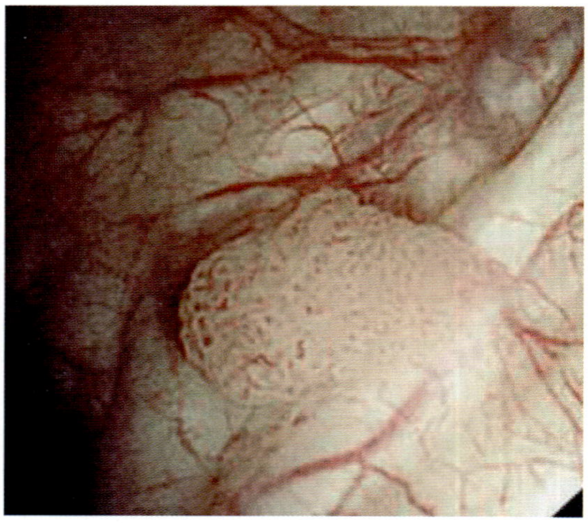

图 1-204　普通膀胱镜下见膀胱肿瘤

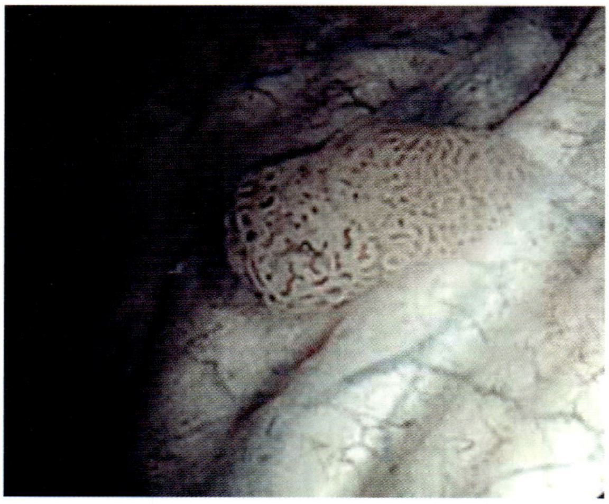

图 1-205　窄带膀胱镜下见膀胱肿瘤

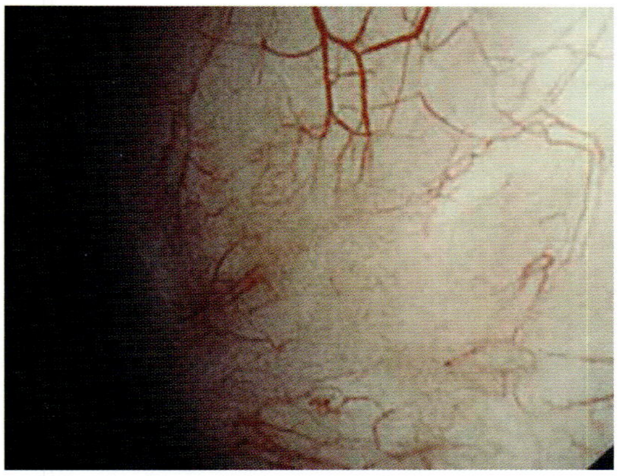

图 1-206 普通膀胱镜下小肿瘤不明显

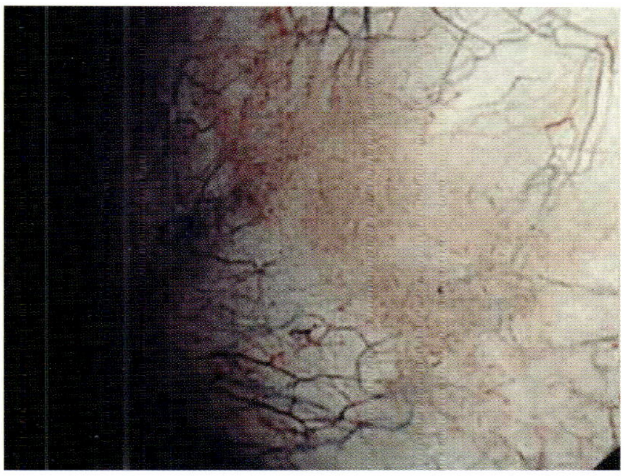

图 1-207 窄带膀胱镜下小肿瘤显现

（王 刚 范 宇）

参考文献

[1] 郭应禄. 泌尿外科内镜诊断治疗学. 北京：北京大学医学出版社，2007.

[2] Wein AJ. Campbell-Walsh Urology. 9th ed. Philadelphia: Saunders, 2007.

[3] Schultheiss D, Machtens SA, Jonas U. Air cystoscopy: the history of an endoscopic technique from the late 19th century. BJU Int, 1999, 83:571.

[4] Fan Y, Yao L, Wang Y, et al. The feasibility and safety evaluation of the pressure monitored air cystoscopy during active hematuria. European Urology Supplements, 2016, 15:e738.

[5] Ciudin A, Diaconu MG, Gosalbez D, et al. Air cystoscopy is superior to water cystoscopy for the diagnosis of active hematuria. J Urol, 2013, 190:2097-2101.

[6] Bryan RT, Billingham LJ, Wallace DMA. Narrow-band imaging flexible cystoscopy in the detection of recurrent urothelial cancer of the bladder. BJU Int, 2007, 101:702-706.

尿道狭窄的腔内治疗

第一节　尿道狭窄内切开术

一、概述

尿道狭窄是泌尿外科领域中最难处理的问题之一。对于严重的尿道狭窄的治疗方式有三种：①尿道内切开；②狭窄段切除再吻合；③补片或移植。具体治疗方式的选择主要依据尿道狭窄的程度、狭窄段的部位和长度、是否合并窦道及感染等因素而定。尿道内切开是指在内镜直视下从尿道腔内切开狭窄段尿道，使之能够通过足够大管径的支架，术后留置支架作为支撑，以利于黏膜上皮修复的治疗方法。对于适应证选择合适的病例，尿道内切开术是一种安全、有效且简单易行的手术。

二、适应证与禁忌证

尿道内切开术的适应证主要为病变长度在1cm以内的短段尿道狭窄，病变的位置不影响治疗的效果，外伤、炎症或外科手术后造成的尿道狭窄均可采用。

合并有未控制的感染或尿瘘的尿道狭窄不宜进行内切开治疗。狭窄范围过长的病变，虽然也能通过内切开的方法获得尿道通路，但术后难以得到满意的尿道黏膜修复，手术效果不佳。既往进行过2次以上内切开并经过规律尿道扩张治疗仍复发的尿道狭窄，再次采用相同的治疗方法也难以成功。对于完全闭锁的尿道狭窄，由于缺少术中定位标志，也不适宜进行内切开治疗。

三、手术准备

术前应进行尿道造影或尿道镜检查，明确病变的范围和程度（图2-1）。

感染是造成治疗失败的重要因素，术前控制感染，合理地预防性应用抗生素是必要的。对于残余尿较多、感染难以控制的患者，可先行耻骨上膀胱造瘘。但需注意，部分患者在行膀胱造瘘后，由于尿流改道，尿道狭窄可能迅速演变为完全性尿道闭锁，无法再进行内切开治疗。

对于仍在进行尿道扩张的患者，应在扩张引起的炎症水肿消退后再安排手术。

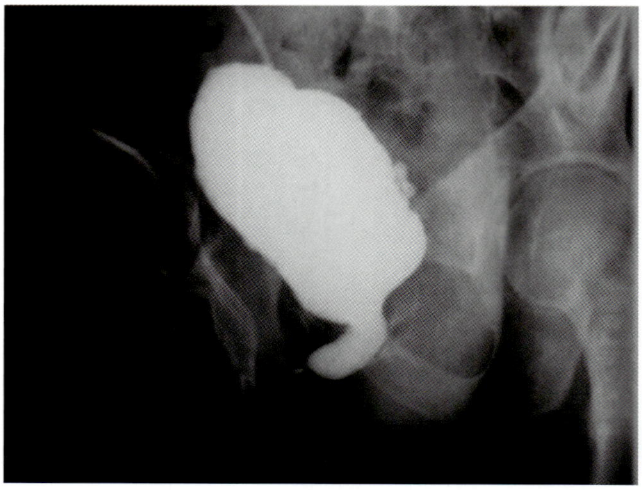

图2-1　尿道造影显示尿道膜部狭窄

尿道内切开所用的手术器械可以为：①专用的内切开镜（冷刀）；②尿道镜及液电发生器；③钬激光。安全导丝、光源系统及内镜成像系统为上述三种内切方法必备。

腰麻或硬膜外麻醉均可满足手术需要。

患者在截石位下手术。

四、手术技巧

1. 在尿道镜下观察尿道情况（图 2-2、图 2-3），了解狭窄环的大小，通过观察尿流情况判断尿道是否完全闭塞。观察时操作要轻柔，有时轻微的出血也会妨碍后面手术的进行。

2. 在狭窄的尿道腔内插入安全导丝或输尿管导管作为引导（图 2-4），这是保证后面步骤能够顺利进行的关键。为避免进入假道，应尽可能多地插入导丝。不要硬插，避免损伤直肠或形成假道。保险的做法是用 X 线透视或从耻骨上膀胱造瘘放入膀胱镜的方法判断导丝确实进入了膀胱。切开一旦开始，再去寻找正确通路是极为困难的。

3. 在 12 点方向放射状切开尿道狭窄环（图 2-5 ~ 图 2-7）。狭窄严重的病例，可做多点切开。由于炎症瘢痕的关系，狭窄环往往比较硬韧，切开时需耐心，每切一刀后都应观察效果，并判断下一刀切开的部位。如果用的是输尿管导管做引导，应注意不要将导管切断。

4. 狭窄环切开后，内切镜可通过病变部位进入膀胱（图 2-8）。

5. 如果进入膀胱时的阻力不大，表明切开程度满意，退出内切镜，尿道内留置 F20 ~ 22 的 Foley 尿管。如果进入时感觉阻力较大，可将切开镜退回到病变部位再做切开。

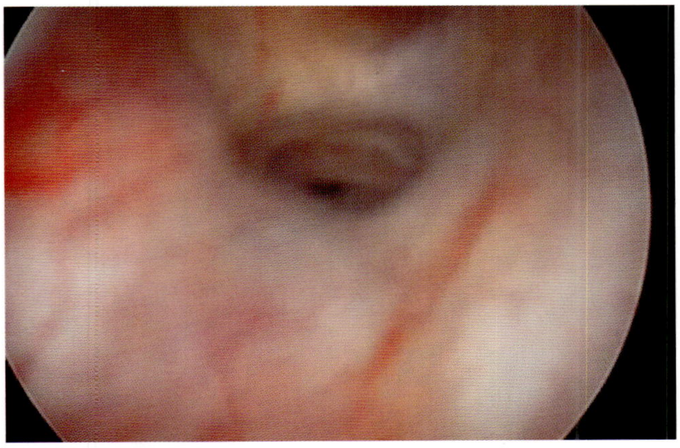

图 2-2　尿道镜下观察尿道狭窄

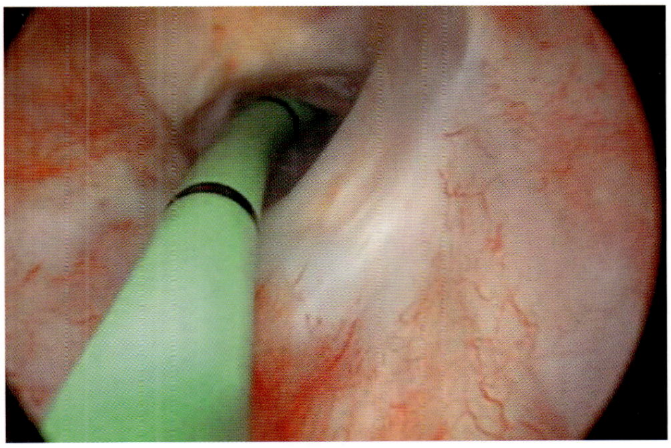

图 2-4　狭窄的尿道内插入导管

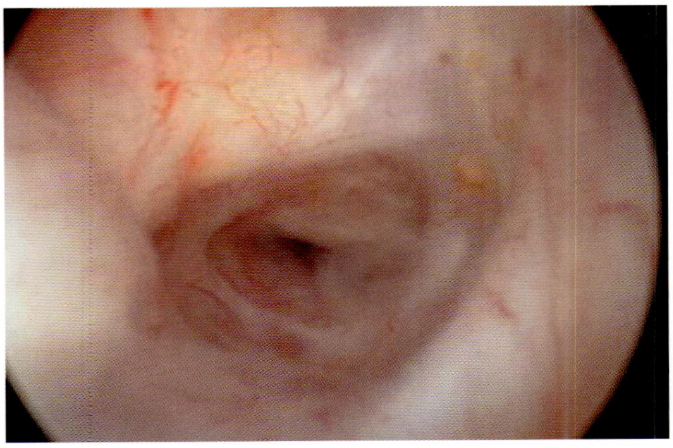

图 2-3　尿道镜下观察尿道狭窄

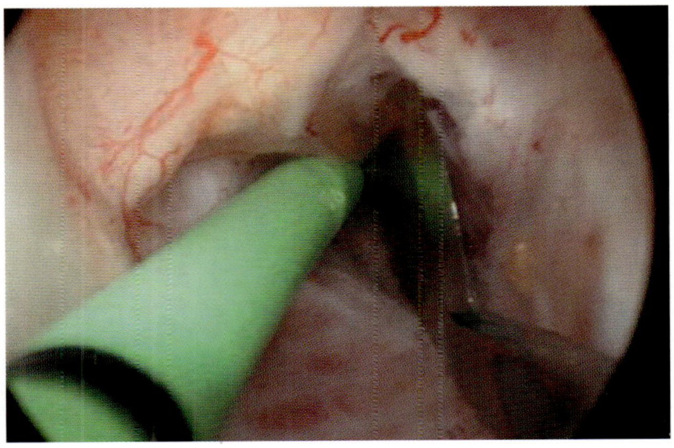

图 2-5　12 点处放射状切开尿道狭窄环

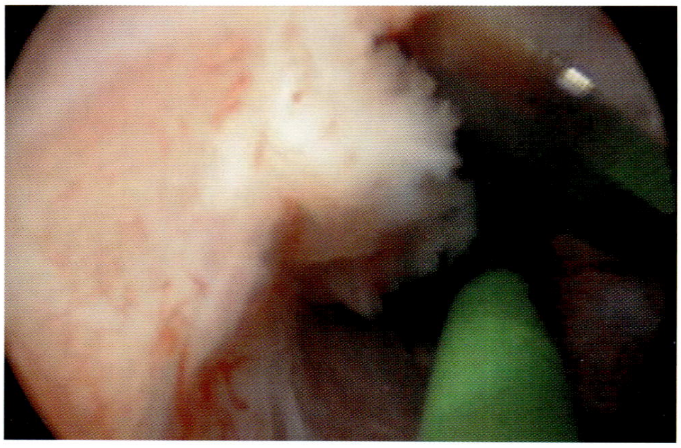

图 2-6 放射状切开尿道狭窄环

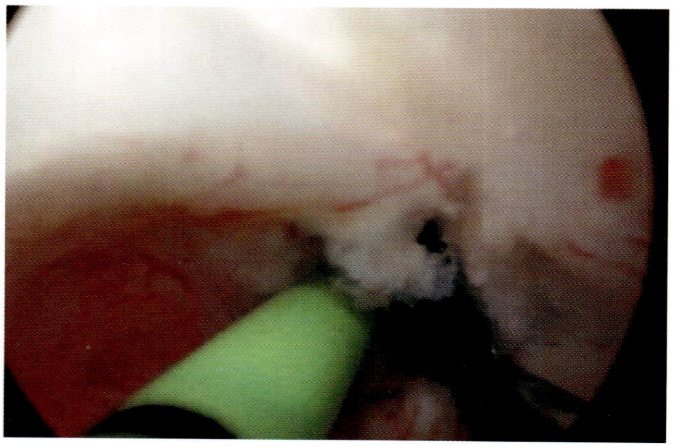

图 2-7 放射状切开尿道狭窄环

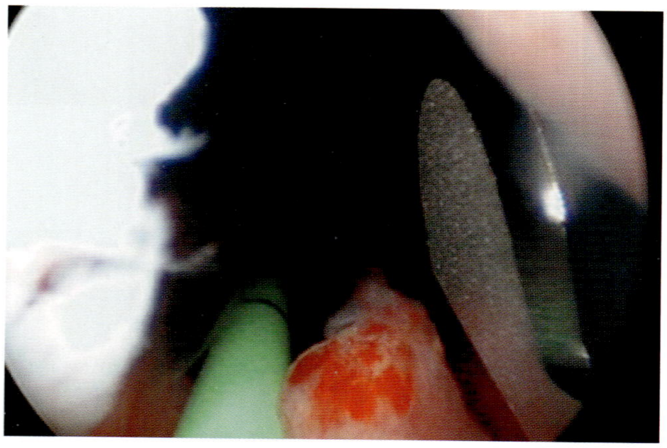

图 2-8 内切镜通过尿道狭窄

五、手术中的注意事项

1. 确认安全导丝在正确的位置甚为重要。有时导丝可能盘曲在假尿道内，或穿出尿道。放置时手法要轻柔，不可硬插。有条件的话可以通过 X 线透视确定位置。如果有耻骨上膀胱造瘘，可从造瘘口向膀胱内放入尿道镜，确认安全导丝已进入膀胱。

2. 狭窄环的切开位置在 12 点处。如果该处操作困难，也可在 3 点及 9 点处做多点切开。应选择瘢痕组织重的方向切。

3. 成功切开狭窄环后，对于瘢痕严重的病例，可利用激光或换电切镜切除瘢痕组织。但在切除尿道膜部瘢痕时应注意避免损伤括约肌。

4. 在切开狭窄环和切除瘢痕组织时较少出血，而到达正常组织时容易出血，表明切开深度或切除范围已足够。

5. 对于部分不能成功放置安全导丝的病例，可经耻骨上膀胱造瘘口从尿道内口向尿道内插入纤维软镜到达狭窄段近端，对于狭窄段不长的病例，有可能在狭窄段远端看到红色透光区，向此方向试行切开有望获得成功。但此方法仅限于经验丰富的术者采用。

6. 术中切开过深可造成尿道穿孔，导致冲洗液的外渗，一般在术后都能自行吸收。尽量避免做切开引流，否则有形成尿瘘的可能。

六、术后处理

1. 术后多无需膀胱冲洗，注意保持尿管通畅。

2. 应用抗生素预防或控制感染。

3. 根据切开的狭窄段长短，保留尿管 2～4 周。拔除尿管后应注意观察患者的排尿情况，当出现尿流变细时应做尿道扩张。

（何志嵩）

第二节 尿道狭窄的组织工程学应用

一、概论

长段的尿道狭窄的治疗是泌尿外科的棘手问题，传统的尿道成形修复术均是通过自身的组织去修补狭窄段的缺损，而这些材料来源有限，供体取材处可能发生并发症，这种用健康组织去修复病损的治疗模式存在很多问题。组织工程技术的出现，为长段尿道狭窄的修复提供了一条新的道路。目前常用去细胞基质作为支架，为患者施行尿道修复与重建。关于同种异体或异种的去细胞基质作为尿道重建的替代材料的研究，均取得了一定的效果。实验室及临床实践证明，这类材料组织相容性好，几乎无排斥反应，进一步证实了去细胞基质材料物相容性良好，能从解剖上和功能上修复尿道的优点，适用于复杂、长段尿道狭窄病例的成形手术。总体上讲，这一类手术技术相对于取用自体组织手术更为简单、安全，适用于前、后尿道狭窄，本节将就这一类型的手术技术做简单探讨。图 2-9 为去细胞真皮基质的制作过程。

二、手术适应证

组织工程学技术适用于较长段尿道狭窄或闭锁，包括前、后尿道。

在很多情况下，长段的尿道狭窄或缺损，需要应用自体组织进行成形修复，但自体组织来源有限并且常用的阴囊皮瓣有毛发、结石形成，并且由于皮肤的张力不足易形成憩室。

后尿道狭窄：多由骨盆骨折尿道断裂，骑跨伤引起，或考见于多次尿道手术缺损段较长的病例。2～3cm 缺损可以进行尿道吻合，或尿道套入术（拖入术）。如狭窄段过长可以用去细胞基质卷成管状尿道进行修补。

前尿道狭窄：前尿道主要为干燥性龟头炎（苔藓样硬化）引起的尿道狭窄，留置尿管后、尿道反复感染、尿道下裂修补失败后引起的尿道狭窄。原则上，短的狭窄可以进行吻合术，较长会张力较大，且引起阴茎下弯。干燥性龟头炎及炎性尿道狭窄原则上需将尿道加宽，可以应用口腔黏膜及阴茎皮瓣，但操作比较复杂，对技术要求较高且有一定的并发症，而应用去细胞基质等组织工程材料则简单易行。

三、术前准备

尿道狭窄为比较复杂的成形手术，手术前需要：

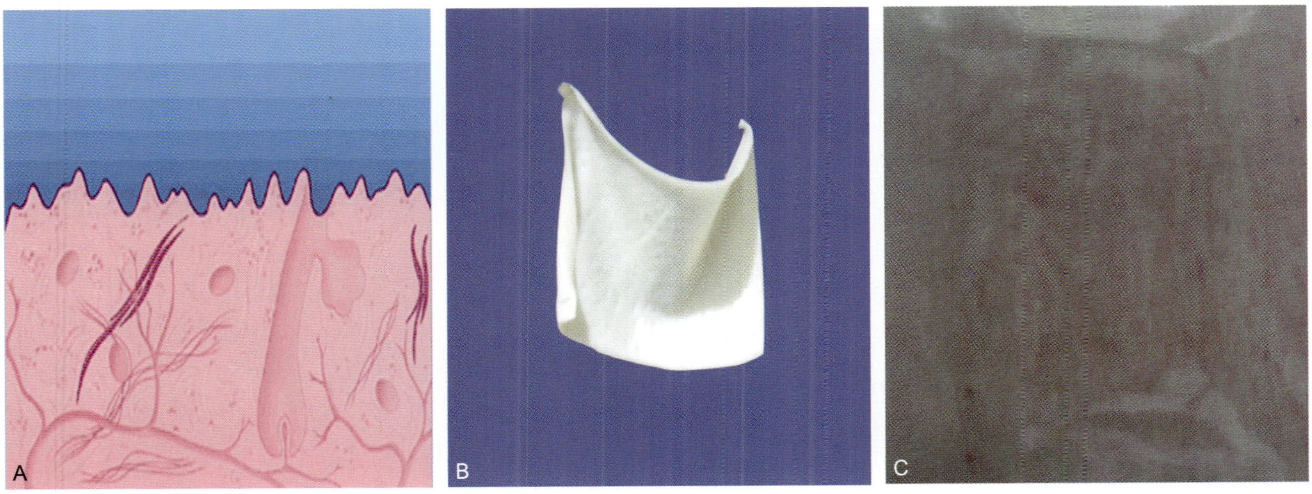

图 2-9 去细胞真皮基质的制作

A. 将皮肤的表层去除；B. 去细胞后为去细胞真皮基质；C. 去细胞后 HE 染色

1. 确定手术适应证，并和患者及家属沟通手术的必要性。本类手术基本为择期手术，术前的沟通可以很充分。

2. 尿道狭窄手术有一定的失败率，术后需要定期扩张尿道，患者及家属需要有长期治疗的心理准备。另外，此类手术未知因素很多，很多时候需要在手术过程中随机应变，患者及家属应授权医生在术中根据情况改变手术方式。

3. 术前检查包括血、尿常规、血生化检查、凝血功能检查、感染筛查、胸片、心电图、超声检查。

建议进行中段尿培养，因此类患者长期排尿不畅，尤其留置膀胱造瘘的患者很容易泌尿系感染，尿道狭窄手术为非无菌手术，术中及术后针对敏感细菌可以应用相应的抗生素。

特殊检查通常包括尿道造影，可以了解尿道狭窄的部位长短，必要时可以应用尿道镜检查，了解狭窄的情况。

4. 术前药物准备，对于感染严重者可以预防应用抗生素和膀胱冲洗。其他药物要根据患者的具体情况，比如调整血压和血糖在适当范围等。

5. 手术室准备，基本等同于其他开放手术的术前准备。

四、手术入路的选择

前、后尿道手术都可以采用截石位，便于操作。部分前尿道手术可以采用平卧位。主要根据手术者的外科习惯和对相关入路的熟悉程度来决定。

国内医生采用截石位较多，首先便于操作，其次当前、后尿道混合狭窄时候，延长切口及必要时应用尿道镜检查比较方便。

五、手术步骤

下面将通过前、后尿道手术举例进行说明。

（一）前尿道狭窄

以一个干燥性龟头炎尿道狭窄病例为例。患者41岁，自幼包茎，10岁行包皮环切术，排尿困难十余年，曾行尿道扩张术，1年前行膀胱造瘘术。下面以采用截石位手术为例介绍手术的步骤。该患者术前的尿道狭窄如图2-10所示。

1. 体位和穿刺点选择　本例患者选择截石位，大腿略分开。如图2-11所示。

2. 切口　阴茎头下冠状沟半环形切口，依次切开皮肤、皮下及肉膜，尽量锐性剪刀分离，减少使用电刀频率，保留更多的血运，半环形切开可以保留阴茎背侧的血管，使创面血运更丰富，并减少术

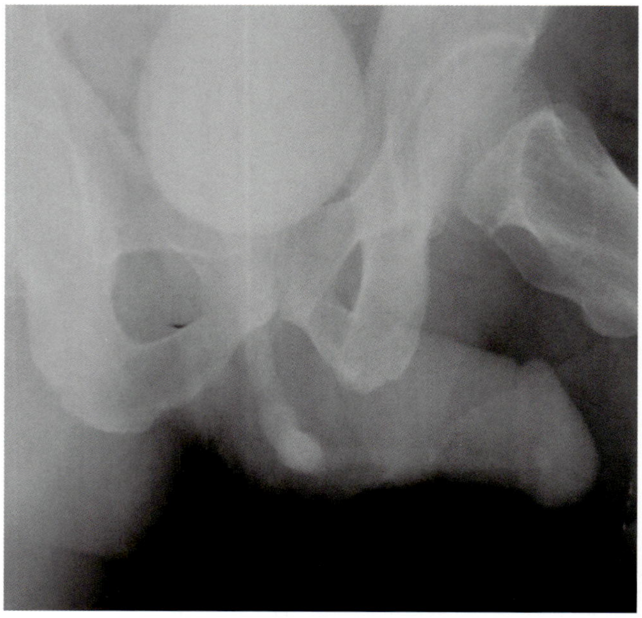

图2-10　术前尿道造影显示前尿道狭窄

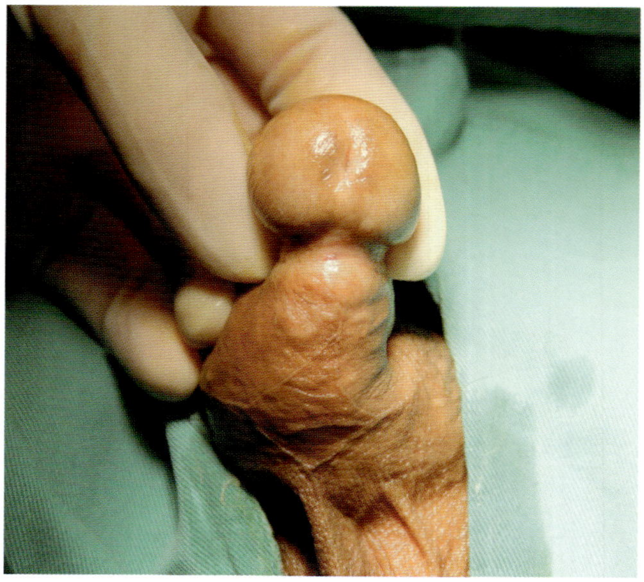

图2-11　患者截石位，双腿略分宽。显示包皮环切术后尿道外口及前尿道狭窄

后阴茎的血肿，如图 2-12 所示。

3.纵行劈开尿道，直至见到正常尿道，如图2-13所示。

4.测量狭窄段长度，选取比狭窄段略长的去细胞真皮基质，如图 2-14 所示。

5.真皮尖端与正常尿道间断端端吻合，如图 2-15 所示。

6.两侧 5-0 或 4-0 可吸收线连续缝合，间断加固，因为真皮有一定的挛缩，因此选取的真皮要比修补的尿道要宽些，尿道留置 F18 或 F20 的 Foley 硅胶尿管，如图 2-16 所示。

7.稀释聚维酮碘及生理盐水反复冲洗创面，将肉膜覆盖创面（十分重要，保证修补段有足够的血运），4-0 或 3-0 可吸收线间断缝合皮肤，尿道外口缝合宽些，喇叭口状，如图 2-17、图 2-18 所示。

8.加压包扎，松紧适度，如图 2-19 所示。

9.手术后 3 个月尿道造影，如图 2-20 所示。

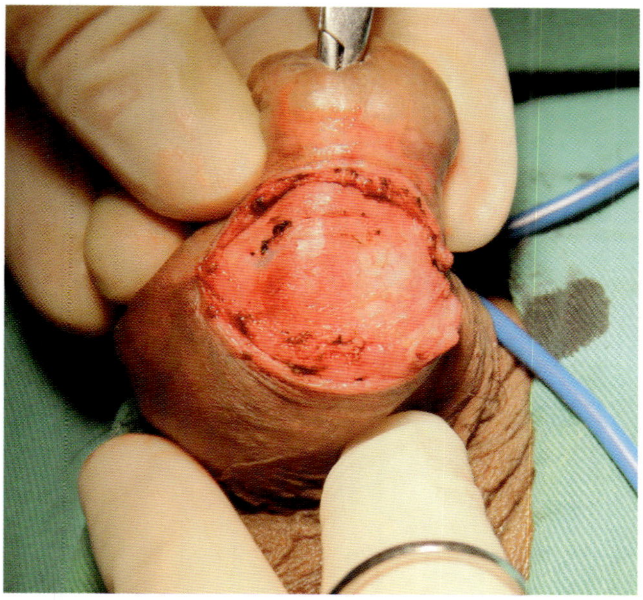

图 2-12 半环形切口，锐性分离至肉膜

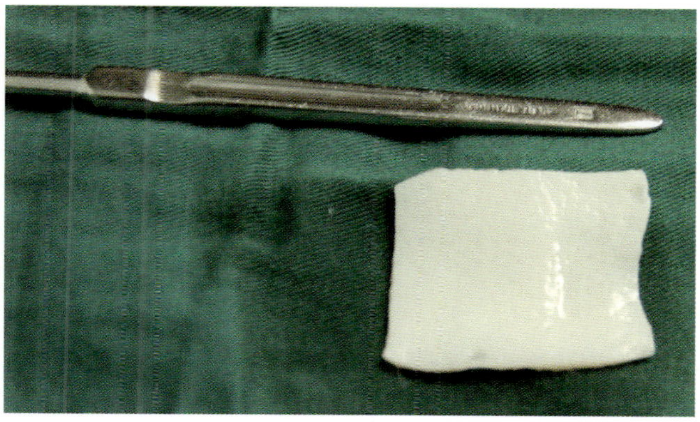

图 2-14 取合适大小真皮基质

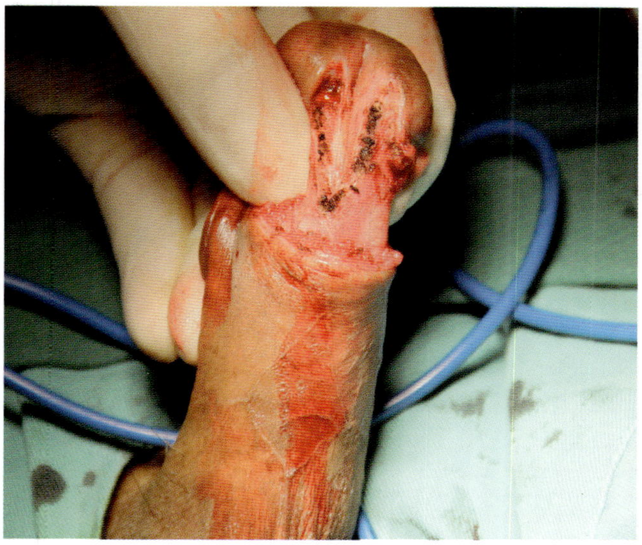

图 2-13 劈开见正常尿道

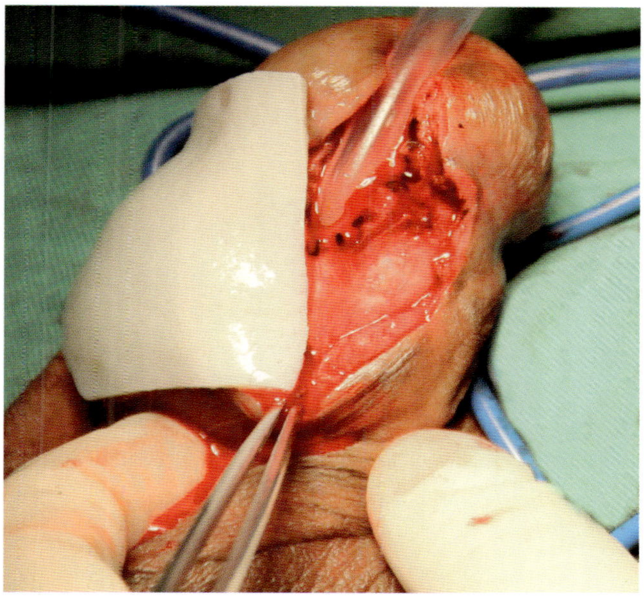

图 2-15 端 - 端吻合

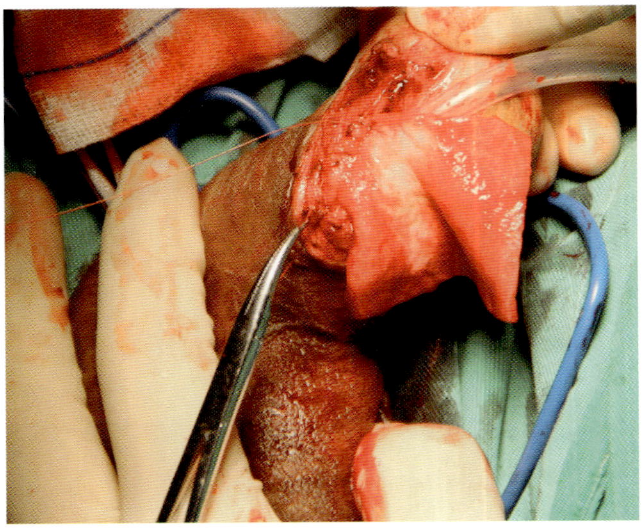

图 2-16　两侧连续吻合，间断加固

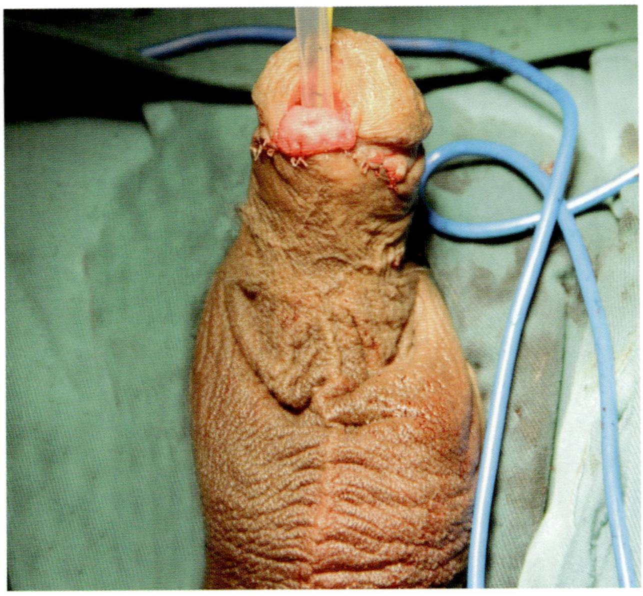

图 2-18　间断缝合皮肤

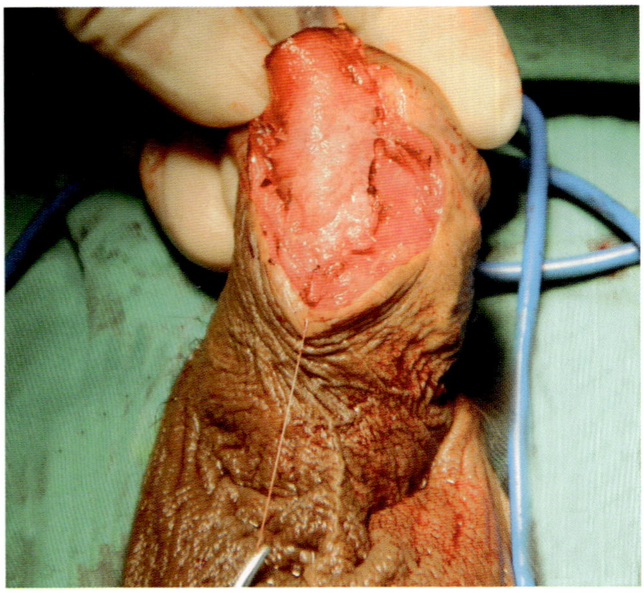

图 2-17　将肉膜覆盖创面

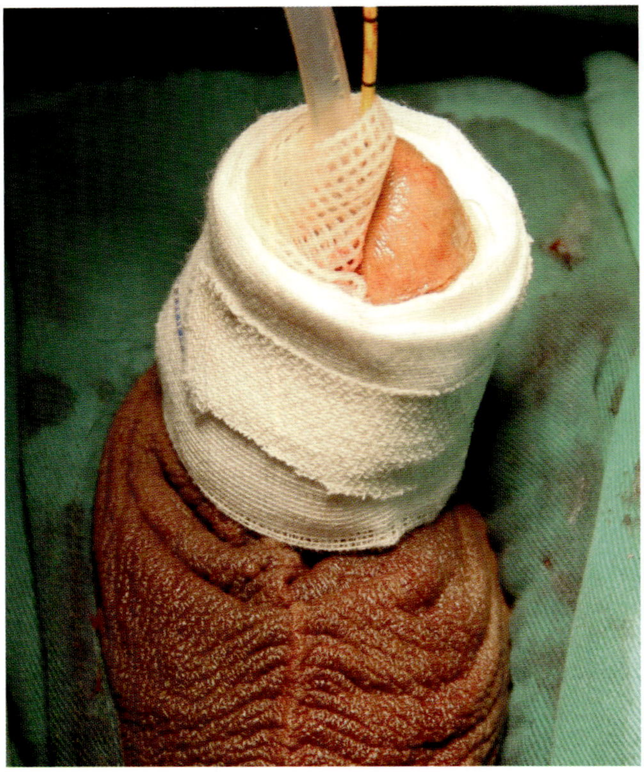

图 2-19　加压包扎

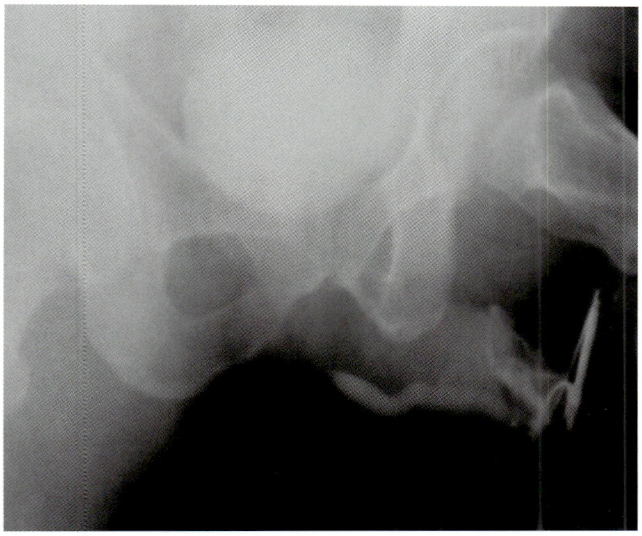

图 2-20 术后 3 个月尿道造影

（二）后尿道狭窄

以一个骨盆骨折尿道闭锁病例为例。患者 51 岁，1 年前骨盆骨折，尿道断裂，急诊行膀胱造瘘术。下面采用截石位手术为例介绍手术的步骤。该患者术前的尿道狭窄，如图 2-21 所示。

1. 截石位，会阴部倒 Y 形切口，如图 2-22 所示。

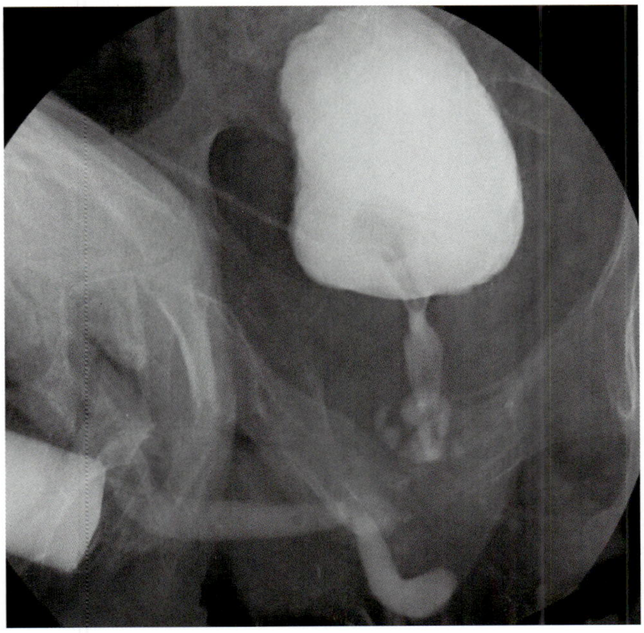

图 2-21 尿道造影显示膀胱上移，后尿道闭锁，缺损段较长

2. 切开球海绵体肌，找到尿道切除狭窄段，如图 2-23 所示。

3. 选取合适长度的真皮去细胞基质，5-0 或 4-0 可吸收线连续缝合，间断加固，缝合成管状。如图 2-24 所示。

4. 管状的去细胞真皮基质与远端尿道 3-0 或 4-0 可吸收线间断缝合。如图 2-25 所示

5. 近端的去细胞真皮基质用丝线牵引出膀胱造瘘口（尿道套入或拖入术）如图 2-26 所示。

6. 真皮去细胞基质替代缺损的尿道，如图 2-27 所示。

7. 图 2-28 显示缺损的尿道由真皮去细胞基质代

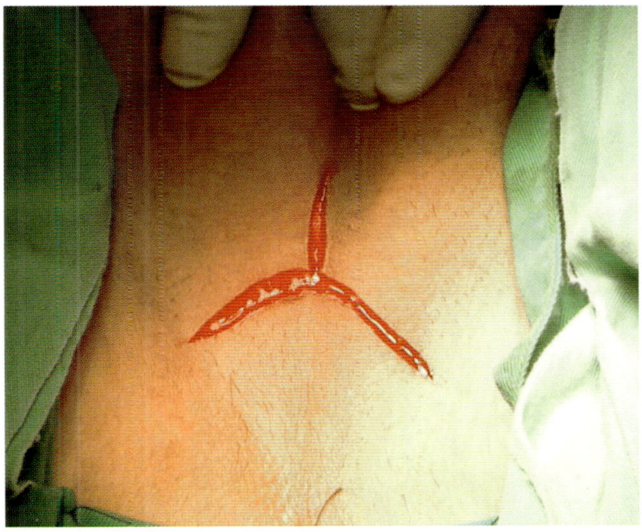

图 2-22 截石位，会阴部倒 Y 形切口，切开皮肤、皮下

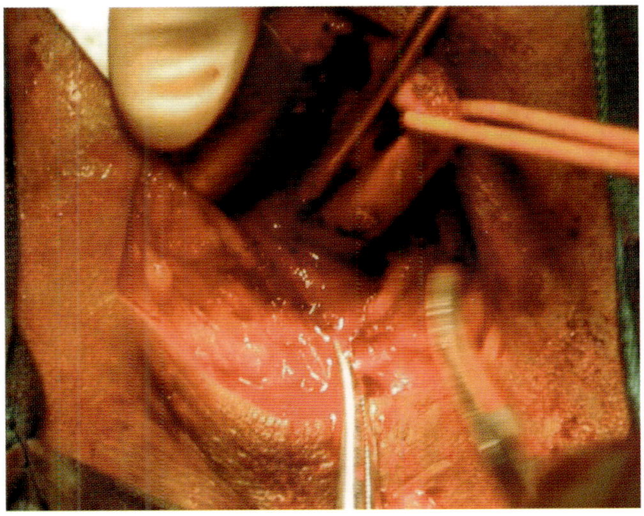

图 2-23 切开球海绵体肌，找到尿道，切除狭窄段

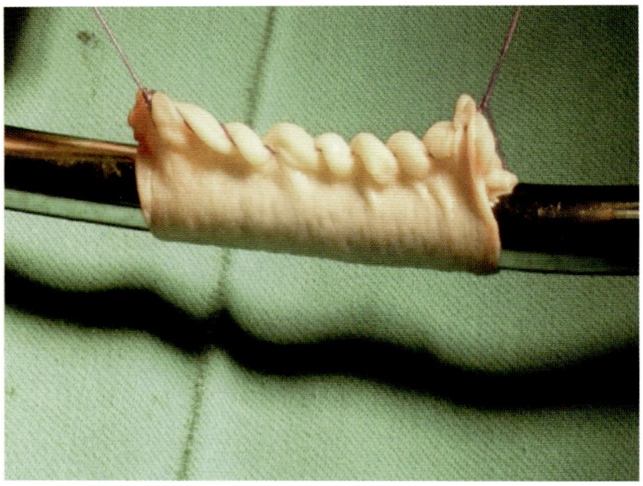

图 2-24 选取合适长度的真皮去细胞基质，缝合成管状

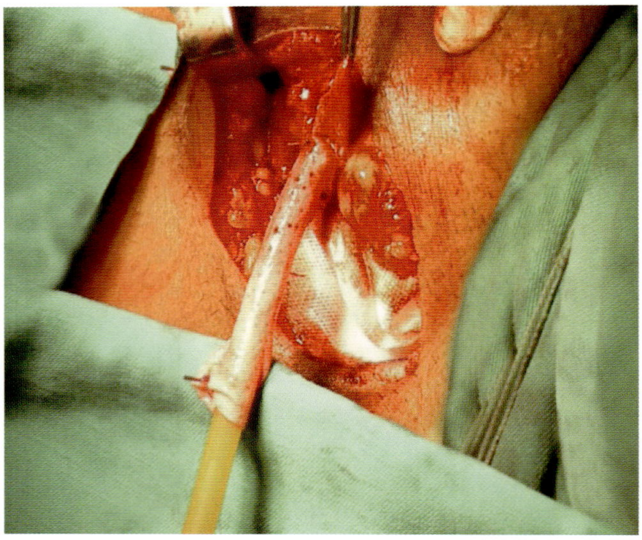

图 2-25 管状的去细胞真皮基质与远端尿道 3-0 或 4-0 可吸收线间断缝合

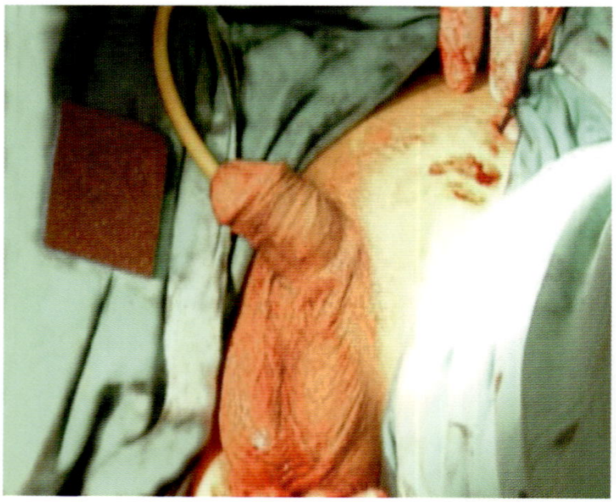

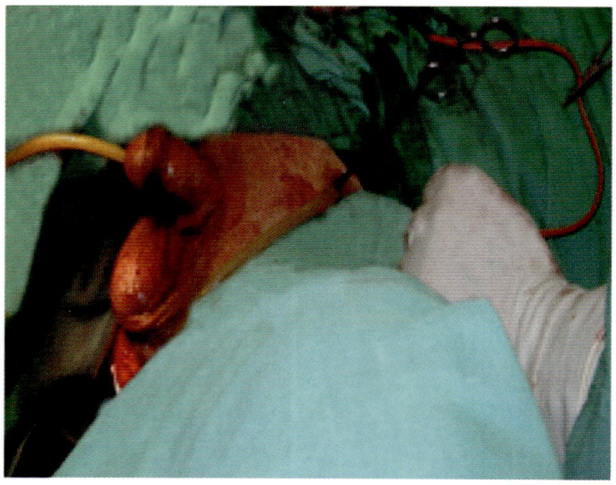

图 2-26 近端的去细胞真皮基质用丝线牵引出膀胱造瘘口

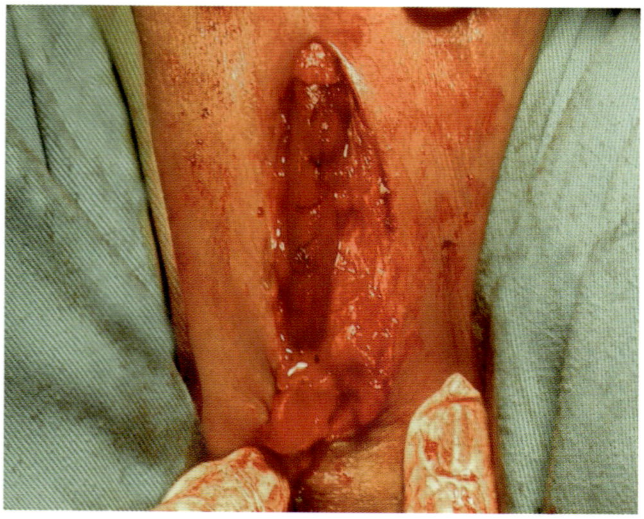

2-27 缺损的尿道由真皮去细胞基质代替

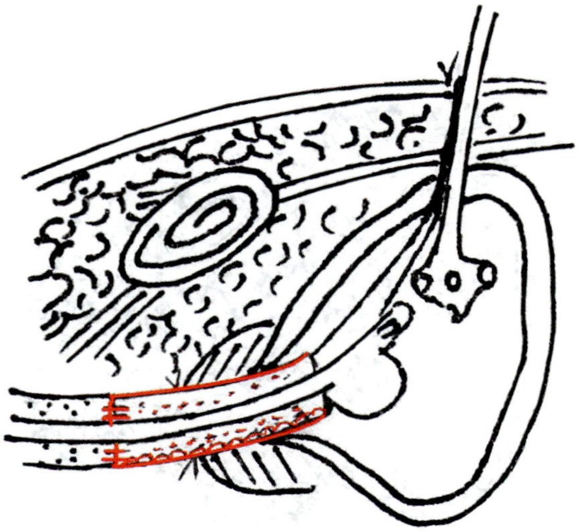

图 2-28 缺损的尿道由真皮去细胞基质代替（红色）

替，红色示意替代的尿道。

六、注意事项

1. 对于不同情况的尿道狭窄患者可采用不同的手术方式，没有最好的治疗尿道狭窄的手术方式。手术方法的选择由病情和治疗医生掌握的治疗技能决定。

2. 对于尿道狭窄尽量应用患者自体的组织修补，应用组织工程材料的原则是应用自体组织难以完成尿道修补。

3. 手术前对手术的难度要充分估计，做好预案。并与患者与家属充分沟通，手术只是完成治疗的一部分，尿道狭窄最主要的并发症是尿道狭窄，后期有可能需要扩张尿道等治疗，是个系统工程。

4. 注意预防感染，最好手术前进行尿细菌培养，根据药敏应用相应的抗生素。手术中需要应用稀释聚维酮碘和生理盐水反复冲洗，减少感染及并发症的发生率。

（林 健）

第三章

良性前列腺增生症的腔内治疗

第一节　概　　述

良性前列腺增生（benign prostatic hyperplasia，BPH）是一种临床进展性疾病，部分患者最终需要手术或微创治疗。具有中-重度下尿路症状且明显影响生活质量的患者可选择手术治疗，尤其是在药物治疗效果不佳或患者无法耐受药物治疗时，微创手术治疗常是唯一的选择。

开放的前列腺摘除术是最古老的良性前列腺增生外科治疗手段，虽然仍具有一定的适合人群，但已逐渐被经尿道前列腺电切术（transurethral resection of prostate，TURP）这种腔内手术所替代，并且由于TURP疗效稳定、并发症较低、容易掌握，有大量的循证医学证据支持，现已成为目前BPH手术治疗的金标准手段。

近二十年来是科学技术发展的井喷期，各种良性前列腺增生的腔内微创治疗手段不断被推出并完善，如将传统TURP的单极改为双极的等离子前列腺电切术在保持传统TURP优点的同时可采用生理盐水灌注，使电切流程更简化，并降低TUR综合征的发生，在此基础上国内有学者进一步开展等离子前列腺剜除术并取得良好效果。激光的民用开发在前列腺微创治疗中得到最好的体现，根据不同激光的原理衍生出多种代表性的手术：经尿道绿激光前列腺汽化术、经尿道红激光前列腺汽化术、经尿道钬激光前列腺剜除术、经尿道2μm激光前列腺汽化/切除/剜除术等，这更丰富了BPH的微创治疗手段，而且国内很多学者在BPH激光手术领域中做了不少开拓性工作。

但总体而言，TURP目前仍是最重要的良性前列腺增生腔内治疗手段。各种治疗方式的选择应综合考虑医生的个人经验、患者的意愿、前列腺的大小以及患者的伴发疾病和全身情况。以最熟练的方式、最小的风险获取相对最大的疗效在BPH的外科治疗中尤为重要。

（吴士良）

第二节　经尿道前列腺电切术

治疗良性前列腺增生（BPH）的手术方法很多，除开放手术外，经尿道前列腺切除术（transurethral resection of prostate，TURP）是腔道泌尿外科学中最常用的技术，已有80余年历史。尽管有一定的手术死亡率（0.1%～0.3%）和手术并发症（5%～18%），但与近年发展的其他新技术比较，如球囊扩张、记忆合金网状支撑物、高温治疗及激光治疗等，TURP仍有较多的长处，是一种较安全、有效、对患者打击小、痛苦少的治疗前列腺增生的手术方法。随着TURP技术的不断应用与设备的不断更新，20世纪70年代西方发达国家TURP占BPH手术80%左右，至20世纪90年代在大多数专门机构TURP已达到BPH手术的95%以上。我国由于器械设备条件的限制，直到20世纪70年代末才开始引进 TURP 技术，随着器械设备完善，该技术已普遍开展起来，并取得了满意效果。

一、器械与设备

(一)手术台

任何一种附有架腿装置的手术台或泌尿系统检查台均可，能使患者处于截石体位。若直接观察窥镜行手术操作，要求手术台除能高低升降外，还可以使臀部向上或向下倾斜，如为电动油压式则更方便，便于术者电切时体位改变的需要。若配置内镜监视摄像系统，术中手术台高低不需升降。此外，应配备一个可收集前列腺组织标本的带有纱箅的接水槽(图 3-1)。

(二)内镜监视摄像系统

近年来由于设备的不断改善，TURP 手术已逐渐使用摄像监视系统和录像系统技术。在监视摄像系统下进行 TURP 有以下两大优点：一是术者采取坐位或站立位，在腔镜摄像系统观察监视屏幕下进行手术操作，不需长久弯腰工作，大大减轻了术者的劳累程度；二是便于教学，学习人员可从监视屏幕上观察学习术者操作的全过程，为教学提供了便利。该系统包括：14～21 英寸彩色监视器、摄像机控制器、可安装在电切镜接目镜上的摄像头及可作 360° 旋转的接头等(图 3-2)

(三)电切镜

电切镜是经尿道电切手术的主要器械，不同厂家生产的电切镜在结构上大同小异，主要都由带有冷光光导纤维的窥镜、切除镜鞘、闭孔器、电切环以及可安装电切环的操作把手构成。

1. 窥镜　经尿道电切手术一般多用 12°～30° 的前斜窥镜，0° 及 5° 窥镜更适合尿道内检查与手术，70° 与 120° 窥镜主要用于膀胱内检查(图 3-3)。

2. 切除镜鞘　型号有 F22～28，国内以 F24 最常用。切除镜鞘太粗，不适合中国人尿道口径，除经尿道置入膀胱困难外，主要长时间压迫可造成尿道损伤甚至狭窄形成。切除镜鞘细，电切环较小，每次切除组织块小，切除中度以上增生腺体时显得力不从心。切除镜鞘一般用圆筒形金属管制成，前端带有绝缘部分，现在多为陶瓷制成，耐高温，不会烧损(图 3-4)。切除镜鞘有冲洗液入口与出口以及连接操作把手的接槽，取出带有窥镜的操作把手，膀胱内的冲洗液可经镜鞘排出。还有一种连续冲洗式切除镜鞘(1972 年由 Iglesias 等发明)，设有冲洗液的内流道与外流道，整个手术操作过程中，冲洗液可不停地经内流道流入膀胱，然后经外流道排出(图 3-5)。由于手术中血块及组织碎块堵塞部分外

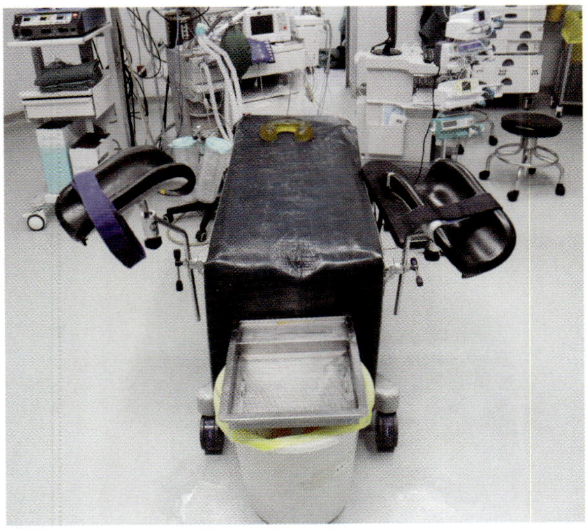

图 3-1　手术台

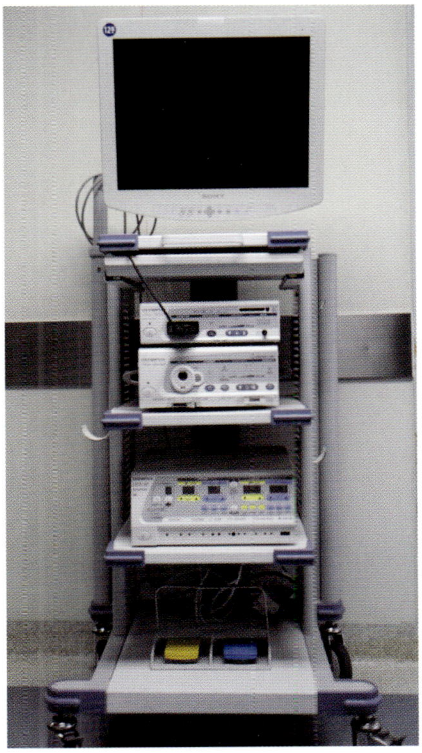

图 3-2　内镜监视系统

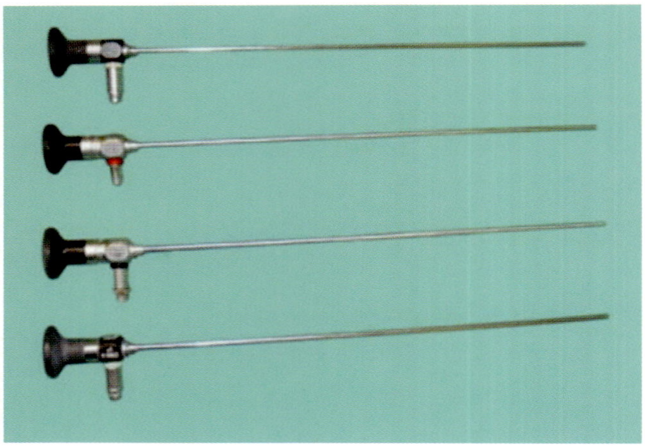

图 3-3　窥镜

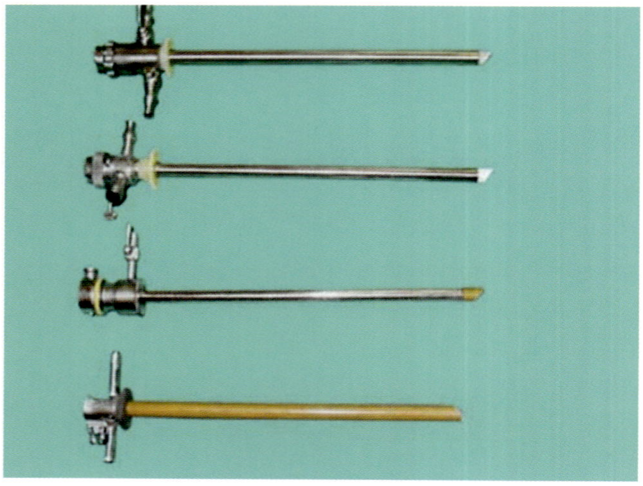

图 3-4　切除镜鞘

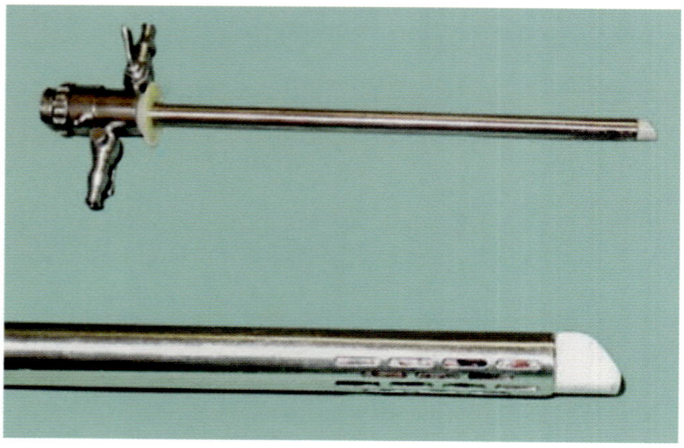

图 3-5　连续冲洗式切除镜鞘

流孔道，实际上进水速度常比出水速度快，易使膀胱处于高压状态，因此，术中必须注意冲洗液流入、流出平衡。

3. 闭孔器　插入切除镜鞘内，可使镜鞘远端变得平滑，便于将镜鞘放入膀胱内。有直型、远端可动弯曲型及可用于观察用的安全型三种（图 3-6）。

4. 电切环　用直径0.25～0.35mm的细钨丝制成，形如半环状，用于切割组织与电凝止血。切割前列腺组织一般选用稍粗的较好，使用中电切环中间部分在高频电流中会逐渐氧化磨损变细断裂。切割膀胱肿瘤用较细的为佳，切割肿瘤组织较锐利。根据不同的需要，还可选用不同形状的电极，如刀形电极可用于膀胱颈环状纤维切开；球形电极可用于较大面积出血的凝固。汽化电极是近几年的新产品，多为带槽滚轮式，可将组织汽化，去除增生组织。汽化切割电极，既能切割组织，在切割过程中又有汽化凝固效应，对小的出血能有凝血作用（图 3-7）。

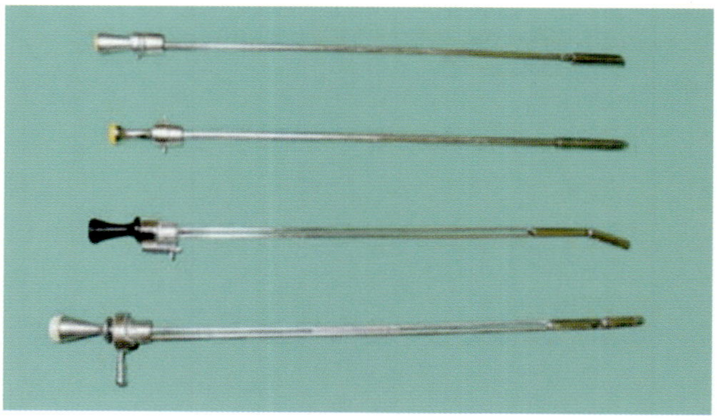

图 3-6　闭孔器

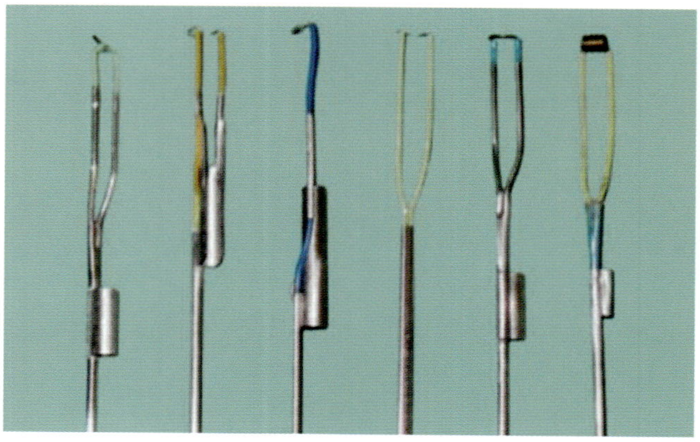

图 3-7　电切环

5. 操作把手　常用的一般有以下三种方式：

（1）被动式（Nesbit 式）：在非工作状态时，靠弹簧力量将电切环缩回在镜鞘内。切割时要用手挤压弹簧，使电切环伸出镜鞘外，然后松开弹簧，切割环自行缩回即可切割组织。

（2）主动式（Baumrucker 式）：在非工作状态时，靠弹簧力量保持电切环伸出镜鞘外。切割时用手挤压弹簧使电切环缩回镜鞘内进行切割。上述两种操作把手目前最为常用。对技术熟练者，此两种操作把手均可选用。对初学者选用被动式电切镜较为安全，因主动式电切镜电切环位于镜鞘外，放入时易造成尿道或膀胱意外损伤。

（3）齿条和齿轮式：依靠操作把手上齿条与齿轮来回移动，调节电切环伸出与回缩，完成切割操作。国内很少用（图 3-8）。

（四）高频电流发生器

高频电流发生器主要产生两种不同波形的高频电流，分别用于切割组织及电凝出血使用（图 3-9）。术前或术中应将切割和电凝电流功率调整合适，一般切割电流功率 120 ~ 150W 即可，电切环切割组织锐利或微有阻力感，切面光滑平坦；若输出电流功率太小会使切割困难，组织易黏附在电切环上；若输出电流功率过大，电切环在切割途径中产生火花较大，致过多组织破坏并使电切环氧化过快损坏断裂。电凝电流功率调整至容易凝固住出血点即可，一般电凝电流功率 50 ~ 70W，太小不易止住出血点，太大组织烧损较重，术后 1 ~ 4 周内结痂脱落易继发出血。开启混合电流开关，还可产生所谓的混合电流，因其功率比单独使用电切或电凝电流要小，故一般只在切割表浅的膀胱肿瘤时使用。电切前列腺组织一般不用这种电流。

高频电流发生器的附属装置包括：可选择电切或电凝的脚踏开关（图 3-10），连接电切镜的电缆线及与患者身体相接触的负极（板）（图 3-11）。

在每次开启高频电流发生器之前，应仔细检查有无接线错误或接触不良，与患者身体相接触的负

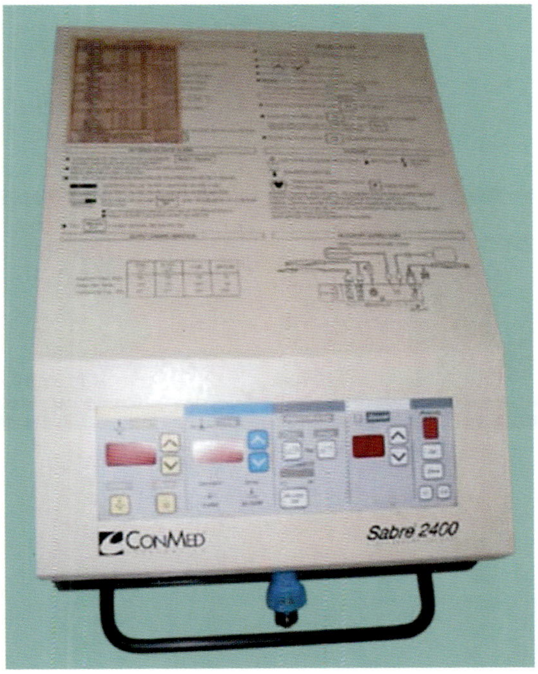

图 3-9　高频电流发生器

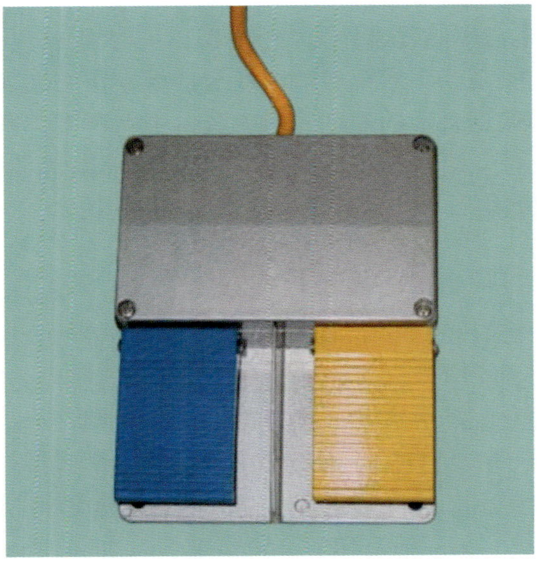

图 3-10　脚踏开关

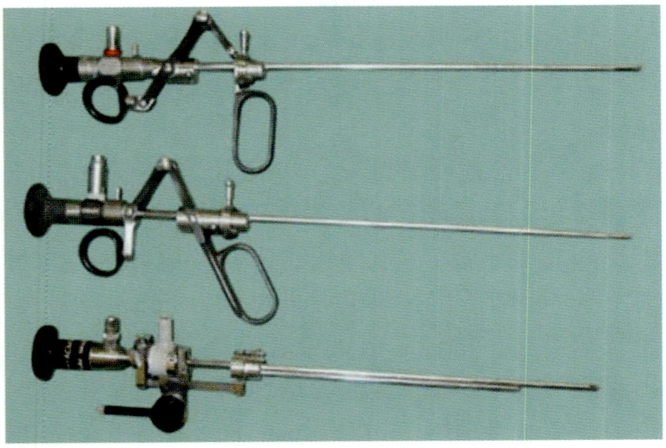

图 3-8　操作把手

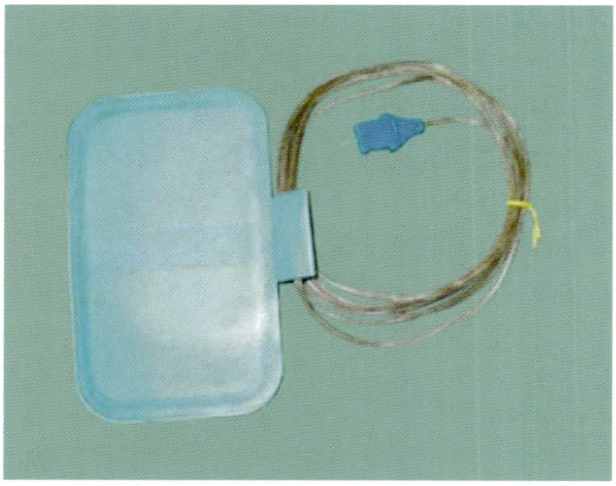

图 3-11　负极板

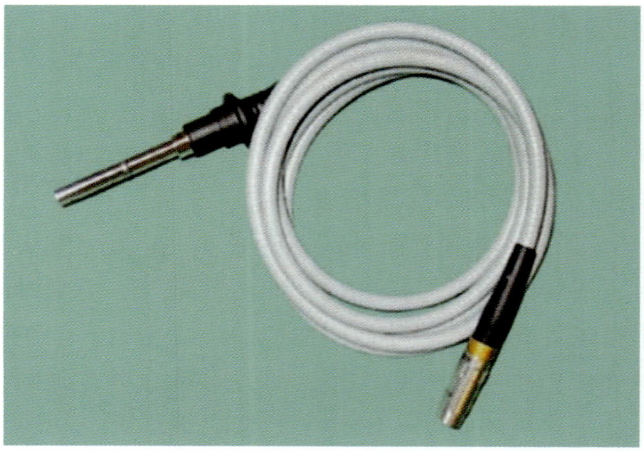

图 3-13　纤维导光束

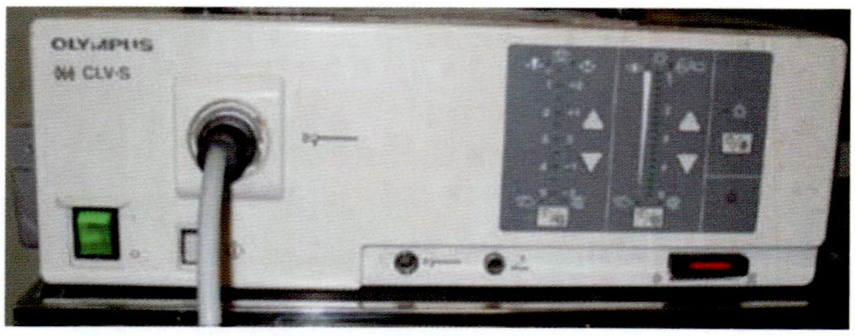

图 3-12　冷光源

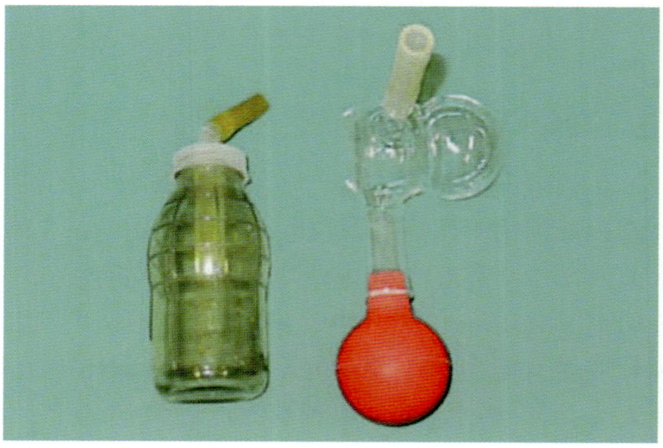

图 3-14　排空器

极（板）是否连接全面、牢靠等，以免术中灼伤患者与术者。

（五）冷光源

各厂家多生产与自己电切镜相配套的冷光源（图 3-12）与纤维导光束（图 3-13）。光源亮度强弱直接关系到手术视野清晰度与器械操作的准确性，必须调到合适的亮度。术中若使用监视摄像系统，应选择专用的高性能的氙灯光源。卤素灯光源亮度相对较弱，如无氙灯光源时，也可以使用。

（六）排空器

切割下来的前列腺组织碎块被冲洗液冲入膀胱，待切割完毕后，用排空器反复将冲入膀胱内的组织碎块及血凝块排净，避免术后堵塞导尿管引流。排空器一般有两种：一种为玻璃球（Ellik）式排空器，每次使用时必须将玻璃球与其相接的胶皮球注满生理盐水。另一种为 100～150ml 玻璃筒抽吸（Toomy）式排空器。近几年市场出现一种瓶式可塑挤压的排空器，瓶内有防吸出组织块反流的多侧孔管状装置，经临床应用效果甚佳（图 3-14）。

（七）膀胱造瘘套管穿刺针

TURP 手术冲洗液注入有高压冲洗与低压冲洗两种方式。低压冲洗如无 Iglesias 连续冲洗式切除镜时，术中常需作耻骨上膀胱穿刺造瘘持续引流。Reuter 膀胱造瘘套管穿刺针一般用不锈钢制成，由穿刺针套管、穿刺针芯及内引流管构成（图 3-15）。术毕如需要放置 Foley 导尿管，在穿刺针套管外可加上半环套管，经半环套管即可插入 Foley 导尿管。膀胱造瘘时，将针芯放入带有半环套管的套管内，当穿刺成功后，拔出针芯，经套管插入内引流管。内引流管前端超出套管约 2cm 上，有许多直径近 1mm 的引流冲洗液的小孔。术中这些小孔若被血凝

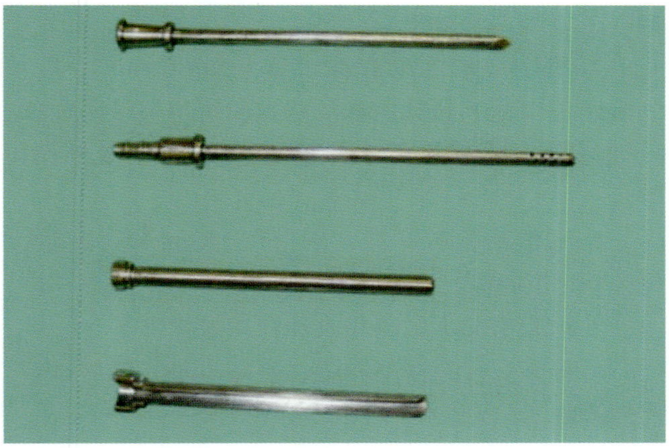

图 3-15 膀胱造瘘套管穿刺针

块与组织小碎块堵塞会导致引流不畅，需及时拔出加以清除，再经套管插入膀胱腔内持续引流冲洗液。

（八）Foley 导尿管

Foley 导尿管有两腔与三腔两种（图 3-16），作为经尿道前列腺切除术后压迫止血及冲洗引流用。选用导尿管粗细 F20～22、球囊容量 30～80ml 为宜。如果术中高压冲洗，术后可放置三腔 Foley 导尿管冲洗与引流。若术中作耻骨上膀胱穿刺造瘘低压冲洗，术后经尿道放置两腔 Foley 导尿管，另经膀胱穿刺针半环套管向膀胱放置合适口径的两腔 Foley 导尿管作为冲洗或引流。

二、冲洗液

TURP 手术，常需用大量冲洗液。冲洗液的速

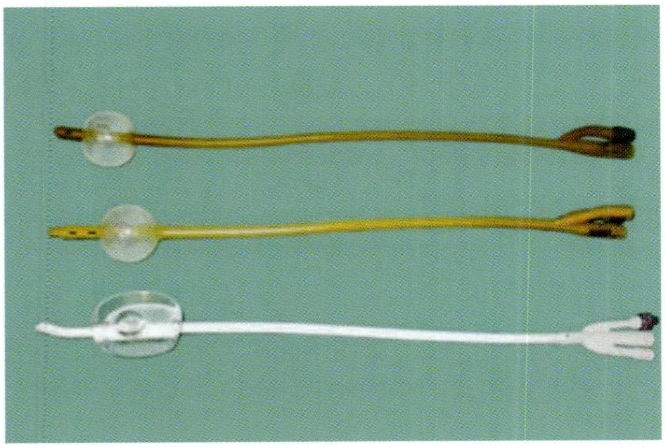

图 3-16 Foley 导尿管

度必须保持在每分钟 600 ml 以上，才能使手术野清晰，有利于切割与止血。根据增生腺体大小及手术时间长短，每例手术需用 20～50L 冲洗液不等。冲洗液的种类有甘露醇、山梨醇、葡萄糖、无菌蒸馏水、甘氨酸等溶液。

（一）无菌蒸馏水

蒸馏水是低渗，一般适用于需要冲洗液较少的经尿道膀胱肿瘤切除手术。低渗的蒸馏水可使脱落的肿瘤细胞水肿、胀裂、溶解坏死。TURP 手术一般不宜使用，因被身体大量吸收后，蒸馏水可引起血渗透压降低，水进入红细胞后导致细胞肿胀破裂，引起血管内溶血；严重者出现血红蛋白尿，造成对肾脏的显著损害，甚至有引起急性肾衰竭的危险。

（二）葡萄糖溶液

常用 5% 的浓度。其主要优点是，不会出现蒸馏水那样的溶血现象，不导电，价格相对便宜。缺点是，透明度较差，手术野不如用蒸馏水、甘露醇溶液那样清楚；葡萄糖溶液有一定黏性，使用时手套、器械有发黏感，影响电切镜操作的灵活性；此外，葡萄糖溶液被机体吸收后可影响血糖的变化。临床发现，凡使用葡萄糖溶液作为冲洗液的患者，术后均有血糖水平升高。由于 TURP 患者一般都是老年患者，使用后易诱发糖代谢紊乱；对糖尿病患者不宜使用，术后易引起血糖升高。

（三）甘露醇溶液

其等渗浓度为 5%。口服不吸收，79%～89% 经肾小球滤过而排泄。研究证实，3% 浓度以下的甘露醇溶液可引起溶血，故临床上多采用 3%～5% 浓度的溶液作为冲洗液。目前市场上已出现每袋 3000ml 软包装 5% 甘露醇冲洗液，虽然价格稍贵，但使用起来颇感方便顺手，不易污染，大大减轻了护士的劳动强度。甘露醇溶液有以下优点：手术野清晰度好，不会产生溶血现象，无葡萄糖溶液那样的黏性，对糖尿病患者也可以使用，大量配置比较方便。此外，甘露醇溶液尚具有一定利尿作用，能促进自身排泄，但由于其半衰期长（平均约 2 小时），对体液平衡和心肺功能恢复不利。主要经肾脏排泄，故当患者并发肾病、有肾功能不全时不宜使用。可选用其他类型的冲洗液。

（四）山梨醇溶液

等渗浓度为5%，TURP术中常用3%～5%的浓度。其优点与甘露醇溶液相似，也具有利尿作用，能促进自身排泄。山梨醇主要经肝代谢，故慢性肝病患者肝功能不全时，可能使其半衰期延长，使用时应予以注意。

（五）甘氨酸溶液

TURP术中常用1.5%的浓度。甘氨酸是一种非必需氨基酸，易通过血脑屏障。其主要优点是低导电性。缺点是大量甘氨酸被吸收后，通过肝、肾组织脱氨作用引起高氨血症，导致脑合成异常神经介质，阻碍去甲肾上腺素和多巴胺的合成，导致患者定向力消失、视力障碍，出现氨中毒、昏迷等中枢神经功能紊乱，即所谓"TURP性脑病"。此外，甘氨酸大量被吸收后，可引起高草酸尿，有引起患者发生尿路结石之虑。国内甘氨酸价格较贵。肝病患者应避免使用甘氨酸作为冲洗液。

（六）Cytal溶液

这是一种山梨醇与甘露醇的复合液，具有利尿作用，无溶血现象发生，能软化血凝块，使血块不易黏附在电切环上等优点。其配方见表3-1。

表3-1 Cytal溶液配方

成分	用量
山梨醇	27.00g
甘露醇	5.40g
对羧基苯甲酸甲酯	0.005g
对羧基苯甲酸丙酯	0.001g
对羧基苯甲酸丁酯	0.001g
蒸馏水	加至1000ml

（七）生理盐水

因含电解质有导电性，仅能作为等离子体与激光切割或汽化时的冲洗液，不适合电切时用。

三、适应证与禁忌证

（一）适应证

经尿道前列腺切除术的适应证和开放性手术相同。

1. 有明显的前列腺症候群（prostatism），即前列腺增生引起的膀胱刺激症状及膀胱出口梗阻症状，例如尿频、排尿困难、膀胱残余尿量增多及尿潴留等。

2. 尿流率检查异常，尿量在150ml以上，最大尿流率<10ml/s。

3. 梗阻引起上尿路积水和肾功能损害。

4. 梗阻致反复尿路感染、血尿、继发膀胱结石、腹股沟疝等。

5. 高压冲洗方式下行电切术，宜在60～90分钟内完成切除的中等度（<60g）腺瘤。

（二）禁忌证

TURP属择期手术，禁忌证多数是相对的，经过充分准备后，在合适的条件下同样可以做TURP手术。一般有下列情况不宜做TURP手术。

1. 全身性疾病　①心脑血管疾患：严重的高血压、急性心肌梗死、未能控制的心力衰竭、严重的心律失常、近期因脑血管意外发生偏瘫者。②呼吸系统疾患：严重的支气管哮喘、肺气肿合并肺部感染、肺功能显著减退者。③严重的肝、肾功能异常。④全身出血性疾病。⑤严重的糖尿病。⑥精神障碍，不能配合治疗者。⑦装有心脏起搏器的患者如果作TURP手术，术前最好与心内科医生配合，了解起搏器的类型，术中应运用心电监护，并应有体外起搏器准备，以免出现意外。

2. 局部病变　①急性泌尿生殖系感染。②严重尿道狭窄，经尿道扩张后电切镜鞘不能通过狭窄。③腺瘤较大，估计切除组织超过60g者，对初学者来说不太适宜。④合并巨大膀胱憩室或继发多数较大膀胱结石需开放手术一并处理者。⑤合并体积较大，多发或呈浸润性生长的膀胱癌，不宜与TURP同时进行处理，应先治疗膀胱肿瘤。⑥髋关节强直，不能采取截石位或巨大不可复性疝，影响手术操作者。

四、术前准备

TURP患者术前准备，与经腹开放性前列腺切除术基本相同。前列腺增生的患者多半是上了年纪的老年人，据我们临床统计，约1/3患者的年龄在70岁以上，其中相当一部分患者术前往往伴有不同程度的高血压、心脑血管疾患、肺部阻塞性疾病、糖尿病及慢性肾功能不全等。术前如不充分了解病情，不进行充分准备，术中术后很容易出现并发症，手术风险较大，甚至发生意外。为充分估计患者对麻醉与手术的耐受性、可能出现的并发症及术后能否顺利康复等，术前必须对患者一般活动能力有所了解，对患者的心脑血管、呼吸、内分泌及神经系统情况进行全面而仔细的检查。

（一）常规检查

包括尿路系统B型超声波、放射性核素肾图、尿流率、心电图、胸片；实验室各项检查，如血、尿常规、尿培养、出凝血时间、凝血酶原时间、肝肾功能、电解质、血糖以及前列腺特异性抗原（prostate specific antigen，PSA）等。术前还应对患者前列腺症状评分（I-PSS）作出评估。

B超通常经腹壁检查，如前列腺质地不均或有硬结，最好经直肠进行超声，了解前列腺增生大小、形态、质地、包膜情况及有无突入到膀胱内；有无并发膀胱结石、憩室、肿瘤等；同时测量残余尿量；还应了解前列腺增生梗阻，是否引起上尿路改变如肾积水等。

肾图可以了解肾功能及上尿路引流情况，还能提示解除前列腺增生梗阻后肾功能恢复状态。

尿流率测定可以了解前列腺增生致排尿困难程度，如膀胱尿量在150ml左右，最大尿流率（Qmax）在10ml/s以下，则提示膀胱出口有梗阻存在。尿流率也是TURP术后疗效好坏的客观检查指标。

心电图如发现异常（冠状动脉供血不足、频发室性期前收缩、房室传导阻滞等），术前应请有经验的内科医师会诊，协助治疗并确定患者耐受手术的可能性。急性心肌梗死及脑血管意外的患者，一般至少宜延期到发病6个月后，待病情稳定后再进行手术。

肺部阻塞性疾病患者，如老年性慢性支气管炎、哮喘和肺气肿等，应拍摄胸片并做肺功能测定，术前做血气分析，全面了解呼吸功能。如果肺通气功能明显减退，肺部感染未得到彻底控制或哮喘发作期间，应暂缓手术。

对肝功能明显异常的患者，术前应行保肝治疗，必要时请肝病专家会诊，力求待肝功能恢复正常后再行手术。

糖尿病患者，术前如空腹血糖显著高于正常，应控制饮食并应用降糖药物，使患者围术期空腹血糖水平降至8mmol/L以下较为理想。

（二）特殊检查

前列腺增生继发膀胱结石、憩室、肿瘤或血尿，为了查明病情及血尿原因，应作尿脱落细胞学检查、腹部平片（KUB）、静脉尿路造影（IVU）及膀胱镜等检查。

直肠指诊、B超发现前列腺有硬结或前列腺特异性抗原（PSA）水平升高者，术前应常规作经直肠前列腺硬结针吸细胞学检查，或在B超引导下经直肠前列腺穿刺活检，以排除前列腺癌。

某些患者直肠指诊或B超检查前列腺增生不明显，但尿频、排尿困难症状却很严重，且残余尿量较多；为了排除神经源性膀胱功能障碍，除询问病史及详细神经系统检查外，还应作尿动力学检查及膀胱镜检查，明确膀胱逼尿肌功能情况及膀胱出口有无梗阻存在。

（三）尿液引流

前列腺增生长期梗阻膀胱出口，可使膀胱顺应性明显下降或膀胱逼尿肌失代偿、膀胱高度扩张，最终引起肾积水及肾功能损害。严重者出现食欲下降、恶心、贫血，血尿素氮及肌酐明显升高。有慢性尿潴留、肾积水及肾功能不全的患者，术前应及时经尿道留置导尿管或行耻骨上膀胱穿刺造瘘引流膀胱尿液，这对肾功能的改善与恢复是非常重要的。待患者肾功能恢复至正常或接近正常，病情平稳，全身状况明显改善后再择期手术较为安全。

（四）术前处理

①有尿路感染者，术前应给予抗生素治疗。②长期经尿道留置导尿管引流尿液，如发生尿道炎或附睾炎，应在术前1周拔除导尿管，改作耻骨上膀胱穿刺造瘘引流尿液，同时抗感染治疗，以减少术后因感染引起高烧等并发症。③术前1天行下腹部耻骨上及会阴部备皮；口服缓泻剂或手术前晚灌肠。④术前配血200～400ml。⑤大致向患者及家属讲明手术过程及术后情况，让患者解除顾虑，配合手术治疗，有利于患者术后康复。

五、麻醉与体位

（一）麻醉

一般多采用腰麻或连续硬膜外麻醉。如果患者无脊髓麻醉禁忌证，最好选用腰麻。腰麻的优点是，麻醉作用快，麻醉剂用量少，效果满意确切，手术区域肌肉松弛良好，有利于切除镜通过尿道外括约肌进入膀胱。此外，膀胱张力小，高压冲洗时有利于冲洗液进入膀胱。临床常用重比重腰麻。连续硬膜外麻醉优点是，对老年高血压患者可通过导管分次小剂量给药，易于对血压调整控制，术后头痛比腰麻发生率低。缺点是手术区域肌松差，作用较慢。如患者腰椎有病变不能行上述两种麻醉，必要时也可采用全麻或骶麻。

（二）体位

患者取截石位（图 3-17），臀部应超过床沿 5cm 左右，以利术者手术操作。臀部安置好用生理盐水浸湿纱布包裹好的金属负极板，或在大腿粘贴牢一次性有导电能力粘合剂的负极片。

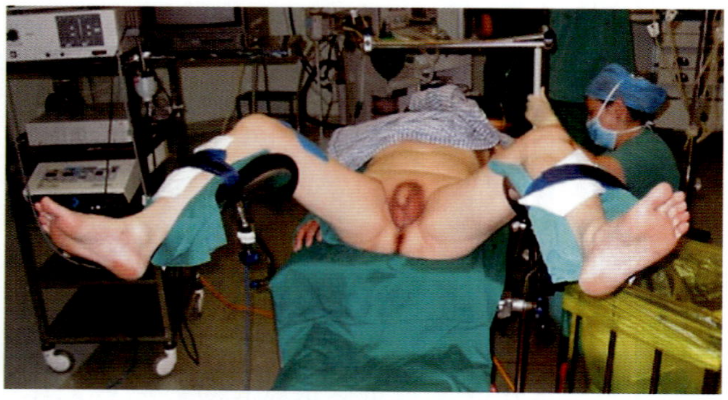

图 3-17　病人取截石位

六、术中补液注意事项

TURP 患者术前一日准备，常服用缓泻剂，手术当日早晨禁食，至手术开始时，患者已有不同程度脱水；上述因素加上麻醉药起作用；电切开始阶段，由于腺体表面血管丰富，较易出血；此时，如果输液速度跟不上，老年人心脏功能代偿能力较差，极易造成患者血压下降。因此，术者在手术开始时，即应叮嘱麻醉医师适当加快输液速度，补足血容量。为防止稀释性低钠血症，宜输入 5% 葡萄糖盐水或平衡液 1000～1500ml，不应单纯输葡萄糖液。术中根据失血量及血压情况调整输液速度，必要时补充适量血浆代用品，如琥珀酰明胶注射液（商品名：佳乐施）等。如果前列腺腺体较大，血运丰富，术中出血较多，手术时间较长，经连续补液后，患者血压仍持续下降，出血量一般可能已超过 400ml，应及时输血。随着术者 TURP 手技不断提高，高频电流发生器止血功能的完善，TURP 术中需要输血者应不到 10%。如系接台手术患者，最好在病房等待过程中开放静脉，将患者脱水的液体量补足。

七、冲洗方法

对前列腺窝和膀胱的良好冲洗，是 TURP 非常重要的一个步骤。冲洗压力过低和冲洗液流量过小，则冲洗效果不佳，切除的组织块不易被冲入膀胱腔内，影响操作；手术视野模糊，不易看清被电切的目标及出血点，易误切不该切除的组织，如膀胱三角区，甚至可能误伤尿道外括约肌，造成永久性尿失禁等严重并发症。冲洗液压力太高，流速过快，易造成机体对冲洗液吸收过多，导致水、电解质紊乱，循环负荷过重，发生危险的 TUR 综合征。冲洗液使用时的温度一般与体温相同或相近即可。冲洗方法有高压冲洗与低压冲洗两种。

（一）高压冲洗

冲洗容器放在高于膀胱 80cm 处。TURP 手术要求冲洗液速度至少每分钟 600ml，才可使手术野保持清晰，利于电凝止血及切下的前列腺组织被冲入膀胱，利于操作。临床研究表明，高压冲洗 90s 后，膀胱容量可达 700ml，膀胱内压力达到 7.85kPa（80cmH$_2$O）（图 3-18）。随着膀胱内压的升高，冲洗液流速减慢，导致手术野不清楚，应及时排空膀胱，每次手术操作时间只有 90～120s。整个手术过程由于需反复排空膀胱，所以手术是断续进行的。高压冲洗时，因膀胱

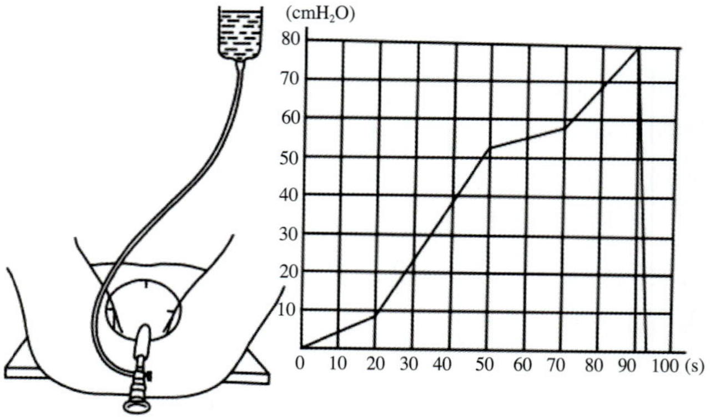

图 3-18　高压冲洗 90s 后膀胱内压力达到 7.85kPa（80cmH$_2$O）

与前列腺窝频繁地过度充盈，膀胱内压总是超过生理静脉压（0.98～1.47kPa，即 10～15cmH$_2$O），冲洗液经前列腺窝手术创面、切开的静脉或静脉窦进入体循环；若手术时间超过 90min，术中又不及时排空膀胱，极易发生 TUR 综合征。

（二）低压冲洗

冲洗容器放在高于膀胱 30～40cm 处。冲洗液通过 Iglesias 连续冲洗式切除镜鞘上的排水道排出，或经耻骨上膀胱穿刺针套管引流排出，持续引流膀胱，不需中断手术操作。低压冲洗时因持续引流，膀胱总处于几乎空虚状态（图 3-19），膀胱内压仅高至 0.83kPa（9cmH$_2$O）左右，故有效地防止了所有高压冲洗时出现的并发症，手术时间即使延长至 120min 或更长也较安全。由于低压不间断地冲洗，手术野清楚，便于切割与止血连续进行，为初学者能较快地掌握 TURP 手术创造了良好条件。需要注意的是，术中要经常检查连续冲洗式切除镜鞘上的排水道或膀胱穿刺内引流管是否通畅，膀胱有无过度充盈，避免排水小孔被血凝块或组织块堵塞导致膀胱过度胀满，造成在高压冲洗下切割，或冲洗液经膀胱穿刺部外溢至膀胱腹膜间隙，被机体大量吸收。遇有上面情况时，应立即拔出镜鞘或内引流管，清除堵塞物使其引流通畅。

八、手术方法

（一）对术者的要求

TURP 手术，要求术者应该做到以下三点：

1. 对前列腺及精阜解剖形态的识别，腺体、被膜与脂肪组织等的识别以及每次切割时电切环所处的位置与方向，都必须十分熟悉。

2. 术中止血技术要求快速、及时、准确。

3. TURP 是眼、手及脚的联合动作，必须配合协调默契，才能得心应手、自如地操作电切刀。

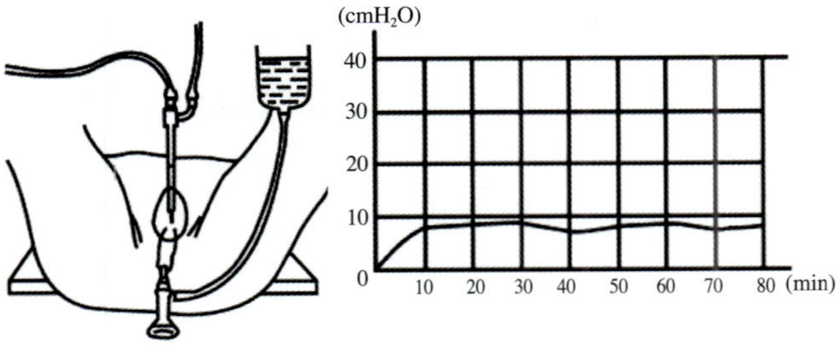

图 3-19 低压冲洗膀胱总处于几乎空虚状态

（二）消毒铺单及清洁尿道

一般用 2.5% 的聚维酮碘消毒脐以下腹部，两侧大腿近侧 1/3，阴茎、阴囊及会阴部；铺无菌单。为减少术后感染发烧，放置电切镜前，可用 0.1%～0.2% 的聚维酮碘 40～60ml 清洁尿道。

（三）检查器械

术前应仔细检查高频电流发生器、光源及监视摄像系统等，性能是否良好，是否安全可靠。手术医师应常规洗手，穿灭菌手术衣，戴手套，并逐一检查器械台上电切器械是否齐备。在操作把手上安装好窥镜和电切环，放入切除镜鞘内，检查电切环伸出与回缩是否自如；回缩时，电切环应能完全回缩到切除镜鞘前端绝缘体内。绝缘部远端使用过久常被电切环高温烧损短缺，导致电切环不能回缩到其内，组织块不易切断，此时应及时修理或更换切除镜鞘。取出操作把手，将闭孔器放入切除镜鞘内。将耻骨上膀胱套管穿刺针、Ellik 排空器及 Foley 导尿管等所有器械整齐地排列在器械台上。

（四）置入电切镜

将带有闭孔器的切除镜鞘蘸上润滑剂，插入尿道后缓缓推进。如尿道外口狭窄，可用剪刀将腹侧剪开少许以求扩大尿道外口。放置至尿道膜部，可能会遇到阻力，如不能通过，将切除镜鞘拔出，用 F20～26 金属尿道扩张器扩张尿道后，再放置镜鞘一般多较容易；或直视下将切除镜鞘置入膀胱。总之，勿使用暴力，以免造成尿道假道、穿孔，甚至穿破直肠。如中叶增生显著或膀胱颈后唇抬高明显，应将接目镜端下压，使接物镜端上抬，或在直视下使电切镜越过增生的中叶或抬高的膀胱颈后唇进入膀胱。

置入电切镜后，连接冲洗液导管、纤维导光束及与高频电流发生器相连的电缆线。如使用监视摄像系统，将摄像头安装在接目镜上，开启光源、监视器及摄像机控制器上的开关，调整摄像头上焦距旋钮，至监视器屏幕上图像清晰为止。

（五）检查膀胱与后尿道

术者操作电切镜，从监视器屏幕上或接目镜有顺序地观察、检查膀胱各壁及后尿道情况（图 3-20）。注意膀胱有无小梁、憩室、输尿管间嵴增

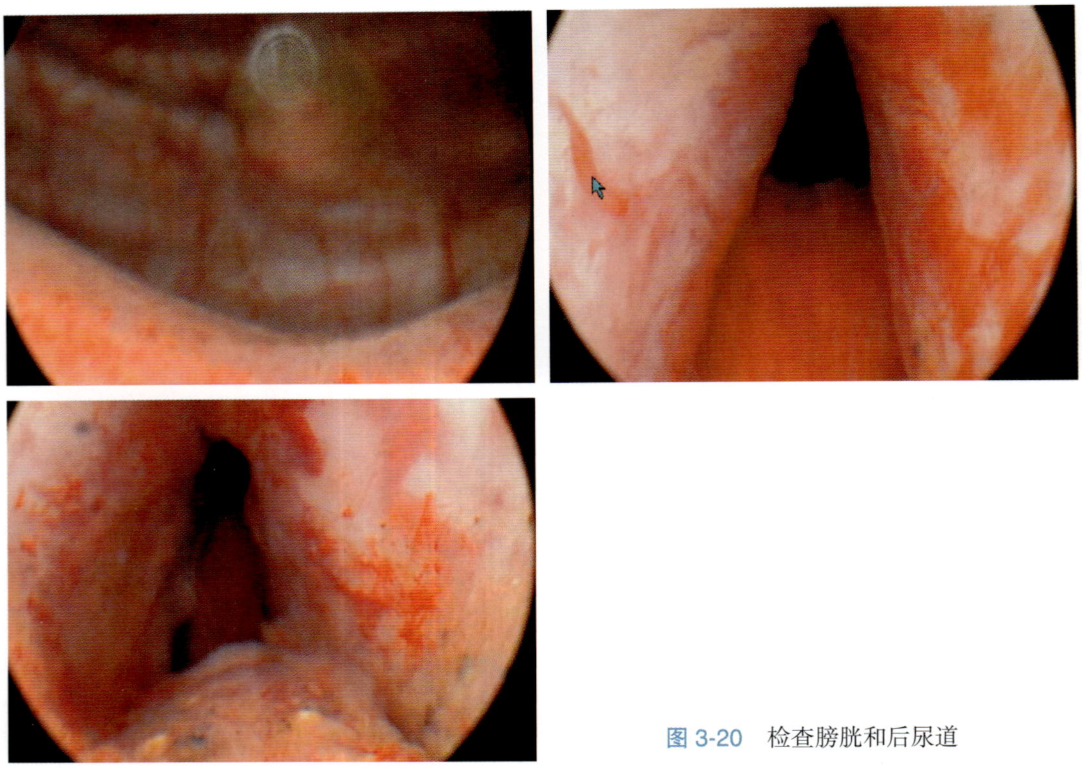

图 3-20　检查膀胱和后尿道

生、炎症、结石、肿瘤或其他病变。观察膀胱出口形态，后唇有无抬高，前列腺有无突入膀胱，并注意三角区、双侧输尿管口的位置与增生腺体的关系。将切除镜缓慢后撤，观察前列腺增生情况，如中叶及侧叶形态及增生程度等。此时，如膀胱内冲洗液较多，应先放尽膀胱内液体，以便检查前列腺尿道时冲洗液易于流入，使观察视野清晰。继续后撤至尿道球部，可以观察到外括约肌的位置，此时将切除镜向前轻轻推一下刺激尿道，可见到外括约肌收缩（图 3-21）并注意精阜与膀胱颈的距离。若从精阜能看到完整的膀胱出口，或电切环完全伸出（长度为 2 ~ 2.5cm）可达到膀胱颈，常为纤维化的小前列腺，切除组织多不超过 10g。通过直肠指诊、B 超检查与电切镜观察三者结合，有经验的术者，对前列腺增生程度与切除组织重量，一般可作出初步估计。如果前列腺左右径与上下径值在 4.5cm 左右，相当于前列腺 I 度增生，切除组织一般在 10g 左右。若前列腺左右径与上下径值为 5.0 ~ 5.5cm，相当于前列腺 Ⅱ 度增生，切除组织一般在 20 ~ 40g。若前列腺左右径与上下径值超过 6.0cm，相当于前列腺Ⅲ度增生，切除组织一般可达 50g 以上。

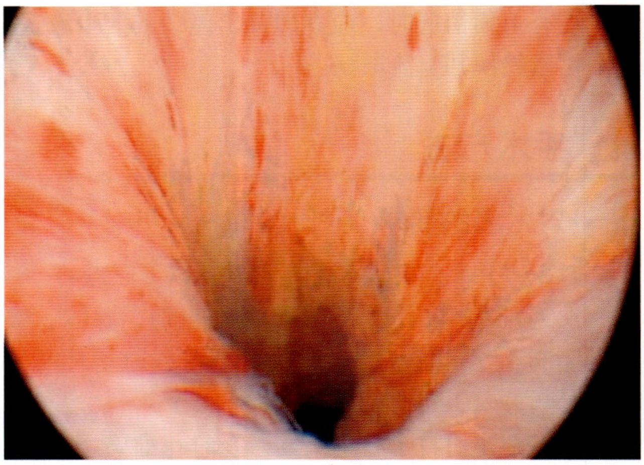

图 3-21　观察外括约肌的位置

（六）耻骨上膀胱穿刺置入引流套管

在观察膀胱与后尿道过程中，膀胱逐渐充盈到 500ml 以上，如低压冲洗下切割，而又未使用连续冲洗式电切镜，此时可在耻骨联合上一横指处，用小刀切开长 0.6 ~ 0.8cm 的皮肤切口，将膀胱穿刺套管针刺入膀胱内，拔出针芯，可见膀胱内冲洗液经套管喷出，随即将内引流管经套管插入膀胱内，调整好套管与内引流管的位置，持续引流冲洗液（图 3-22）。连接内引流管的导管最好用富有弹性透明的硅塑管，术中不易折成锐角致使引流不畅；术者又可通过观察引流导管内冲洗液的颜色的深浅，可以大致判断出血情况。

（七）切割前列腺组织

经尿道前列腺切除方法因术者操作习惯不同而异，例如，第一刀从何处开始切割？有人主张 6 点处，有人主张 12 点处，也有人主张 1 点或 9 点处，各家不一，并无特殊要求或规定，但有经验的电切施术者都有自己固有的切除步骤与方法。

手术一般可分以下三个步骤进行：

1. 切除中叶及切出标志沟　如果前列腺三叶增生，中叶增生明显者，一般主张先切除中叶。因为增生的中叶往往妨碍冲洗液进入膀胱及电切镜活动，影响手术操作。切除时宜采用先定起点切割法（图 3-23），将电切环伸出，放到中叶顶端后缘，避开三角区与输尿管口。低压冲洗若膀胱空虚，膀胱后壁易贴近中叶，此时可将耻骨上膀胱穿刺内引流导管稍加阻断，使膀胱轻度充盈，避免电切环损伤后壁。电切开始时作由下斜向上的切割动作，逐渐放平，直到中叶腺体组织完全切除，创面与三角区基本上处在同一平面。避免切得过深，损伤三角区和膀胱颈环状纤维（内括约肌）组织。

如果仅两侧叶腺体增生，一般开始在膀胱颈

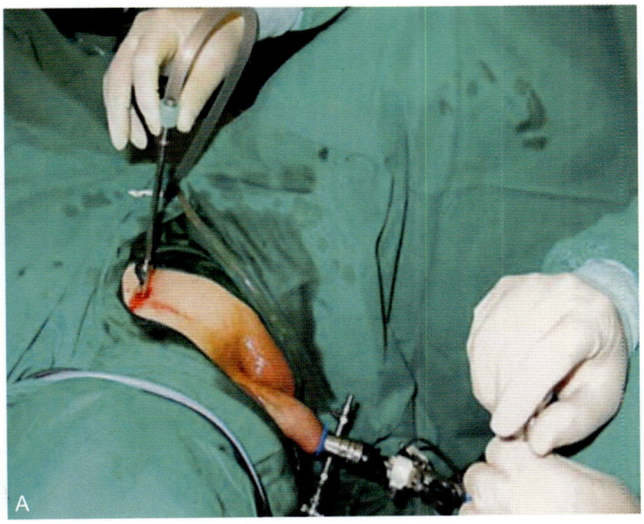

A

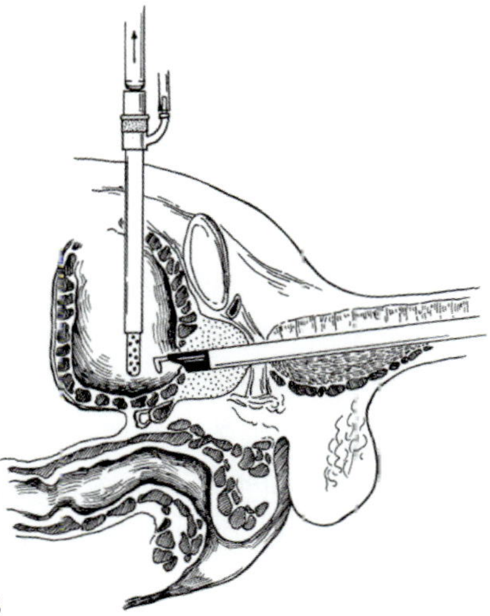

B

图 3-22　耻骨上膀胱穿刺置入引流套管持续引流冲洗液

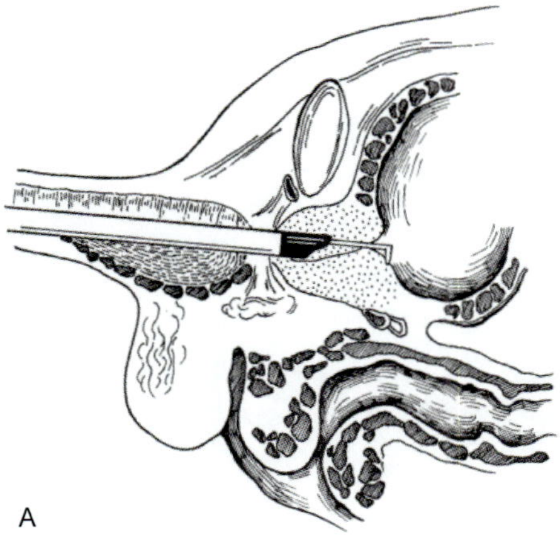

A

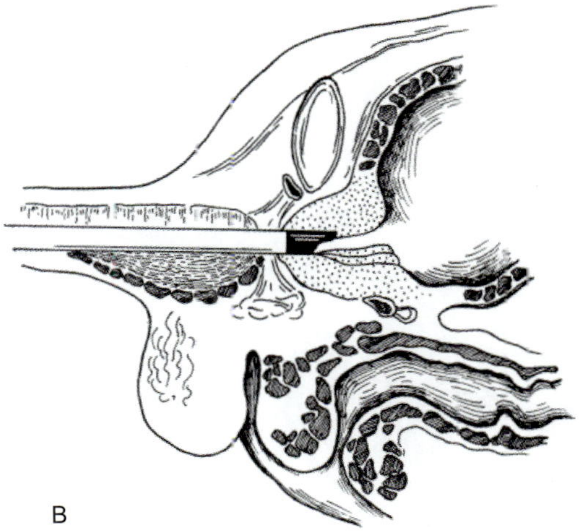

B

图 3-23　先定起点切割法

5～7 点部位下刀切割，切至精阜近侧缘，并向左、右切割腺体，切出标志沟（冲水道）。对从精阜能看到完整膀胱颈的小前列腺（Ⅰ度），可采用先定终点切割法（图 3-24），使切除镜鞘绝缘端刚刚超过并压住精阜（视野中看不见精阜），将电切环伸到膀胱颈后缘，脚踏电切电流挡，同时将电切环回缩，当电切环进入镜鞘内，即可将腺体组织切割下来。对于小的前列腺增生往往这一刀就可使膀胱颈白色的环状纤维显露（图 3-25），切割终点正好达精阜近侧缘，不易损伤精阜及外括约肌。

初学电切者经常可能遇到并要注意的几个问题：

（1）切割的腺体组织不易离断或粘刀，原因可能有：①初学者由于手、脚配合不协调，未等电切环回缩到镜鞘，就抬起了脚踏，切断了电流，致使组织不能被切断；②未调整好电切环钨丝与连接杠的角度或镜鞘绝缘远端被烧损，电切环不能严丝合缝地回缩到镜鞘内，起不到剪切作用，致使组织不易被切断；③电切功率偏小，有时可致切下的组织粘在电切环上不易脱落。④切割动作不规范，应注意每一次切割动作是否正确，即每一次电切环进入镜鞘时，微微将电切镜上抬即可将组织切断；如果被切割组织仍然不离断，此时手握操作把手不松开，作一个连同电切镜鞘向前推的微小动作，即可使夹在电切环与镜鞘绝缘部的腺体组织离断。

（2）切割过程腺体组织不易显现在视野中，因而切割组织小又薄，原因是切割动作直来直往，尤其切割侧叶腺体动作必须有一定弧度并适当用力，才能将腺体切除；此外还要经常将电切镜向外退至精阜处甚至更远，这样使被镜鞘阻挡的腺体组织下垂显现在视野中便于切除。

（3）初学者有时完成一次切割动作后踩着脚踏，将带有电流的电切环伸出，这样极易造成前方组织损伤，甚至穿孔的危险。故要特别注意，每当电切环回缩到镜鞘内组织被切断后，应立即抬起脚踏，断开电流后再将电切环伸出，这对初学者来说十分重要。

对于增生较大的腺体，一般宜采用先定起点切割法。电切组织的深度及组织块的大小，完全由电切环切入组织的深浅和滑动长短来掌握。大的腺体开始可深切，即将电切环全部切入组织内，切割较厚的组织块。接近被膜腺体组织较少时，为避免被膜穿孔或损伤直肠，应改为中度切割或浅切（图 3-26），切出标志沟。切割前列腺尖部接近精阜时，为避免损伤外括约肌与精阜，则采用先定终点切割法及浅切的方法。对Ⅲ度以上增生的大前列腺，为

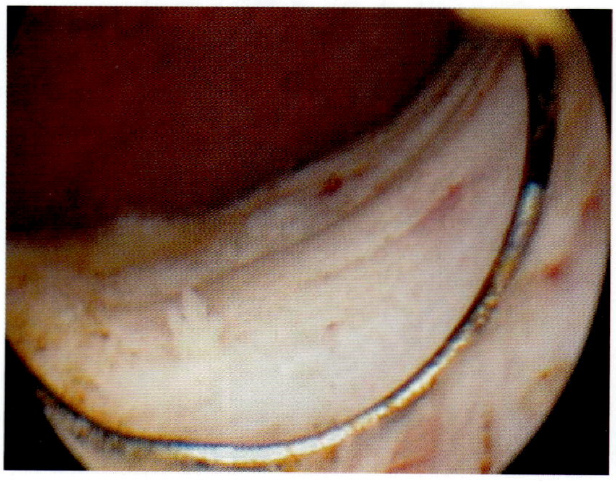

图 3-25　膀胱颈白色的环状纤维

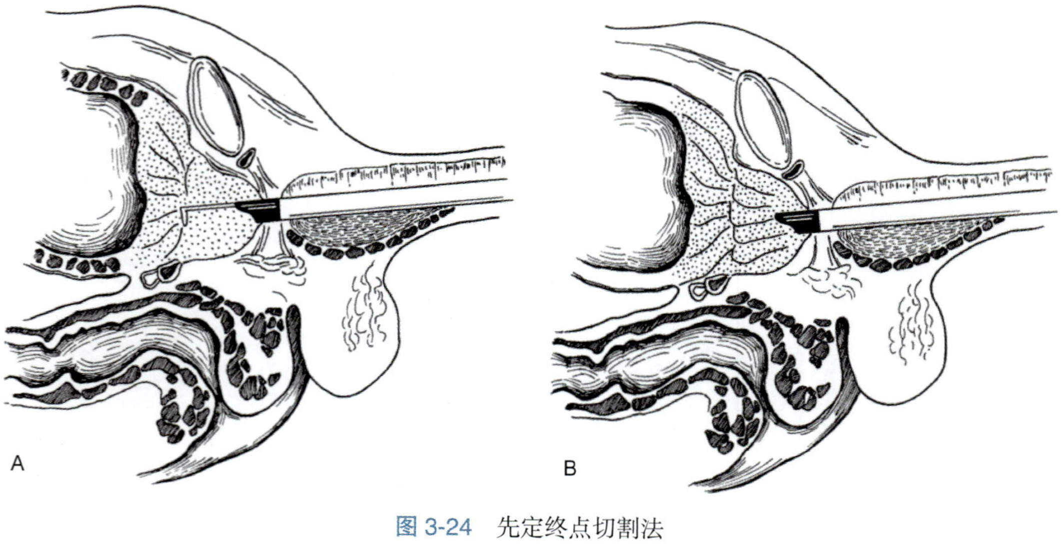

图 3-24　先定终点切割法

了加快切割速度，缩短手术时间，有经验的术者可采用延伸切割法（图 3-27），即将电切环伸出，从膀胱颈后缘切入前列腺组织后不回缩，而将电切环与切除镜同时向外拉，这样可以切割长条而且较厚的组织。但要注意，切割接近前列腺尖部及精阜时不能用这种切割法，以免损伤外括约肌。标志沟切割范围与深度：近侧显露膀胱颈 5 ~ 7 点部白色环状纤维，远侧达精阜近侧缘，向侧方扩大，前列腺窝的下 1/3 几乎切到被膜，形成一类似三角形的冲洗道，只在精阜两侧与前列腺尖部还剩下一些增生的腺体（图 3-28）

2. 切除两侧叶及腹侧组织　对较小前列腺增生的两侧叶，可沿着标志沟两侧切缘开始切割。顺时针或逆时针方向向侧上方，即向 8 ~ 11 点或 4 ~ 1 点方向切除右侧叶或左侧叶腺体。切除方法与上述相似。先从膀胱颈后缘下刀，显露膀胱颈白色的环状纤维，继而从其远侧开始，平行于标志沟做弧形切割，逐段显露被膜，向远侧推移切割，直至尖部及精阜近侧缘水平（图 3-29）。

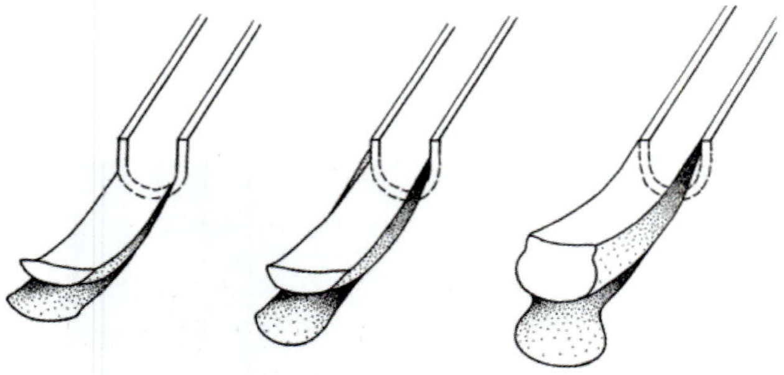

图 3-26　不同深度的组织切割

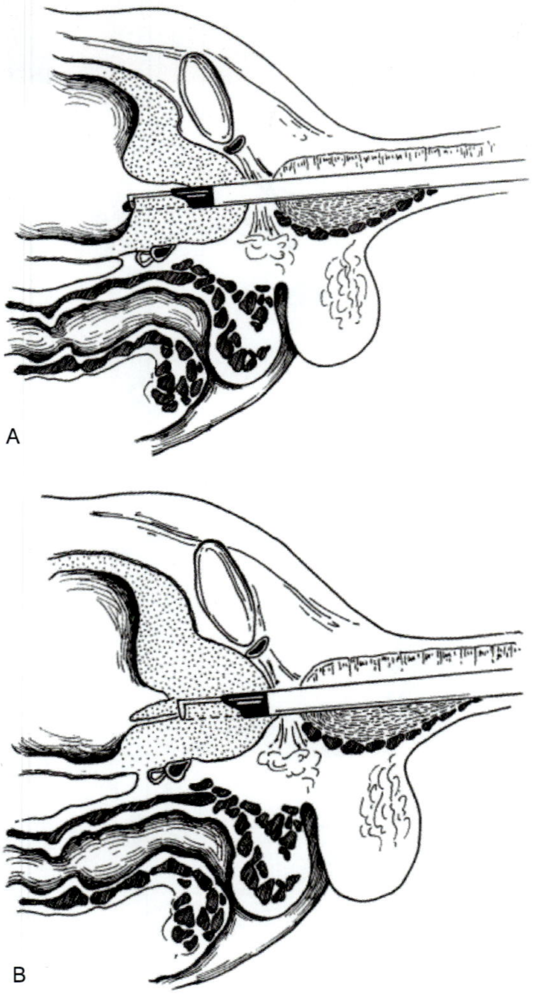

图 3-27　延伸切割法

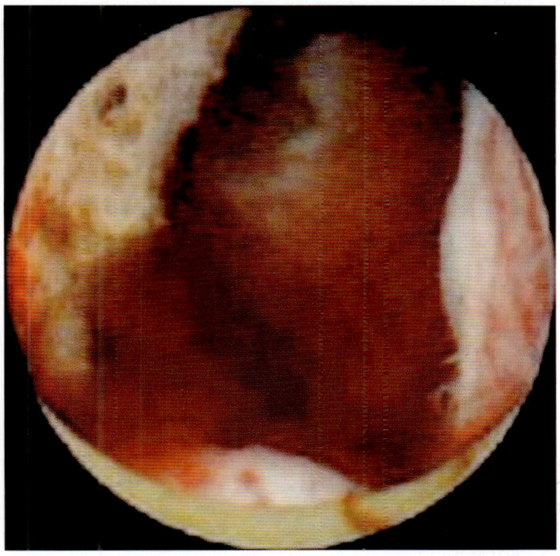

图 3-28　切割出标志沟

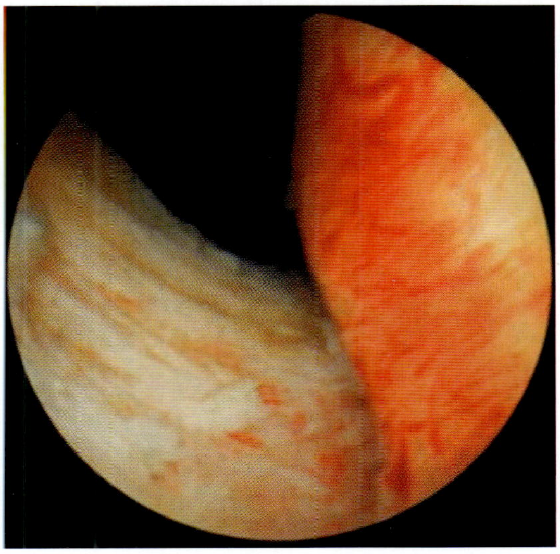

图 3-29　切除前列腺右侧叶

切除Ⅲ度以上大的前列腺两侧叶，也可采用切除中、小前列腺相同的方法与顺序。但往往在5～7点部位切出标志沟后，增生显著的两侧叶因失去支撑，向中间靠拢并下坠，致使初学者常弄不清解剖关系，无从下刀。这时，要求术者一定要弄清楚，坠下的侧叶腺体组织与标志沟的关系；只要在其下方找到标志沟，就可以在标志沟上方，沿着坠下的侧叶腺体的切缘，从膀胱颈开始顺时针或逆时针方向，顺序逐层向远端作弧形大块切割，直至深达被膜，并在被膜的水平上对两侧叶进行切割，逐段向远侧推移，直至精阜近侧水平，将两侧叶腺体全部切除。亦有人主张从侧叶的1～2点或10～11点部位开始切割，切出一条深达被膜的标志沟，近侧缘达膀胱颈环状纤维，远侧缘终止在前列腺尖部。然后采用延伸切割法，有顺序地一层一层地行两侧叶腺体切除。不管采用上述哪一种切割方法，在大前列腺腺体切割过程中，注意要经常变更切割部位，因增生的腺体随时有移位的可能，一般宜将突入视野较大的腺体切除，以免影响观察与操作。避免在一处切割过深，形成一条深沟，造成解剖结构上的紊乱，甚至发生被膜穿孔或损伤不该伤及的部位。

当两侧叶腺体组织切除完毕后，将切除镜旋转180°，切除腹侧组织（图3-30）。腹侧组织通常不太厚，11～1点部位深层有丰富的静脉窦（丛），切破易发生难以电凝的出血，电切应特别小心，宜作中等深度切割或浅层切割，避免切破静脉窦（丛）。

3. 切除前列腺尖部　前列腺尖部残留腺体的切除是TURP手术效果好坏的关键，通常放在切割完前列腺其他部分后进行，对初学者掌握起来难度较大。切割过度，易损伤外括约肌造成尿失禁；切割过少，残留腺体多，造成术后排尿不畅，会直接影响手术效果，也可能成为将来复发梗阻或血尿的原因。为避免伤及尿道外括约肌，应强调保持精阜的完整。切割两侧叶尖部组织时，自始至终采用先定终点切割法，保护精阜及外括约肌免遭切割损伤，并采用中深度切割或浅切的方法。左手把握镜鞘掌握方向，右手切割。为避免尖部腺体残留，切割尖部时，经常需将切除镜前后移动，撤到精阜远侧的球尿道处，观察尖部是否有突入到尿道腔内的残存腺体，如有即要切除干净，使膜尿道呈圆形张开（图3-31）。

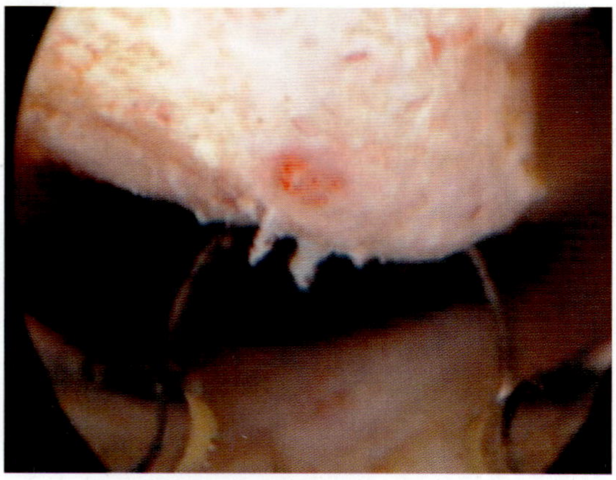

图3-30　切除腹侧组织

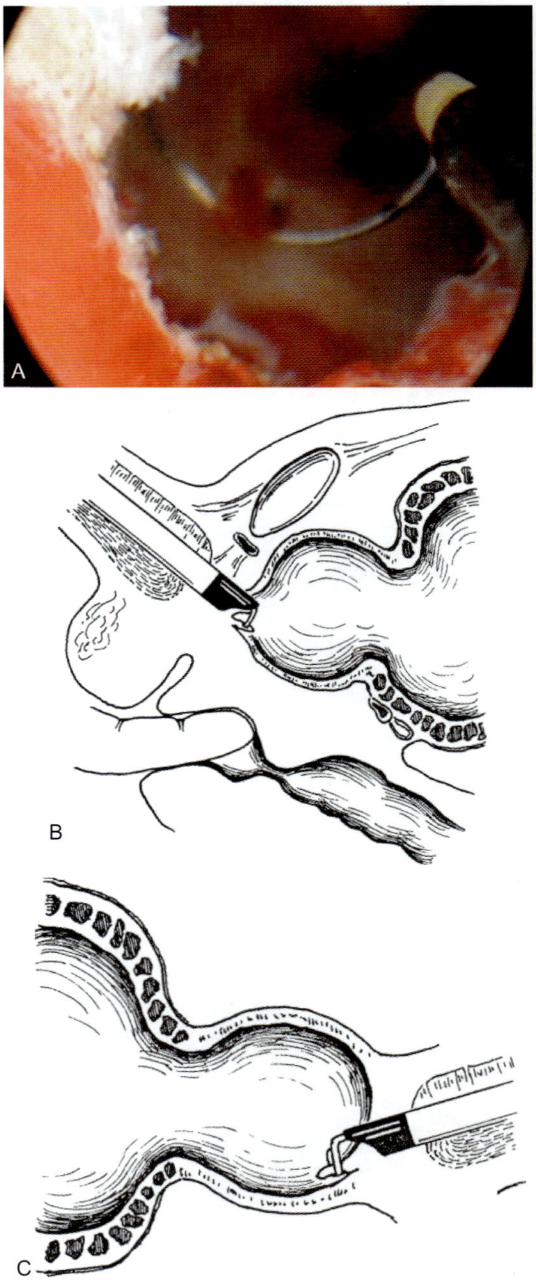

图3-31　切除前列腺尖部

大的前列腺，腺体的尖部常常超过精阜较多，切割尖部时需要特别小心；修整切割突入尿道内的尖部腺体组织，每次均应作浅层切割，直至尿道膜部呈圆形或椭圆形张开，通常即可获得满意的排尿效果。切勿追求尖部膜尿道完全呈圆形张开，致使两侧切割过深，伤及外括约肌。特别要指出的是，在精阜远侧切割尖部时，应避免作水平方向过深切割，有报道如切割长 2cm，向下深切 0.6cm，即有可能伤及外括约肌，引起尿失禁。切割前列腺尖部时，一般应将电切镜操作把手端挪至与切割部位的相反方向，作弧形切割。例如，切割精阜的两侧时，每次应作由下斜向上坡度的浅切割；切割尖部左侧时，将电切镜操作把手端向右移动，并调整电切镜位置，使残留腺体恰好暴露在窥镜视野中，伸出电切环，小心切除显露的腺体，反之亦然。亦有术者喜用示指伸入直肠内，托起尖部组织协助切割。当尖部腺体切割完毕，将电切镜退至精阜远侧，一面充盈膀胱，一面观察，精阜两侧及其近侧的尿道膜部呈圆形张开，无残存腺体突入尿道腔内（图 3-32）。膀胱充盈后，拔出电切镜，可见冲洗液呈线状喷射而出，表明尖部腺体切除彻底。

4. TURP 手术完成后应达到下列标准 ①将电切镜退至尿道球部向内窥视时，尿道膜部为完好的外括约肌，尖部腺体切除彻底，圆形张开而不是呈长条裂隙状，无残留腺体突入尿道；②整个前列腺窝各壁应见到白色或粉白色的、光滑的、纤维状的外科被膜，几乎无残留粗糙的腺体组织；③膀胱颈背侧 3～9 点部位应见到白色的环形纤维，膀胱三角区、颈部及前列腺窝的背侧基本处在同一平面上；④切除组织排尽后，检查各创面应无活动性出血，特别是动脉出血必须止血彻底。

（八）术中切面组织的辨认

TURP 手术，既要求将增生的腺体切除干净，又不可电切过深，损伤被膜，以免造成穿孔，液体外渗。术者在电切过程中，必须学会对术中切面各种组织解剖形态的辨认。窥镜下前列腺组织切面为黄白色或灰白色，呈细小颗粒状，如豆腐渣样（图 3-33）。增生腺体组织内有时可见到大小不等的结节。切开潴留的导管，有时可见黏稠灰黄色分泌物，如同挤牙膏样溢出。膀胱颈背侧 3～9 点处，见到明显的白色环状纤维表示切面已到内括约肌，在腹侧常不易见到，此时不应继续切割膀胱颈，以免术后造成膀胱颈挛缩排尿困难。切割接近被膜时，尤其在尖部，相当部分患者中可见到棕色或棕黄色，小米粒至高粱米粒大小前列腺结石被冲出，有时在切开的组织囊腔内可见到多发小结石，表明切割深度已接近被膜（图 3-34）。前列腺被膜切面色白或粉白色、光滑、较致密，出血的血管断面一般清晰可见，容易止血（图 3-35）。如再深切被膜即将破时，纤维呈白色网状。被膜切破穿孔后（图 3-36），可见到较粗、稀疏的纤维束和黄色的脂肪组织。镜下脂肪组织呈细小颗粒泡沫海绵状，如果此处有静脉窦（丛）出血存在，常不易电凝止血。

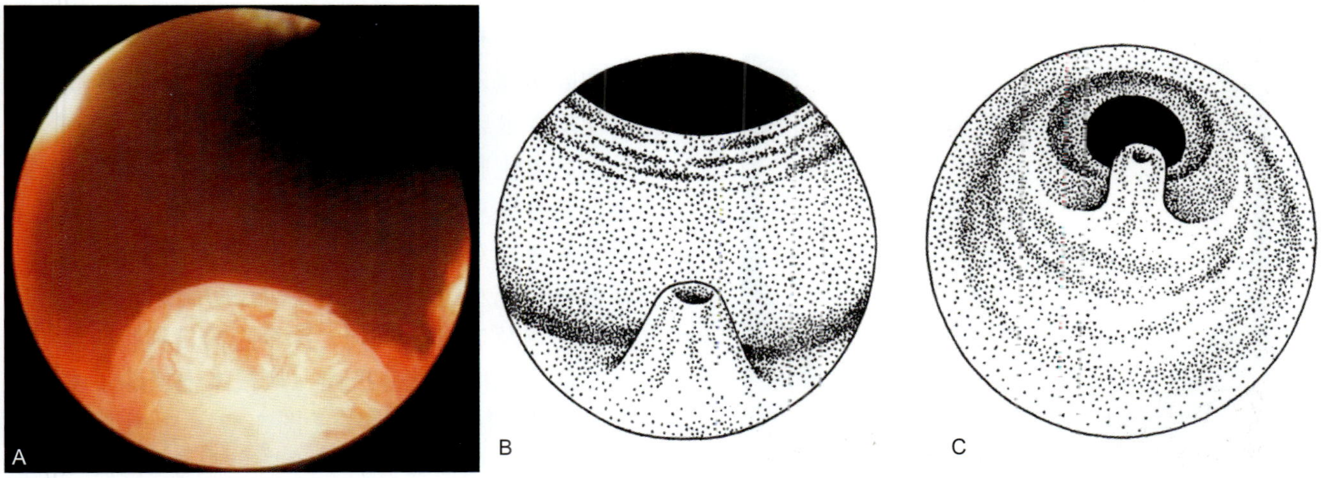

图 3-32 前列腺全部切割完毕后观察

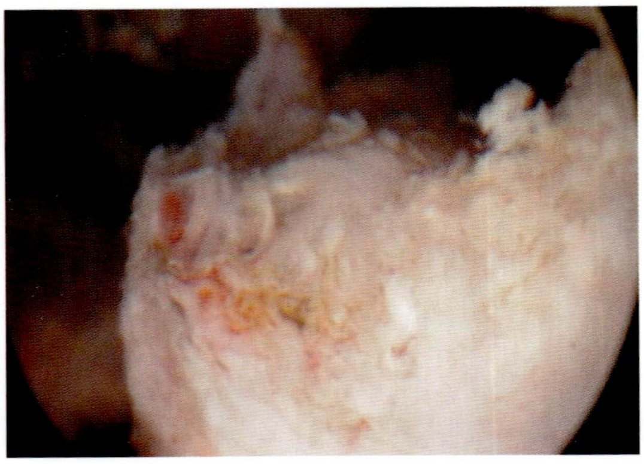

图 3-33　前列腺组织切面

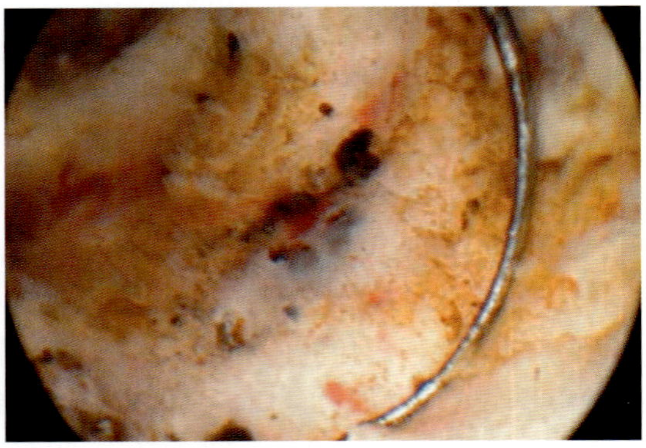

图 3-34　尖部近被膜可见前列腺小结石

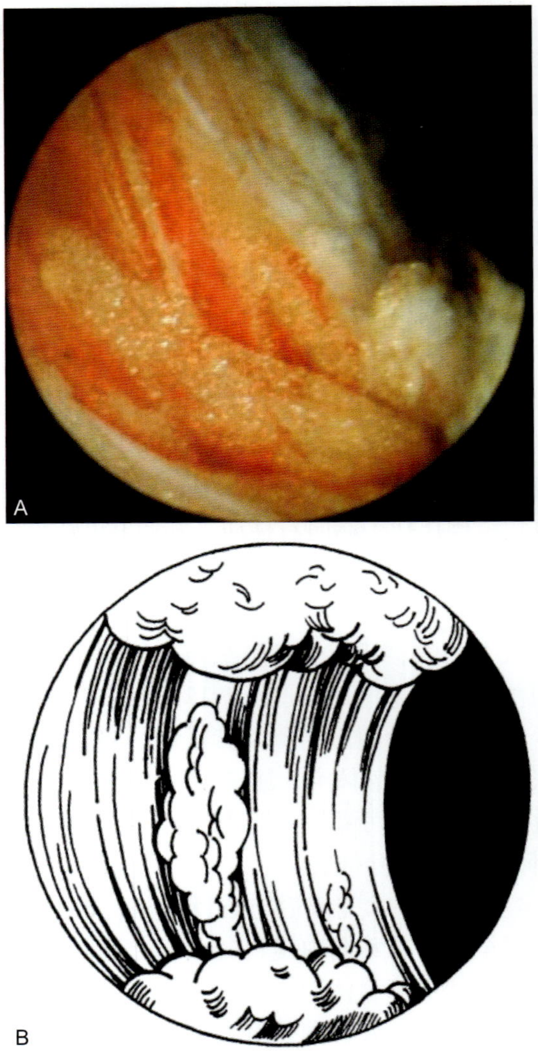

图 3-36　前列腺被膜穿孔

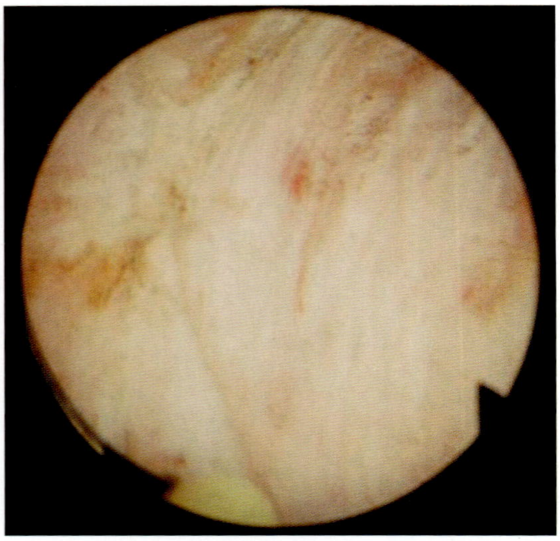

图 3-35　前列腺被膜

(九)对小前列腺增生的处理

无论是开放手术还是经尿道前列腺切除术，对于切除重量不到 15g 的小前列腺增生引起的膀胱出口梗阻，术后下尿路梗阻症状的解除常常令人失望，且术后发生膀胱颈挛缩的几率较高，故对纤维化的小前列腺，单纯采用 TURP 治疗常不能获得满意的手术效果。对这类病例在完成 TURP 的同时，用刀状电极边充水边切割，充分切开膀胱颈环状纤维的 5(4)点及 7(8)点处，深至隐约见到脂肪组织即可，使膀胱出口充分扩大，从根本上消除了术后膀胱出口的机械性梗阻因素(图 3-37)。操作简单，几乎不出血，仅需数分钟。术后梗阻症状明显改善，排尿通畅。临床从最大尿流率(Qmax)与前列腺症

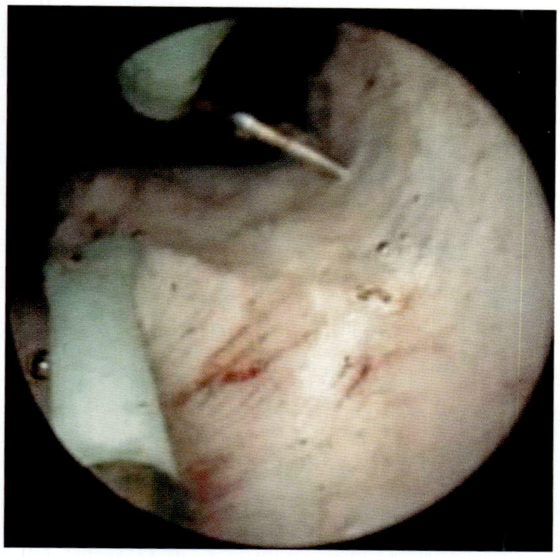

图 3-37 用针状电极充分切开膀胱颈环状纤维

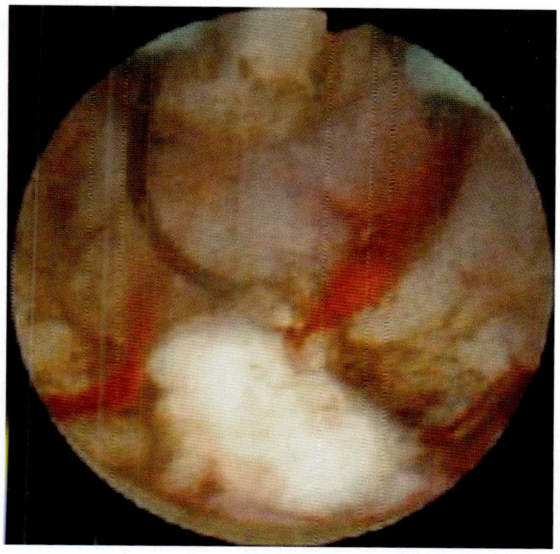

图 3-38 切平组织后止血

状评分（I-PSS）参数统计学对比研究表明，远期效果切开组与未切开组存在着显著性差异。本方法是治疗小前列腺增生及膀胱颈纤维化引起膀胱出口梗阻的较为理想的术式。

（十）TURP 止血

对 TURP 初学者来说，止血是一项基本操作，可能比掌握切割技术更为困难，但必须逐渐熟练掌握。切割过程中，出血程度因患者不同差异很大。切割小的纤维化的增生腺体，出血一般较少，部分增生很大的前列腺腺体往往血运丰富，术中出血也较多，出血严重者常需输血。TURP 手术既要求切割速度，但又不能让患者失血过多，故操作过程中快速、准确止血是关键，必须对每个出血点进行认真的止血，尤其对动脉出血，应及时凝固止血。

下面谈一谈如何减少电切过程中出血以及止血技术。

1. 保证冲洗液有足够的速度，使手术野保持清晰，便于及时发现出血点并凝固止血。

2. 切割创面应光滑平整，有利于看清楚喷血的血管。对不易看到隐蔽在组织后或组织间的出血点，盲目电凝止血往往效果不好，应将隆起组织切除，显露清楚出血点再止血容易成功（图 3-38）。

3. 顺序切割，每切割完一个部位，待止血完善后，再切割下一部位，避免切割创面太大，出血过多；多处出血，易造成手术野模糊，影响操作。

4. 较大动脉出血或直接喷向接物镜的出血，往往使手术野一片红，此时应将电切镜稍后撤，避开出血的动脉，同时仔细观察，待看清出血点后及时伸出电切环，准确压住出血点电凝止血（图 3-39）。一时看不清出血点，可用切除镜鞘或电切环试压迫创面出血点，在出血点的远、近、中三点电凝止血；或将电切镜后撤，有利于发现出血点。有时动脉出血压力很大，喷向前列腺窝对侧壁再反弹回来，使真正出血点不易被发现，需将电切镜旋转 180°，在对侧可寻找到出血点。有时出血点恰好在残块的后面，此时应将隆起的残块切除，方可显露出血点。

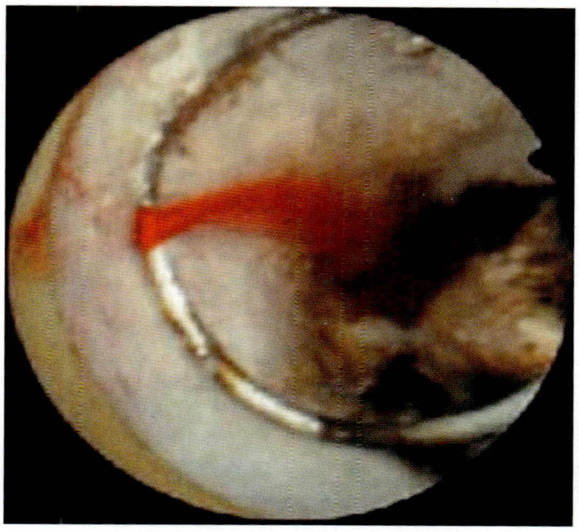

图 3-39 准确压住出血点止血

5. 对于膀胱颈腹侧缘出血，有时电切环不易够到，可用手压迫耻骨联合上膀胱处协助止血。

6. 血凝块下方出血时，需用电切环刮掉组织表面的血凝块后才能显露出血点。

7. 静脉窦（丛）被切开引起出血，电凝止血常较困难；如止血失败，应尽快结束手术。放置 Foley 导尿管，充盈球囊压迫止血，多能奏效。

（十一）TURP 结尾

1. 排空膀胱内组织块　全部增生腺体切除干净，创面止血后，用 Ellik 排空器反复冲洗、排空积存在膀胱腔内的前列腺组织块及血凝块。

2. 检查膀胱与前列腺窝　排净膀胱组织块后，应再一次检查膀胱与前列腺窝。注意膀胱三角区及输尿管口有无损伤；膀胱内有无组织块及血凝块残留，如有可用电切环取净，避免术后堵塞引流管。注意前列腺窝及尖部腺体是否完全切除，如有明显突出及悬垂的腺体，应切除修理平整。用 Ellik 冲洗器排空组织块后，因反复负压吸引，常可使原来某些凝固止血点再度出血，此时应重新止血。原则上，所有的动脉出血必须一一止住。注意被膜有无穿孔，若穿孔较大，冲洗液外渗明显，应尽快结束手术并经腹壁切开一小切口，手指钝性分离腹肌至膀胱腹膜间隙，留置引流管 1～2 天后拔除。

3. 放置导尿管与膀胱造瘘管　有耻骨上膀胱穿刺造瘘者，经尿道放置 F20～22 两腔 Foley 导尿管，球囊应放入膀胱内，注入生理盐水 30～50ml 使其充盈并轻轻牵引。球囊将前列腺窝与膀胱隔离开，切割创面静脉渗血很快因前列腺窝内压力升高而停止。经耻骨上膀胱穿刺针套管向膀胱内放入合适口径的普通造瘘管，或经半环套管放入合适口径的 Foley 导尿管。导尿管与膀胱造瘘管分别连接冲洗瓶与无菌尿袋。术中如果系高压冲洗，无耻骨上膀胱造瘘，则经尿道放置 F20～22 三腔 Foley 导尿管。

九、术后处理

（一）持续冲洗

患者双下肢放平后，用胶布将稍加牵引的导尿管固定于一侧大腿上，阴茎阴囊间垫一纱布以免该处尿道受压。患者在持续生理盐水冲洗下返回病房。固定胶布于术后 6 小时或术后第 1 天早晨取下。持续冲洗的目的是防止手术创面渗血形成血块，堵塞引流管；因此，保持引流管的通畅十分重要，如有血块堵塞应及时清除，否则引起膀胱过度充盈，大量冲洗液经膀胱穿刺造瘘部位外溢至膀胱腹膜间隙，并刺激腹膜，引起患者腹痛、腹胀、呼吸困难等。冲洗液的速度，应根据冲洗液颜色的深浅而定。一般手术当日冲洗速度不应太慢，以免血块形成堵塞引流管。冲洗时间则取决于出血情况，绝大多数患者在术后第 1 日（不足 24 小时）即可停止冲洗，同时嘱患者多饮水。

（二）术后监护

TURP 手术患者多系高龄，常合并有心、脑血管、肺部及内分泌系统等疾患；经麻醉与手术打击后，有可能出现心、脑血管及肺部等并发症。有条件的地方，术后应常规使用心电监护仪，严密观察患者的血压、脉搏、呼吸及神智等变化，病情严重者应送往外科监护室监护。对术中采用高压冲洗、手术时间较长、术中被膜穿孔或静脉窦（丛）被切破、冲洗液外渗显著者，术后应急查血清电解质，注意 TUR 综合征的发生。

（三）抗感染治疗

术后容易并发尿路及前列腺窝感染，并发急性附睾炎及肺部感染等，因此，术后应常规使用广谱抗生素预防和控制感染。术后一般静脉点滴抗生素 3 天左右，待体温恢复正常后，改口服尿路抗感染药物。一般情况下不使用止血药。

（四）术后体位

TURP 手术多在脊髓麻醉下进行，手术当日通常应平卧，次日改为半坐位。待停止膀胱冲洗后，可下地适当活动，最好有人陪护，以防患者摔倒发生意外，并逐渐增加活动量。

（五）补液与饮食

手术当日一般不进食，常规补液，适量多给含电解质的 5% 的葡萄糖生理盐水，有利于机体内电解质的调节。次日可进半流食，随后进易消化的普食。避免不洁生冷饮食、过分油腻不易消化以及刺激性饮食，以免引起肠道感染，排便次数增多，致前列腺窝创面出血。

（六）膀胱痉挛的处理

TURP 患者发生膀胱痉挛的几率，较前列腺开放手术要少得多，但仍有少数患者可出现。发生膀胱痉挛，不仅患者非常痛苦，亦是导致术后出血及尿管引流不畅的重要原因。术前检查有严重不稳定性膀胱及低顺应性膀胱者，术后易发生膀胱痉挛且症状常常较重。对这类患者术后可保留硬膜外麻醉导管 2～4 天，如出现膀胱痉挛，可经导管注入小剂量吗啡（3mg 加生理盐水 10ml），能获得持久的（平均 16 小时左右）解痉止痛效果。注射吗啡是通过节段性、选择性阻断伤害性刺激反应而强化阵痛解痉作用，副作用较少。对膀胱痉挛症状较轻的患者，可口服黄酮哌酯类药物或经直肠给予吲哚美辛（消炎痛）栓，也可获得暂时缓解症状的效果。

（七）膀胱造瘘管及导尿管的处理

无耻骨上膀胱造瘘，术后一般 3～4 天即可拔除导尿管。如有膀胱穿刺造瘘管，术后第 1 天停止膀胱冲洗，观察 2～3 个小时；如引流尿袋内尿的血色极浅，即可拔除耻骨上膀胱造瘘管。术后每天应常规作尿道口护理，用 0.1%～0.2% 的聚维酮碘棉球清洁尿道口及近尿道口的导尿管，以减少尿道感染的机会。待膀胱造瘘口愈合后，术后第 4～5 天拔除导尿管排尿。拔导尿管前，应该向患者讲明，开始排尿时可以出现尿痛、尿频、尿急及终末血尿等症状，尤其大便后，血尿可能加重，因此必须多喝水。饮水量每日不应少于 3L。膀胱刺激症状多在 1 个月内逐渐减轻乃至消失。术后 1～4 周内由于电凝止血脱痂，有可能继发出血。除多饮水外，还应保持大便通畅，大便时勿过分用力，必要时口服缓泻剂；避免饮酒及辛辣饮食；避免骑自行车；注意休息，还应避免性生活等。

十、并发症及其防治

（一）尿道损伤

对 TURP 初学者，如操作技术不熟练，在放置切除镜通过尿道进入膀胱的过程中，有可能损伤尿道并形成假道。常见的损伤有：

1. 外括约肌远侧尿道损伤　多因操作不当，在进入尿道膜部前遇阻后使用暴力造成。带有闭孔器的电切镜鞘可穿破尿道球部，形成一进入会阴部的假道（图 3-40）。所以，插入带有闭孔器的电切镜鞘时，应沿着尿道走行缓慢推进，遇有阻力时切勿使用暴力，可试着调整推进方向或拔出闭孔器，插入装有窥镜的操作把手，直视下将切除镜鞘置入膀胱。

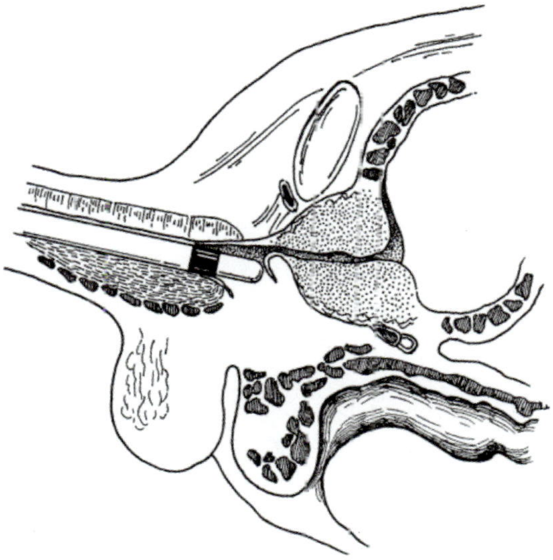

图 3-40　外括约肌远端损伤，穿破尿道球部

2. 外括约肌近侧尿道损伤　常由于前列腺两侧叶不对称增生，致使尿道前列腺部弯曲、变形、狭窄，或者中叶增生过大，带有闭孔器的切除镜鞘通过尿道膜部后，穿入前列腺侧叶或中叶腺体内（图 3-41）。如未穿破被膜，一般不会造成严重后果，可

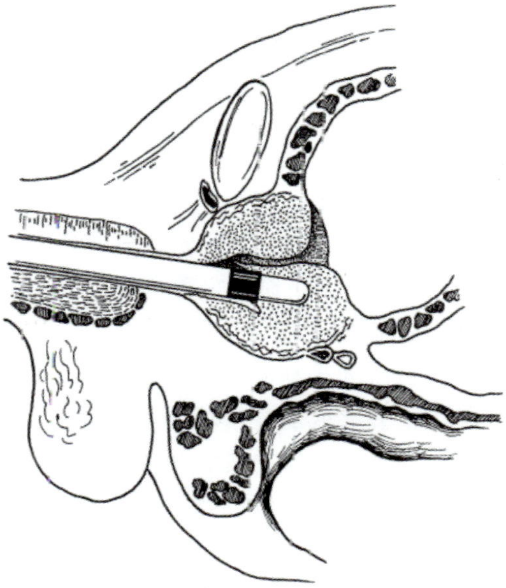

图 3-41　外括约肌近端损伤，穿入前列腺组织内

将切除镜鞘退出，直视下送入膀胱。

3. 膀胱三角区下方损伤　放置电切镜过程中，遇到前列腺中叶增生或膀胱颈后唇显著抬高，应调整带有闭孔器的电切镜鞘的推进方向，过度使用暴力致使电切镜鞘穿过中叶或抬高的膀胱颈后唇，可进入膀胱三角区下方（图 3-42），镜下看不到正常的膀胱黏膜与膀胱腔，只见蛛网状细纤维及黄色海绵泡沫样脂肪组织。这种穿孔性损伤使膀胱三角区解剖结构遇到破坏，如出血严重，应放弃手术并留置导尿管，或作耻骨上膀胱穿刺造瘘，1 周后待假道闭合，再择期手术。

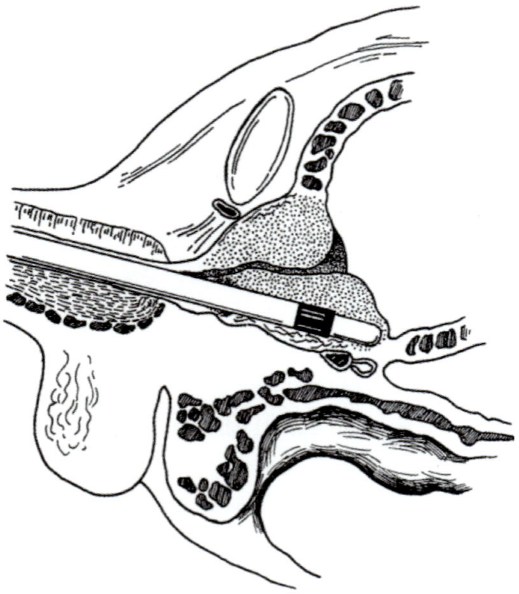

图 3-42　膀胱三角区下方损伤

（二）出血

可分为术后当日出血和继发性出血。

1. 术后当日出血　常发生在患者送回病房不久或数小时之内，是 TURP 手术常遇到的并发症之一。最主要的原因是术中止血不完善所致。手术结束时，用 Ellik 冲洗排空组织块以后未进一步检查，遗漏个别重新开放出血的小动脉；或电切过深切开静脉窦（丛），出血较多形成血凝块堵塞引流管，导致膀胱和前列腺窝充盈，造成更为严重的出血。如有小动脉出血，冲洗液颜色常较鲜红、血色较深，流入引流瓶（袋）中的冲洗液可凝固成血块。出血严重者，如未及时输血，患者心率加快、面色苍白、出冷汗、血压下降。除及时补充血液外，应紧急去手术室，在麻醉下重新放置电切镜，用 Ellik 清除膀胱内血块，并用电切环除去覆盖在前列腺窝创面上的血凝块，仔细寻找出血点，尤其动脉出血，必须认真电凝止血。动脉出血电凝止血后，冲洗液马上变清亮，重新留置导尿管持续冲洗。少数患者因血液凝固机制障碍致术后出血不止，尤其有慢性肝病史、肝功异常患者，术后除快速冲洗及时输血外，应适当给予止血药物，例如酚磺乙胺（止血敏）、维生素 K、巴曲酶（立止血）或氨甲苯酸（止血芳酸）等，对改善患者因血液凝固机制障碍引起的术后出血有一定帮助。

2. 继发性出血　多发生在术后 1～4 周内。出血原因可能系术中静脉窦（丛）被切开，广泛过度电凝烧灼，焦痂创面较大，脱落后易出血；或术后不适宜的活动，如骑自行车；或饮酒，进食刺激性食物；或大便秘结，排便用力过度；或前列腺窝感染等。出血后如饮水量偏少，即可形成血块，排出困难，最终导致前列腺窝及膀胱不能很好收缩，引起严重出血。急诊处理时，可用拔血块器排净膀胱内血块。若无拔血块器，可放置电切镜鞘，用 Ellik 排空器反复冲洗，将膀胱内血凝块排除干净，放入三腔 Foley 导尿管，接生理盐水冲洗 1～2 天，并给予抗感染药物。远期反复出血，常残留腺体较多，继发感染所致，必要时重新行电切手术，切除残留腺体。

（三）穿孔与外渗

引起穿孔与外渗的原因，主要由于初学者对前列腺被膜形态辨认不清，切割过深，造成被膜穿孔。尤其在高压冲洗下，膀胱过度充盈，大量冲洗液经穿孔外渗。严重者体检可发现下腹部胀满，穿孔处尤为明显，排空膀胱后上述体征无改善。为防止冲洗液吸收过多，引起 TUR 综合征发生，应尽快结束手术，并在穿孔侧腹壁切开一小切口，在膀胱腹膜间隙放置引流管，引流 1～2 天。有耻骨上膀胱穿刺造瘘低压冲洗者，因膀胱及前列腺窝内压力低于 0.98kPa（10cmH_2O），被膜穿孔后也不会造成过多量的冲洗液外渗，手术可以继续进行，但必须保持膀胱穿刺引流管通畅。手术结束时，应检查穿孔侧冲洗液外渗情况，渗出不明显，则不用处理，严重者应作耻骨上膀胱周围引流。

（四）经尿道电切综合征（TURS，TUR 综合征）

在经尿道前列腺切除时，冲洗液可经手术创面切开的静脉、膀胱周围或膜腹后间隙吸收进入血循环。如果冲洗液吸收过多，必然造成机体循环负荷过重，引起水、电解质紊乱，易发生危及生命的所谓经尿道切除综合征（transurethral resection syndrome，TURS）。TURS 亦称稀释性低钠血症、水中毒，是一种病因复杂、病情凶险的并发症，如对此并发症早期症状认识不足，常可贻误治疗而导致患者死亡。

1. 病因　引起 TUR 综合征的原因很多，最主要的原因是术中冲洗液被快速、大量吸收所致。据临床研究，TURP 高压冲洗时，患者冲洗液吸收量一般每分钟 10～30ml，平均吸收 600～2000ml，多者可达 6000ml 以上。当吸收的液体量不多时，通过机体的自身调节，可以不出现临床症状，如液体吸收量过大、过速，则可引起血容量过多和稀释性低血钠为主要特征的临床综合征。下列几种因素可显著增加冲洗液的吸收量，促使 TURS 的发生：①前列腺周围静脉窦（丛）被切开；②前列腺被膜穿孔；③冲洗液压力过高，超过 5.89kPa（60cmH_2O）；④手术时间太长，如高压冲洗下超过 90 分钟；⑤低渗冲洗液，如高压冲洗使用蒸馏水等。

2. 病理生理

（1）血容量过多：冲洗液大量快速进入血循环，使血容量猛增，心脏负荷超载，容易发生左心衰竭及肺水肿。

（2）血钠降低：常用的冲洗液中不含电解质，大量被机体吸收后，必然导致电解质稀释失衡，尤其是血钠的降低；随着冲洗液的吸收而产生的渗透性利尿，可以引起排钠增加，造成钠进一步丢失；此外，由于手术创伤促使钠离子向细胞内转移。上述综合因素，使血钠水平迅速下降。血钠降低到一定水平时可影响神经冲动的传导、心肌的收缩力以及脑和腺体的分泌功能。据报道，当血钠降低到 110mmol/L 以下时，可能有 50% 的死亡率。

（3）血浆渗透压降低：由于血液稀释，血钠浓度下降，使血浆和细胞外渗透压下降，为维持细胞内外渗透压的平衡，水即向细胞内转移，结果引起细胞肿胀，临床出现脑、肺和肾等多器官水肿症状。血液稀释在血管内可引起溶血，结果产生大量的游离血红蛋白，在肾水肿的基础上可引起急性肾衰竭等严重后果。

（4）血钾变化：因冲洗液破坏红细胞，加上手术创伤，使细胞内的钾离子大量释出，可致血钾水平一过性升高，但在临床上并未观察到这种变化，目前尚不清楚血钾变化在 TURS 中所起的作用。

3. 临床表现　TURS 的各种临床表现通常在手术接近完毕到术后数小时内出现。亦有报道 TURS 最快发生在手术开始 20 分钟。

（1）血压变化：血容量增加，早期血压升高、颈静脉怒张、中心静脉压（CVP）升高及心率加快，持续时间一般为 30 分钟。随着病情的进展，后期血压下降常伴有心动过缓。

（2）肺水肿：出现呼吸困难、呼吸急促、喘息和发绀缺氧等表现。

（3）脑水肿：表现头痛、烦躁不安、恶心、呕吐、视力模糊、意识障碍、行为混乱、呼吸表浅等。

（4）肾水肿：可引起少尿或无尿。

（5）实验室检查：发生 TURS 时，实验室检查的重要指标是，血钠降低及血浆渗透压下降。当出现上述任何临床表现时，应急查血钠，如血清钠水平显著降低则有助于诊断。当血清钠下降至 120mmol/L 时，临床症状已很明显，如烦躁、肌肉震颤、肢体运动不协调、神态恍惚等。当血清钠低于 110mmol/L 时，可发生抽搐、知觉丧失、昏迷、休克，甚至心脏骤停而死亡。

4. 治疗　认识 TURS 的早期症状，及时采取治疗措施，使患者转危为安是非常重要的。如术中或术后患者出现不明原因的烦躁不安、头痛、恶心、呕吐、呼吸困难、血压升高、心跳徐缓等；尤其高压冲洗下电切、前列腺被膜穿孔、静脉窦（丛）被切破、手术时间过长（超过 90 分钟）等，应怀疑有出现 TURS 的可能。除急查电解质，了解血清钠水平外，应立即采取下列治疗措施：

（1）静脉注射利尿剂，如呋塞米 40mg，数小时后可重复，以促使大量水分排泄，恢复正常血容量。

（2）纠正低渗、低血钠，静脉滴注 3%～5% 的高渗氯化钠溶液 500～250ml，缓慢输入，同时应密切监测肺水肿情况，根据血清钠复查结果和肺水肿改善情况再调整剂量。

（3）吸氧：由于血液稀释，使红细胞携氧能力下降，肺水肿则影响气体交换量，故应用面罩加压给氧，改善肺水肿及缺氧状态。

（4）抗心衰：血容量增加引起心脏负荷过大，

如发生充血性心衰，可酌情应用洋地黄类药物，增加心肌收缩力。

（5）有脑水肿征象时，应进行脱水治疗并静脉滴注地塞米松，有助于降低颅内压及减轻脑水肿。

（6）抗感染：应用对肾功能无明显损害的抗生素预防感染。

5. 预防 TURS 的预防关键在于减少术中冲洗液的过量吸收。预防措施有：

（1）采用低压冲洗：如耻骨上膀胱穿刺持续引流，将冲洗液压力控制在 3.93kPa（40cmH_2O）以下。

（2）高压冲洗时应经常排空膀胱，防止膀胱过度充盈。

（3）避免前列腺被膜穿孔，避免切破静脉窦（丛），如外渗明显，应切开引流，并尽早结束手术。

（4）使用等渗冲洗液，尤其高压冲洗时避免使用低渗冲洗液。

（5）技术不熟练的术者，对较大的前列腺（超过 60g）在高压冲洗下行 TURP 手术，时间应限制在 90 分钟以内完成。

（五）附睾炎

少数患者术后 1～4 周之内，出现附睾肿胀、疼痛，严重者高烧。主要是由于尿道内细菌经射精管及输精管逆行感染附睾引起。附睾炎的治疗，急性期可选用合适的抗生素、托起阴囊、局部热敷或理疗。

（六）尿失禁

1. 暂时性尿失禁　拔出导尿管后出现尿频、尿急及轻度尿失禁，在数天至数周内症状逐渐缓解，恢复正常排尿。引起这种尿失禁的原因可能有：①术后前列腺窝局部炎性水肿，刺激外括约肌关闭机制失灵；②术前检查存在不稳定性膀胱或膀胱顺应性降低；③增生腺体长期压迫，使外括约肌处于过度伸长状态；④电切尖部组织时，高频电流对外括约肌造成轻度损伤；⑤ Foley 导尿管球囊误放置前列腺窝内，压迫外括约肌等，均可致暂时性尿失禁。一般无需特殊治疗，除抗感染治疗外，尿频、尿急症状显著者，可口服黄酮哌酯类或普鲁苯辛等，以减轻膀胱刺激症状。极少数患者需配合括约肌功能锻炼，以利于恢复正常排尿。

2. 永久性尿失禁　多见于初学者，因对前列腺尖部电切不熟悉，切割过深损伤了外括约肌引起。表现为术后不能控制排尿，尤其站立位时，尿液不自主流出。经过 1 年的治疗，盆底肌肉收缩锻炼，尿失禁如无改善，基本可以确诊。永久性尿失禁一旦发生，治疗比较困难，无论在生活上或精神上均给患者造成极大痛苦。所以，电切精阜周围的尖部腺体时，必须格外小心。初学者应在训练有素的医师指导下，应用先定终点切割法，保护好精阜与外括约肌，在精阜的两侧不可作与其平行的切割，应作由被膜斜向尿道方向的小块薄层组织切割。永久性尿失禁的姑息治疗方法，常采用阴茎夹或外部集尿袋（尿袋）。近年来，采用在尿道球部、膜部周围黏膜下注射 Teflon 硬化剂或 Deflux 胶剂治疗有一定疗效。植入人工尿道括约肌，是近年治疗 TURP 术后永久性尿失禁的另一种可行方法。该装置包括：袖套式人工括约肌、贮液囊、增压球囊及减压球囊。它们之间由硅胶管连接，构成一个密闭的液压系统。通过挤压增压或减压球囊，使贮液囊内液体排入或排出人工括约肌袖套（环绕尿道球部），起到压迫尿道防止漏尿的目的。这一方法治疗永久性尿失禁尚不十分完善，并发症较多，如尿道球部长期受压，可造成尿道局部萎缩甚至感染坏死等，且该装置价格昂贵。

（七）深静脉血栓形成与肺栓塞

TURP 手术取截石位，小腿后部在支架上长时间受压，老年人的下肢与盆腔静脉易发生深静脉血栓。冲洗液外渗有可能造成盆腔深静脉梗阻血栓形成；老年人血液黏稠度高，加上术后卧床活动少，均是深静脉血栓形成的重要原因。深静脉血栓形成多发生在小腿或静脉等处，表现为患肢肿胀，局部胀痛，站立与行走时加重，小腿后方、窝、腹股沟韧带下方有压痛等。术后血栓脱落引起肺栓塞是造成 TURP 术后患者死亡的重要原因之一，虽然发生率较少。严重肺栓塞往往造成患者猝死，死前有严重呼吸困难，往往来不及抢救即死亡。深静脉血栓形成的预防措施，包括术后多活动腿部，使用弹力袜或空气波压力治疗仪，陪护人员多进行腿部等按摩，术后早日下地活动，避免常规使用止血药物等。肺栓塞最常见的症状是胸痛、呼吸困难。疑有肺栓塞发生，应立即拍胸片、作 ECG、肺扫描及血气分析等检查。同时，在麻醉、ICU 等有关科室医师的密切配合下积极进行救治。

（八）尿道狭窄

尿道狭窄是TURP较为常见的晚期并发症，可发生于尿道各个部位，最常见于尿道外口及膀胱出口处狭窄。

1. 尿道外口狭窄　多见于尿道外口偏小。由于切除镜鞘长时间压迫缺血；或术后为牵引Foley导尿管，用纱布捆在导尿管长时间压迫尿道外口致局部缺血、坏死、溃烂、瘢痕愈合形成狭窄。表现为尿道外口狭小，排尿困难。治疗采用尿道外口扩张，效果满意。尿道外口狭窄的预防，可选用口径合适、不宜太粗的电切镜鞘；或放置切除镜鞘前，将尿道外口腹侧处切开少许。

2. 膀胱颈挛缩　膀胱颈挛缩发生原因多由于膀胱颈部电切过深，内括约肌环状纤维组织切除较多，造成术后膀胱颈瘢痕挛缩狭窄。表现为排尿困难，尿线细而无力，排尿时间延长，经膀胱尿道镜检查可以确诊。治疗可经尿道采用尿道镜冷刀切开挛缩的膀胱颈，如瘢痕组织较多，则用电切镜切除。

3. 其他狭窄部位　可见于舟状窝与阴茎尿道连接处、阴茎阴囊交界处及尿道球部、膜部。为预防尿道狭窄发生，术中插入电切镜时，动作一定要轻柔，切忌使用暴力，造成尿道损伤，甚至发生穿孔、假道形成。遇到阻力，可先行尿道扩张或直视下放入电切镜。

（九）性功能障碍

性功能障碍表现为逆向射精、不射精或性欲低下等改变。

TURP后，射精时由于尿道内括约肌及膀胱颈关闭不严，致精液进入膀胱，不能正常射出体外，即逆向射精；不射精多系损伤精阜射精管造成。故术中膀胱颈不宜切除过多，电切前列腺尖部时勿损伤精阜。术前对有性生活的患者应交代清楚发生这些并发症的可能性，以解除患者术后思想上的顾虑。术后性欲变化，多为性欲低下、勃起不坚，甚至阳痿。可能与手术所造成的精神创伤有关，也有可能与术中电切电凝时电流使用不当，造成前列腺尖部两侧神经血管束受到热损伤有关。

十一、出院后注意事项

1. 口服尿路抗感染药物　对有膀胱刺激症状的患者，可口服泌尿灵（渡洛捷）等。定期复查尿常规。

2. 注意预防继发性出血　在前列腺窝创面未完全愈合前，1个月之内仍有发生继发性出血的可能。嘱患者适当多饮水；避免饮酒及辛辣饮食；保持大便通畅，防止排便过度用力；避免骑自行车活动；避免性生活。一旦发生出血、血块形成，造成排尿困难、膀胱胀满，应去医院急诊处理。

3. 注意附睾炎发生　附睾炎常在术后1～4周内发生，故出院后如出现阴囊肿大、疼痛、发烧等症状应及时去医院就诊。

4. 注意尿道狭窄发生　术后如尿线逐渐变细，甚至出现排尿困难，应及时来院检查尿道外口及尿道。如有狭窄者，定期行尿道扩张，效果较满意。

5. 如膀胱尿路刺激症状不缓解或膀胱内残余尿量较多，尿常规化验多次异常者，应详细检查神经及内分泌系统；必要时行尿动力学检查，以除外神经性膀胱功能障碍。

（潘柏年）

第三节　经尿道等离子前列腺剜除及电切术

前列腺增生症是老年男性的常见病和多发病，随着我国老龄化社会的来临，以及近年来生活方式改变，导致发病率逐步增高。需要进行经尿道微创手术治疗的前列腺增生症患者越来越多。经尿道前列腺电切术，被一贯公认为手术治疗前列腺增生症的“金标准”。近年来手术器械与手术方式的改进，使得该手术的地位得到进一步的巩固。其中具有代表性意义的事件是，双极等离子汽化电切镜的出现和普及，以及经尿道前列腺剜除术在国内外的推广与认同。

双极等离子电切镜的特点是在电切环上增加了一个中位电极，使高频电流经介质（生理盐水）与工作电极产生回路。在工作电极电切环上产生等离子体。而具有高能量的等离子体，成为切割组织的有效工具。和单极电切相比，双极等离子电切镜，不需要贴负极板。其工作原理不需要经人体组织产生电流回路，这样就不需使用绝缘性的冲洗液，而改用含电解质的生理盐水冲洗液。这大大减少了经尿道电切前列腺综合征的发生率；单极电切则由电极经人体组织再到电极的电流回路。在工作电极和组织的接触点，大量电流通过产生的热效应是切割的主要动力。双极等离子电切通过电极，介质到电极的回路，在电切环局部产生等离子体而产生的切割，变被动切割为主动切割，而具有较高的切割效率。不受被切割组织的导电性的影响，电切环不会被组织粘连，热损伤效应降低，无电流通过全身，且细微部的飘动的组织也能切割。在电凝止血方面因采用纯频电流，减少杂波的影响，使电凝不含有热效应而减少对血管组织的进一步破坏，达到一种干燥止血的效果，大大提高了对血管壁较薄、弹力纤维及平滑肌较少的静脉血管的止血效率，并且由于被电凝血管中的弹力纤维触合，使血管再次开放出血的可能性降低，止血变得更加可靠。

一、经典经尿道前列腺电切术

要切除大量的腺体组织有多种不同的方法，主要是为了在切除腺瘤的主体前，先阻断供应前列腺的全部血管，以期减少手术中的血液丢失。特别像 Nesbit（1943）所提出的方法，他先做一条深沟把侧叶组织的主体从包膜的侧壁分离开，在此沟内将包膜血管凝固。剩下的组织即可迅速切除，而无显著出血。

各种方法一般都是分三期进行。首先是切除一块锥体形的组织，其底部在内括约肌，尖部在精阜附近。第二阶段将此漏斗区向远侧扩展。第三阶段，即最后阶段，清除尖部组织。各种方法仅在策略方面有所不同，包括先切除哪一部分，从何处开始切，及各部分清切除的顺序如何。

决定问题不仅要看总的安排，在很大程度上也要看腺瘤的具体形状。大型中叶所用的方法不同于巨大侧叶所用的方法。

手术者经常还有自己的习惯，在什么地方学习，对某种方法可能较熟练，这对手术计划安排都有一定影响。一个好的经尿道手术医生应熟悉各种方法，以适应不同的情况。

（一）Nesbit 法

1943 年 Nesbit 在他的《经尿道前列腺切除术》一书中首次详细介绍他的方法。此法先在前列腺包膜与增生组织之间切出一条沟，使腺体的主体断绝血运。第二阶段即可将大部分组织迅速切除，失血较少。

此方法的主要先决条件是腺瘤要够大，能容下这样一条沟。如侧叶不太大或明显突出的中叶增生，此法则不适用。

1. 第 1 步：在腹侧切出一平顶　手术从 12 点位置开始，将切除镜旋转 180°，以便操作。在正式开始切割前，先仔细看一下，情况会和从 6 点开始切很不一样。侧叶之间的前联合可以不对称，而偏于某一侧，因侧叶的发展可能不均衡。前后移动切除镜，看清远侧与近侧的界限。如术者对腹侧尿道前列腺部与尿道膜部的连接处辨认不清，可用某种括约肌测验的方法来确定。

在 12 点处切第一下。侧叶不对称者在二者联合处切第一下。此处仅有少量组织连接两侧叶，切一两下在近侧即可显露内括约肌。其纤维即为切除区近侧缘的标志。继续做几下延伸切割，至腺瘤的远侧界限。为安全考虑，一般在远侧剩一些组织，以保护外括约肌。

第一下切割完成后，即开始做平顶。方法是向左右扩展，以后的切割要以最初切除的沟的终点为准。

最初的沟的重要界限是：①内括约肌；②切割区的远侧终点；③切的深度要到包膜。

内侧方切割要参照第一下切割。在做沟分离侧方前，在腹侧平顶继续切，直至两侧叶尖端被消除。

至此视野即有改善，有切除镜活动的余地，便于灌洗液引流，可以进行止血。有时在这里可以碰到相当大的血管。

2. 第 2 步：挖沟　切出平顶为第一步结束。现在开始在两侧做沟。Nesbit（1943）介绍的方法是先进行一侧，直至 7 点处，然后开始对侧。也可以左右交替，两侧对称，一起进行。这样定向较方便。

近侧的标志是内括约肌，周围为前列腺包膜。每次切割的远侧终点与邻近的前一次切割终点平齐。

开始做沟不久就会碰到第一条血管。切断后应立即在包膜一侧凝固。两侧此沟应切至 8 点或 4 点处。开始进行下一步前要仔细止血。

3. 第 3 步：清除腺瘤组织　下一步要切除所有增生组织，直至侧沟底部水平。因很少出血，这一步可以切得快一些。向直肠内伸入一手指协助，对这一步很有帮助，因侧方已失去固定，组织活动度增大（图 3-43）。

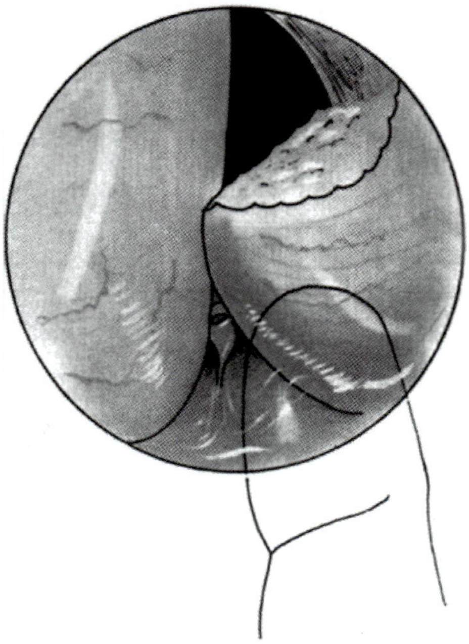

图 3-43　手指协助前列腺切除

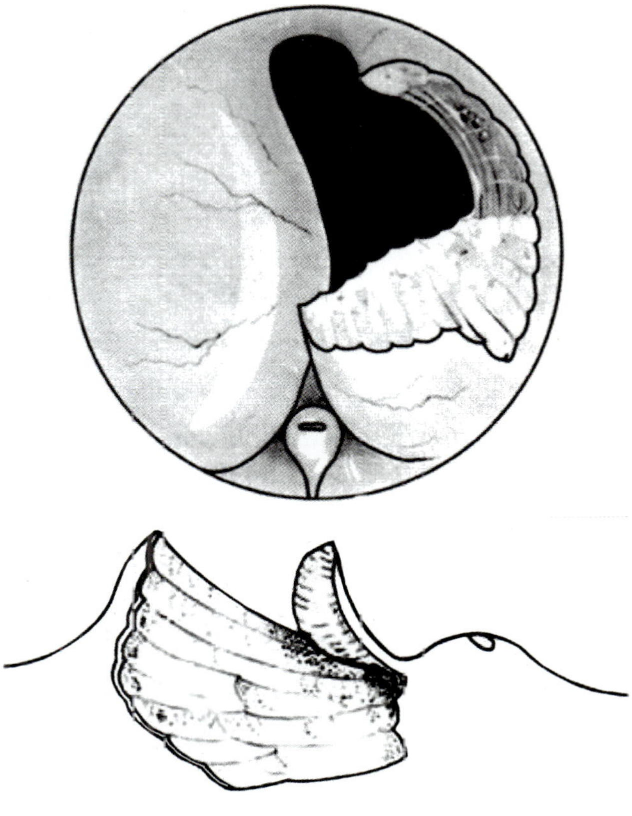

图 3-44　切除时有条不紊，保持清洁平整的表面

在进行切除时应一层一层地左右来回切。保持一清洁、规则的平顶，以免迷失方向。两侧叶的切除可同时进行（图 3-44）。至两侧沟底部平面时，手术这一步即结束。

4. 第 4 步：切除至前列腺的底部　与前一步一样，技术上这一步也不难。组织的切除也是按水平方向一层一层地切，直至背侧内括约肌完全暴露。现在还不需要一直挖到包膜。此时要挖到包膜并不难。圆锥下部切除完成后，切除大腺瘤手术的这一步即告结束。只有完成这一步，并妥善止血后，才能开始清除包膜内其他部分。各种不同手术方法，开始时都要先切除围绕尿道前列腺部的这一块圆锥形组织，各种方法均相同。挖出腺窝内剩余组织。

各种不同的手术方法这一步都一样，并不限于 Nesbit 法（图 3-45），各种方法都有这一步。很多人对这一步的认识还不够明确，技术上还有一定困难，因此下面有必要做更细致的说明。

（1）从几何学的观点看，以下两种方法可用任一种：①小块切割：初学者愿用的方法，一小块一小块地将腺瘤组织切除。切除镜基本不需要移动。②长条切割：开始切得薄，中部较厚，这样进展较快。切除的组织块两端薄，中间厚（图 3-46）。

（2）控制切除镜与切割环：在包膜内这一部位操作，可能需要术者整个身体都做相应的移动。对这些配合动作，初学者常感到困难。手术技巧包括三部分：①线形切割（图 3-47）：在进行切割时将切割环伸出，然后缩回镜鞘，其切割过程可称为线形切割。②穿透组织的深度：整个手术过程中，术者的头部和切除镜的目镜部分，要向切除部位相反的方向移动。切除镜向患者右侧外展，切割环即穿入左侧组织更深。③延伸切割及三种技巧联合应用：大腺瘤需要做延伸切割，这是第三种手术技巧（图 3-48）。要将整个切除镜一起外撤。

这三种技巧相互配合似乎很难掌握。还有一种几何学因素值得注意：切除镜的支点在尿道膜部，

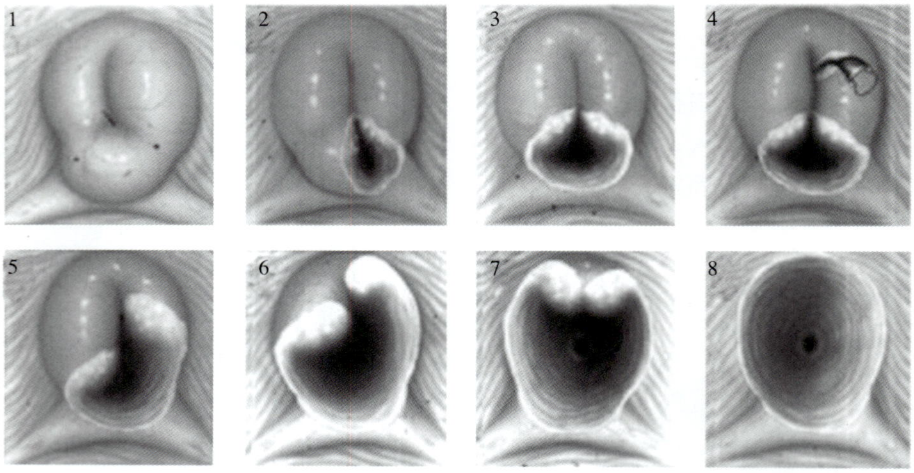

图 3-45 Nesbit 法示意图

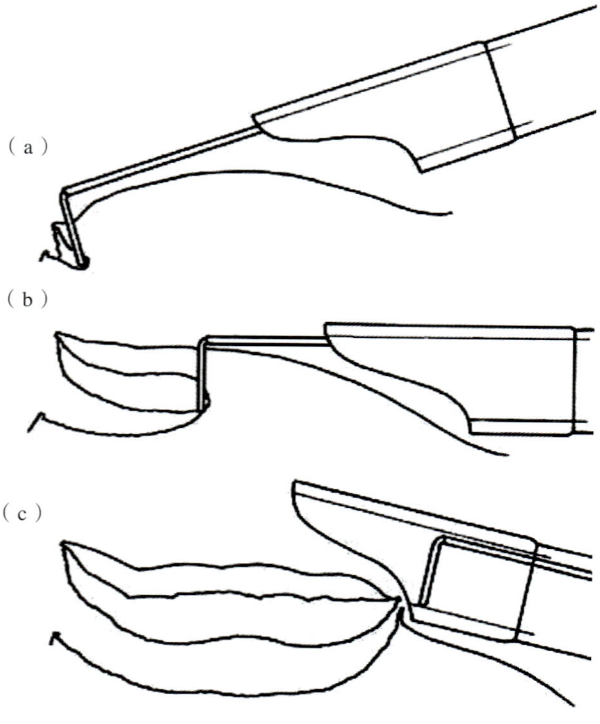

图 3-46 无论小块切割还是长条切割。电切镜一般都是：（a）先上抬，使得电切环切入腺体，（b）保持术者所希望的深度切割组织，（c）略略下压镜鞘完成一次切割。

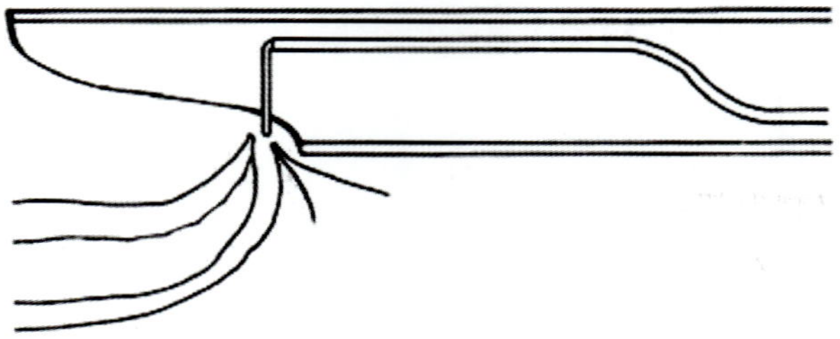

图 3-47 电切镜不移动，仅由电切袢的位移进行切割，称为线形切割

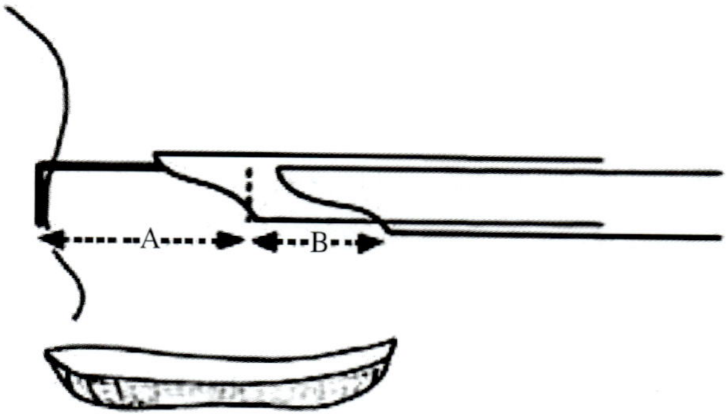

图 3-48 电切袢的位移（A 段）加上电切镜的位移（B 段）一起构成了延伸切割

杠杆的短臂在尿道前列腺部内，长臂在尿道阴茎部内。术者必须按长短臂的比例，增加外部的活动范围，才能满足内部移动距离的要求。

在前列腺底部切除时，术者头部要做上下方向的移动，情况与上述相仿。镜鞘滑向远侧时，切割环切入组织，在终点处才缩回镜鞘。

学习控制目镜部分的移动很重要，这样可使手术进展更快，节省很多时间。

（3）决定切的深度：虽然切割的厚度并没有可靠的固定标志，但有两种方法可帮助我们估计需要切除的组织有多少，这样可以做到将腺瘤完全切除，又不发生穿孔。①挖沟的方法（分段的方法）：这种方法是先在某处很谨慎地一层一层地切，直到包膜，一般是 7 点与 5 点处。在前面手术的第 2 阶段，在尿道内口周围已经暴露了内括约肌。切割即从此处腺瘤的内缘开始，根据腺瘤的大小，切除相应的一条组织。如又暴露一些包膜，切割环就再向前移，由包膜 - 腺瘤连接处开始，很谨慎地再切一薄层。如此反复进行，直至沟的全程均暴露出包膜。按腺瘤的大小，此沟深浅可有不同，止于尖部区。出于安全考虑，尖部精阜旁保留少量组织，至手术最后阶段。双侧如在 9 点与 3 点处挖沟，能够说明需要切除的组织厚度。然后将此沟向两侧扩展，直至又暴露一部分包膜。这样一段一段地暴露包膜，所以也可以叫做分段的方法。此法可用于有大量腺瘤组织需要切除者。②切线法：腺瘤较小者可用此法。前面的方法是将整个剩余腺瘤组织放射状地分为若干段，一直切到包膜；此法与前述不同，手术是依照切线位置分期进行。先环形地清理出一部分，以后逐步向远侧扩展，直至四周包膜内组织均被清除，仅剩尖部一些组织。

在手术的这一阶段，无论采用哪种方法，标志都相同：内括约肌、包膜、腺瘤的近侧缘。

尖部组织切除后手术即结束，具体操作技术在各种手术方法都相同。

（二）Barnes 方法

1943 年 Barnes 在一本专著中介绍了他的手术方法，与 Nesbit 的著作同年出版，他的方法与 Nesbit 法不同之处在于它是按照腺瘤的形状采取对策。Nesbit 法是早期在周围暴露内括约肌；而 Barnes 法是先完全清除一侧，再切另一侧。但手术大致也是按照近侧部、中部与尖部三个阶段来完成。

1. 切除前列腺底部　首先清除前列腺窝底部，连中叶一并切除。Barnes 的办法不挖沟，而是一层一层地切。

2. 切除侧叶　先从一侧叶切除一块圆锥形的组织。也是逐层切，但为上下方向进行。从前列腺窝底部开始，此处中叶切除后已有一些标志，从背侧向腹侧推移。首先在刀鞘形狭长的尿道腔一侧，侧叶的内面开始。向侧叶腹侧部分进展时需倒转切除镜。这种方法是先切除近侧圆锥部分的一半，及一个侧叶的膀胱内部分与包膜内的内侧部分，再继续扩展切除同侧尿道内的部分。整个侧叶被切除后，开始做对侧。无论 1943 的著作或 1959 年的手册 Barnes 都没有说明尖部组织的切除方法。

Barnes 法的主要特点是他主张从背侧开始。他从未像 Nesbit 那样详细描述他的方法，但此法易于学习，按其插图一层一层地切，易于理解。有些学者也仿效他的办法，先完全切除一个侧叶。此外，这种方法还有一个优点，即术中如发生意外情况，手术可随时停止。

（三）Flocks 法

此法和本书前面所介绍的方法有相似之处。在切除侧叶时先在侧叶中部 3 点与 9 点处做沟，腺瘤大时可在数处做沟，分段将腺瘤切除。Flocks 在 1954 年对此方法曾有详细报道（图 3-49）。

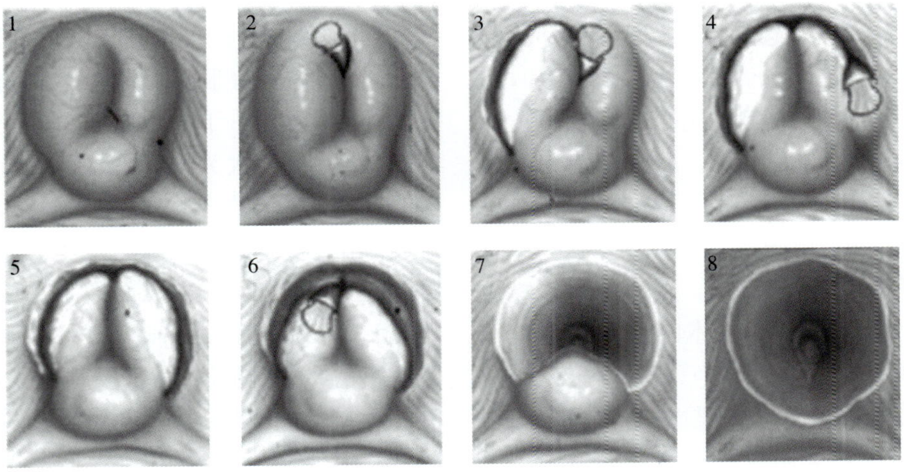

图 3-49　Flocks 法示意图

1. 切除中叶　具体方法与 Barnes 法相似，但由侧方开始。在下部侧叶与中叶之间切一条沟，深及内括约肌纤维，切断供给中叶的主要血管。然后即可将中叶一直切到内括约肌纤维。实际上此时已切除侧叶下部一些组织，而后继续进行下一步。

2. 切除侧叶　先在侧叶 3 点与 9 点处切出一条放射状的沟，将侧叶分成两半。此沟由尿道腔向包膜，直到内括约肌纤维。这样需要切除的部位已明确，手术的界限已经明确。是按照 Barnes 的方法由向外侧切，还是按照 Nesbit 的方法水平方向切，可按局部情况而定。侧叶体积大，突入尿道腔明显者，可用水平方向切法。较小的腺瘤可用由内向外逐层切除的方法。像其他方法一样，每个人的操作可有些差别。

优点：此法的优点为操作简单化。在侧叶挖出标志沟后，就可以向前列腺窝底部逐步推移。所有工作均可在正常体位，一排一排地在水平方向进行切割。不需要扭着身子操作（易疲劳）。

3. 切除腹侧组织　切除腹侧组织的方法，前面讨论基本切除技术时已经讲过，这里可按同样方法进行。腺瘤大时需要切除的组织多，可能会有一些困难。可先切除 9 点到 11 点与 3 点至 1 点处组织，最后腹侧中线处残留组织切除即较容易。

4. 切除前列腺尖部组织　直肠内伸入手指协助及使切除镜喙部斜向前列腺窝均有一定帮助。有的腺瘤组织已越过精阜，应确定外括约肌的部位，前后移动切除镜可有助于辨认。也可以使用前面介绍过的一些其他方法。

这是一种很成熟的手术方法，先把腺瘤分成若干部分而后分段进行切除。初学者应用有一定的优点，不存在定向困难的问题。与本章前一部分介绍的方法不同之处是下部侧叶的切除方向，一个从上方向下，一个是从下向上。没有经验的人从上向下切也可以存在一定困难，因为要先挖出标志沟，确定此沟的近侧界限可能会有困难。此法较 Nesbit 法易学，在切除大腺瘤时可参考应用。

（四）切除突入膀胱内的侧叶

1. 外科解剖　在讨论切除技术的解剖基础时曾提到，腺瘤的发展可以是包膜内（三角区下）或膀胱内。对于后者（膀胱内型），有经验的术者也可能会碰到一定困难，完全切除膀胱内部分常会出现一些问题。内括约肌可将腺瘤勒成哑铃形，在膀胱前列腺连接处穿破的危险增加。

2. 切除技术　术前检查可以确定是否属于这一类型，包括 B 超、内镜检查、应用逆视镜进行检查。内镜检查能了解何处增生的组织最少，可能在两侧叶相连处，或侧叶与中叶连接处（图 3-50）。

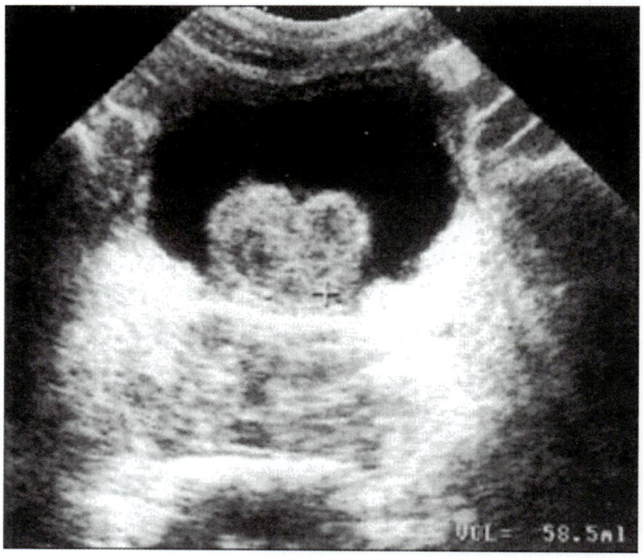

图 3-50　B 超提示前列腺中叶突入膀胱

一般从两侧叶腹侧的连接处开始切最合适。可用前面介绍的挖沟的方法，在膀胱与包膜腺瘤的移行区，连续向深处切，直至暴露内括约肌。此时可能会看到在内括约肌的近侧还有腺瘤组织。可能为一薄层组织，与内括约肌的连接已不多。如用先定始点的方法，在膀胱几乎排空的情况下，从这块组织的顶部再切一下，即可完全切下来。这一下最好切，可使局面大为改观。切除的近侧界限为内括约肌，通过远侧的沟，可以看出与包膜的关系。如继续切除膀胱内组织至内括约肌，并不困难。但必须注意，一直按切线的方向切下去，最后容易剩一薄层组织，再切常有困难。

在靠近腹侧的部分如发生这种情况则更为不便，因要切到这一部分悬垂组织需要尽量压低目镜。如从基部切断，一大块组织可脱落至膀胱内，排除就会有困难。解决大块侧叶悬垂组织切除困难的问题，可在膀胱空虚时开始切，患者取头低位，需要时也可由助手在耻骨上压迫。

(五)切除突入膀胱内的中叶(图 3-51)

1. 外科解剖　这种情况和侧叶向膀胱内突出有相似之处。中叶突出膀胱内甚至可超过输尿管间嵴。这样就有损伤输尿管口的危险。如前列腺后隐窝深，中叶在膀胱内可不接触膀胱底部。内括约肌也可以将腺瘤起始部勒住。

2. 切除技术　也可采用挖沟的方法。侧叶连接处，需切除的组织少，向包膜方向切几下就能暴露内括约肌。像切除突入膀胱腔内的侧叶一样，在内括约肌近侧不要遗留组织。在对侧相对应的部位同样操作，目的不仅是为了找出内括约肌的标志，同时也断绝中叶一部分血运。将切断的较大血管凝固，而后即可开始切除中叶。注意要避免一层一层地沿着切线方向切割，否则就会出现前面切除侧叶时所遇到的问题。

由中叶两侧的沟开始切，很快能见到内括约肌，这样亦便于定向。用先定始点的方法切，可以避免输尿管口损伤。如按切线方向切割，最好中叶脱落

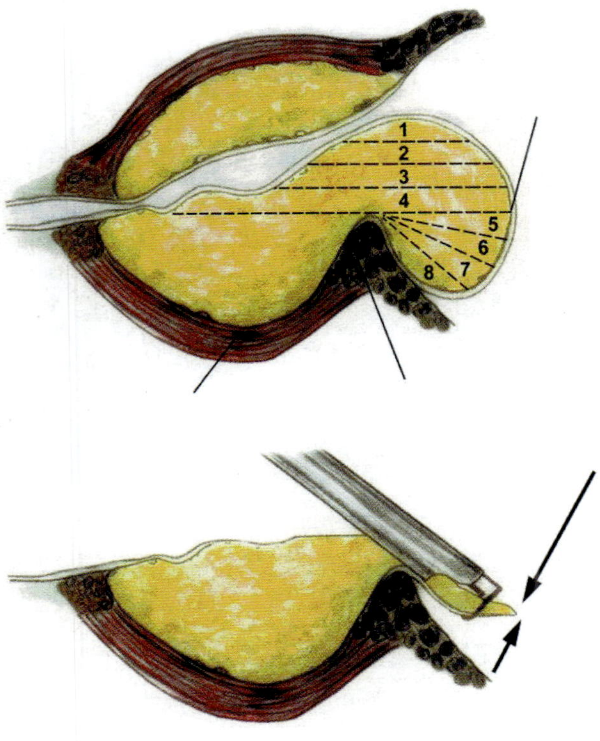

图 3-51　前列腺中叶切除示意图

在膀胱基底部，压在输尿管口处。如果切除方法不当，也可使大块组织脱落在膀胱腔内，导致排除困难。至四周的内括约肌均暴露，切除区的远侧边界已确定，手术的这一阶段即告终。

二、经尿道前列腺剜除术的手术步骤及技巧

(一)麻醉方法及体位

一般手术采取腰麻或连续硬膜外阻滞麻醉，通常腰麻效果可靠，方法简单。硬外麻醉有时平面有限，过高可影响会阴部麻醉效果，笔者有时对腰麻失败或腺体小于 60g，手术时间不长者，可采用骶管阻滞麻醉，亦取得满意效果，特殊情况可采取气管内麻醉或静脉麻醉。

患者采取截石位，笔者强调该截石位为超截石位。即腿架升高，要架于小腿窝，向外展，臀部应与床边平齐或略超出 1～2cm（不见床沿），该体位便于经尿道前列腺剜除术（transurethral enucleation and resection of the prostate，TUERP）的操作，避免因过低的腿架影响左右或下摆操作。

(二)TUERP 的操作步骤及要点

1. 置入电切镜观察膀胱后尿道及相关解剖标志，先将 F27 电切镜插入前尿道，拔出闭孔器后，安置电切镜及摄像系统。直视下经前尿道沿尿道边观察边推进，经尿道球部、尿道膜部、尿道前列腺部、膀胱颈至膀胱，确定尿道是否狭窄，观察膀胱壁形态，是否有炎性病变、肿瘤或结石，观察双侧输尿管口位置，确定前列腺三叶增生还是两侧叶增大及精阜位置（图 3-52）。

笔者主张窥视（直视下）进镜方法，优点是：①可排除或确定尿道狭窄等病变；②可避免因盲目入镜法造成的尿道、前列腺中叶及膀胱颈的撕裂等损伤；③与欧美国家先膀胱镜检查后入电切镜的方法比较，省去了膀胱镜的配置。

若发现膀胱壁无梗阻性改变，如小房、小梁、憩室，应慎重考虑诊断是否正确，是否为神经源性膀胱等非梗阻性病变。若发现膀胱浅表肿瘤或结石，可先行处理再行前列腺手术。

2. 寻找和建立外科包膜平面　该步骤是 TUERP 的关键，可采用以下 2 种方法：①切割法：于精阜

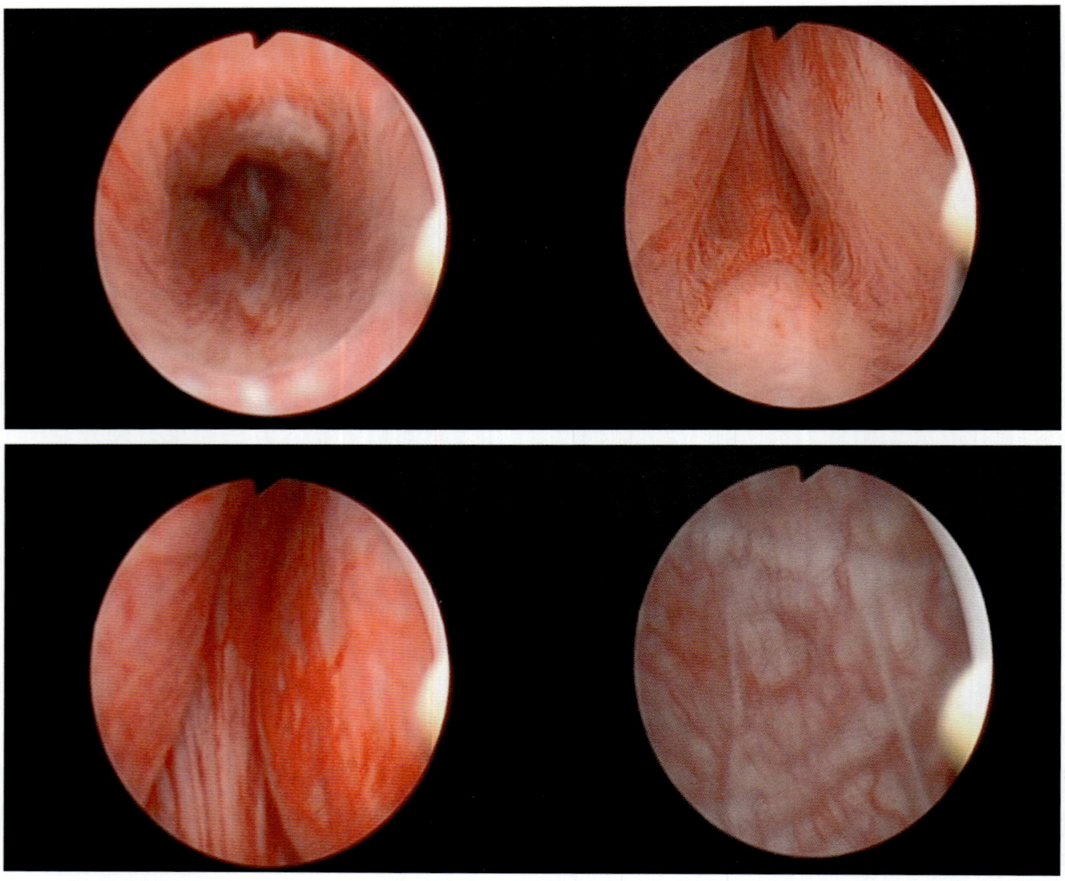

图 3-52 剜除前观察前尿道、精阜、尿道前列腺部及膀胱情况

上缘 6 点处以点切法断续切开精阜上缘黏膜及中叶腺体，配合电切袢逆推组织、剥离层面，多于射精管前面找到外科包膜平面，找到平面后改用电切镜头顶部钝性扩大剥离平面，确定精阜上缘及左右侧叶的基本（初始）外科包膜平面，在切开组织过程中，一旦切开射精管，则勿再向其深（后）面切开，应与管型浅面剥离，寻找外科包膜平面（图 3-53）。②撕裂法：该法较上法简单，将电切镜头部先置于精阜左侧或右侧沟。即精阜与侧叶 6 点交界凹部，向左侧（左侧沟时）或向右侧（右侧沟时）水平给予推力，致使左侧叶或右侧叶与外科包膜分裂，此时可见黏膜撕裂开，左侧叶或右侧叶腺体向上后侧抬起，外科包膜与精阜连续，此时用电切镜尖部推剥腺体，从左向右（左叶裂开）或从右向左（右侧叶裂开），扩大外科包膜平面，跨过 6 点中线时用电切镜切断精阜上缘黏膜及连续的腺体组织（图 3-54）。

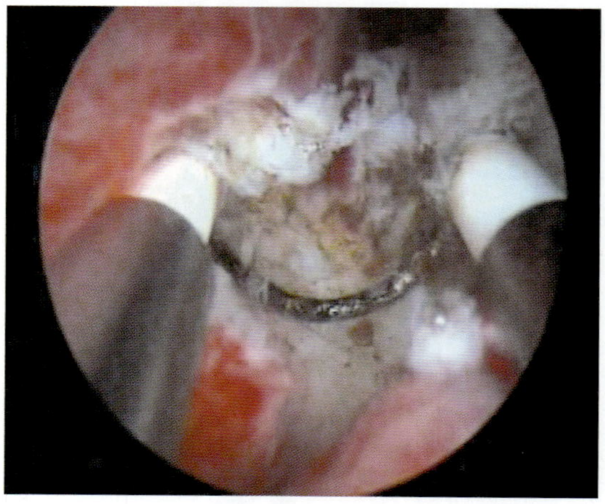

图 3-53 切割法寻找外科包膜

3. 首先剜除剥离中叶腺体 对于中叶增生明显者，即三叶均增大者，先于 6 点处精阜上缘开始，沿外科包膜平面，向膀胱方向，逆推中叶腺体，可见中叶腺体上翻，注意剥离方向，应向上撬腺体，不要完全向前，以防穿破外科包膜进入膀胱颈以下。

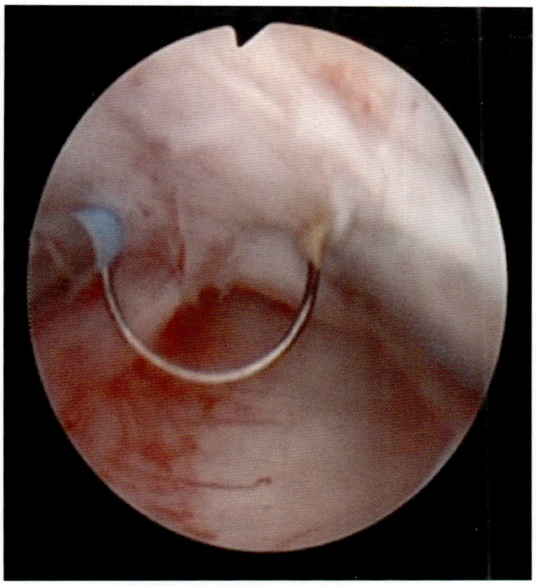

图 3-54 撕裂法寻找外科包膜

外科包膜可见表面光滑有光泽，有部分纤维索带与增生腺体连接。也可见平行包膜的血管或垂直剥断的出血点（断端）（图 3-55）。由于中叶较大，受中叶的压迫和两侧的牵拉，剥离阻力增大，因此，不要单纯剥离中叶组织，否则会造成 6 点包膜处形成假道进入膀胱外面，而应暂停中叶剥离，于 5 点和 7 点处用电极袢切除腺体组织，打出 V 形沟，两沟尖部会合于精阜上缘。两侧沟切至见外科包膜，即

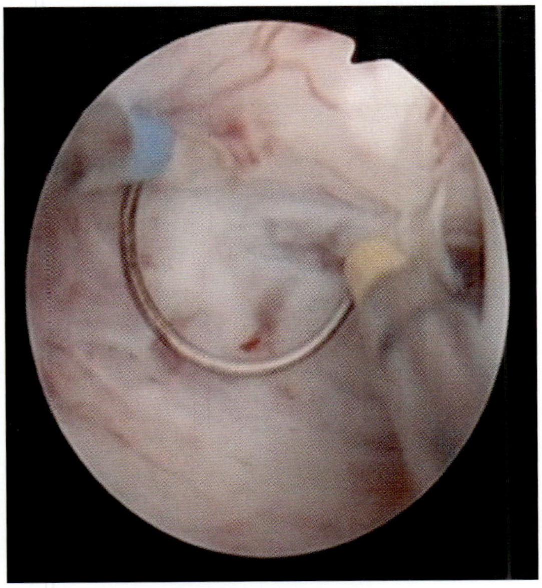

图 3-55 外科包膜

将中叶完全与两侧叶分离，完全清除两侧叶牵拉组织，此时再继续剥离中叶腺体，可感觉阻力减少，腺体上翻。将中叶腺体剥离至膀胱颈部，使其似蘑菇状，再回到中叶黏膜面将其完全切除（图 3-56）。

若中叶增生不明显，即两侧叶增生者，则于 6 点处沿外科包膜向膀胱颈方向逆行上剥离中叶组织，直至膀胱颈穿出，则回到黏膜表面，切除中叶组织，形成从膀胱颈至精阜上缘的一字形的纵沟。笔者强调先处理中叶，理由是：①可为两侧叶剜除带来缓冲空间，减少阻力和牵拉，有利于剥离操作；②建立了外科包膜的参照平面，便于参照，减少误伤；③对于极危重患者，仅切除中叶已可以缓解排尿梗阻症状，此时做手术也可达到一定治疗目的。

4. 剜除两侧叶的腺体　于精阜旁分别顺时针或逆时针方向沿外科包膜平面剥离左右侧叶达前列腺前叶近 12 点处，剥离过程手感似开放剜除法，如平面正确，有种顺势感觉（势如破竹），渐进式一边剥离，一边止血和切断直接的纤维索带，两侧均先剥

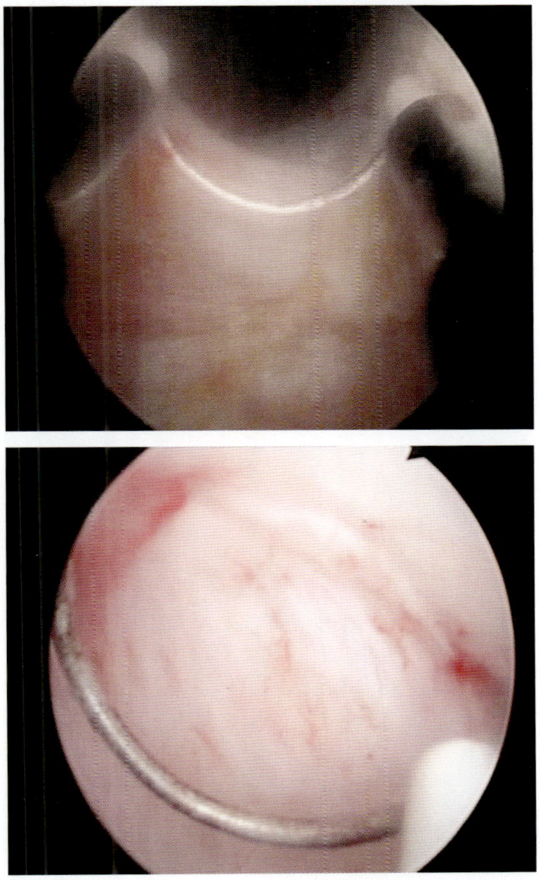

图 3-56 中叶较大时，于 5 点和 7 点处用电极袢切除腺体组织，打出 V 形沟，再剥离中叶

至 11 点（右）和 1 点（左），穿破膀胱颈，然后锐性切断腺体与膀胱颈的连接，逐渐接近 5 点（左）和 7 点（右）的膀胱颈（图 3-57）。操作中注意：① 渐进式边剥边止血，保持视野清晰；②残留于外科包膜的增生结节可随时剥离式切除，减少残留；③保留 5 点（左叶）和 7 点（右叶）组织暂不剥离，以便固定两侧叶，利于下一步腺体切除，防止整个腺体完全剥离，掉入膀胱造成切除困难；④沿外科包膜剥离，切勿沿假包膜剥离造成腺体残留，影响疗效；⑤两侧近尖部与外括约肌接近，注意勿损伤！

5. 离断前叶（12 点部）连接组织，完成球面剥离　此时两侧叶仅有 5 点、7 点、12 点处与外科包膜连接，将电切镜转 180°，电切袢成 n 型，拉至前列腺尖部可见 12 点尿道黏膜等组织与腺体连接，两侧可见腺体与外括约肌部尿道黏膜分离，用电切袢将 12 点处连接的尿道黏膜与组织切断，渐推进电切镜向膀胱颈方向，逐步切断纤维组织和腺体组织，直至膀胱颈体前叶及整个腺体组织与 12 点处外科包膜分离。该步骤实现了球面剥离的目的，是关键步骤，尖部组织邻近外括约肌容易损伤造成尿失禁，因此应适当保存一些尿道黏膜组织，即勿太靠近外括约肌切断 12 点处连接组织（图 3-58）！

6. 被剜除两侧叶腺体的切除　被球面剜除的两侧叶腺体，仅于 5 点、7 点近膀胱颈区域与外科包膜固定，形成“蘑菇柄蒂”（图 3-59），将腺体保留于前列腺窝，血供基本已断，周围标志清晰，可连续、快速、由浅入深地彻底切除成碎块，注意应有条理、有计划地切除整个腺体，防止大块腺体脱落至膀胱，造成切除困难。可先由中线将整个腺体一分为二，再分别切除左右两叶。在接近腺体蒂部时

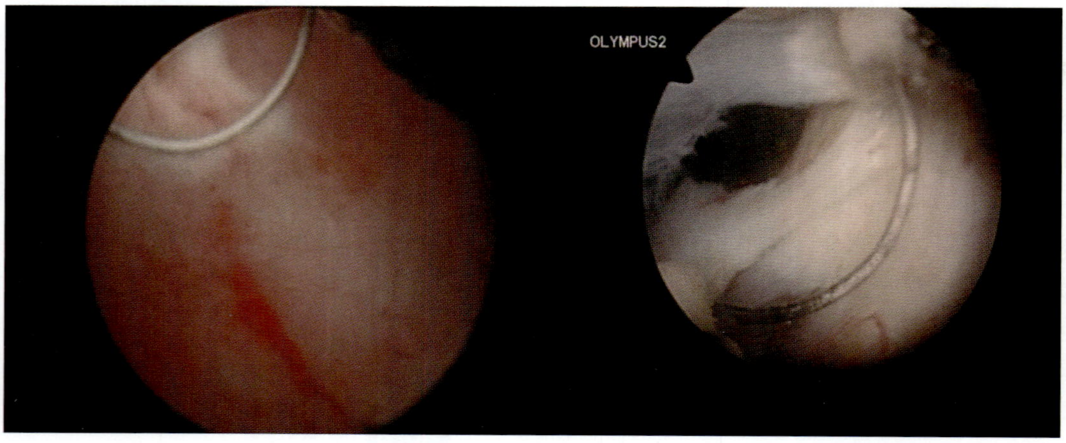

图 3-57　确定外科包膜后剥离侧叶至穿破膀胱颈

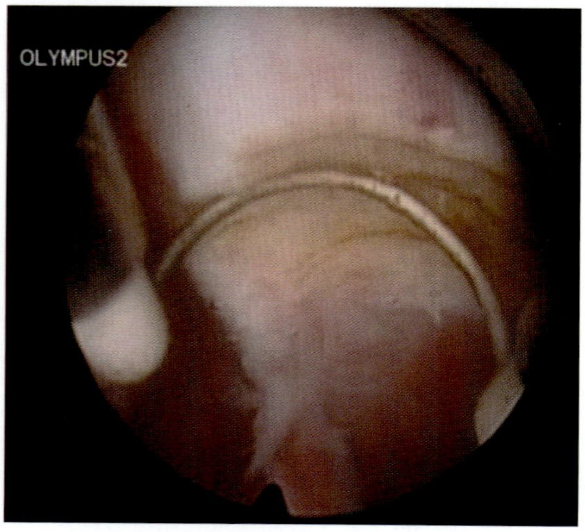

图 3-58　远离尖部离断前列腺组织

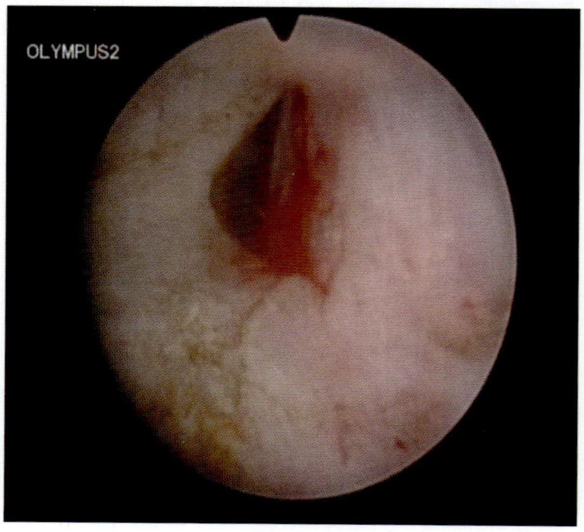

图 3-59　腺体与膀胱颈 5 点处连接

可采用推切方法，防止腺体晃动。当出现大块组织脱至膀胱时，可用电切袢夹拖至前列腺窝再切除，尽可能不在膀胱内飘动时切除组织，防止膀胱壁误伤，造成膀胱破裂等并发症。

7. 吸取组织碎块，常采用 Ellik 冲洗器冲洗，吸取碎块，尽可能冲洗干净，减少术后阻管。

8. 休整创面，彻底止血 仔细检查外科包膜，清除附着的小结节，可切除也可剥离。尖部腺体由于剥离过程被撬出局部，形成喇叭口状的界面，与外括约肌移行，不需要任何修整！尽可能避免电凝止血，较大血管可短促电凝，防止热损伤外括约肌。创面处理重点在膀胱颈部腺窝处，应注意 12 点处容易被忽视，最后要关闭冲洗，无水流条件下，观察是否出血，尤其是静脉窦出血，彻底止血（图 3-60）。

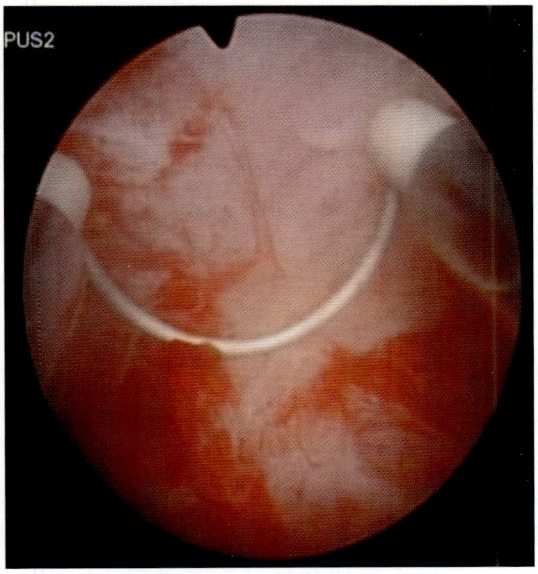

图 3-60 术后仔细止血

9. 排尿试验，膀胱注入 250 ~ 300ml 液体，退出电切镜，压迫下腹部膀胱区，有尿液由尿道口喷出，停止压迫则尿流中断，提示外括约肌功能无损伤，如果停止压迫尿流不断从尿道口流出，则提示可能外括约肌损伤，或功能较差。

10. 导尿与拔管 ①术后留置 F22 三腔尿管，气囊注水 30ml，一般不需紧拉水囊，除非冲洗液较红，出血较多。持续冲洗 24 小时，腺体较大可 24 小时后酌情拔除尿管，腺体较小者 48 小时后可拔管。②笔者不主张术后常规使用止血剂，甚至可注射低分子肝素防止下肢静脉栓塞和肺栓塞。③保持大便通畅，防止便秘导致术后出血！

三、对不同体积前列腺所采用的TUERP手术技巧

（一）体积 <30ml

小前列腺特点是腺体为纤维平滑肌成分含量较多、细胞成分较少的肌腺瘤样组织，韧性大，张力大，同时多伴有炎性组织和钙化（即前列腺结石），且位于腺体与外科包膜之间。因此由于炎性组织的粘连，外科包膜不明显。往往是一层组织平面，因此造成剜除困难。

施行 TUERP 在建立外科包膜平面时，多采用锐性切开法而不采用撕裂法，发现外科包膜，于精阜切开黏膜和腺体，用电切袢剥离组织，当发现结石或黏附于组织的钙化灶时多见外科包膜平面，此时沿此平面用电切镜鞘头做钝性剜除，如前所述逐渐分别剥离中叶和两侧叶，最后于 12 点处锐性切断黏膜、纤维连接组织，剜除整个不大的腺体，最终用袢切成碎块冲出。

术中可见外科包膜多为不光滑的炎性平面，较容易穿孔，显现包膜外发亮脂肪组织，可用双极电凝止血，封闭静脉窦口，控制出血，一旦平面不正确，应退至外科包膜平面，重新沿腺体表面剜除腺体，找到正确平面。

笔者提示小腺体前列腺增生者多为刺激症状为主，当伴有膀胱颈挛缩或本身就是膀胱颈挛缩，按常规 TURP 术多不达到满意效果，症状甚至可加重。剜除即可以干净切除腺体，也可以较彻底消除炎性钙化病灶，临床疗效明显。

（二）体积 30 ~ 100ml

中等大小前列腺增生占 BPH 的 70% ~ 80%，占 BPH 病例的大多数，主要步骤如前所述，应在切除中叶组织后完整剜除整个两侧叶腺体，实现球面体剥离后，加以整体切除，冲洗出。

中等大小前列腺增生是临床最常见的一组患者，也是术者应对最多、最需要掌握剜除剥离法的一组。

（三）体积 100～200ml

超过100ml的前列腺增生腺体，有以下几个特点：①血供明显增加；②血管丰富及口径增粗；③血流速度、流量增加，不易止血；④腺体大，挤压周围组织，易造成尿道、膀胱颈变形，影响识别；⑤切除量增加，耗时多；⑥其尖部挤压外括约肌，影响术后括约肌功能；⑦梗阻严重，膀胱不稳定性增加，膀胱型失代偿征明显。

切除原则不同于前述内容，而应该遵循分叶、分步剥离剜除腺体，加以切除的原则，最终达到完整切除的目的，具体要点及步骤如下：①于精阜的一侧，挤压一侧叶，到外科包膜平面；②沿平面向中线分离中叶外科包膜平面；③V形沟状切断中叶与左右侧叶之间的连接，孤立中叶，完整切除中叶，形成左右两侧叶之间的缓冲空间；④沿左中线外科包膜平面向左侧叶剥离，沿6点逆时针方向分离腺体与包膜至12点，完成左侧叶腺体的剥离，仅保留5点与12点两处外科包膜连接；⑤从12点外科包膜处切穿膀胱颈黏膜，并顺时针向6点处切开膀胱颈黏膜，使左侧膀胱颈与左侧叶分离，仅在5点处连接；⑥从12点外科包膜与腺体间纵向（与尿道平行）切取纵行沟，直至尿道前列腺部，使左侧叶与右侧叶分离，此时，右侧叶未做任何剥离，仍保持血供，左侧也则仅5点处与外科包膜连接；⑦迅速切碎切除左侧叶；⑧同上述方法，分离右侧叶，然后加以切碎切除。

分叶逐步分离、逐步切除，可减少完整三叶剥离造成的创面过大，部分供养血管止血不彻底、渗血造成的术野不清、出血过多、误伤等问题；因此仅一叶范围的剥离，创面有限，出血容易寻找和控制，术野可保持清晰，不会造成误伤，彻底切除一叶腺体后，彻底止血处理，并观察无出血灶后，再转入另一叶腺体的剥离与切除，既有条理，又减少了废动作，节省了手术时间。

（四）体积 >200ml

根据笔者经验，体积200ml是一个界限，大于200ml对采用TUERP手术也具有挑战性，原因：①腺体超大，血供超丰富，②出血量大，③手术时间需要两小时以上。因此术前准备血2个单位（在笔者所在单位，200ml以下腺体不常规备血），术中麻醉师应配合适当降低血压，建立输血通道，可采用气管内麻醉。

手术原则同前述，应分步分叶剥离腺体，加以切碎切除，切勿大面积大范围分离各叶腺体，以免大量出血渗血，且时间过长，失血过多，产生各种并发症，尤其是失血性休克。

方法步骤基本同前述（100～200ml腺体），只是笔者更强调以下几要点：①一定遵循分步分段分叶剥离切除的原则，要有计划、有条理地逐步切除整个腺体；②耻骨上造瘘可根据手术引流情况施行，有助于引流；③也可将剥离的整个腺体推入膀胱内，术中耻骨上切开取出；④由于腺体过大，切除切碎一叶腺体后应及时冲洗出碎块，以便后续手术分离和切除。

四、讨论

经尿道前列腺剜除术是结合传统的经尿道电切术和开放性前列腺摘除术的优点，而发展起来的一种手术方式与操作技术，该术式具有微创腔内手术创伤小、恢复快的特点，又能达到开放手术彻底、不复发的效果。相较于传统手术方式，是一种革命性的进步。手术中并不计较于一点一面的止血，而是采用大迂回、大包干的方式，将被切割的前列腺组织在解剖层面上将血供阻断。这是在研究腺瘤血液供应的情况下，按血管分布设计手术步骤的一种良好的探索。先切断腺瘤的动脉供应，应是提高腺体切割效果的一种最合理的方法。经尿道剜除术继承了Nesbit法的精髓，先断血供，再切腺体。但又发展并完善了阻断血供的方法。并没有人为地切出一条分开增生腺瘤和包膜的环形沟，而是在解剖层面，寻找到增生腺体和外科包膜之间的层面，在剜除前列腺瘤的过程中，将进入腺体的血管封闭，然后再切除腺体组织。前列腺增生症患者的前列腺包膜实际上是由前列腺囊和内层的“外科包膜”（也称假包膜）两层构成。而“外科包膜”实际上是前列腺周围带腺组织被内层增生的腺体压迫而成。施行开放性前列腺摘除术时，即沿此平面将内层的增生腺体剜除。实践证明增生腺体和外科包膜间有明显的解剖界面，这也是经尿道剜除术的理论基础。

完善的止血是剜除术最重要的优势。经尿道前列腺电切术的出血，一般在术中与术后出现，术中及围术期出血处理是对手术者的最大挑战，出血也是手术者的最大敌人。电切时腺体创面的形成，不可避免会引起动脉与静脉的切断和开放。在手术过程中既要保证视野清晰，又要防止失血过多，尽量使灌洗液进入血循环减少到最低限度，并确保手术顺利进行和患者的生命安全，因此止血是经尿道前列腺电切术中的一项重要操作技术，传统的止血方法最关键的操作是点对点的电凝止血术。Nesbit 法是先断血供，再切腺体，较好地解决了动脉止血的问题。但对静脉止血及冲洗液吸收的问题并没有关注。

传统电切术中，切割创面的静脉开放不可避免。由于开放静脉腔内压力始终低于灌注压，因而静脉渗血在灌注条件下，常无法见到。通常应用既能切割组织又有电凝作用的混合电流，则切除的小静脉可同时被电凝，创面出血可减少。未被电凝开放的静脉在冲洗液作用下有的管壁被压迫而闭合，但多数开放的静脉则被灌洗液逆行灌洗进入循环。在整个电切过程中，切割创面开放的静脉一般均无法进行电凝止血，故在放液后开始灌注时膀胱内压较低，均有出血及冲洗液进入血循环的可能。故在电切的过程中，始终是在创面有一定出血的情况下进行的，只是出血的程度在不同条件下，表现不一而已。因此经尿道电切术必须要在一定时间内完成，才能防止 TUR 综合征的发生。

在经尿道前列腺剜除术中，通过对腺体的剜除，由外科包膜进入增生腺体的静脉，完全裸露并行走在外科包膜的自然平面上，在双极等离子电切镜优良的电凝效应下，静脉断端均可被完全封闭，灌洗液逆行进入循环的过程被完全阻断，在放液后，膀胱内压较低时，也不会出现静脉出血。不同于传统的前列腺电切术，剜除术的止血是动脉和静脉的完全止血；剥离腺体的外科包膜层也完全不同于已被切除腺体组织的包膜层，完全没有被切断后开放的静脉，而这在 TUR 综合征的预防中是具有决定性作用的。

所以，我们可以得出结论：经尿道前列腺剜除术，可以在切除增生腺体组织之前将增生腺体的动脉和静脉血管阻断，这样可减少出血和冲洗液的吸收。同时由于将增生组织和外科包膜剥离，使被切除组织轮廓分明，不易造成穿孔和括约肌的损伤，并使增生组织的切除变得更加彻底，与开放性前列腺的摘除具有相同的疗效。

（刘春晓）

第四节 经尿道激光治疗良性前列腺增生症

以经尿道前列腺电切术（TURP）为代表的良性前列腺增生（BPH）微创手术在我国开展三十余年来，随着设备不断改进，相继出现了类似 TURP 的经尿道前列腺电切汽化术、经尿道等离子双极电切术及各种经尿道激光治疗，后者主要有经尿道绿激光前列腺汽化术、经尿道红激光前列腺汽化术、经尿道钬激光前列腺剜除术、经尿道 2μm 激光前列腺汽化 / 切除 / 剜除术等。新的方法有各自的优越性和适用范围，丰富了 BPH 的外科治疗，其中我国学者在 BPH 激光手术领域做出了非常重要的原创性工作。

激光的工作原理就是受激辐射的过程。在激光器中，闪光灯发出高强度光，然后光子轰击光学谐振腔，激发谐振腔内的电子升至高能级。谐振腔内被光子轰击激发的电子跃迁至高能级或激发状态轨道，由于这些激发状态轨道不稳定，这些电子很快衰变释放出光子。被释放的光子具有与其他激发状态原子相作用的能量，如果出现这种作用，将发生更多的电子轨道衰变并释放更多的光子，这些光子与入射光子具有相同的性质和传播方向。这些光子组成相干激光束穿出谐振腔。

不同的激光对前列腺的作用是不一样的。每种激光都有特定波长，与前列腺组织有不同的相互作用特点。根据不同的作用形式，可以分为汽化，切开，切除或剜除等。

一、绿激光前列腺汽化术

绿激光前列腺汽化术即光选择性前列腺汽化术（photoselective vaporisation of the prostate, PVP）

绿激光是一种 Nd:YAG 产生的激光，经过一个倍频晶体，使波长减少一半，为 532nm。倍频晶体有 KTP 和 LBO 两种。早期功率为 80W 的激光发生器采用 KTP 晶体，最新一代 120W 的激光发生器采用LBO晶体。汽化能量的传输形式为近似连续波的快速脉冲。血红蛋白对这个波长的激光能量吸收远超过水，所以止血效果非常好。

PVP治疗前列腺增生的效果很好。Pfitzenmaier等对比了前列腺 <80ml 和 >80ml 两组病例，均行PVP手术，发现在随访1年时两组平均最大尿流率均超过20ml/s。Bouchier-Hayes等报告了与TURP的随机对照研究结果，发现在术后1年时与TURP有相同的疗效。

PVP手术安全性好，可重复进行，手术后可以提供与TURP相似的腔道。由于结合了组织消融和凝固的优点，所以PVP手术止血效果良好，能够提供几乎无血的手术野。这使得即使因为心肺疾患而必须抗凝的患者，也能进行PVP手术。灌注液采用生理盐水，减少了TUR综合征的风险。PVP的并发症很少，在所有的报道中术中和术后的输血率均为0。与TURP相比，术中包膜穿孔及术后血块填塞的发生率均显著降低。

Horasanli等的前瞻性随机对照研究比较了PVP与TURP治疗70ml以上BPH的疗效和安全性。前列腺体积PVP组88ml，TURP组86.1ml；TURP手术时间较短（51min *vs.* 87min，$P<0.05$），PVP组围术期安全性较好，留置尿管时间和住院时间较短；术后随访6个月，TURP组的前列腺体积缩小更显著（62.9% *vs.* 40.5%），前列腺症状评分、最大尿流率和残余尿量改善显著优于PVP组；PVP组术后出现急性尿潴留的比例高（15.3% *vs.* 2.7%），PVP组中17.9%的患者需要再次手术，而TURP组没有。PVP主要存在两个问题，即相对慢的汽化速度和没有标本进行组织学检查，因而，汽化的前列腺体积和汽化速度也很难评估。所以，PVP手术更适合前列腺体积较小，一般情况较差或有出血性疾病的患者。

手术方法：术前准备、麻醉及截石位均同TURP术，冲洗液为生理盐水。激光输出功率设定80W。置入30°尿道镜，观察尿道、精阜、前列腺、膀胱及输尿管开口情况。先汽化切割前列腺中叶，从膀胱颈5点、7点开始（图3-61），边旋转边前后左右移动，均匀汽化前列腺组织直至精阜，使膀胱颈开口与膀胱三角区在同一平面。以此标志沟向两侧叶延伸，汽化切除前列腺两侧叶达外科包膜（图3-62）。最后修整创面及前列腺尖部（图3-63）。术后留置三腔导尿管，使用生理盐水持续冲洗，如尿

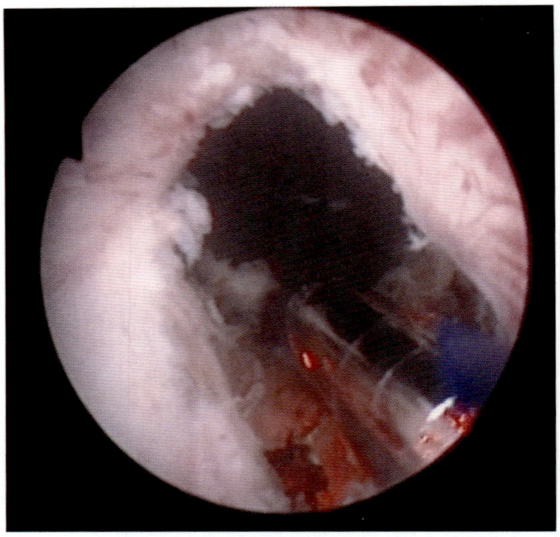

图3-61 从膀胱颈5点、7点开始汽化切割前列腺中叶

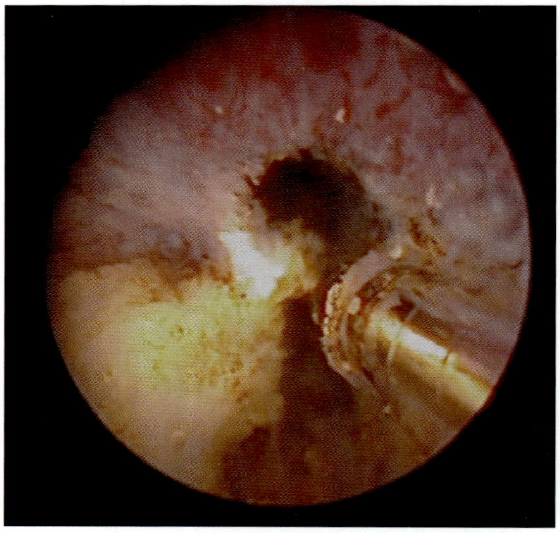

图3-62 汽化切除前列腺两侧叶达外科包膜

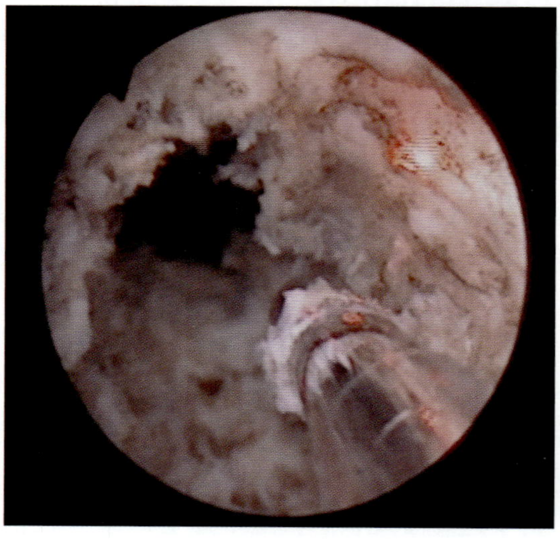

图3-63 修整创面及前列腺尖部

液清亮可不冲洗。

二、红激光或980nm半导体激光前列腺汽化术

红激光是一种半导体激光系统产生的波长为980nm的激光，采用全新的纳米级多元素半导体晶体激光发生系统、单一透镜光路系统、纳米激光前耦合系统和计算机控制系统。980nm红激光是非可见光，对于术者而言视觉上会更加舒适。另外激光光纤头端与组织间保持0.5mm左右距离以保证最有效的汽化效果，而需要切割时则应使光纤头端直接接触组织。

由于激光波长决定了其被水和血红蛋白吸收的程度，980nm波长的红激光正好提供了水和血红蛋白最高的联合吸收率，使其兼备最佳的组织消融能力和止血效果，在将组织高效汽化切割的同时，将血管凝闭，出血少，有效保障手术视野清晰。红激光同时无液体吸收问题，其穿透深度浅，无碳化，术后组织水肿少。同时与KTP和Ho:YAG激光设备相比，半导体激光设备明显更加节能，并且不需要高压设备连接，而是连接常规电力（220/110V，50～60Hz）和空气冷却装置。

Gunnar Wendt-Nordahl等的离体模型研究发现，红激光大部分能量在组织表面被吸收，优良的汽化切割效率几乎是绿激光的2倍（7.24gm/10min *vs.* 3.99gm/10min），这将克服绿激光PVP汽化速度相对较慢这一问题，大大缩短手术时间；同时在止血能力方面与绿激光并无明显差异（出血速率0.14g/min *vs.* 0.21g/min）。而与TURP相比，组织消融及出血发生率都明显降低。

Ali Erol等报道红激光前列腺汽化手术的有效性和安全性：明显改善了IPSS（国际前列腺症状评分）和Qmax（最大尿流率），同时相对减少了术后并发症，缩短留置导尿时间及住院时间。作为一种新的手术方式，红激光前列腺汽化术仍有待进一步的临床随机对照研究及荟萃分析。

手术方法：术前准备、麻醉及截石位均同TURP术，冲洗液为生理盐水。激光输出功率设定从60W开始，熟练后可采用120W。置入30°尿道镜，观察尿道、精阜、前列腺、膀胱及输尿管开口情况。将弯头光纤头端接触前列腺组织，从膀胱颈5点、7点开始（图3-64），边旋转边前后左右移动，均匀汽化前列腺组织直至精阜，以此标志沟向两侧叶延伸，汽化切除前列腺两侧叶达外科包膜（图3-65）。最后，用弯头光纤迅速在切割面移动以修整创面及前列腺尖部（图3-66）。在术中，光纤应快速持续移动，如光纤在某个部位停留较长时间，该处会接受较高的能量，术后患者开始自行排尿时可能出现较明显的尿路刺激症状。术后留置三腔导尿管，使用生理盐水持续冲洗，如尿液清亮可不冲洗。

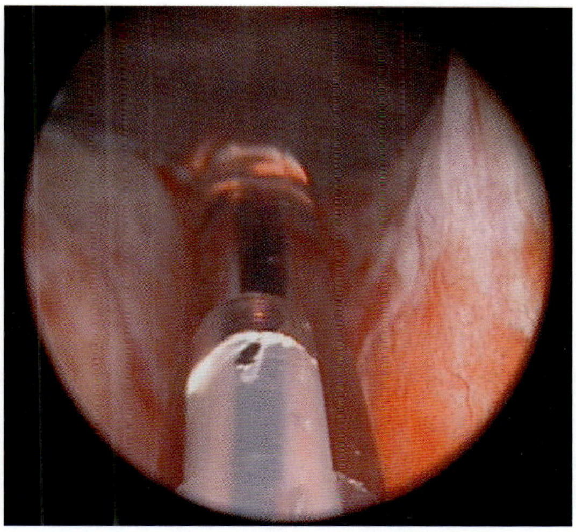

图3-64 从膀胱颈5点、7点开始汽化切割前列腺中叶

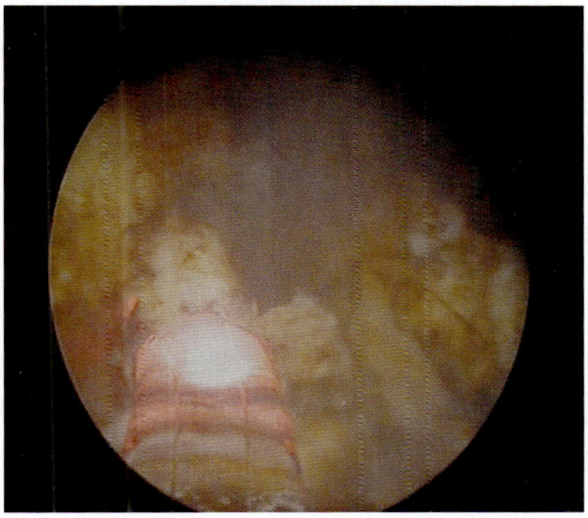

图3-65 汽化切除前列腺两侧叶达外科包膜

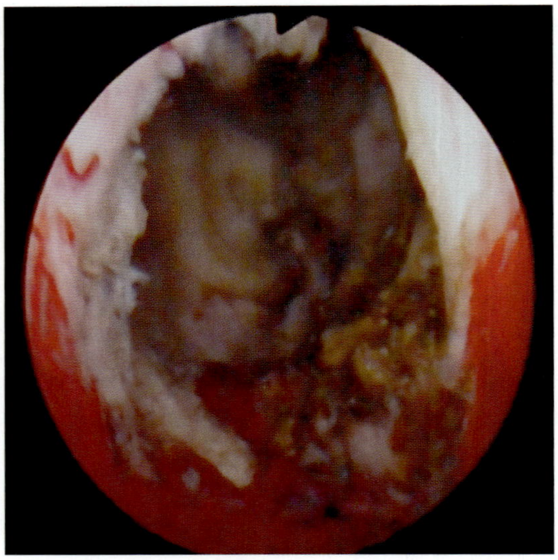

图 3-66 修整创面及前列腺尖部

三、2μm激光或铥激光（Tm:YAG）前列腺手术

铥激光由于波长为 2μm，国内一般称之为 2μm 激光，是一种连续波激光。由于波长与钬激光类似，因此能量也是主要由水吸收。2μm 激光进行前列腺手术时间不长，2005 年由夏术阶等在国际上首先报道。2μm 激光的手术方式包括铥激光前列腺汽化术（Tm:YAG vaporization of the prostate，ThuVap）、铥激光前列腺汽化切除术（Tm:YAG vaporesection of the prostate，ThuVaRP）和铥激光前列腺汽化剜除术（Tm:YAG vapoenucleation of the prostate，ThuVEP），在术中，往往综合应用汽化、切除或剜除方法。铥激光连续波的特点是，在小块切除或整块剜除前列腺腺体的同时，对前列腺组织还有汽化作用。因此，不论切除或剜除，在单位时间内的治疗效率都明显提高。

相关动物实验表明，采用 70W 激光发生器，铥激光的组织消融率随功率的增加而增加，组织消融效果优于钬激光。采用 120W 激光发生器，得到同样的结果。而且，与钬激光随功率的增加而出血量增大不同的是，铥激光随功率的增加，出血量保持稳定。铥激光的组织坏死深度仅有 0.4mm。

有研究总结了 11 项有关 ThuVaRP 和 ThuVEP 的临床研究，共 818 例患者，结果为：最长随访时间超过 2 年，IPSS 评分平均减少 14.2 分（11.2～18.4 分），生活质量评分平均改善 3.2 分（2.7～3.7 分），留置尿管时间为平均 1.5 天（0～7 天），最大尿流率平均改善 14.5ml/s（11.2～19.8ml/s），残余尿量平均减少 82.8ml（62.4～94.4ml）。并发症方面，输血率平均为 0.8%，短期内再次留置尿管率平均 2.6%，泌尿系统感染率平均 8.2%，再手术率平均 2.6%。与 TURP 的随机对照研究显示，出血极少，输血率很低，明显缩短的留置尿管时间和住院时间是铥激光的优势。

手术方法采用夏术阶首创的剥橘式汽化剜切除术。①术前准备、麻醉、截石位均同 TURP 术，术中采用生理盐水冲洗。2μm 激光设定为连续波模式，能量 50W。②经尿道置入 F26 前列腺电切镜，依次观察后尿道、精阜、前列腺、膀胱颈、三角区及输尿管口的位置，估计膀胱颈部至精阜的距离。在精阜近端于 3 点、9 点、12 点位置做标记，标明前列腺切除的界限。③先切除中叶，自膀胱颈部 6 点位置切开增生前列腺组织至精阜近侧缘（图 3-67），随后自膀胱颈部 5 点、7 点切开至精阜水平，切割深度均达前列腺外科包膜。在精阜近侧会合 5 点、6 点、7 点切开槽沟，将前列腺中叶两瓣推向膀胱（图 3-68），边推边切断与外科包膜粘连的纤维组织，使中叶脱入膀胱。④然后切除两侧叶，右手握住内镜

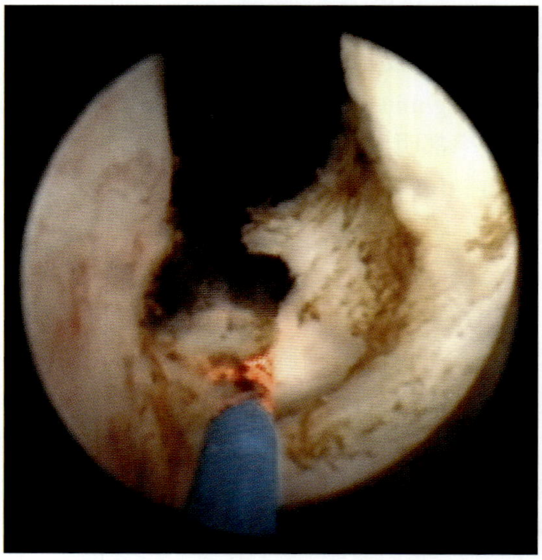

图 3-67 自膀胱颈部 6 点位置切开增生前列腺组织至精阜近侧缘

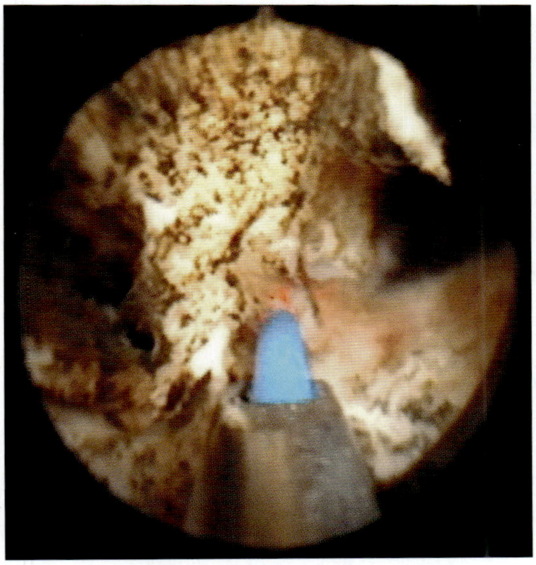

图 3-68 将前列腺中叶两瓣推向膀胱

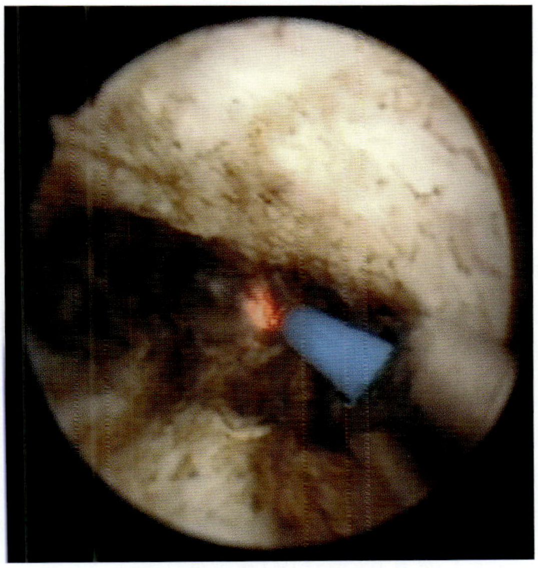

图 3-69 将侧叶横行切成 2~3 瓣

摄像头，左手旋转激光手柄，自精阜近侧 6 点开始，做大弧形切开连接 3 点、12 点的标志点，逐步切开前列腺组织达外科包膜，并向膀胱方向推进。从 12 点切开沿外科包膜向 3 点方向切割与弧形切开槽会合。在 3 点位置紧贴外科包膜向前列腺尿道方向做水平切开，将侧叶横行切成 2～3 瓣（图 3-69），然后再沿外科包膜纵行画弧切割，将左侧叶橘瓣样切下。以同样的方法处理右侧叶。⑤最后修整创面和前列腺尖部，握住摄像头旋转激光手柄，使光纤头部迅速在切割面移动以修整创面及前列腺尖部（图 3-70）。⑥用 Ellik 冲洗器冲出或钳夹取出前列腺组织，留置三腔导尿管，生理盐水持续膀胱冲洗，如尿液清亮可不冲洗。

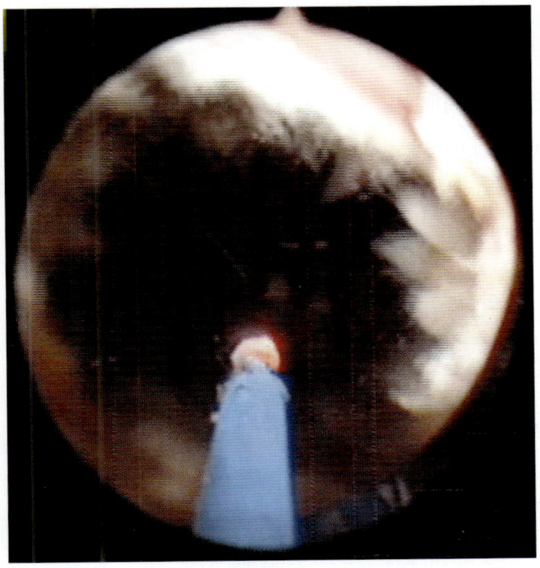

图 3-70 修整创面及前列腺尖部

（张 凯）

第五节　经尿道钬激光前列腺剜除术

经尿道钬激光前列腺剜除术（transurethral homium laser enucleation，HoLEP）：钬激光在前列腺组织的作用深度是0.4mm，在前列腺组织形成100℃以上的高温，引起表面组织的汽化和深部组织的凝固。主要优点是采用钬激光精确的切割作用，将增生的前列腺组织分叶整块剜除并推入膀胱，然后采用组织粉碎器吸出组织碎片。由于钬激光良好的组织凝固作用，使其在组织切割时具有理想的止血效果；同时，由于激光的非导电性，术中膀胱冲洗介质使用生理盐水，杜绝了经尿道电切综合征（TURS）；因此，与传统的TURP相比，HoLEP具有术中出血量少及无TURS的优势。目前，HoLEP已经成为TURP之后BPH微创手术治疗的又一个里程碑式的进步。

Ho:YAG激光所产生的峰值能量可导致组织的汽化和前列腺组织精确有效的切除。HoLRP术后留置导尿时间短。术后排尿困难是最常见的并发症，发生率约为10%。75%～80%的患者出现逆行射精，没有术后勃起功能障碍的报道。

一、适应证

经尿道钬激光前列腺剜除术（HoLEP）适用于以下患者：①膀胱出口梗阻症状明显，残余尿超过60ml，原则上适用于任何体积的前列腺增生患者，预计重量超过80g的大体积前列腺患者HoLEP更具优势。②前列腺增生伴有膀胱内病变，如膀胱结石、肿瘤等。③由于梗阻导致上尿路扩张、肾积水等。④由于梗阻引起慢性或反复发作的泌尿系感染。

二、禁忌证

术前已明确诊断为前列腺癌。对伴有严重心血管疾病、肺部阻塞感染性疾患、严重糖尿病、肝肾功能显著异常及全身出血性疾病等，在未得到很好治疗、病情稳定之前；相对于TURP的适应证，HoLEP更适合于某些高危因素的患者，如高龄、巨大前列腺、合并心肺等主要脏器功能减退、实施抗凝治疗的患者、显著贫血等。

三、术前准备

术前对患者全身情况必须做全面而细致的检查，充分完善术前检查，有高血压、心脏病、糖尿病等基础疾病的应注意调整控制在合适范围内。患者合并泌尿系感染的术前应予抗感染治疗，以预防术后感染。必要时需行膀胱镜检查，明确膀胱状况、前列腺肥大的类型和膀胱有无其他合并症（如结石、憩室等）。

手术前晚给予缓泻药物或手术日清晨灌肠。术前皮肤准备包括腹部、会阴及大腿上部。术中无需常规备血。

四、手术步骤

1. 麻醉　一般采用硬脊膜外腔阻滞麻醉或椎管内麻醉，有禁忌证者，可用全身麻醉。截石位。

2. F24～26尿道扩张器试行尿道扩张，了解有无尿道狭窄等异常，正常者置入经尿道钬激光镜。

3. 剜除中叶：在膀胱颈5点、7点至精阜之间处切开深达前列腺外科包膜，与精阜近端横向切开，将5点、7点切开处相连汇合，沿外科包膜层面逆向剜除中叶推入膀胱。

4. 剜除侧叶：利用中叶剜除时分离出的正确层面，于精阜侧方5点、7点切开处向外上方旋切前列腺侧叶组织，于膀胱颈12点处会合，切断，将侧叶组织推入膀胱，同时，以激光将创面彻底止血。

5. 切割粉碎并取出组织：采用组织切割粉碎器（Morcellator）将前列腺组织于腔镜直视下切碎吸出。

6. 检查膀胱内有无残留组织、创面彻底止血，留置F20三腔气囊尿管，气囊内注水30～40ml，适当牵拉尿管压迫止血，视情况必要时予以持续膀胱冲洗。

五、术后处理

（一）术后尿管的处理

术后保持持续膀胱冲洗通畅，防止血凝块形成导致尿管堵塞。术后 24～48h，根据出血情况，可停止冲洗。一般术后 3 日拔除尿管，合并尿潴留、逼尿肌无力、神经源性膀胱等可适当延迟拔除尿管。

（二）患者术后一般护理

术后当天禁食，予静脉滴注广谱抗生素预防感染。静脉给止血药。第 2 天根据肠蠕动恢复情况，开始进流质饮食，随患者饮食恢复，停止静脉输液，改口服或肌注抗菌药物。鼓励患者早期活动，卧床期间可做深呼吸和下肢活动。

六、并发症及其防治

（一）术后出血

HoLEP 术后出血发生率较低，术后出血经严格的保守治疗多数均能治愈，早期发现并保持冲洗管道通畅，冲净膀胱内凝血块，调整气囊导尿管位置，适当使用止血药，极少需要手术止血。

（二）尿失禁

术后尿失禁的主要原因为压力性尿失禁，主要原因是 HoLEP 是完整剜除前列腺，术后膀胱颈及尿道前列腺部尚未回缩，有效尿道阻力降低，从而导致压力性尿失禁。但绝大多数为暂时性、可恢复的。当然，如术中过度切除位于精阜远端的前列腺组织甚至损伤尿道外括约肌，则可能导致术后真性尿失禁。

七、最新进展及述评

目前，在分叶剜除的过程中，主要运用镜鞘类似于“示指剜除”的推剥作用，在血管分布或层次欠清时辅助以激光汽化切割的方式，既可最大限度减少热损伤、保持界面平整又能显著提高剜除效率。近年来大宗研究证明，HoLEP 在前列腺切除重量、术后 5 年尿流改善率等方面显著优于其他微创术式，有望成为前列腺增生手术治疗新的金标准。

（杜传军）

参考文献

[1] Semmens JB, Wisniewski ZS, Bass AJ, et al. Trends in repeat prostatectomy after surgery for benign prostate disease: application of record linkage to healthcare outcomes. BJU Int, 1999, 84(9):972-975.

[2] Thiel DD, Petrou SP. Electroresection and open surgery. Urol Clin North Am, 2009, 36(4):461-470.

[3] Hoffman RM, MacDonald R, Monga M, et al. Transurethral microwave thermotherapy vs transurethral resection for treating benign prostatic hyperplasia: a systematic review. BJU Int, 2004, 94(7):1031-1036.

[4] Fraundorfer MR, Gilling PJ. Holmium:YAG laser enucleation of the prostate combined with mechanical morcellation: preliminary results. Eur Urol, 1998, 33(1):69-72.

[5] 郑少波，刘春晓，徐亚文，等. 腔内剜除法在经尿道前列腺汽化电切术中的应用. 中华泌尿外科杂志，2005，26(8):558-561.

[6] Liu C, Zheng S, Li H, et al. Transurethral enucleation and resection of prostate in patients with benign prostatic hyperplasia by plasma kinetics. J Urol, 2010, 184(6):2440-2445.

[7] 陈明，周志耀，郑世广，等. 经尿道姑息性手术治疗晚期前列腺癌42例报告. 中华泌尿外科杂志，1999，20:667-669.

[8] 李长春，王俊成，赵常济，等. 经尿道切除前列腺治疗前列腺癌五例报告. 中华泌尿外科杂志，1997，17:183.

[9] Sander S, Beisland H. Lasers in the treatment of localized prostatic carcinoma. J Url, 1984, 132:280-284.

[10] Hammadeh NY, Fowlis GA, Singh M, et al. Transurethral electrovaporization of the prostate-a possible alternative to transurethral resection:a one-year follow-up of a prospective randomized trial. Br J Urol, 1998, 81:721-725.

[11] Talic RF, El Faqih SR, Hassan SH, et al. Prospective randomized study of transurethral vaporization resection of the prostate using the thick loop and standard transurethral prostatectomy. Urology, 2000, 55(6):886-890.

[12] 甘为民，万恒麟，石涛，等. 经尿道前列腺电切和汽化术治疗前列腺增生症412例报告. 临床泌尿外科杂志，2000，15:147-149.

[13] 章咏裳，庄乾元，周四维. 腔内泌尿外科的一种新技术——经尿道前列腺汽化术. 中华泌尿外科杂志，1997，18:136.

[14] Petel A, Fuchs GJ, Gutierrez-Aceves, et al. Completeness and efficiency of prostate tissue removal: loop resection compared with a new operative technique of transurethral

electrovaporization. Br J Urol, 1999, 84:43-49.
[15] 张良, 叶敏, 陈建华. 经尿道汽化切割治疗重度前列腺增生症. 中华泌尿外科杂志, 1999, 20:168-169.
[16] 张良, 叶敏, 陈建华. 经尿道前列腺电汽化术的并发症及防治. 中华泌尿外科杂志, 1999, 20:670-672.
[17] Narayan P, Tewari A, Croker, et al. Factors affecting size and configuration of electrovaporizaion lesions in the prostate. J Urol, 1996, 47:679-688.

第四章

经尿道膀胱肿瘤切除术

第一节　经尿道膀胱肿瘤电切术

一、概述

在我国，膀胱肿瘤是泌尿外科最常见的肿瘤。绝大多数膀胱肿瘤为恶性上皮细胞肿瘤，其中又以移行细胞癌最多，占 90% 以上，其他主要类型有鳞癌、腺癌及混合癌。膀胱移行细胞癌具有易复发的特点，过去采用膀胱部分切除或膀胱全切的开放手术治疗，都对患者造成较大的痛苦。相比之下，经尿道膀胱肿瘤切除术（transurethral resection of bladder tumor, TUR-Bt）具有对患者打击小、术后恢复快的特点，不会造成肿瘤腹壁种植，反复手术也不增加难度。在正确选择手术适应证并熟练掌握手术技术的基础上，TUR-Bt 可以得到与膀胱部分切除术相同的肿瘤术后复发率及患者生存率。

二、手术适应证

低分期、分级（low stage and grade）的膀胱移行细胞癌适宜采用 TUR-Bt 术进行治疗。一般而言，浸润深度不超过膀胱浅肌层的肿瘤都可以得到安全、有效的治疗。肿瘤的大小、数量和位置通常不会影响手术的进行。

对于侵犯膀胱壁深肌层的移行细胞癌，TUR-Bt 手术只能作为姑息性的治疗方法，或是为得到病理标本。而对于分化差的表浅性膀胱肿瘤是否适宜进行 TUR-Bt 手术存在不同看法。有研究表明，初发性单发的小于 3cm 的 G_3 级表浅性膀胱移行细胞癌可以采用 TUR-Bt 治疗，否则应行膀胱部分切除术、膀胱全切术或根治性膀胱切除术。膀胱鳞癌或腺癌均不适宜采用 TUR-Bt 的方法治疗。

由于 TUR-Bt 手术要由电切镜完成，尿道狭窄无法通过电切镜的患者无法接受该手术。对于巨大前列腺增生患者，往往需要先行经尿道切除前列腺后才能进行 TUR-Bt 手术。

术前需常规进行静脉尿路造影，有输尿管扩张的患者提示肿瘤侵犯肌层较深，TUR-Bt 手术难以彻底切除肿瘤。

三、手术准备

切除镜、高频电发生器和冷光源是进行 TUR-Bt 手术的必需设备，而一套电子成像系统可以极大地减轻手术者的负担。

手术时的视野清晰是保证手术顺利进行的重要条件，为此需要在手术过程中用液体持续冲洗膀胱，稀释并冲走术中流出的血液。对于传统的电切镜，需用非电解质溶液，一般为蒸馏水。对于新型的等离子电切镜，应用便宜易得的生理盐水做冲洗液即可完成手术。

手术过程中需将患者摆成截石位，应注意避免下肢静脉过度受压。

低位腰麻可以满足绝大多数 TUR-Bt 手术的需求。

在切除输尿管开口外上侧的肿瘤时，切除电流会引起闭孔神经反射，患者腿部因此而突然移位，给手术带来困难并可能导致严重的膀胱壁穿孔，甚至伤及盆腔的大血管，肌肉松弛剂下的全麻可以避免上述情况的发生。有研究报道，在专门的电刺激仪定位下，用局麻药物封闭闭孔神经，可以有效地减轻 TUR-Bt 手术中闭孔神经反射的发生。

四、手术技巧

1. 首先应仔细检查整个膀胱，确定肿瘤的位置、大小、数量及分化情况（是否有蒂，是否随冲洗液的流动而飘动，表面是否有坏死、钙化灶等）。有经验的泌尿外科医生往往可以根据膀胱镜所见而判断出肿瘤的分期与分级情况（图 4-1、图 4-2）。

2. 一般情况下，从肿瘤的表面开始，逐步将肿瘤切除（图 4-3、图 4-4）。对于较小的有蒂肿瘤可以从根部直接切除。对于有细蒂的大肿瘤，虽然可以做根部的直接切除，但切下的整个肿瘤漂浮在膀胱腔内往往难以取出，反而延误手术时间。

3. 手术中出血多不严重，对于不影响手术操作的静脉出血可不急于处理，但当切到肿瘤的基底部时常会遇到动脉出血（图 4-5），需即刻止血（图 4-6）。

4. 将突入膀胱腔内的肿瘤完全切除（图 4-7、图 4-8)，将切除下的肿瘤标本收集。

5. 继续切除肿瘤基底部（图 4-9、图 4-10），深度约为半个电切环的厚度。对于有经验的术者，做更深层的切除也是可行的。向膀胱壁内切除时应避免膀胱过度充盈，否则很浅的切除也可能造成膀胱壁的穿孔。一般保持黏膜皱襞刚刚消失即可。将这部分肿瘤标本收集，另送病理，判断肿瘤分期。

6. 切除肿瘤周围部分正常黏膜（图 4-11、图 4-12），根据肿瘤的大小，范围为 1~2 个电切环的宽度。

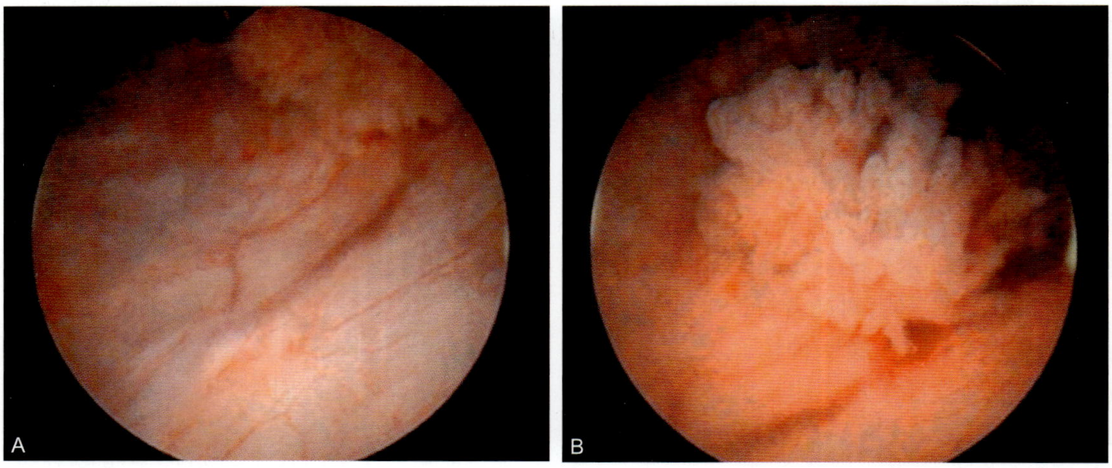

图 4-1　左输尿管口外上方有带蒂、飘动的肿瘤，分化中等（G_2），T_1 期

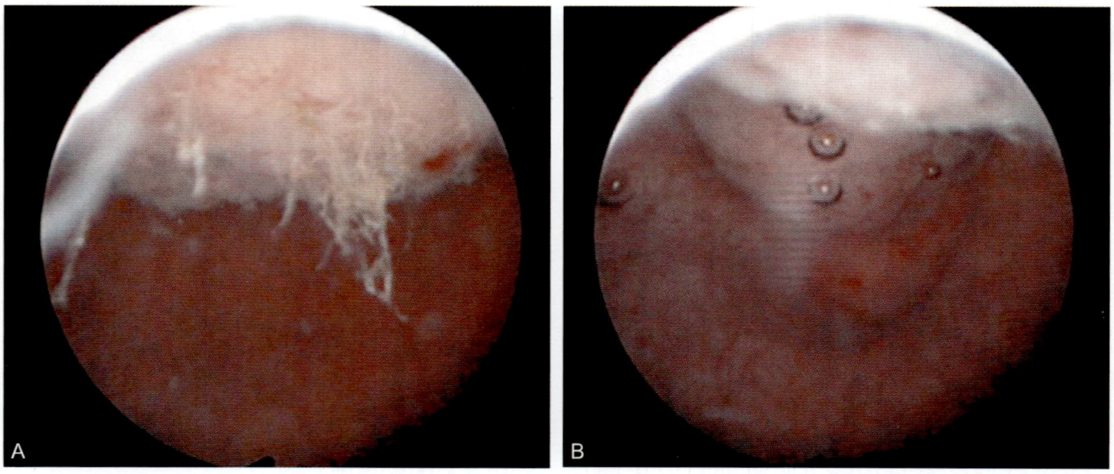

图 4-2　膀胱前壁广基、固定的肿瘤，有坏死物附着，分化差（G_3），T_{2a} 期

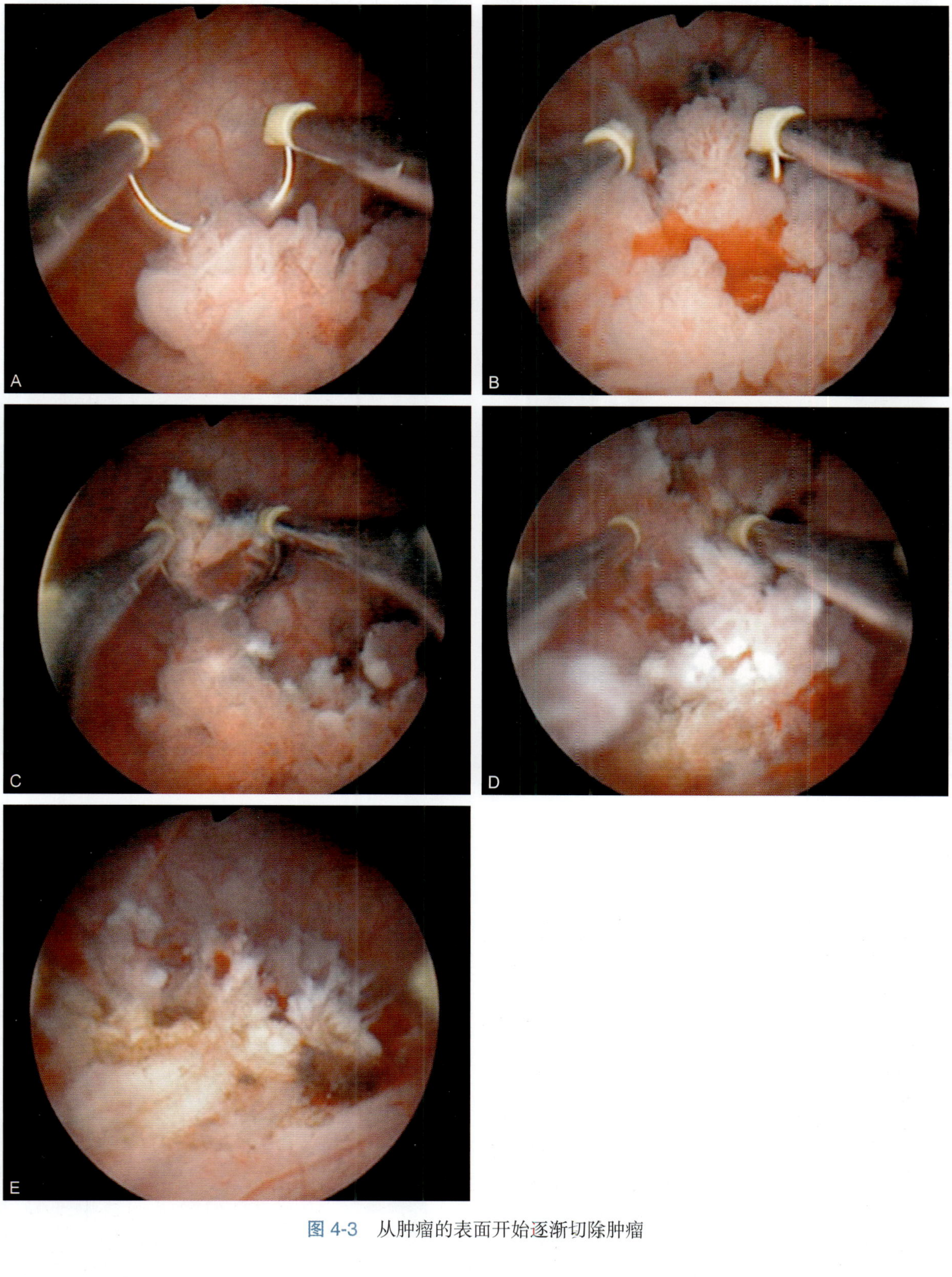

图 4-3 从肿瘤的表面开始逐渐切除肿瘤

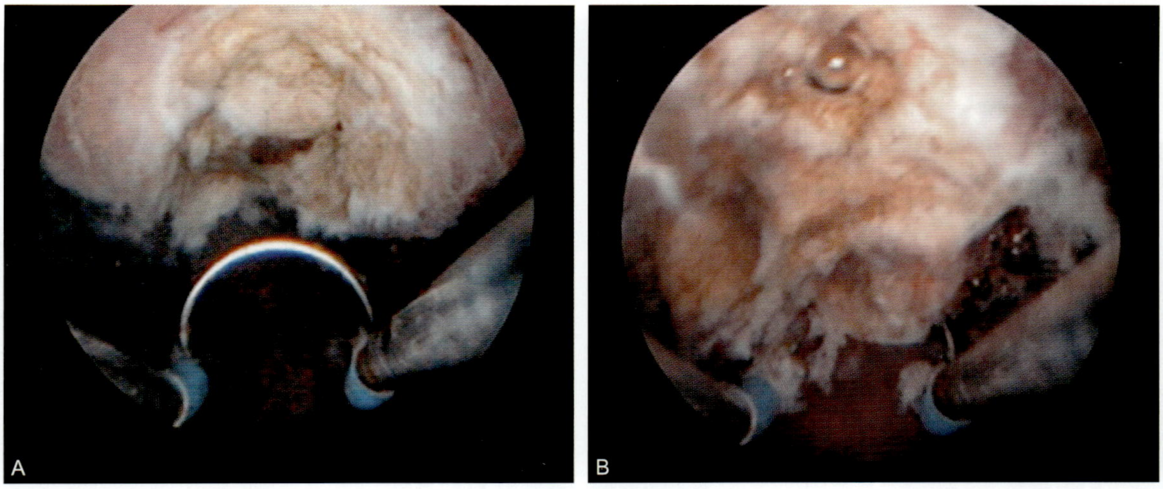

图 4-4 从肿瘤的表面开始逐渐切除肿瘤

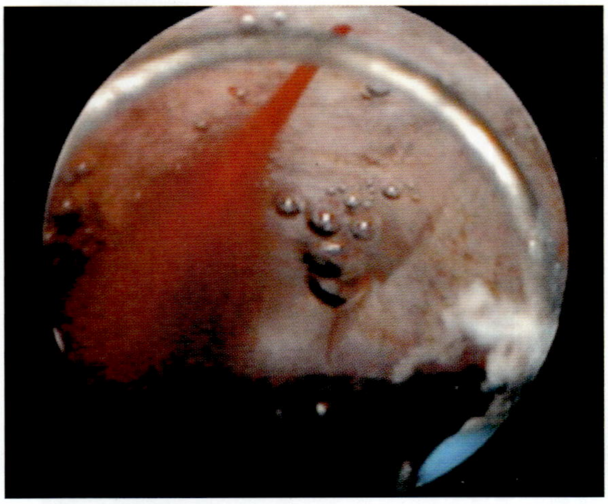

图 4-5 止血前

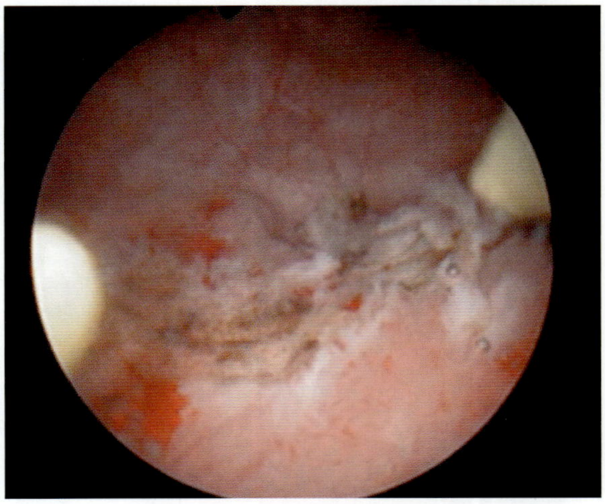

图 4-7 完全切除突入腔内的肿瘤

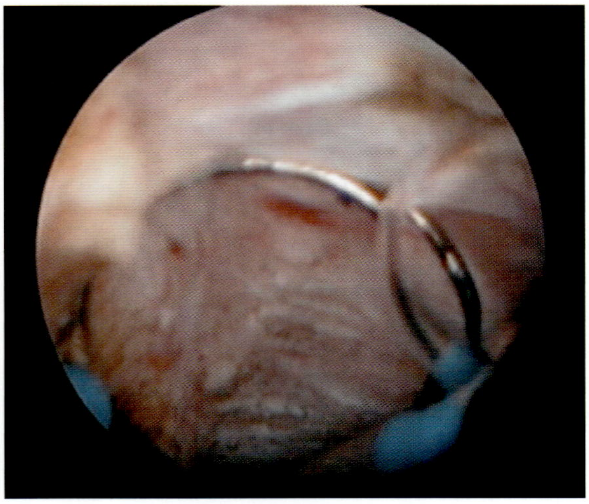

图 4-6 止血后

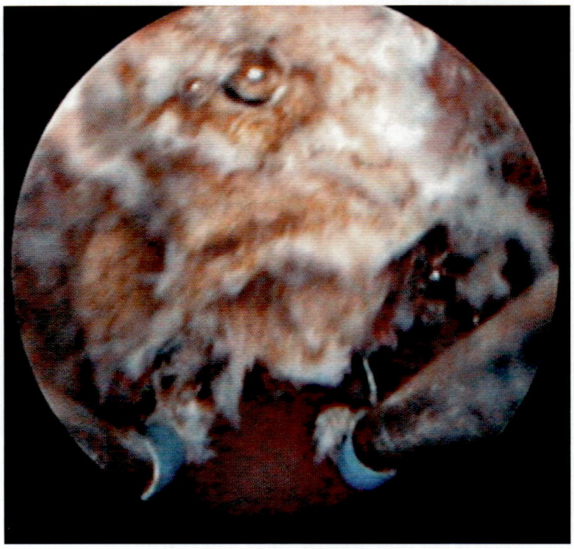

图 4-8 完全切除突入腔内的肿瘤

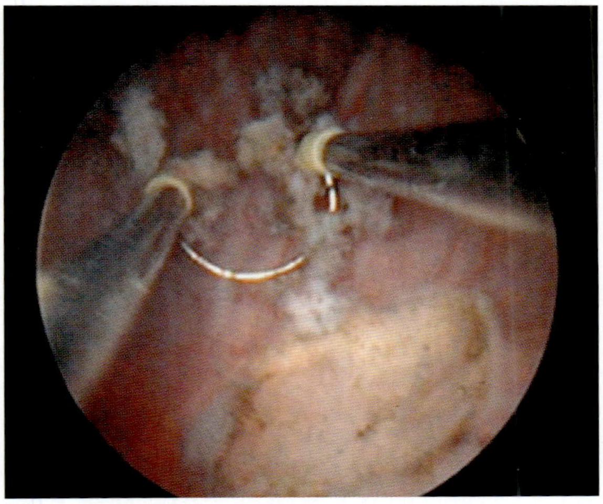

图 4-9 切除肿瘤基底部

7. 仔细电灼整个切除面（图 4-13），这时适当充盈膀胱可利于电灼的进行。可以超出切除范围 1~2 个电切环的宽度。

8. 收集切除下的肿瘤标本，检查无活动出血后，退出电切镜（图 4-14、图 4-15）。

9. 尿道内放置三腔 Foley 尿管，止血满意者可不必持续冲洗膀胱，如切除范围较大，可接生理盐水冲洗。

五、术中注意事项

1. 手术中应避免膀胱过度充盈，否则膀胱壁将会被撑薄，很浅的切除也会造成穿孔。其次，膀胱

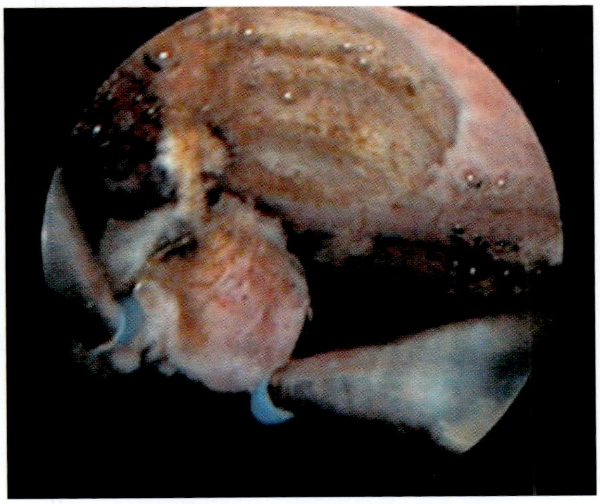

图 4-10 切除肿瘤基底部

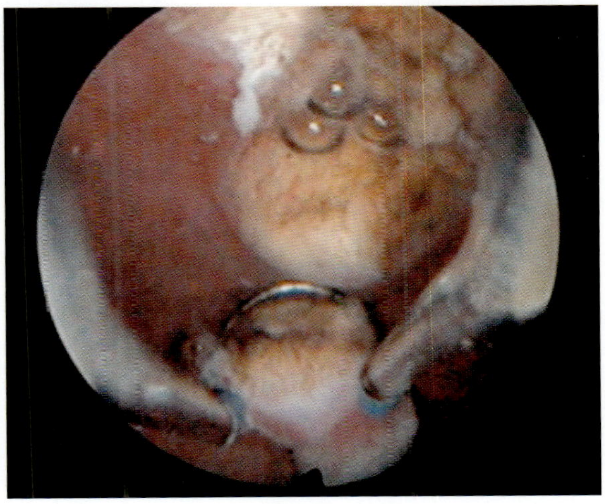

图 4-12 切除肿瘤周围部分正常黏膜

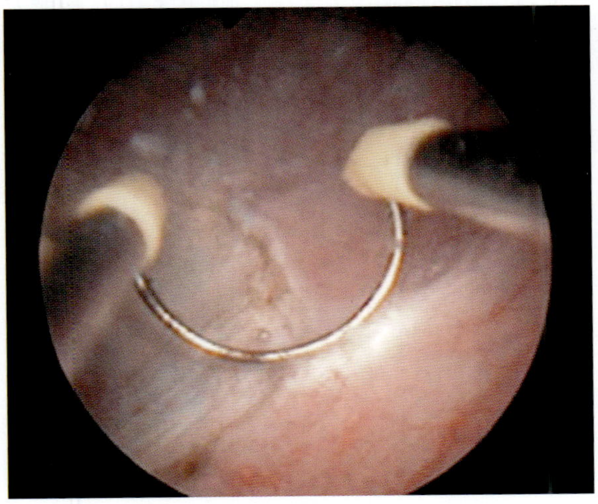

图 4-11 切除肿瘤周围部分正常黏膜

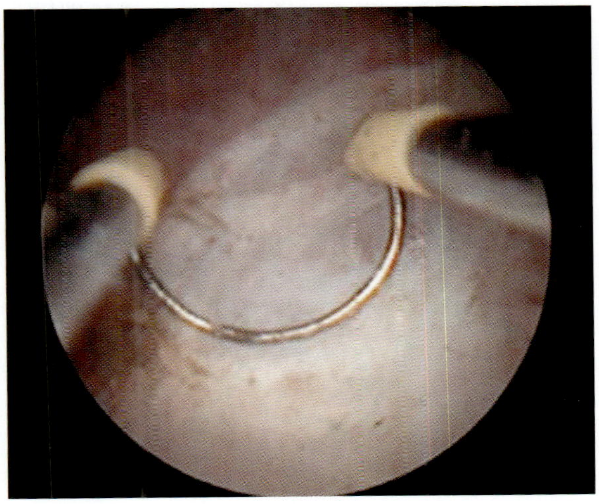

图 4-13 电灼整个切除面

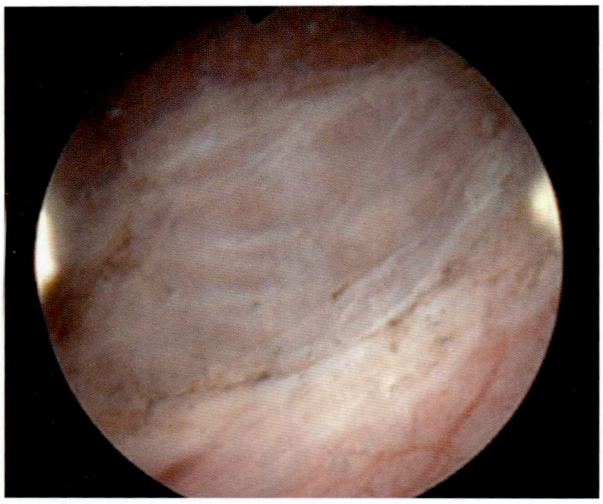

图 4-14　切除完毕

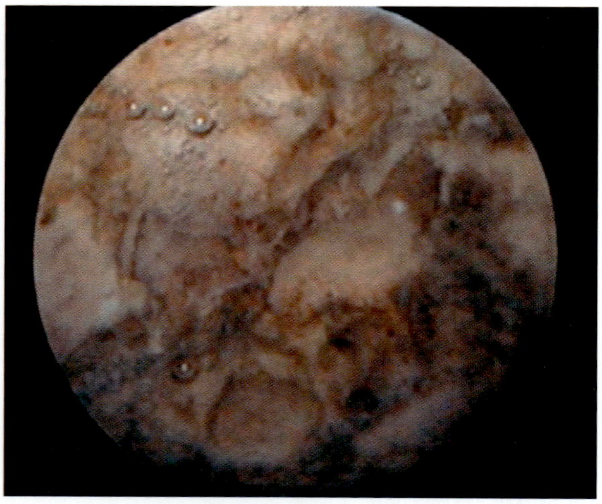

图 4-15　切除完毕

过度充盈可以造成前面切除较深的部位发生继发性破裂穿孔。另外，膀胱过度充盈时，膀胱前壁靠近膀胱颈的部位会成为视觉死角或盲区，遗漏病变。

2. 术中术者将另一只手的示指伸入直肠或阴道托起膀胱后壁可有助于电切的进行。同样，压迫下腹部耻骨上区也会利于切除膀胱前壁的肿瘤。

3. 对于多发性肿瘤，应遵循先小后大、先易后难的原则进行。

4. 手术中的动作要轻盈，应设计好电切环的“切除路线”。不要在电切环深压膀胱壁的时候接通电切开关，避免膀胱穿孔。在切除闭孔反射区域的肿瘤时应采取“点切”的方式，即短暂接通电流后迅速断开，同时不要将电切环伸出电切镜鞘太多，这样即便发生闭孔反射，也不会造成严重的膀胱穿孔。

5. 当发生膀胱壁穿孔时，出血多不严重。如果进入的是腹膜外间隙，一般不会造成严重后果。若手术尚未完成，在后面的切除过程中应注意避免膀胱过度充盈。少数情况下，冲洗液外渗严重时，患者会有耻骨上区的疼痛和胀满感，这时应立即进行引流：在耻骨上区做小切口，切开腹直肌前鞘，钝性分开膀胱前间隙，放置引流管。腹腔内的穿孔并不常见，如果是腰麻，患者会立即感到膈下疼痛，这时应立即进行开腹探查，引流腹腔并修补膀胱穿孔部。如尚有肿瘤残留，可做膀胱部分切除术。

6. 切除输尿管开口处或附近的肿瘤时可能损伤输尿管的开口，造成术后输尿管口狭窄，进而导致输尿管部分或完全性梗阻。单纯的切除通常不会造成输尿管开口的梗阻。实际上，电灼对输尿管开口的损伤更大，因此应避免在此区域内进行过度电灼。如果有活动性出血，应对出血部位进行精确的“点灼”。如果在术中损伤到了输尿管开口，一般不必立即进行治疗，而应采取术后严密随诊观察，当有输尿管梗阻表现出现时，采取适当的方式解除梗阻，保护肾功能。

六、术后处理

1. 术后持续膀胱冲洗并非常规进行，引流尿色清亮者无需冲洗。

2. 术后应常规应用抗生素预防或治疗感染。

3. 术后尿管保留 2~3 天，如果术中有膀胱穿孔发生，则至少应保留 4~5 天。

4. 术后延迟性出血不常见，多发生在术后 1~2 周时，通常由于手术结痂脱落引起，少数情况下感染也会引起延迟性出血。一般情况下，在清除出膀胱内积聚的血块后，冲洗并引流膀胱数天，出血会自行停止。

（何志嵩）

第二节 激光在膀胱肿瘤治疗中的应用

一、概论

近年来，医用激光治疗技术有很大发展，激光可以满足精确切割、切除，止血效果好，安全无意外损伤，手术视野好等手术技术需求。至20世纪80年代，腔内泌尿外科技术的迅速发展更为激光的体内应用提供了良好平台，并在我国开始应用，主要应用于BPH治疗、泌尿系统结石、膀胱肿瘤、尿道狭窄等疾病的治疗。

临床上经典的经尿道膀胱肿瘤电切术（transurethral resection of bladder tumor，TUR-Bt）和激光切除术治疗膀胱肿瘤的方法都有着一定的局限性：① TUR-Bt采用直接分块切除肿瘤，激光手术则是以汽化为主要手段，术后都难以获得完整的肿瘤标本，不能满足病理医生对肿瘤进行精确临床病理分期的要求；若术后在切除肿瘤的肌层组织中发现肿瘤浸润，则需进行二次手术。Dunst等[1]研究认为：最重要的肿瘤复发和转移的影响因子，就是术后肿瘤的残留率。而经TUR-Bt术后再切除膀胱做组织病理学检查，约23%的患者膀胱有肿瘤残存[2]，因此不少浸润期肿瘤患者只能接受根治性膀胱切除术；②对于非浸润性肿瘤，现有的经尿道手术方法无法判断T1期肿瘤是否存在黏膜固有层或黏膜肌层的浸润，这对判断此类患者预后有很大影响；③高级别的T1期尿路上皮癌，根据其遗传性状的不同，预后也有很大不同，由于现有微创手术方法不能保证完整切除全部肿瘤，所以这类患者只能接受根治性膀胱切除术。

2μm连续波医用铥激光是治疗泌尿系统疾病的最新技术。2μm铥激光是一种高性能的、激光纤维耦合的二极管传输固态激光，以连续方式为工作模式，输出功率为20~70W可调。激光波长为2.013μm，这与高温中组织水分对激光的吸收峰1.92μm接近。因此激光能量可以充分被组织吸收，形成局部高峰值能量，组织可瞬间被汽化、切割。

虽然组织对2μm铥激光的吸收特性与钬激光近似，但2μm铥激光的连续波工作模式使其在软组织去除方面显著优于钬激光。因为钬激光在去除软组织时，每一个脉冲都会产生组织飞溅。连续模式与脉冲模式相比，没有对组织的撕裂式过程，取而代之的是平顺的切割和汽化，使去除组织后的创面平滑，并具有非常好的止血效果。这与钬激光完全不同，2μm铥激光在组织中的穿透深度只有0.3mm，有限的穿透深度避免了周围组织损伤。在汽化过程中可使组织形成1mm的凝固层[3]，起到有效止血，但又不会形成大的焦痂影响视野及后续操作。

作为2μm铥激光吸收主体的水，在吸收激光后，其水分子内部的温度保持相对稳定，这是这种技术的主要优点所在。也就是说，组织吸收激光后，温度上升至沸点而产生瞬间的汽化，此时水分子仍然保持它对2μm铥激光的吸收特性。组织被切割或汽化后留下一个组织凝固层，起到止血作用，但该凝固层中仍然保留有足够的水分，以保证对后续激光能量的有效吸收。这样就使得在整个激光手术过程中，组织对激光的吸收始终保持一致和高效，临床表现上是手术效果自始至终快速高效。

解放军总医院杨勇等[4] 2008年开始应用2μm铥激光对膀胱肿瘤实施腔内治疗，利用单纯切割和分层汽化切除术的治疗方法，取得了良好的临床效果。2009年在此基础上，建立了一种新的手术方式：经尿道2μm铥激光膀胱部分切除术[5]。

2μm铥激光能对膀胱壁全逼尿肌层进行完整切除，可以精确地在肌层与外层结缔组织间进行剥离。利用2μm铥激光可以完整切除并得到肿瘤及其基底部位全部逼尿肌层组织标本，这样获得的标本可与开放手术中所获得的大体标本媲美（图4-16）。切除的标本可清楚判定肿瘤分期（图4-17、图4-18）。对术后术区膀胱黏膜组织形态学观察发现，术后1周手术创面中心呈凹陷状，周围组织出现反应性水肿样改变，组织病理学观察为纤维结缔组织伴慢性炎细胞浸润（图4-19）；术后1个月创面凹陷变浅，周围组织水肿消失，出现移行上皮细胞覆盖，其下为纤维结缔组织（图4-20）；至术后6个月观察创面黏膜与周围膀胱壁黏膜基本一致（图4-21）。

当肿瘤及基底部全肌层完整剥除后，可清晰见

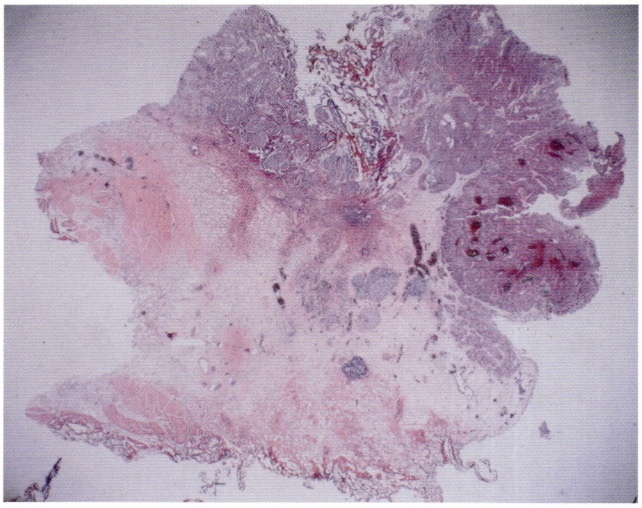

图 4-16　2μm 铥激光切除肿瘤及肌层组织标本

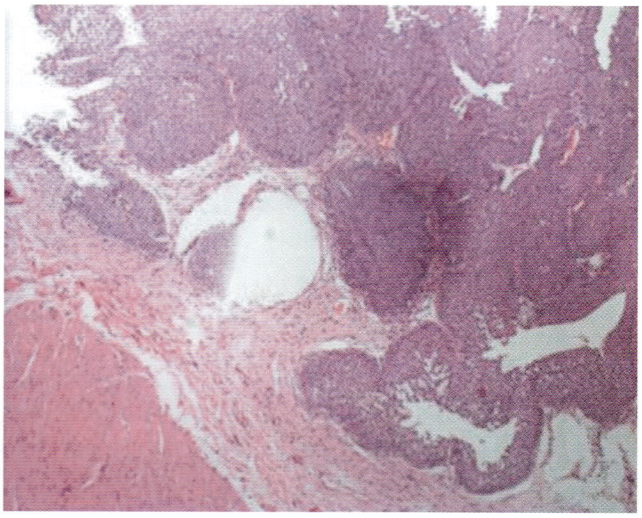

图 4-17　2μm 铥激光组织切片判断分期

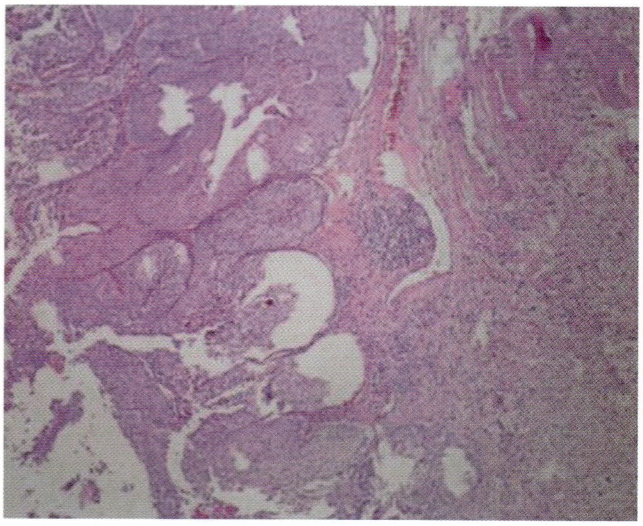

图 4-18　3μm 铥激光组织切片判断分期

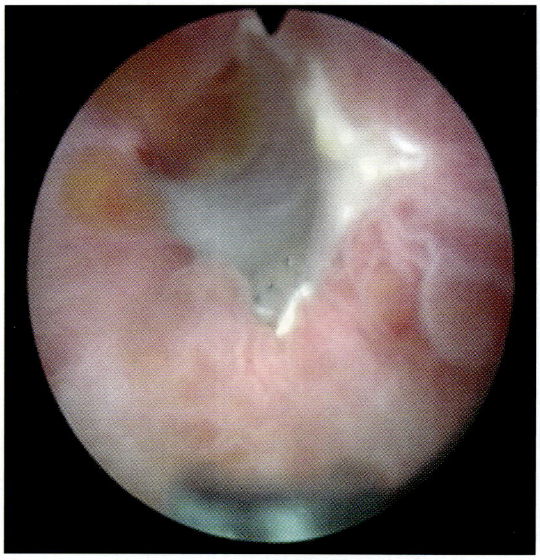

图 4-19　术后 1 周手术创面

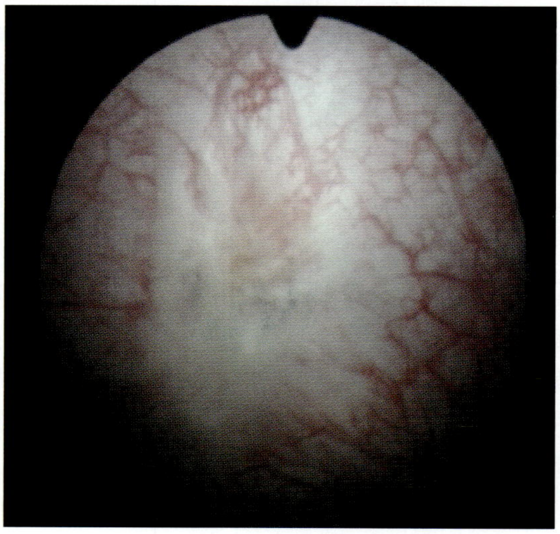

图 4-20　术后 1 个月手术创面

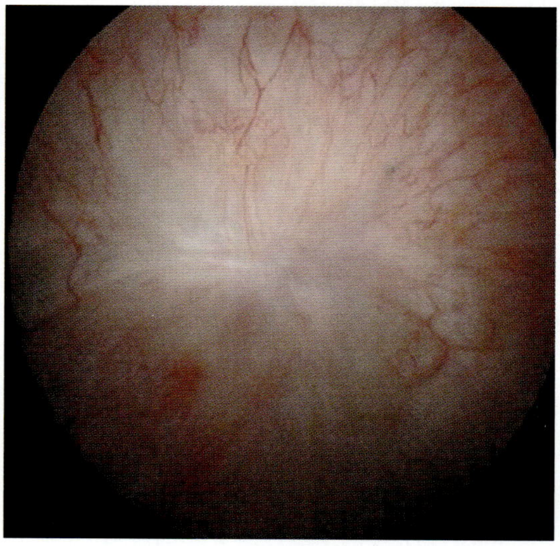

图 4-21　术后 6 个月手术创面

到灰白色的外层结缔组织和少量脂肪组织，由于术中处理逼尿肌层是以钝性剥离为主，辅以激光汽化切割，因此可以在清晰视野中完成，不易损伤外层而造成膀胱穿孔。

二、手术适应证

通过术后近 5 年的随访证实取得了满意的治疗效果，但肿瘤病例选取范围有限：现阶段切除瘤体最大径为 3.5cm，术后病理分期可以达到尿路上皮癌 T_{2b} 期。国内外的相关文献研究提示：对于 T_2 期以上的浸润性肿瘤，经尿道局部切除肌层浸润的膀胱癌亦可达到膀胱全切的长期生存效果，同时患者能保留膀胱，具有正常的排尿功能，生活质量明显提高。但手术要求较高：经尿道局部膀胱壁切除术要求彻底切除肿瘤所在部位的膀胱壁全层，到达膀胱外脂肪，同时切除肿瘤基底部周围 2cm 的膀胱黏膜。

2μm 铥激光可以完整切除膀胱壁全逼尿肌层，能够达到根治的要求。根据术后明确的病理分期以判断患者可能的复发率，制定个性化的随诊治疗方案，浸润性膀胱肿瘤患者术后疗效满意，生活质量较好，随诊配合率高，在实施前宜将疗效及预后客观地告知患者及家属以期获得理解和积极配合，患者选择保留膀胱及正常排尿功能的意愿得到尊重，参与治疗决策的过程，符合循证医学的原则。

三、手术禁忌证

对于 T3a 期以上的膀胱肿瘤病变，由于肿瘤已侵及膀胱外层，通过腔内手术治疗是不可行的。

四、术前准备

一般选取浅表性或可疑膀胱肌层浸润的膀胱肿瘤患者，术前行详细的检查：泌尿系 B 超、静脉尿路造影、膀胱镜检查及组织病理学活检明确诊断，对于膀胱肿瘤可疑浸润膀胱肌层的患者，给予盆腔 MRI 检查，以确定膀胱肿瘤的大致临床分期。由于激光仍采用腔内治疗方式，因此 T_{3a} 期以上患者不适用于本方法。

膀胱镜检位于膀胱三角区、三角后区及侧壁的肿瘤可行经尿道 2μm 铥激光膀胱部分切除术；肿瘤位于膀胱顶壁及前壁，则可考虑行分层切除。肿瘤直径应不大于 3.5cm；对组织病理活检结果没有特定要求，肿瘤病理分级从有恶性倾向的尿路上皮肿瘤到高级别尿路上皮癌均可。

五、手术器械

手术应用2μm连续波医用铥激光手术治疗系统，激光波长 2.013μm，选用 550~800μm 的光纤传输能量，术中选取功率 40~50W。激光切割镜使用 F26.5 镜鞘、12°~30° 膀胱镜。手术操作在电视监视系统下进行。手术在骶管麻醉下进行即可，患者取截石位。术中以浓度为 15g/L 的甘氨酸溶液或生理盐水作为膀胱冲洗液。

六、手术步骤

置入激光切割镜后首先检查膀胱，先观察肿瘤大小、数量、形态、位置（图 4-22）。光纤探头通过激光切割镜的操作通道，送到膀胱内，开机后调整红色激光光斑位置。

首先在距肿瘤基底周边 0.5~1.0cm 环形汽化切割膀胱正常黏膜、黏膜下层、肌层直至膀胱外层纤维结缔组织，切开后可以明显看到焦黄色肌层与灰白色结缔组织层的分界（图 4-23）。

若肿瘤较小，则可以直接开始剥离：利用激光切割镜的尖端沿肌层与外层结缔组织层之间的疏松间隙进行钝性剥离。若遇到不能分离的纤维带，可以用激光进行汽化切割，如此操作直至整个肿瘤及其基底部位全层膀胱壁被游离（图 4-24）。

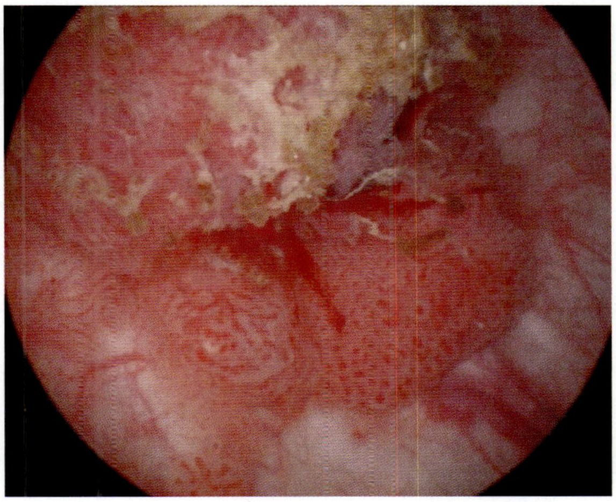

图 4-22 观察肿瘤大小、数量、形态、位置

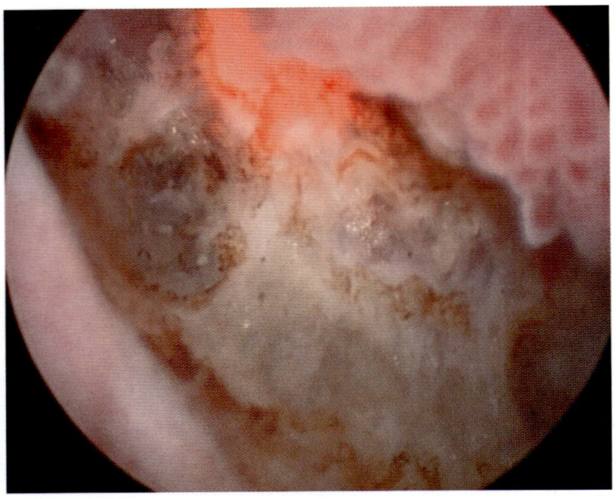

图 4-23　肌层与结缔组织层分界

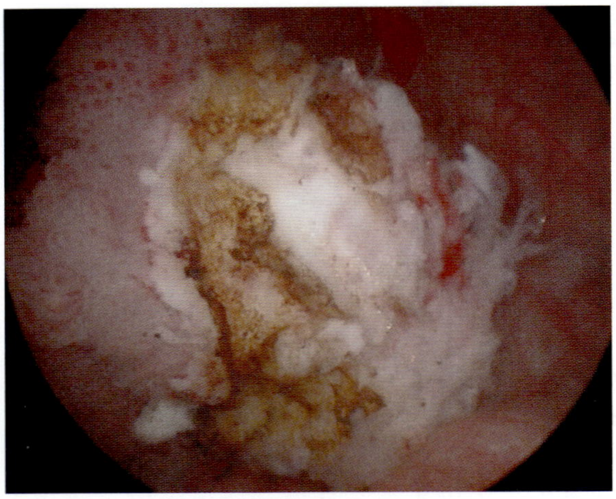

图 4-24　肿瘤及基底膀胱壁整体游离

若肿瘤较大，考虑术后肿块难以完整排出，则可以采用先剥离，后分块切除的方法：在用激光环形切割肿瘤周围膀胱壁时，先从视野近端膀胱壁开始环形切割，在远端留下 1~2mm 宽的膀胱壁做蒂，然后用激光切割镜的尖端沿肌层与外层结缔组织层之间的疏松间隙由近向远进行剥离，直至整个肿瘤及其基底部位全层膀胱壁被剥起，远端的蒂暂时保留。如是肿瘤被剥除，但位置相对固定，此时再纵行或十字切开肿瘤，使肿瘤及基底部位膀胱壁被分解为两块或数块后，最后切断留下的膀胱壁组织。

术后肿瘤标本使用负压吸引器经由切割镜鞘直接冲出，即可获得完整的肿瘤及全肌层的标本。标本术后送病理检查。

术后肿瘤切除部位膀胱壁呈弹坑样改变，切缘光滑（图 4-25、图 4-26）。停止冲洗放出膀胱内冲洗液后，在监视器下可以看到术后部位随膀胱收缩而逐渐闭合，黏膜层吻合较好。

七、术后处理

术后据创面大小留置尿管 7~9 天，无需行膀胱冲洗。根据肿瘤大小及切除范围，选择手术当天或一周后行膀胱内灌注化疗。术后 3 个月行膀胱镜检查，手术创面均呈瘢痕愈合，未见膀胱憩室形成。

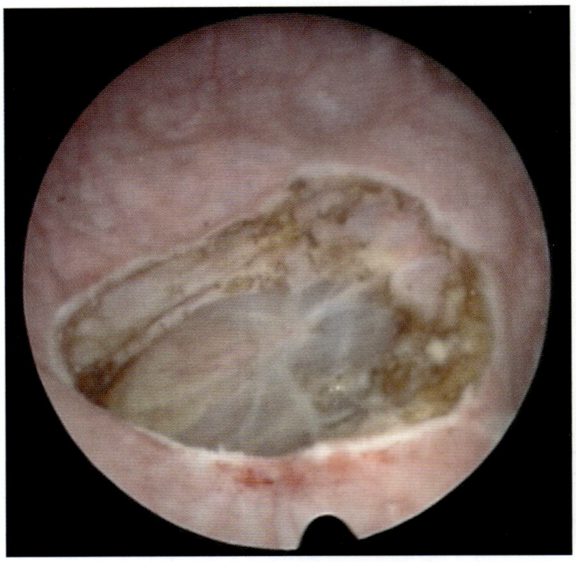

图 4-25　术后膀胱壁呈弹坑样改变

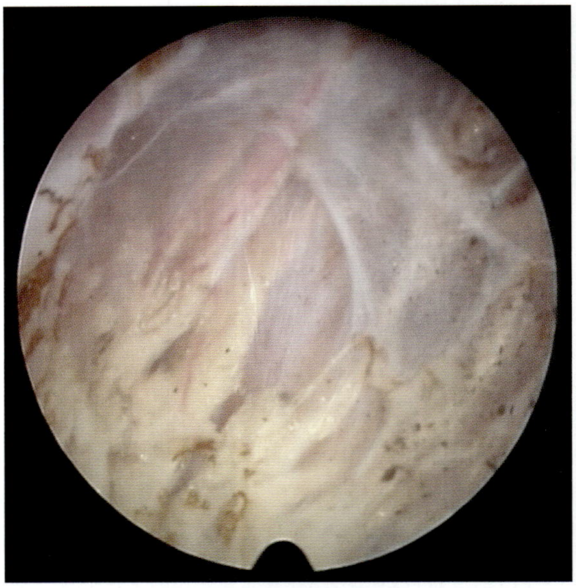

图 4-26　术后切缘光滑

八、术中注意事项

（一）术中出血

由于 2μm 铥激光在切割或汽化组织后会留下一个组织凝固层，起到止血作用，所以术中出血极少；手术中处理逼尿肌层应以钝性剥离为主，辅以激光汽化切割，使创面出血减少。

（二）膀胱穿孔

由于 2μm 铥激光光纤为直出光，在处理膀胱顶壁肿瘤时难以达到全层切除的要求。如果在此处过于强调全肌层切除，或光纤操作力度过大，烧灼过深，则有可能出现膀胱穿孔或进而造成腹膜穿孔。因此在处理膀胱顶部及前壁肿瘤时，建议采用分层汽化切除的方法，切除汽化肿瘤基底部位肌层达到全层深度即可，操作需谨慎，注意防止膀胱穿孔。

（三）膀胱痉挛及液体外渗

膀胱痉挛是少见的并发症，可以导致疼痛、术部继发出血、膀胱内压增高。术中为保持视野空间，需给予持续的膀胱冲洗，但膀胱冲洗速度过快会导致膀胱内压进一步增高，导致膀胱内液体外渗甚至膀胱穿孔，由于现有检测方法难以测控膀胱内压力，因此在术中应尽量保持尿管通畅，给予低压冲洗。

（四）肿瘤细胞播散

术后膀胱灌洗液中，仍然发现了术后残存的肿瘤细胞，这使肿瘤细胞的播散种植风险增加。术中应尽量按照手术步骤要求，在肿瘤外围操作，尽量保证肿瘤的完整性。膀胱穿孔也有可能造成肿瘤细胞播散至膀胱外甚至腹腔内，因此在剥离肿瘤时，需准确辨认膀胱外层结缔组织，以钝性操作为主，切勿穿透。

九、术后并发症及处理

（一）膀胱穿孔

经尿道 2μm 铥激光手术，激光无电场效应，不刺激闭孔神经，穿透深度浅，术中发生膀胱穿孔的机会远远小于 TUR-Bt 术，手术的安全性大为提高[6]。术后还应保持膀胱排尿通畅。

若患者术后出现了持续膀胱痉挛并伴有血尿，进而出现下腹部胀痛；查体下腹部有压痛，有腹膜刺激征，应当考虑膀胱穿孔伴腹膜穿孔。立即进行经直肠（阴道）超声检查或膀胱造影术（图 4-27、图 4-28），明确膀胱穿孔的诊断后，应在急诊下行经腹腔穿刺引流及保留尿管通畅引流。

（二）膀胱痉挛及液体外渗

部分患者术后出现了持续膀胱痉挛，痉挛会明显增加膀胱内压力，导致手术部位膀胱外纤维组织局部压力增高，可能引起膀胱内液体外渗。处理上首先应给予患者足够的镇痛和解痉治疗，给予持续膀胱低压冲洗，保持尿管引流通畅。

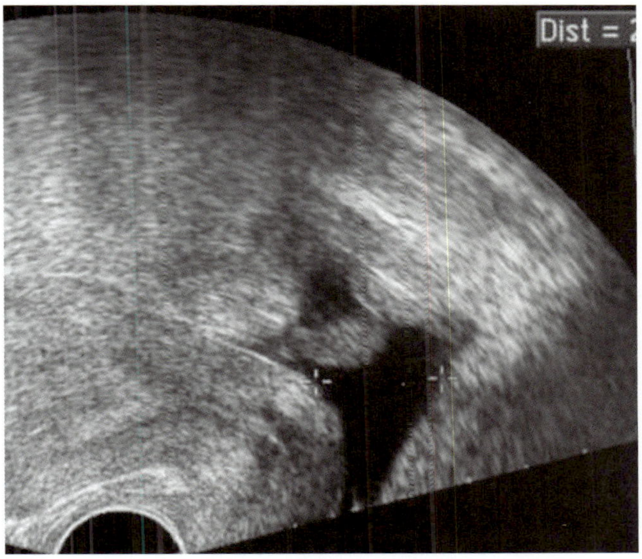

图 4-27 经直肠超声可见膀胱壁外液性暗区

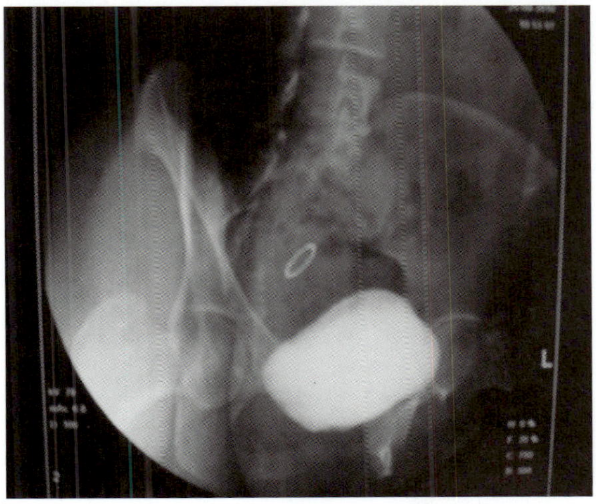

图 4-28 膀胱造影术可见造影剂外渗

若患者出现下腹部胀痛症状，但没有腹膜刺激征，此时应考虑出现尿外渗，急诊给予手术引流处理。

十、其他类型激光在膀胱肿瘤腔内治疗的应用

目前国内膀胱肿瘤腔内手术较为常用的激光还有：钬：钇铝石榴石激光（Ho:YAG，即钬激光）、磷酸钛氧钾：钇铝石榴石激光（KTP:YAG，即绿激光）等。这些激光手术模式主要是以激光爆破撕裂及热消融效应产生的汽化功能治疗肿瘤[7-8]（图 4-29、图 4-30）。钬激光以脉冲爆破效应撕裂组织，虽然

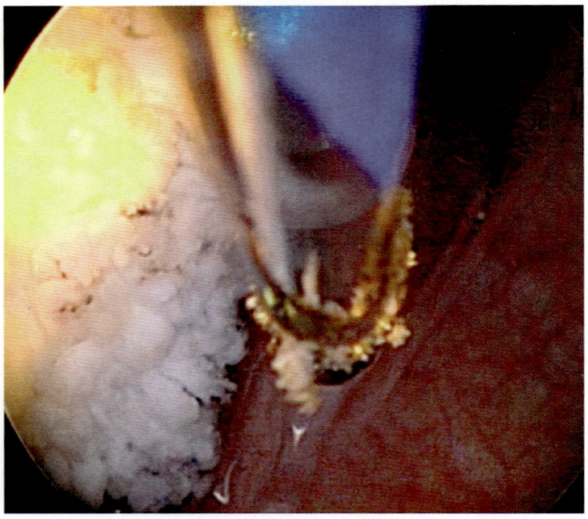

图 4-29　激光爆破撕裂治疗肿瘤

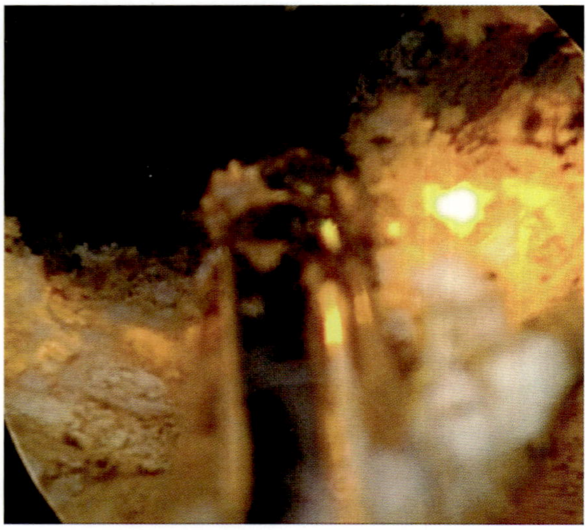

图 4-30　激光热消融效应治疗肿瘤

也能达到切割组织的效能，但切割后肿瘤周围黏膜边缘不光滑，在精确控制及止血方面仍显不足。绿激光汽化消融肿瘤效果好，切除深度也比较容易控制，但所得肿瘤标本多是一些碎屑或几乎没有标本，特别是难以得到肿瘤基底部位的肌层组织标本。不能有效判断肿瘤的早期浸润情况，对判断患者的预后存在局限，在切割效率、操作方式及经济成本控制方面也不能和 2μm 铥激光相媲美。

（杨　勇）

参考文献

[1] Dunst J, Sauer R, Schrott KM. Organ-sparing treatment of advanced bladder cancer: a 10-year experience. Int J Radiat Oncol Biol Phys, 1994, 30(2):261-266.

[2] Howard IS. Neoadjuvant M2VDC (methotrexate, vinblastin, doxorubicinand cisplatin) effect on the primary bladder lesion. J Urol, 1988, 139:470-473.

[3] Poulakis V, Dahm P, Witzsch U, et al. Transurethral electrovaporization vs transurethral resection for symptomatic prostatic obstruction: A meta-analysis. BJU Int, 2004, 94(1):89-95.

[4] 杨勇, 洪宝发, 魏志涛, 等. 激光分层汽化切割膀胱术治疗膀胱肿瘤. 中华外科杂志, 2008, 46(18):1410-1412.

[5] Yang Y, Wei ZT, Zhang X, et al. Transurethral partial cystectomy with continuous wave laser for bladder carcinoma. J Urol, 2009, 182(1):66-69.

[6] Pietrow PK, Smith JA Jr. Laser treatment for invasive and noninvasive carcinoma of the bladder. J Endourol, 2001, 15:415-418.

[7] Herr HW. Surgical factors in the treatment of superficial and invasive bladder cancer. Urol Clin North Am, 2005, 32(2):157-164.

[8] Grob BM, Macchia RJ. Radical transurethral resection in the management of muscle invasive bladder cancer. J Endourol, 2001, 15(4):419-423.

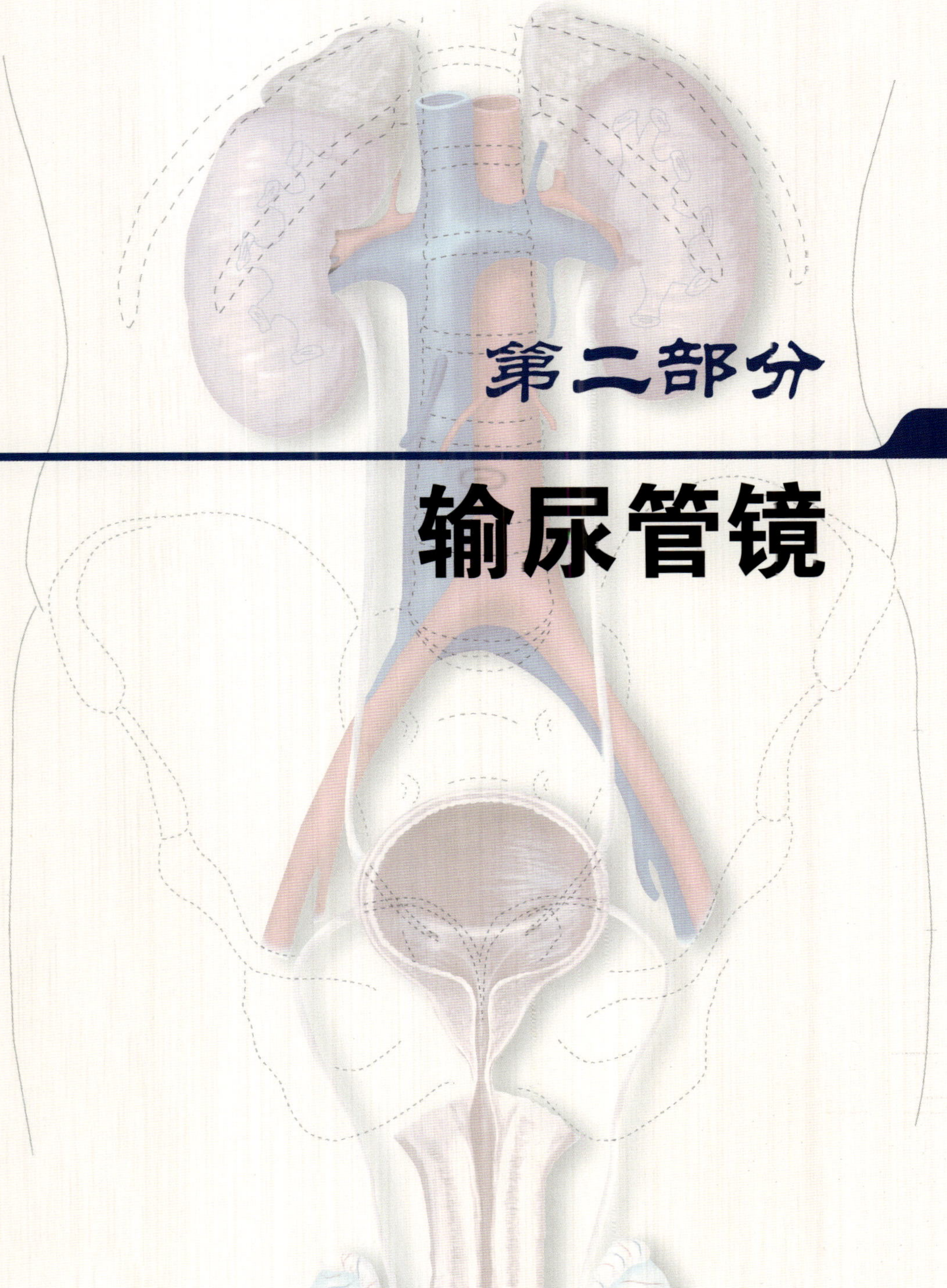

第二部分

输尿管镜

第五章

输尿管镜概述

一、历史

输尿管镜的使用最早见于 Young 的报告，1912 年 Young 用 F9.5 的儿童膀胱镜为患后尿道瓣膜的小儿做检查，观察到扩张的输尿管，并一直看到肾盂。1957 年 Curtiss 和 Hirschowitz 用玻璃纤维制造了第一条可弯曲内腔镜。1964 年 Marshall 用可弯性 F9 内腔镜通过开放手术切开的输尿管逆行看入肾盂，而其助手 McGovern 和 Walzak 经尿道将可弯性输尿管镜插入输尿管，并观察到输尿管结石，但由于器械限制，无法取出结石。1977 年 Goodman 用 F11 儿童膀胱镜作为输尿管镜观察成人输尿管，证明硬镜可以进入输尿管。1979 年 Lyon 报道了专门制作的输尿管镜，可以用作观察、电切和用套石篮套石。最初的输尿管镜内置柱镜系统，镜鞘外径 F12～13.5。输尿管镜在置入前需常规扩张输尿管，并在术后留置引流。如果在进镜过程中遇到阻力使镜体变形，则视野也会变形。1989 年 Huffman 报道将输尿管硬镜的镜鞘外径减小到 F8.5，并且内置工作通道，在检查的同时可以进行各种操作。1989 年制造出用纤维光导系统取代柱镜系统的半可弯性输尿管镜，在操作过程中，即使镜体稍有变形，还可以维持视野完整。1993 年至今临床上应用的是管径更细的新一代输尿管镜，输尿管头端的直径可以达到 F4～8，使输尿管镜的置入变得更方便。

二、输尿管镜常用器械介绍

目前常用的半硬性输尿管镜为光纤型内镜，由反射系数比空气高得多的玻璃纤维束组成，传导光线和镜像时，损失极少。随着导光纤维数量的增加和导光纤维整合技术的应用，目前应用于半硬性输尿管镜的导光纤维束与软性输尿管镜相似。带数字摄像系统的输尿管镜，视野的清晰度更高。同时摄像系统的改善消除了图像画面的波纹，为获得高逼真和高清晰度的手术图像提供了充分保障。内镜弯曲时镜像不变形，工作通道也相对更大。常用的半硬性输尿管镜镜体的长度为 31～43cm，工作通道为 F2.1～6.4，至少有一个器械通道为 F3.4，能够通过常用的输尿管镜操作器械（≤F3），同时能够进行液体灌注，保持视野清晰。内镜角度为 0°～10°，可观察视野角度为 65°～80°，末端为 F4～12.5，镜体末端越细，进入输尿管开口越容易，可以减少由于扩张输尿管开口造成的输尿管黏膜损伤和术后患者疼痛。目前常用末端小于 F8 的输尿管镜。从输尿管镜的末端到近段（目镜端），镜体的直径逐渐增粗，有助于输尿管镜在输尿管腔内前行过程中，逐渐对输尿管进行扩张，使输尿管镜在输尿管腔内的行进方便而易行，同时减少输尿管镜的损坏。

三、输尿管的内镜解剖

输尿管起始于肾盂输尿管连接部，肾盂向内下方逐渐变细，移行为输尿管。输尿管上段平行于脊柱向下，走行在腹腔及盆腔后腹膜之后，进入盆腔后输尿管跨过髂血管分叉处，转向后外下方，经腰骶干和骶髂关节的前方或前内侧，经过坐骨棘再转向前内侧与膀胱相通。输尿管斜行穿越膀胱壁的一段称壁间段，长 1.5～2cm，由于具有 Waldeyer 鞘及 Waldeyer 间隙，使输尿管末端既能正常输送尿液，又可以抗尿液反流。输尿管全长 25～30cm，直径 3～7mm，输尿管质地较硬韧，具有一定的收缩与扩张性，当有结石随尿液进入输尿管时，可以引起输尿管痉挛性的收缩及肾盂压力增高而导致肾绞痛症状。输尿管有三处生理性狭窄：上部在肾盂输尿管交界处，内腔直径约 2mm；中部在输尿管跨过髂血管进入骨盆处，内径约 3mm；下部在输尿管入膀胱处。输尿管进入膀胱的角度变化很大（90°～135°），前列腺增生的腺体，尤其是中叶增生，可以将膀胱三角区抬高，使角度进一步加大，影响输尿管镜放入输尿管。

第一节　输尿管镜手术的适应证和禁忌证

一、适应证

（一）治疗性适应证

1. 尿路结石　中下段输尿管结石，保守治疗无效，或上段输尿管结石，体外冲击波碎石（extracorporeal shock wave lithotripsy，ESWL）无效，或停留时间比较长，可能有输尿管水肿结石嵌顿。可以使用输尿管镜尽量原位碎石取石，必要时将结石用灌注液冲回肾盂，用输尿管软镜碎石取石，或留置输尿管支架管再行 ESWL 或经皮肾镜碎石术（percutaneous nephrolithotomy，PCNL）。对于肾结石，输尿管镜治疗以输尿管软镜为主，输尿管软镜配合钬激光可以治疗肾结石和肾盏憩室结石。

2. 输尿管狭窄的内镜治疗。

3. 肾盂输尿管连接部梗阻的逆行内镜治疗。

4. 上尿路移行细胞癌的活检 / 切除。

5. 取出移位的输尿管导管。

（二）诊断性适应证

1. 尿细胞学阳性而膀胱镜检查正常者的评估。

2. 既往患上尿路移行细胞癌的监测。

3. 静脉 / 逆行肾盂造影检查中发现的充盈缺损的评估。

4. 未确诊的肉眼血尿。

二、禁忌证

1. 全身性出血性疾病未控制、重要脏器严重疾病不适合手术和传染性疾病活动期的患者。

2. 病变远端输尿管狭窄，无法用输尿管镜同时解决。

3. 尿道狭窄尿道扩张不成功。

4. 泌尿系统急性感染性疾病，需先行控制感染。

5. 身体严重畸形，不能摆截石位；前列腺增生硬镜无法观察到输尿管口，可以考虑用软性输尿管镜。

6. 女性月经期。

第二节　输尿管镜手术方法

一、术前准备

1. 术前明确诊断。常规行 B 超、腹平片（KUB）和静脉尿路造影（IVP）或增强 CT 检查，必要时作逆行造影协助诊断。

2. 常规术前检查包括血常规，尿常规，尿培养，血电解质，血糖，凝血功能和心、肺、肝、肾功能检查。怀疑肿瘤可以查尿细胞学。有条件的单位作 24 小时尿液的钙、磷、尿酸、草酸、胱氨酸、枸橼酸、镁、钾和肌酐检查，血钙、磷、尿酸和甲状旁腺激素检查，查找结石的病因。患者如果排出过结石，作结石分析。

3. 术前一日肠道准备，常规备皮。术前禁食水。

4. 手术器械准备　输尿管镜、灌注泵和电视摄像系统是最主要的设备，输尿管镜最好准备多种型号，常用的是 F8/9.8 的 10° 输尿管镜，长度为 42cm；如果有条件准备 F4～6 的细输尿管镜，在输尿管有狭窄的情况下，能够提高手术的成功率。根据具体手术方式，可能需要准备的附属设备包括导丝（斑马导丝、超滑导丝、混合导丝）、输尿管导管、双猪尾管、海马管、异物钳、活检钳、套石网篮、阻石器械（阻石网或阻石锥）、碎石设备（钬激光及光纤或超声气压弹道碎石机及探杆）和输尿管扩张设备（金属橄榄头扩张器、输尿管扩张器或气囊扩张器）。如果准备切除肿瘤，需准备电灼器或激光，治疗输尿管狭窄需准备输尿管内切开设备或球囊扩张器。

二、麻醉

常用蛛网膜下腔麻醉或连续硬膜外麻醉。效果不好或不适合采用上述麻醉，可以考虑全身麻醉。

三、体位

常采用截石位，双下肢尽量下垂，使输尿管口与尿道外口处在一条直线上。健侧下肢可以稍外展，输尿管开口角度比较大时，容易进镜。

四、手术步骤

1. 常规会阴部消毒铺巾，0.3% 稀释碘伏冲洗尿道，经尿道放入膀胱镜或直接放入输尿管镜，找到输尿管开口，逆行插入导丝或输尿管导管，注意不要太深，以免引起出血或推走结石。输尿管口如果比较紧，可以用金属橄榄头扩张器或用气囊导管先行扩张，从 F6 扩张到 F12；也可以先行留置输尿管导管或 DJ 管，3 天后再行输尿管镜操作。由于现在应用的输尿管镜头端为 F8 或者更细，常常不需要扩张，即可直接放镜。

2. 将输尿管镜沿导丝或导管贴近输尿管开口，灌注泵稍微加大压力，冲开输尿管口，用镜尖挑起导丝或沿导丝表面滑入输尿管口，输尿管壁间段有时比较紧，可以沿导丝稍微旋转用力；或旋转镜体 180°，使接物镜斜面向前上方，将输尿管镜放入输尿管（图 5-1）。

3. 在放输尿管镜过程中，导丝要始终在视野中，输尿管管腔要尽量在视野中央（图 5-2）。

输尿管镜进入输尿管后，尽量减低灌注泵的注水压力，以免将结石冲走。进镜要慢，有时镜体将黏膜搓起，放镜时阻力增大，可以稍微退镜并轻摆镜体，然后再进镜。盆腔段输尿管由于骶骨作用，放镜时有“爬坡”的感觉，男性患者由于骶骨岬更向前突，“爬坡”感觉更明显，可以下压镜体逐渐进入。跨越髂血管处可见输尿管随着血管的搏动而搏动。输尿管上段一般比较直，输尿管镜比较容易上行。如果有肾积水，输尿管由于扩张后被动延长，在梗阻部位可能出现迂曲，或输尿管本身存在迂曲成角，输尿管镜在迂曲部位看不到管腔。如果导丝或输尿管导管能够通过迂曲部位，常常可以将输尿管撑直，有助于输尿管镜通过，依靠呼吸和输尿管蠕动造成的输尿管腔的轻微变化，耐心地将镜体上行。或将体位转为头低位，使输尿管拉直，必要时可以让助手托起肾区，便于镜体进入。如果上述方法都不能

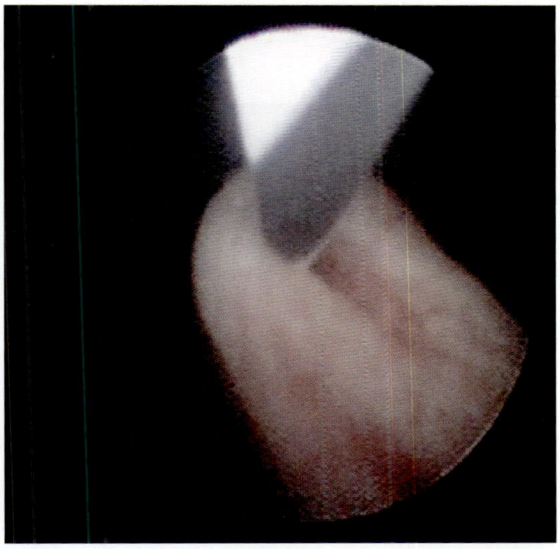

图 5-1 输尿管镜接物镜斜面向上，可以看到导丝后方输尿管开口，输尿管镜容易进入

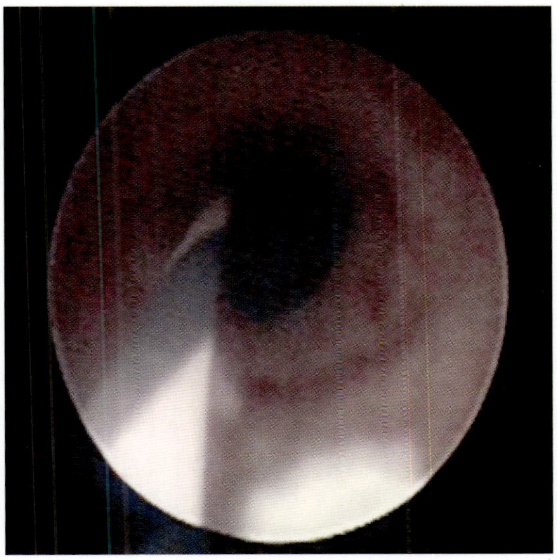

图 5-2 输尿管管腔放在输尿管镜视野中央

成功，可以试行输尿管软镜。或行肾穿刺造瘘，待积水减轻后再重复输尿管镜检查。

4. 输尿管镜置入后沿导丝找到病变处，根据情况进行碎石、输尿管狭窄段扩张、输尿管肿瘤切除（图 5-3）和异物取出等。

5. 处理完毕后，退出输尿管镜，直视下沿导丝放入 DJ 管（图 5-4），1 个月后拔除。如果输尿管损伤很轻微，也可以留置输尿管导管 1～7 天后拔除，或不留置导管。一般需留置导尿管，1～7 天后拔除。

五、术后处理

术中和术后使用抗生素 1～5 天，肠蠕动恢复后恢复饮食。KUB 检查有无残留结石，同时观察 DJ 管的位置，无特殊情况 1 个月后拔除，导尿管和输尿管导管 1～7 天后拔除。

六、术后随访

随访 2～12 周，了解肾功能恢复情况、残余小结石是否排净和有无术后并发症。可以有选择地进行 B 超、KUB 和 IVP，必要时 CT 检查。输尿管肿瘤术后需要定期输尿管镜检查。输尿管狭窄术后需观察是否出现再狭窄。结石排空后每年至少检查一次，观察结石有无复发。

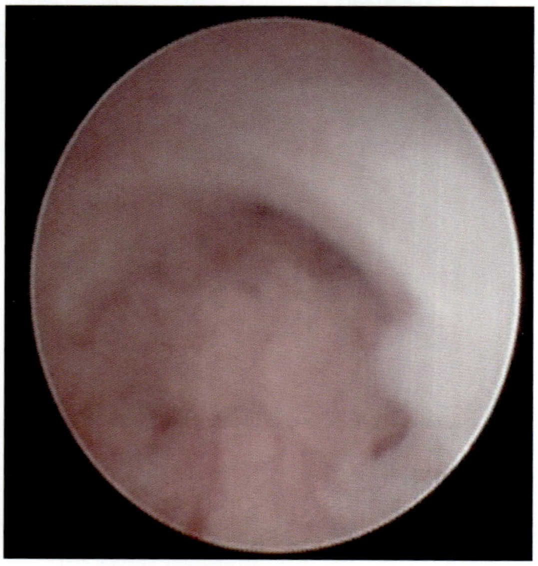

图 5-3　输尿管肿瘤，乳头状、有宽蒂

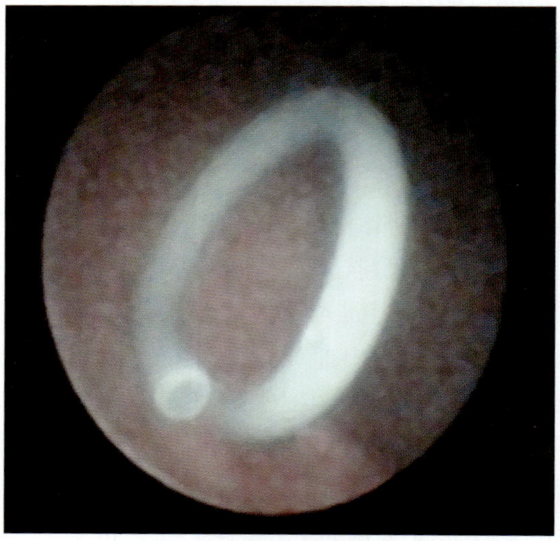

图 5-4　术后留置输尿管 DJ 管

第三节　输尿管镜术中、术后并发症与防治

一、输尿管黏膜损伤

输尿管黏膜损伤一般较轻，有少量出血，可以继续手术，术后留置导管后可以很快愈合，一般不造成输尿管狭窄。输尿管镜操作时要注意动作轻柔，尽量减少损伤。

二、输尿管穿孔

输尿管穿孔常由于用力插导管或导丝引起，当输尿管镜视野中没有管腔和导丝时，强行放镜也容易造成输尿管穿孔。术中发现输尿管穿孔后，尽量减少注水冲洗，尽快结束手术，一般术后留置导管后可以愈合。

三、输尿管黏膜撕脱或输尿管断裂

输尿管黏膜撕脱或输尿管断裂是输尿管镜手术最严重的并发症，小的黏膜撕脱（＜5mm）可以先留置导管观察，否则需立即开放手术，视损伤部位和长度采用输尿管膀胱吻合术、肠代输尿管或自体肾移植术。损伤一般出现在试图钳夹或套石篮套较大结石时，因此较大结石应该先碎石。

四、术后发热和感染

输尿管镜术后发热较常见，对症处理后可缓解。但有输尿管梗阻并感染或肾积脓时，术中冲水压力大或手术时间长，可以引起感染中毒性休克和尿源性败血症。如果术前有感染，应尽量控制后再行输尿管镜手术，必要时可先行肾造瘘。术中和术后注意使用敏感的抗生素。

五、术后肾绞痛

术后肾绞痛系由于术中冲水压力过大尿液外渗、输尿管水肿或血块阻塞输尿管所致，对症处理很快缓解。

六、输尿管狭窄或闭锁

输尿管狭窄或闭锁主要由于输尿管壁的损伤造成，术中应该尽量避免输尿管损伤。

七、膀胱输尿管反流

本病偶有发生，如果不伴有尿路感染无需处理。

第四节　输尿管镜取石术

输尿管镜取石术（ureteroscopic lithotomy，URL）可以治疗输尿管各段结石，但是如果输尿管镜置入困难，换用直径比较细的输尿管镜仍然不能成功时，不要勉强，换用其他方法治疗，以免造成输尿管的损伤。

1. 用第二节所述方法置入输尿管镜后，沿导丝找到结石。小结石可以用取石钳或套石篮直接取出，大结石需要用气压弹道碎石机、超声碎石机或钬激光将结石击碎，3mm 以下的结石碎屑可以待其自行排出，大结石可以用取石钳取出，应该尽量减少进出输尿管的次数。结石下方有增生的肉芽组织时（图 5-5），可以先用钬激光或用活检钳将其切除，或直接击打结石使其向上方稍移位，以便于操作。

2. 碎石可以应用钬激光从结石边缘或结石的上端（近心端）开始逐步粉碎结石（图 5-6），最后将结石的核心打碎，用异物钳取出。如果结石与输尿管管壁有粘连或嵌顿，可以从没有粘连的位置开始碎石，使结石位置不易移动，最后再处理输尿管壁上的结石。碎石过程中也可以使用阻石锥 (stone cone)（图 5-7）、阻石网篮 (Ntrap)、可多层折叠阻塞膜（PercSys accordion）、套石篮（stone retrieval basket）和近端气囊（passport balloon）等防止结石移位的专用器械，减少＞3mm 的小结石冲回肾盂。

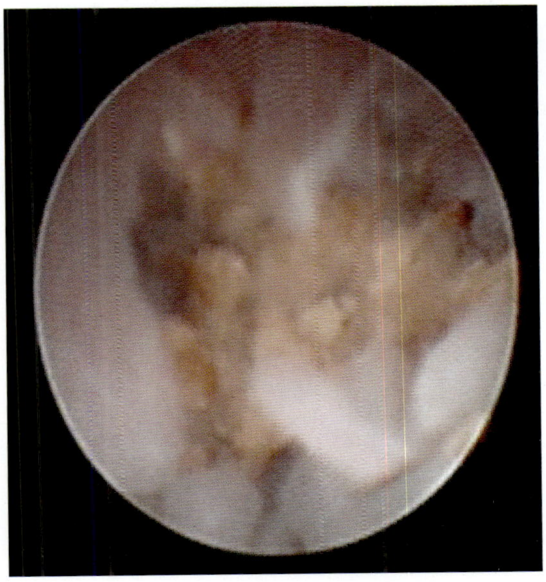

图 5-5　输尿管结石下方可见增生的肉芽组织，结石显露比较满意，可以直接碎石

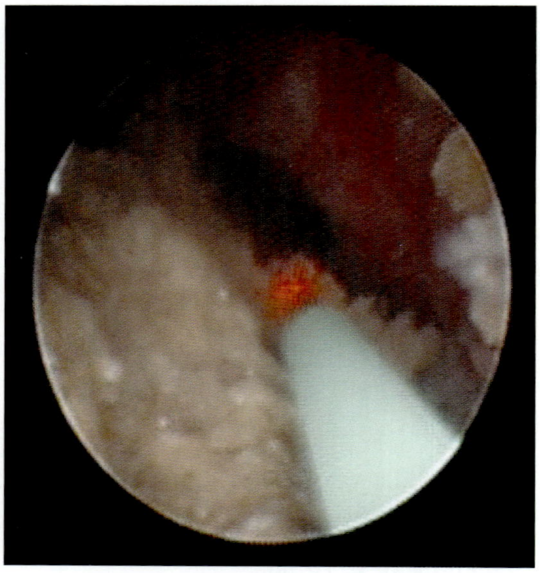

图 5-6 从结石的边缘开始碎石，减少结石的移动

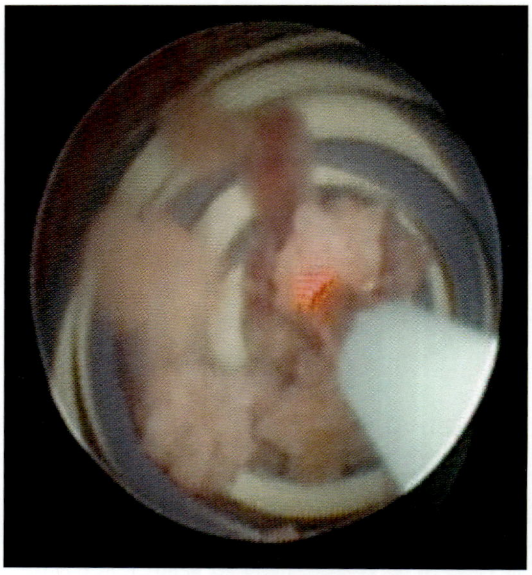

图 5-7 置入阻石锥，阻挡 >3mm 结石被灌注液冲回肾盂

3. 术后常规留置支架管，但对于简单的输尿管结石也有不留置支架管的报道。如果术中出现输尿管损伤、结石被大量炎性息肉包裹或合并输尿管炎性狭窄、残留结石直径 >0.5cm 或合并尿路感染，建议留置 DJ 管。

（张晓春）

第六章

输尿管狭窄的腔内治疗

一、输尿管狭窄的病因

输尿管狭窄在泌尿外科临床上并不少见，发生的原因很多，常见的有：

1. 先天性狭窄，如肾盂输尿管连接部狭窄。

2. 炎症性狭窄，如结核性输尿管狭窄。

3. 医源性狭窄，比较常见，如输尿管切开取石、输尿管镜损伤、妇科或外科手术损伤等。

4. 外伤性狭窄，如枪弹伤或刀扎伤等，比较罕见。

二、输尿管狭窄的诊断

输尿管狭窄的诊断不难，主要依靠影像学。

1. B超　一般情况下，输尿管狭窄会导致狭窄段上方输尿管以及肾盂积水。B超诊断肾积水比较明确，简便无创，可作为首选检查。如输尿管扩张明显，B超也可以诊断。

2. KUB+IVP　很长时间以来，KUB+IVP作为输尿管狭窄的主要诊断方法，可以显示出狭窄段的位置、长短、狭窄段上方输尿管以及肾盂积水的程度、有无合并结石等（图6-1）。但如患肾梗阻严重，导致功能很差，可能显影暗淡，无法诊断。

3. CT　随着近年来CT技术的发展，以及泌尿系统的三维重建技术的出现，CT已经成为输尿管狭窄的主要诊断手段（图6-2）。CT除了能显示KUB+IVP的所有影像外，能够对病因做出非常明确的诊断，这是其他影像学手段所不具备的。

4. 逆行造影　在某些特殊情况下，逆行造影仍然是不可取代的诊断方法（图6-3）。但属有创检查，感染会引起发热等，需慎用。

5. MRI水成像　有一定的诊断价值，但无法做出病因诊断。

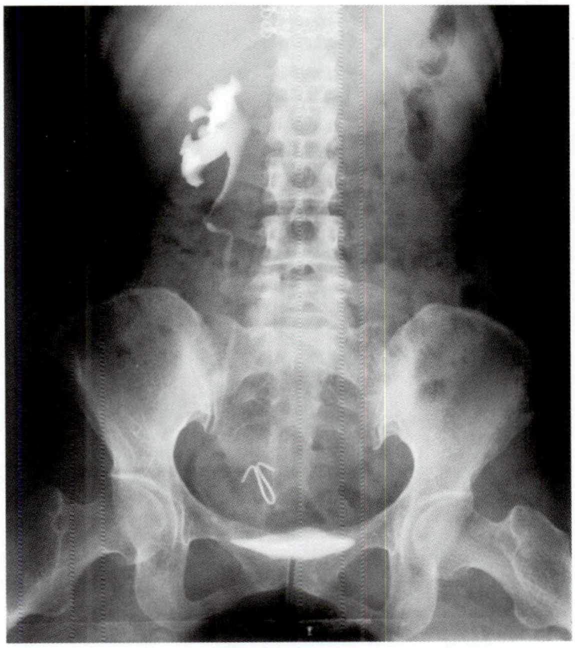

图6-1　IVP图像。患者曾行左肾切除和右输尿管切开取石手术，图中可见右肾积水，输录管狭窄位于右输尿管上段，为切开取石造成

三、输尿管狭窄的球囊扩张治疗

输尿管狭窄的球囊扩张治疗方法优点是简便，微创，患者损伤小，住院时间短；缺点是费用昂贵。

1. 适应证　原则上，输尿管狭窄长度不超过2cm者都可采用球囊扩张治疗。但由于球囊扩张的有效率不如狭窄段切除输尿管再吻合治疗（开放手术或腹腔镜手术），因此，笔者建议，医源性损伤或曾行手术治疗（如肾盂输尿管连接部狭窄术后）但效果不好者，应考虑球囊扩张治疗[1,2]。

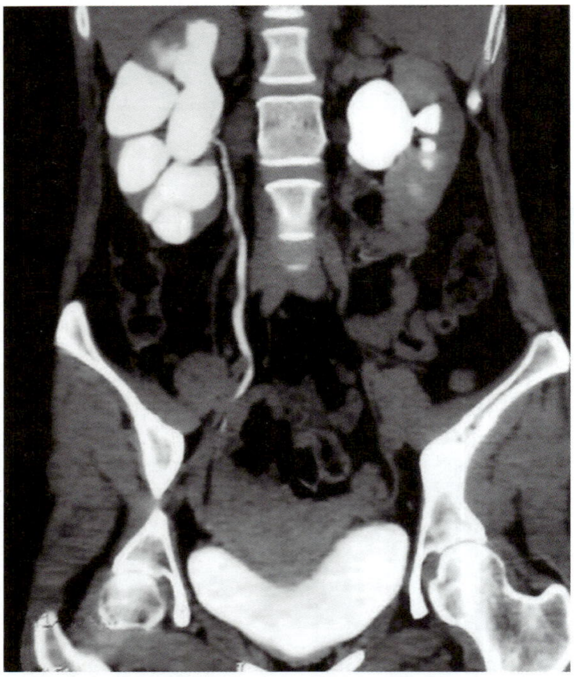

图 6-2 患者因右侧肾盂输尿管连接部狭窄曾行肾盂成形术，CT 可见右侧肾盂输尿管连接部仍狭窄，肾盂积水

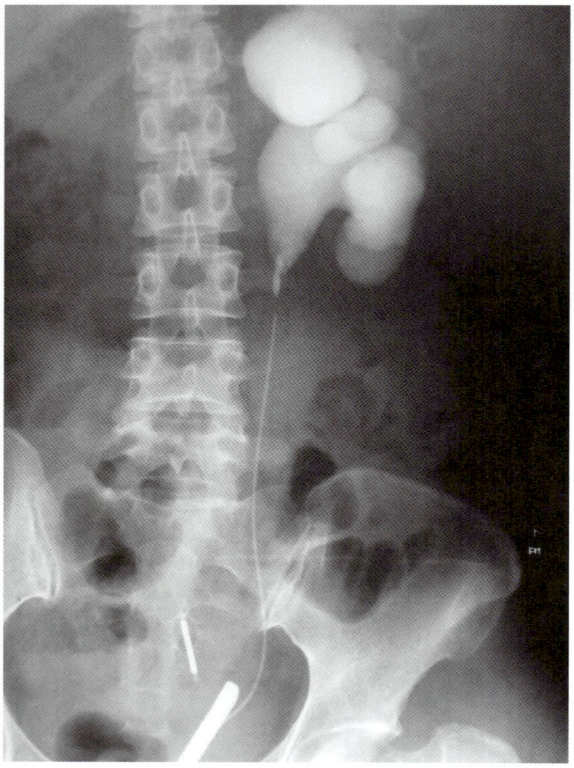

图 6-3 患者因肾盂输尿管连接部狭窄曾行肾盂成形术，逆行造影可见左侧肾盂输尿管连接部仍狭窄，肾盂积水

2. 禁忌证 输尿管恶性病变，合并全身出血性疾病，患侧肾近似无功能（扩张后肾功能不能恢复）。

3. 球囊扩张手术需要的设备和材料

（1）C 形臂或透视仪：输尿管狭窄球囊扩张的全部手术过程均需要在透视下进行。

（2）铅衣：由于需要反复透视，术者需要暴露在 X 线下时间较长，因此做好自身防护是非常必要的。

（3）球囊扩张管：球囊粗细有不同型号，一般输尿管扩张采用 F21 ~ 24；球囊长度也有不同型号，一般采用 6 ~ 8cm 即可（图 6-4 ~ 图 6-6）。

（4）加压注射器：扩张球囊用，最大压力可达 30kPa（图 6-7、图 6-8）。

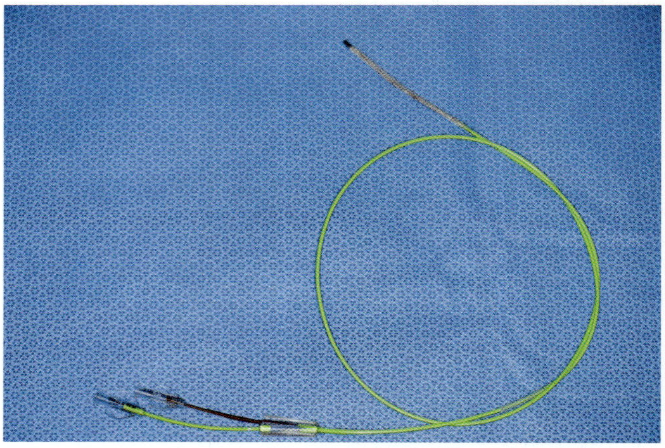

图 6-4 球囊扩张管，前端为球囊部分

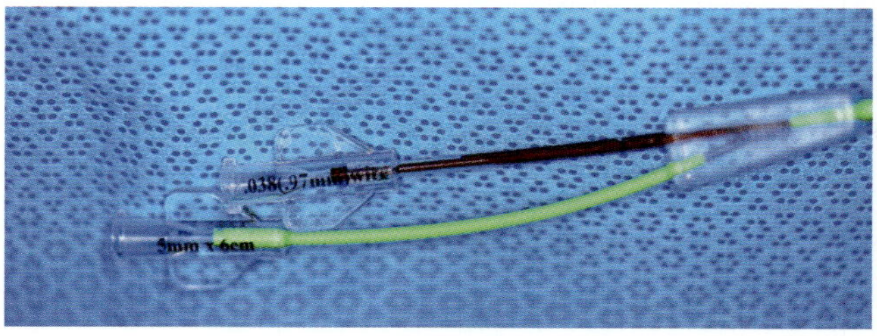

图 6-5 球囊扩张管尾端，可见有双通道，其一可通过导丝，另一为扩张球囊通道

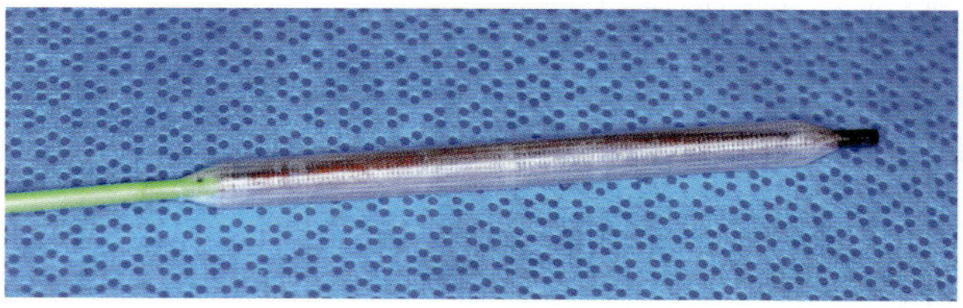

图 6-6 球囊扩张管前端，棕色部分为球囊，两端各有一金属标志，透视下可定位

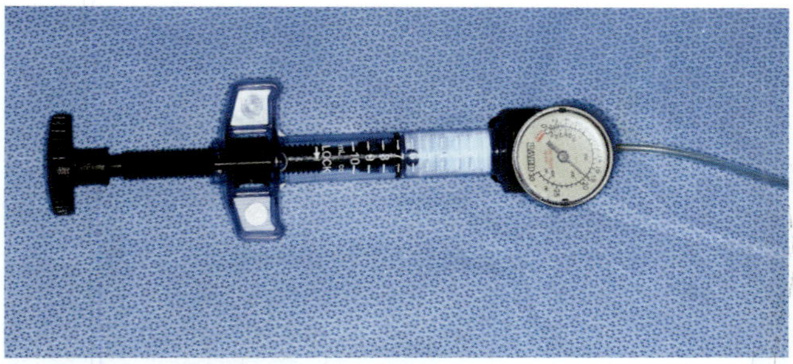

图 6-7 加压注射器，带压力显示

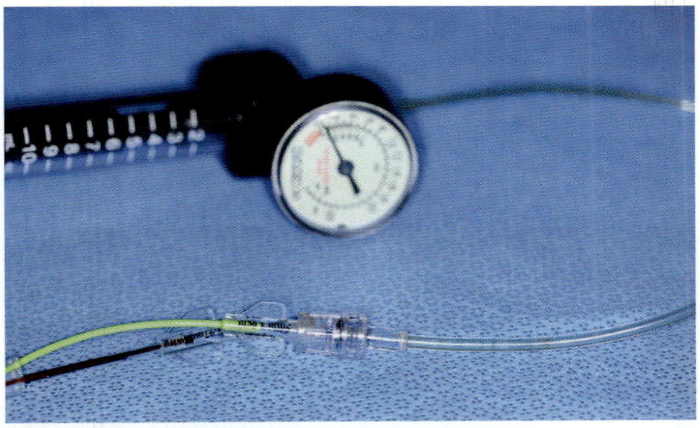

图 6-8 加压注射器和球囊扩张管相连接

（5）导丝：建议采用超硬导丝，因其不易弯折，球囊扩张管易于沿导丝上行通过狭窄段。

（6）双腔输尿管扩张鞘：沿导丝进入输尿管，另一通道可注入造影剂，便于狭窄段定位（图 6-9）。

（7）DJ 管：扩张完成后，留置 DJ 管，起到支撑和引流作用。

4. 手术过程（患者为肾盂输尿管连接部狭窄术后，连接部仍狭窄，肾积水持续加重）：

（1）置入超硬导丝。导丝通过狭窄段是整个球囊扩张术成败的关键，如导丝不能通过，则手术失败。因此，如导丝受阻，可采用前端开口的输尿管导管先置入狭窄处，再置入导丝；或采用经皮肾穿刺方法，顺行置入导丝（图 6-10）。

（2）沿导丝置入双腔输尿管扩张鞘，注入造影剂，图中狭窄段清晰可见，位于肾盂输尿管连接部（图 6-11）。

（3）沿导丝置入球囊扩张管，调整球囊位置，使狭窄段位于球囊（图中两个小圆点之间）中间部位（图 6-12）。

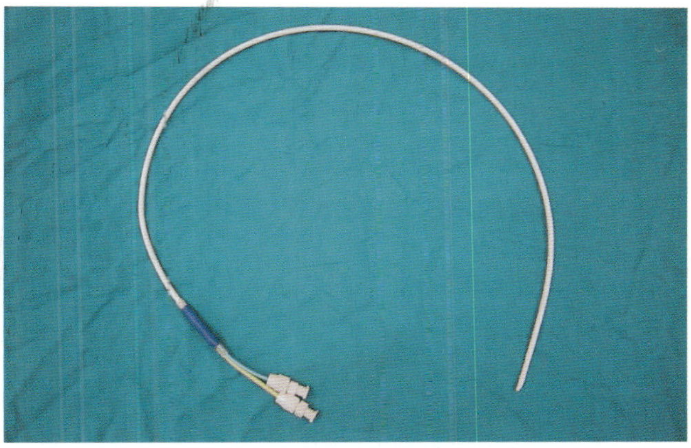

图 6-9 双腔输尿管扩张鞘

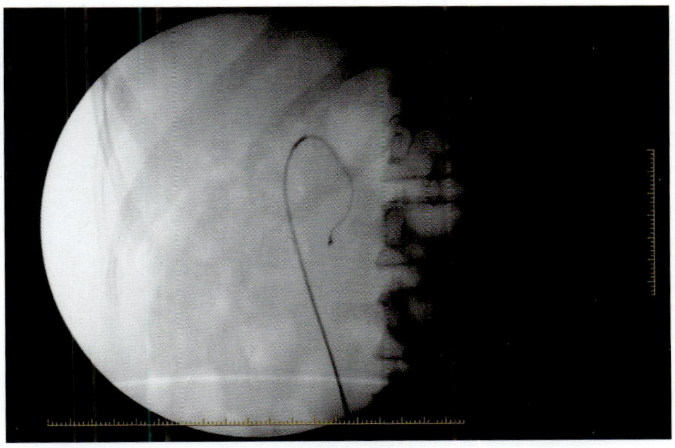

图 6-10 置入超硬导丝

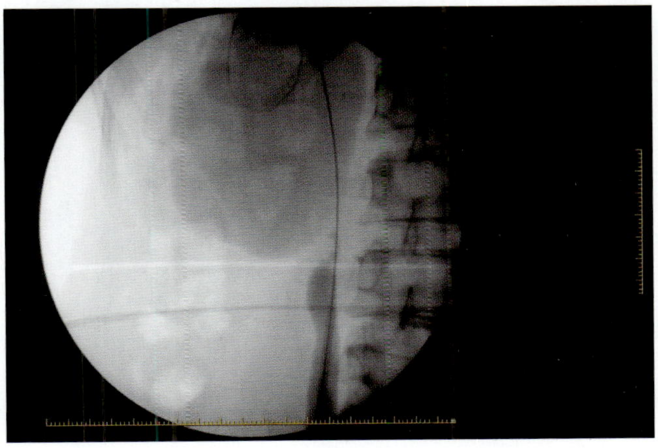

图 6-11 图中狭窄段清晰可见，位于肾盂输尿管连接部

（4）加压注射器扩张球囊，也需要注入造影剂，以显示球囊位置。由于狭窄段瘢痕较坚硬，开始扩张阶段可见最狭窄处的“蜂腰征”（图 6-13）。

（5）持续增加注射器压力，比最大压力稍低，以免球囊崩裂。持续 3～5 分钟，图中可见“蜂腰征”消失（图 6-14）。

（6）置入 DJ 管。由于扩张后输尿管的支撑很重要，笔者建议可留置DJ管，使狭窄段的支撑更充分。扩张完成后，再次置入双腔扩张鞘，置入双导丝（图 6-15）。

（7）同时沿导丝置入 DJ 管，根据患者输尿管粗细采用不同的 DJ 管（图 6-16）。手术结束。

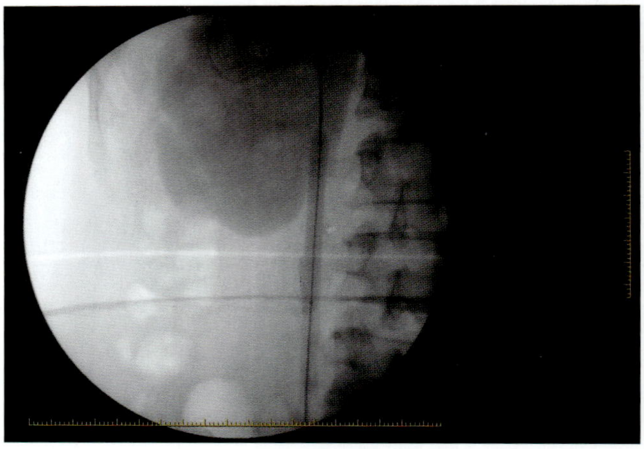

图 6-14　可见“蜂腰征”消失

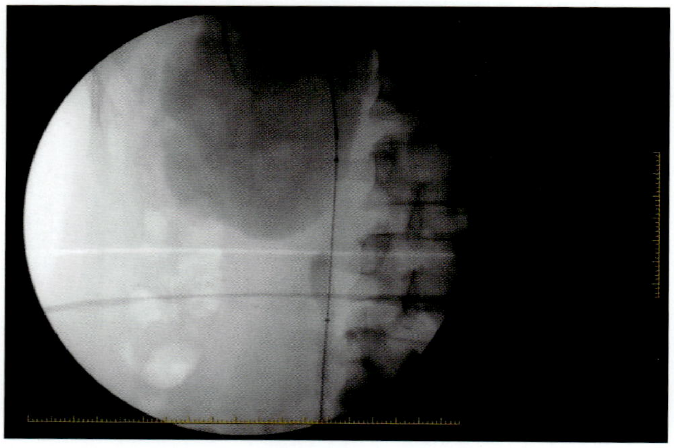

图 6-12　沿导丝置入球囊扩张管

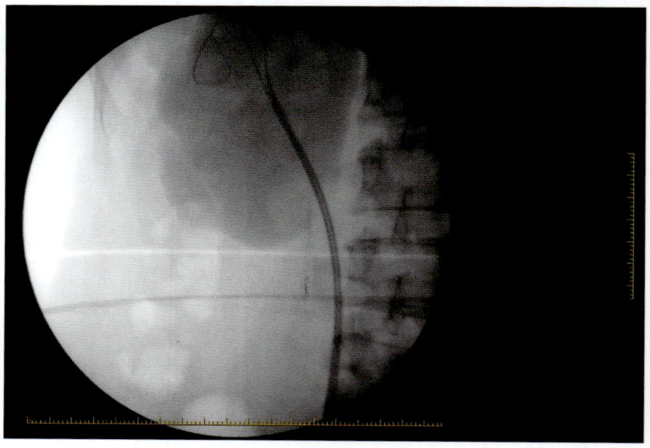

图 6-15　置入 DJ 管

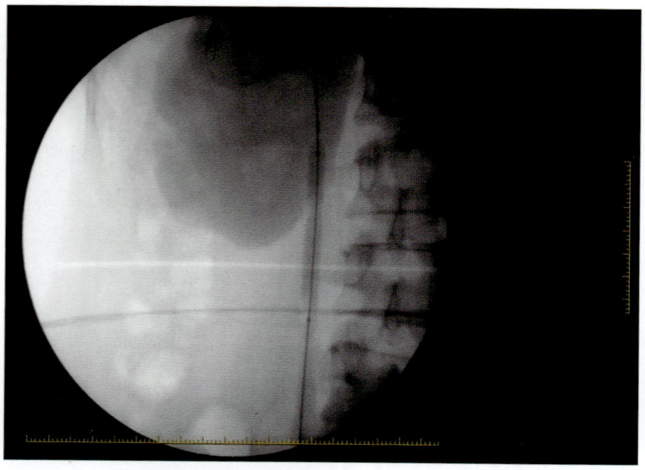

图 6-13　可见最狭窄处的“蜂腰征”

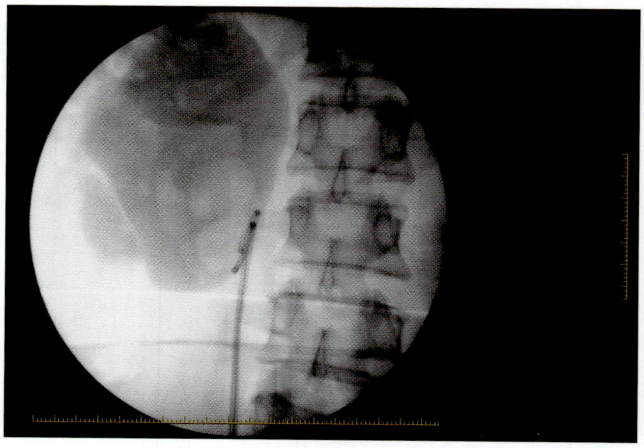

图 6-16　同时沿导丝置入 DJ 管

四、扩张前后需要注意的问题

1. 由于输尿管球囊扩张并不保证疗效，费用又很昂贵，因此术前一定要与患者及家属反复沟通，取得共识，避免因效果不好造成患者不满意。

2. 手术需要麻醉，如无特殊情况，建议全身麻醉。肌肉松弛后，扩张更易成功。

3. 手术全程，尤其是关键步骤，需要在透视下进行，这是安全和手术成功的保证。

4. 球囊扩张时，由于狭窄段的存在，球囊可能会滑出狭窄段，因此，一定要在透视下扩张。

5. 术后 DJ 管的留置时间，笔者建议半年，时间较长有助于增加成功率。

6. 术后定期复查，随访。

（肖云翔）

参考文献

[1] Sugita Y, Clarnette TD, Hutson JM. Retrograd balloon dilatation for primary pelvi-ureteric junction stenosis in children. Br J Urol, 1996 Apr, 77(4):587-589.

[2] García-Aparicio L, Rodo J, Krauel L, et al. High pressure balloon dilation of the ureterovesical junction—first line approach to treat primary obstructive megaureter?J Urol. 2012 May, 187(5):1834-1838.

第七章

肾盂输尿管肿瘤的输尿管镜治疗

肾盂输尿管肿瘤较少见，只占所有尿路上皮癌的5%左右，但在有膀胱癌病史的患者中较常见。根治性半尿路切除加膀胱袖套状切除一直被认为肾盂输尿管肿瘤手术治疗的“金标准”。但对于孤立肾或肾功能严重不全的肾盂输尿管肿瘤患者，术后健侧肾功能进行性减退，使得保肾手术成为必要。从21世纪初开始肾盂输尿管肿瘤的输尿管镜治疗才应用于对侧肾功能健全的患者，并开展逐渐增多[1]。目前输尿管镜是肾盂输尿管肿瘤诊断、治疗及随访的主要技术手段。

一、概述

一般来说，逆行输尿管镜下肿瘤切除术处理适用于体积较小的肾盂输尿管肿瘤。对于部分多灶性肿瘤，则可采用顺行和逆行联合内镜下肿瘤切除术。其基本处理原则和膀胱肿瘤内镜处理类似。肿瘤可采用电切或激光切除。如果病理显示肿瘤为高级别或侵袭性，肾盂输尿管切除仍是治疗的“金标准”，仅在病理检查显示患者是一个内镜微创治疗的可选候选者时，内镜处理才可进行。高级别、高分期或体积较大的肿瘤亦可采用分期内镜治疗。接受保肾输尿管内镜治疗的患者必须接受终生的影像和内镜随访。

随着小口径硬镜及软镜的出现，肾盂输尿管肿瘤的位置不再是绝对的限制。输尿管镜治疗的优点包括：死亡率较开放及经皮手术低，保持泌尿系统的完整性，以及由于系统的完整性，极大降低了非尿路上皮的表面暴露于肿瘤种植的概率。

输尿管镜逆行处理的缺点往往和器械较小相关。器械越小，视野越小，工作通道越小。和顺行经皮肾镜治疗相比，这限制了治疗肿瘤的尺寸。另外，上尿路的部分位置，如肾下盏等，无法可靠地看到及处理。器械越小，除了限制切除较大肿瘤的可能外，还限制了获取深部组织以便准确分期的能力。对于曾行尿流改道术的患者，逆行输尿管镜治疗往往非常困难。

二、适应证和禁忌证

根据现有的文献，输尿管镜治疗推荐在低级别非侵袭性上尿路肿瘤中采用[2-4]。特别是，欧洲泌尿外科学会（European Association of Urology，EAU）输尿管软镜治疗肾盂癌的绝对适应证：孤立肾肾盂尿路上皮癌；双侧发病的肾盂尿路上皮癌；一般情况较差，无法耐受肾盂癌根治术患者；肾功能严重不全，无法行一侧肾切除患者。EAU输尿管软镜治疗肾盂癌的相对适应证：单发病灶，病灶＜1cm，病理活检提示低级别尿路上皮癌；影像学检查呈黏膜浅表生长，无浸润性表现；患者对于术后的高复发概率了解并能承受相应治疗。

禁忌证：除了一般情况，如凝血功能异常、未经治疗的泌尿系感染等，输尿管软镜几乎可以应用于没有特殊禁忌的所有患者。特殊禁忌证包括可能影响操作的输尿管狭窄、尿道狭窄等。

三、技术设备和治疗方式

目前已有许多输尿管镜设备，每种都有其自身的优缺点。一般来说，输尿管硬镜主要用于远段和中段输尿管，大口径的硬镜因为更大视野和更好的灌注而更加清楚。而口径较小的硬镜则一般不需要主动扩张输尿管开口。

直径小于F8的新一代软镜的出现则使大部分泌

尿道的通过变得容易和可靠。而对于上段输尿管及肾，硬镜往往到达受限。但软镜也有技术限制，如小工作通道，限制了灌注流量和工作器械的直径。输尿管软镜的进一步限制包括对肾特定部位如下极等，肾盏的角度限制，以及曾行尿流改道术者。可采用 F6.9 或 F7.5 的小口径输尿管镜在导丝引导下通过输尿管开口进入输尿管，然后通过输尿管镜在直视下或 X 线指引下将导丝放入肾盂水平。在 X 线引导下沿导丝置入合适大小的软镜鞘。如遇到输尿管开口较窄无法通过硬镜，则可通过扩张球囊主动扩张后再进入硬镜，或循导丝置入输尿管 DJ 管 2 周后再行输尿管软镜手术。对于曾行尿流改道术者，鉴别新的输尿管开口往往非常困难，甚至需要经皮顺行置入导丝进入输尿管来进行引导。导丝可从新的输尿管开口引出，输尿管镜可沿导丝再逆行进入。

肾盂输尿管肿瘤通常有 3 种可选输尿管镜下的治疗方法：连同基底整体电切，切除肿瘤直至基底，以及活检后通过电烙或激光切除肿瘤。无论使用哪种方法，活检标本时应特别注意。标本通常很小，应立即固定。采用输尿管镜技术，可通过抓钳或平的线篮靠近肿瘤来抓取。然后，肿瘤基底可采用电烙或激光治疗。该技术对于低级别乳头状瘤或带蒂的肿瘤尤其有效。

电切镜是最早应用于上尿路肿瘤内镜治疗的设备。输尿管电切镜直径约 F12，常需要充分扩张输尿管开口。电切环每电切一下就必须清理环上组织以进行下一下电切，所以手术往往耗时较长。电切完成后，肿瘤基底部可轻轻进行电凝。电切镜只能切除管腔内肿瘤，不能切得过深导致输尿管或肾盂穿孔。对输尿管中上段肿瘤要尤其小心，因为输尿管壁较薄更容易穿孔。还应避免大面积电凝输尿管，因为会导致术后输尿管瘢痕及狭窄的形成。由于电能的穿透深度较大，使其应用略显危险，而且应禁用环形电凝，因为狭窄形成可能性极大。近年来，由于电切镜的缺点，该技术已逐渐被激光等代替。

另一种常用技术为采用电烙探头电灼。该技术适用于较小肿瘤或肿瘤主体已去除后处理肿瘤基底。F2 ~ 3 的小探头容易通过细直径输尿管硬镜及软镜的通道。但同样应注意避免大面积电凝输尿管。该技术对于肾盂肾盏内肿瘤同样有效，尤其对于肾下极内侧，因为激光光纤往往难以弯曲到达。F2 电烙电极可弯度更高，并能通过外接触方式电凝，优于激光治疗必需的直接接触。

随后出现的激光在肾盂输尿管肿瘤的应用越来越广泛，并被证实是最有效的治疗手段。各种激光均有其特点及优点，可通过细微可弯光纤传导能量，可进入细的输尿管软硬镜而对冲洗及视野没有明显影响。200μm 或大约 400μm 的激光光纤可用于输尿管软镜，这两种最常用激光光纤直径可有效对肾盂输尿管肿瘤进行凝固、消融和切除。首先应用于输尿管镜下上尿路肿瘤治疗的激光是 Nd ： YAG 激光。其组织穿透为 5 ~ 6mm，取决于激光的设置及治疗的持续时间。和钬激光汽化消融相比，Nd ： YAG 激光产生肿瘤组织的凝固性坏死。其安全边缘明显降低，限制了其在输尿管中的应用，因为输尿管壁较薄。其最常用设置为切除肿瘤 15W，2s，而止血采用 5 ~ 10W，2s。钬激光更适合应用于输尿管病变，其产生波长约 2100nm，组织穿透小于 0.5mm，基本没有前向分散的危险。这允许肿瘤切除时，具有良好的止血功能及最小的可能伤及输尿管全层。但其穿透较浅使其在较大肿瘤特别对于较大的肾盂肿瘤中的应用稍显不便。钬激光光纤必须接触或特别靠近治疗的组织。钬激光常用的能量设置为 0.65 ~ 1J，频率为 6 ~ 10Hz，甚至 15Hz。

术后留置输尿管支架管通常可促进愈合。较大肿瘤通常需要分次治疗。

四、并发症及处理

输尿管镜治疗肾盂输尿管肿瘤并发症并不多见，通常和患者的合并症相关。内镜治疗相关并发症包括输尿管穿孔以及输尿管狭窄，前者一般可通过留置输尿管支架管处理。狭窄形成率从 5% ~ 13% 不等。随着镜体的缩小，激光能量的提高，以及内镜技术的进步，并发症发生率已明显下降。偶尔碰到出血的情况时，可降低激光能量设置，以便更有利于止血，或者轻轻移动光纤稍许离开组织以弥散光束从而促进凝固。

输尿管镜治疗肿瘤的两大主要担心是活检的准确性及有限性，特别是肿瘤的分期。一般来说，肿瘤的分级和分期有良好的相关性。输尿管镜治疗也是如此，因为 87% 1 或 2 级肿瘤为非侵袭生长（T_a 或 T_1 期），而 67% 3 级肿瘤侵袭性生长（T_2 或 T_3 期）。该信息说明肿瘤分级是最重要的预后因素，而且分期无法直接评价，在大多数低级别肿瘤中均为非侵袭生长。

输尿管镜是否会促进疾病的进展或传播至其他尿路上皮表面或发生转移，也是医生及患者担心的问题。有研究发现，输尿管镜治疗术后同侧泌尿道及膀胱肿瘤发生率增加，但也有相反的观点。有研究发现，输尿管镜可能促进转移，因为在输尿管镜术后的肾门淋巴结发现了肿瘤细胞。但亦有研究发现肾盂输尿管切除术前进行输尿管镜检患者和只进行肾盂输尿管切除术的患者转移风险无明显变化。因此，目前对于这一问题还没有确切的结论。

五、术后复发及随访

输尿管肿瘤行内镜治疗术后复发率为 12%，其中上段肿瘤的复发率更高，肾盂肿瘤内镜治疗术后复发率更高，达到 48% 以上[5]，膀胱复发的风险为 43%。和其他尿路上皮癌一样，肿瘤复发最重要的预后因素为肿瘤级别。文献显示内镜治疗的远期效果较好，其肿瘤特异性生存率也较高。但同侧的复发率也较高，因此患者必须终生进行规范的密切随访及接受同侧复发的可能治疗[2,3]。

肾盂输尿管肿瘤行输尿管镜治疗术后规范、密切随访对于及时发现有无复发非常重要。输尿管镜是评估上尿路最敏感的手段，应在肾盂输尿管肿瘤内镜治疗后的随访中常规应用。输尿管镜复查应每3个月进行 1 次，直到上尿路完全恢复，可将输尿管镜复查间隔延长至每 6 个月。而在术后的前 2 年，膀胱镜及脱落细胞学检查则应坚持每 3 个月复查 1 次。而通过肾盂造影对对侧集合系统的检查则应至少每 6～12 个月 1 次。

六、输尿管软镜手术治疗肾盂肿瘤实例（附手术步骤）

病例：男，65 岁，左侧孤立肾肾盂癌，CTU 提示左肾上盏充盈缺损（图 7-1A）。术前 2 周提前放置左输尿管内 DJ 管，行输尿管被动扩张。2 周后于全身麻醉下行电子输尿管软镜下左肾盂肿瘤铥激光灼烧术，术中步骤如下：

在导丝引导下，使用输尿管硬镜进入左侧输尿管开口，沿导丝上镜至肾盂输尿管连接部，观察全段输尿管有无病变。留置导丝，退出输尿管硬镜，沿导丝置入输尿管软镜鞘，置入深度与硬镜进镜深度一致。

电子输尿管软镜沿软镜鞘置入肾盂后，按照肾盂、上盏、中盏、下盏的顺序进行检查，确定肿瘤部位及范围（可结合电子软镜下窄谱成像技术即 NBI 模式，图 7-2A）。活检钳钳取肿瘤组织（图 7-2B）送病理后，置入 200μm 铥激光光纤，用铥激

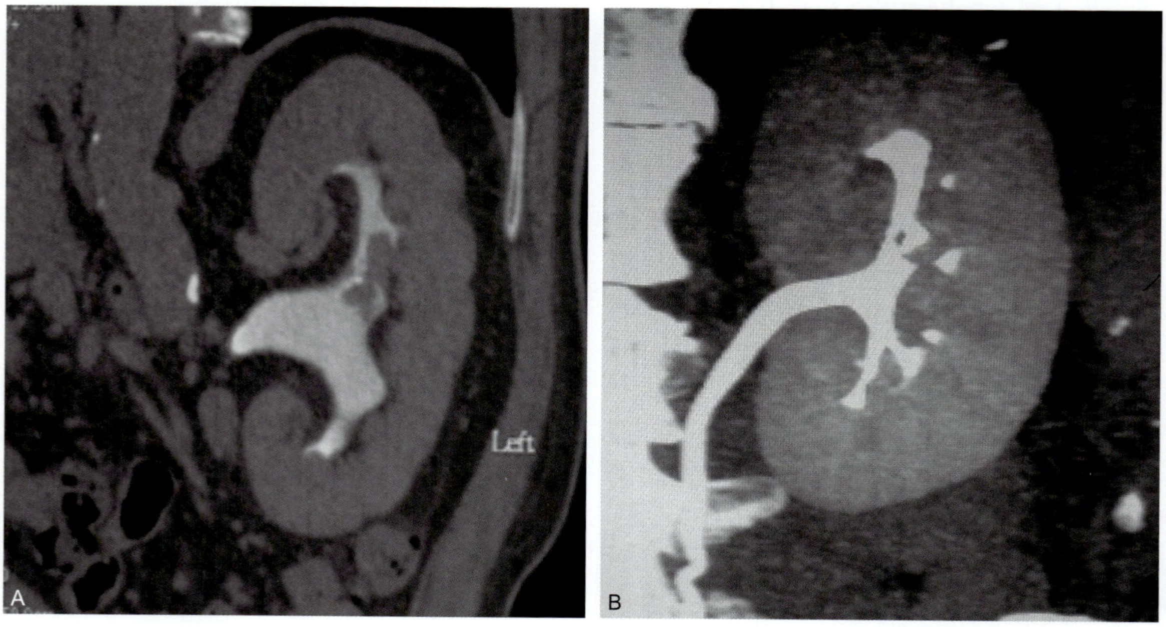

图 7-1　左侧孤立肾肾盂癌
A. 术前 CTU 示左肾上盏充盈缺损；B. 术后 3 个月复查无充盈缺损

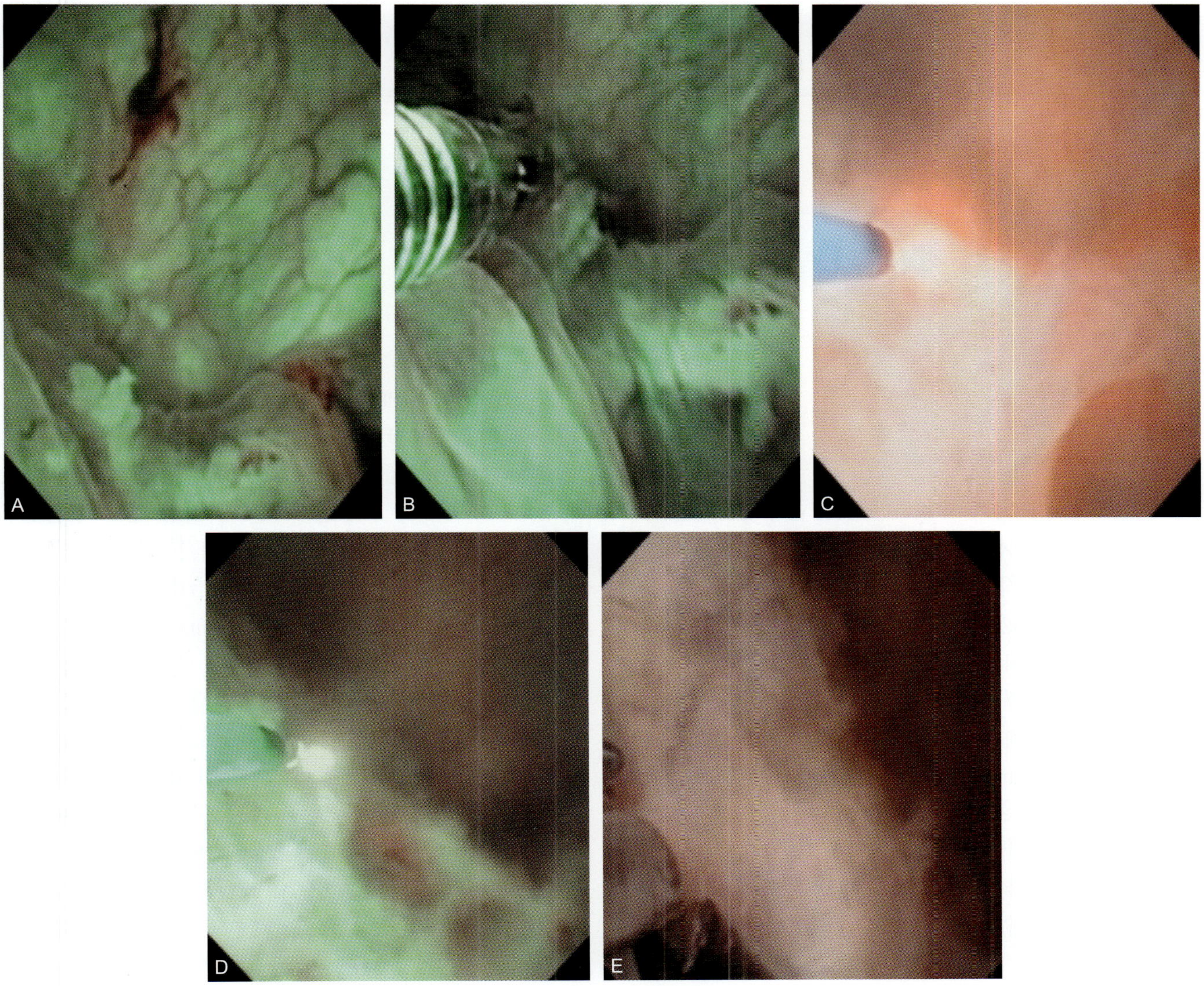

图 7-2 电子输尿管软镜下左侧孤立肾肾盂癌钬激光灼烧术

A. 激光灼烧前电子输尿管软镜 NBI 模式下确定肿瘤部位及范围；B. 活检钳钳取肿瘤组织送病理；C. 用钬激光将肿瘤完整灼烧至基底；D. 改用 NBI 模式灼烧；E. 灼烧完成后活检钳再次活检确保基底无肿瘤残留

光将肿瘤完整灼烧至基底（图 7-2C ~ D），活检钳再次活检确保基底无肿瘤残留（图 7-2E），手术完成后留置 DJ 管，手术时间 40 分钟。术后 3 个月复查 CTU 提示左肾集合系统已无充盈缺损（图 7-1B），疗效满意。

（高小峰）

参考文献

[1] Chen G.L., Bagley D.H. Ureteroscopic management of upper tract transitional cell carcinoma in patients with normal contralateral kidneys. J Urol,2000,164:1173-1176.

[2] Lehmann J,Suttmann H,Kovac I, et al. Transitional cell carcinoma of the ureter: prognostic factors influencing progression and survival. Eur Urol,2007,51: 1281-1288.

[3] Gadzinski AJ,Roberts WW,Faerber GJ,et al.Long-term outcomes of nephroureterectomy versus endoscopic management for upper tract urothelial carcinoma. J Urol,2010,183: 2148-2153.

[4] Bin X, Roy OP, Ghiraldi E,et al. Impact of tumour location and surgical approach on recurrence-free and cancer-specific survival analysis in patients with ureteric tumours. BJU,2012,110: E514–E519.

[5] Iborra I., Solsona J., Ricos J.V.,et al. Conservative elective treatment of upper urinary tract tumors: A multivariable analysis of prognostic factors for recurrence and progression. J Urol,2003,169:82–85.

第八章

纤维输尿管镜

一、历史

纤维内镜的出现很大程度上得益于光纤技术的发展，而光纤技术的原则1854年便由John Tyndall提出（表8-1）。纤维光学、放射学及激光等技术的进步极大促进了泌尿系疾病的微创外科治疗的发展。1957年Curtiss和Hirschowitz联合了大量光纤成为一束，并使其末端融合，以允许沿其长度自主移动，从而发明了第一根可弯泌尿系内镜，即纤维输尿管镜。1964年，Marshall首次报道在开放的输尿管切开术中，应用F9纤维输尿管镜检查一枚嵌顿的输尿管结石[1]。1964年，Marshall首次应用该类软镜通过肾造瘘管进入肾盂。后来，他的两名同事实施了首例经尿道纤维输尿管镜操作，当时应用直径F9的纤维输尿管镜检查了一例输尿管结石患者。应用光纤技术，该发明的潜能迅速被同行认可，纤维内镜在20世纪60年代得到广泛应用。1971年，Takagi等首次应用主动可弯纤维输尿管镜检查输尿管。早期纤维输尿管镜受限于转向角度，难以插入，以及缺少冲洗通道，临床实用性较差。后来膀胱镜下放置入输尿管的引导管（早期的输尿管镜鞘）的发展允许镜体周围冲洗液体流动以使得输尿管黏膜及病变更加清楚，但图像质量仍然较差[2]。输尿管软镜的另一个里程碑式的进步，是20世纪80年代芝加哥大学的Bagley等设计出联合有冲洗及工作通道的新一代纤维输尿管软镜[3-4]。而这些通道对于诊断及治疗等是必需的。1983年，Bagley等试验了新设计的55cm和80cm的头部可弯纤维输尿管镜[3, 4]。1994年，Grasso等报道了可主动弯曲的小口径纤维输尿管镜[5]。这种新式镜有一个逐步变细的设计，近端为F8.2鞘，而远端为F7.5头，更易进入输尿管开口，而工作通道可达F3.6，允许大部分设备的进入。此后，光学和器械的发展极大地促进了纤维输尿管镜的设计改良。现代纤维输尿管镜通常为一个工作通道。纤维输尿管镜在过去的30年快速发展，在设备的直径及设计方面进步很多。纤维光学的进步，包括弯曲性能的提高、工作设备的扩展等，都增加了纤维输尿管镜在上尿路疾病诊治中的应用。早期的纤维输尿管镜弯曲是被动的，而后续头端主动弯曲转向功能则大大促进了其应用。主动弯曲转向指镜子的头端返折，可由外科医生通过杠杆原理来操控实现。纤维输尿管镜的主动转向由两部分组成，首个主动原位转向可提供170°～180°的上下运动，以及在首个主动转向近端几厘米处，是一个130°单向向下转向，该设计极大地便于进入肾下盏。还有制造商设计出了可270°转向的纤维输尿管镜，也可方便进入肾下盏。许多新的取石装置如套石篮等，操作和弯曲性能较好，也可方便进入纤维输尿管镜的工作通道。

表8-1　输尿管软镜发展的里程碑

年份	先驱	里程碑式事件
1854	John Tyndall	首次提出当光经过玻璃，光的内部反射发生在媒介和其周围物体的分界面
1957	Basil Hirschowiz	在纤维内镜中使用高级光纤，发明首根临床应用的可弯内镜
1964	Marshall	使用F9输尿管软镜检查肾盂
1971	Takagi等	首次应用主动可弯纤维输尿管镜检查输尿管
1984	Bagley	被动弯曲的、联合进水及工作通道的输尿管软镜应用
1994	Grasso	首次报道应用两通道被动加主动弯曲F7.5输尿管软镜
2006	ACMI电子输尿管软镜	首个商业化电子输尿管软镜投产

通过紧靠主动弯曲点近端的更可弯的纤维输尿管镜部件，被动弯曲成为可能（图 8-1A）。这使得镜子的头部可弯至肾盂的上表面，或膨胀的肾外型肾盂的中盏颈部。该被动弯曲有效地拓展了镜头部的弯曲，更容易检查肾下盏。而有的制造商则整合了主动弯曲和次生主动弯曲，该类镜即 DUR-8E（图 8-1B～C）。

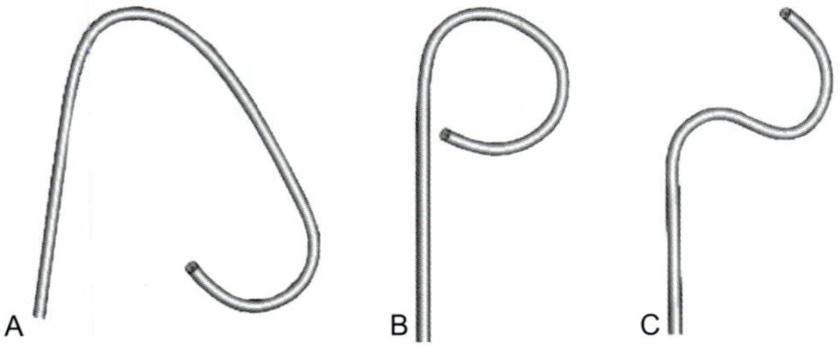

图 8-1 纤维输尿管镜

A. Dur-8E 纤维输尿管镜，首个合并次生主动弯曲的输尿管镜（Olympus 公司生产）。B、C. 纤维输尿管镜主动弯曲及次生的被动弯曲

虽然在价格及复杂性上明显不同于输尿管硬镜，但输尿管软镜不应被视为完全独立于输尿管硬镜之外的应用技术。事实上，输尿管软镜和硬镜往往共同应用于整个输尿管集合系统的进入、检查和治疗。

纤维输尿管镜的成像质量受限于影像传输光纤的有限直径，成像效果有待进一步提高。而电子软镜的出现，无需光纤缆线或观察目镜，其成像清晰程度明显提高。它在镜体头端整合了光学集成片［互补的金属氧化半导体（CMOS）或充电耦合装置（CCD）］。尽管第一代光学集成片较大，进一步的改良已大大缩小了其尺寸，使得它们更好地应用于软镜。该技术进步的优点包括成像性能提高、消除了对焦及对白的问题以及术者疲劳减少等。与常规纤维软镜相比，电子软镜具有明显更优的成像质量，但其缺点是直径更粗、价格更高等。

二、构造特点

一般来说，所有纤维输尿管镜有类似的基本组成，包括提供图像及光源的纤维束，一个工作和进水通道，以及一个弯曲机制。另外，还有摄像头、录像系统以及加压进水供给系统。新的纤维输尿管软镜设备的设计以及能量设备已经促进了内镜构造的进一步改良及小型化。

（一）成像情况

沿镜体全长，每个输尿管镜有 1～2 个非连贯光束用于光的传导，外加一个连贯光束用于图像传导。获得的图像不是一个单一图像，而是由光束中的每根纤维的叠加而产生的一个重建的图像。设备头部的视角可通过改变镜体头端的光学系统的轴来调整。和输尿管硬镜的透镜光学系统相比，纤维输尿管镜的视野相对局限，然而纤维输尿管镜配备的聚焦系统以及图像放大功能弥补了这些局限。目镜上的透镜系统产生最终图像。图像放大的效果取决于从物体到镜体头部的距离，物体距镜体头部的距离越近，图像越放大。

（二）输尿管镜鞘

输尿管镜鞘的直径包括 F11/13、F12/14、F13/15 及 F14/16，长度则从 25～55cm 不等。输尿管镜鞘由两部分构成，即内芯和外鞘。新的纤维输尿管镜的工作长度为 54～70cm。纤维输尿管镜的初始直径明显大于输尿管硬镜，这使得其镜体进入输尿管前输尿管扩张成为必需。随着时间的推移，纤维输尿管镜已被设计得更加流线型，镜体逐渐变细，使得进镜更加容易，创伤更小。目前，镜体近端直径范围从 F5.8 至 F11 不等，头端直径则从 F4.9 至 F11。研究表明，直径小于 F7.5 的纤维输尿管镜手术失败率约 1%，而直径大于 F8.5 者失败率高达约 15%[6]。而且小直径纤维输尿管镜的使用也减少了输尿管相关并发症。

（三）弯曲机制

主动弯曲机制方面的进步，使得对镜体头端的在同一平面上下方向调整均可超过 180°。几乎所有目前使用的纤维输尿管镜除了主要靠头端主动弯曲外都有次要被动弯曲，即纤维输尿管镜镜体的近端部分在接触组织时可被动弯曲。该设计的主要优点在于更便于输尿管镜头端进入肾下盏进行检查。目前使用的纤维输尿管镜的头端都具有强化主动双向弯曲功能，向上和向下弯曲可达 270°（图 8-2A、B）。

（四）工作和进水通道

工作通道于 20 世纪 80 年代被整合入纤维输尿管镜，使得这些镜子具有了冲洗视野和直视下通过

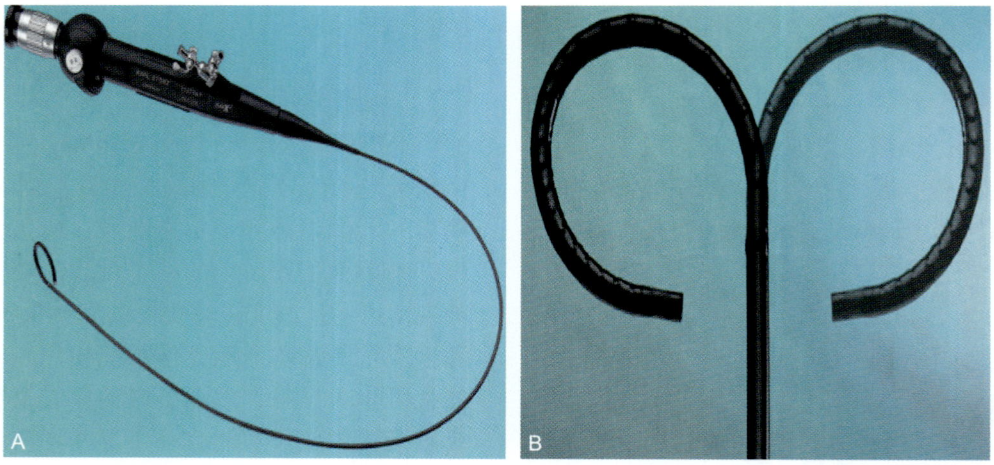

图 8-2　A、B. 纤维输尿管镜的头端具有强化主动双向弯曲功能

器械（包括激光光纤、活检钳、套石篮等）的功能。大部分纤维输尿管镜具有 F3.6 工作通道，工作通道由一个贯穿整个镜体的光滑圆筒状塑料管组成，可供大部分附属设备（F3.2 ~ 1.5）的使用。内镜设备进入纤维输尿管镜工作通道时，不可避免地减少了头端主动弯曲及进水流量。工作设备的组成会影响镜体头端的弯曲，更硬的附件如由钢及聚酰胺组成的抓钳及套石篮等对镜体头端弯曲的影响大于镍钛合金及聚四氟乙烯等构成的设备。除了减少主动头端弯曲，操作器械从工作通道进入还会影响进水，而操作器械越小，对进水的影响越小。

三、禁忌证和适应证

（一）禁忌证

除了一般情况，如未经治疗的泌尿系感染等，输尿管软镜几乎可以应用于没有特殊禁忌的所有患者。特殊禁忌包括可能影响操作的输尿管狭窄、尿道狭窄等。

（二）适应证

1. 诊断　影像学提示肾盂或输尿管上段占位，和（或）血尿，考虑肾盂或输尿管上段来源等，为明确诊断可行纤维输尿管镜检查。

2. 肾盂肿瘤的输尿管镜治疗　详见第 7 章。

3. 肾结石及输尿管上段结石的外科治疗。

（1）肾结石：结石外科处理的首要目标是用最小的损伤获得最大可能的结石清除。如果肾下盏结石难以到达，则可将其移至其他易于处理的盏。

肾结石微创治疗需要考虑的因素包括结石负荷（大小和数目）、结石成分以及结石位置。结石负荷是决定肾结石治疗方式的最重要的单一因素。对于 2cm 以下肾结石可首选输尿管软镜或 ESWL 碎石，对于 2cm 以上的肾结石，输尿管软镜碎石则为二线选择。文献报道，对于多发肾结石总负荷 <2cm，输尿管软镜钬激光碎石清除率可达到 79% ~ 100%；结石总负荷 > 2cm，结石清除率也达到 85.1%。因此，输尿管软镜下钬激光碎石也是肾多发结石的有效治疗方式[7]。

（2）肾盏憩室结石：对于肾盏憩室结石，目前大多数学者建议为防止结石复发，应在去除结石的同时去除憩室，而该目标无法通过 ESWL 实现。对于憩室位于肾上部及中部，大小小于 2cm，憩室颈短而且可进入的憩室结石，输尿管软镜碎石是合理的治疗选择。其风险小于经皮肾镜，但较 ESWL 更有效。利用软镜，外科医师可用激光光纤切开狭窄憩室口，击碎结石。

（3）肾下极结石：处理肾下极结石的最佳方式也在发生转变。ESWL 对于总负荷不超过 1cm 的肾下极结石是可选治疗方式。对于大于 2cm 者，最好采用 PCNL。而对于 1 ~ 2cm 者仍存有争议，PCNL、输尿管软镜及 ESWL 均为可接受。ESWL 治疗失败的患者应接受输尿管软镜或 PCNL 治疗。

（4）输尿管上段结石：对于输尿管硬镜不可能或不适合处理的输尿管上段结石，可将结石先推回肾，再行输尿管软镜碎石。

四、操作要点

（一）直视下导丝置入术侧输尿管

可在膀胱镜或输尿管硬镜直视下，将导丝从术侧输尿管开口置入该侧输尿管。若置入导丝出现困难，可以在膀胱镜下以一根 F5 的末端开放的输尿管导管置入术侧输尿管开口作为引导和（或）作为导丝的支撑，以避免导丝打折。必要时，还可通过该输尿管导管行术中逆行输尿管肾盂造影检查。如果担心输尿管开口狭窄或存在嵌顿性结石，可采用输尿管硬镜直接进入输尿管开口，然后在其直视下置入导丝。如果存在嵌顿性结石，可进行输尿管硬镜下碎石以暴露其近端输尿管管腔。导丝进入术侧输尿管开口后可在输尿管硬镜直视下或 X 线监视下，顺利置入术侧肾盂。如果因为梗阻导致导丝无法放置或上行到位，则输尿管软镜手术应停止并考虑是否可改行 PCNL 术。

（二）扩张输尿管

如果置入输尿管软镜有困难，可用硬镜进入有助于输尿管扩张。如有必要应备有球囊扩张。球囊扩张可在输尿管硬镜直视下或 X 线引导下进行。球囊扩张时，球囊压力应在维持于 12 个大气压 1 分钟以上。如果输尿管较细或球囊扩张有禁忌证（如出血因素等），亦可先置入输尿管 DJ 管被动扩张输尿管 1 ~ 2 周后，再行输尿管软镜检查，成功率可大大提高。

（三）输尿管软镜鞘的应用

输尿管软镜鞘的应用大大方便了纤维输尿管镜的进入、反复取石及反复活检。在许多单位，输尿管软镜鞘的应用已成为输尿管软镜处理结石时的标准程序。但是输尿管软镜鞘的常规应用仍存有争议，主要在于输尿管黏膜缺血的担心以及输尿管软镜鞘临床应用是否有益。带有亲水涂层的输尿管镜鞘，从 F9 向上有不同直径的可供选择。输尿管软镜鞘需选用何种尺寸，应充分考虑输尿管的形态，及是否已放置 DJ 管。在已放置到位的导丝的引导下，输尿管镜鞘可放置到位，其头部位于输尿管上端。以肾结石为例，输尿管镜鞘近端置于近端输尿管是为在输尿管软镜反复进入时尽可能多地保护输尿管黏膜。

输尿管镜鞘的放置使得多次反复进入上尿路非常方便，因此明显改善了纤维输尿管镜的操作。而且由于建立了连续的出水道，降低了肾盂内压力，以及减少了手术时间，视野更加清晰[8,9]。尽管有报道置入输尿管镜鞘时可能导致输尿管损伤，但未见远期并发症的报道。输尿管镜鞘的应用与否取决于泌尿外科医生。

（四）碎石及取石

1. 激光　激光是 1960 年发展起来的，而首个介导物为红宝石。1968 年，Mulvaney 和 Beck 报道虽然红宝石激光可有效碎石，但它产生了过多热量而不适于临床使用。持续的改进最终促使了钬激光的出现。

钬激光是一个固态激光系统，脉冲模式工作。钬激光大部分被水吸收，因为组织主要由水分组成，钬激光能量的大部分被组织表面吸收，热损伤范围 0.5 ~ 1.0mm。钬激光碎石主要通过光热能粉碎结石。无论结石成分如何，钬激光都可以粉碎是其明显优点之一。钬激光是最安全、最有效的碎石手段之一，光纤可以弯曲，方便应用于输尿管软镜。钬激光其他优点包括碎石彻底，产生微弱震波，减少石头的上移。钬激光由于其有效性，已成为输尿管软镜碎石的“金标准”。

2. 碎石技术　钬激光碎石光纤一般是直射的，碎石时应将光纤置于结石表面。当钬激光光纤接近导丝或套石篮时必须小心，因为钬激光可以穿透金属。而且光纤头应超过镜头至少 2mm 以免损坏输尿管镜的镜头及工作通道。只有 200μm 和 365μm 钬激光光纤可用于输尿管软镜碎石。钬激光碎石效率依赖于脉冲能量及光纤直径，即碎石效能和能量密度相关。一般来说，常用的脉冲能量 0.6 ~ 1.2J，脉冲频率为 5 ~ 15Hz。推荐碎石治疗，开始使用低脉冲能量（如 0.6J），脉冲频率 6Hz，为加速碎石脉冲频率可逐步增加。为提高碎石效能，光纤在结石表面的移动应采用“描绘”式，使结石尽可能粉末化而非碎块化，并避免嵌入石头，折断光纤头或穿过石头损伤尿路上皮黏膜。光纤应距离黏膜至少 1mm，而碎石应进行到碎石块足够小到可自主排出或可被套石篮或抓钳安全取出为止。

3. 超声碎石　超声碎石的主要优点是碎石和同时取石的联合。但是，超声探杆的硬质及较细的直径都限制了其在输尿管软镜碎石中的应用。目前还没有适合输尿管软镜下超声碎石的可弯超声探杆。

4. 取石　一般取石可用内镜下异物钳及套石篮，但纤维输尿管镜中只能应用镍钛合金材料套石篮。无法直接取出的石头必须粉碎。不同于输尿管硬镜中使用的套石篮，无尖端的镍钛套篮更便于应用于肾盂肾盏系统以抓取位于肾盏壁的肾盏结石。因为不易损伤肾盏壁而致出血，该套篮可提供清晰的视野。

五、并发症及处理

输尿管镜术后的总体并发症发生率为 9%~25% [10]。其中大部分是轻度的，不需要特别处理。输尿管撕脱和狭窄曾是泌尿外科医生非常担心的较严重并发症，但现在在经验丰富的泌尿外科医生输尿管镜手术中其发生率 < 1%。曾经发生过穿孔是并发症中最重要的危险因素。

（一）输尿管穿孔

如果输尿管镜鞘放置太暴力，输尿管穿孔可能发生。而输尿管软镜本身导致的穿孔较少见。如果出现输尿管穿孔，建议置入输尿管 DJ 管及导尿管。通过低压引流，这些穿孔往往可以自愈且没有远期并发症。

（二）激光光纤断裂

因为断裂的激光光纤碎片可引起结石复发，所以建议应立即采用异物钳取出这些断裂碎片。不推荐使用镍钛合金套石篮，因为这些断裂光纤会穿过套石篮。

六、纤维输尿管镜碎石实例

（一）肾下极结石

病例：男，46 岁，因“体检发现左肾结石 2 周”就诊，B 超、KUB 提示左肾下极大小约 1.8cm 结石。术前 2 周提前放置左输尿管内 DJ 管，行输尿管被动扩张。2 周后于全身麻醉下行左输尿管软镜钬激光碎石术，术中先用套石篮将结石套入上盏内，后用钬激光将结石粉碎并抓取出，检查无结石残留后留置 DJ 管，手术时间 45 分钟。术后复查 KUB 提示碎石疗效满意（图 8-3）。

（二）肾多发结石

病例：男，58 岁，因“发现左肾结石伴反复血尿 5 个月”就诊，B 超、KUB 及 CT 提示左肾多发结石，最大一枚结石位于肾盂开口处，大小约 2.2cm，下盏多发小结石（图 8-4）。

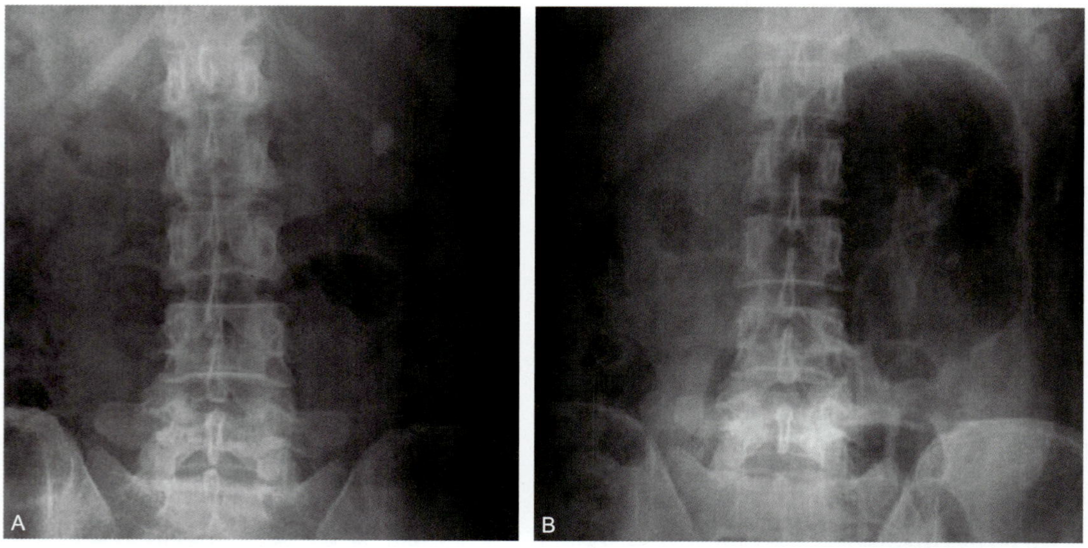

图 8-3　左肾多发结石

A. 术前 KUB 见左肾下极大小约 1.8cm 结石；B. 术后 KUB 未见明显结石残留

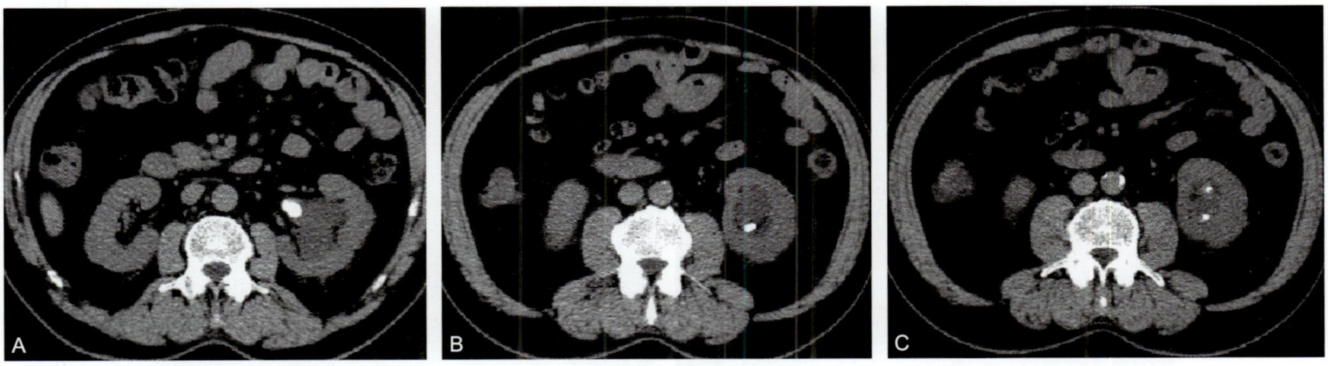

图 8-4 左肾多发结石
A. CT 平扫可见左肾盂口一大小约 2cm 结石，左肾伴重度积水；B、C. 可见左肾下极散在小结石

因患者曾有左肾结石自然排出史，考虑左输尿管径较粗，故未提前置入 DJ 管行被动扩张。全身麻醉下行左输尿管软镜钬激光碎石术，术中先检查肾盂肾盏各处，见结石共 4 枚，先以钬激光将 3 枚较小结石击碎，后处理最大结石。彻底碎石后将结石碎块用三角及网状套石篮抓取出。检查无结石残留后留置 DJ 管，手术时间 1 小时。术后复查 KUB 提示碎石疗效满意，无结石残留（图 8-5）。

（三）移植肾输尿管结石

移植肾输尿管结石是一类特殊的孤立肾结石。虽然移植肾位置表浅，便于行 PCNL 手术穿刺治疗，但如果发生严重出血，DSA 栓塞后可能导致肾功能下降，严重者可能导致移植肾失功能。对于此类患者，输尿管软镜钬激光碎石术不失为一种安全的治疗方式。

病例：女，55 岁，因“肾移植术后 6 年，发现移植肾积水 2 个月”就诊，B 超、KUB 及 CT 提示移植肾输尿管结石，大小约 0.4cm（图 8-6）。

术前 2 周提前放置 DJ 管，行移植肾输尿管被动扩张。因移植肾输尿管膀胱开口位置特殊，输尿管走形迂曲，因此采用输尿管软镜钬激光碎石术。术中先将结石推入肾盂内，后用钬激光将结石粉碎并抓取出，检查无结石残留后放置 DJ 管，手术时间

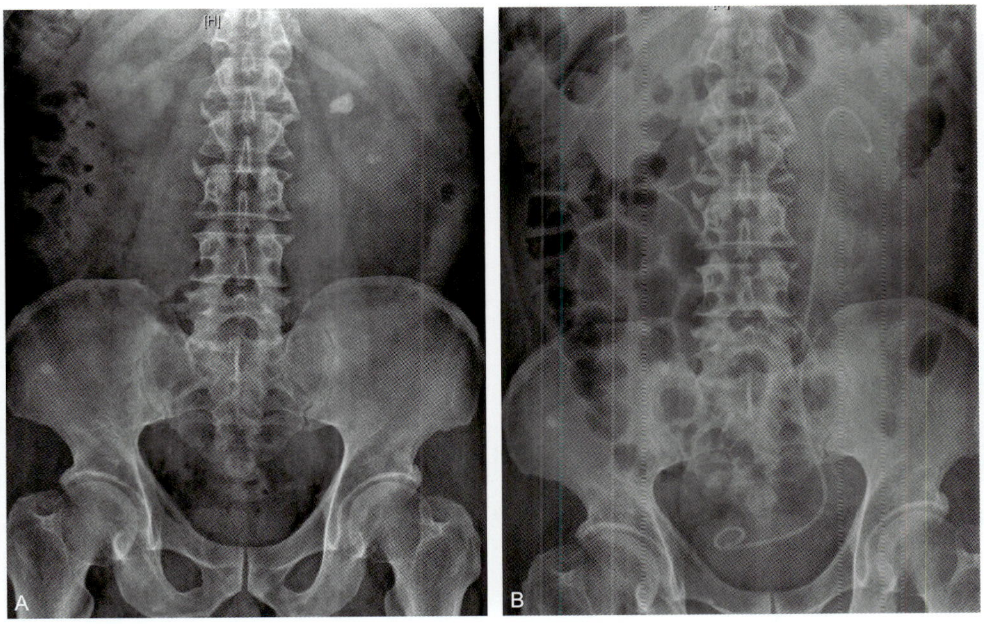

图 8-5 左肾多发结石术前（A）、术后（B）KUB。术后 KUB 与术前 KUB 相比，碎石效果满意，无结石残留

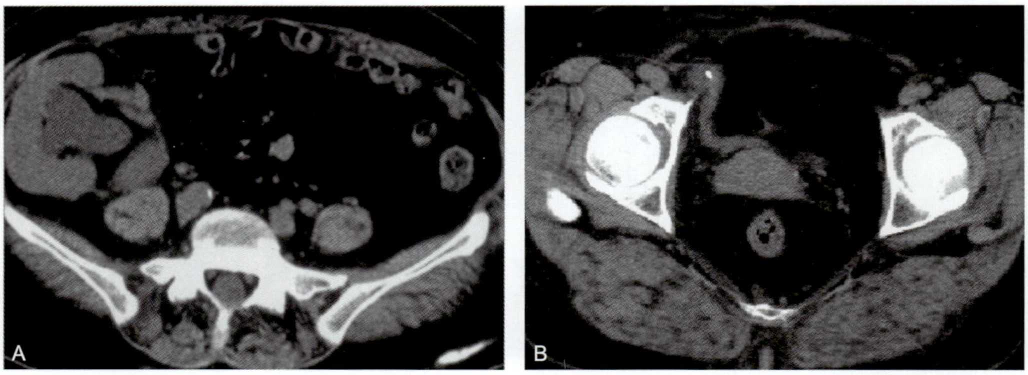

图 8-6　移植肾输尿管结石

A. CT 平扫可见移植肾积水；B. 移植肾输尿管可见大小约 0.4cm 结石梗阻

30分钟。术后复查KUB提示碎石疗效满意（图8-7）。

（四）鹿角形结石

长期以来，PCNL 是治疗 >2cm 肾结石首选治疗方式，尤其是鹿角形结石，一直是输尿管软镜碎石的禁区。近来不少学者尝试输尿管软镜治疗肾鹿角形结石发现，通过 1～3 次手术，碎石成功率可达 54%、79% 和 92%；虽然单次手术结石清除率低于 PCNL，但安全、微创的特点使得输尿管软镜碎石仍是部分 >2cm 肾结石特殊病患有效的治疗方式（Bader, Gratzke et al.）。

病例：男，57 岁，因“左侧腰酸不适 5 个月”就诊，B 超、KUB 及 CT 提示左肾不完全鹿角形结石，大小约 4cm（图 8-8）。因患者造影剂过敏，无法行 DSA 检查。

术前 2 周提前放置 DJ 管，行左侧输尿管被动扩张。2 周后于全身麻醉下行左输尿管软镜钬激光碎石术，术中用钬激光将结石粉碎并用套石篮抓取出，检查无结石残留后留置 DJ 管，手术时间约 2 小时。术后复查 KUB 提示碎石疗效满意（图 8-9）。

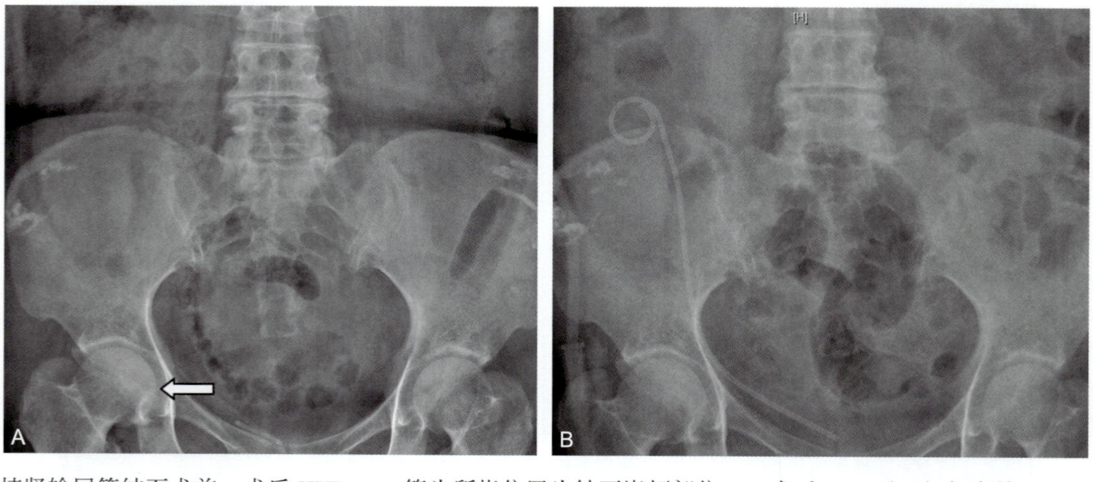

图 8-7　移植肾输尿管结石术前、术后 KUB。A. 箭头所指位置为结石嵌顿部位；B. 术后 KUB（B）与术前 KUB（A）相比，无结石残留

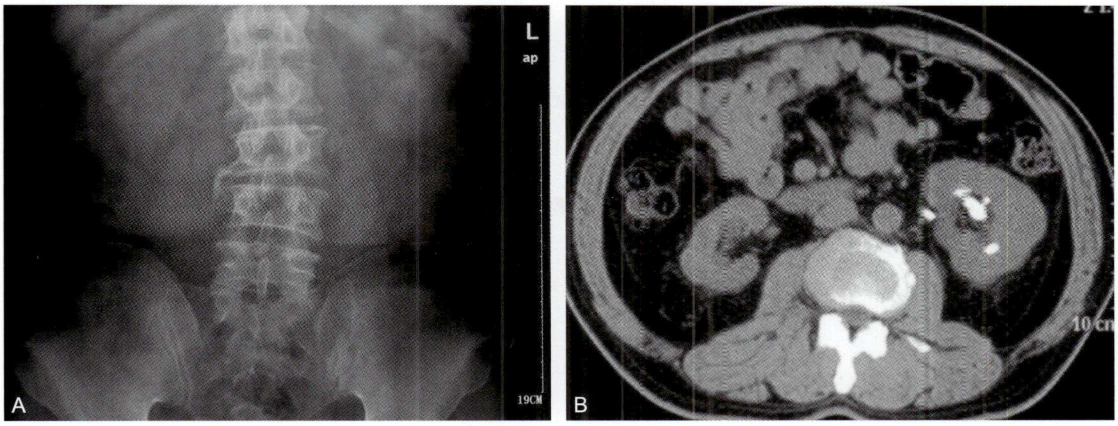

图 8-8 左肾不完全鹿角形结石

A. KUB 提示左肾不完全鹿角形结石，大小约 4cm；B. CT 平扫可见左肾中下极不完全鹿角形结石

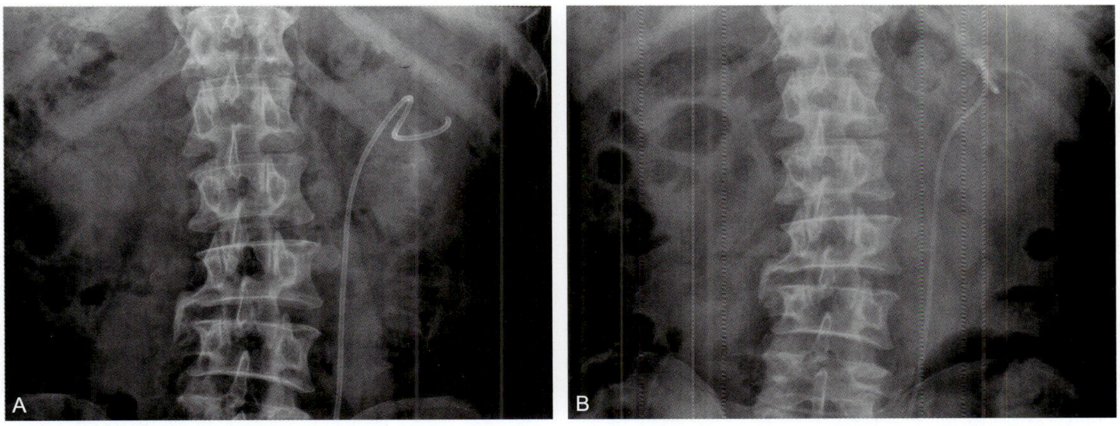

图 8-9 左肾不完全鹿角形结石术前、术后 KUB。术后 KUB（B）与术前 KUB（A）相比，碎石效果满意，无结石残留石

（高小峰）

参考文献

[1] Marshall, V.F. Fiberoptics in urology. J Urol, 1964, 91:110-114.

[2] Takayasu, H., Aso, Y. Recent development for pyeloureteroscopy: guide tube method for its introduction into the ureter. J Urol, 1974, 112:176-178.

[3] Bagley D.H., Huffman J.L., Lyon E.S. Combined rigid and flexible ureteropyeloscopy. J Urol, 1983, 130:243-244.

[4] Bagley, D.H. Ureteral endoscopy with passively deflectable, irrigating flexible ureteroscopes. Urology, 1987, 29:170.

[5] Grasso, M., Bagley, D.H. A 7.5/8.2 actively deflectable ureteroscope: a new device for both diagnostic and therapeutic upper urinary tract endoscopy. Urology, 1994, 43:435-441.

[6] Hudson RG, Conlin MJ, Bagley DH. Ureteric access with flexible ureteroscopes: effect of the size of the uretero-scope. BJU Int, 2005, 95:1043-1044.

[7] Breda A, Ogunyemi O, Leppert JT, et al. Flexible ureteroscopy and laser lithotripsy for multiple unilateral intrarenal stones. Eur Urol, 2009, 55:1190-1196.

[8] L'esperance JO, Ekeruo WO, Scales CD Jr, et al. Effect of ureteral access sheath on stone-free rates in patients undergoing ureteroscopic management of renal calculi. Urology, 2005, 66:252-255.

[9] Ng YH, Somani BK, Dennison A, et al. Irrigant flow and intrarenal pressure during flexible ureteroscopy: the effect of different access sheaths, working channel instruments, and hydrostatic pressure. J Endourol, 2010, 24:1915-1920.

[10.] Preminger GM, Tiselius HG, Assimos DG, et al. American Urological Association Education and Research, Inc; European Association of Urology. 2007 Guideline for the management of ureteral calculi. Eur Urol, 2007, 52:1610-1631.

末段可弯硬性输尿管肾镜

输尿管镜是膀胱镜技术在上尿路的延伸，输尿管镜的每一步发展都来自于医疗工程技术的进步和临床应用的巨大需求。输尿管镜手术的临床应用于 1964 年由 Marshal 首次报道，经过 50 余年的发展，目前该技术根据临床应用主要形成了输尿管硬镜和输尿管软镜两大发展方向。

输尿管硬镜手术于 1977 年由 Goodman 首次报道，限于镜身较短，当时仅能观察输尿管中、下段。其后，Richard Wolf 公司和 Karl Storz 公司分别于 1979 年和 1980 年推出了专用的全长输尿管硬镜，能够观察到输尿管全段，开启了输尿管硬镜治疗输尿管结石以及其他疾病的时代。输尿管硬镜采用钢性结构镜体设计，轴向 1∶1 稳定扭矩，使用便捷，简单易学，操控反馈良好；但是输尿管硬镜也有其不足，由于镜体不可弯曲，因此无法处理肾结石，同时对于一些输尿管上段结石手术过程中结石上移进入肾的情况也无能为力 [1]。

输尿管软镜的报道比硬镜要早，虽然 Marshal 已于 1964 首次开展临床应用并在随后几年由 Takagi 和 Bush 等人陆续报道，但由于软镜本身的缺陷，使得它未能广泛应用。直至 1971 年，Olympus 公司设计出世界首条主动弯曲输尿管软镜，该技术才开始真正临床应用。得益于成像技术的进步，现今输尿管软镜较早期相比，图像清晰度明显改善，且管径更纤细；可弯导光纤维束使软镜可达双向 270° 弯曲角度，兼有主 / 被动弯曲，可进入各个肾盏，为治疗肾结石开辟了一条微创又有效的新途径。但是，输尿管软镜在技术上也存在不足。其软性结构导致镜体易损，且软镜操作复杂，难以处理输尿管中、下段结石等问题也成为输尿管软镜的诟病 [2]。

通过临床实践和探索研究，泌尿外科学者发现无论是输尿管硬镜还是输尿管软镜手术均有一定局限性。如何克服上述微创技术先天的不足、使之逐步本土化并具有更强的实用性，成为输尿管镜新技术探索的方向。2003 年，长海医院泌尿外科孙颖浩教授国际首创，设计并研发出末段可弯输尿管硬镜 [3]。该内镜结合了输尿管硬镜钢性结构镜体和输尿管软镜可控弯曲的结构特点，初步实现了一把内镜兼具输尿管硬镜和软镜的功能，一次手术即可完成输尿管结石和肾结石的治疗。近 10 年来，长海医院泌尿外科在前期研究成果的基础上，在孙颖浩教授的带领下对内镜设计理念、操作方法等方面进行了一系列的改进和创新，于 2013 年推出了新一代末段可弯硬性输尿管肾镜。该内镜具有完全自主的知识产权，通过临床应用证实安全、有效，可基本替代输尿管硬镜和软镜完成常规内镜下的结石手术 [4]。本章节对此将做一介绍。

第一节 第一代末段可弯输尿管硬镜的研发

一、上尿路结石微创诊疗技术的特点和新型内镜的研发需求

（一）上尿路结石常用微创诊疗技术的手术适应证[5]

目前上尿路结石常规微创诊疗技术主要包括体外冲击波碎石（ESWL）、输尿管硬镜碎石（ureteroscopic lithotripsy，URS）、输尿管软镜碎石（flexible-URS，f-URS）和经皮肾镜碎石（PCNL）几种，其各自主要手术适应证包括：

1. 体外冲击波碎石术 输尿管上段以及肾<2cm结石。

2. 输尿管硬镜碎石术 输尿管上、中、下段结石；X线阴性或ESWL碎石失败的输尿管结石。

3. 输尿管软镜碎石术 ESWL难以定位或者难以粉碎的肾以及输尿管上段<1.5cm结石；肾下盏<2cm结石。

4. 经皮肾镜碎石术 ≥2 cm肾结石，包括完全性和不完全性鹿角结石；因息肉包裹及输尿管迂曲、ESWL无效或输尿管镜失败的输尿管结石。

（二）各种常用微创诊疗技术的优缺点

理想的上尿路结石治疗方式应在最小程度损伤前提下，能够处理所有部位、各种类型、大小不同的肾结石，同时又能兼顾输尿管结石的治疗。

传统的ESWL开展至今已30余年，虽然该术式具有微创、高效、便于开展等特点，但随着诊疗技术的发展和疗效需求的提高，ESWL也暴露出种种不足：首先ESWL对于体积较大（>2cm）以及较硬的结石治疗效果欠佳，其次对于肾下盏结石，ESWL往往无能为力；另外，一些合并远端梗阻以及嵌顿性的输尿管结石通常也不适合ESWL治疗[6-7]。

PCNL通过建立经皮肾通道，联合气压弹道、超声或者激光碎石，具有高效、结石清除率高的特点，已成为治疗较大以及复杂性肾结石的首选[8]，但与之伴随的各类手术并发症风险可高达50%，其中严重并发症如大出血（11.2%～17.5%）等一直是不容忽视的问题[9]。

输尿管硬镜和软镜手术通过人体纯自然通道治疗泌尿系结石，虽然已接近“无创”的理念，但两种内镜各有一定局限性：输尿管硬镜对于多数输尿管中、下段结石均有良好的效果，但在处理上段结石时发生结石上移比例可达17%，一旦结石上移冲至肾则导致碎石失败，传统的办法主要有两种：一是更换输尿管软镜进入肾继续碎石，但软镜的使用需要配合使用输尿管输送鞘以方便软镜进出，这使得手术过程较繁琐且无形中增加了医疗成本；二是碎石一旦冲回肾则不做一期处理，留待术后ESWL二期治疗，这又会显著降低单次手术成功率。输尿管软镜虽具有大角度主动弯曲特点，能够方便进入各个肾盏碎石，但柔软的镜体在使用中不可避免发生轴向扭转现象，尤其是遇到阻力时甚至出现“外转里不转”的情况，而镜体的过度扭曲则是导致软镜易于损坏的主要原因之一。据统计，输尿管软镜平均使用5～8例次就需要维修，而单把软镜平均使用寿命仅为25～30例次，大大超出了国内多数医院医疗成本的承受能力，因此目前尚难以普及[10]。此外，输尿管软镜由于是软性镜体，操控较困难，因此难以处理输尿管中、下段结石。由此可见，研发一种兼具安全、微创、高效，同时功能整合的新型腔道内镜技术和器械具有十分重要的临床价值。

二、第一代末段可弯输尿管硬镜的研发

长海医院泌尿外科研究团队在孙颖浩教授的带领下，与Olympus公司经过3年共同研发，于2003年生产出了第一代末段可弯输尿管硬镜（图9-1）。

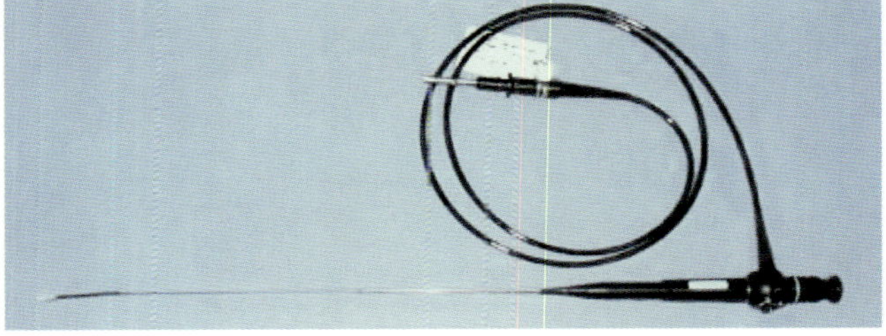

图 9-1 第一代末段可弯输尿管硬镜全貌

该内镜应用钢性结构镜身＋可弯软性末段一体化设计，前端插入部外径 F8.5。该内镜具有 F3.2 工作通道，当插入钢性闭杆时，末段可弯部分在闭杆的支撑下能够维持伸直中立位，此时该内镜可作为输尿管硬镜使用；当取出闭杆时，内镜末段可弯部分能通过手柄上的弯杆实现上/下可控弯曲，弯曲角度达到双向＞180°（图 9-2）；此时末段可弯段的操控方法类似于输尿管软镜（图 9-3），可实现肾内不同位置结石的探查和碎石治疗。该器械通过输尿管硬镜＋软镜功能一体化的突破性设计，初步实现了仅用一把内镜即能完成输尿管结石和肾结石的治疗，并于 2003 年获得国家实用新型专利，专利号 ZL200320121953.0。

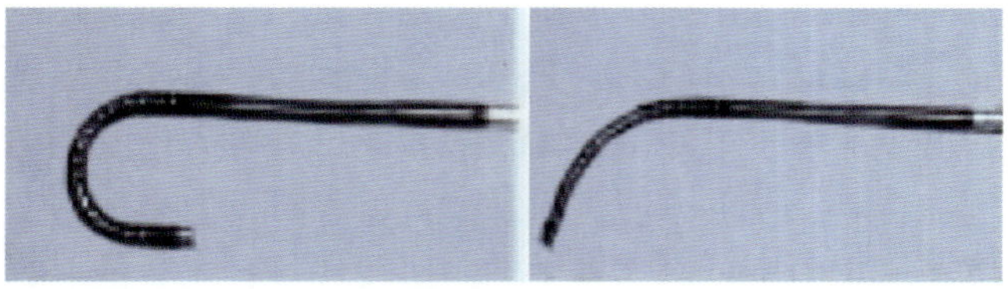

图 9-2　第一代末段可弯输尿管硬镜末段可弯部分结构

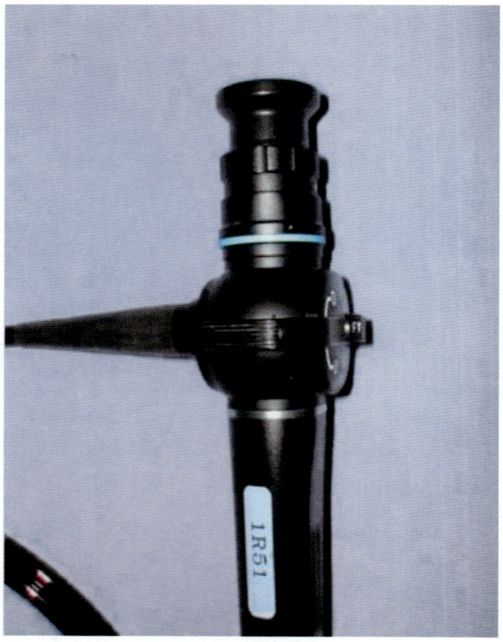

图 9-3　第一代末段可弯输尿管硬镜手柄及调节弯杆

随后的临床应用研究表明：使用该末段可弯输尿管硬镜治疗肾结石和输尿管结石均能取得良好的效果；尤其在治疗输尿管上段结石时，若结石回冲至肾，术中无需更换内镜，即能处理肾内的结石，这对于处理输尿管上段可能发生移位的结石具有明显优势。使用该内镜治疗输尿管上段和肾结石平均手术时间约为 28 分钟，结石总体清除率可达到 83%～92%，无一例严重手术并发症；上述临床研究证实该末段可弯输尿管硬镜治疗上尿路结石安全、有效，相关研究结果发表于国内外专业杂志，同时在第 26 届和第 27 届世界腔道泌尿外科会议上作了报告发言[11]。

三、第一代末段可弯输尿管硬镜的改进

虽然第一代末段可弯输尿管硬镜的研发体现了输尿管硬镜软镜功能一体化的设计理念，基本具备了处理输尿管以及肾结石的功能，但在使用中尚存在一些不足之处。

首先，由于镜体前端可弯段维持伸直中立位需要在工作通道内置入硬性闭杆，这导致在处理输尿管结石时闭杆和碎石工具（如气压弹道探杆、激光光纤等）不能同时使用。在治疗一些输尿管扭曲严重的结石病例时，一旦闭杆退出工作通道、准备更换碎石工具时，镜体前端可弯段即会失去支撑，无法维持良好的碎石位置导致碎石困难甚至碎石失败。

其次，由于用于支撑伸直中立位的硬性闭杆较细，应力负荷有限，内镜前端可弯段在输尿管内上镜过程中可能会因为输尿管扭曲、转角较大等原因而难以维持伸直中立位，导致上镜困难。

另外，第一代末段可弯输尿管硬镜于 2003 年面世，限于当时材料工程以及制造工艺发展水平，该内镜末段可弯结构弯曲角度为上/下 180°，在处理一些角度较大的肾下盏结石时，会出现无法够及的情况。

第二节　孙氏末段可弯硬性输尿管肾镜的性能和特色

一、孙氏末段可弯硬性输尿管肾镜的研发和性能

针对第一代末段可弯镜的不足之处，长海医院泌尿外科孙颖浩教授领衔的科研团队在前期研究基础上，联合医疗器械生产企业（杭州好克光电仪器有限公司）经过 10 年研发，于 2012 年成功研制出新一代末段可弯输尿管硬镜，命名为“孙氏末段可弯硬性输尿管肾镜”。

该镜采用导光纤维成像技术，分辨率 10 000 华数，视角 80°，景深 1～20mm；整体类似输尿管硬镜外观结构，镜体全长 700mm，工作长度 425mm，前端可弯段长度 90mm；尖端外径 F8.7，工作通道内径 F3.6；镜身具有较好的钢性和韧性，手柄操作部分符合人体工程学设计，完全满足常规输尿管硬镜手术需要（表 9-1）。

表 9-1　孙氏末段可弯输尿管硬镜性能参数

尖端部	F8.7
插入部	F9.8（带鞘）
器械工作通道	Φ1.2mm （F3.6）
工作长度	≥425mm
末段可弯段长度	90mm
图像分辨率	10 000华数（像纤）
照明方式	光纤
弯曲方向和角度	下弯：≥270°；上弯：≥200°
工作温度	+10～+40℃
相对湿度	RH 30%～75%
大气压力范围	70～106kPa

除上述一般特性外，该新型内镜最主要特点在于其独特的软、硬镜一体化结构设计：与第一代末段可弯镜不同的是，孙氏末段可弯硬性输尿管肾镜完全摈弃了第一代产品使用钢性闭杆作为硬镜＋软镜功能转换的设计，而改由钢性结构的可伸缩外鞘和末段带有 9cm 软性可控弯曲段的输尿管硬镜组成（图 9-4）。

孙氏末段可弯硬性输尿管肾镜手柄由以下几部分结构组成（图 9-5）。A. 可伸缩外鞘锁定：用于调节外鞘伸出与缩进；伸缩调节采用分段式设计，以适应不同肾集合系统的需要。B. 独立灌注液流出道：该通道不与工作通道共用，不会因为置入操作器械导致灌注水流出不畅进而引起肾盂压力升高。C. 外鞘连接部：可伸缩外鞘通过该处螺纹与内镜主体部分连接。D. 可弯末段操纵杆：采用与输尿管软镜相同的弯杆操控设计，操控杆上推——可弯末段向上弯曲；操控杆下推——可弯末段向下弯曲，调节便捷且精确。E. 三通阀：与内镜工作通道相连接，用于接入灌注水以及置入操作器械和碎石工具。F. 目镜及焦距调节：用于调节内镜焦距以及连接视频成像系统。G. 光源接入：用于连接光源线。

孙氏末段可弯硬性输尿管肾镜镜头由以下几部分组成（图 9-6）。A、B. 两路光源通道：为镜头前

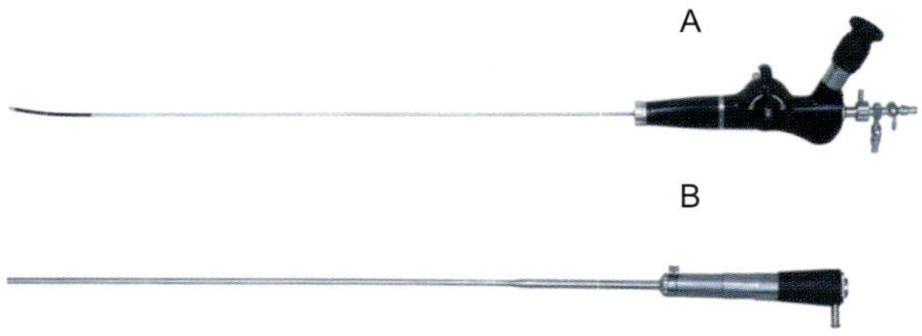

图 9-4　孙氏末段可弯硬性输尿管肾镜的整体结构
A. 末段可弯的内镜主体；B. 可伸缩外鞘

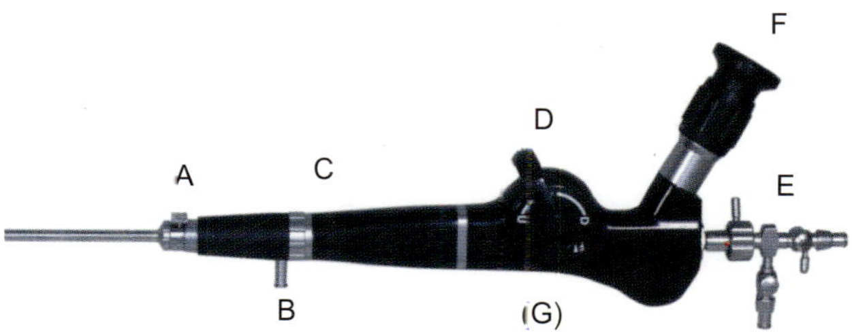

图 9-5　孙氏末段可弯硬性输尿管肾镜手柄部分结构
A. 可伸缩外鞘锁定；B. 独立灌注液流出道；C. 外鞘连接部；D. 可弯末段操纵杆；E. 三通阀；F. 目镜及焦距调节；G. 光源接入（在镜本对侧）

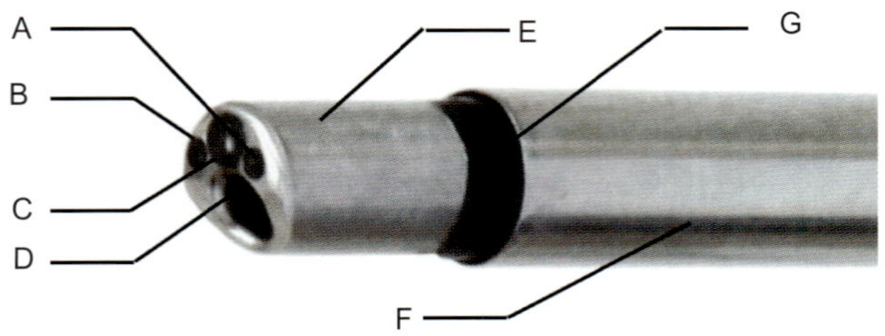

图 9-6 孙氏末段可弯硬性输尿管肾镜末端结构
A、B. 两路光源通道；C. 目镜；D. 器械工作通道；E. 内部可弯末段；F. 可伸缩外鞘；G. 内镜和外鞘间隙出水通道

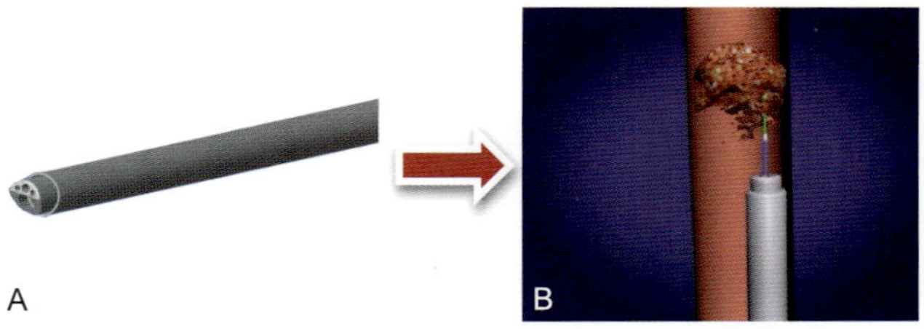

图 9-7 硬镜碎石模式
A. 外鞘伸出至与镜体末端平齐；B. 实现硬镜功能，治疗输尿管结石

方视野区提供光源。C. 目镜：采用导光纤维成像技术，分辨率 10000 华数。D. 器械工作通道：通道粗细 F3.6，可置入输尿管软镜下各类常用操作器械和碎石工具。E. 内部可弯末段：可弯段长度 9cm，能满足探查轻、中度积水肾集合系统各部分需要。F. 可伸缩外鞘：用于切换内镜硬镜、软镜功能。G. 内镜和外鞘间隙出水通道：用于排出肾盂的灌注水，降低肾盂内压力。

二、孙氏末段可弯硬性输尿管肾镜操作方法

将外鞘推出至与镜体末段平齐时，内镜具有输尿管硬镜的钢性结构和全部功能：按硬镜操作方式可方便进入输尿管开口；F8.7 粗细的镜体无需扩张即能通过绝大多数输尿管顺利上镜，至结石梗阻部位后从工作通道中置入光纤以及配套器械即可实现输尿管硬镜碎石术（图 9-7）。

一旦将镜体伸出至外鞘外、露出前端 9cm 软性结构时，该内镜便具有输尿管软镜最重要的功能：镜头前端可弯部分能随着手柄操控杆的上下扳动而双向弯曲，最大弯曲角度可达上下 270°/200°，对绝大部分的患者可达到探查整个肾集合系统无视野盲区；配合 200μm 钬激光光纤，胜任肾盂及肾上、中、下盏各个部位 2cm 以下结石的碎石治疗（图 9-8）。

同时，对于碎石过程中输尿管上段结石上移进入肾的情况，使用该内镜治疗可避免术中换镜，显著缩手术时间，避免肾内残留结石需要留待二期 ESWL 治疗麻烦，因此对于该情况尤为适用。

三、孙氏末段可弯硬性输尿管肾镜的特点与研发价值

该新型内镜由长海医院泌尿外科孙颖浩教授领衔科研团队和杭州好克光电仪器有限公司共同研发，具有完全自主的知识产权，已获得国家实用新型专利，专利号 ZL201320426657.5。

该新型内镜具有如下特点：

1. 采用一体式设计，一把内镜兼备输尿管软、硬镜功能，术中无需更换内镜，即能一并处理输尿管和肾的结石。

2. 内镜为钢性结构镜体，同轴转向性稳定一致，使用中能基本保持手柄与末段 1：1 扭矩，操控性能优秀，碎石成功率高。

3. 孙氏末段可弯硬性输尿管肾镜的使用以广泛开展、技术成熟的普通输尿管硬镜操作方法为基础，结合类似软镜的操控杆结构控制镜体末段双向弯曲，开展的技术门槛较低；同时该内镜易于上手，操作便捷，学习曲线较输尿管软镜明显缩短（图 9-9）。

4. 完全本土化设计、制造，具有自主知识产权，购买和维修成本低。

孙氏末段可弯硬性输尿管肾镜与国外同类内镜产品性能相当，但一把内镜可基本替代输尿管硬镜和软镜的全部功能，在实用性方面具有更显著的优

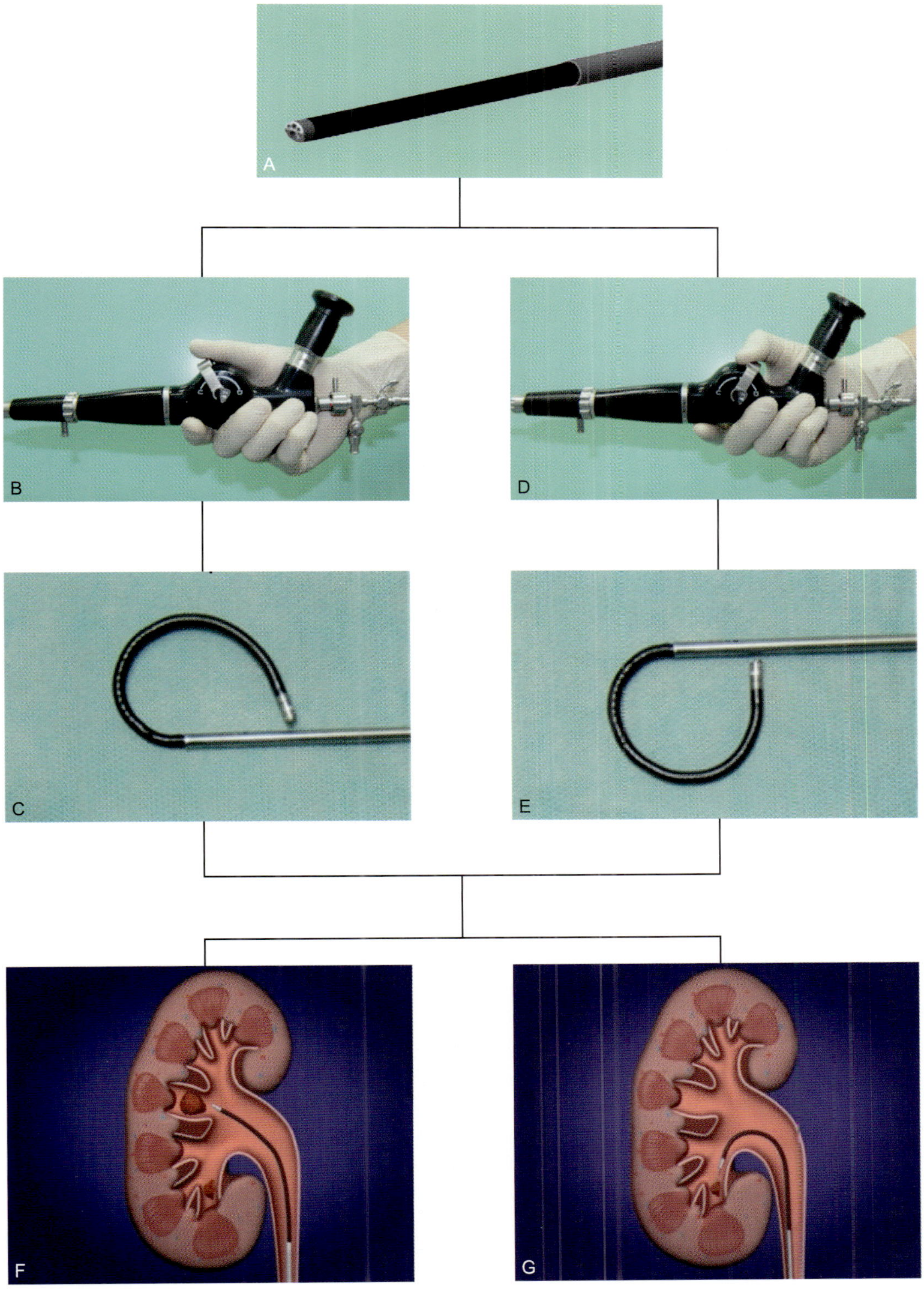

图 9-8　软镜碎石模式

A. 镜体伸出外鞘外、露出内部 9cm 软性末段；B、C. 弯杆上推，镜头上弯；D、E. 弯杆下推，镜头下弯；F、G. 治疗肾结石

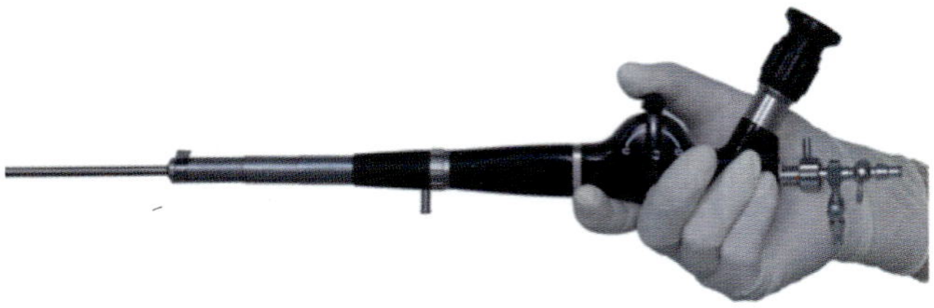

图 9-9 孙氏末段可弯硬性输尿管肾镜的操控方式

势。通过对该新型内镜的推广，有望进一步提高泌尿系结石新型微创诊疗技术在国内各级医院的普及率，降低医疗成本，满足广大基层地区的诊疗需要，惠及更多的患者，具有良好的应用前景。

第三节 孙氏末段可弯硬性输尿管肾镜碎石术的适应证和禁忌证

一、孙氏末段可弯硬性输尿管肾镜碎石术的适应证

由于孙氏末段可弯硬性输尿管肾镜集传统输尿管硬镜和软镜的功能于一体，因此孙氏末段可弯硬性输尿管肾镜碎石术的适应证也与上述两种内镜手术基本一致。基于对各国泌尿外科结石病诊疗指南中输尿管硬镜、软镜碎石术适应证的归纳，以及孙氏末段可弯硬性输尿管肾镜手术开展至今的临床实践总结，孙氏末段可弯硬性输尿管肾镜碎石术的手术适应证包括：

1. 输尿管中、下段结石。
2. ESWL 失败后的输尿管上段结石，尤其是距离肾盂输尿管连接部较近、可能发生上移的结石。
3. ESWL 后的“石街”。
4. X 线阴性的输尿管结石。
5. 停留时间长的嵌顿性结石而行 ESWL 困难。
6. ESWL 难以处理（定位困难、X 线阴性或者结石较硬等）肾盂、肾上极或肾中极 <1.5cm 结石。
7. 肾下极 <2.0cm 结石。

二、孙氏末段可弯硬性输尿管肾镜碎石术的禁忌证

孙氏末段可弯硬性输尿管肾镜与常规输尿管硬镜及输尿管软镜碎石术的手术禁忌证也基本一致，包括：

1. 严重的全身出血性疾病。
2. 严重的心肺功能不全，无法耐受手术。
3. 未控制的泌尿道感染。
4. 严重的尿道或输尿管狭窄，腔道内镜手术器械无法通过。

三、孙氏末段可弯硬性输尿管肾镜碎石术的相对禁忌证

1. 严重的肉眼血尿　对于上尿路结石、尤其是肾结石合并血尿患者，如血尿较重可能导致视野模糊，观察不清，可能发生上镜以及碎石过程中误伤黏膜或者穿孔造成更严重的出血，最终影响手术视野导致手术终止。因此对于此类患者可在术前给予适当止血药物治疗，待血尿程度减轻或缓解后再行手术。

2. 下盏结石角度过大　虽然孙氏末段可弯硬性输尿管肾镜具有良好的弯曲能力，对于 95% 以上肾集合系统探查无盲区，但在处理一些角度过大的下盏结石，尤其是当其漏斗部与输尿管夹角 <30°、盏颈长度 >25mm 以及盏口宽度 <5mm 时，孙氏末段可弯硬性输尿管肾镜可能进入肾盏较困难，这与目前主流输尿管软镜处理下盏结石的局限性相仿。因此，在行孙氏末段可弯硬性输尿管肾镜碎石前需综合考虑上述解剖因素。

3. 重度肾积水　由于孙氏末段可弯硬性输尿管肾镜的可弯曲段长度为 9cm，因此对于无积水或者轻、中度积水，软性段可以探查；但是对于积水大于 3cm 的集合系统，中、下盏的探查就比较困难。

第四节 孙氏末段可弯硬性输尿管肾镜碎石术的手术步骤

一、术前准备

目前，上尿路结石治疗是孙氏末段可弯硬性输尿管肾镜手术最主要的临床应用之一。手术常用的器械准备见表 9-2。

表 9-2 孙氏末段可弯硬性输尿管肾镜碎石术器械准备

内镜
孙氏末段可弯硬性输尿管肾镜
导丝
斑马导丝
灌洗液
生理盐水灌洗液（/50ml注射器接延长管人工灌注）
操作器械
输尿管软镜异物钳和取石篮
导管
双腔导尿管
F6～10 DJ管
输尿管扩张器
输尿管球囊扩张器
碎石器械
钬激光机
配套200μm或超细超软光纤
仪器设备
内镜连接设备、光源系统、成像系统

尿常规及中段尿培养需常规检查，如合并尿路感染，术前需要抗感染治疗。麻醉通常采用全身麻醉或者腰麻及硬膜外麻醉，对于特殊病患也可使用局部麻醉合并镇静药物。

二、手术步骤

1. 患者取截石位，会阴部常规消毒、铺单。连接成像系统、光源、灌洗液等设备。

2. 首先以硬镜模式进入膀胱，找到患侧输尿管开口并置入斑马导丝。在 X 线引导和直视下沿导丝逆行进镜，上镜过程中注意观察输尿管腔粗细（图 9-10）。如输尿管较细、上镜阻力较大则适时退镜，改用球囊扩张或者留置 DJ 管 2 周后再次手术。

3. 如处理输尿管结石，寻至结石后可留置安全导丝并退镜；同法在另一根工作导丝引导下再次上镜至结石处。退出第二根工作导丝，置入激光光纤碎石。如需要处理肾结石或者输尿管结石，碎石过程中碎块上移进入肾，则可沿导丝继续进镜直至肾盂。

4. 当镜体进至肾盂后，将镜体伸出至外鞘外，显露内部可弯末段，退出导丝。术者通过扳动手柄部的弯杆调节可弯末段，在逆行造影引导下探查肾集合系统。寻找到结石位置后，从器械工作通道内置入钬激光光纤碎石（图 9-11）。

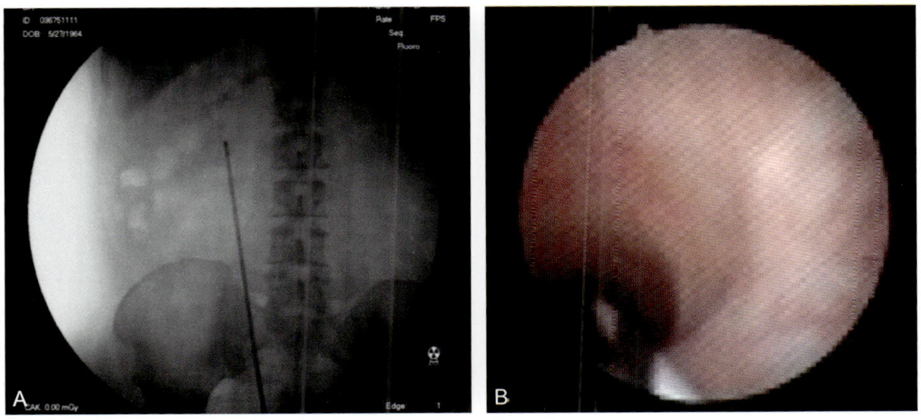

图 9-10 末段可弯输尿管硬镜沿导丝上镜

A. X 线监视下沿导丝从输尿管腔内上镜；B. 内镜下沿导丝从输尿管内上镜

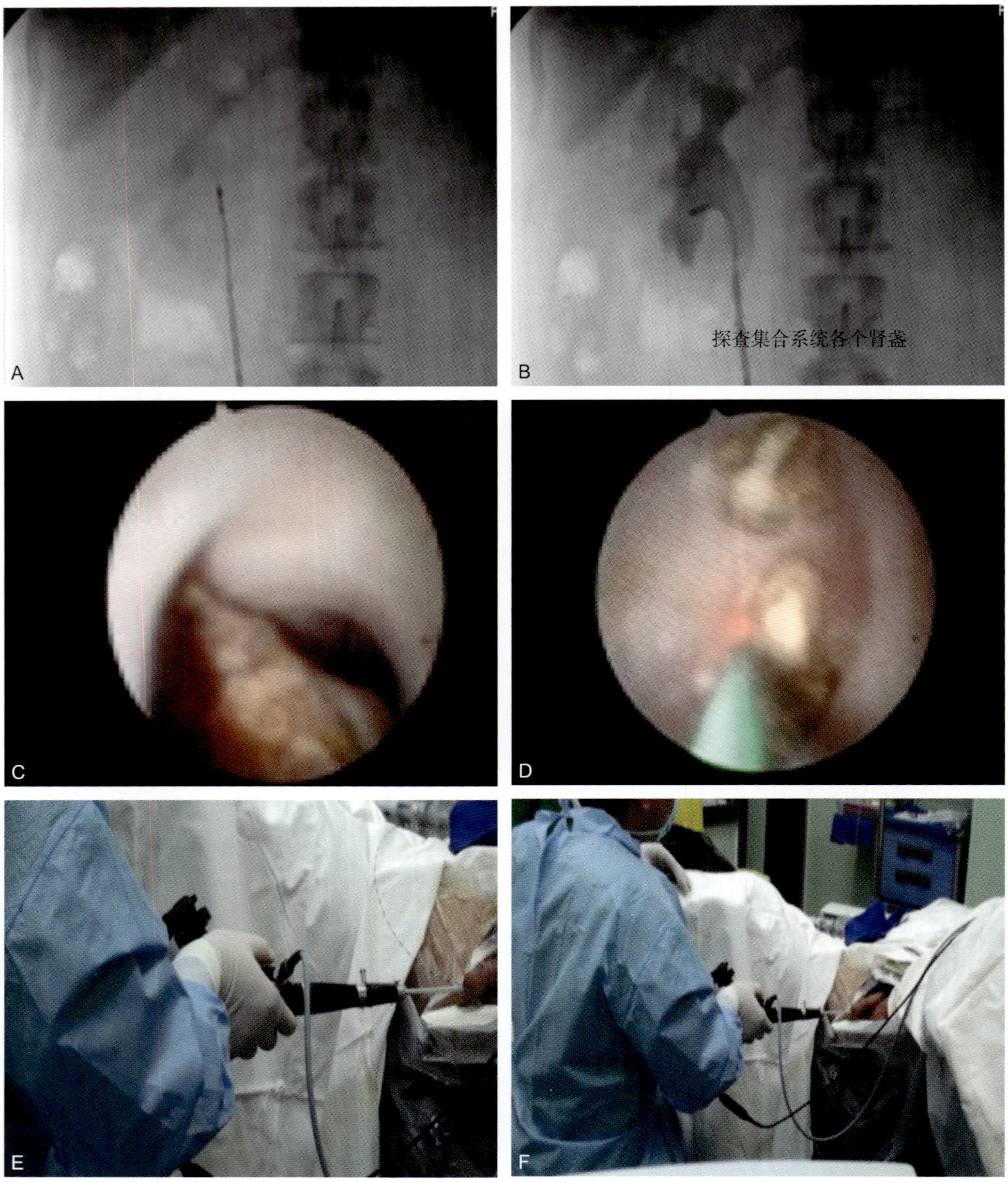

图 9-11 孙氏末段可弯硬性输尿管肾镜沿导丝上镜

A. X 线透视下观察镜体伸出至外鞘外；B. 逆行造影引导下探查集合系统；C. 内镜下发现下盏结石；D. 置入钬激光光纤碎石；E. 术者单手操控镜体，扳动弯杆控制可弯末段；F. 术者体位

5. 术中使用 0.9% 氯化钠溶液作为灌洗液，灌洗方式可采用压力泵、悬挂吊带和注射器人工灌注。术中在保持视野清晰的前提下，需注意控制肾盂内压力于 20 ~ 40cmH_2O。

6. 将结石彻底击碎后，仔细检查有无结石残留，留置斑马导丝于肾盂腔内，直视下退出内镜。沿斑马导丝留置 DJ 管。

目前输尿管镜手术中是否需要留置安全导丝尚存有争议。国外学者大多采用安全导丝术中全程留置于肾盂内，一旦出现肾盂穿孔等严重并发症时可沿安全导丝置入 DJ 管，随时终止手术。也有学者指出留置安全导丝虽可保证工作通道不丢失，但因其盘曲在视野前方的输尿管或肾盂内，可能影响碎石；如激光误击导丝甚至可打断导丝，需要取出断端，额外增加手术步骤。

此外，孙氏末段可弯硬性输尿管肾镜的外鞘插入部外径为 F9.8，对于绝大多数病例可直接上镜而无需扩张。对于少数输尿管狭窄或者内径较细、直接上镜困难病例，可在 X 线透视引导下沿导丝用输尿管球囊扩张或放置 DJ 管留待二次手术，以确保内镜成功上镜。对于直接上镜成功病例，术后 DJ 管留置 2 周；对于术中行输尿管主动扩张病例，术后 DJ 管可留置 1 个月。

第五节　孙氏末段可弯硬性输尿管肾镜碎石术实例

一、输尿管上段结石

输尿管上段结石由于其位置较高，结石上方输尿管扩张明显，单纯输尿管硬镜碎石常发生原位碎石困难、结石碎块上移进入肾的情况；而采用硬镜 + 软镜处理，术中还需要频繁更换内镜，明显增加手术时间。对于此类病例，孙氏末段可弯硬性输尿管肾镜无疑是优于硬镜和软镜的理想选择。

病例：男，52 岁，因“反复左腰酸不适 1 月余”就诊，B 超、KUB 及 CTU 提示左肾积水，左输尿管上段距肾盂输尿管连接处 4.0cm 处一大小约 1.0cm 结石（图 9-12A、B）。

全身麻醉下行孙氏末段可弯硬性输尿管肾镜碎石术。硬镜模式碎石过程中发生结石上移进入肾，孙氏镜继续上镜至肾，以软镜模式处理上移结石。手术顺利，手术时间 20 分钟。术后复查 KUB 提示碎石疗效满意（图 9-12C）。

二、肾盂结石

病例：男，46 岁，因“体检发现左肾结石 2 周”就诊，B 超、KUB 提示左肾盂大小约 1.8cm 结石（图 9-13A）。全身麻醉下行孙氏末段可弯硬性输尿管肾镜碎石术，手术顺利，术中将左肾盂结石彻底粉碎，手术时间 35 分钟。术后复查 KUB 提示碎石疗效满意（图 9-13B）。

三、肾下盏结石

与肾盂、肾上盏和肾中盏结石不同，肾下盏结石由于位置特殊，ESWL 治疗后结石碎块较难自行

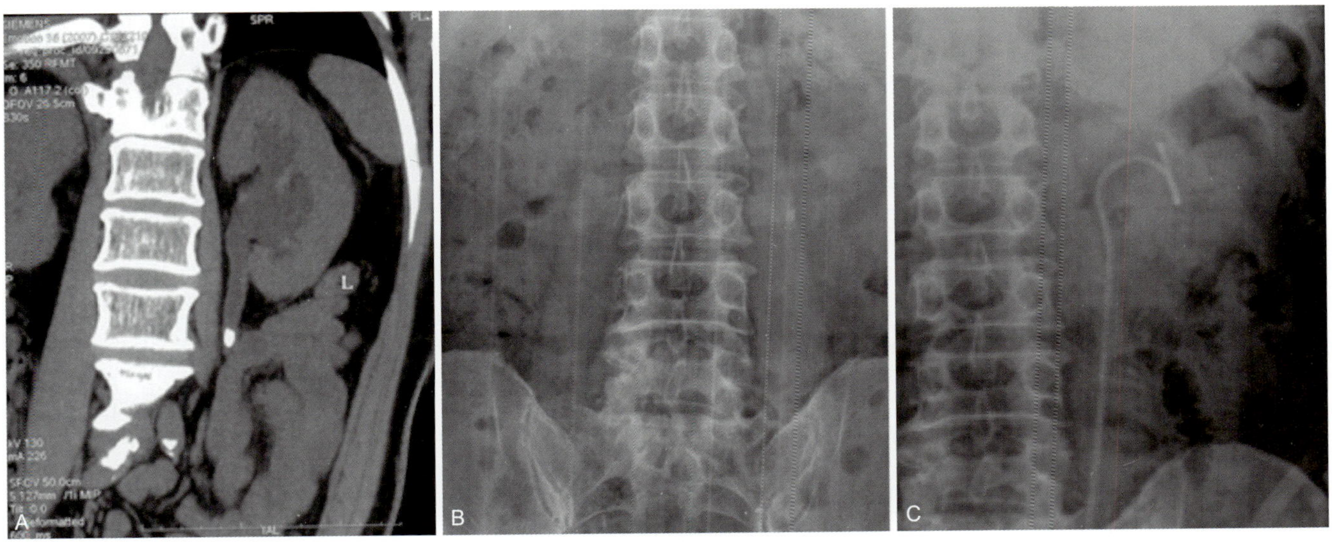

图 9-12　左输尿管上段结石病例

A. 术前 CTU 上可见左输尿管上段距离肾盂输尿管连接处 4.0cm 处一大小约 1.0cm 结石；B. KUB 可见左输尿管上段走行区高密度结石影；C. 术后复查 KUB，无结石残留

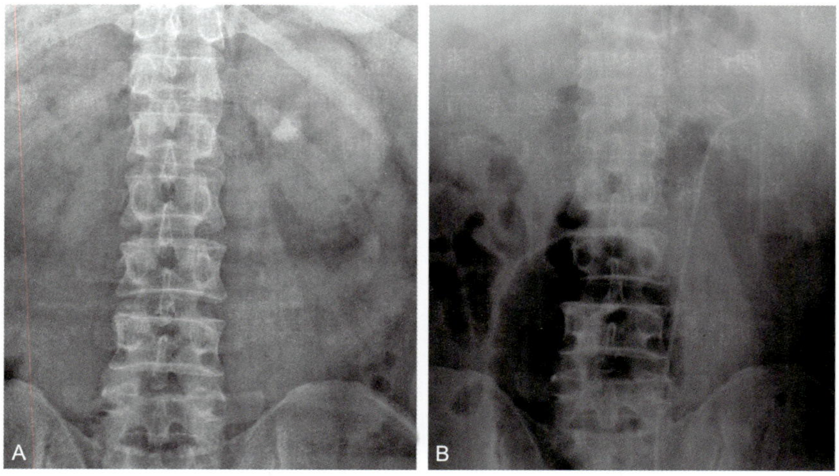

图 9-13 左肾盂结石病例

A. 术前 KUB 可见左肾盂 1.8cm 高密度结石影；B. 术后复查 KUB，无结石残留

排出，因此疗效往往不佳。对此，2012 欧洲泌尿外科指南已明确提出，对于肾下盏结石（＜2cm），输尿管软镜碎石可作为首选治疗方式。孙氏末段可弯硬性输尿管肾镜的末段弯曲角度、弯曲半径等性能和国外输尿管软镜一致，因此也适用肾下盏结石的治疗。

病例：男，48 岁，因“体检发现左肾结石 2 周”就诊，B 超、KUB 提示左肾下极大小约 1.2cm 结石（图 9-14A），虽然无明显肾积水，但患者有不适症状，且结石位于肾下盏，ESWL 治疗效果难以保证，因此行孙氏末段可弯硬性输尿管肾镜碎石术治疗。术中孙氏末段可弯硬性输尿管肾镜可弯至肾下盏处理结石，手术顺利，手术时间 24 分钟。术后复查 KUB 提示碎石疗效满意（图 9-14B）。

四、肾多发结石

病例：男，58 岁，因“发现右肾结石伴右肾积水 1 月余”就诊，B 超、KUB 及 CT 提示右肾、输尿管多发结石，一枚结石位于输尿管上段，大小约 1.0cm，一枚位于右肾下盏（图 9-15A）。

全身麻醉下行孙氏末段可弯硬性输尿管肾镜碎

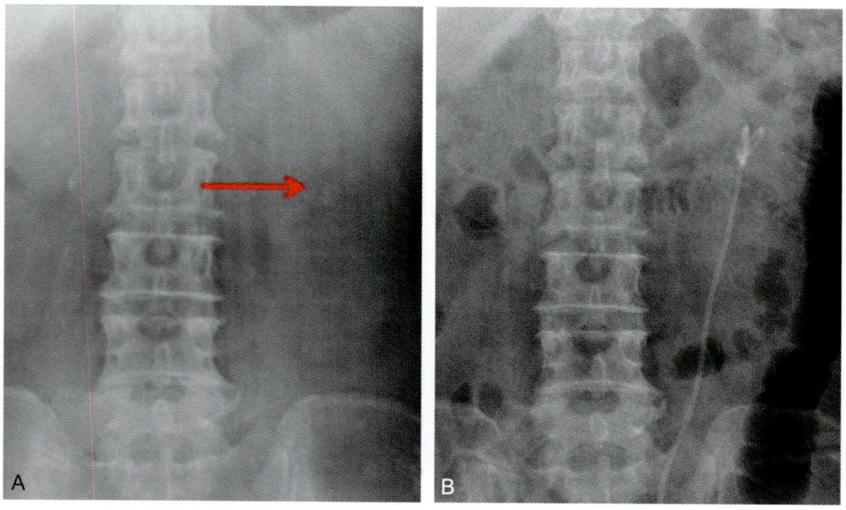

图 9-14 左肾下盏结石病例

A. 术前 KUB 可见左肾下盏 1.2cm 高密度结石影；B。术后复查 KUB，无结石残留

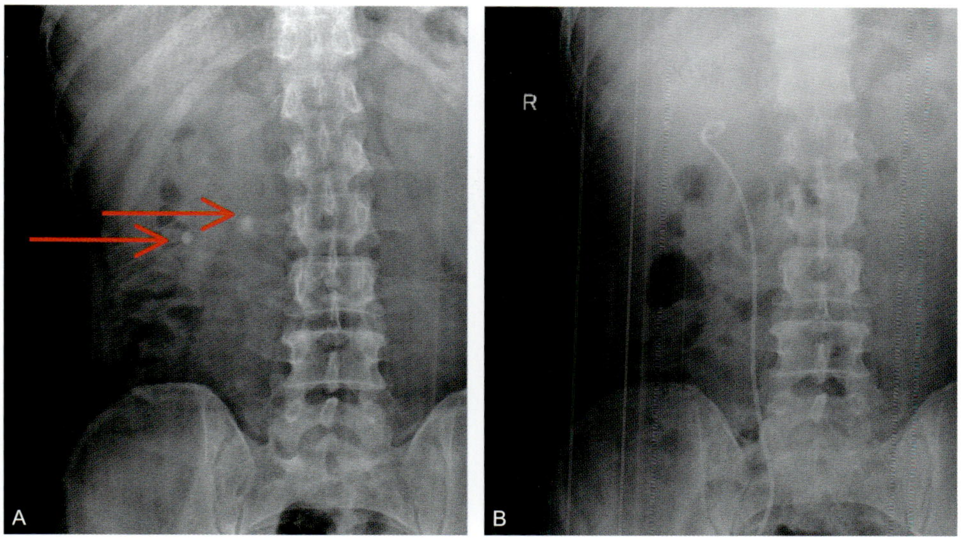

图 9-15 右肾多发结石病例

A. 术前 KUB 可见右输尿管上段 1.0cm 和右肾下极 0.6cm 高密度结石影；B. 术后复查 KUB，无结石残留

石术，术中先以硬镜模式将输尿管结石推回肾上盏，再以软镜模式探查集合系统，并将下盏结石用套石篮移位至上盏，钬激光将结石击碎，检查无大的碎石块后留置 DJ 管。手术时间 40 分钟。术后复查 KUB 提示碎石疗效满意，无结石残留（图 9-15B）。

（孙颖浩）

参考文献

[1] de la Rosette J, Denstedt J, Geavlete P, et al. The clinical research office of the endourological society ureteroscopy global study: indications, complications, and outcomes in 11 885 patients. J Endourol,2014,28:131–139.

[2] Geavlete P, Multescu R, Geavlete B. Pushing the boundaries of ureteroscopy: Current status and future perspectives. Nat Rev Urol, 2014, 11:373–382.

[3] 孙颖浩，王林辉，许传亮，等. 末端可弯型输尿管镜治疗肾盏结石的初步体会. 中华泌尿外科杂志，2005, 26(11):743-745.

[4] Gao X, Zeng G, Chen H, et al.A novel ureterorenoscope for the management of upper urinary tract stones: initial experience from a prospective multicenter study. Journal of Endourology/Endourological Society, 2015, 29(6): 718-724.

[5] Türk C Knoll T, Petrik A, Sarica K, et al. 2014 Guidelines on Urolithiasis. European Association of Urology.

[6] Lingeman JE, Coury TA, Newman DM, et al. Comparison of results and morbidity of percutaneous nephrostolithotomy and extracorporeal shock wave lithotripsy. J Urol, 1987 Sep, 138(3):485-490.

[7] Sayed MA, el-Taher AM, Aboul-Ella HA, et al. Steinstrasse after extracorporeal shockwave lithotripsy: aetiology, prevention and management. BJU Int, 2001 Nov, 88(7): 675-678.

[8] Reddy PK, Hulbert JC, Lange PH, et al. Percutaneous removal of renal and ureteral calculi: experience with 400 cases. J Urol, 1985, 134(4):662–665.

[9] Seitz C, Desai M, Hacker A, et al. Incidence, prevention, and management of complications following percutaneous nephrolitholapaxy. Eur Urol, 2012 Jan, 61(1):146-158.

[10] Monga M, Best S, Venkatesh R. Durability of flexible ureteroscopes:randomized, prospective study J Urol., 2006 Jul, 176(1):137-141.

[11] Sun Yinghao, Yang Bo, Gao Xiaofeng, et al. The management of renal calyces calculi with a new designed ureteroscopy:a rigid ureteroscopy with deflectable tip. J Endourol, 2010 Jan, 24(1):23-26. doi: 10. 1089/end. 2009. 0030.

第十章

精道内镜的临床应用

一、简介

精道内镜是一项使用内镜行精道疾病诊治的技术。顾名思义，精道内镜就是逆行沿着男性精液射出的途径进入到男性精道中，如同利用胃镜观察胃部疾病一样，直观地观察精囊以及远端精道，并针对不同病因进行相应的治疗。精道内镜检查直观、准确，病变发现率明显优于现有医疗手段，它的出现，使既往一些难以诊治的疾病增加了一种有效的诊治手段。

二、手术适应证

精道内镜是一种新兴的内镜技术，在临床实践中，目前能够熟练操作的医师尚在少数，其适应证也在不断地尝试和试验之中，目前比较得到认可的治疗适应证和诊治疗效如下。

（一）血精

血精是指精液中混有血液，临床上确切的发病率不清楚。血精经常是突然出现的急性症状，患者感到害怕和焦虑而去求医。作为男性常见病，血精既往多在腔内 B 超、盆腔 CT 或 MRI 等检查后，经验性诊断为精囊炎，采用抗感染治疗，但一半以上的患者无效，对于这类患者再无更多的检查手段和治疗方法。采用精道内镜技术对顽固性或反复性血精进行诊断治疗，目前已经取得了一些经验。**适应证**：①血精症状持续或反复发作超过 3 个月；②规范有效的 4 周以上抗生素治疗无效。

在精道内镜的直观观察下，血精患者的精囊中可以看到较多的凝血块和紫红色的精浆样物质；除此之外，血精患者的精阜腔内和精囊内经常可以看到泥沙样或小块样的结石。一般情况下，我们会将血精患者的凝血块或血性精浆样物质冲洗干净，结石一般会用异物钳钳取出来或是用钬激光击碎结石冲出，对于所有怀疑恶性的部位均钳取病理活检。

孙颖浩等的研究数据显示[1]，在全部的 72 例病例中，术中均可见一侧或双侧精囊中暗红色或紫红色胶浆样物质和炎性改变（正常精囊中多为乳白色或淡黄色絮状或精浆样物质），15 例患者可见射精管或精囊中结石，给予钬激光碎石或活检钳钳取；3 例术中对所见精囊或射精管内的炎性改变，给以钬激光炎性黏膜热灼；所有患者均取小块组织活检，未见恶性改变。97.2%（70/72）的患者在术后随访中经过 3～5 次射精后，血精消失或减轻。1 例（67 岁）因无射精或遗精，无法判断；5 例患者血精术后消失、3 个月后复发。

（二）射精管梗阻性无精子症

射精管梗阻（ejaculatory duct obstruction，EDO）是少数几种可通过手术纠正的导致梗阻性无精的疾病之一。随着精液生化检测技术和经直肠前列腺、精囊超声检查等无创性检查技术的发展，越来越多的射精管梗阻性无精子症患者得以确诊，近年来外科技术的发展使其成功治愈成为可能。以往经尿道射精管开口电切术（transurethral resection of ejaculatory duct, TURED）被认为是治疗射精管梗阻的有效手段，但往往需要利用电切襻电切精阜，同时掌握电切的深度和范围，术中需观察手术创面有无乳白色、褐色、黄褐色或暗红色液体流出，以确定电切深度和范围，对术者的经验及操作要求较高，手术具有一定的失败率。此外，即便暴露出双侧射精管开口，也可能因为术中电切产热等原因，造成射精管口的损伤，存在一定的手术风险和盲目性。

而采用精道内镜技术治疗射精管梗阻性无精子

症，其优势在于[2]：①利用导丝直视下直接扩张射精管口，或利用钬激光或者铥激光切开射精管口，纠正狭窄，而不必再对精阜进行电切，减少术中组织损伤和避免了精阜等正常解剖结构的破坏，术中基本无出血。②术中对于射精管狭窄或梗阻的操作均为直视下操作，避免了经尿道射精管开口电切术操作的盲目性，疗效确定，术中还可观察精囊内部情况，诸如蜂房样组织消失的程度等，初步判断预后。③在治疗射精管梗阻的同时，也便于发现和同时处理局部存在的其他可能病变，如血精、射精管结石、精囊结石等，对于存在复合病变的患者可达到一举两得的效果。④很大程度上减少直肠损伤、外括约肌损伤、射精管再梗阻等术后并发症的可能性。

三、术前准备

1．尿常规、血常规、凝血试验和血生化检查以及前列腺特异性抗原（PSA）检查。

2．经直肠前列腺、精囊腔内 B 超。

3．盆腔 CT 或 MRI。

四、手术操作过程

精道内镜操作精巧细致，但具有一定的危险性，例如感染、直肠损伤等，手术基本操作过程如下（图 10-1）：

患者采用喉罩麻醉或脊椎麻醉。术中取普通截石位，采用 F5 或 F6 输尿管硬镜，循正常解剖通道进入。

首先检查尿道和膀胱，然后开始精道内镜的正式操作：直视下，在精阜（前列腺小囊）开口两侧辨认射精管开口，在 0.032in 斑马导丝的引导下将内镜经射精管开口置入，循射精管进入精囊。亦可以进入精阜腔后，辨认出外观像被覆一层薄薄的、透明样膜状物的双侧射精管内侧壁，在 0.032in 斑马导丝的引导下直接穿过射精管膜样内侧壁，进入精囊观察精囊和输精管远端的内部结构。

典型的正常精囊中可以清楚地观察到大量的小房或蜂窝样结构，其中充有象牙白色的精浆样物质。一般情况下，在明确患者病因后，针对不同的病因进行相应治疗，在操作结束之前，可以采用抗生素溶液低压冲洗双侧精囊腔。

术毕，患者留置尿管 4 ~ 24 小时。

五、手术操作技巧

精道内镜的操作并不困难，但是仍然存在失败风险。从我们的经验来看，成功的关键点在于辨认出精阜开口和双侧射精管开口。我们总结了两个技巧，第一个是如何对付难以辨认的精阜开口。在我们的病例中，如果精阜开口难以寻及，我们会用电切镜电切精阜，然后再用斑马导丝确认精阜腔。第二个技巧是如何进入双侧射精管。一般而言，双侧的射精管多是对称地开口于精阜腔（前列腺小囊）开口旁，射精管开口内径比较大时，可以经射精管开口逆行进入射精管，但是多数情况下，由于管腔直径过小，循射精管自然腔道进入比较困难。此时，可以进入精阜腔内，寻找外观像被覆一层薄薄的、透明样膜状物的射精管内侧壁，穿破侧壁从半途进入射精管。在一些患者中，这层膜样物过于增厚而难以辨认，可以使用 0.032in 斑马导丝刺透膜样物，如果存在落空感，往往提示了射精管口的位置，当然这种落空感的差别很细微，但是具有一定的操作经验的术者并不难体会到。

六、展望

精道内镜技术治疗顽固性或复发性血精和射精管梗阻性无精是完全可行的，且安全有效。但是也应该认识到，由于精阜、射精管、精囊等组织的质地柔软、构造复杂等原因，精道内镜在理论上还是存在精道损伤的可能性，需要术者在熟练掌握膀胱镜、输尿管镜的基础上加以练习掌握。同时作为一项新型的手术方式，更加广泛和深入的临床科学研究还是必需的。相信随着新的手术器械的不断涌现和发展，经尿道精道内镜技术在治疗精道疾病方面必将有着广阔的发展前景。

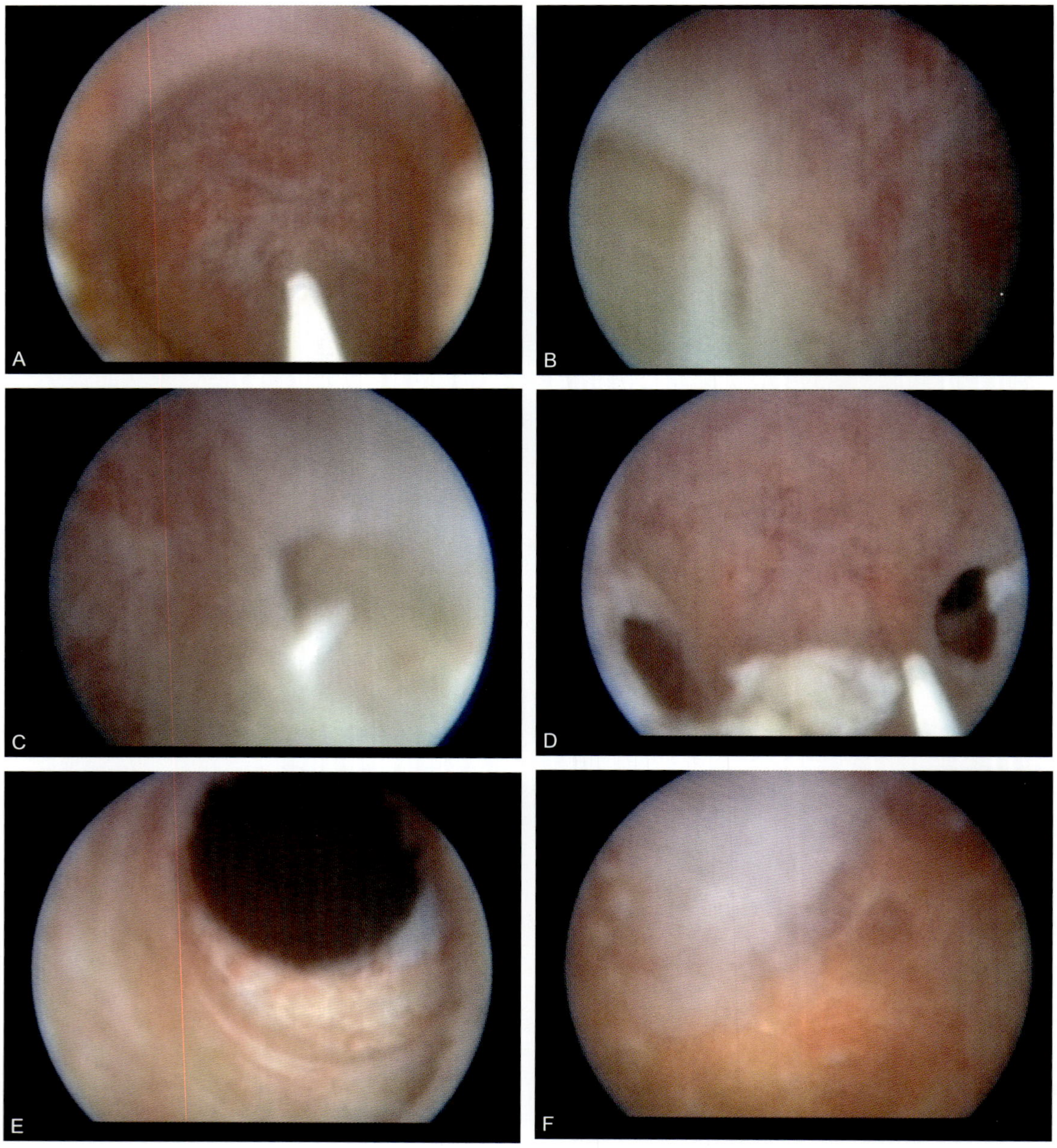

图 10-1 精道内镜手术操作过程

A. 初始进入精阜腔中未寻及双侧射精管开口；B、C. 在导丝引导下扩张双侧射精管开口；D. 双侧射精管开口扩张后状态，两侧射精管口完全暴露；E. 右侧射精管口处囊肿内部所见；F. 精囊内精浆样物质

（孙颖浩）

参考文献

[1] Liu ZY, Sun YH, Xu CL, et al. Transurethral seminal vesiculoscopy in the diagnosis and treatment of persistent or recurrent hemospermia: a single-institution experience. AJA, 2009, 11(5): 566-570.

[2] Wang H, Ye H, Xu C, et al. Transurethral seminal vesiculoscopy using a 6F vesiculoscope for ejaculatory duct obstruction: Initial experience. J Androl, 2012 Jul-Aug, 33(4):637-643.

第三部分

经皮肾镜

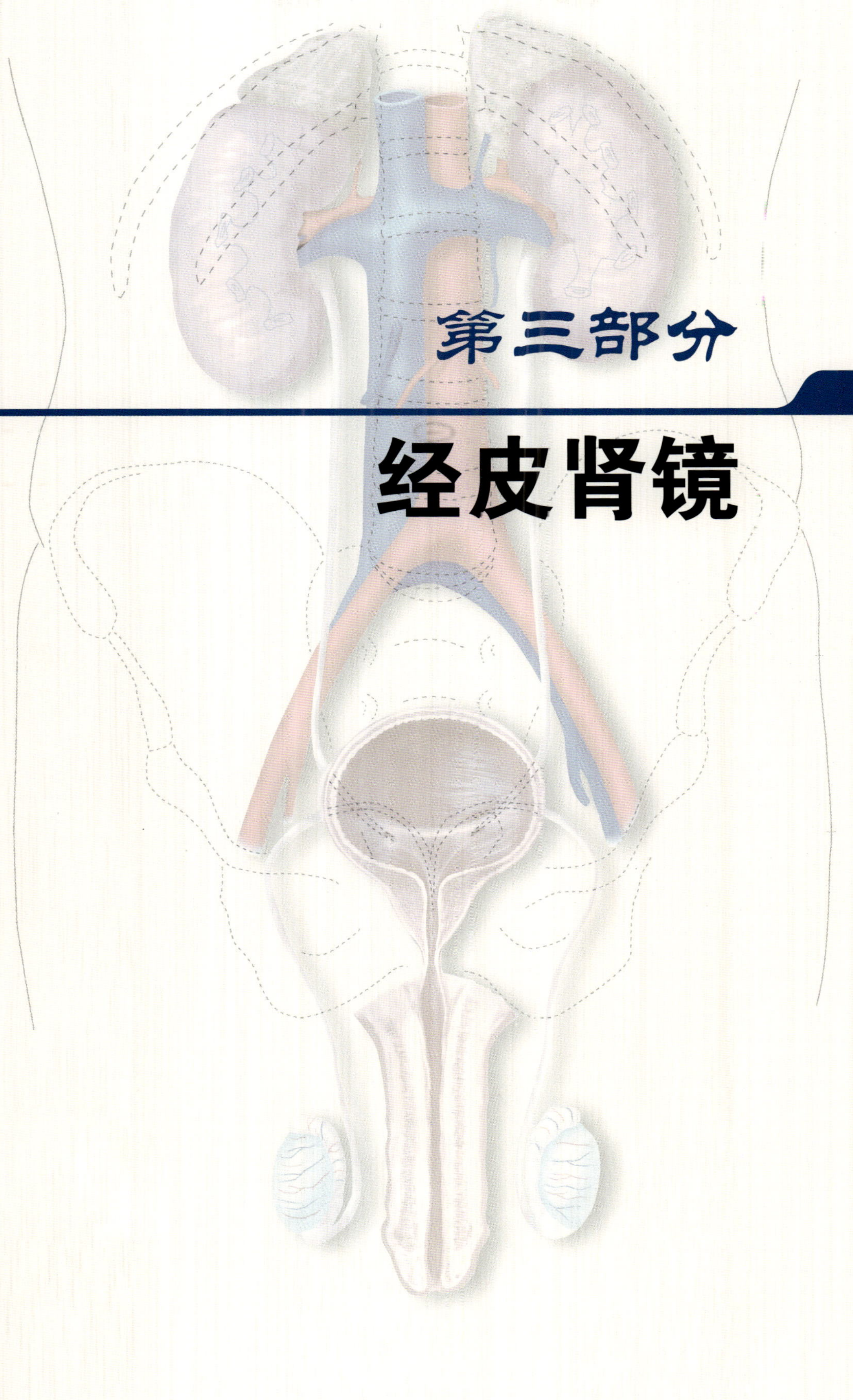

第十一章

常规经皮肾镜术

第一节 概 述

经皮肾镜术是建立从皮肤到肾集合系统的手术通道，并放置内镜进入肾盏、肾盂甚至输尿管上段，对上尿路疾病进行诊断和治疗的一种手术方法。经皮肾镜技术作为腔内泌尿外科技术的一个重要部分，与输尿管镜技术及体外冲击波碎石（ESWL）共同成为上尿路结石现代主要的治疗方法，已彻底改变了传统的开放手术治疗模式。

经皮肾手术的历史开始于20世纪40年代。1941年，Rupel和Brown通过开放手术建立的肾造瘘通道取出术后残留的结石。1948年，Trattner在开放手术中用内镜对肾盂进行了检查。1955年，Goodwin等首先报道使用经皮肾引流术治愈一名巨大肾积水患者，从而提出了经皮肾造瘘（percutaneous nephrostomy，PCN）的非开放手术方法。真正意义上的采用经皮肾穿刺建立通道后用内镜取石的首例手术是由Fernstrom与Johansson在1976年完成的。1981年，Wickbam和Kollett将该技术命名为“经皮肾取石术”（Percutaneous nephrolithotomy, PCNL）。

20世纪80年代中期以来，随着光学、电子工程技术的进展，放射介入、CT、MRI等诊断技术的广泛应用，以及腔内设备的不断改进，如超声碎石、液电碎石、气压弹道碎石、激光碎石等，经皮肾镜取石术在临床上的应用有了飞跃性的发展。通过临床经验的不断积累，并在各个技术细节上的不断改良和完善，经皮肾取石术已有很高的成功率，且并发症发生率降低，治疗范围逐步扩大。近年来，经皮肾镜术已被认为是处理复杂性上尿路结石首选的治疗方法。

我国从1984年开始引进经皮肾取石术，并在北京、广州与南京等地医院率先开展。但由于经皮肾取石术本身有一定的侵入性，开展初期经验较少，应用的手术器械复杂和操作过程较烦琐，尤其是对无积水肾结石和鹿角形肾结石，手术难度大，并发症较多，曾一度不为泌尿外科医生所接受，影响了该项技术在国内的临床推广。

传统的经皮肾造瘘术和经皮肾镜术，穿刺通道要扩张到F28～34，通道较大易发生出血，手术风险较大，影响了该项技术的临床推广应用。1997年Jackman与Helal描述了一种用于儿童的使用F11工作鞘的小通道PCNL技术，命名为“经皮肾微造瘘取石术”。这一新技术最初用于治疗直径小于2cm的结石，成功率与传统PCNL相似。Jackman报道用于儿童的成功率为85%。在成人中使用F13的工作鞘，Chan报道共治疗17例患者，成功率为94%；Jackman报道共治疗11例患者，成功率为92%。Monga报道使用F20的工作鞘治疗21例患者，成功率为90%。所有作者都强调了与传统PCNL比较，小口径的工作鞘（F11～20）的价值在于减少并发症与肾实质的损伤。广州医科大学微创外科中心吴开俊等1992年提出采用“经皮肾微造瘘、二期输尿管镜碎石取石术”。随着手术技巧的日趋精练与腔镜设备的改进，1998年后李逊等提出具有独创性的微创经皮肾镜取石术（Chinese MPCNL）。在通道大小和数量、穿刺径路设计、取石碎石方法和器械等各个技术细节上对传统的经皮肾取石术进行改进与创新，使经皮肾取石术的适应证范围不断扩大，技术也更为简单实用，应用于大部分 ESWL 和开放手术难以处理的上尿路结石，获得了较好的疗效和较少的并发症。随着经验的积累和操作的熟练，微创经皮肾镜术已逐渐广泛用于临床。

（李　逊）

第二节　手术体位

一、常用体位

俯卧位（图 11-1），肾区腹部下垫一小枕使腰背成一低拱状平面，使患者感觉舒适，C 臂 X 线可垂直透视便于选择定位穿刺。选择该体位时，手术者的操作姿势较为自然，观察范围较大，手术速度较快，结石取净率较高。

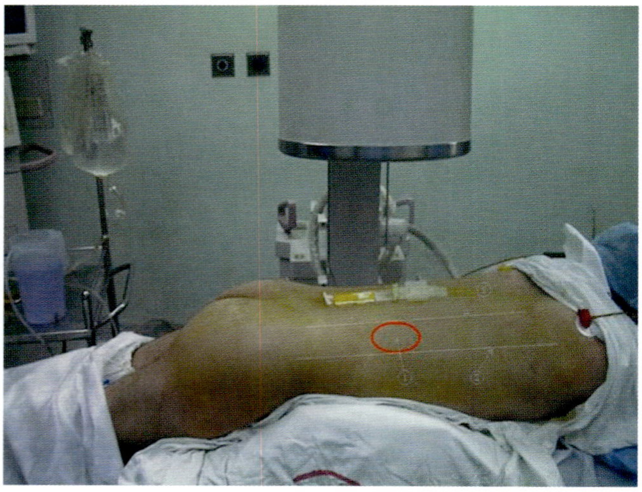

图 11-1　俯卧位

二、特殊体位

在一些不能采用俯卧位或需结合其他治疗方法的特殊情况下，可采用特殊体位，包括平仰卧位（图 11-2）、侧卧位（图 11-3）、患侧垫高的斜仰卧位或截石斜仰卧位（图 11-4）。

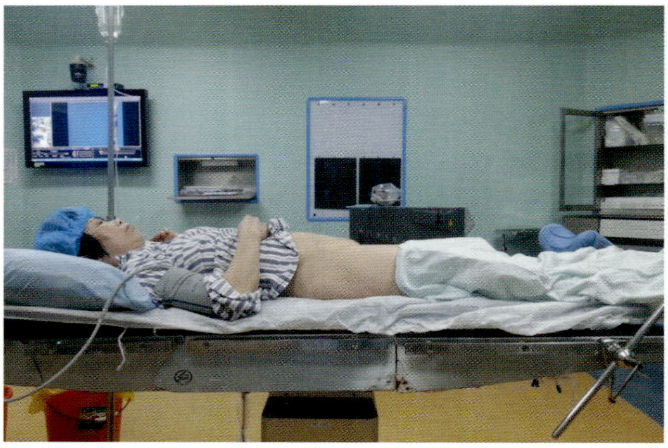

图 11-2　平仰卧位

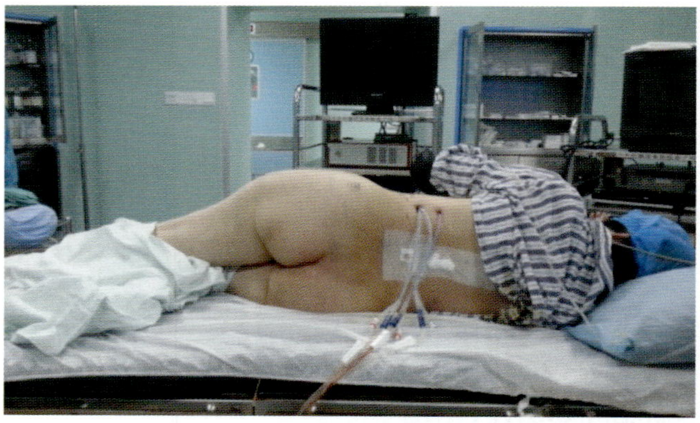

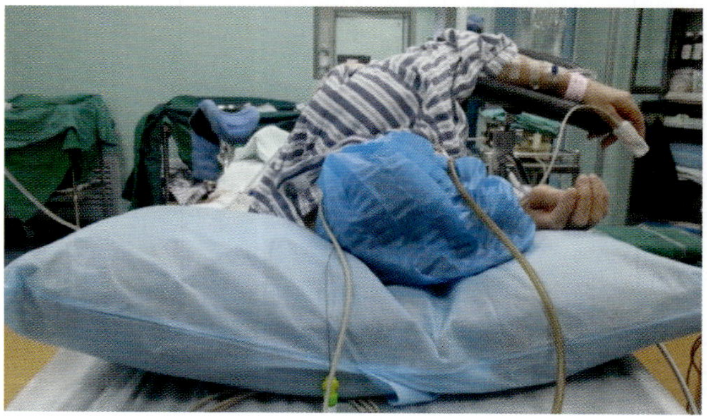

图 11-3　侧卧位

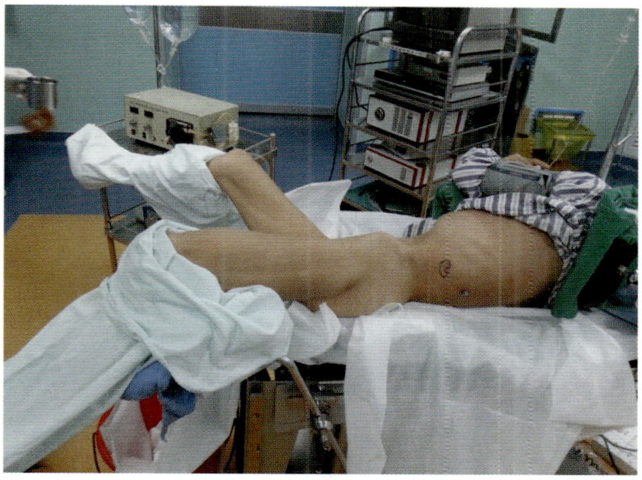

图 11-4 患侧垫高的截石斜仰卧位

（李 逊）

第三节 穿刺系统

一、穿刺针

穿刺针由针鞘和针芯两部分组成（图 11-5、图 11-6）。常用的有 PTC 穿刺针和 TLA/PCN 穿刺系统或 Cope 导入系统。PTC 针规格为 G16、G18、G20、G24，常用 G18 号针，针鞘可插入 0.889mm（0.035 in）的导丝。TLA/PCN 穿刺针规格为 G18，长 15cm 或 20cm，通常由金属末端呈三角棱形尖的针芯、针鞘和 F3.6 Teflon 外鞘组成，针鞘内径 F4，可通过 0.889～0.965mm（0.035～0.038in）的导丝。Cope 导入系统由 G21 针、F6.3 Cope 扩张器和一个加强套管组成，该针鞘也可通过 0.965mm（0.038in）的导丝，F6.3 Cope 扩张器内带一个加强套管，其尖端下方有侧窗，可允许 0.965mm（0.038in）的导丝由此侧孔通过。PTC 穿刺针多用于肾积水不明显时和 B 超引导下穿刺，而 TLA/PCN 穿刺系统或 Cope 导入系统多用于肾积水较多、X 线定位下穿刺。

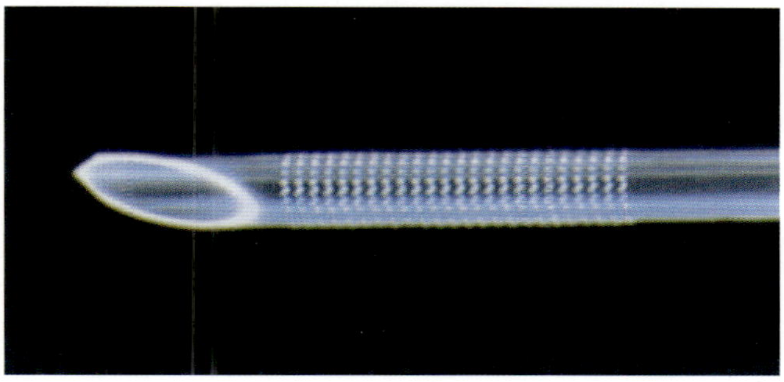

图 11-5 斜面肾穿刺针

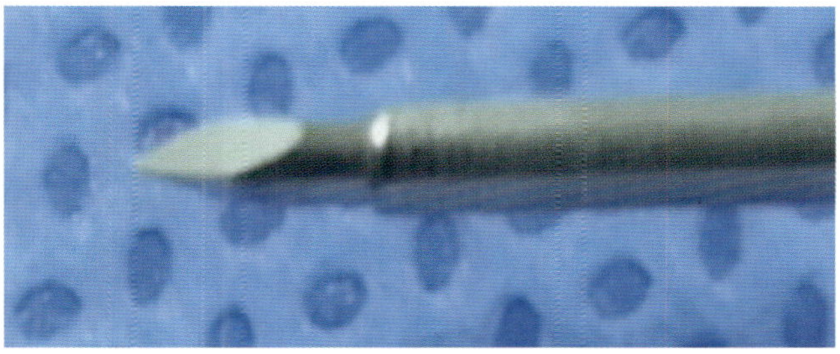

图 11-6 三棱穿刺针

二、导丝

所用的导丝有多种，多以不锈钢丝为芯，其表面涂有聚四氟乙烯涂层、亲水聚合物涂层等，其末端柔软，有直形、J 形等各种不同类型的制品。长度有 80cm、100cm、145cm，直径有 0.71mm、

0.81mm、0.889mm、0.965mm。按用途分为引导导丝和工作导丝等多种，目前经皮肾造瘘常用的导丝直径多为 0.889～0.965mm（0.035～0.038 in），长度为 100～145cm。

（一）软性引导导丝

以纤细的弹簧钢丝呈同心轴式盘绕并焊接在于细钢丝上，末端极其柔软，其末端有直线形和可以扭曲呈半径范围约 0.3cm、角度为 180° 的 J 形等不同品种。常在用细针进行肾穿刺时使用，对尿路黏膜几乎无损伤。

（二）硬性引导导丝

在不锈钢丝上焊接上弹簧丝盘绕而成的软尖，其末端亦有直线形和 J 形等不同形状，较软性导丝硬，用途范围广，尤其适用于肾穿刺通道的扩张。其末端为 J 形的硬性引导导丝称为 Lunderquist 导丝（图 11-7）。

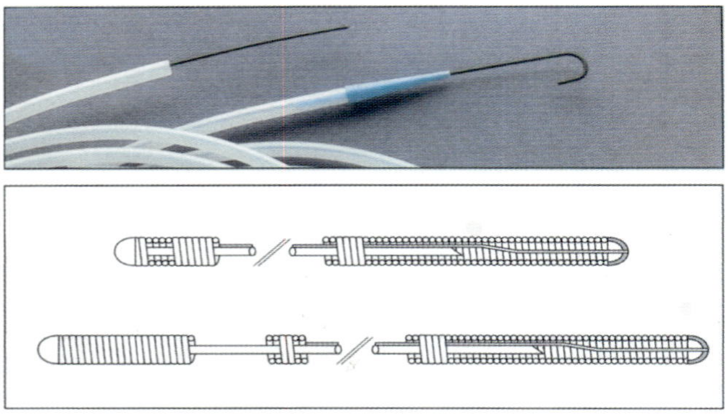

图 11-7　Lunderquist 硬性导丝

（三）半硬性引导导丝

表面涂有亲水聚合物涂层的导丝，硬度介于软性和硬性引导导丝之间，代表性产品为 Boston 斑马导丝（图 11-8），适用于经皮肾造瘘和各种原因所致的输尿管狭窄的腔内手术引导。

后两种导丝临床较为常用。

三、扩张器

（一）筋膜扩张器

由不透 X 线的聚乙烯制成，规格有 F8～24，

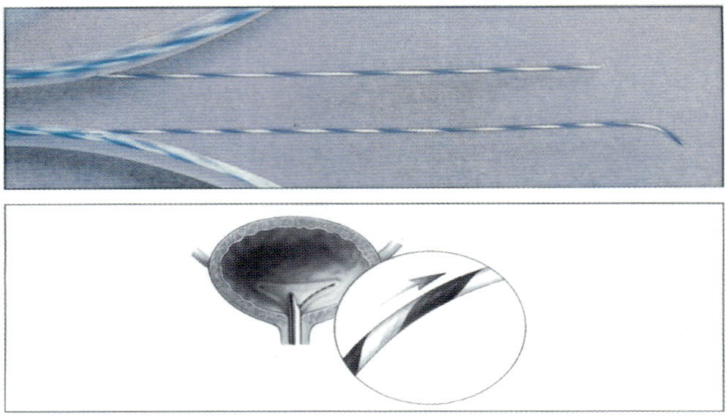

图 11-8　Boston 斑马导丝

长 20～23cm。以 F2 递增，每根扩张器的尖端逐渐变尖细，F12 以上型号配有可剥离的塑料薄鞘（图 11-9），这是目前国内使用最为普遍的扩张器。临床常采用 F8～18 的扩张器进行经皮肾镜手术。

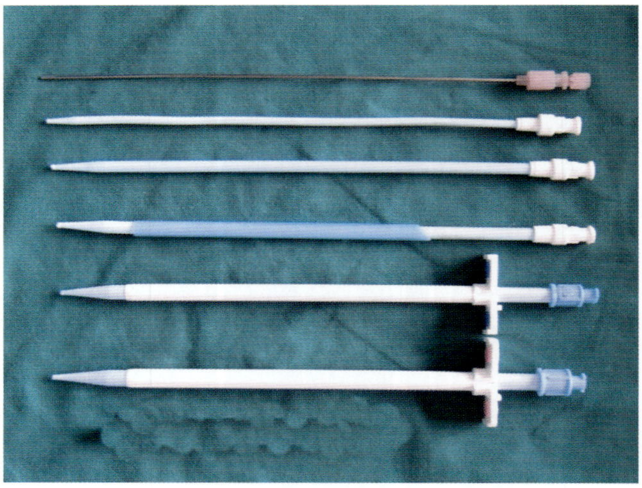

图 11-9　筋膜扩张器及同等大小的 Peel-away 鞘

（二）套叠式金属扩张器

由一根直径 F8 尖端圆钝的中心导杆和口径以 F4 逐渐增至 F24 或 F26 的扩张器组成，形如拉杆天线或老式的单筒望远镜，扩张时无须取出上一次的扩张器，只要按顺序依次推进更大口径的扩张器即可，较非套叠式相比，操作简单安全并可以减少扩张时出血。

（三）Amplatz 扩张器

由聚乙烯或 Teflon 材料制成，规格为 F18～34，

F24 以上的扩张器的外层均配有一根较短，一段呈斜面、另一段平齐的 Teflon 外鞘，扩张至所需通道大小即可保留鞘于肾集合系统内，然后通过该鞘插入肾镜进行各种操作（图 11-10）。

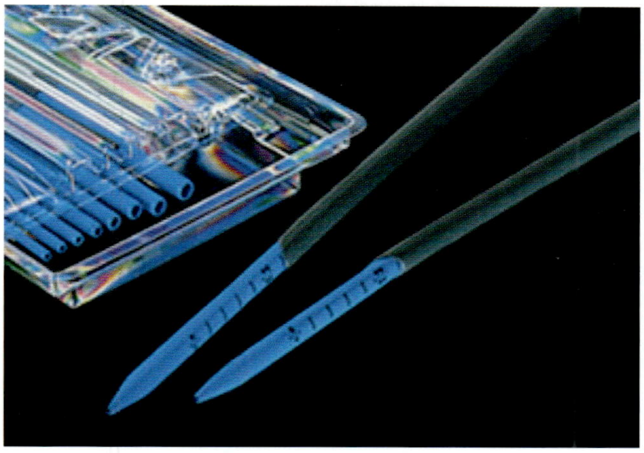

图 11-10 Amplatz 扩张器

（四）同轴胆道扩张器

由不透 X 线的 Teflon 材料制成，规格为 F8～18。从小的 F8 开始扩张，每次 F2，第一根为较长、口径 F8、尖端细。可通过直径 0.965mm 的导丝。其余扩张器可依次按口径顺序通过，不需取出更换，可减少出血和扩张器从肾盂脱出。一般常用于小儿经皮肾镜和纤维肾镜的检查和治疗。

（五）气囊导管扩张器

由气囊扩张器、导管和压力表三部分组成（图 11-11）。导管长度为 60cm，直径 F9。气囊位于导管的前端，用加强的尼龙或 Marlex 网制成，长度为 4～10cm，充气后直径可达 8～10cm，气囊两端各有一个不透 X 线的标志，气囊膨胀后的压力为 911.9～1722.5kPa，在用气囊扩张器时，先扩张通道至 F12 后留置 0.965mm 导丝（0.038in），再将 F24 气囊扩张器及其配套的工作鞘套经工作导丝上送入通道。在 X 线监视下完成扩张后，将 F24 扩张器及 Teflon 工作鞘经扩张气囊推入至肾集合系统，气囊放气后取出留下工作鞘作为手术通道。气囊导管扩张器可快速扩展和建立通道，出血少，痛苦少，但价格昂贵，不能反复使用。

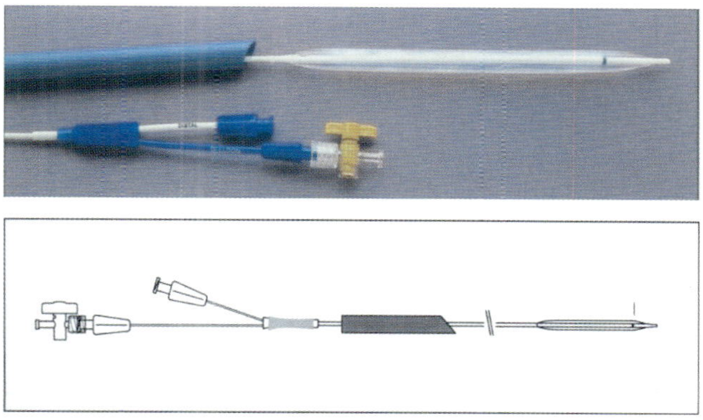

图 11-11 F24～28 气囊扩张器和外鞘

四、定位设备

（一）X 线（C 臂机）

双平面荧光透视是经皮肾常用的定位方法（图 11-12）。可较好地观察小结石和周围组织结构，特别是再注入造影剂后，定位清晰，很适合初学者操作。在肾结构复杂及定位困难时，可考虑注入少量

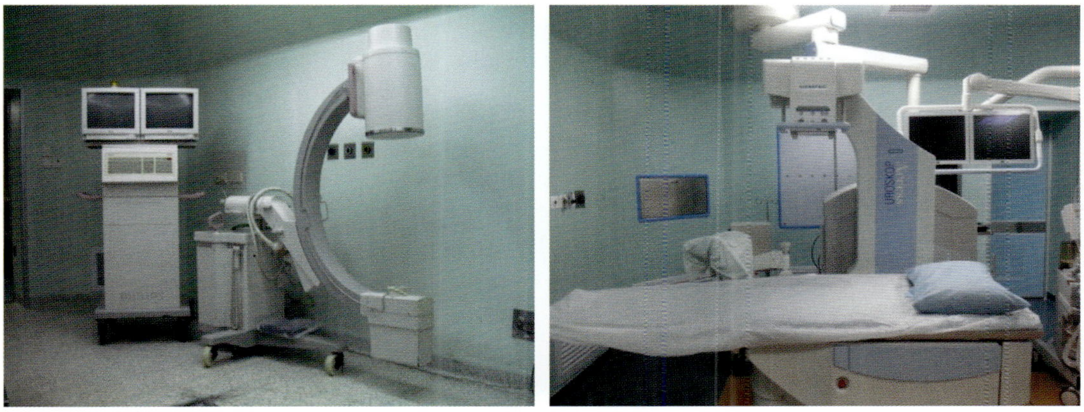

图 11-12 C 臂 X 线机及 X 线一体化手术床

空气（ <10ml ）以帮助目标肾盏定位，但需严格控制空气注入量，避免发生空气栓塞。C 臂 X 线定位的不足之处在于无法观察肾周围结构。

长期接触放射线对人体有一定影响，通过适当的方法，可以将 X 线的放射性伤害尽可能地减少。以下方法可以减少医生对放射线的接触量：①间歇曝光。只在定位或操作的几个关键步骤才使用透视，可以明显减少曝光量。②增加与放射源距离。X 线量与距离的平方成反比。增加与放射源距离的方法最为经济，可大大减少操作人员的 X 线照射量。③使用有效的防护。当无法减少曝光时间或增加与放射源距离时，就必须采取防护措施。无论是铅制围裙还是保护甲状腺的颈箍，或是室内的透明铅制防护屏或铅制帷帘都可以提供额外的防护，且对操作的影响不是很大。④ X 线装置的设计及摆放。X 线机的影像增强器加衬了铅板，可减少显像时的散射线。将影像增强器放置于患者上方，X 线管隔于操作台下，便可以明显减少 X 线照射。影像增强器应尽可能降低高度，以阻挡散射线对操作者的照射。

（二）超声

超声定位可实时监测、避免医生和患者受到放射线的辐射，对肾周组织和肾后结肠的显示有较大帮助，可减少穿刺损伤肾周和肾后组织器官（图 11-13），配合专用超声穿刺探头可提高经皮肾穿刺的成功率。但超声定位在置入导丝、扩张通道过程中不易实时监视，容易造成假道，导致严重的并发症发生。

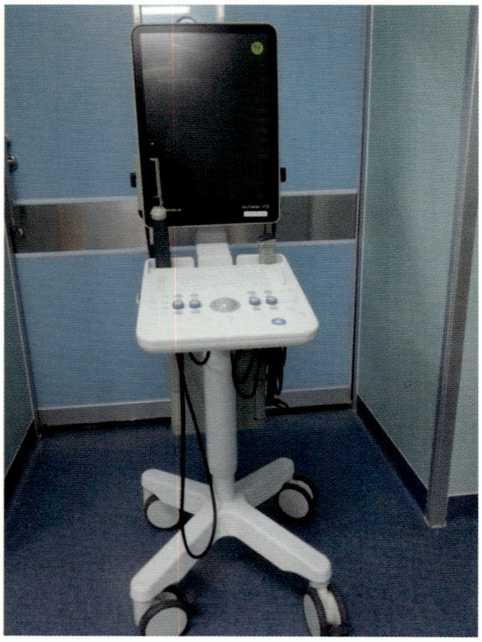

图 11-13　超声定位仪

（三）CT

在特殊情况下可以使用 CT 引导下建立经皮肾通路，比如脾肿大、异常体形（严重的脊柱后凸，极度病态肥胖）、以前有多次腹部外伤史的患者。同时，存在肾周病变如脓肿或尿性囊肿的患者，CT 可以做出诊断并为建立集合系统有效引流及放置肾造瘘提供可靠的监视。

五、肾血管分布与穿刺路径的选择

通过使用不同颜色的颜料区分肾盂肾盏、动脉和静脉，完成三维聚酯树脂管道铸型，Sampaio 等展示了肾管道系统的复杂性（图 11-14）。

（一）通过肾盏漏斗部的通道

从血管铸型上看，穿刺通过肾盏漏斗部存在巨大的风险。经过肾上极穿刺通过上极漏斗部是最危险的，因为这个部位完全被大血管所包绕（图 11-15、图 11-16），动脉和静脉平行地前行到上极漏斗的前后面。在肾上极漏斗穿刺发生的最严重的血管意外是损伤后段动脉（肾动脉后干）。在 57% 的病例中这条动脉穿过并归于上漏斗部的后表面，因为后段动脉可能供应了肾实质 50% 的血流，它的损伤会导致肾功能的显著下降。通过中盏漏斗的肾内通道产生的动脉损伤在被研究的肾中占 23%，其中后段动脉的中间支比任何其他的血管更容易被损伤。下极漏斗部的后面被泌尿外科医生和放射介入医师广泛地认为是无动脉的，然而研究却发现这个部位大约 38% 被检查肾存在漏斗部动脉，因此通过想象上的无血管的下极入路穿刺可能造成严重的并发症。事实上，Sampaio 等发现动脉损伤占到通过下极漏斗进行穿刺的 13%。因此，通过肾盏漏斗的经皮肾造瘘是不安全的，有可能会带来叶间（漏斗）血管显著出血的风险，经漏斗的穿刺也可能会造成集合系统对穿性的损伤。

（二）通过肾盂的通道

通常不主张直接对肾盂穿刺建立通道。因为在手术操作中，工作通道在这个位置容易脱出，同时也存在损伤肾门血管的风险。

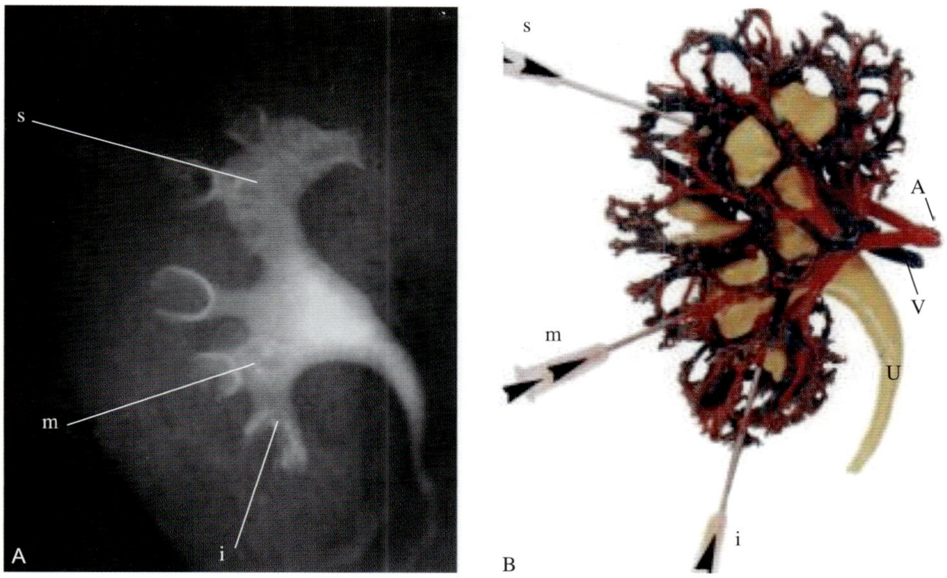

图 11-14　右肾逆行肾盂造影的前面观显示上极（s）、中极（m）和下极（i）穿刺。往动静脉系统以及集合系统内注入不同颜色的透 X 线的树脂，在凝胶凝固后行经皮肾穿刺，随后维持穿刺针在原位并去除肾实质，获得对应的铸型。s= 上极穿刺，m= 中极穿刺，i= 下极穿刺。箭头指着进针的通道。A= 肾动脉，V= 肾静脉，U= 输尿管

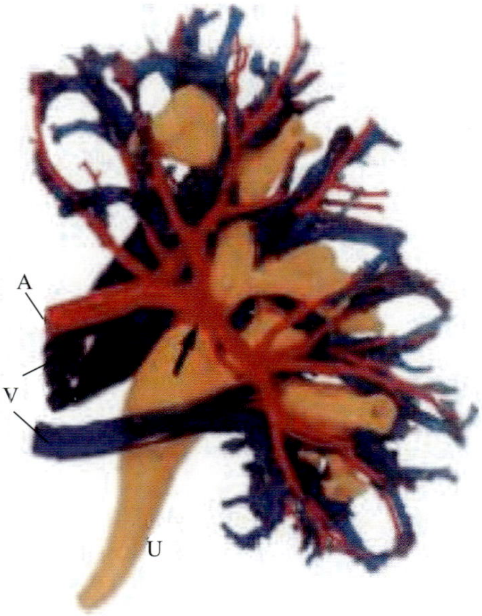

图 11-15　左肾的动脉、静脉和肾盂肾盏系统的管道铸型斜位中间相显示了较上的漏斗几乎全部被漏斗动脉和静脉环绕。这种解剖的排布使得较靠近上极的穿刺尤其危险。U= 输尿管

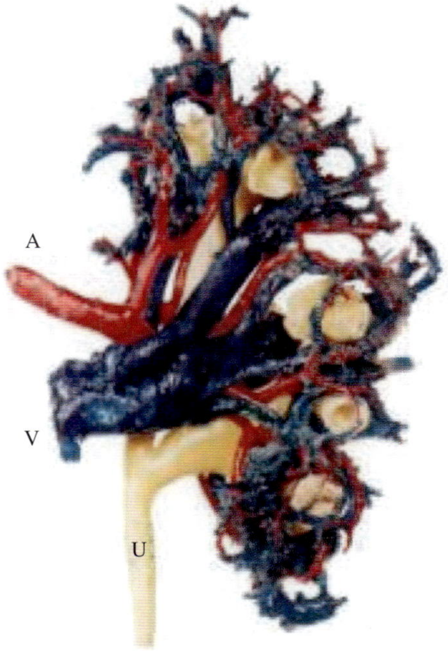

图 11-16　右肾管道铸型的后面观显示后段动脉穿过了较上的漏斗的后面。A= 肾动脉，V= 肾静脉，U= 输尿管

（三）通过肾盏穹窿部的通道

相关资料表明，肾盏穹窿部穿刺时，静脉损失的发生率低于 8%，在上极、中极、下极肾盏是无差异的，也暂未发现与此相关的任何动脉损伤。从肾血管分布的解剖结构观察，通过肾盏穹窿部穿刺的路径是安全的，即使有损伤，也只是损伤外周的小血管。

六、肾上、中、下极手术径路的选择

(一)肾下极通路

传统经皮肾取石术一般常规选用肾下极通路。穿刺点选在第 12 肋下腋后线，穿刺肾下极后组盏，建立的通路可到达肾盂、肾上极的内侧盏，但进入输尿管上段困难，不能同时处理 UPJ 梗阻。肾下极通路很少造成胸膜损伤，注意穿刺点不宜靠腋中线，减少肠管损伤可能。

(二)肾中极通路

穿刺路径选择的重点考虑是如何接近肾和接近结石，选择到达肾和结石最短距离的穿刺路径，以及尽可能避免穿刺引起的并发症。肾中极通路(第 11 肋间穿刺与脊柱近垂直方向)使通道较短，可向上、下盏及输尿管大范围摆动，可观察较多肾盏及同时处理输尿管梗阻(图 11-17)，而且可降低损伤肾上、下极邻近器官的风险。

(三)肾上极通路

经肾上极穿刺在过去较少采用，一般认为造成胸膜损伤的风险明显增加，只是在马蹄肾或低位肾应用较多。近来一些学者在处理鹿角形肾结石时，认为上极通路有利于进入更多的肾盏和输尿管上段，可同时处理 UPJ 梗阻，虽然并发症发生率有所增加，但总体来说还是安全有效的。

穿刺点多选在第 11 肋间或第 10 肋间近肩胛下角线外侧，由于更靠近背侧，穿刺针与水平面的角度更大。应尽量避免第 10 肋间肩胛下角线内侧区域穿刺，因穿刺径路多经过胸膜腔。B 超定位可辨别穿刺径路有无气体存在，有助于减少胸膜损伤。

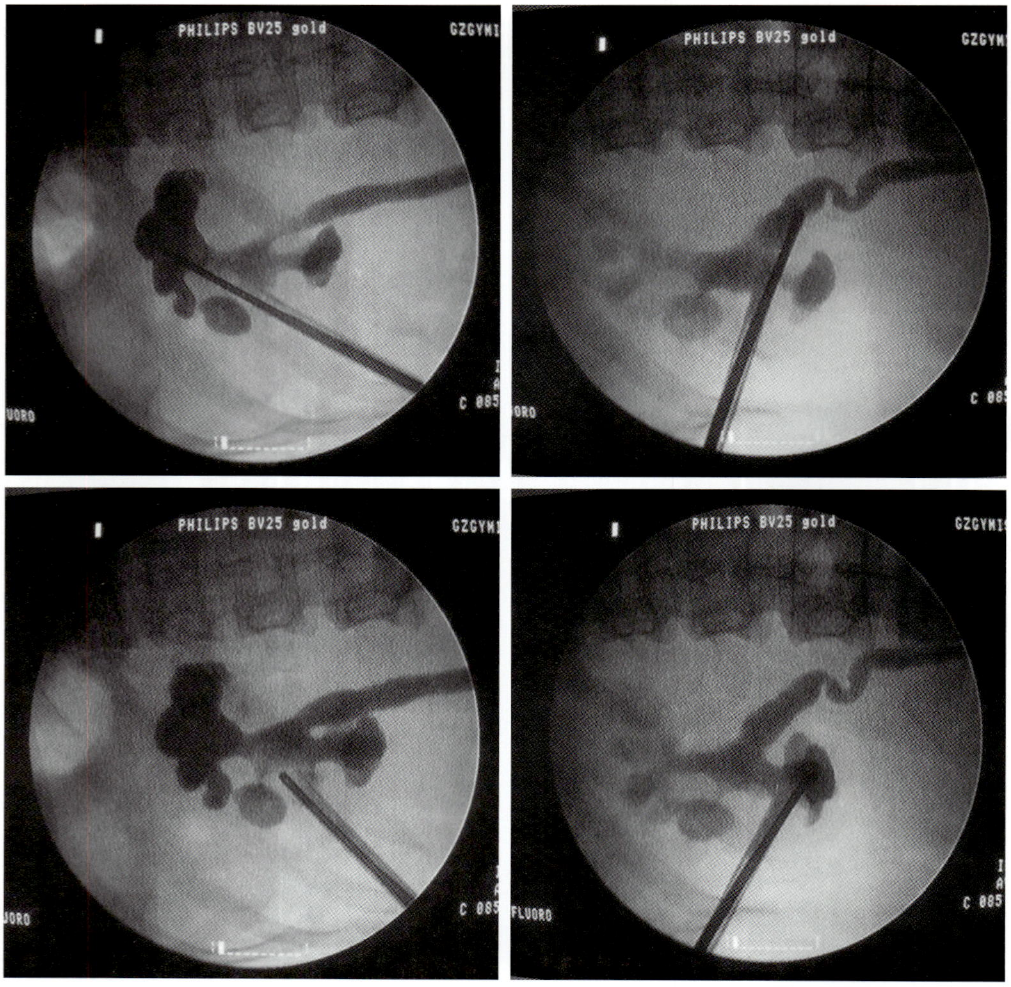

图 11-17　肾中极入路可到达的肾位置

穿刺应在患者呼气末进行。如果患者清醒，嘱患者呼气后短暂屏气；气管插管全身麻醉时，可由麻醉师使患者保持在全呼气状态。穿刺路径尽量短而直，首选肾上极的外侧肾盏。有时也可由第 11 肋间或第 12 肋下斜向上穿刺，与脊柱成 30° 夹角，建立的通路可处理肾上盏内的结石，但进入肾盂和其他肾盏时角度较大，需注意避免粗暴操作（图 11-18）。

如果穿刺点必须选择第 10 肋间，应尽量降低胸膜损伤对患者造成的损害。穿刺应快速准确，减少扩张次数，最好采用一步扩张法，在 X 线透视下确定通道鞘位于肾集合系统内。手术中保持流出道通畅，手术时间尽量缩短，减少灌洗液外渗。麻醉师需注意观察患者呼吸与血氧饱和度变化。手术结束时放置 DJ 管与气囊肾造瘘管，保证引流通畅。术后常规拍摄胸部 X 线片，了解有无液气胸。

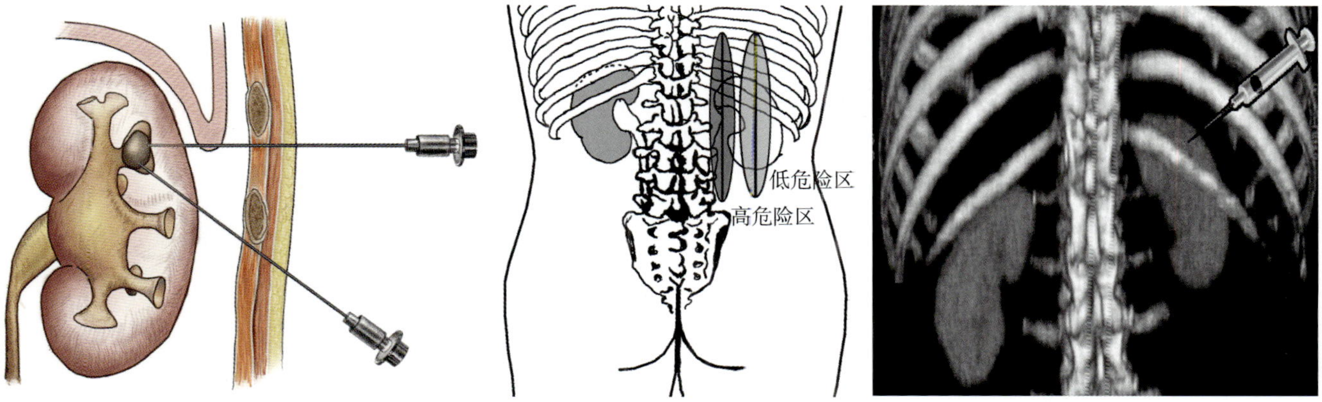

图 11-18　肾上极穿刺时选择的径路

（四）其他径路

选择一个皮肤穿刺点做多个“Y”形穿刺，分别建立肾上极、中极与下极通路，适于肾位置较低、肾上极接近第 12 肋的病例（图 11-19）。

盆腔异位肾由于被小肠遮挡，无法采用常规径路，可使用腹腔镜辅助先将肠管推开，再 X 线定位穿刺易于成功，已有多人报道成功病例。

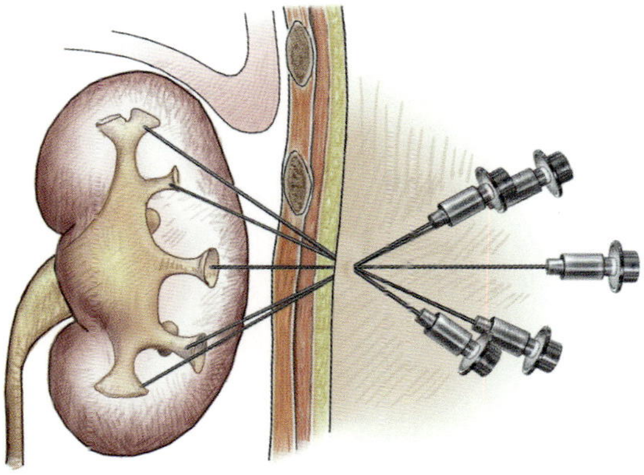

图 11-19　“Y”形穿刺径路

（李　逊）

第四节　微创经皮肾镜术

一、微创经皮肾镜术的特点

微创经皮肾镜术由于其扩张通道较小，术中损伤血管的概率小，穿刺点的选择不像传统的经皮肾镜术那样严格，故微创经皮肾镜术的手术适应证更宽，对小儿和一些不适合将通道扩张太大的病例如肾盏憩室合并感染、漏斗部狭窄合并肾盏感染等处理起来更为方便。相比传统的经皮肾镜术，微创经皮肾穿刺取石术具有下列特点：

1. 穿刺点在第 10～12 肋下腋后线至肩胛线之间区域，穿刺点范围较大。

2. 入路多选中盏入路，这样工作通道较短，肾镜可向上、下盏及输尿管大范围摆动，便于观察较多肾盏及同时处理输尿管梗阻。

3. 术中 X 线或 B 超定位，简单病例可只作术前 B 超、X 线照片定位，术中不用辅助定位。

4. 常规输尿管逆行插管后注生理盐水，人为肾积水，使肾盏扩张以利穿刺成功。

5. 常用腔镜　最常用 F12 李逊微创肾镜（图 11-20）或 F18 标准肾镜（图 11-21），有时也可使用 F8～9.8 输尿管硬镜。

6. 选择 F14～20 的工作通道，其中以 F20 的工作通道最为合适，可应用绝大多数内镜和碎石器械。

7. 低压灌注冲洗，辅以逆行插管冲洗，可保持术野较清晰。

8. 术中联合使用常规负压吸引装置（图 11-22），一方面能有效降低术中肾盂内压，降低尿源性脓毒血症的发生率；另一方面也可辅助吸出碎石、血凝块等，提高取石效率。

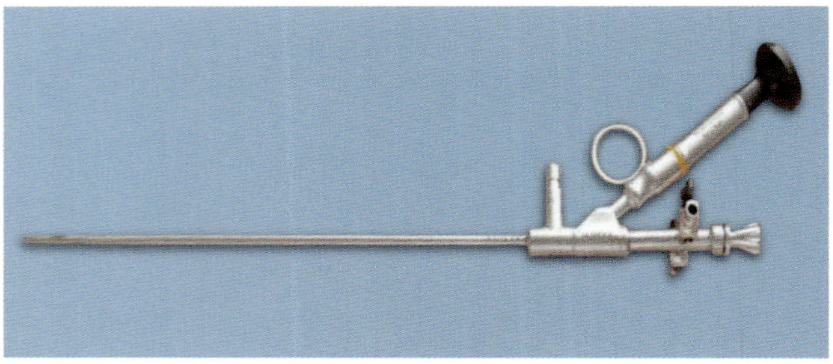

图 11-20　F12 李逊微创肾镜

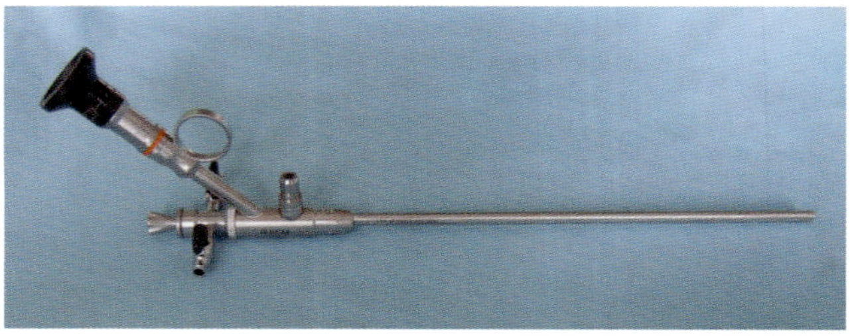

图 11-21　F18 标准肾镜

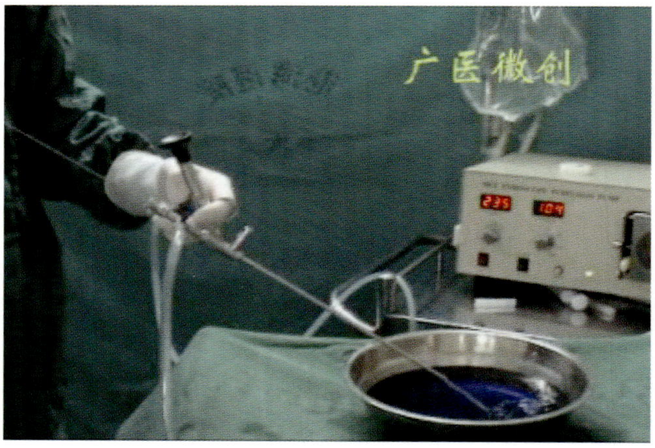

图 11-22　联合使用常规负压吸引装置

二、适应证、禁忌证和术前准备

（一）手术适应证

1. 肾结石，包括多发性结石、铸形结石、鹿角形结石、开放手术残留和复发肾结石。

2. 体外冲击波无法粉碎的结石和 ESWL 术后残留结石，ESWL 后严重石街（结合 URL 处理）。

3. 输尿管上段 L_2 以上、长径 > 1.5cm 的输尿管结石；或结石（L_2 以上）息肉包裹或由于肾积水致输尿管弯曲，ESWL 无效，输尿管镜手术失败。

4. 各种梗阻性或不明原因的肾积水。

5. 手术后上尿路梗阻，感染积脓。

6. 肾结石合并 UPJ 狭窄或肾漏斗部狭窄。

7. 特殊肾结石　孤立肾、移植肾或马蹄肾合并结石，肾盏憩室结石。

（二）手术禁忌证

1. 未能控制的全身出血性疾病。

2. 结石合并同侧肾肿瘤。

3. 严重心脏疾病和肺功能不全不能耐受手术者。

4. 未纠正的重度糖尿病和高血压者。

5. 极度肥胖，腰部皮肾距离超过 20cm 以上，建立皮肾通道有困难者。

6. 相对禁忌证为服用阿司匹林、华法林等抗凝药物者，需停药 2～4 周才可以进行手术。

三、手术基本器械

微创经皮肾镜取石术的基本器械包括带穿刺专用探头的超声装置、X 线设备、穿刺扩张设备、碎石取石器械、微创肾镜、灌注泵和电视监视装置等。由于微创经皮肾镜取石术常使用较小的 F18～20 工作通道，可利用输尿管镜手术设备开展手术，手术仪器和设备相对简化，节约资金。

具体的手术器械简单介绍如下：

（一）建立经皮肾微通道的器械

1. 穿刺针　由针鞘和针芯两部分组成，规格 18G。针鞘可插入 0.035in 的导丝。

2. 导丝　金属导丝 0.035in，斑马导丝性能好，软硬适中，扩张过程中不易打折扭曲，利于引导扩张，适合微通道经皮肾镜（MPCN）操作。

3. 扩张器　以筋膜扩张器（fascial dilators）实用，由不透 X 线之聚乙烯制成，从 F6 到 F22，以 F2 递增。F12 以上配有 Peel-away 塑料薄鞘。

（二）常用的内镜

主要包括 F8～9.8 输尿管硬镜、F12 李逊微创肾镜和 F18 李逊标准肾镜。微创肾镜、输尿管镜多为纤维镜，镜体有一定的弹性，稍弯曲不会改变视野形状。F8～9.5 输尿管镜和 F12 李逊微创肾镜都可通过 F14 口径以上的 Peel-away 塑料薄鞘，方便进入肾盂和狭窄、纤细的盏颈及输尿管上段；F18 李逊标准肾镜适用多种碎石取石工具，可替代传统肾镜用于 F20 口径以上的工作通道。

（三）碎石器和取石钳

常采用气压弹道碎石机（图 11-23）、钬激光（图 11-24）或超声碎石系统（图 11-25）等腔内碎石器进行碎石。取石钳常用 F3～5 鳄嘴取石钳。

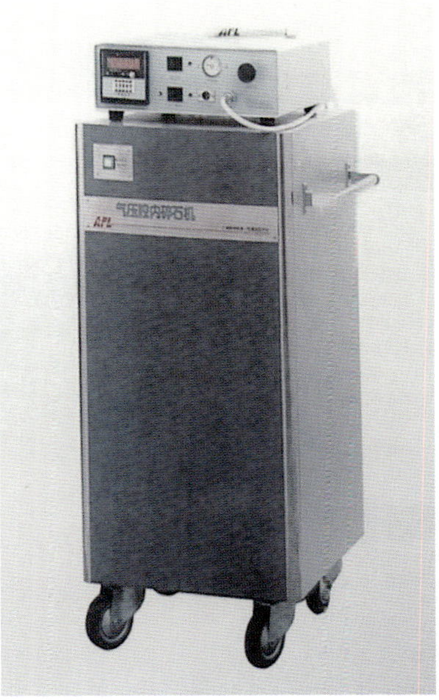

图 11-23　气压弹道碎石机

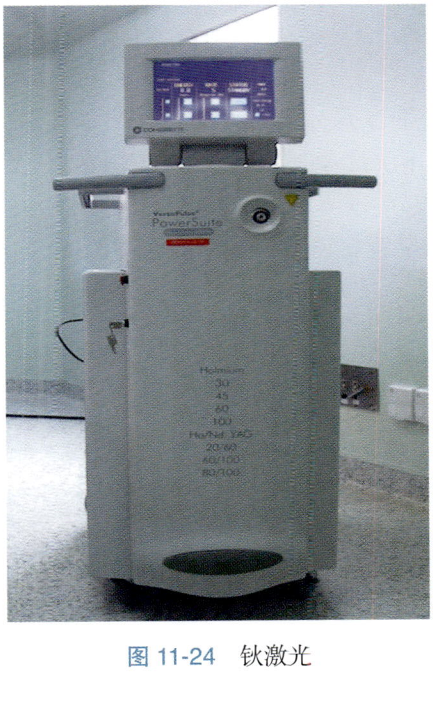

图 11-24　钬激光

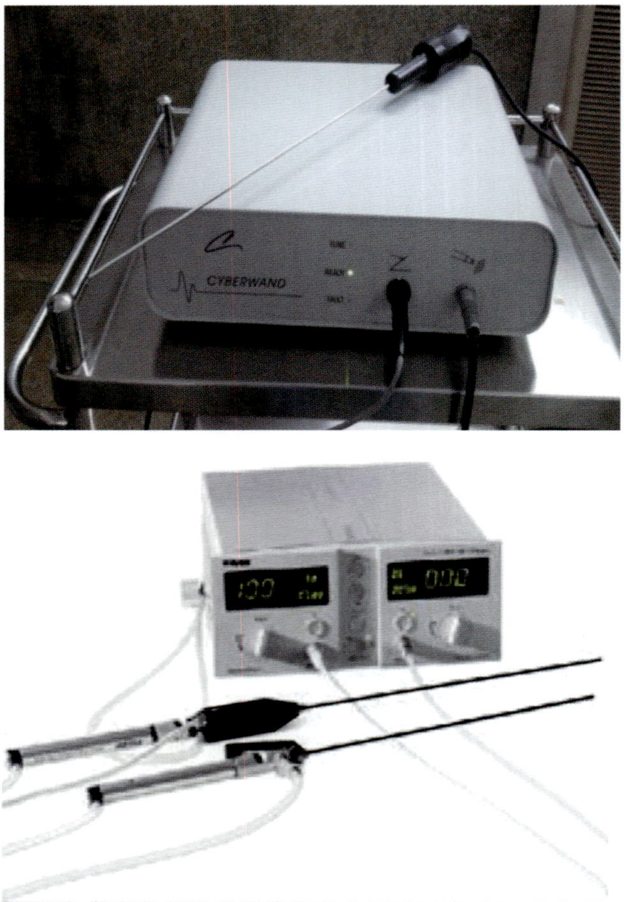

图 11-25 双导管超声碎石系统及 EMS 超声碎石系统

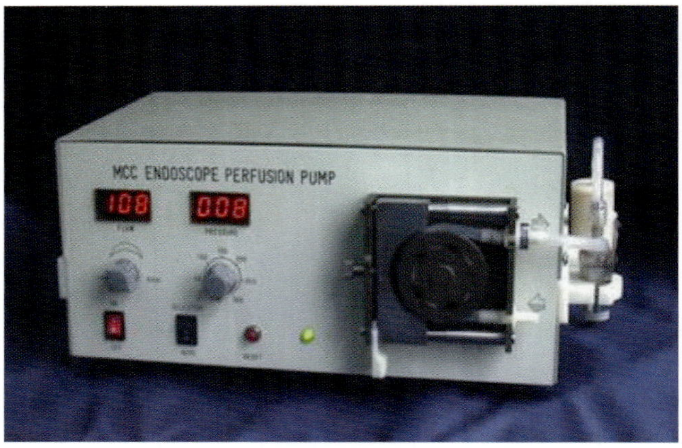

图 11-26 国产 MCC 灌注泵

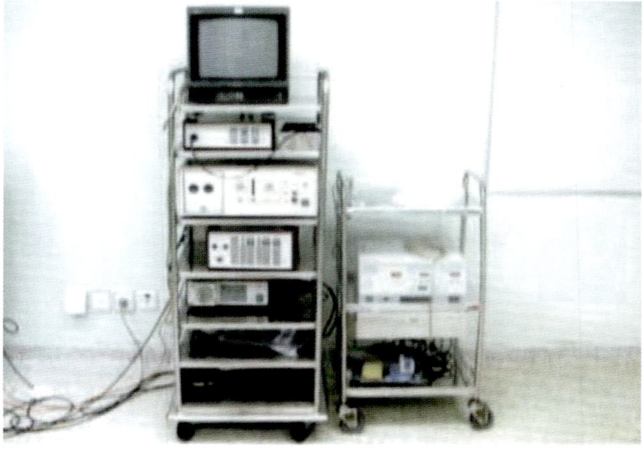

图 11-27 电视监视装置

(四)灌注泵

通过灌注泵冲洗可使腔内视野清晰，并可冲洗出细小的碎石，加快取石速度。灌注泵包括国产和进口机型，国产灌注泵(图 11-26)可产生高压脉冲喷流，较能满足微创经皮肾取石术的手术需要。

(五)电视监视装置

由摄像头、视频转换装置、光源、电视监视器组成，利于操作和教学(图 11-27)。

四、麻醉、手术体位和穿刺入路

1. 麻醉　通常采用连续硬膜外麻醉，简单的上尿路结石并有肾积水，可以在局部麻醉 + 静脉镇痛下进行手术。

2. 手术体位　通常采取完全俯卧位，亦可根据患者的情况或医师的经验选择其他手术体位。

3. 穿刺入路　对于输尿管上段结石、肾盂结石、肾下盏结石以及合并 UPJO 需同时作内切开者的入路多选择中盏途径，穿刺点常选第 11 肋间腋后线和肩胛下线之间的区域。

五、手术步骤

1. 先取截石位，向患侧输尿管内插入输尿管导管，术中经导管注水使肾盂积液便于穿刺(图 11-28)。

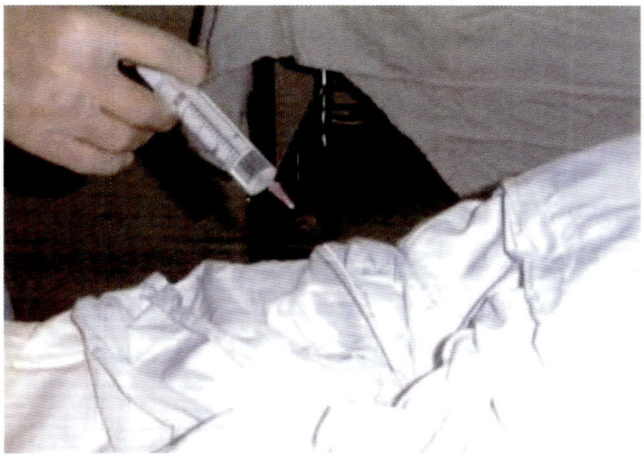

图 11-28 人工肾积水

2. 选择穿刺点，方法如下：

术前详细阅读 KUB、正侧斜位 IVP 片、B 超、CT 片，了解结石的位置及大小、集合系统解剖结构、肾积水程度等，选择和确定穿刺点。在经皮穿刺点和皮肾通道的设计和选择上考虑以下几点：

（1）穿刺点设计在第 12 肋下、第 11 肋间腋后线至肩胛下线之间的范围内，这样穿刺点的范围较大，选择到达肾和结石最短距离的穿刺路径。

（2）尽量选择肾盏穹窿部穿刺，减少穿刺建立经皮肾通道时损伤血管。

（3）从中盏后排肾盏入路，这样可以更大范围地从后排肾盏进入肾盂，有利于将内镜向肾上盏和肾下盏及输尿管方向摆动，可处理更多肾盏和输尿管结石及处理输尿管梗阻。

（4）对于鹿角形结石或多发性结石，可根据实际情况，一期或二期建立第二条或第三条皮肾通道，进行多通道碎石取石术（图 11-29）。

3. 穿刺成功后，逐渐扩张至所需的工作通道的大小。术者熟练掌握扩张技术后，也可一步扩张至所需的工作通道大小。

4. 腔内碎石与取石 从经皮肾工作通道中插入微创肾镜或输尿管镜，进入肾集合系统观察检查；应用不同碎石工具对结石进行碎石取石。碎石过程中应注意以下几方面：

（1）保持视野清晰：整个手术过程必须保持手术视野的清晰。对血凝块遮蔽视野应采用取石钳取出或以负压吸出；对于因感染肾内有脓液和脓栓，视野混浊，便用间歇负压吸引及冲洗，使视野保持清晰。

（2）细致观察检查：对肾集合系统进行观察检查时，通过转动和摆动微创肾镜的角度，有顺序地进行观察，通常首选观察肾盂，再通过肾盂观察输尿管上段，最后再观察各个肾盏。在观察检查过程中，应注意操作的力度，避免肾盏颈的撕裂引起的大出血。

（3）碎石与取石：通过调整 Peel-away 鞘的深浅

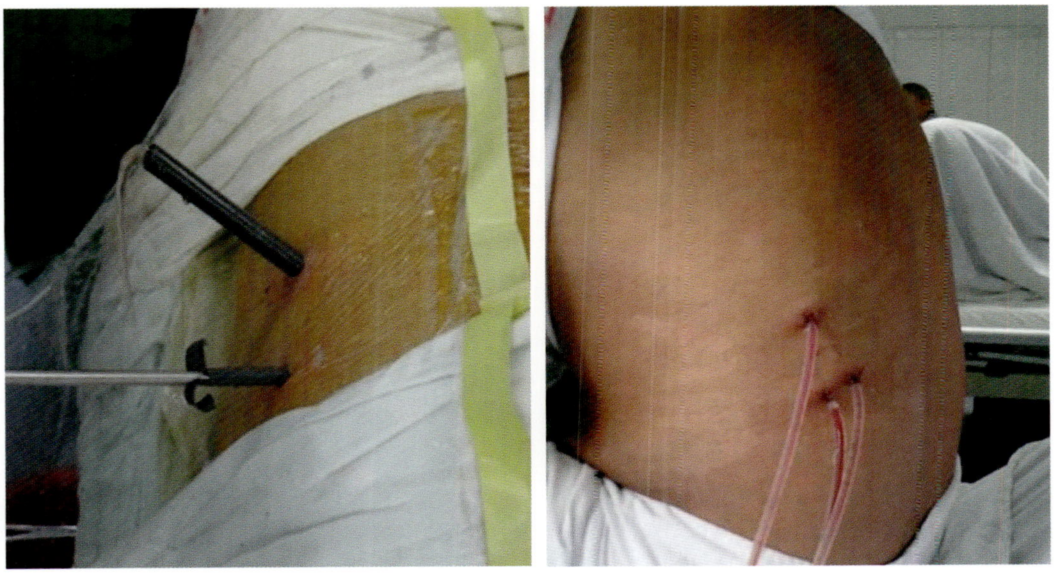

图 11-29 多通道经皮肾镜术

与角度，稍固定结石，气压弹道碎石机从结石一角或边缘开始，采用间断连击的方法碎石，使破碎的结石块不易散落在其他肾盏（图 11-30、图 11-31），稍大的用取石钳取出（图 11-32）；细小的碎石，利用逆行导管和灌注泵的加压冲洗，或利用负压系统直接吸出，可加快取石速度，提高结石的取净率。

（4）放置内支架管：结石清除后，将微创肾镜从肾盂进入输尿管，直视下将斑马导丝插入输尿管到达膀胱（图 11-33），拔除逆行导管，沿斑马导丝顺行放置 DJ 管。

（5）使用微创肾镜再次观察检查肾盂和各肾盏，冲洗、钳取残留小结石及血凝块。必要时可进行 X 线透视，确认有无残石，若仍有残石，可了解其与取石通道的关系。对因角度太大，肾镜摆动无法到达的肾盏内结石，可用注射器加压冲出。如确不能冲出，不必强行取出，以后可配合 ESWL 或输尿管软镜处理。对损伤出血明显，全身情况不允许继续手术的，应及时终止手术，留置肾造瘘管引流，待二期微通道经皮肾镜取石术（MPCNL）。

（6）取石完毕后，放置相应的肾造瘘管。

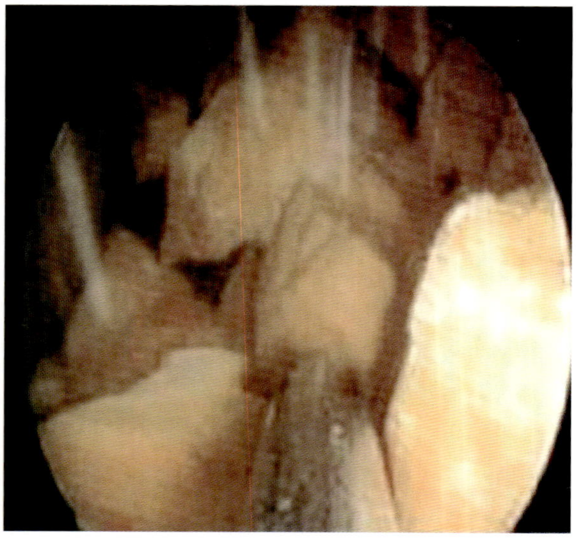

图 11-30　气压弹道碎石

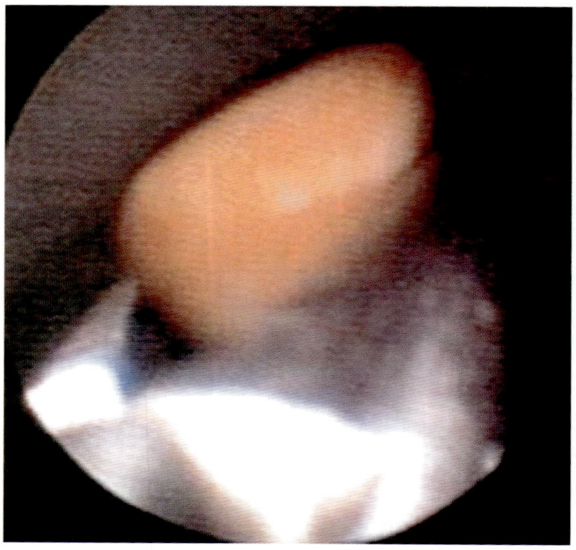

图 11-32　用取石钳取石

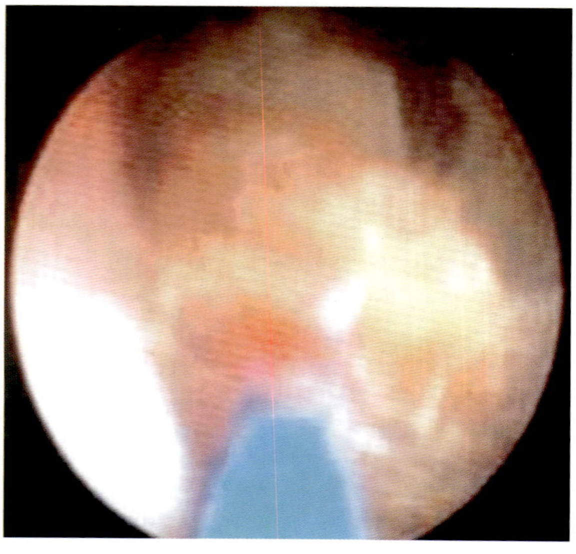

图 11-31　钬激光腔内碎石

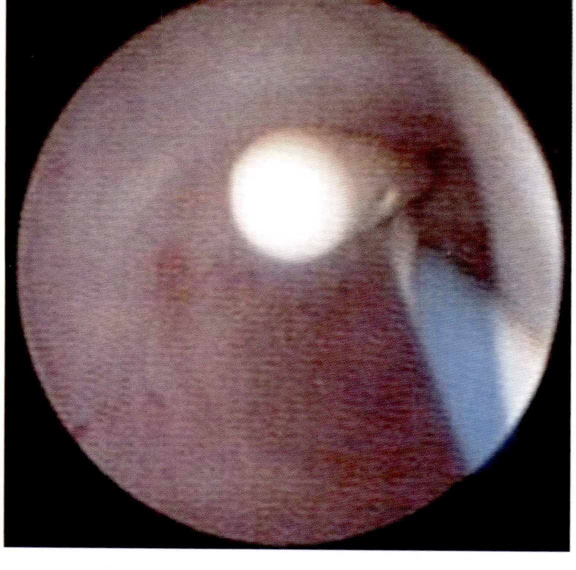

图 11-33　直视下顺行置入斑马导丝

六、微创经皮肾镜联合逆行输尿管软镜治疗复杂性肾结石

对于复杂性肾结石，由于肾集合系统本身的解剖学特点，单个通道常常难以取净结石，临床上多采用多通道取石以提高结石清除率。但是，穿刺通道数目的增加会增加肾实质的损伤及手术并发症的发生率。微创经皮肾镜取石术联合输尿管软镜技术能减少穿刺通道的数目，达到提高结石清除率、减少手术并发症的目的。

联合治疗时，经皮肾镜取石的入路多选肾中盏入路，经皮肾镜容易到达目标肾盏、输尿管上段及肾上盏、肾下盏，能最大限度地取出结石，而残留结石多位于中盏平行盏内。逆行输尿管软镜取石术对于肾中、上盏结石取石方便，而对于肾下盏结石常因为输尿管与下盏间夹角太小或是置入碎石光纤影响输尿管软镜的可弯曲度，进而影响取石，以上二者相结合，在一定程度上起相互补充的作用，有效地提高结石清除率。

患者取截石斜仰卧位，在硬性输尿管镜引导下置入斑马导丝，沿导丝置入 F12 输尿管软镜工作鞘，输尿管软镜经工作鞘进入肾集合系统内，检查肾盂及各肾盏，寻及结石后，体积较大结石先置入钬激光碎石。碎石后应用套石篮套取结石至肾盂内，经原经皮肾镜取石通道碎石并取出（图 11-34 ~ 图 11-36）；术毕留置输尿管内支架管及气囊肾造瘘管，术后第 2 天复查 KUB。

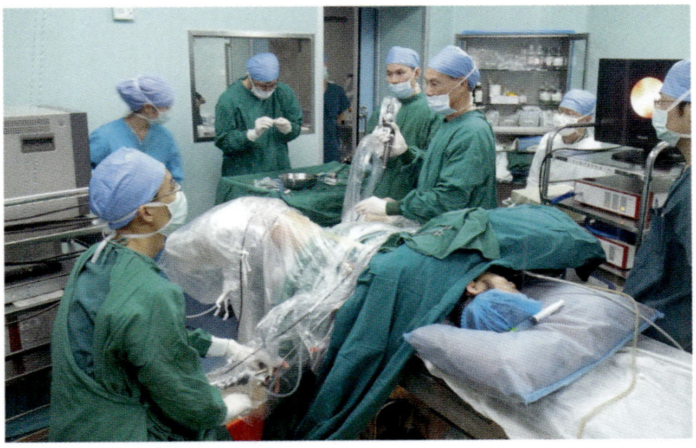

图 11-34 截石斜仰卧位下微创经皮肾镜取石联合逆行输尿管软镜碎石取石

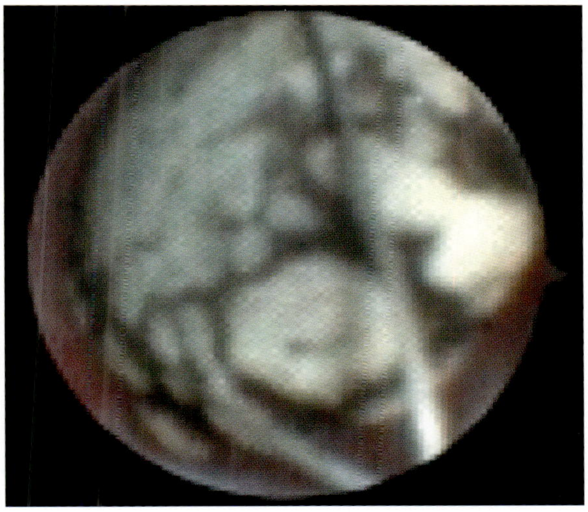

图 11-35 应用套石篮套取结石至肾盂内

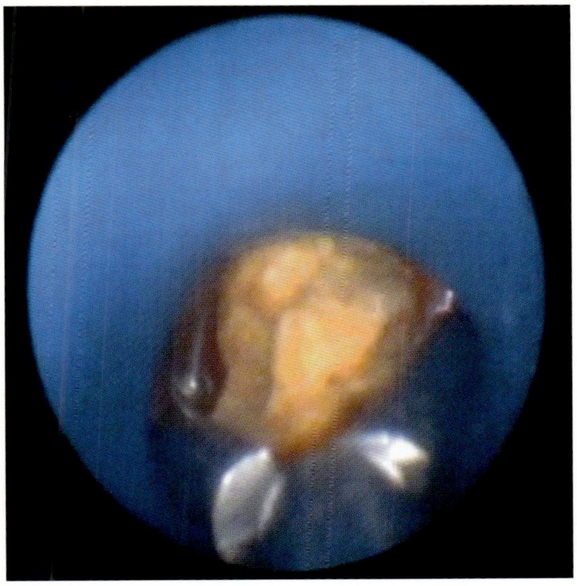

图 11-36 经原经皮肾取石通道取出结石

（李 逊）

第五节 标准经皮肾镜技术

标准经皮肾镜技术也称为“标准通道的经皮肾镜技术”，也称“常规通道”经皮肾镜技术，通道大小在 F24～30 之间，是相对于大通道（＞F30）及微通道（＜F20）而言。通道的大小直接关系到肾实质损伤的程度、出血的多少及手术的风险和取石的效率。早期的研究表明随着通道大小的增加，血管损伤的概率增加，导致术后通道皮质梗死的可能性增加，可能会影响肾功能，术后疼痛不适也相应增加。最近的研究显示微通道在减少出血、栓塞等并发症方面并未展现出明显优势，同样有研究显示 F11 及 F30 的通道术后瘢痕无显著差异，对于结石负荷较大的患者，微通道还存在视野偏小和取石时间较长等不足。

标准经皮肾镜的优势：标准经皮肾镜使用的操作通道较大，可以使用 F18 标准肾镜进行手术，视野更为宽阔和清晰。并且宽敞的出水通道在术中保持较好的流出速度，有效降低手术过程中的肾盂内压力，降低由于细菌及内毒素逆流入血导致的菌血症及脓毒血症发生的概率，并且能减少液体外渗及肾周感染的发生。同时，标准通道可以配合多种碎石清石系统，在碎石的同时将碎石屑通过负压装置吸出至体外。这对于结石负荷较大的鹿角形结石、感染性结石及结石合并感染的碎石手术至关重要，有效地缩短了手术时间，最大限度地避免了残余碎石屑的出现，减少感染等严重并发症。

一、定位方式

（一）X 线引导下穿刺扩张

X 线引导下穿刺定位术是目前国际上应用较为广泛的穿刺引导技术，通过向集合系统内注入造影剂来明确集合系统形态及结石位置，从而在 X 线引导下进行穿刺及通道的建立技术。

1. X 线定位的优点

（1）可以在射线引导下实时观察穿刺的方向和部位。

（2）在通道扩张过程中实时观察通道前端的深度，防止过浅或者过深。

（3）有利于初学者较快地掌握手术的流程。

2. X 线定位的缺点

（1）术中需要进行多次射线辐射，对于复杂性结石，医护人员、患者需要接受的辐射量相应会更多。尤其对于婴幼儿患者，过早的接触辐射对于甲状腺或者性腺的发育可能会有不利影响，需注意防护。

（2）对于 X 线阴性结石术中无法发现结石。

（3）特殊类型患者如脊柱畸形、间位结肠、异位肾患者，X 线定位无法明确临近脏器的位置，增加了周围脏器损伤的风险。

3. 操作步骤

（1）逆行经输尿管导管向肾集合系统内注入造影剂或空气使集合系统显影，使用空气的优势在于其密度比造影剂及尿液都低，在俯卧位情况下，可以最先对后组进行显影。

（2）在 90° 方向上 C 臂可以确定到达肾盏的平面，然后将 C 臂向操作者旋转 30°，使 C 臂的轴线与穿刺针平行，当目标肾盏确定时，可用弯钳进行标记。

（3）在选择好穿刺平面后，将穿刺针在血管钳的指引下刺入 1～2cm 以减少操作者受到的射线损伤，方向符合 Brodel 平面，避开肾门血管并减少尿漏，深度可以通过 C 臂转至水平位进行观察。当穿刺针在两个方向上均处于肾盏内，表示穿刺完成。

（4）拔除针芯，如果有尿液或者气体排出表示成功，通过穿刺针引导导丝进入肾盂内，切开皮肤退出穿刺针。

（5）在导丝引导下使用筋膜扩张器逐层扩张，使用 X 线观察穿刺深度及外鞘位置。

（二）超声引导下穿刺扩张

临床上常用的为 B 型超声，探头在人体皮肤表面滑动，以扇形或直线扫描方式向人体发射超声波并接受回波信号，经放大和处理后以亮度方式显示在屏幕上。肾的不同部位在超声下的回声是不同的，并且可以迅速在三维情况下得以体现。超声下肾纤维膜清晰可见，呈线样高回声。被膜下的肾实质为均匀的中低回声区。内侧扇形排列的圆形或者三角形的低无回声为肾锥体结构。中央区条带样不规则高回声为肾窦区，包含肾盂血管及脂肪。肾髓质为一透声区。肾盂积水表现为无回声区。超声影像的掌握需要一定的专业知识和实践，需要相对较长的学习曲线，加之穿刺过程两手配合要求较高，这也是为什么超声定位的经皮肾镜手术尚没有在全世界普及的主要原因。在B超下分辨出肾内结构、血管及结石至关重要。B超影像下需区别结石、血管钙化、气体及脂肪，也要区分肾盏积水、肾囊肿及憩室。对于B超不确定或者不清晰的影像需要结合CT等检查来明确。

1. B超定位的优点

（1）操作简便、快捷、安全、准确。

（2）良好显示透X线结石。

（3）无影像重叠，多角度探查肾内结构，观察与临近器官关系，防止周围脏器损伤。

（4）彩色多普勒超声可以明确血管位置，防止较大血管损伤。

（5）对特殊患者无体位要求，无放射性损伤，如严重脊柱畸形或婴幼儿结石患者，超声定位有更加独特的优势。

2. B超定位的缺点

（1）超声影像受制于超声分辨率的高低。

（2）在使用筋膜扩张器时较难进行实时监测通道扩张的深度。

（3）术中液体外渗会对超声影像产生影响。

（4）医生对B超的熟练程度也会影响手术效果。

二、手术器械与设备

1. 肾穿刺造瘘套装（图 11-37） 含带外鞘的穿刺针、金属导丝、筋膜扩张器、剥皮鞘、肾造瘘管及封堵帽。

2. 套叠式金属扩张器（图 11-38） 拉杆天线（F6），F9、F12、F15、F18、F21、F24扩张金属外鞘一套。

3. 肾镜及输尿管镜。

4. 碎石、取石设备及器械 如EMS碎石清石系统，钬激光，气压弹道，取石网篮，取石钳。

5. 液体灌注泵 新近推出的带有肾盂内压检测系统的灌注泵，对于控制肾盂内压力有良好作用。

6. 电视监视系统 摄像系统，视频转换系统，监视器。

碎石器械与设备详见“五、标准通道经皮肾镜碎石器械及设备的选择”。

三、手术

（一）麻醉

选择全身麻醉或硬膜外麻醉，对于婴幼儿及严重脊柱畸形患者建议全身麻醉。

（二）体位

经典体位是俯卧位，术者操作方便，穿刺点选择范围较大，镜体摆动不受体位影响，腹部加垫可以适当固定肾，减少穿刺及扩张过程中肾移动的幅度，是最常用的一种体位。对于心肺功能不佳无法

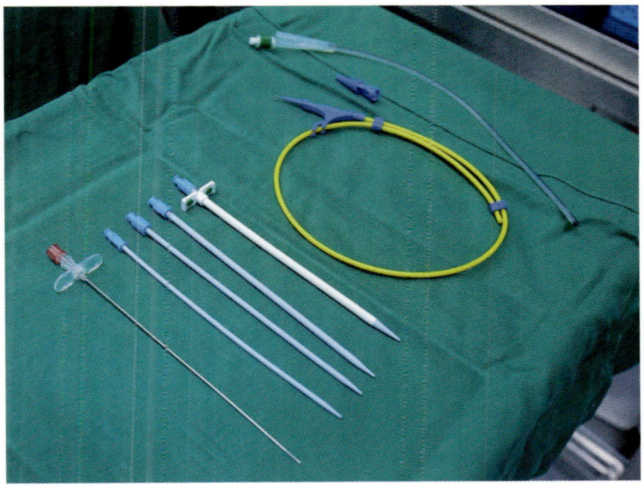

图 11-37 肾造瘘穿刺套装

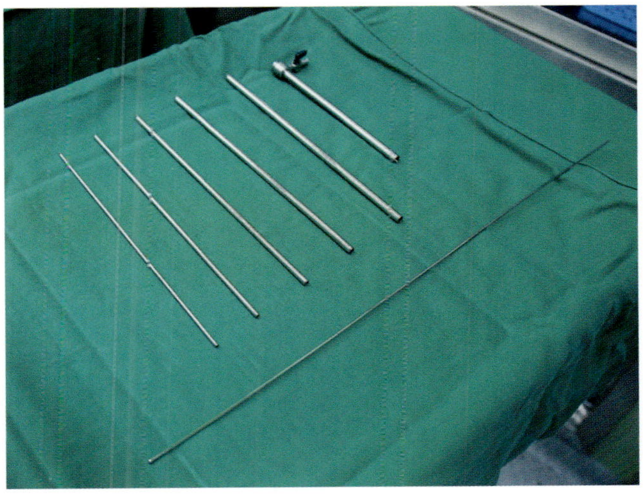

图 11-38 套叠式金属扩张器

耐受俯卧位者可选择侧卧位或者斜仰卧位，需要进行顺逆行多镜联合即经皮肾镜联合逆行输尿管软镜手术的患者，采用斜仰卧截石位。

（三）手术步骤

1. 截石位，膀胱镜下向患者输尿管置入 F5 输尿管导管至肾盂，留置尿管并固定，输尿管导管末端连接输液器持续灌注充盈集合系统。改俯卧位，垫高腹部，暴露术野。

2. B 超探头与肾长轴平行方向观察肾整体轮廓，肾与周围脏器毗邻关系，观察结石的位置及其与集合系统的关系，选择目标盏。目标盏的选择原则与微通道肾镜一致，原则上是距皮肤较近，即皮肾通道较短，通过此通道可以完全清理结石或处理大部分结石，通过此通道可以尽可能探及较多的肾盏。穿刺点体表区域为腋后线与肩胛线之间的区域，从第 12 肋下或第 11 肋间入针。可以选择从 B 超的头端入针（图 11-39），也可以选择从探头的侧方入针，尤其对于结石位置偏高的患者从 B 超侧方入针避免损伤胸膜。穿刺方向与目标盏长轴基本一致，减少肾镜摆动造成的肾实质裂伤。穿刺针肾的入针点为肾盏穹窿部。穿刺过程必须在 B 超监视下进行，明确穿刺针走行的路径，防止针道偏移。当穿刺针成功进入肾盏后，拔出针芯可见尿液溢出，有些肾盂内压力较低或者积水不重的患者，可通过注射器负压抽吸明确有无尿液。

3. 确定位置无误后，沿穿刺针置入引导导丝，用尖刀切透皮肤全层，长度约 1cm。拔除外鞘留置导丝（图 11-40），顺导丝用筋膜扩张器逐步扩张。通道扩张的方式大致有三种：第一种是采用“一步法”，使用筋膜扩张器或套叠式金属扩张器一次性扩张通道至标准通道。第二种是“两步法”，首先使用筋膜扩张器逐步扩至 F16，留置剥皮鞘（Peel-away）（图 11-41），使用输尿管镜做肾镜，观察外鞘位置，确定无误后更换金属扩张器逐步扩张至标准通道（图 11-42）。第三种是使用一次性球囊扩张导管将通道直接扩张至标准通道（图 11-43）。

4. 工作外鞘建立后，置入肾镜，持续生理盐水灌注冲洗视野，保持视野清晰。观察结石位置及大致质地情况，使用 EMS 超声负压装置、钬激光等设备将结石粉碎清除。观察其余各盏有无残石。留置输尿管支架管。留置肾造瘘管。

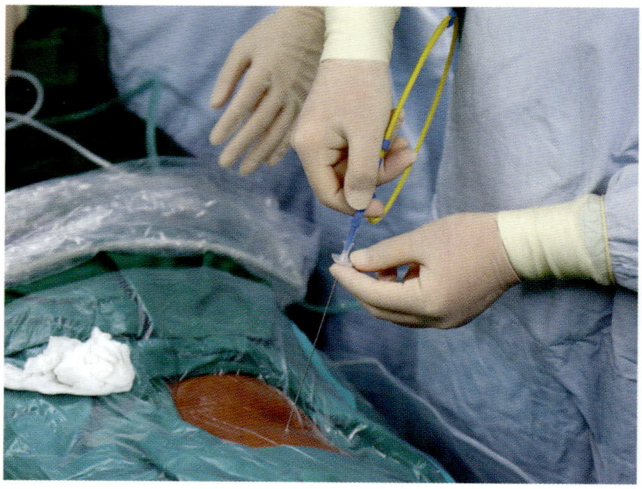

图 11-40　顺入引导导丝

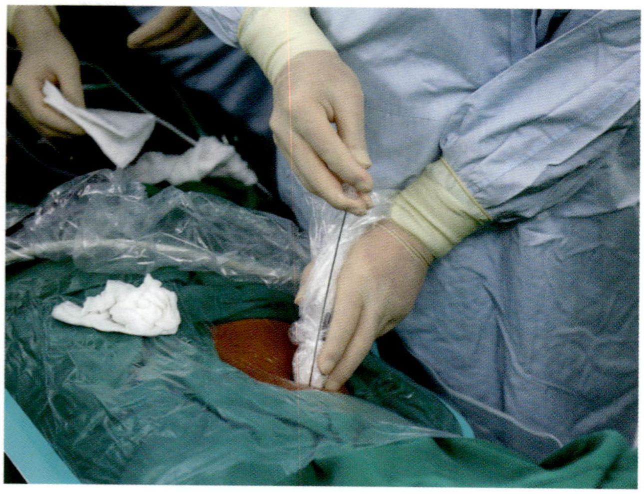

图 11-39　B 超引导下徒手穿刺

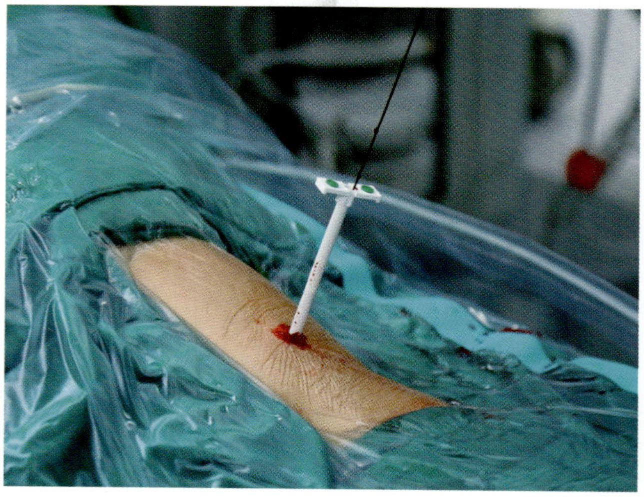

图 11-41　两步法建立通道（F16 剥皮鞘）

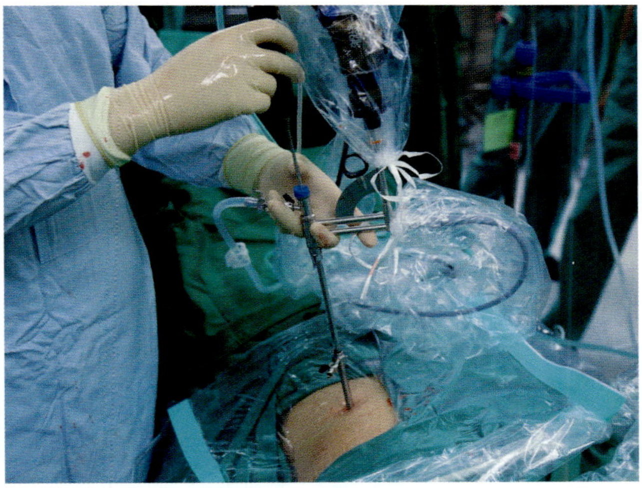

图 11-42 工作通道建立完成

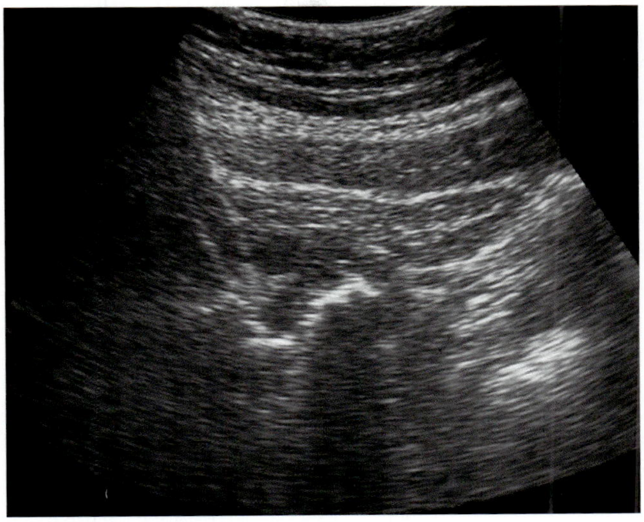

图 11-43 B 超实时监测球囊扩张建立通道

四、注意事项

1. 手术体位对于手术的成功进行至为重要，我们常规选择俯卧位，腰腹部垫高，使肾后移更贴近背侧，利于穿刺。尽管有文献报道仰卧位或者斜仰卧位同样可靠，而且对于心肺功能不全的患者更为安全，我们经验认为侧卧位患者体位比较容易固定，术者操作更为舒适。

2. 超声定位有其独特的优势，使用多普勒超声可以探查肾盂肾盏扩张程度，肾内血管位置及穿刺路径上是否有粗大血管及临近脏器，这对于初学者和肾结构变异、孤立肾、脊柱畸形、婴幼儿患者非常重要。肾结石在 B 超下的影像表现为点状、团块状或者弧形强回声影，由于结石密度较大，超声无法穿透，因而在结石后方可见明显的声影。含钙类结石密度较大，质地较硬，后方声影较明显，而不含钙结石由于质地较软，后方声影乜不甚明显（图 11-44）。穿刺位置常选择在竖脊肌外侧缘，通过 Brodel 无血管区进入肾可以最大程度地避免大血管损伤。我们强调入针点要在肾盏穹窿部进入肾盏，此处肾皮质血供最少，出现严重出血的概率也最小。肾上、下两极常有极支血管，上、下盏的穿刺容易损伤血管，辅助多普勒血流显像可以更可靠地避开大血管（图 11-45）。

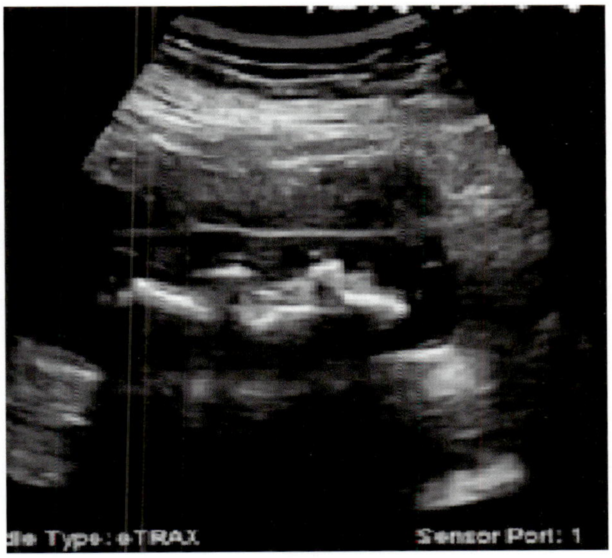

图 11-44 肾结石的 B 超影像

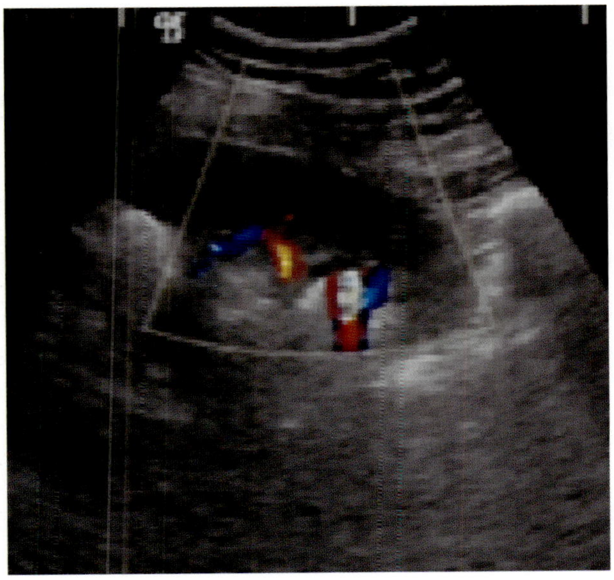

图 11-45 超声多普勒血流图

3. B 超引导下穿刺方式分为徒手穿刺和使用穿刺引导装置穿刺两种。徒手穿刺更为灵活，可以根据实际情况变化进针角度，并可以根据患者的呼吸动作进行进针点的微调，使用更加方便简洁，也是我们最常使用的方式。使用穿刺引导装置可以缩短穿刺的学习曲线。

进行穿刺时应当紧密与皮肤接触，防止穿刺通过真皮层时针尖发生弯曲，同时为了保证入针方向的准确性，应使穿刺针始终保持在声束中央。近年推出的“GPS 导航系统”超声是将特殊的位置感应器分别嵌入探头和穿刺针中，感应出两者的相对运动，以电信号的方式传输到计算机工作站中，计算出两者的距离和位置，实时显示在超声图像上，使用 GPS 导航系统可以减少经皮肾穿刺的学习周期，根据引导线的提示来调整穿刺针的角度和深度，无需手动调整针的方向，对于初学者来说增加了穿刺的安全性，并且可以在探头周边任意位置和角度进行穿刺，更加安全和可靠。

4. 在通道建立过程中，引导导丝的位置十分重要，要保持导丝的位置相对固定，防止导丝在穿刺扩张过程中位置偏移出集合系统。我们推荐使用“J”形导丝引导扩张，“J”形导丝的尖端位于集合系统内，当扩张器尖端触碰到导丝尖端时会有阻力感，提示穿刺深度已到位，防止盲目扩张导致的通道过深。扩张器包括逐级筋膜扩张器、金属共轴扩张器及高压球囊扩张器几种，选择何种扩张器取决于术者的熟练程度和喜好，许多研究认为扩张器对于肾的损伤是相似的，也有研究认为球囊扩张器具有出血更少、输血率更低的特点。而有学者认为球囊扩张法在“瘢痕肾”中效果不佳，球囊扩张多为一次性使用，建立多通道需要另外增加通道鞘。多年来，我们一直向大家推荐“两步法”建立标准通道。“两步法”建立标准通道可以减少一次性建立通道可能出现的通道丢失风险，更加有效地避免了盲目扩张导致的肾损伤。首先使用筋膜扩张器将通道扩张至 F16，置入输尿管镜观察通道位置情况，适时调整通道位置，更换金属扩张器逐步扩张至标准通道。“两步法”的及时调整，等于一次“改过自新”的机会。开展标准通道经皮肾镜手术初期，仍然是主要的通道建立方法。通道扩张过程中应遵循“宁浅勿深”的原则，扩张后放入外鞘后需注意外鞘与扩张器尖端的距离，如果外鞘位置正确，一般会有清亮或者淡红色尿液溢出。近年，我们推荐使用一次性球囊扩张导管扩张，导管置入及扩张过程可以在 B 超实时监视下进行，避免通道的移位，做到了全超声实时监控下建立皮肾通道。

5. 目标盏的选择至为重要，好的目标盏可以减少穿刺扩张风险，减少通道数目，减少出血的风险，我们通常选择背侧中组肾盏，皮肾通道最短，可以探及最多的肾盏，取出更多的结石。由于每个人的肾集合系统解剖结构不尽相同，通过单一通道不一定能取尽所有结石。对于肾盏细长、盏颈较窄、上下盏角度较大的鹿角形结石患者往往需要多通道碎石，极力探及“平行盏”有可能导致肾盏盏颈撕裂而引发严重出血。碎石操作时镜身摆动不宜过大，宁可再次穿刺建立通道也需注意肾盏盏颈的保护，防止盏颈撕裂造成出血，或术后出现肾盏盏颈狭窄闭锁。术中配合膀胱软镜或输尿管软镜联合钬激光可以将目标盏未能发现的结石粉碎，“多镜联合”技术对于鹿角形结石或者多发复杂结石可以减少通道个数，减少出血量，减少手术并发症的发生（图 11-46）。对于质地坚硬的结石可使用气压弹道将结石碎成小块状，再使用超声碎石将结石吸出，或者使用钬激光将结石粉碎后冲出肾外。

6. 穿刺尿液浑浊的患者需考虑结石合并感染或者感染性结石，术前规律地抗感染治疗必不可少。有些患者结石梗阻严重，抗感染治疗无效，需行肾造瘘引流二期手术或者行经皮肾镜取出部分结石解除梗阻方能控制。此类患者手术风险极大，术中应用抗生素，注意灌注液加温，灌注压力不要过大，保持“肾盂内低压”，并保证出水通畅，防止术

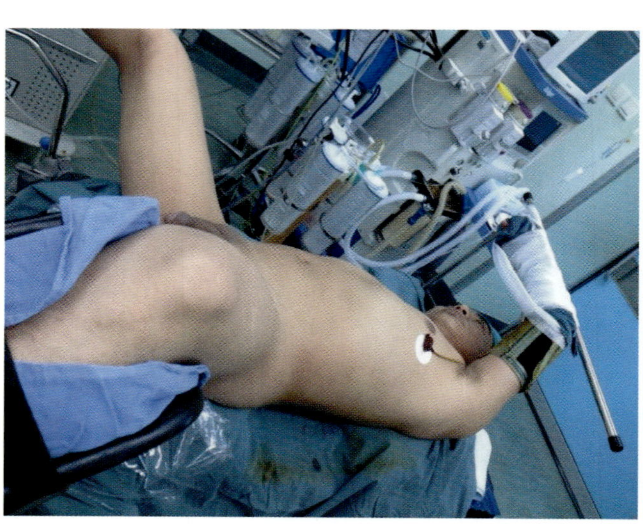

图 11-46　多镜联合常用体位——斜仰卧截石位图

中大量细菌入血引发脓毒血症。术中给予地塞米松 10mg、呋塞米 10mg 减轻炎症反应，减少毒素吸收，尽量缩短手术时间，术后留置肾造瘘管充分引流。密切监视患者生命体征情况。观察肾造瘘管引流量及尿液色泽。并继续给予对症抗感染治疗，直至患者病情平稳。

五、标准通道经皮肾镜碎石器械及设备的选择

腔内碎石设备及器械的不断改进使泌尿外科医师进行经皮肾镜手术更加得心应手。钬激光、弹道、超声碎石系统的广泛应用，对于绝大部分结石有着良好的效果。钬激光是利用元素“钬”作为介质的脉冲式激光，其产生的光热反应引起的高能量可被周围的水及结石吸收，产生的高温可以使结石发生化学反应，同时结石周围的水产生气泡破碎结石，导致结石的碎裂。钬激光广泛应用于微通道或更小通道的经皮肾镜手术。气压弹道的工作原理是通过气体压缩机将压缩气体产生的能量用来驱动碎石机手柄内的子弹体，子弹体撞击碎石探针作用于结石而将结石击碎。其特点是可以粉碎结石而不损伤黏膜，但无法清除结石。超声碎石的原理是超声发生器产生连续超声波，在转换器内产生机械振动能，使超声探针产生纵向振动撞击结石。换能过程产生热量，因而探针设计为中空，灌注液被持续抽吸出体外起到冷却作用，防止换能器和探针产生的热损伤，冷却的同时使碎石被吸出体外。其特点是具有粉碎及清除结石的能力，但对质地坚硬的结石碎石效率较低。气压弹道配合超声联合应用可以起到更高效的碎石清石效果。瑞士 EMS 公司推出的 Swiss Lithoclast Master 具有联合气压弹道及超声碎石清石系统两种功能，有学者将其作为复杂肾结石治疗上的“里程碑”。在整个碎石清石过程中无需反复进出肾镜进行冲洗，基本也无需套石篮等工具，减少了通道迷失的风险，提高了碎石清石的效率。

国内标准通道经皮肾镜技术较多使用 F24 通道，配备 F20.8 肾镜，操作通道可达到 F10.5，可以使用多种能量形式的腔内碎石清石设备，容纳 3.3mm 超声探针自由出入。如果使用 F25 通道，可以使用 3.8mm 碎石探针，碎石清石效能进一步提高。碎石过程中，一般将气压弹道能量设定为 80% ~ 100%，频率设定为 8 ~ 12Hz，超声能量设置范围为 60% ~ 80%，占空比（单位时间内脉冲输出时间所占的比例）设定根据设备可以调整为 60% ~ 100%。标准通道宽敞的出水空间是保证肾盂内低压的基础，使用超声碎石一方面提高了碎石效率，另一方面进一步降低了肾盂内压力，有效地减少了碎石过程中由于肾盂内压力增高导致的毒素、致热源的吸收，降低了尿源性脓毒血症及感染性休克的发生概率，提高了结石合并感染及感染石治疗的安全性。

（李建兴）

第六节 经皮肾镜术后并发症

经皮肾镜手术围术期并发症概率较常规开放手术更高，且较容易出现严重的并发症，微创但高风险是真实的写照。对于围术期并发症的预防及处理是否得当决定着手术的成败。按并发症发生的时间划分为术中并发症及术后并发症。

一、出血

（一）术中及术后早期出血

1. 术中出血可发生在穿刺过程中、通道建立过程中、碎石操作过程中等环节。最常见的出血部位来源于通道本身。穿刺部位不准确、扩张手法不正确或者肾解剖结构变异均可以导致肾实质的出血，出血来源分为静脉出血及动脉出血。静脉性出血更为常见，表现为在灌注流量低的时候视野模糊，可见血性液体溢出，加大灌注流量可以明显改善视野。动脉性出血多为操作通道边缘小动脉出血，表现为在保持较高灌注流量的时候可见通道边缘持续性出血。此类出血可将工作外鞘末端插入集合系统内通过压迫进行止血保持视野清晰，使得手术得以继续进行。手术操作过程中突然出现的视野偏红、模糊不清多由于肾盏盏颈撕裂导致，可以通过堵塞流出

通道造成肾盂内血块产生足够压力压迫止血。如果无法止血则需留置球囊导管进行压迫止血，待出血停止后择期二期手术。还有一种常见的术中出血是坚硬、锐利的结石或碎石器划伤对侧壁引起，多经暂停手术或夹闭肾造瘘管可以止血。

2. 预防及治疗　选择最佳的穿刺部位是预防出血的最关键因素。在超声或者 X 线定位下明确肾集合系统的结构，保证穿刺针从肾盏穹窿部进入肾集合系统至为重要。为避免盲目大口径扩张造成的肾实质损伤，我们推荐采用“两步法”建立标准通道，尤其对于初学者来说，“两步法”在很大程度上减少了由于扩张不到位、通道偏移、扩张过深导致的出血。在建立通道的过程中，要遵循“宁浅勿深”的原则，防止筋膜扩张器将集合系统穿透，导致靠近肾门的实质部分扩开，造成严重的出血。近期我们使用一次性球囊扩张导管进行“一步式”扩张可以更进一步减少术中出血，同时，使用球囊扩张可以在 B 超实时监视下观察球囊的位置及通道情况，增加了安全系数。

通道中的静脉出血可以通过外鞘压迫进行止血，效果不佳时可给予加压数分钟观察或使用电极进行凝烧止血。我们强调在手术操作过程中一定要保持动作轻柔，镜体的摆动幅度不宜过大，防止肾盏盏颈的撕裂出血。不要过度尝试去探及角度不佳的肾盏。联合膀胱软镜或输尿管软镜及钬激光进行“多镜联合”可以减少术中所需通道及出血。对于未合并肾盂内感染的患者，术中轻微的出血影响视野，可以通过适当加大水流灌注来解决。操作结束时注意检查操作通道上是否有活动性出血。内镜下电凝可以将大部分静脉及小动脉凝闭，而对于血管丛或视野不清、看不到明确出血部位的情况，凝烧的效果不佳反而有可能加重出血，可以留置气囊肾造瘘管进行牵拉止血，同时夹闭肾造瘘管通过增加肾盂内压力止血，术后配合止血药物及卧床休息多能有效控制出血。

（二）术后迟发出血

术后尿液清亮之后肾造瘘管或者尿管轻微出血多为肾造瘘管或者输尿管支架管刺激所致。嘱患者多卧床休息，多饮水，给予止血药物治疗往往能缓解。如出血明显，造瘘管颜色呈鲜红色且颜色较深，需考虑有活动性出血的可能，严密观察血红蛋白变化，可夹闭肾造瘘管增加肾盂内压力压迫止血，如血红蛋白下降明显，应给予输血治疗。术后迟发性出血多为动静脉瘘或者假性动脉瘤形成（图 11-47），假性动脉瘤的形成是因为在最初穿刺或扩张过程中损伤血管壁，血管壁在之后过程中逐渐变得薄弱，最后破裂，血液汇入集合系统，表现为间断的严重出血和好转交替。动静脉瘘的形成是由于损伤了近端的动脉和静脉，由于没有周围组织压迫，导致血液从压力高的动脉直接汇入压力低的静脉，这种出血可能术后立刻出现，也可能表现为迟发出血，出血多为持续性。上述两种情况保守治疗效果不佳，应及早选择高选择性肾动脉栓塞术。栓塞成功后可保留大部分患肾功能，出血部位肾皮质显影暗淡（图 11-48）。

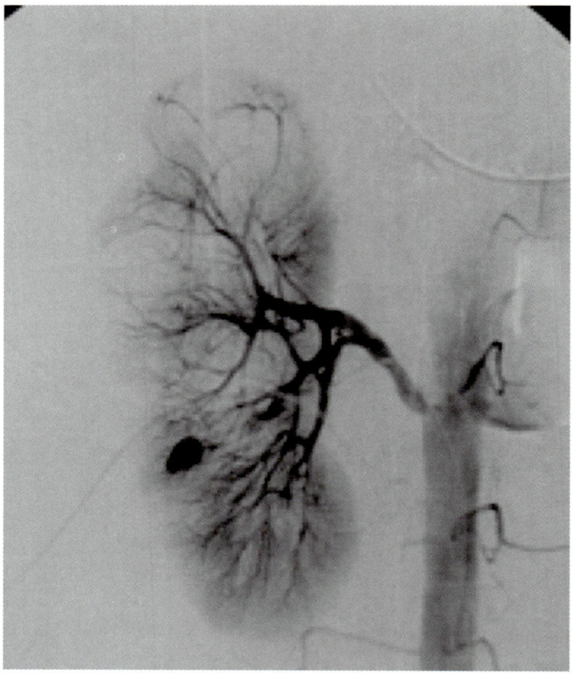

图 11-47　假性动脉瘤

二、肾集合系统损伤

1. 肾集合系统的损伤主要出现在扩张过程或碎石过程中。在通道建立过程中，使用扩张器逐步扩张通道时力量过大，扩张过深导致对侧集合系统黏膜撕裂或压开，引发集合系统穿孔。碎石过程中不恰当地使用碎石设备，可以造成肾盂肾盏黏膜的损

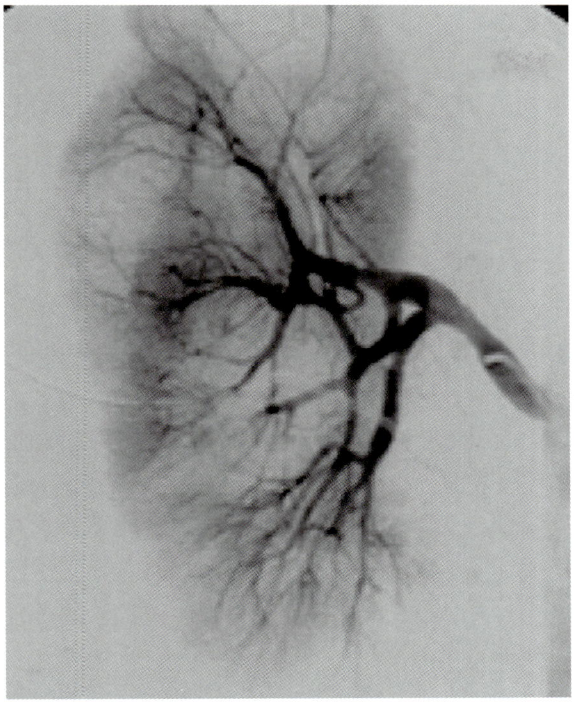

图 11-48 高选择性肾动脉栓塞术后

伤。断面锐利的坚硬结石也可以划开肾盂壁甚至肾实质全层。肾盂穿孔尤其在靠近肾盂内侧壁碎石中更容易出现。肾盂内感染或者慢性炎症可以导致黏膜水肿质脆，增加了出现损伤的概率。

2. 预防及治疗 集合系统的损伤重在预防，在保证穿刺针进入集合系统后，初步估计导丝的位置，可以通过 B 超来明确导丝的位置是否正确。在逐步扩张通道的同时可以通过扩张器前端触碰导丝来确定深度，防止通道过深。对于无积水的肾盏或者盏颈闭锁的小肾盏，导丝的位置不易固定，容易导致导丝脱出至肾外。所以在扩张过程中，遵循“宁浅勿深”的原则也可以避免或减少集合系统的损伤。在使用碎石器械进行碎石时，首先要保证金属探头对结石的作用力不要过大。对于质地坚硬的结石，持续轻柔的作用压力较间断的重击效果更好，气压弹道对于此类结石的碎石更为高效。将探头在结石表面多点移动有助于结石粉碎。碎石过程中尽量避免顶在同一部位肾盂肾盏黏膜上持续做功。如果已经出现了肾盂穿孔，则应减少水流灌注量，使用生理盐水为冲洗液，根据情况决定是否进一步手术。术后留置输尿管支架管及肾造瘘管。如果穿孔导致出血，视野模糊，则需停止手术，择期行二期手术处理。

三、尿源性脓毒血症

1. 当尿路感染出现临床感染症状，并伴有全身炎症反应综合征（SIRS）时就可以诊断为尿源性脓毒血症。尿源性脓毒血症约占全身脓毒血症的 5% 左右。其中革兰氏阴性杆菌是最主要的致病菌。感染性结石患者术后出现脓毒血症的比例明显高于非感染性结石患者。同时，肾功能不全也增加了上述风险。尿源性脓毒血症也是泌尿系感染发展过程中的一个环节，其最终可以发展成为感染中毒性休克。当泌尿系感染患者出现发热（T>38℃）或者低体温（T<36℃），心率 >90 次 / 分，呼吸急促，神智改变，无糖尿病患者出现高血糖，就应该怀疑尿源性脓毒血症的可能。脓毒血症起病迅速，进展快，大量尿液细菌和结石携带细菌随灌洗液经过开放的静脉进入循环系统，释放大量内毒素，严重脓毒血症死亡率高达 20%～40%，因此必须引起足够的重视。

2. 预防及治疗

（1）术前完善血、尿常规检查，明确有无泌尿系感染的存在。留尿培养，根据尿培养及药敏结果术前给予预防性抗感染治疗，直至泌尿系感染明显好转或消失。对于有上尿路梗阻的患者保证尿路通畅，必要时给予留置 DJ 管或者肾造瘘管。

（2）术中穿刺发现的肾盂尿液浑浊或者是脓性分泌物，应留取细菌培养和药敏实验，留置肾造瘘管保持通畅引流，术后给予抗生素对症处理直至引流液清亮。对于结石造成的肾盏颈梗阻，单纯引流效果不佳，需配合碎石清石手术保证梗阻解除，通畅引流。

（3）术中保持肾盂内低压是非常重要的，对于感染石或结石合并感染，以及结石负荷较大，预计手术、灌注时间较长的患者，建议采用标准通道，配合负压吸引装置。在尽量小的水流灌注下尽快清除导致梗阻的结石。术中可给予地塞米松及呋塞米减轻炎症反应、减少毒素及致热源的吸收。如结石复杂，可二期处理残余结石。手术时间及术中液体灌注量是导致术后发热的危险因素。尽量缩短手术时间、减少液体灌注可以减少术后出现发热及败血症的风险。

（4）怀疑脓毒血症，即应提高器官组织的灌注水平并及时去除感染灶或充分引流。一旦确诊，给予充分的生命支持治疗并联合抗感染治疗，即：复苏、支持治疗（稳定血压，维持呼吸通畅），抗菌药物治疗（早期及时、经验性用药），控制去除并发症，其他辅助治疗（激素等药物）。

四、周围脏器损伤

（一）胸腔损伤

1. 胸腔并发症主要出现在穿刺及通道建立的过程中，对胸膜及肺的损伤随着穿刺点的升高而增加，经第 10 肋间或第 11 肋间的穿刺危险性最大，而肋弓下穿刺较安全。同水平穿刺情况下，右侧胸腔及肺部出现损伤的概率要高于左侧。由于灌注液体漏出是逐渐增加的，许多患者直到手术最后检查通道时或者术后才发现。术中出现下述情况可能提示胸膜的损伤：患侧肩胛部疼痛，提示有胸膜刺激；术中冲洗液灌注较多而流出明显较少甚至只入不出，最高吸气压力升高，这主要通过麻醉师监测，但有时候直到患者恢复平卧位自主呼吸时才会发现，因为机械通气可以抑制胸腔积液产生所带来的相关反应。如果术中未能及时发现胸膜损伤，术后患者可能出现患侧胸痛，伴有呼吸困难。X 线胸片提示患侧肺体积减小，肋膈角变钝或消失，监测提示血氧饱和度下降等。有些通道过于靠近胸膜，术后也会出现患侧胸痛及呼吸时不适感，X 线胸片可能有相似发现，此种情况多为反应性胸腔积液，保守治疗可恢复。

2. 预防与治疗

（1）在超声引导下结合解剖定位，可以明确胸膜及肺的部位，最大限度地减少损伤的风险。在患者呼气末进行穿刺也可以相应减少胸膜及肺的损伤。

（2）密切关注术中水泵灌注量及流出量，注意术中吸气压力。

（3）减少手术时间，防止液体灌注过多导致液体吸收。

（4）肋弓下及第 12 肋上缘中点以外的部位穿刺途径是安全的部位，可以避免胸膜、肺的损伤，联合使用软性肾镜、输尿管镜或者体外碎石可以通过减少上盏通道的建立而降低损伤的发生率。

（5）绝大部分的损伤可以通过保守治疗，对于胸腔积液或者血气胸的患者可给予胸腔闭式引流，胸腔镜及胸膜切除术仅适用于极少数患者。有学者推荐采用胸腔镜监视下的高位穿刺术，常规留置胸腔引流管，可以降低胸腔及肺部并发症，仅作为个案处理。

（二）肠道损伤

1. 经皮肾镜手术出现肠道损伤的概率较低，文献报道 <1%，多为结肠损伤。肾后位结肠患者出现损伤的概率较高，常见于瘦小女性患者。另外，马蹄肾患者及既往有过肠道手术史的患者由于肠道位置变化及粘连等原因导致术中穿刺损伤的概率加大。肾穿刺部位偏腹侧或者仰卧位患者出现结肠损伤的概率也较高。有文献报道，左侧肾穿刺、马蹄肾、结肠冗长扩张、移植肾、高龄患者出现结肠损伤的概率明显升高。尽管发生结肠损伤的概率很低，但由于结肠损伤是一种严重的并发症，并可能会导致脓肿、瘘、腹膜炎、脓毒血症的发生，因此早期发现及诊断是非常重要的，绝大多数患者可以通过保守治疗恢复。主要临床表现为术后穿刺部位的疼痛、发热、气体或者粪便从肾造瘘管流出，以及腹膜炎的临床表现。顺行经肾造瘘管造影可以大致诊断，最佳的诊断方式是腹部 CT 看到造瘘管位于结肠内。当肾造瘘拔除后，如果怀疑存在肾盂 - 结肠瘘管形成，可以通过逆行肾盂造影明确。

2. 预防与治疗

（1）肠道损伤重在预防，术前通过影像学检查可以明确结肠的大致位置，对于有腹部肠道手术史的患者应考虑肠道异位的可能。

（2）超声引导下穿刺可以最大限度地预防结肠损伤，在超声引导下，肠道的影像比较容易鉴别和区分。我们 10 000 余例超声定位的经皮肾镜手术中，无一例肠道损伤的情况发生。

（3）对于术中怀疑穿刺损伤结肠的应及时更换穿刺部位，术后及时给予经肾造瘘管造影可以明确无意中出现的损伤。

（4）俯卧位穿刺肠道位置低垂，穿刺点偏后，肾位置更贴近皮肤，可以较好地规避肠道损伤的风险。

（5）对于腹膜外的结肠损伤，应把泌尿系与胃肠道隔离开，将肾造瘘管放置入损伤的结肠内，将肾造瘘管变成结肠造瘘管，同时给予广谱静脉抗生素治疗及低纤维饮食。同时，留置输尿管支架管保证尿液引流通畅。结肠造瘘管一直留置到结肠瘘管闭合。经过 7 ~ 10 天，需行经结肠造瘘管的造影以明确拔除造瘘管前瘘管的闭合。保守治疗在绝大多数患者中可以成功，而腹膜内结肠损伤引起的腹膜炎、脓毒血症或保守治疗无效的患者需要选择开放手术，采用闭合瘘管或肠管切除再吻合的方式，结肠造口术可以提高瘘管闭合的概率，尤其是对于未能早期诊断的病例。

（三）肝、脾损伤

肝、脾损伤在临床上极为罕见，脾损伤主要发生在脾大、在第 12 肋下穿刺的患者，如前所述，通过 B 超定位下进行穿刺可以避免脾损伤的发生。脾损伤属于外科急症，大部分患者伴有大出血，需进行急诊开腹探查及脾切除术，在少数情况下保守治疗可能有效。同样，肝损伤也极为罕见，通常发生在右肾穿刺及扩张过程中，有报道可以通过保守治疗治愈。

（四）液体外渗及吸收

灌注液吸收综合征是较严重的并发症之一，由于灌注液必须保持一定的速度和流量才能保证视野的清晰，当引流不畅时会导致肾集合系统内压力升高，致使液体逆流，通过开放的静脉或淋巴管吸收入血液循环。短时间内大量液体进入循环系统可以导致循环超负荷，血流动力学改变，电解质紊乱等一系列并发症，严重者危及患者生命。最常见的液体吸收及外渗原因是集合系统的穿孔，主要发生在体型瘦小的成人及儿童患者中，最佳的观测时间是在手术结束后及术后恢复期间。术中肾周液体外渗往往很难避免，主要与手术时间长短及灌注压力有关。B 超表现为肾被膜外弧形低密度影（图 11-49），严重的液体外渗典型表现是腹胀、恶心、疼痛及呕吐。腹部 B 超检查可能会发现腹腔游离积液。处理措施主要根据患者的一般情况来定。如果患者仅有轻度的腹胀，可以嘱患者禁食并给予利尿剂。其他情况可在局部麻醉下留置腹腔引流管。典型的引流液颜色是淡血性水性液体。留置胃管并预防感染也是有必要的。定时监测电解质对于怀疑液体吸收的患者非常必要。由于灌注液吸收综合征的发生与灌注液的速度压力及流量有关，因此在术中一方面要控制灌注速度和灌注时间，另一方面要关注麻醉监护，控制液体入量，密切监测血气及血流动力学情况。

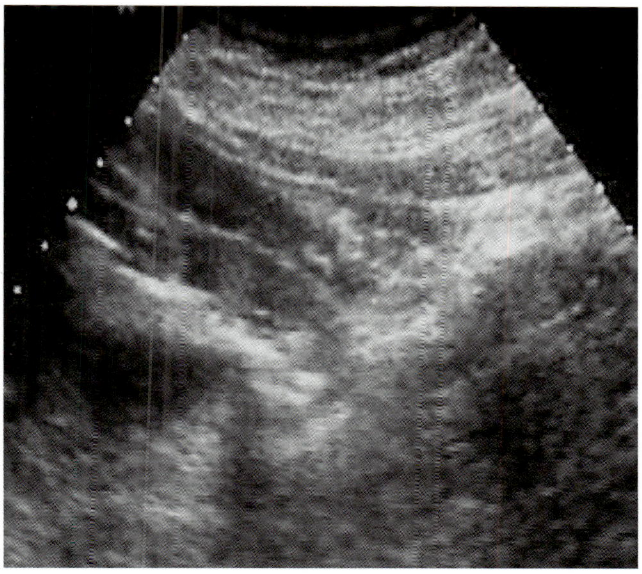

图 11-49　肾周液体外渗

（五）近端输尿管狭窄

经皮肾镜术后近端输尿管狭窄是一个比较少见的并发症，主要发生在近端输尿管结石或者肾盂结石患者，这种狭窄主要发生在肾盂输尿管连接部或者肾盏漏斗、盏颈的位置。原因可能与碎石过程中黏膜损伤、盏颈撕裂及液体外渗有关。肾盂的穿孔和尿液外渗可以导致腹膜后及输尿管周围的炎症，输尿管瘢痕及狭窄可在远期发生。此并发症重在预防，在穿刺及通道建立过程中实时监测通道的深度避免集合系统的黏膜损伤，按照“宁浅勿深”的原则进行扩张通道，术前充分的抗感染治疗防止感染性尿液外渗入周围组织也可以防止输尿管周围炎症的发生。肾盂输尿管连接部结石或者输尿管上段结石应将结石取至肾盂或者肾盏进行碎石，防止原位碎石可能导致的损伤。对于肾盏狭窄病例及复杂结石患者应避免大幅度摆动肾镜探查肾盏，防止盏颈撕裂导致肾盏狭窄。对于术中已经出现的输尿管或者肾盏裂开，留置双根输尿管支架管或者输尿管成形管（“海马管”）可能会减少远期狭窄的发生。术后定期复查，拔除支架管后观察肾积水情况变化，必要时行腔内切开或球囊扩张治疗（图 11-50）。

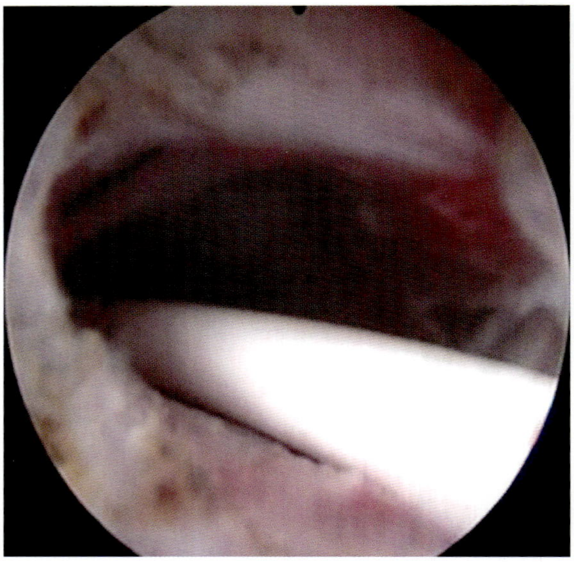

图 11-50　经皮肾镜继发性 UPJO 球囊内扩张术后

（李建兴）

第十二章

微创经皮肾镜技术在其他方面的应用

第一节　顺行腔内切开治疗肾盂输尿管连接部梗阻

顺行腔内切开治疗肾盂输尿管连接部梗阻（ureteropelvic junction obstruction，UPJO）其方法首先也是先建立经皮肾镜通道后，在镜下采用冷刀、电刀、激光切开或气囊扩张开肾盂输尿管连接部后再置管从而治疗肾盂输尿管连接部梗阻。1983 年首次报道经皮肾镜顺行腔内冷刀切开治疗 UPJ 狭窄，此后大宗的腔内治疗病例报道，显示不论是顺行或逆行的入路方式用气囊扩张抑或内切开均取得了满意的结果，成功率完全可与开放手术相比。

一般认为在切开方式上，气囊扩张最安全，但复发率最高；冷刀切开后效果最好，避免继发瘢痕形成，但因不能同时止血，手术风险最大，故较少应用；电刀和激光的特点介于二者之间。钬激光因具有切割和止血的功能现广泛用于泌尿外科，但动物实验发现在猪输尿管切开愈合后的组织学评分上，钬激光并不优于电刀。我们主张内切开首选电刀，切开效果确切，更容易止血，且没有钬激光明显的热损伤。另外，顺行的优点则在于操作更容易控制，切开时定位更准确，并可同时处理肾内病变和结石。

一、适应证和禁忌证

1. 适应证　无论原发或继发 UPJO 均能采用顺行腔内切开术，但狭窄段大于 2cm 或患侧肾功能低于总肾功能的 20% 时，内切开的治疗效果欠佳。

2. 禁忌证　一般禁忌证同经皮肾镜取石术。此外，外源性压迫导致的 UPJO，以及同时合并有解剖异常需纠正时不适合行腔内切开治疗，经腹腔镜或开放手术处理较好。

二、基本设备

除需微创经皮肾穿刺取石术的设备外，还需高压气囊和内切开工具，如冷刀、输尿管电切刀或钬激光等（图 12-1 ~ 图 12-4）。输尿管电切刀最好采用尖端为 F2 的电刀（图 12-5），如采用尖端作用面积过大的电刀可增加 UPJ 切缘周围组织的热损伤，从而影响手术效果。

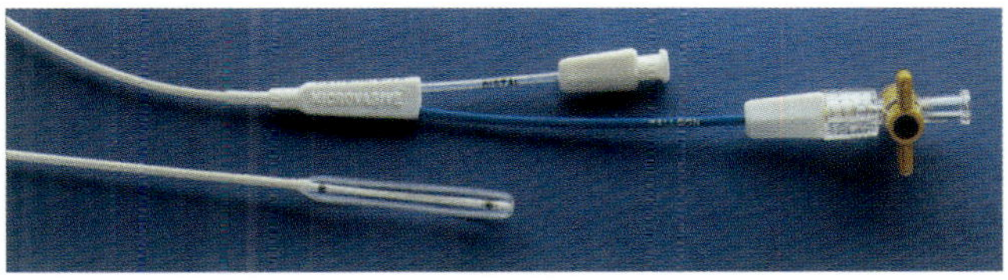

图 12-1　高压气囊

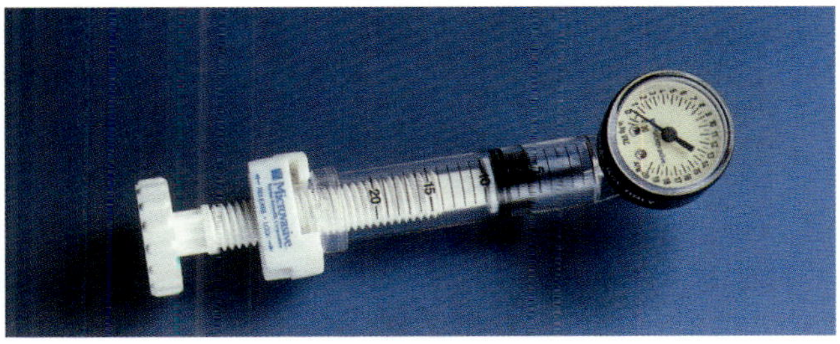

图 12-2　高压注射器

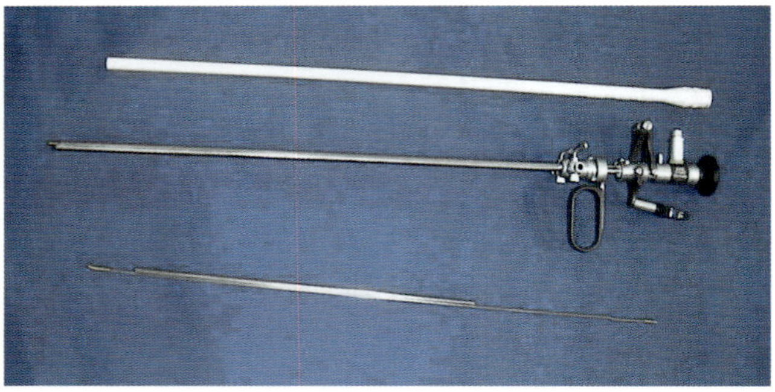

图 12-3 输尿管内切镜

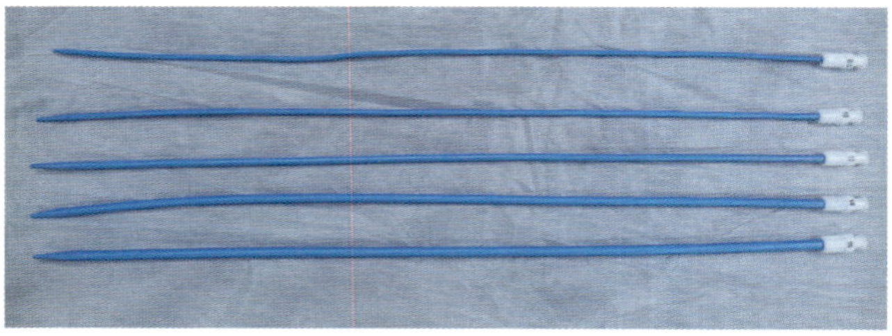

图 12-4 输尿管筋膜扩张器

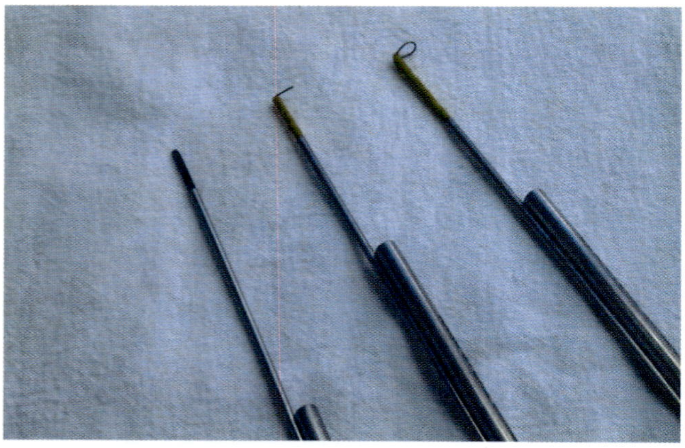

图 12-5 内切开器械（冷刀、电钩、电切环）

三、手术步骤

（一）建立经皮肾手术通道（同经皮肾镜术）

术前先行输尿管逆行插管，外支架管最好能通过 UPJ，以便术中定位。经皮穿刺点首选第 11 肋间与腋后线的交点，少数患者因肾位置较高，需选择第 10 肋间，穿刺盏建议选择中上后组盏，这样方便对 UPJ 进行观察和处理。

（二）切开扩张输尿管狭窄段

顺导丝置入输尿管镜或微创肾镜，直视下先找到 UPJ 处，在外侧方处充分切开狭窄段，直到见到腹膜外脂肪或输尿管外组织。切开长度除整个狭窄段，还应尽量向狭窄段上下延伸 0.5cm。切开时出血采用电凝止血（图 12-6、图 12-7）。联合使用气囊扩张，可提高疗效。顺导丝将气囊横跨狭窄段，并在 X 线透视下，加压使气囊膨胀直至“蜂腰征”消失，并维持此压力约 1 分钟使狭窄充分裂开，腔内顺行造影见造影剂外渗至管腔外，作为手术成功的标志（图 12-8 ~ 图 12-11）。

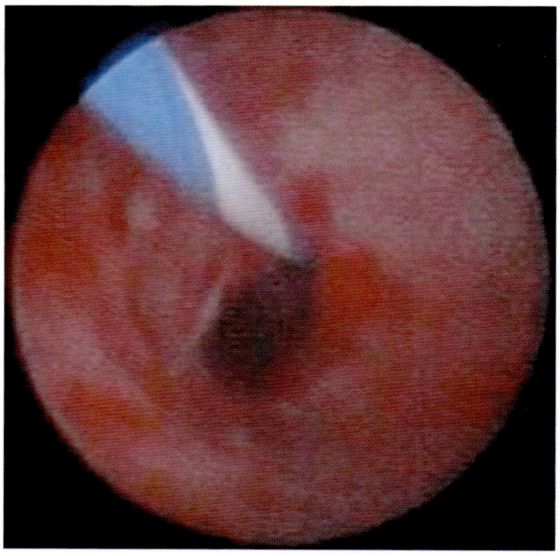

图 12-6 镜下见 UPJ 狭窄

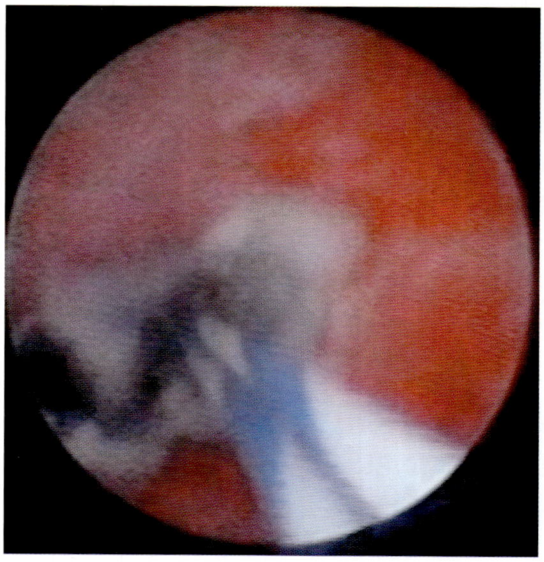

图 12-7 镜下电刀切开 UPJ 外侧

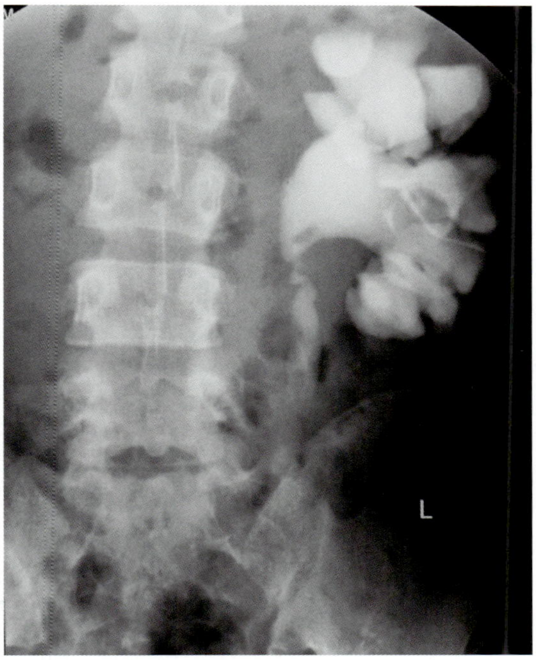

图 12-8 顺行造影提示 UPJ 狭窄

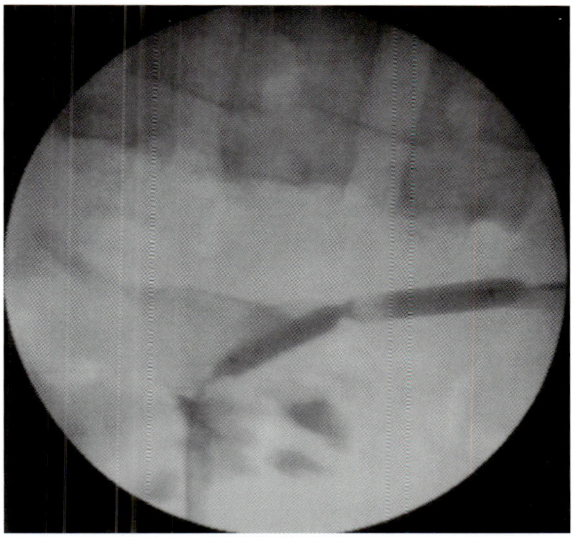

图 12-10 X 线下见“蜂腰征”

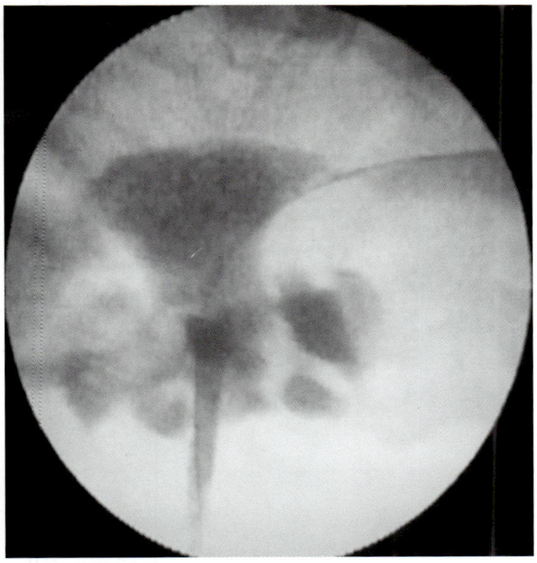

图 12-9 X 线下导丝通过 UPJ 狭窄

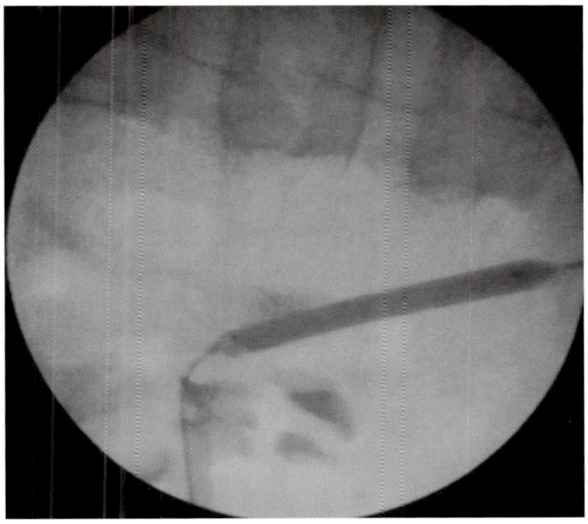

图 12-11 气囊扩张后“蜂腰征”消失

UPJ 闭锁病例首先行闭锁复通后再行输尿管内切开扩张术，闭锁复通时可先在输尿管镜下逆行置入 F5～6 的输尿管外支架管，沿导管逆行注入亚甲蓝以及造影剂，术者从经皮肾造瘘通道置入微创肾镜或输尿管镜，在 X 线透视指引下，应用长穿刺针或者电刀从 UPJ 盲端的近端进行探查，当镜下观察到亚甲蓝溢出，则顺着亚甲蓝流出的针孔切开并置入安全导丝，确定复通成功后按狭窄腔内切开扩张术进行（图 12-12～图 12-16）。UPJ 闭锁复通手术难度大，有时需要在逆行和顺行双镜配合下进行。

（三）放置输尿管内支架管和肾造瘘管

国外介绍输尿管狭窄术后放置的内支架为肾盂段较粗而膀胱段较细的 Smith 管（常为 F14/8.2 或 F14/7）（图 12-17），此种内支架管较难放置，术后

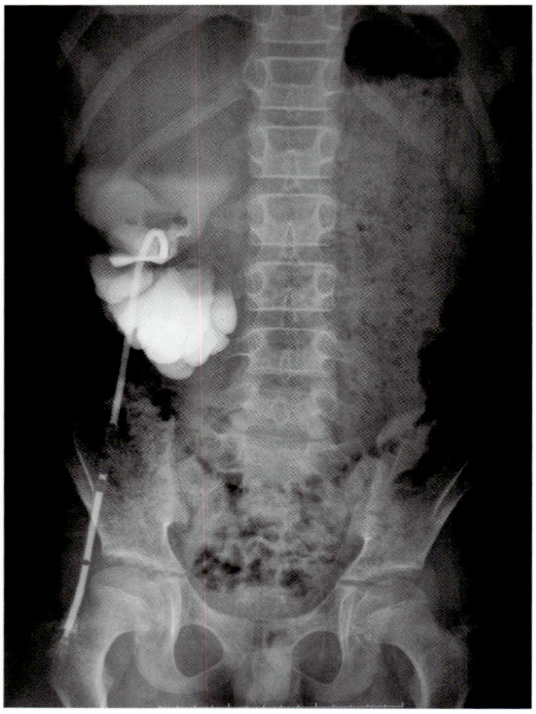

图 12-12 顺行造影提示 UPJ 闭锁

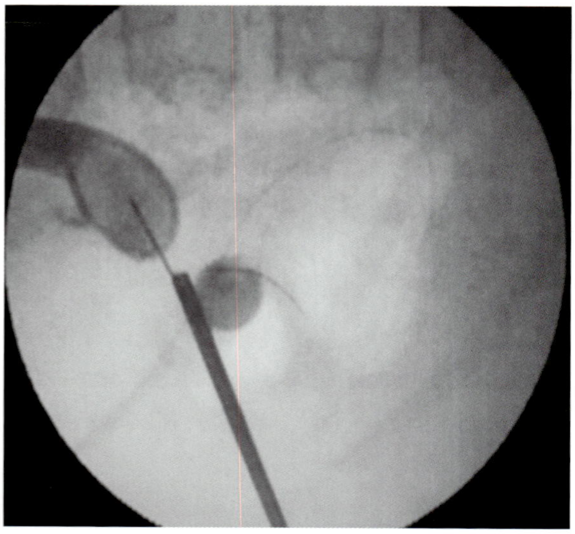

图 12-13 X 线下穿刺针向 UPJ 盲端进行穿刺探查

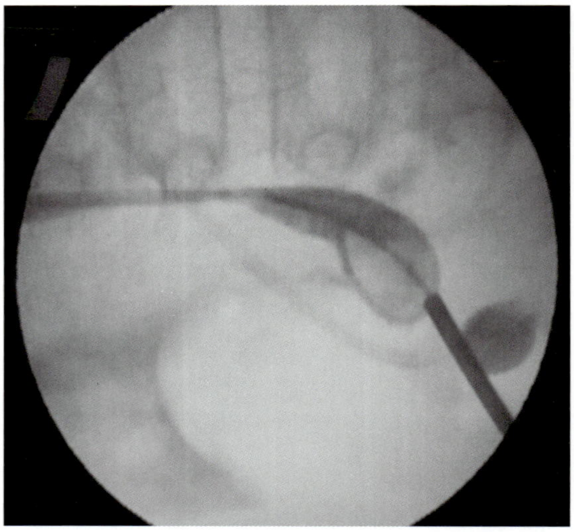

图 12-14 X 线下闭锁复通成功后置入安全导丝

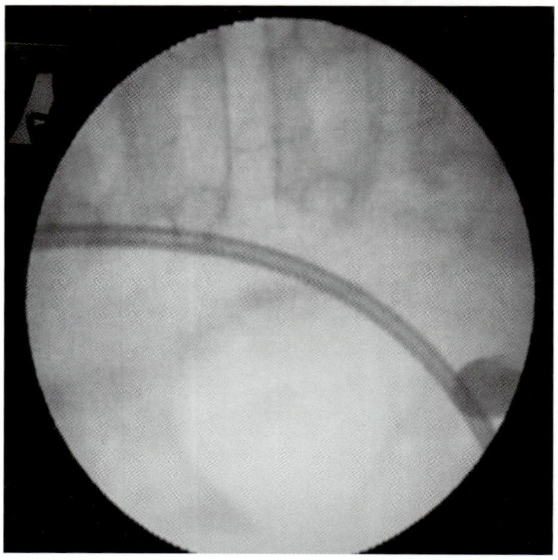

图 12-15 X 线下输尿管筋膜扩张器扩张闭锁段

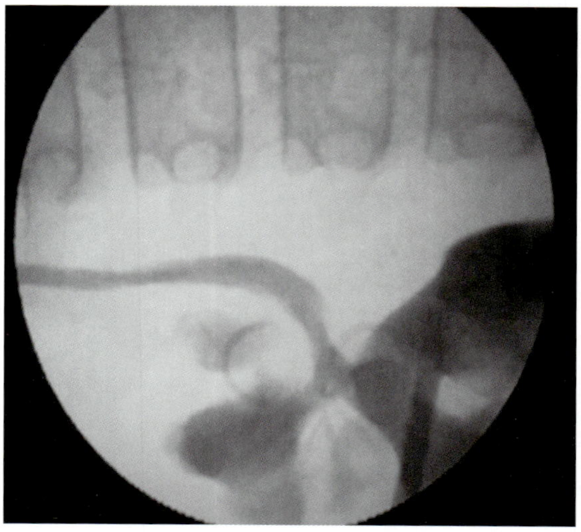

图 12-16 X 线下顺行造影可见原 UPJ 闭锁段复通

拔除也较困难。笔者的经验是根据患者输尿管的粗细和肾积水的程度，放置 2 条 F5～8 的 DJ 管（图 12-18、图 12-19），术中放置及术后拔除均较容易，且引流和支撑效果也较单一 DJ 管效果好，DJ 管留置的时间为 8～12 周。金属网状内支架适用于顽固性瘢痕狭窄和晚期恶性肿瘤造成的输尿管梗阻，不能逆行放置输尿管内支架而且不宜行开放手术治疗者；以及 UPJO 多次手术失败，且无其他更好方法去除输尿管梗阻的患者。放置网状支架后常规留置 DJ 管（图 12-20～图 12-24）。

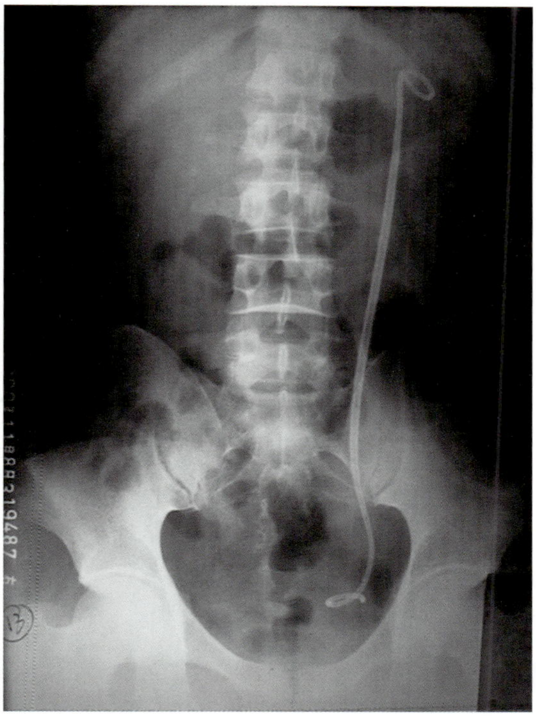

图 12-17　放置的 Smith 管

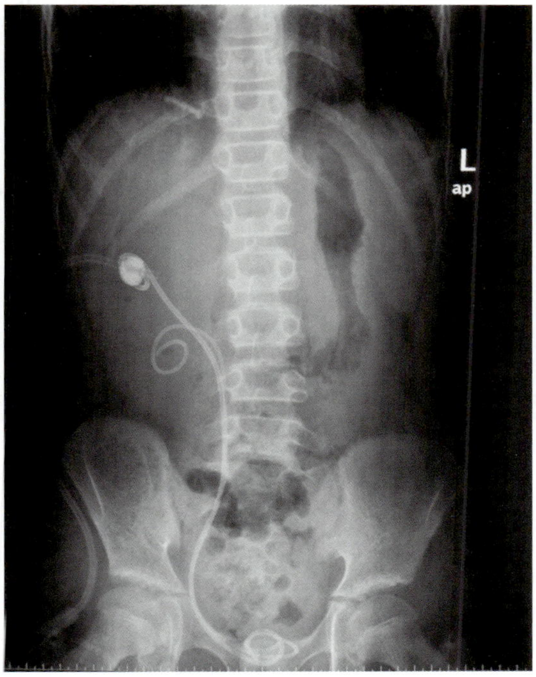

图 12-18　放置 2 条 DJ 管

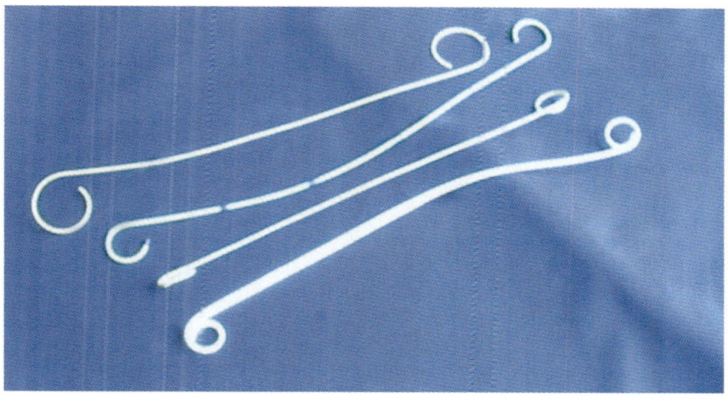

图 12-19　各种 DJ 管

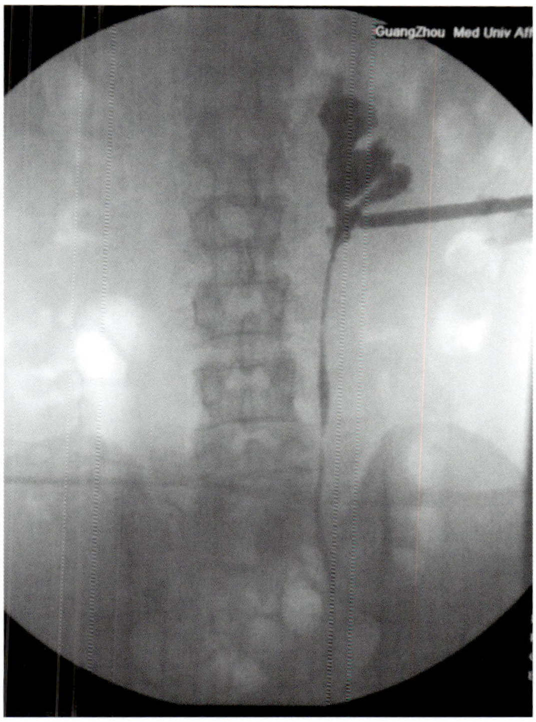

图 12-20　X 线下顺行造影提示 UPJ 狭窄

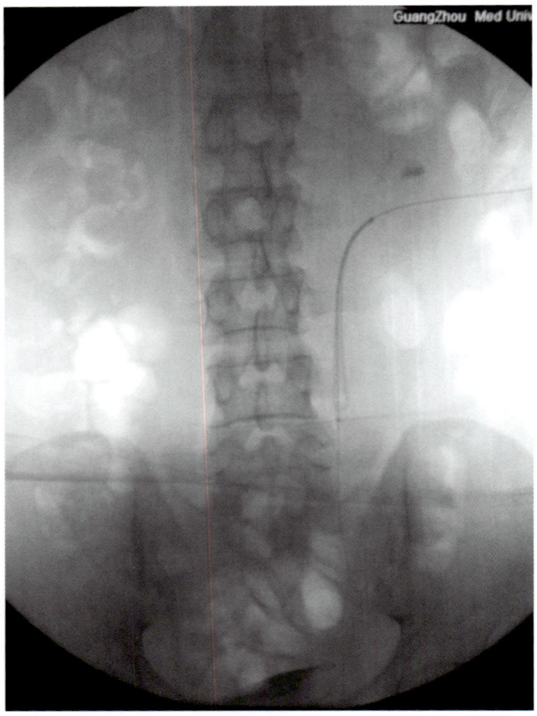

图 12-21 X 线下狭窄段置入金属网状支架

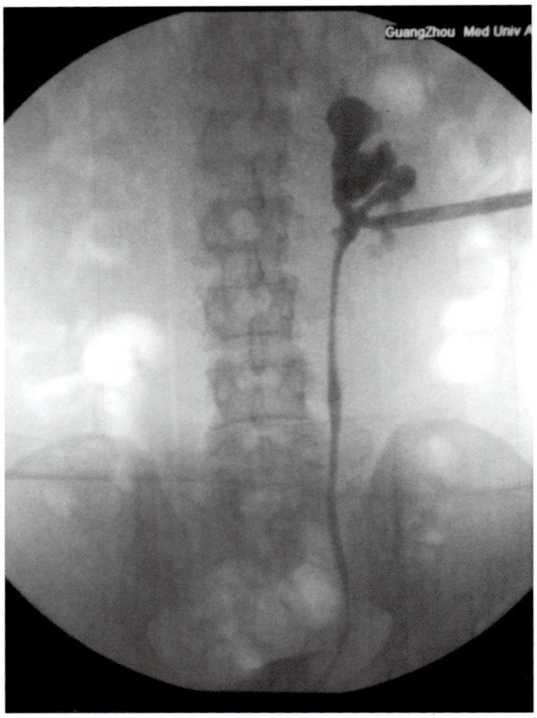

图 12-23 X 线下顺行造影提示放置金属网状支架后狭窄段引流通畅

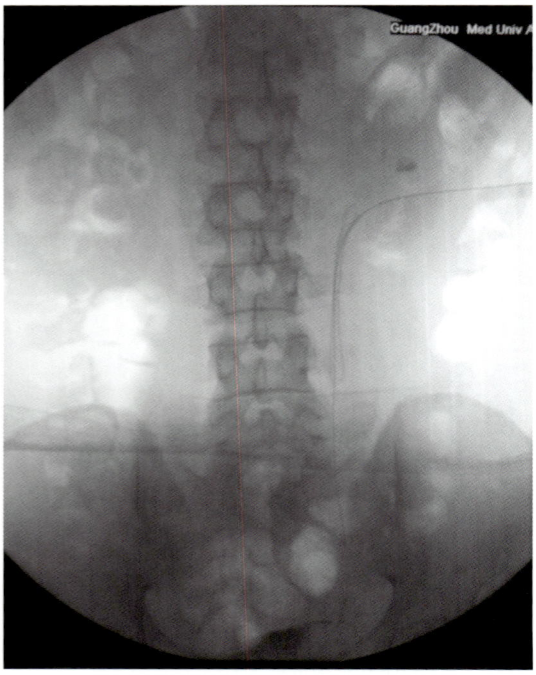

图 12-22 X 线下金属网状支架在狭窄段张开

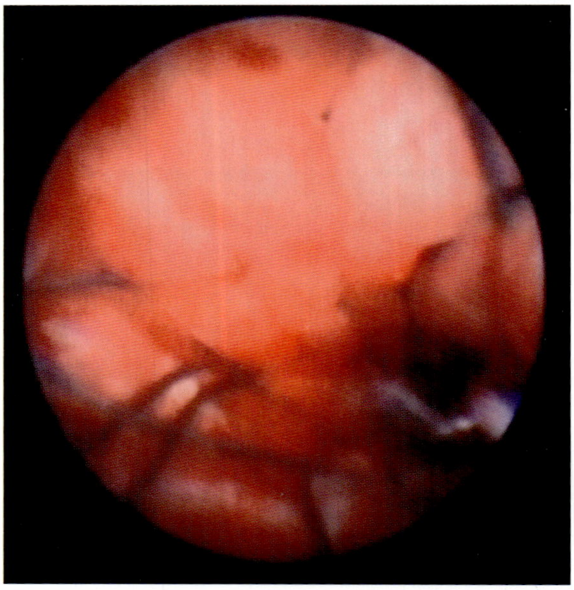

图 12-24 镜下可见金属网状支架在狭窄段张开

术后随访应作为治疗的一部分，术后 8 ~ 12 周拔除输尿管内支架管。拔管后 1 个月行 IVU 及利尿肾图检查，并对比分析手术前后结果。以后每 3 个月复查一次，直至 1 年，1 年后可每半年复查一次，3 年没复发可不用再随访。若检查发现梗阻应及时处理。手术成功的标准是患者症状的消失和影像学检查结果的改善以及利尿肾图主要客观评估指标的改善。如术后症状和影像学检查结果无明显改善，可再作内切开或改开放手术处理。

（李　逊）

第二节　肾囊肿的处理

经皮肾技术处理肾囊肿有直接法和间接法两种。

一、直接法

1. 在 B 超或 X 线机定位下，直接经皮用肾穿刺针穿刺肾囊肿。

2. 插入斑马导丝，再顺导丝将穿刺道用筋膜扩张器扩张到 F14 ~ 16，并留置一 Peel-away 鞘作为手术通道。

3. 沿鞘内插入微创肾镜，镜下电灼囊壁，吸出囊液，视囊肿大小决定是否留置肾囊肿引流管。

4. 囊肿较大者术后经引流管分次注入硬化剂如无水酒精，加强烧灼作用。

二、间接法

此方法存有争议。有学者在先完成经皮肾造瘘后，微创肾镜进入肾盂内，在肾盂内找到囊肿向肾集合系统突出的囊壁，用电刀向囊肿切开内开窗，窗口须足够大以便内引流，窗沿电灼止血。输尿管镜经开窗处进入囊肿内，镜下采用电刀烧灼囊肿壁。如经肾盂输尿管镜下难以找寻囊肿壁，可在术后同时经皮肾囊肿穿刺，注入造影剂使囊肿膨胀显影便于找寻（图 12-25 ~ 图 12-28）。

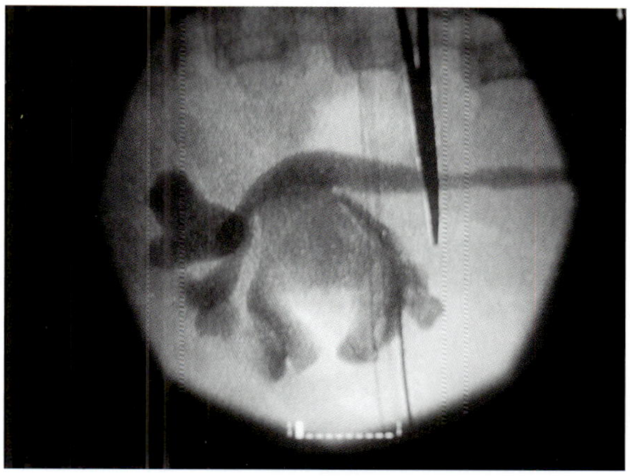

图 12-25　肾集合系统穿刺造影显示充盈缺损的囊肿

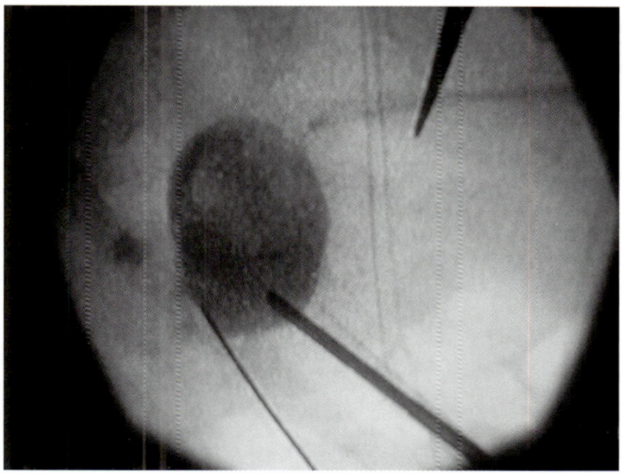

图 12-26　肾囊肿穿刺造影

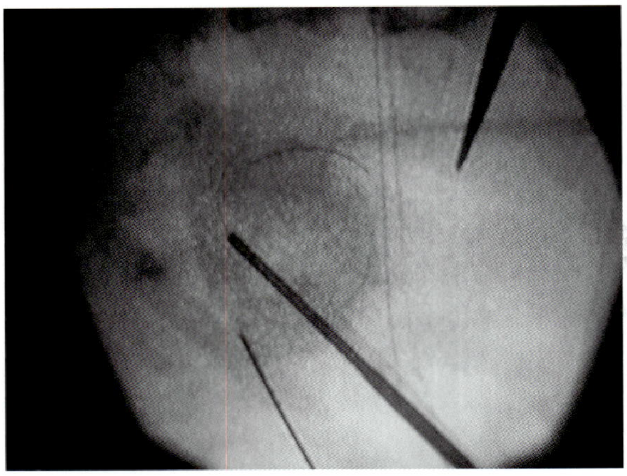

图 12-27 囊肿内开窗

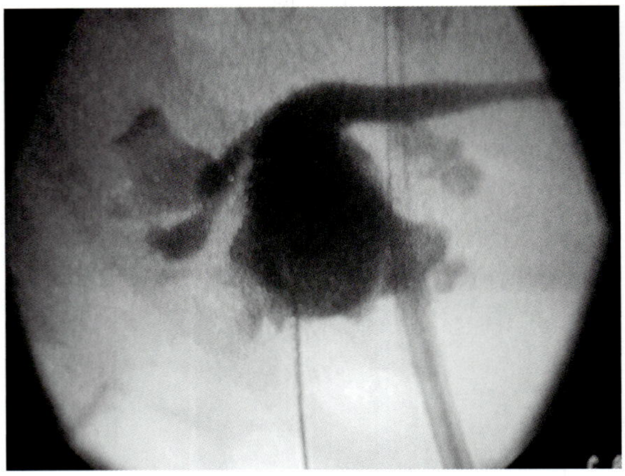

图 12-28 内开窗后囊肿穿刺造影显示与集合系统相通

（李 逊）

第三节 膀胱全切、尿流改道术后输尿管狭窄的处理

一、概述

吻合口狭窄是膀胱全切、尿流改道术后主要并发症之一，发生率为 1.7%～29%[1,2]。吻合口狭窄发生率的不同取决于不同的尿流改道的方式（可控或不可控）和输尿管膀胱吻合的方式（抗反流或非抗反流）。McDougal 等报道抗反流吻合术后吻合口狭窄的风险是非抗反流吻合的 2 倍（7%～14% *vs* 3%～7%）。传统治疗方法行开放手术输尿管再植，但由于术后局部组织粘连严重，再次开放手术难度大，术后并发症较多，如感染、血管损伤、肠道并发症、再次狭窄、肾功能受损等。腔内治疗由于其创伤小、并发症少、住院时间短、恢复快等特点逐渐成为治疗膀胱全切、尿流改道术后吻合口非肿瘤性狭窄的一线治疗方案。对于狭窄段较短（小于 1cm）建议首选腔内治疗，内镜治疗失败后再考虑开放手术[3,4]。

二、分类和发病原因

分辨术后吻合口狭窄的类型和发病原因是选择处理方法的关键。一般来说，膀胱全切、尿流改道术后吻合口狭窄分为恶性和良性两类。肿瘤性狭窄来源于原发或继发肿瘤，后者更为常见。腔内治疗处理肿瘤性狭窄效果不佳，往往需要开放手术再植或行永久性肾造瘘。所以，腔内手术镜下如发现狭窄处可疑肿瘤，积极行病理组织活检，指导下一步诊疗方案的选择，以免贻误治疗肿瘤病变的时机。吻合口良性狭窄分为缺血性和非缺血性。术中损伤输尿管血供和术前放疗是导致吻合口缺血性狭窄的关键。由于膀胱全切、回肠膀胱术后左侧输尿管张力较大，所以左侧输尿管吻合口狭窄的发生率较高。Nassar 等[5]回顾性分析 658 例膀胱全切患者，术后 58 例并发输尿管狭窄，中位发病时间 6 个月，63.8% 发生于左侧。国内李钧等[6]报道膀胱全切患者术后 13 例并发输尿管吻合口狭窄，狭窄平均发生于术后 10.6 个月，左侧输尿管狭窄占 53.8%（7 例），双侧输尿管狭窄占 46.2%（6 例）。因此，术中注意避免过度游离输尿管、剥脱输尿管外膜、锐性成角和乙状结肠系膜隧道过紧等。

三、诊断

膀胱全切、尿流改道术后吻合口狭窄主要的临床表现为腰痛、血尿或反复泌尿系感染。反复狭窄处理不及时，可导致肾功能不全，甚至丢失肾单位。泌尿系 B 超为首选方法，表现为肾盂或输尿管扩张，且容易发现合并结石等。磁共振泌尿系统水成像（MRU）具有无创性、无需造影剂、对肾功能无损害、可提供三维图像、充分显示梗阻部位形态等优点。对于肾功能不全的患者，首选 MRU 检查，同时可辅助诊断是否肿瘤复发。静脉肾盂造影（IVP）可了解输尿管迂曲情况、梗阻的部位及肾功能等情况。建议常规行尿找肿瘤细胞检查，并检测尿液中膀胱癌标记物（如 NMP22）。

四、治疗

膀胱全切、尿流改道术后吻合口狭窄的治疗方法主要有开放手术输尿管再植术和腔内治疗。开放手术输尿管再植术是治疗膀胱全切、尿流改道术后吻合口狭窄最经典的术式。其手术难度大，并发症较多，如感染、血管损伤、肠道并发症等[7]。腔内治疗由于其创伤小、并发症少、住院时间短、恢复快等特点逐渐成为治疗膀胱全切、尿流改道术后吻合口非肿瘤性狭窄的一线治疗方案。腔内治疗须严格掌握手术适应证，对于狭窄段较短（小于 1cm）建议首选腔内治疗，内镜治疗失败后再考虑开放手术。腔内技术包括球囊扩张、电钩或钬激光内切开、留置输尿管支架等。经皮肾镜技术的发展为顺行途径处理吻合口狭窄奠定了基础。1979 年 Smith 等首先报道经皮肾顺行途径利用球囊扩张器处理吻合口狭窄。球囊扩张的成功率为 13%～61%，但是，DiMarco 等一项随访时间长达 3 年的回顾性研究发现，经皮肾顺行途径球囊扩张术后成功率为：1 年 15%、2 年 15%、3 年 5%。最近研究发现，球囊扩张患者术后全部出现再次梗阻[8]，都需要行其他术式处理。金属支架的使用受限于术后刺激症状重、结石、感染甚至无法拔管的困境。笔者经验采用球囊扩张和内切开联合的方式。

（一）病例选择

内镜治疗处理狭窄段 <1cm 的病例。术前行 CTU 或 MRU 评估狭窄段长度，肾集合系统积水程度，是否合并结石、肿瘤等病变。有些情况下，可以先行患侧肾造瘘，既可以改善肾功能，又能在手术前经肾造瘘顺行造影了解狭窄段的情况。

（二）手术步骤

全身麻醉或硬膜外麻醉。原位新膀胱术患者采取截石位加上身半侧卧位（图 12-29），Bricker 膀胱患者取侧卧位。笔者经验采用顺行逆行联合途径。首先，B 超定位下，以 G18 肾穿刺针穿刺肾中上盏。穿刺成功后，筋膜扩张器依次扩张，从 F8 扩张通道至 F16 扩张通道，留置 F16 的 Peel-away 鞘，建立经皮肾工作通道。输尿管硬镜经造瘘通道顺行进入狭窄段近端探查（图 12-30），直视下用 0.035in 镍钛合金导丝通过梗阻段（图 12-31）。对输尿管扭曲或通道角度不佳硬镜难以到达的病例，可换用输尿管软镜。如导丝能成功经过狭窄段，在下方经造瘘口使用膀胱软镜或 30° 膀胱镜逆行同时进行观察，可见回肠膀胱内的导丝（图 12-32），自造瘘口将导丝拉出体外。使用弹头式输尿管扩张器或球囊扩张，

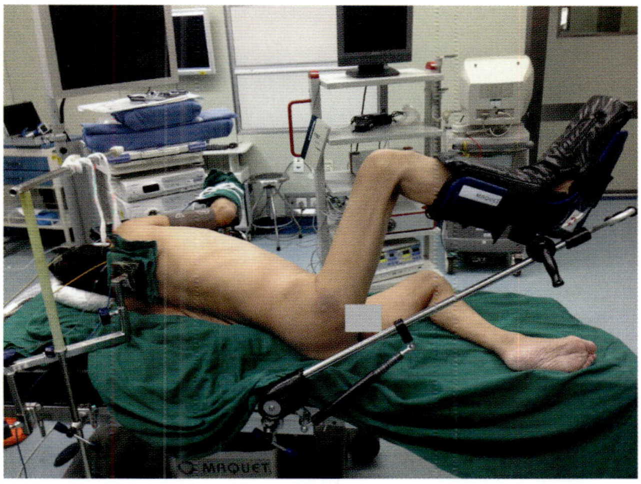

图 12-29　手术体位

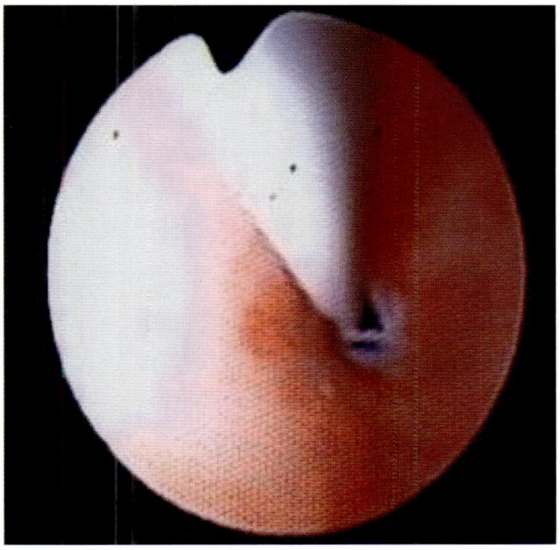

图 12-30　导丝经过狭窄段

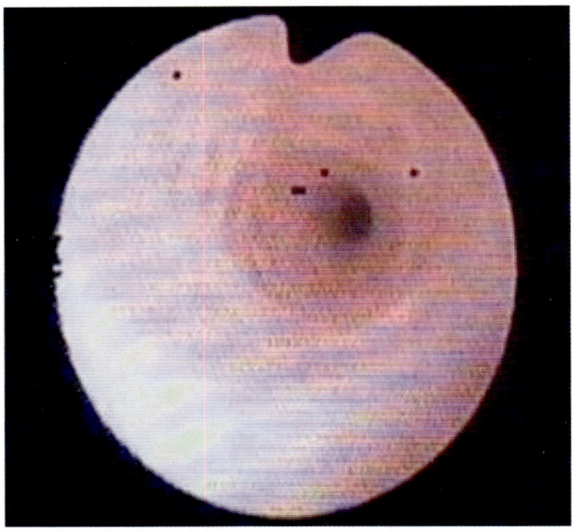

图 12-31　经皮肾镜顺行探查输尿管狭窄段

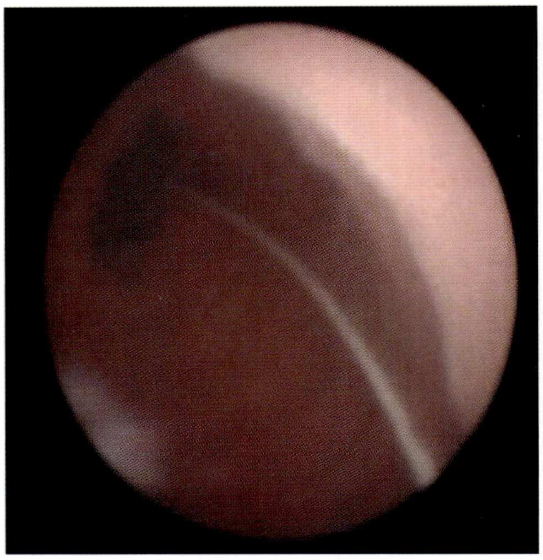

图 12-33　扩张后的输尿管膀胱连接部

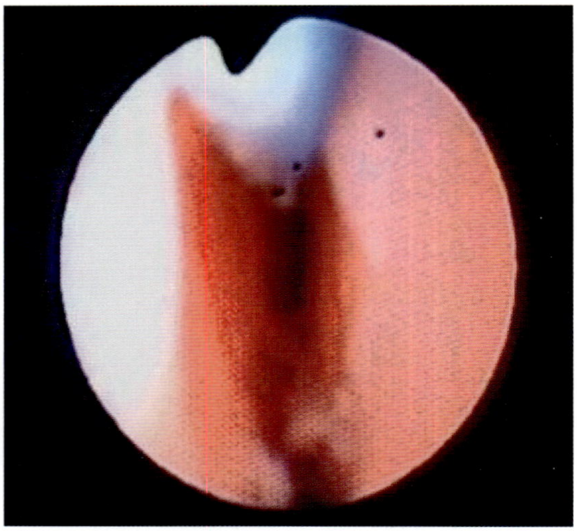

图 12-32　输尿管镜经回肠膀胱造口观察置入的导丝

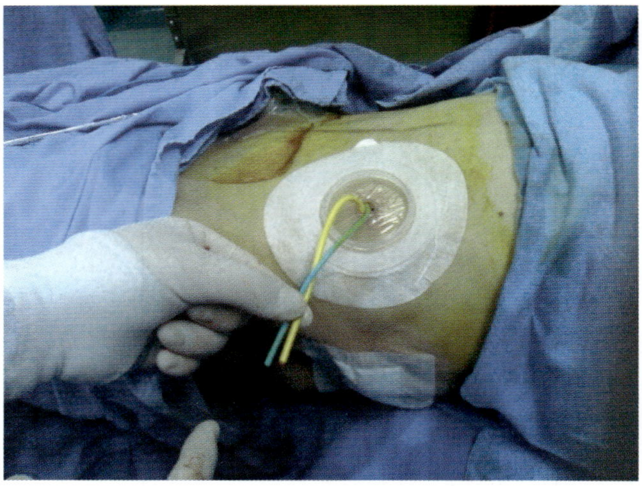

图 12-34　术后检查输尿管支架通畅

扩张后可以使用电钩或钬激光将狭窄段进一步切开（图 12-33）。膀胱全切术后尤其左侧输尿管迂曲明显，不仅导丝难以通过狭窄段，即使输尿管软镜也很难能深入至吻合口狭窄处，建议逆行经造瘘口置入输尿管镜或膀胱软镜，加压冲水于回肠膀胱内寻找吻合口。如无法找到，可顺行经皮肾通道注入亚甲蓝，逆行于回肠膀胱内寻找亚甲蓝排出处即为吻合口狭窄处。最后留置输尿管支架 1～2 根。再次检查输尿管支架通畅（图 12-34）。介入方法也是常用的手段，在 C 臂 X 线透视下用高压气囊扩张器扩张狭窄段，扩张过程中可见“蜂腰征”消失。

（三）术后处理

术后复查 KUB 输尿管支架位置良好、通畅（图 12-35、图 12-36）。术后 3 个月更换输尿管支架，患者经 2～3 次更换支架后肾积水稳定在轻度水平。部分患者拔管后即出现腰部不适，需要定期（半年或一年）更换输尿管支架。

腔内技术处理膀胱全切、尿流改道术后吻合口狭窄时，应严格掌握手术适应证，选择合理的术式，提高成功率。早期报道开放输尿管再植术成功率为 89%～91%，近期的相关报道其手术成功率

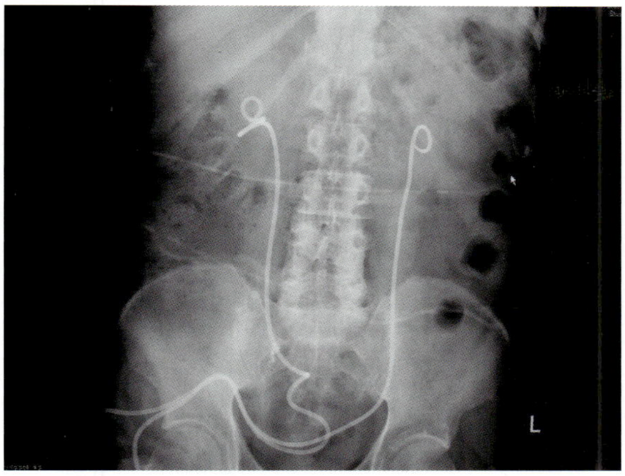

图 12-35 术后 KUB

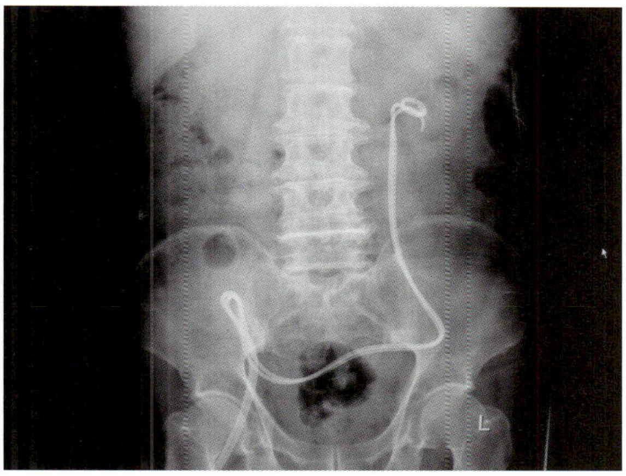

图 12-36 术后 KUB

为 76%～80%[7, 9]，较早期成功率低。主要原因在于由于腔内技术的发展，首先选择腔内技术，失败后再行开放手术治疗，经腔内治疗后的纤维化更重，降低了开放手术治疗的成功率。所以，首次腔内治疗失败的患者，应积极采取开放输尿管膀胱再植术。

（郝一昌 肖春雷 马潞林）

第四节 肾移植术后膀胱吻合口狭窄的处理

一、概述

移植肾输尿管梗阻是肾移植术后常见的外科并发症，文献报道发生率 1%～8.3%[10]。移植肾输尿管的任何部位均可以发生狭窄或坏死，其中 80% 见于输尿管膀胱吻合口处 [11]。根据发生的时间，分为早期梗阻和远期梗阻。早期梗阻为发生在肾移植术后 3 个月内的梗阻，约占 70%[12]；远期梗阻为发生在肾移植术 3 个月后的梗阻。

二、发病原因

移植肾梗阻的原因复杂多样，有些梗阻可能是多个原因导致的，术前可能无法明确梗阻的具体原因，需术中得到证实。移植肾梗阻的主要原因可以归纳为三个方面：管壁内因素、管壁因素和管壁外因素 [13]。管壁内因素包括早期血凝块堵塞、支架管移位及结石等；管壁因素主要包括早期的组织水肿、移植输尿管扭曲、移植输尿管缺血坏死纤维化和远期的输尿管膀胱吻合口狭窄；管壁外因素包括移植后早期的周围血肿压迫、淋巴囊肿压迫及远期的输尿管周围纤维化等。除此之外，其他相关因素还包括病毒感染、排斥反应等。

移植肾输尿管膀胱吻合的经典术式为膀胱外隧道式输尿管膀胱吻合术（Lich-Gregoir technique），其避免了膀胱内输尿管膀胱吻合术（Leadbetter-Politano technique）二次切开膀胱所引起的并发症。随着肾移植技术的发展，在 Lich-Gregoir 法基础上，发展出来一些有效的改良的经膀胱外输尿管膀胱吻合术式。

各种术式的治疗效果相同，尚无明确的证据证明某种术式具有明显的优势，其均不能避免输尿管梗阻的发生。但是，术中的手术操作是避免输尿管梗阻的重要因素。我们的经验如下：取肾和修肾时，注意对肾门脂肪组织和输尿管周围组织的保护，以保证输尿管远端血供，避免发生缺血坏死；输尿管保留足够长度，避免迂曲成角；膀胱与输尿管吻合处应充分游离黏膜层，直视下吻合膀胱与输尿管黏膜，膀胱肌层包埋输尿管时缝合不宜过紧等 [14]。

此外，急性排斥反应是发生移植肾输尿管梗阻的重要原因之一。急性排斥时反应，淋巴液从肾包膜和肾门渗出，导致肾周淋巴囊肿，压迫输尿管，致输尿管梗阻。而且输尿管排斥反应时，输尿管水肿不仅可以影响输尿管动脉血供，也影响输尿管静脉回流，输尿管处于缺氧状态，导致输尿管发生纤维化，引起输尿管狭窄；发生排斥反应时，由于血管病变，血管内膜水肿、内皮细胞肿胀严重，甚至堵塞管腔，导致输尿管黏膜梗死。

三、临床表现

移植肾输尿管梗阻主要表现为尿量减少或无尿，可出现局部胀痛，由于移植肾为去神经状态，即使合并结石也缺乏绞痛的特点。伴有肌酐升高。

四、辅助检查

移植肾输尿管梗阻时B超为首选辅助检查方法，表现为输尿管扩张或肾盂积水，且容易发现结石及移植肾周血肿等，同时可通过测定移植肾血流阻力指数，为急性排斥反应提供间接依据。磁共振泌尿系统水成像（MRU）具有无创性、无需造影剂、对肾功能无损害、可提供三维图像、充分显示梗阻部位形态等优点。MRU对移植肾输尿管梗阻有独特的诊断价值[15]。此外，移植肾穿刺活检有助于鉴别排斥反应，药物中毒还是移植肾输尿管梗阻。

当患者短期内出现尿量减少、血肌酐升高，特别是发生在拔除输尿管支架管后，应高度怀疑移植肾输尿管梗阻，需行进一步检查，需要与急、慢性排斥反应，免疫抑制剂中毒等情况进行鉴别。

五、治疗

移植肾输尿管梗阻一经诊断应采取积极处理，目前的主要治疗方法包括开放性手术、经皮肾穿刺造瘘、输尿管镜下冷刀切开或球囊扩张、结石的体外震波碎石等。开放手术是治疗移植肾输尿管梗阻有效的方法，可选择的手术方式包括输尿管 - 膀胱重新再植、移植肾输尿管 - 自体输尿管吻合、移植肾肾盂 - 自体输尿管吻合及移植肾肾盂 -Boari 肌瓣吻合等，具体选择何种术式主要根据移植肾输尿管可用长度、局部粘连情况及术者经验决定。但是，由于患者二次或多次手术史，开放手术难度大，如尿瘘、输尿管梗阻复发、移植肾丧失等并发症发生率相对较高。

随着内镜手术的进步，微创内镜治疗成为治疗狭窄段较短的移植肾输尿管梗阻病例的首选方法，内镜治疗包括经膀胱镜或输尿管镜逆行插管扩张和经皮穿刺移植肾顺行扩张。逆行治疗中，有些移植肾输尿管吻合口位于膀胱顶部偏前壁，膀胱镜或输尿管镜逆行插管和手术难度大，手术成功率不高。经皮穿刺移植肾顺行扩张输尿管临床上采用相对较多，因移植肾位置表浅，输尿管梗阻致肾集合系统积水，经皮穿刺移植肾中、上盏安全性高，手术操作直观、损伤小。但移植肾血运丰富或伴有轻微水肿，有时一期操作出血明显，即便不能成功处理梗阻，也可先留置移植肾造瘘管，纠正移植肾功能异常，为二期治疗或进一步开放手术做好准备[16]。

微创内镜治疗有其局限性，Gdor 等认为狭窄段＜1cm 时，移植肾输尿管狭窄可行球囊扩张术或联合激光微创治疗成功率高，狭窄长度＞1cm 的患者，腔内治疗效果较差，应采用开放手术[17]。

（一）病例选择及手术准备

内镜治疗处理宜选择狭窄段＜1cm 的病例。临床上多选择肾移植术后半年内发生输尿管梗阻的病例。手术前行 MRU 来评估移植肾输尿管梗阻部位、狭窄段长度、移植肾集合系统积水程度，对合并有结石者需另行 CT 平扫以明确结石情况。术后免疫抑制剂用量不变；术中按 3mg/kg 体重予甲泼尼龙 120～240mg 一次，同剂量每日一次术后使用 3 天；常规无肾毒性广谱抗生素抗感染治疗。

（二）手术步骤

内镜治疗移植肾输尿管梗阻通常分期处理。

一期采用经皮移植肾穿刺造瘘术：患者取仰卧位，可局部麻醉或椎管内麻醉。穿刺部位一般选择移植肾的中上组肾盏，选择距离皮肤最近的肾小盏作为目标盏，减少肾实质的损伤，以避免损伤血管及移植肾输尿管。超声定位下行经皮肾造瘘术，须定位准确、扩张导丝置入肾盂确切，操作轻柔，减少移植肾损伤。造瘘成功后，留置肾造瘘管进行外引流，必要时可经造瘘管注入造影剂顺行造影，进一步明确梗阻部位和梗阻程度，可为后续治疗提供更直观的影像学资料。

二期行输尿管狭窄段切开术或扩张术：待患者血清肌酐明显下降，一般状况好转后进行手术。笔者经验可采用仰卧截石位（图 12-37），麻醉一般选择全身麻醉。可经尿道置入膀胱镜或输尿管镜逆行同时观察。先沿造瘘口将通道逐步扩张至 F16～24（图 12-38），置入 Cook 软筋膜扩张器外鞘或金属鞘。使用软外鞘可以在活动度较大的情况下减少对移植肾的损伤。输尿管硬镜或肾镜经造瘘通道顺行进入狭窄段近端探查（图 12-39），直视下用导丝通过梗阻段（图 12-40）。对输尿管扭曲或通道角度不佳硬镜难以到达的病例，可换用膀胱软镜或输尿管软镜。如导丝能成功经过狭窄段，在下方经尿道使用膀胱镜逆行同时进行观察，可见到顺行进入膀胱内的导丝（图 12-41）。下方牵拉导丝至尿道外，导丝上方经皮通道拉出体外（图 12-42），双向牵拉可以极大增加导丝张力，使下一步手术操作更为容易。使用橄榄头式输尿管扩张器或球囊扩张，扩张后可以使用电烧头将狭窄段进一步切开（图 12-43、图 12-44）。如一开始导丝未能顺利通过狭窄段，可关闭手术室所有照明设备，看能否在输尿管狭窄段近端观察对侧内镜冷光源的亮光，如狭窄段短或仅为

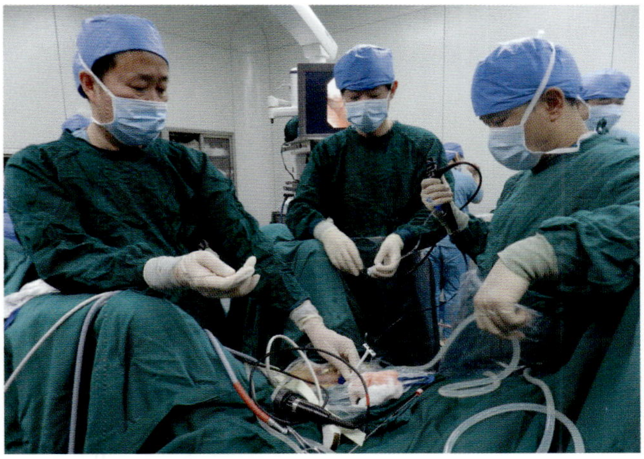

图 12-37 手术体位

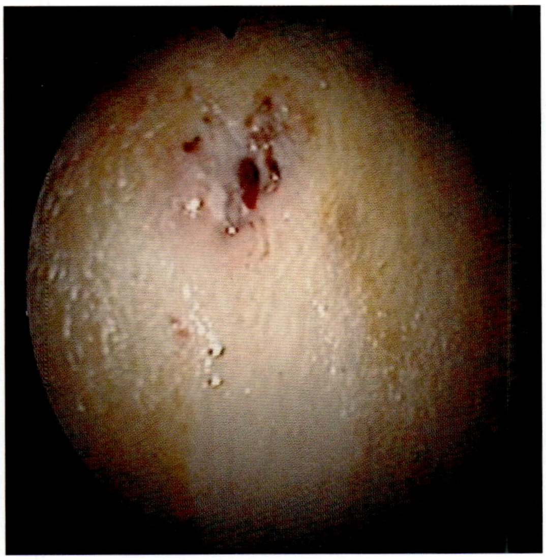

图 12-38 移植肾造瘘口

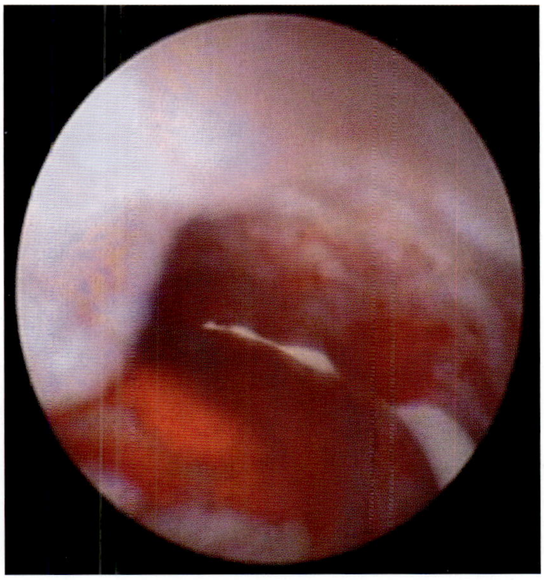

图 12-39 经皮肾镜顺行探查输尿管狭窄段

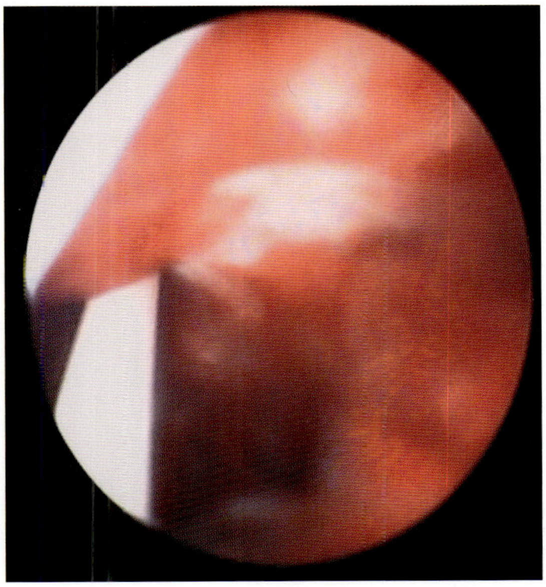

图 12-40 导丝经过狭窄段

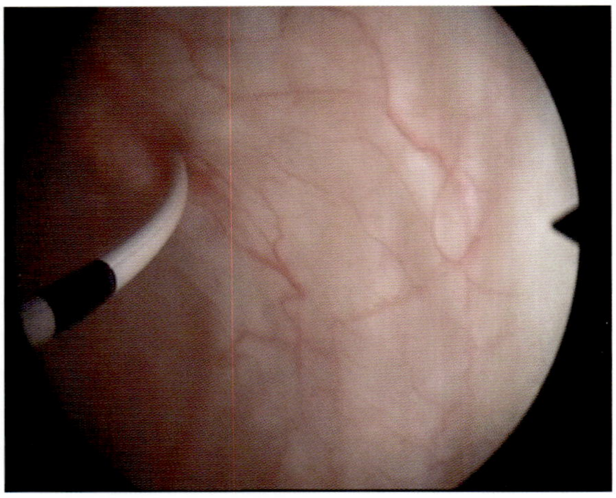

图 12-41 膀胱镜观察置入输尿管内导丝

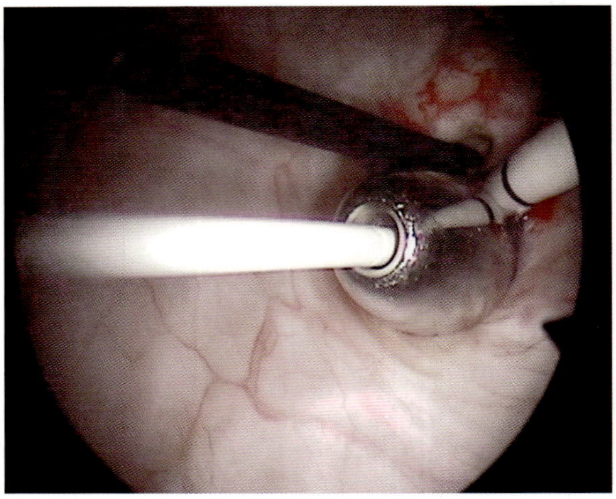

图 12-44 电烧头切开输尿管狭窄段

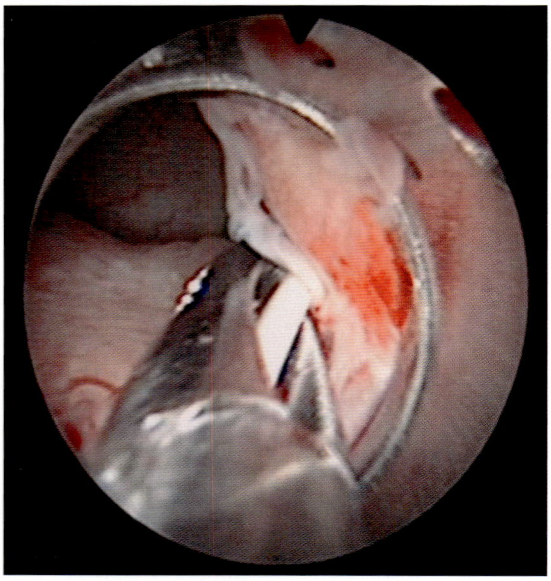

图 12-42 经皮肾通道拉出导丝

膜状结构，则可观察到亮光，在亮光的指引下，使用电烧头或钬激光切开梗阻段后置入导丝，再进行扩张操作。输尿管狭窄段扩张后，需留置输尿管支架，亦可留置双根输尿管支架管以减少再狭窄发生率。在操作中可使用双腔导管由一根导丝接力置入双根导丝（图 12-45），再齐头并进置入双根输尿管支架管（图 12-46）。

（三）术后处理

术后夹闭肾造瘘管，监测肾功能化验检查和移植肾 B 超检查，如无移植肾积水和血清肌酐升高，术后 2～3 周拔除肾造瘘管，6 个月后拔出输尿管支架管。拔除输尿管支架管后，定期随访肾功能和移植肾超声检查。

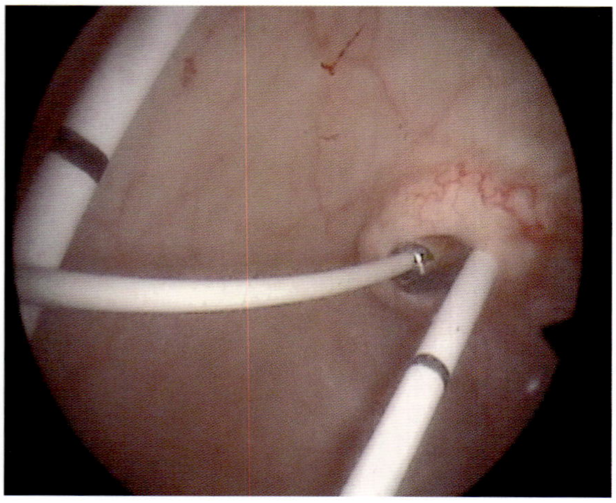

图 12-43 经皮通道输尿管扩张器扩张

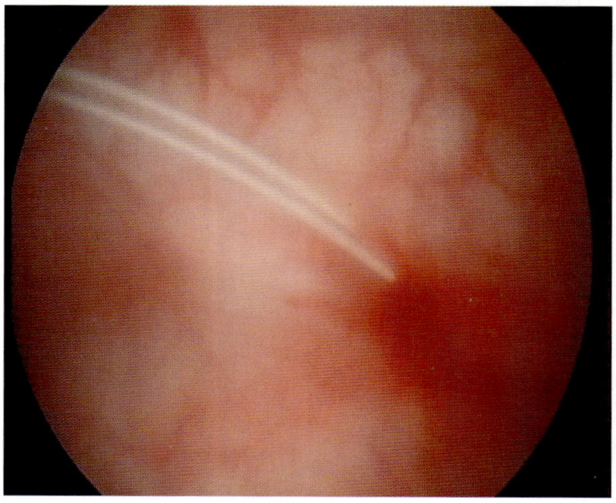

图 12-45 放置双导丝

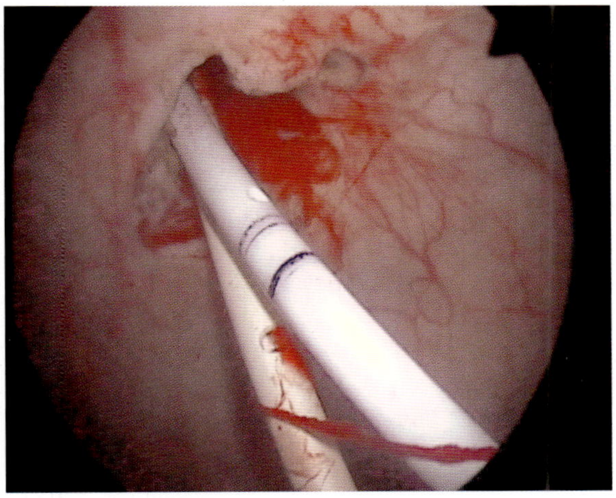

图 12-46 切开后输尿管开口

（四）注意事项

导丝能否通过输尿管膀胱吻合的狭窄段是手术的关键步骤，如导丝无法通过狭窄段则需开放手术处理。整个操作过程必须动作轻柔，避免盲插导丝引起假道及尿外渗，如遇阻力较大，应重新插入，如有尿外渗，应停止手术，保留并保持肾造瘘管通畅。

（肖春雷 马路林）

第五节 其 他

一、引流肾周脓肿、肾周血肿、尿性囊肿、淋巴囊肿

肾周脓肿也可采用经皮肾技术处理。术前先行 B 超或 CT 检查，了解脓肿部位、大小和脓腔多少且是否相通等情况。在 B 超或 CT 的引导下，直接向脓腔穿刺。需注意的是肾周脓肿的穿刺道应尽量避免通过肋间，以防污染胸腔形成脓胸。穿刺成功后以经皮肾取石术相同的方法将穿刺道进行扩张并置管引流。经皮肾周脓肿引流一般都能取得较好的效果，但如果穿刺抽出的脓液较黏稠，引流效果不佳且患者中毒症状较重时，此时要考虑开放手术引流。

经皮肾技术处理肾周血肿、尿性囊肿和淋巴囊肿的方法与引流肾周脓肿相似，术前定位后术中在 B 超或 CT 引导下穿刺。尿性囊肿穿刺引流成功后，最好同时作同侧肾穿刺造瘘或输尿管内插管引流，使肾内压降低保证尿囊愈合。

二、上尿路移行细胞癌和血管瘤

上尿路的移行细胞癌（TCC）也可采用经皮肾处理。术前肿瘤的定位需明确，穿刺道的径路要避免经过肿瘤所在的肾盏，以免肿瘤经穿刺道转移。输尿管上段和肾盂的肿瘤可选择中、上盏径路，穿刺造瘘成功后，镜下先观察清楚肿瘤的大小及分布，钳夹部分肿瘤组织送病理检查（图 12-47），再采用电灼或钬激光烧灼。硬镜不能处理的病灶可结合输尿管软镜处理。烧灼时确定烧灼范围，最好从肿瘤边缘开始，选用钬激光烧灼比电刀好，钬激光的脉冲便于清除术野的肿瘤组织，且钬激光烧灼后正常组织与肿瘤组织的分界也较电刀清楚。烧灼后可经造瘘管给予卡介苗（BCG）或丝裂霉素灌注，

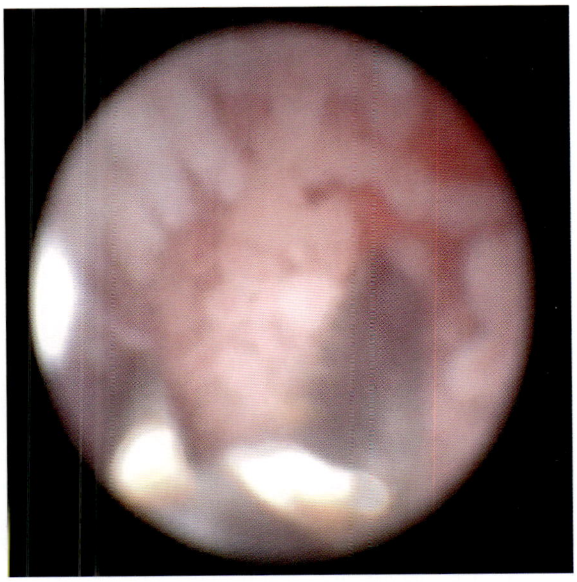

图 12-47 镜下钳夹部分肿瘤组织送病理检查

灌注剂量和方法，文献报道各不相同。Studer 建议采用 360mg BCG 溶于 150ml 生理盐水灌注一次，而 Smith 则建议保留肾造瘘管 6 周，每周经肾造瘘管灌注 BCG，连续 6 周。手术后应作严格而规范的随访。

血管瘤采用经皮肾烧灼时最好也从肿瘤周围开始，操作时应注意充分止血，术毕可局部运用凝血酶。术后应密切观察血尿情况。有人尝试使用绿激光和 2μm 激光代替钬激光，认为其凝血功能更好。

三、清除真菌菌斑

上尿路的真菌感染，特别是肾集合系统的真菌感染，脱落的菌丝和坏死组织常混合在一起形成菌斑。菌斑一方面形成对集合系统的梗阻，另一方面菌斑的存在常使药物治疗失败，故一旦发现真菌菌斑形成应尽量清除。L_5 以下的输尿管内菌斑可采用输尿管镜处理，L_5 以上的输尿管内菌斑和肾盂内菌斑最好采用经皮肾技术，手术操作方法同微创经皮肾镜术。在手术清除菌斑前，须静脉给二性霉素 B 等抗真菌药，手术后还需经肾造瘘管予二性霉素 B 灌注（浓度为 50mg/L，灌注速度为 25～50ml/h）。用经皮肾技术处理真菌菌斑的优点在于：①清除菌斑更有效；②术后留置肾造瘘管对感染肾的引流更好；③通过肾造瘘管注入抗真菌药的效果也较经输尿管导管注入好。

四、肾盏憩室和肾漏斗部狭窄

小的肾盏憩室可不用处理，但当憩室合并有疼痛、血尿、结石或感染时常需治疗，内镜技术的发展使肾盏憩室可采用经皮肾技术处理。方法：①建立皮肤到憩室的经皮肾通道（F14～16），并留置一 Peel-away 鞘于通道作为手术通道。具体方法见经皮肾穿刺取石术；②电灼憩室壁。沿鞘插入输尿管镜，如有结石先取石。镜下用电刀电灼憩室壁；③处理憩室颈可采用气囊扩张或内切开。切开部位应位于颈部的上下象限即 10∶30 至 1∶30 之间以及 4∶30 至 7∶30 之间，应尽量避免在左右象限部位切开。为避免切开过深大出血，可采用多点浅的、放射状切开。如采用气囊扩张则较安全，只需将导丝通过憩室颈部，再顺导丝将气囊中部置于颈部即可；④将肾造瘘管通过颈部或将 DJ 管的近端置于憩室内。

处理漏斗部狭窄的方法基本同肾盏憩室。经皮肾通道穿刺扩张成功后，也需将狭窄的漏斗部切开，切开部位也应位于颈部的上下象限即 10∶30 至 1∶30 之间以及 4∶30 至 6∶30 之间，也应尽量避免在左右象限部位切开（图 12-48、图 12-49）。切开后处理方法同肾盏憩室。

近年来有更多的学者尝试以输尿管软镜处理以上疾病，部分可代替经皮肾镜途径。

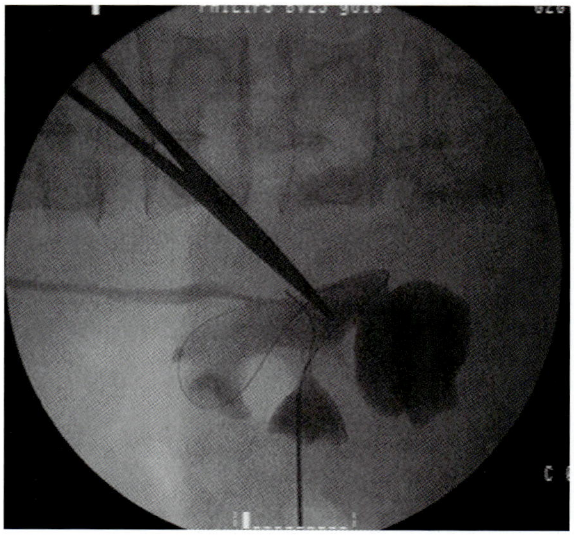

图 12-48　X 线下见穿刺盏盏颈狭窄

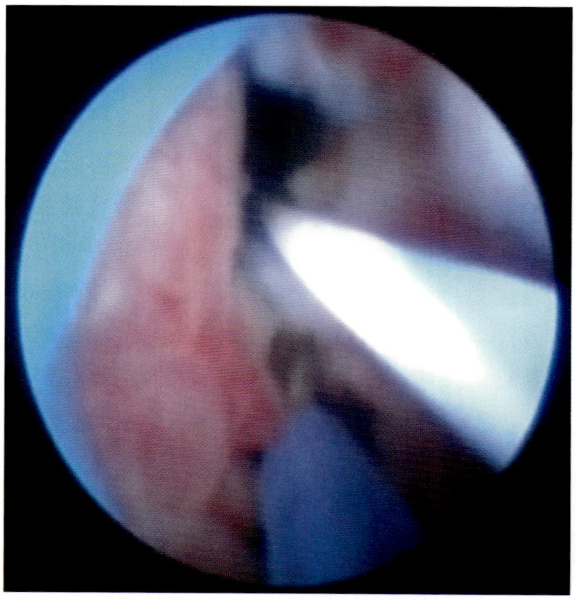

图 12-49　镜下电刀切开狭窄盏颈

（李　逊）

参考文献

[1] Pantuck, A.J., et al., Ureteroenteric anastomosis in continent urinary diversion: long-term results and complications of direct versus nonrefluxing techniques. J Urol, 2000,163(2): 450-455.

[2] Shaaban, A.A., et al., Urethral controlled bladder substitution: a comparison between the intussuscepted nipple valve and the technique of Le Duc as antireflux procedures. J Urol, 1992,148(4): 1156-1161.

[3] Kurzer, E., R.J. Leveillee. Endoscopic management of ureterointestinal strictures after radical cystectomy. J Endourol, 2005, 19(6): 677-682.

[4] Germinale, F., R. Stubinski, M. Giglio. Endourologic treatment of benign uretero-intestinal stenosis in patients with definitive urinary diversion: 10-year experience. Arch Ital Urol Androl, 2001, 73(1): 33-38.

[5] Nassar, O.A., M.E. Alsafa. Experience with ureteroenteric strictures after radical cystectomy and diversion: open surgical revision. Urology, 2011, 78(2): 459-465.

[6] 李钧, 王晓峰. 顺行经皮肾穿刺介入术在膀胱全切术后输尿管狭窄患者中的应用. 中国医刊, 2013. 48(10): 32-34.

[7] Laven BA, O'Connor RC, Gerber GS, et al. Long-term results of endoureterotomy and open surgical revision for the management of ureteroenteric strictures after urinary diversion. J Urol, 2003. 170(4 Pt 1): 1226-1230.

[8] Nassar, O.A., M.E. Alsafa. Experience with ureteroenteric strictures after radical cystectomy and diversion: open surgical revision. Urology, 2011. 78(2): p. 459-465.

[9] DiMarco DS, LeRoy AJ, Thieling S, et al. Long-term results of treatment for ureteroenteric strictures. Urology, 2001. 58(6): p. 909-913.

[10] Kayler L, Kang D, Molmenti E, et al. Kidney transplant ureteroneocystostomy techniques and complications: review of the literature. Transplant Proc, 2010, 42(5): 1413-1420.

[11] Karam G, Hetet J F, Maillet F, et al. Late ureteral stenosis following renal transplantation: risk factors and impact on patient and graft survival. Am J Transplant, 2006, 6(2): 352-356.

[12] Schwartz B F, Chatham J R, Bretan P, et al. Treatment of refractory kidney transplant ureteral strictures using balloon cautery endoureterotomy. Urology, 2001, 58(4): 536-539.

[13] Dinckan A, Tekin A, Turkyilmaz S, et al. Early and late urological complications corrected surgically following renal transplantation. Transpl Int, 2007, 20(8): 702-707.

[14] 张树栋, 马潞林, 王国良, 等. 移植肾输尿管梗阻3例报告. 现代泌尿外科杂志, 2006, 11(6):353-354.

[15] Cohnen M, Brause M, May P, et al. Contrast-enhanced MR urography in the evaluation of renal transplants with urological complications. Clin Nephrol, 2002,58(2):111-117.

[16] Giessing M. Transplant ureter stricture following renal transplantation: surgical options. Transplant Proc, 2011, 43(1): 383-386.

[17] Gdor Y, Gabr A H, Faerber G J, et al. Holmium:yttrium-aluminum-garnet laser endoureterotomy for the treatment of transplant kidney ureteral strictures. Transplantation, 2008, 85(9):1318-1321.

第四部分

腹 腔 镜

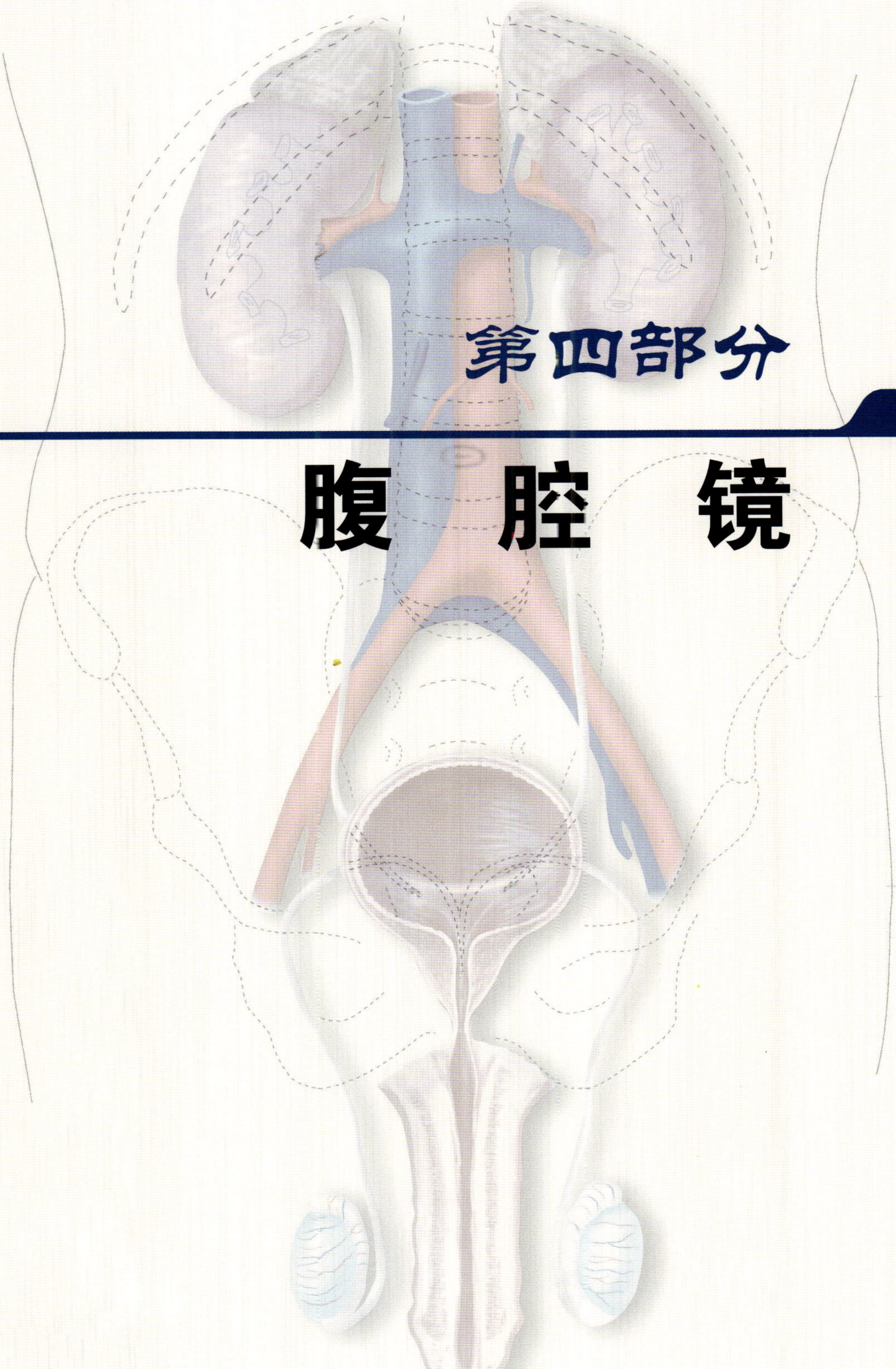

第十三章

腹腔镜概论

第一节 腹腔镜技术发展的历史

一、腹腔镜的起源

对于腹腔内病变的诊断，恐怕没有哪种方法比直视下观察能够提供更加可靠的诊断依据，因此长期以来医生们不断地探索窥视人体腹腔来诊断治疗疾病的方法。

1901 年俄国彼德堡的妇科医生 Ott，在患者的腹壁做一小切口，插入阴道窥器，利用额镜反射光窥视了腹腔，所以 Ott 是最早试图用镜子窥视盆腔及腹腔内脏器的人，他称这种技术为“腹腔镜检查（ventroscopy）”。但这种技术与剖腹探查术相近，与现代腹腔镜技术相差甚远。1901 年德国德雷斯顿的外科医师 Kelling 用膀胱镜观察了狗的腹腔，其方法与现代腹腔镜非常相似，先用一穿刺针穿刺狗的腹腔，注入过滤的空气形成气腹，然后再穿刺置入套管针，经套管引入 Nitze 膀胱镜（1878 年发明）来观察狗的腹腔。他将此检查方法称为“体腔镜检查（celioscopy）”，因此 Kelling 是第一个应用内腔镜，经闭合的人工造口尝试进行腹腔镜检查者。

1910 年瑞典的医生 Jacobaues 按照 Kelling 的方法先后为 69 例患者作了 115 次腹腔镜检查，确诊了梅毒、结核、肝硬化及恶性肿瘤等疾病，并将此方法命名为“腹腔镜术（laparoscopy）”。Jacobaues 不仅观察了腹腔，还进行了胸腔镜的观察。

1911 年，美国 John Hopkins 大学的外科医生 Bernhein，应用直肠镜经上腹一小切口置入腹腔，利用反射光观察，报道 2 例患者的腹腔镜检查结果，其中 1 例经腹腔镜诊断为胰腺癌没有发现转移灶，后经剖腹证实；另一例经镜检排除了胃溃疡而确诊为慢性阑尾炎。后来他又进一步在胃上作一小切口以检出胃溃疡。这是美国有关腹腔镜术最早的文献报道。

在随后的几年，欧洲一些学者如 Tedesko（奥地利，1912）、Renon（法国，1913）、Roceavilla（意大利，1914）、Schmidt（德国，1914）、Johnsson（芬兰，1916）也分别在 Jacobaues 的启发下进行了自己的工作。

1920 年 Orndorf 在美国芝加哥发表题为“应用腹腔镜（peritoneoscope）诊断腹部疾病”一文，他报道了 42 个病例，诊断了结核性腹膜炎、血腹及腹水、宫外孕、输卵管炎、卵巢囊肿及腹部肿瘤、肝病等。因他本人是放射科医生，故该文于放射科杂志刊登而未引起妇科、外科同行注意。Orndorf 还发明了三棱穿刺针和防漏气的穿刺套管阀门等。

1924 年瑞士的 Zollikofer 应用腹腔镜研究肝病。他首先提出改进用来产生气腹所用的气体，不再用过滤的空气或氧气，而采用 CO_2 作气腹，因 CO_2 不助燃，容易被吸收，另外，一旦发生气体栓塞，比空气或氧气所致气体栓塞治疗容易。

1929 年，德国肝病学家 Kalk，德国腹腔镜技术的奠基者，亦是腹腔镜肝胆病诊断的创始者，发明了 135° 腹腔镜，这种 135° 腹腔镜更加便于观察腹腔内脏器。他还开创了双穿刺技术，并在腹腔镜下进行肝活检，为治疗性腹腔镜打下基础。

1934 年美国内科医生 Raddock 报道在 4 年内做了 500 例腹腔镜手术，他使腹腔镜形成了一完整系统，包括腹腔镜、气腹针、穿刺锥及套管等，当时所用的腹腔镜是一改良的 McCathy 膀胱镜。

1938 年匈牙利的外科医师 Veress 在用气胸治疗肺结核空洞时发明了带有弹簧芯的安全穿刺针，此穿刺针针芯为一个带有弹簧的钝头，当穿刺针穿透胸壁，阻力消失时，针芯自动弹出，保证进入胸腔后避免损伤胸腔内脏器。因其使用安全，被用来做气腹针，一直沿用至今，并被命名为 Veress 气腹针。

在腹腔镜发展的早期，在妇科领域应用较多。1937 年美国的 Hope 报道用腹腔镜诊断宫外孕 10 例。1941 年美国密歇根大学的 Power 和 Barnes 报道了 175 例腹腔镜绝育术，其方法是利用高频高压脉冲电流作用于子宫角部进行电凝，为腹腔镜绝育术开创了先例。但由于所采用的电压有时高达 12 ~ 14kV，所以很快就出现了电灼伤肠管并发症。法国的 Palmer 最早提出使用举宫器。德国的 Hirsch 和 Nesser，为最早使用双极电凝者（1971）。

1960 年德国著名的妇科专家 Kurt Semm 发明了自动气腹机。1974 年 Semm 又开展了绝育术以外的一些妇科手术，包括广泛粘连松解术、输卵管切除术、子宫肌瘤剜出术、卵巢及卵巢囊肿切除术等。

英国物理学家 Hopkins，是一位对内腔镜改进有贡献的人。他改进了传统的玻璃透镜，设计了柱状透镜系统（1967），使得内腔镜明亮清晰但不失真。他和 Kapany 合作改进了光导纤维导光系统（1968）。

20 世纪 70 年代初，CO_2 自动气腹机被介绍到美国，极大地推动了腹腔镜技术在美国的应用，1972 年成立了美国妇科腹腔镜协会（American Association of Gynecological Laparoscopists，AAGL），在短短的几年内参加成员达 4000 余名，完成腹腔镜绝育术几百万例，占腹腔镜技术临床应用总数的 95%，但手术范围基本上限于腹腔镜输卵管绝育术。

1974 年 Hasson 在美国芝加哥介绍了经脐周小切口安全置入腹腔镜套管的开放式方法，减少了腹腔镜套管穿刺损伤的危险。

二、腹腔镜在外科的应用

1980 年 Semm 首先应用腹腔镜施行阑尾切除术取得成功，从而将腹腔镜手术引入外科领域。1986 年美国妇科腹腔镜协会邀请 Semm 一行在全美 150 位妇科专家参加的会议上表演腹腔镜手术，从此不仅在欧洲，美国的腹腔镜手术也迅速开展起来。

尽管腹腔镜技术在妇科领域发展迅速，然而在相当长的一段时期内在外科领域并未引起足够的重视，尽管在 20 世纪 70 年代有为数不多的应用腹腔镜进行外科诊断的报道，但大多数外科医生对腹腔镜手术则不以为然。

从 1985 年始，开始有外科医生尝试用腹腔镜切除胆囊的动物实验和临床研究。1985 年美国明尼苏达州的 Schultz 在妇科医生的帮助下应用二氧化碳激光在狗身上作腹腔镜胆囊切除术的实验。与此同时纽约的 Leahy 也进行了这方面的动物实验，他们两位都在 1988 年将腹腔镜胆囊切除术成功地应用于临床。苏格兰的 Cuschieri 于 1986 年开始做腹腔镜胆囊切除术的动物实验，1988 年首届世界外科内镜会议上他报道了一例实验动物用腹腔镜行胆囊切除获得成功，并于 1989 年 2 月将该技术应用于临床。1987 年法国里昂的外科医师 Philipe Mouret 在用腹腔镜治疗妇科疾病时给同一患者做了病变胆囊切除手术获得成功，但未报道。1985 年 5 月，巴黎的 Dubois 在开展猪的腹腔镜胆囊切除术实验的基础上也将该技术应用于临床，1988 年其结果在法国首先发表，介绍了 36 例手术体会，在 1989 年 4 月美国消化内镜医师协会的年会上放映了手术录像，一举轰动了世界，它首先震动了美国的外科学界，在美国兴起了腹腔镜胆囊切除的热潮。

由于腹腔镜技术将现代科技与传统外科手术技术融合在一起，既符合现行外科手术治疗的原则，达到与传统外科手术同样的治疗效果，又具有创伤小、疼痛轻、康复快和住院时间短等优点，得到了外科学界的普遍认同，从而使腹腔镜手术以胆囊切除术为起点迅猛向前发展，并在外科诸多领域如肝胆外科、胃肠外科、泌尿外科、胸外科等迅速推广开来，手术的适应证不断被扩展。

三、腹腔镜在泌尿外科的应用

尽管 Kelling 于 1901 年所做的腹腔镜的最初尝试就是借助于 Nitze 膀胱镜进行的，但在其后的数十年腹腔镜技术在泌尿外科领域却是空白，直到 1976 年 Cortesi 等报道应用腹腔镜技术诊断腹腔隐睾。1979 年 Wickham 报道 1 例经腰腹膜后入路腹腔镜输尿管切开取石术。1985 年 Eshghi 等报道 1 例腹腔镜直视下经皮穿刺盆腔异位肾取石术。1988 年 Winfield 等用猪作了盆腔淋巴结切除、膀胱切除、输尿管结扎等手术。1991 年，美国华盛顿大学 Clayman 等报道了首例经腹途径腹腔镜肾切除术。同年，Schuessler 等报道对前列腺癌患者行腹腔镜盆腔淋巴结切除术以取得准确的病理分期。Winfield 等报道了腹腔镜肾囊肿去顶术。1992 年，Gagner

等报道了经腹途径腹腔镜肾上腺切除术，同年，Schuessler 等报道了腹腔镜前列腺癌根治术。Albala 等报道了腹腔镜膀胱颈悬吊术。Kavoussi 等报道了腹腔镜输尿管松解术。Ehrlich 等[1-5]报道了首例小儿腹腔镜肾切除术。利用腹腔镜技术开展泌尿外科复杂性手术的报道不断涌现，1993 年 Schuessler 等、Kavoussi 等、Onoy 等报道了腹腔镜根治性肾切除术，Urban 等报道了首例腹腔镜肾固定术。

初期的泌尿外科腹腔镜手术多数经腹腔进行。1992 年印度孟买 Gaur 等提出了建立腹膜后人工腔隙的技术，并于 1993 年报道了首例经腹膜后途径腹腔镜肾切除术。

我国大陆及香港、台湾地区的泌尿外科学者也积极开展了泌尿外科腹腔镜手术。北京大学泌尿外科研究所在国内大陆地区率先开展，1993 年那彦群等报道了国内首例腹腔镜肾切除术。我国北京、天津、上海、广州、武汉以及香港等地举办了多期泌尿外科腹腔镜技术学习班，加快了该技术在中国的普及发展。二十多年来，腹腔镜技术在我国泌尿外科领域已经得到普及发展，每年全国各地许多医学中心都举办各种形式的泌尿外科腹腔镜研讨会或学习班、培训班，中华医学会泌尿外科学分会举办的全国学术年会以及微创学组学术会议上，腹腔镜技术都是关注的热点和最活跃的领域，腹腔镜技术已经涉及几乎所有的泌尿外科手术，包括肾上腺和肾的各种手术、前列腺癌根治术、膀胱全切及新膀胱术等。特别是 2008 年在我国上海召开了第 26 届世界腔内泌尿外科大会，会议期间进行了现场腹腔镜手术演示，国内许多泌尿外科腹腔镜专家与国际著名的腹腔镜专家同台竞技，充分展示了中国泌尿外科腹腔镜技术的发展水平。目前，随着我国综合国力的增强和广大泌尿外科同道的共同努力，我国泌尿外科腹腔镜技术的水平已与国际先进水平同步，国际热点的腹腔镜技术和先进设备例如单孔腹腔镜技术、自然腔道腹腔镜技术、保留肾单位的肾部分切除术、保留性神经的前列腺癌根治术、膀胱全切及新膀胱术、肾癌合并下腔静脉瘤栓的腹腔镜手术等以及 3D 腹腔镜技术、机器人腹腔镜技术应用越来越多，在许多大的医学中心，腹腔镜手术已经成为泌尿外科主流的和首选的手术方法。

（李黎明）

第二节 腹腔镜在泌尿外科的应用概述

1901 年，Kelling 等报道了首例在动物犬身上进行的腹腔镜手术。1910 年，Jacobaeus 等报道了首例在人身上进行的腹腔镜手术。1938 年 Veress 等开始使用装有弹簧装置的穿刺针。1964 年，Semm 等发明了自动气腹机[5]。1980 年后，现代腹腔镜技术的发展使其得以广泛应用，1990 年后，开始在泌尿外科领域普遍应用[6]。北京大学泌尿外科研究所 1992 年开始开展腹腔镜手术，现已广泛应用于治疗泌尿外科疾病。

一、腹腔镜手术的优点

手术者技术熟练后腹腔镜手术损伤小，切口小，出血少，手术效果肯定，可达开放手术效果。患者术后并发症少，恢复快，住院时间短。腹腔镜手术是微创外科的重要组成部分。

二、腹腔镜手术的缺点

器械较贵，需要全身麻醉，技术精细，经验要求高。未熟练掌握时手术时间较同种开放手术为长，有并发症时需改为开放手术。同任何一种手术方式一样，随着术者手术例数及熟练程度的增加，手术时间会越来越短，并发症会越来越少，如目前我们做肾上腺肿瘤切除术，多在 1 小时内完成，有的仅需 25 ~ 30 分钟，与开放手术无差异，甚至短于开放手术。

三、腹腔镜泌尿外科手术的适应证

目前，随着腹腔镜技术的发展，已有文献报道下列手术均可经腹腔镜下完成，这主要决定于术者的经验和手术熟练程度。如肾囊肿去顶术、精索静脉高位结扎术、腹腔内隐睾探查术、盆腔淋巴结活检术、肾上腺肿瘤切除术、肾切除术、肾癌根治术、肾部分切除术、输尿管切开取石术、肾盂输尿管癌肾输尿管全长切除术、腹膜后淋巴结清扫术、根治性前列腺切除术、膀胱颈悬吊术、肾盂成形术、根治性膀胱全切及回肠膀胱术等。

四、腹腔镜泌尿外科手术的禁忌证

基本与开放手术相同，但若经腹腔时需注意有无腹腔手术病史。

1. 绝对禁忌证　严重心肺疾患不能耐受全身麻醉，未纠正的凝血功能障碍，没有控制的感染性疾病，腹部广泛粘连等。

2. 相对禁忌证　腹部手术史，过度肥胖者，慢性阻塞性肺部疾病患者，难以代偿的高碳酸血症等。

五、腹腔镜的路径及产生操作空间的方法

1. 路径　分为经腹腔、经腹膜后及经腹膜外耻骨后 3 种。

2. 穿刺方法　开放切口置入套管针适用于有手术史患者。多数则采用套管针盲穿刺法。

3. 无气腹腹腔镜　使用特制牵拉扇片将腹壁提起，适用于经腹腔途径，但应用较少。

4. 经腹膜后路径　目前多数学者采用水囊或气囊扩张方法产生腹膜后腔隙。但我们经过摸索、实践、总结及提高，现已不再采用此类方法，而采用髂嵴上缘 2cm 与近腋前线交点处置入第一个穿刺通道后，以腹腔镜镜身直接做简单扩张产生腹膜后腔的方法，即 IUPU 法（Institute of Urology，Peking University），取得极佳的效果，既节省了手术费用，又缩短了手术时间。

5. 经腹膜外耻骨后路径　主要用于前列腺癌根治性切除术，现也常采用经腹腔与其联合的手术途径。

六、腹腔镜手术的生理影响

是由腹腔镜操作时所用气腹和气体两方面所引起。

1. 气腹　无论是经腹腔还是经腹膜后腔，产生的气腹或腹膜后腔的气体压力可使膈肌抬高，胸腔压力增高，造成限制性通气障碍。同时可使回心血流量减少及压迫肾实质致肾血流量减少。

2. 所用气体　常为 CO_2，易溶于血，不燃烧，不助燃。但 CO_2 可在血中转换为碳酸，致患者产生高碳酸血症和酸中毒。同时 CO_2 可在腹膜表面转化为碳酸，可致术后患者腹痛、胸痛及背部痛。

七、腹膜后镜手术腹膜后腔的建立

（一）IUPU 法

IUPU 法由北京大学泌尿外科研究所首创，操作简便、安全，熟练后仅需 5 分钟左右即可完成。患者采用健侧侧卧位，垫高腰部（图 13-1）。先取髂嵴上缘 2cm 与近腋前线交点处切一约 1cm 切口，置入气腹针入腹膜后间隙。若行单纯肾切除术可使气腹针直接进入 Gerota 筋膜内，或置入另外 2 个套管针引入操作器械后剪开 Gerota 筋膜（图 13-2、图

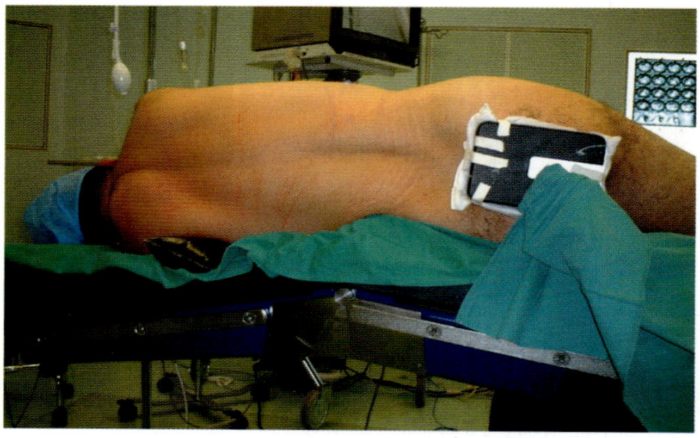

图 13-1　患者体位：健侧侧卧位

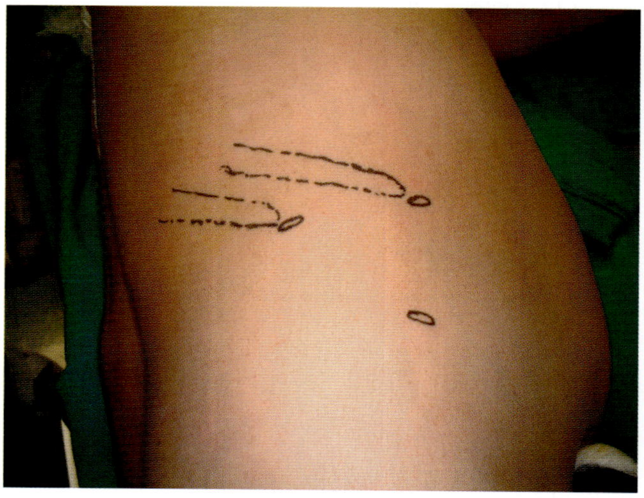

图 13-2　三个穿刺点示意图

13-3 ）。若行肾癌根治术应使气腹针仅进入后腹膜脂肪间隙内，而不进入 Gerota 筋膜内（图 13-4 ）。充气压力至 14mmHg 后，置入第一个 12mm 套管针入腹膜后间隙（图 13-5 ）。随后引入腹腔镜，以腹腔镜镜身直接做左右往复运动，行简单扩张即可产生足以开始操作的腹膜后腔隙（图 13-6、图 13-7 ）。随后分别取肋缘下线与腋前线及腋后线的交点，于腹腔镜监视下行第二及第三套管针穿刺，进入已建立的腹膜后腔（图 13-8、图 13-9 ）。绝大多数有关肾脏的手术均可通过这三个操作通道完成，如有必要可增加第四个穿刺点，以利于手术的操作。建立腹膜后腔是腹膜后镜手术的关键，第一根套管针穿刺一定要进入后腹膜间隙，切勿进入腹腔或肌肉组织内，以后的套管针穿刺要在腹腔镜的监视下进行。用腹腔镜本身在腹膜后间隙内进行分离时要注意鉴别血管及辨明方向。

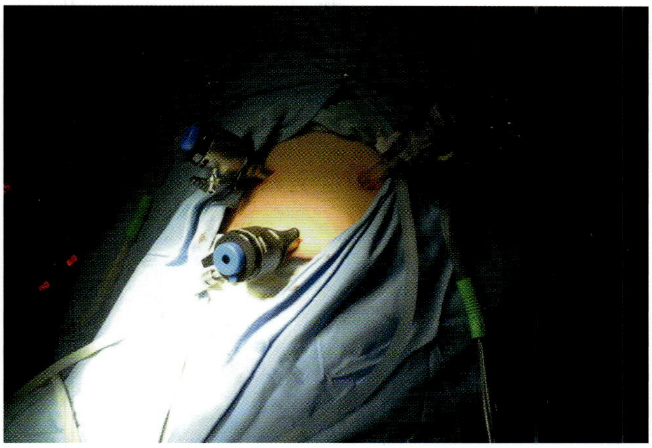

图 13-3　三个套管针置入后示意图

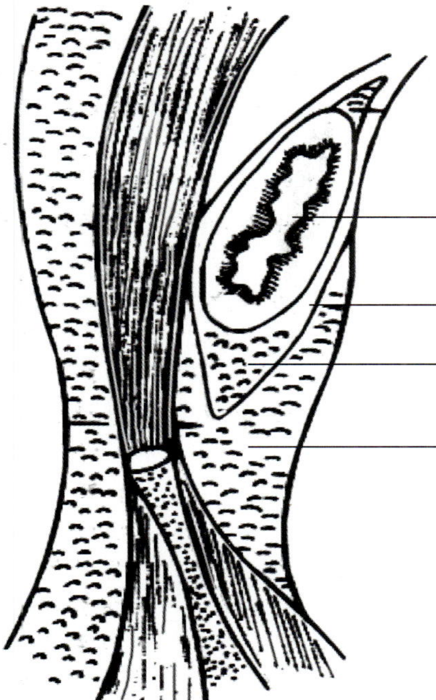

图 13-4　侧卧位腹膜后腔示意图

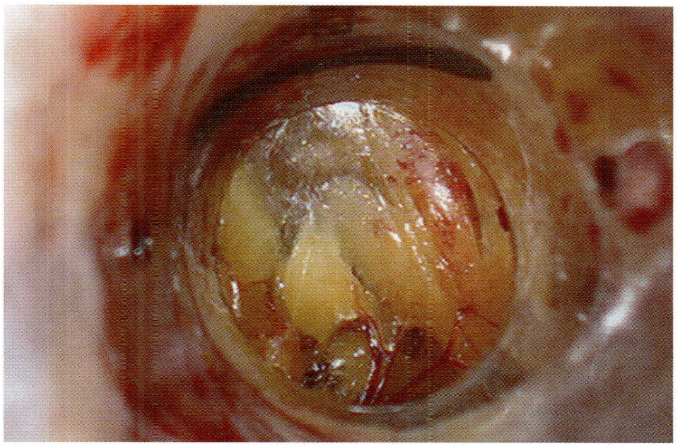

图 13-5　第一个套管针置入腹膜后间隙所见

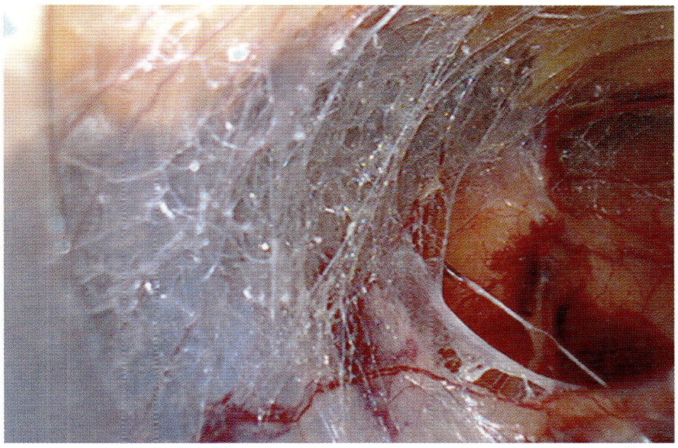

图 13-6　引入腹腔镜后以镜身扩张后形成的腹膜后腔隙

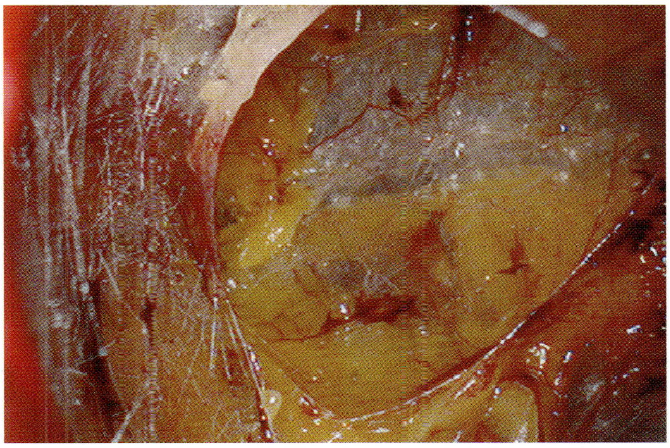

图 13-7　充分扩张后所形成的腹膜后腔隙

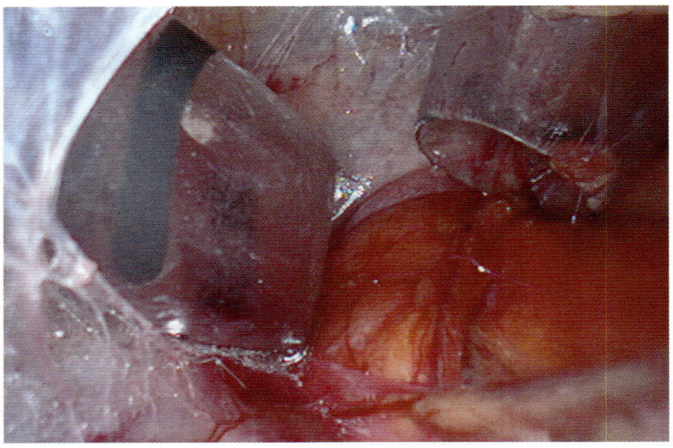

图 13-8 腹腔镜监视下置入其余 2 个套管针

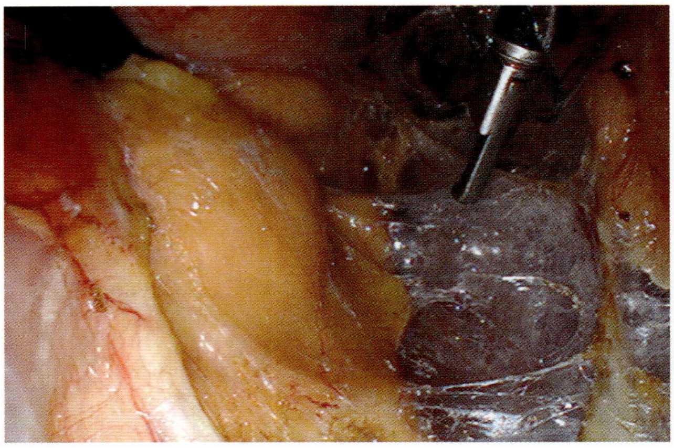

图 13-9 引入操作器械后进一步扩大腹膜后间隙

(二)水囊或气囊扩张法

选择上述第一个穿刺点或肋缘下线与腋后线的交点，皮肤切一约 1cm 小切口，并切开肌肉组织，以示指深入切口内达腹膜后间隙，稍加扩张后放入带冲气气囊的套管针，加压注气或生理盐水 300～500ml，以扩张腹膜后间隙。由于该带气囊的套管针过于昂贵，且仅能使用 1～2 次，故国内泌尿外科医师多使用气囊 Foley 尿管或自制的带扩张气囊的导管以代替之。扩张建立腹膜后间隙后，其余 2 个套管针的置入方法与 IUPU 法相同。自制带扩张气囊的导管虽然便宜，但每次手术前均需自己准备，增加了手术时间，且气囊质量无法保证。如能商品化，将为手术医师提供极大便利。

（周利群）

第三节　腹腔镜手术的基本设备

“工欲善其事，必先利其器”，从事腹腔镜手术的医生应对自己要用的腹腔镜设备的原理和性能有充分的了解，使用时才能够保证这些设备调试到良好的工作状态，这是进行腹腔镜手术的基本保证。

一、腹腔镜摄像系统

腹腔镜摄像系统由腹腔镜、摄像系统和光源三个部分组成。

(一)腹腔镜

现在使用的腹腔镜都是采用柱状透镜系统，具有透光性好、分辨力强、成像清晰、视野大、周边视野图像不失真的特点。

1. 腹腔镜的视角　腹腔镜有 0°、30° 等不同视角以供选择(图 13-10)。0° 镜正视前方，如欲显露

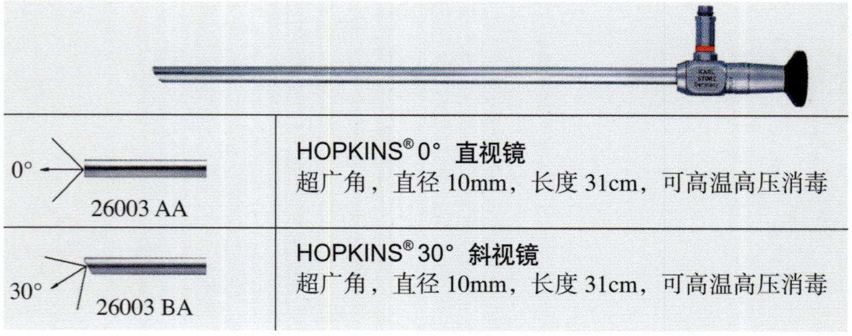

图 13-10 各种视角的腹腔镜

深部的视野就要抬高腹腔镜的尾部，而欲观察浅部的视野须将腹腔镜的尾部向下压，如患者平卧位时，腹腔镜与腹壁几乎平行才能看到前腹壁。有时因受患者体位或腹腔内脏器的遮挡，要想抬高或下压腹腔镜会受到一定的限制，以至于显露不满意，会感到十分不便。选用 30° 或 45° 镜则可以通过转动镜身使其镜面向不同方向改变，在摄像头位置保持不变的情况下，腹腔镜镜面向下就可看到深部脏器，旋转 180° 使镜面向上就可清楚看到前腹壁。30°、45°、70° 等不同视角腹腔镜的另一个优点是腹腔镜与手术器械可以不在一个平面，可以减少与腹腔镜手术器械的相互干扰。但应注意使用不同视角的腹腔镜观察到的解剖位置关系会有相应的变化，手术者必须适应这种变化，才能对观察到的解剖位置关系做出正确的判断。

2. 腹腔镜的直径和长度　通常用的腹腔镜直径为 10mm，而诊断性腹腔镜时则常用的直径为 5mm 或 7mm。腹腔镜镜身长度 280 ~ 330mm 不等。另外还有直径 2mm 或 3mm，长度 280mm 的微型腹腔镜，因管径细小，也称为针式腹腔镜。

3. 腹腔镜的放大倍数　不同直径的腹腔镜和监视器会产生不同倍数的放大作用。放大的倍数与腹腔镜和观察物的间距成反比，即镜身与观察物越接近，则图像放大倍率越高，一般最多可放大 4 ~ 6 倍；反之镜身距观察物越远，则图像不仅不放大反而缩小。

（二）摄像系统

由摄像头、光电信号转换器和电视监视器组成。摄像头通过光电转换器将光学图像转换成电信号，光电信号转换器则将电信号转换为彩色视频信号输出给电视监视器还原为彩色图像，或输出到录像机、视频打印机等。

1. 单晶片摄像头（图 13-11）　摄像头最重要的组件是光电耦合器（charged coupled divice，CCD）晶片，它是由许多能把光能转换成电信号并产生最小图像单位的光敏元件组合而成，这些光敏元件也称像素（pixel）。CCD 的分辨率取决于单位面积内像素的数量，其所摄取的图像分辨率越高，图像就越清晰。一般的摄像头可达到 450 线以上的解像度，已可基本满足电视腹腔镜手术需要。

2. 三晶片摄像头（图 13-12）　三晶片摄像头（3-chip camera）是由单一 CCD 改变成能分别接受红绿蓝三原色的三个 CCD。目前最先进的三晶片数码摄像头，解像度可达 900 线以上，不仅提高了分辨力且图像色彩还原更真实、自然，使得手术者能够更清楚地分辨组织的细微变化。

3. 电子腹腔镜　为消除腹腔镜对影像传输的减弱效应，Olympus 公司将超微型摄像头连接在一棒状的传导束上，不必再联接腹腔镜而是直接放入腹腔内，摄像机头与棒状传导束连接的颈部还可以 360° 转动而观察到来自各个方向的影像，称之为 chip on tip。图 13-13 所示为镜头前端可上下、左右弯曲的电子腹腔镜。

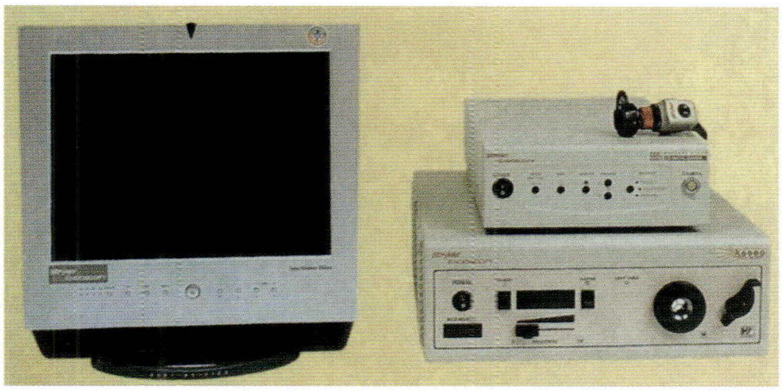

图 13-11　单晶片摄像头

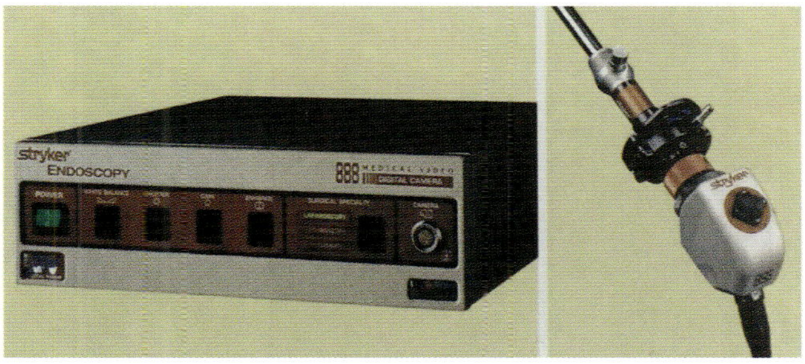

图 13-12　三晶片摄像头

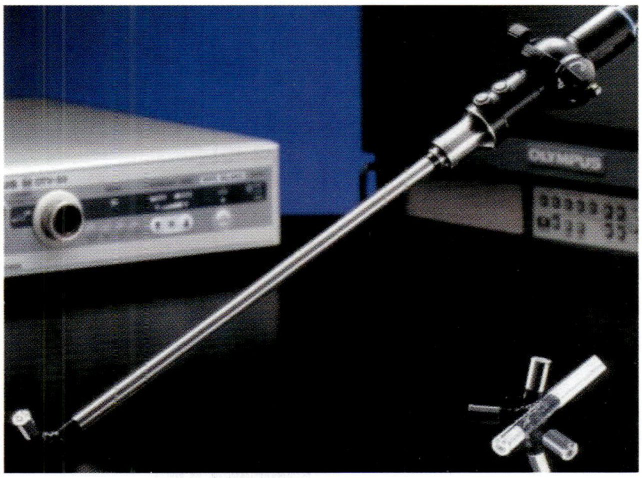

图 13-13　Olympus 公司前端可弯曲的电子腹腔镜

4. 高清摄像系统　通过摄像头将光信号吸收并转换为电信号，再通过摄像系统主机进行信号的处理输出，最终将图像信息呈现于监视器（图 13-14）。现在已经由单晶片系统发展到全高清摄像系统，分辨率可达到（1920 × 1080）P。

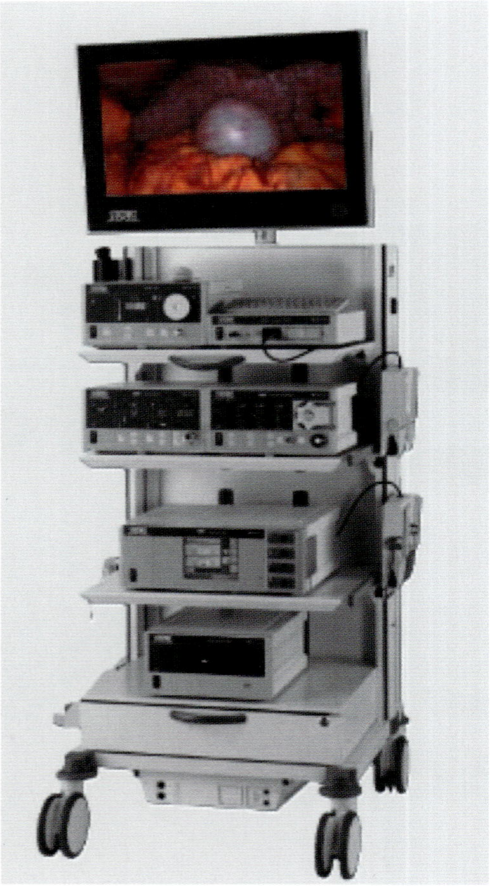

图 13-14　Storz 公司高清摄像系统

5. 三维视野腹腔镜　通过双管腹腔镜连接双摄像机即可在不同的距离与角度形成两帧图像，同时显示在监视器上即构成一幅重影，然后再利用立体眼镜（shutterglasses）把重影撮合在一起，就构成了一幅具有景深感的立体图像，以克服二维平面图像带来的脑眼不协调的缺点。立体成像摄像机又称三维摄像机（3-dimensions camera，3-D camera），这种立体成像摄像机曾一度引起人们的关注，但其并未在临床得到应用。主要是因为它价格昂贵，更为不便的是凡参加手术人员均需带上立体眼镜以观看电视监视器图像，而观看实物又须摘下眼镜，甚为不便。二维图像虽然有其缺点，但通过训练很快可以适应。

最近几年，经过改进的新型 3D 腹腔镜系统（图 13-15），在各方面都有了很大进步，设备更加轻便，操作基本与普通 2D 腹腔镜相同，图像的收集通过双镜头的腹腔镜采集左右两路视频信号，经过视频

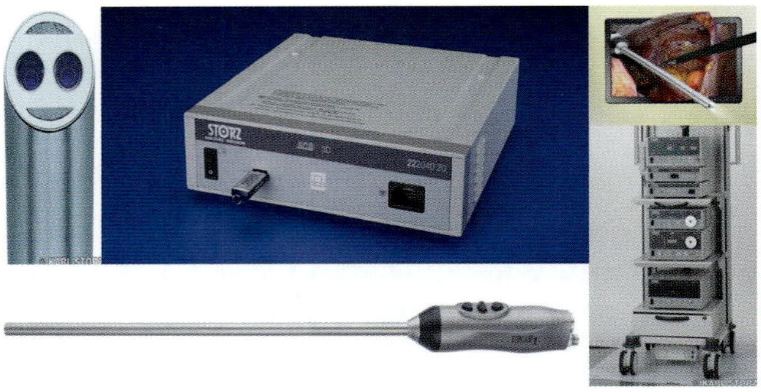

图 13-15　Storz 公司 3D 腹腔镜系统

信号处理器将左右两路视频信号快速、交替传输到 3D 显示屏上，术者只需戴上一副无源偏振光眼镜，就可以看到 3D 显示屏上的立体图像。由于 3D 腹腔镜更符合人眼看到的真实影像，便于感知器官组织之间的空间关系，提高手术操作的精细程度，尤其是对重建或复杂手术更有帮助，近几年来，3D 腹腔镜又重新受到重视，临床应用越来越多。近年来，腹腔镜手术机器人已在欧美等国家越来越多地应用于临床，其最重要的特点之一，就是具有 3D 手术视野。

6. 电子快门与增益　当腹腔镜移近观察物时，往往因反光过强而呈一片白色而什么也看不清，为了解决腹腔镜手术中反光过强的问题，摄像系统还设置有一电子快门（shutter）。电子快门具有自动光圈作用，当移近观察物、反光过强时可自动缩小光圈以调节到适度光线进入，在手术时可保持图像清晰。另有一种情况是手术视野有出血，或已有血凝块，由于光被吸收而致反光不足，使得视野太暗，还要求摄像系统具备增益（gain）功能，自动增加光的强度来解决反光不足问题，对看清出血部位以及时止血有很大帮助。

（三）冷光源

1. 普通冷光源与自动冷光源　在光源即灯泡与传输光的光导纤维束之间由于有一块具有隔热作用

的玻璃，使得进入光导纤维束的光具有很亮的照度，但热的成分很少，所以称为冷光源。普通冷光源光亮度一般设为连续可调或数档，使用时需手动调节。自动冷光源是在普通冷光源的基础上加上亮度反馈，也就是在摄像系统视频信号控制下自动调整光强输出系统。自动光源的调节系统是一块集成电路板，装在光源内来调节光强输出，它和摄像系统的电子快门具有同样的功能，都可以自动调节光的强度。所以在选配光源时，要了解摄像系统的情况。如果摄像系统无电子快门设置，则要选用自动冷光源（图 13-16）。

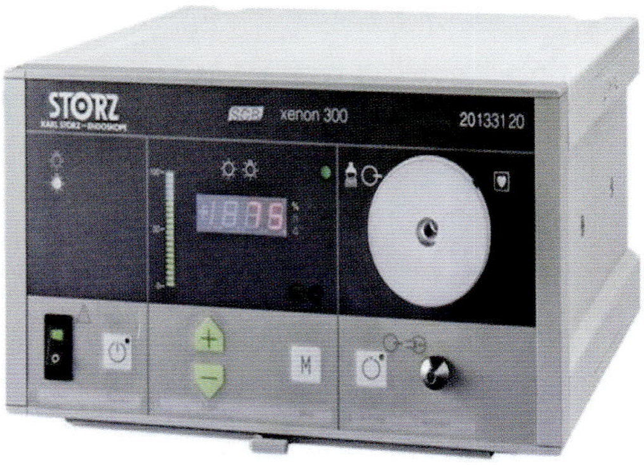

图 13-16 Storz 公司自动冷光源

2. 灯泡 用于电视腹腔镜的冷光源一般都有两只灯泡，以便当术中因灯泡损坏时可立即切换至另一灯泡，既免去手术中更换灯泡的麻烦，又保证手术不会中断太长的时间。用于腹腔镜手术的灯泡功率应选用大于 150W 的卤素灯泡或金属卤盐灯泡，一般 250W 的灯泡已能够满足临床需要。

3. 光缆 常用者为光导纤维束。为了防止交叉感染，现也已有耐高压蒸汽灭菌的光导束。光缆的长度应足够长，一般应大于 1.5 米，否则会影响与光源之间的连接，手术时带来不便。

二、气腹机

（一）机械气腹机

术者可经流量表玻管内小球浮动情况来了解进气是否正常，根据腹压表及进气表来了解腹压及 CO_2 进入量。还有一个快速充气阀可在术中以 4L/min 的速度快速补给 CO_2。其缺点是手术时供气速度太慢，由于腹腔镜手术时有时需要进行冲洗吸引，在吸出液体的同时往往也吸出了气体，故要求快速及时充气。而这种机械气腹机在快速充气时要有专人手动按住充气钮，气腹压过大时也不会自行停止充气，因此也不够安全，现已被淘汰。

（二）自动高流量 CO_2 气腹机

自动高流量 CO_2 气腹机（图 13-17）可以根据手术要求预先设定气腹压力，手术中可维持此气腹压力不变，一旦超过预设压就会报警而自动停止进气，如腹压降低则迅速以 9 ~ 40L/min 的速度快速补入。使用此种高流量自动气腹机，对手术中持续保持良好的视野至关重要。最新设计的自动 CO_2 气腹机还可以测定并显示 CO_2 充气压、充气流速、气腹压及 CO_2 消耗量。

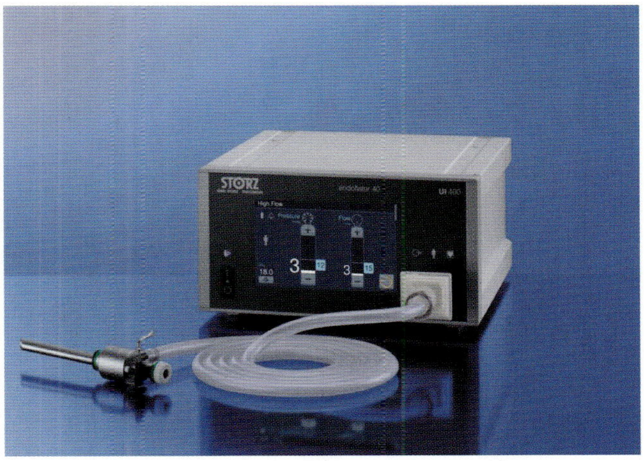

图 13-17 Storz 公司 40L 高流量自动 CO_2 气腹机

（三）加温自动 CO_2 气腹机

随着腹腔镜手术的广泛开展，手术适应证不断扩大。一些较复杂的腹腔镜手术，往往需要较长的手术时间，CO_2 用量消耗可达数十升甚至数百升，大量使用未经加温的 CO_2 充气后，经直肠测温发现体温可降低达 1 ~ 3℃。有人认为腹腔镜术后的腹痛和输入冷气体有一定关系。因此设计了一种加温气腹机使输入的 CO_2 经过加温处理而保持为 37℃，减少了术后疼痛等并发症。

（四）自动排烟 CO_2 气腹机

腹腔镜手术中在使用高频电刀进行电切或电凝操作时，会产生烟雾，影响手术视野，需要不断打开腹腔镜穿刺套管阀门排放烟雾以保持手术视野的清晰度。为了减少高频电刀烟雾对腹腔镜手术的影响，又开发了具有自动排烟功能的 CO_2 气腹机（图 13-18）。

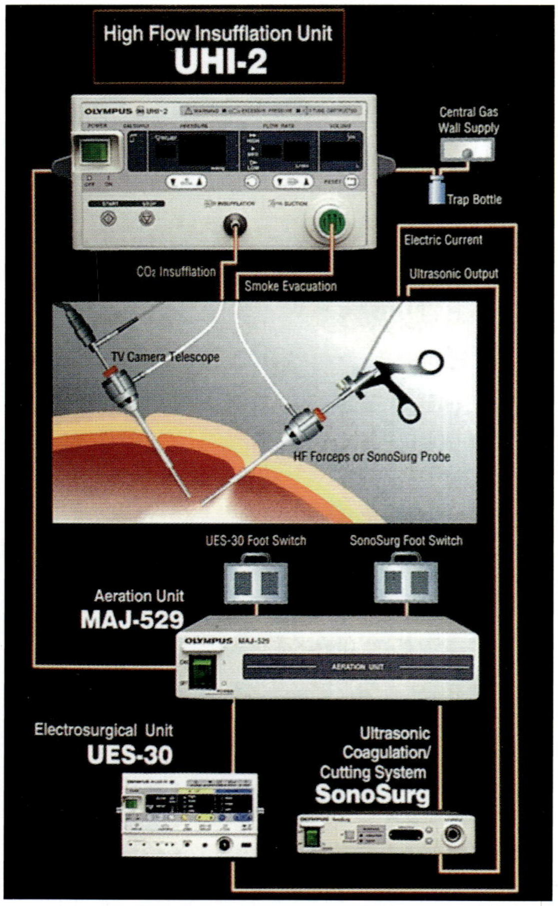

图 13-18　具有自动排烟功能的 CO_2 气腹机

三、冲洗吸引系统

以冲洗瓶、吸引瓶、硅胶管与冲洗吸引器相连而成。在冲洗吸引器上装有双控阀门，以分别控制冲洗或吸引。

（一）简易冲洗吸引器

用输液吊瓶，利用液体高度或充气加压带产生的压力差进行冲洗，利用手术室的负压吸引装置进行吸引。

（二）独立的冲洗吸引器

单独的冲洗吸引器负压泵的排气端通过管路与装有生理盐水的冲洗瓶连通，向冲洗瓶内加压，做冲洗用；吸气端通过管路与负压瓶连通，做吸引用。

（三）组合型冲洗吸引器

为自动 CO_2 气腹机带冲洗吸引器的组合机型。利用 CO_2 气向装有生理盐水的冲洗瓶内加压，做冲洗用；另有一负压泵通过管路与负压瓶连通，做吸引用。

四、腹腔镜超声影像系统

腹腔镜只能看到脏器表面而无法知道内部情况，不像开放性手术时可用手的触觉了解脏器的情况。有经验的医生在腹腔镜手术时虽然也可通过腹腔镜的操作器械间接获得一些触感，但所感到的毕竟有限，远不如手指的触觉灵敏。因此现在又有一种专为腹腔镜设计的腔镜用超声探头（图 13-19），超声探头经腹腔镜套管进入腹腔进行扫描，弥补腹腔镜不能深入脏器内部之不足，用以了解脏器内部病变，发现其内结石、肿瘤，检出微小病灶并可为镜下穿刺提供指引，此外，还可以了解肿块与腹膜后大血管及其他重要脏器的关系，提高手术的准确性和安全性。

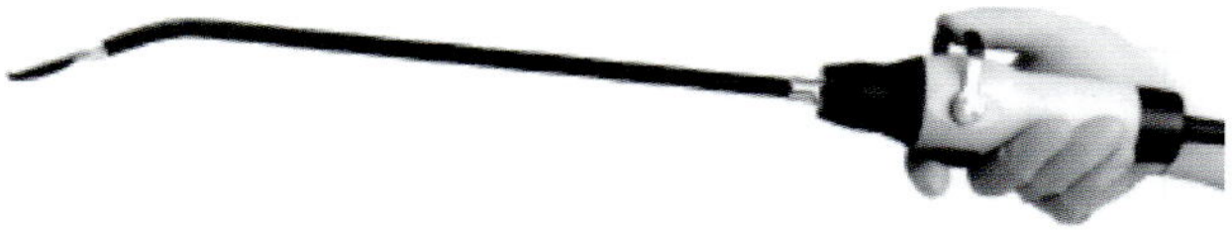

图 13-19　腔镜用超声探头

五、能量系统

腹腔镜手术所用的能量系统基本与开放型手术

相同，包括：高频电刀、超声刀、激光手术器、氩气束凝血电刀及微波刀等。

（一）高频电刀

1. 高频电刀的性能及其原理　电刀本身就是一个高频发生器，其输入电流频率为 50～60Hz，但经过电刀后的输出电流频率一般增高到 50～500kHz。根据电流回路的不同，高频电刀分为单极高频电刀和双极高频电刀。

（1）单极高频电刀：高频电刀产生的密集电子束经过一个作用电极（active electrode），将局部组织切开、凝固或边切边凝后，就不再为密集电子束而变为分散稀疏。这种分散稀疏的电子束不再对人体组织有害。它通过一块置于患者臀部或下肢的中性电极（neutral electrode）进入机器完成回路。单极电刀的功能有两种，即电切与电凝。

1）电切：利用高频发生器可发生高频连续正弦波（continuous sine wave），其频率可达 500kHz ± 50kHz，一般电刀设定人体组织的电阻为 300～500Ω，这时如用 400W 的电刀就会达到最大功率 380W ± 20%的高频电流。这种功率大、频率高的连续正弦波作用于组织细胞时，可产生 500°C 以上高温，于是细胞原生质被气化，组织被切割，这就是电切。因不带周围组织的烧伤凝固，故又称之为纯电切（pure cutting）。但如设定的功率小、切割速度慢，则其切缘有一定范围的烧伤凝固，也就是电切同时还有电凝止血作用。所以单极电刀因功率大小、组织密度、切割速度及刀具薄厚等因素在电切的同时就具有不同程度的电凝止血作用。

2）电凝：电凝是利用高频发生器产生的脉冲正弦波（pulse sine wave）或阻尼波（damped wave）。这种波型是在正弦波间出现间断的基线平段，也即是正弦波与基线平段呈脉冲式的交替出现，脉冲间距离越大则其后的正弦波波幅越高。这种间距拉宽而产生的增大波幅的峰值称为峰因素（crest factor，C-factor），是一种不含电切作用的电凝止血的效力指标，是一台高频电刀的重要参数。

电凝波的热效应温度 <100°C，它的作用是使细胞脱水变干（desiccation）、蛋白质凝固（coagulation）而达到止血作用。电凝时因正弦波间断出现故电刀的输出功率自动变小，一般约为电切时输出功率的 1/4，因此一台 400W 的电刀在电凝时，其输出功率最大不过 100W，因功率、C-factor 的不同，电凝作用也有所不同，以作用强弱可分成三类：①强电凝（forced coagulation）：其特点是快速强效、深度范围为 5mm，夹住直径为 1～1.5mm 的小动脉也可止血。②软电凝（soft coagulation）：其特点是周围坏死组织少，电凝时不产生炭化，不会糊着电极；③表面电凝（spray coagulation）：即不接触电凝，电极与所凝组织不直接接触，而是利用电极与组织间空气电离产生火花来止血，适用于表浅渗血创面的止血，其深度仅 1mm 左右。

3）电切电凝：实际应用中纯电切很少，多为混合电切，即边电切边电凝。为达到此目的就要在电切波中掺入不同程度的电凝波，叫做混合电切波形（blended cutting waveform），为一种脉冲调制高频电流（pulse modulated RF-current）。一般设计 Blend Ⅰ时电切波与电凝波为 1∶1，而 Blend Ⅱ时电切波与电凝波则为 1∶2.5。掺入的电凝波越多，连续正弦波就越少，其 C-factor 就增大。电凝的成分增多及电凝作用增强时，其输出功率也自行下降。例如，原来 400W 功率的电刀，在纯电切时最大输出功率为 380W ± 20%，Blend Ⅰ时下降为 300W ± 20%，Blend Ⅱ时就只有 200W ± 20%了。

（2）双极高频电刀（图 13-20）：双极高频电刀的电流不通过患者身体完成电流回路，电流从双极电凝的输入极经过所作用的组织，再经过输出极回流到高频发生器。

2. 高频电刀的选用　一般高频电刀不具备自动调控功能，要预先设定，然后在手术时再根据需要进行调整。它具有电凝及电切功能。电凝部分有一强度键（intensive）用以调整输出功率；电切部分除

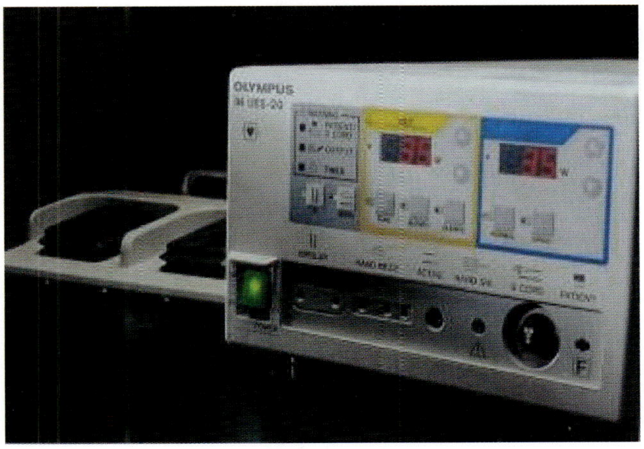

图 13-20　高频电刀

强度键外还有一个调幅键（modulation）或称止血键（hemostasis）以设定 Blend Ⅰ或 Blend Ⅱ，用来调节掺入的电凝功效。每一种调节键都有 10 个档次。以 400W 的高频电刀为例，先把强度键调到 4～5 档，其时输出功率约为 150W。然后再按电切时不同的电凝要求来设定 Blend Ⅰ或 Blend Ⅱ。如 Blend Ⅰ时将调幅键调到 1～5 档，Blend Ⅱ时则调到 5 档以上，一般都把这两个键设定在 4～5 档处。在电切时如需加电凝成分则将 Blend Ⅰ提高到 Blend Ⅱ。在提高调幅键档位的同时还要相应提高强度键档位，也就是要提高输出功率方能在加强电凝功效的基础之上完成电切。双极电凝因其最大功率已设定为 50W，故在预设时常定为 25W，就是将其强度键调在 4～5 档，然后根据所凝组织的厚度、含水量等进行调整。

新型高频电刀具有自动调节功能，可自动调节电切功率输出、Blend Ⅰ或 Blend Ⅱ设定、强电凝、软电凝及表面电凝、自动双极电凝及电切功率调节等功能。只要按压以上不同的功能键就可得到相应的强度和调幅效果，而不需要进行各种设定和调节操作，使用更为简便。

3. 高频电刀的手术并发症　腹腔镜手术中因高频电刀发生并发症者有较多报道。使用高频电刀时，如中性电极未密切接触皮肤或身体其他部分接触到金属导电体可引起局部电烧伤，应注意避免。高频电刀特别是单极电刀的主要并发症是空腔脏器损伤，如小肠、结肠损伤可致肠坏死穿孔，胆管、输尿管损伤则造成瘢痕狭窄。有的损伤可在手术时发现，但多数在术后 1～3 周才出现症状。高频电刀造成的损伤可发生在其作用电极的邻近，但也有发生在远隔部位脏器者。邻近部位的损伤主要由于热传导，因为电凝可产生 >150°C 的高温，电切时可达 500°C 左右，其热损伤深度范围为 5mm。远隔部位脏器损伤则是由于电流的传导，导致电流传导到远隔部位而致损伤的原因尚不清楚，有人认为是由于高频电刀一时电子束的方向性失去控制而漂移到远处；也有人认为电阻低的组织如血管、膀胱及肠管等腔内有较多电解质的脏器易使电子束密集于该处而致烧伤。高频电刀可使安装心脏起搏器的患者发生室颤及停搏，故应列为禁忌。

4. 使用高频电刀应注意的事项

（1）负极板要紧贴患者肌肉丰富处（图 13-21）。

（2）器械绝缘部分要完好，使用时电极不能接触其他金属部分。

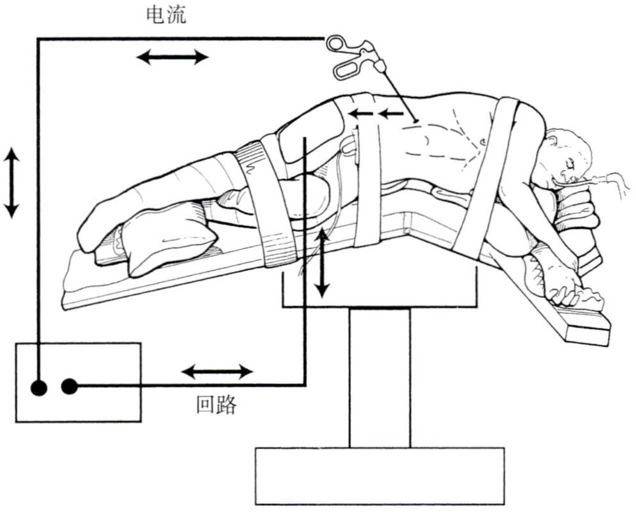

图 13-21　高频电刀负极板的连接

（3）电切、电凝操作必须在腹腔镜视野范围内直视下进行，以避免误伤。

（4）电凝止血效果不佳时，应改用其他止血方法，不可长时间电凝止血。

（5）输出功率不宜过大，最大功率输出不应超过 200W。调试应由小到大，以不产生电火花和过多烟雾为宜。

（二）超声刀

超生刀（图 13-22）的工作原理是利用超声波发生器使超声刀的金属刀头产生 55500Hz 的机械振动，使得与超声刀相接触的组织细胞内水分被汽化，蛋白质变性，氢键断裂，组织被凝固或切断。超声

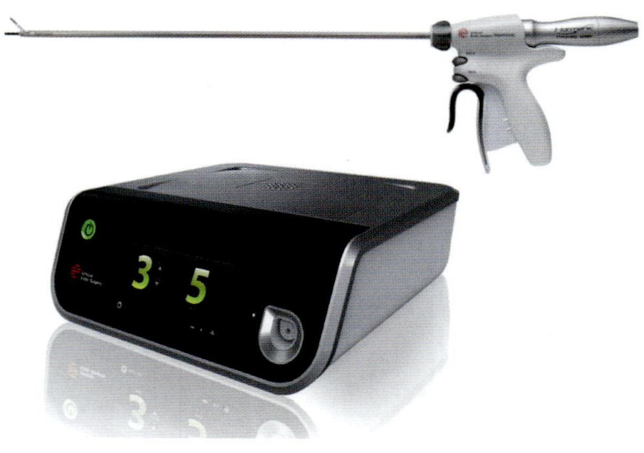

图 13-22　Johnson 公司超声刀

刀凝固或切割组织时产生的温度在 50 ~ 100°C，远低于高频电刀，组织可被凝固，但不会被烧焦，热损伤较高频电刀轻，而且止血效果很好。超声刀的另一优点是凝固或切割组织时只产生水蒸气，不会像电刀那样产生烟雾而影响腹腔镜视野的清晰度。超声刀通常配有直径 5mm 钩状分离刀头、5mm 或 10mm 多用分离剪刀、球形凝血刀头等，可根据不同的手术需要选择使用。Olympus 公司生产的 THUNDERBEAT 超声刀则是将超声刀和双极电凝功能组合在一起，合二为一（图 13-23）。

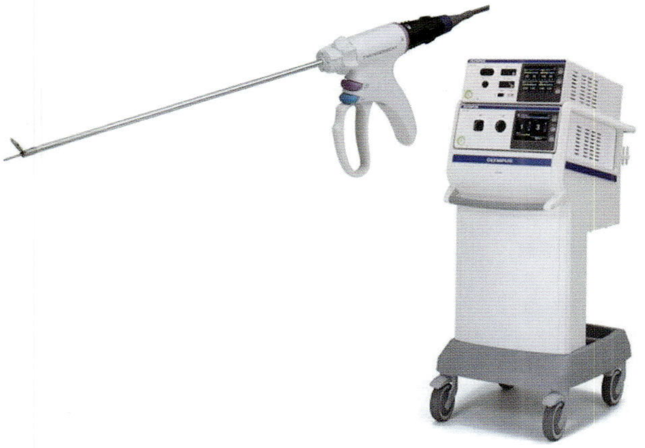

图 13-23 Olympus 公司 THUNDERBEAT 超声刀

六、腹腔镜手术常用器械

（一）气腹针（Veress needle）

气腹针（图 13-24）外鞘直径一般为 2mm，长度有 60mm、80mm、100mm、120mm、150mm 等不同规格。针芯前端圆钝、中空、有侧孔，可以通过针芯注气、注水和抽吸。气腹针内有弹簧保护装置，穿刺腹壁时，针芯遇阻力缩回针鞘内，当针头穿透腹壁进入腹腔内，阻力消失，针芯弹簧作用而弹出针鞘，使得气腹针前端成为钝头，可避免刺伤腹腔内脏器。但应注意腹腔内有粘连时，Veress 气腹针会失去保护作用。

（二）腹腔镜穿刺套管（Trocar）

腹腔镜手术时，将套管针刺穿腹壁，拔出针芯，将穿刺套管（图 13-25、图 13-26）留在腹壁，作为手术器械进出腹腔的通道（port）。套管针依其不同的用途有不同的规格，其内径可由 2mm 到 25mm 不等，最常用的为 5mm 和 10mm 两种。由于手术时有时需交替使用不同外径的腹腔镜器械，可使用转换套管以便于更换不同外径的器械。某些特殊器械如腹腔镜切割吻合器，根据其型号不同，有时需用内径为 12mm 或 15mm 的腹腔镜穿刺套管。腹腔镜穿

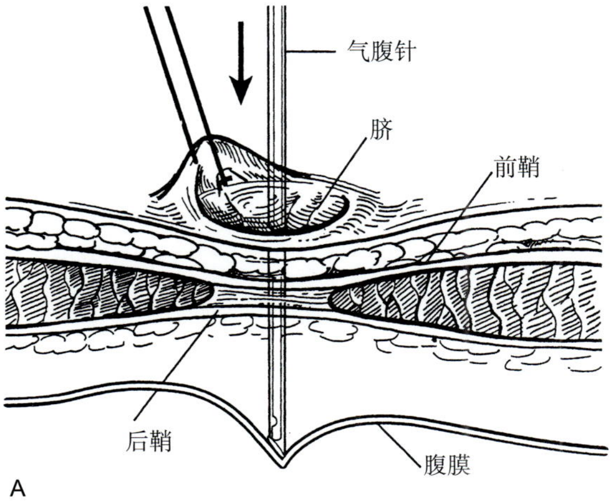

A. 气腹针穿刺腹壁时，针芯遇阻力缩回针鞘内

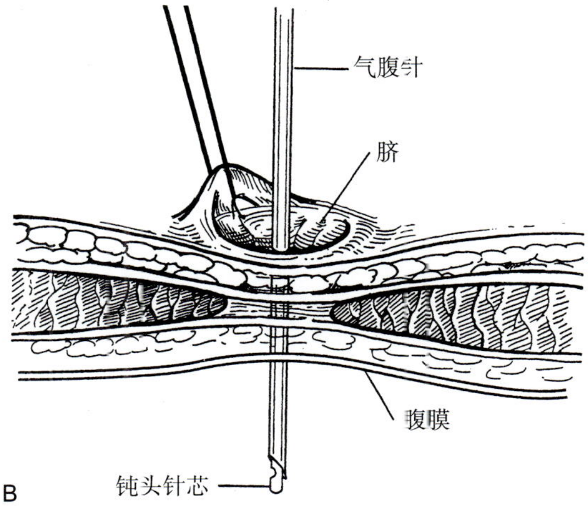

B. 气腹针穿透腹壁，阻力消失，针芯弹出，可避免刺伤腹腔内脏器

图 13-24 Veress 气腹针

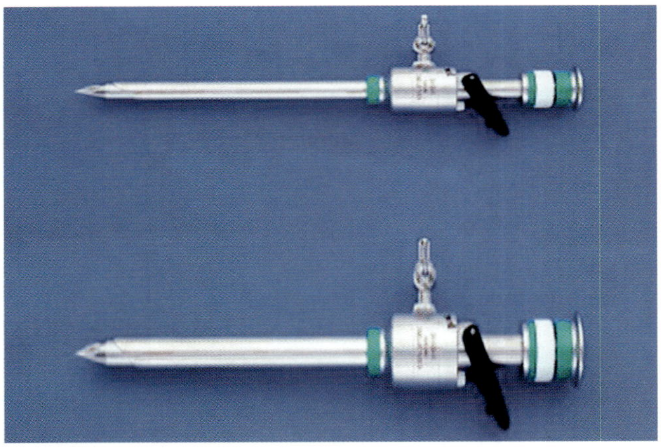

图 13-25 腹腔镜穿刺套管

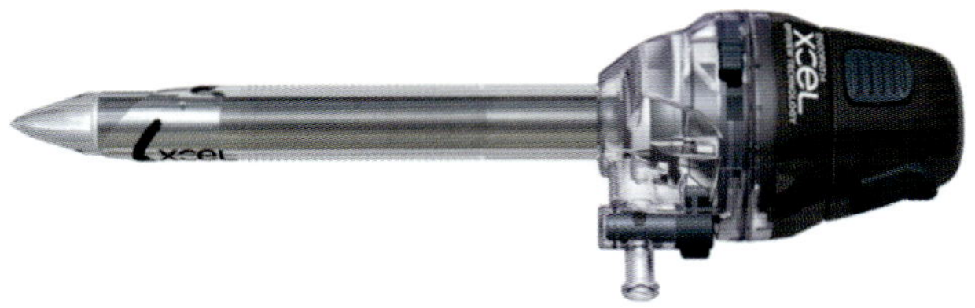

图 13-26 Johnson 公司腹腔镜穿刺套管

刺套管的针芯有圆锥型、多棱型及刀刃型 3 种。圆锥型套管针穿刺时不易损伤腹壁血管，但穿刺时比较费力；多棱型及刀刃型套管针，穿刺时省力，但由于其切割作用，会损伤肌肉和腹壁血管。金属材质的腹腔镜穿刺套管可反复使用；也有一次性使用的塑料材质的腹腔镜穿刺套管。有些腹腔镜穿刺套管前端装有带弹簧的保护装置，当套管针刺穿腹壁进入腹腔后，由于阻力消失，保护装置弹出使得腹腔镜穿刺套管的针芯不会刺伤腹腔内脏器，也称为“安全穿刺套管”。

（三）分离钳（dissecting forceps）

腹腔镜手术所用分离钳（图 13-27）依其分离钳前端的长短、粗细、曲度的不同分为各种型号，但大致可分为直头和弯头两种类型。分离钳前端尖细，便于分离和夹住细小的出血点，可连接高频电刀进行电凝止血。常用的腹腔镜手术分离钳的直径有 5mm 或 10mm 两种，为了便于手术操作，一般在分离钳的手柄与操作杆连接处装有旋转轮，单手操作即可以使分离钳的操作杆任意角度旋转。

（四）抓钳（grasper）

抓钳（图 13-27）主要用于夹持各种组织，常用的有无创抓钳、尖头抓钳、有齿抓钳、鼠齿抓钳等，5mm 或 10mm 外径，有些器械手柄处带有锁扣，可减轻长时间手控的疲劳。

（五）手术剪（scissors）

手术剪（图 13-27）有弯剪、直剪、钩形剪等多种类型，手术中可根据不同的需要选用。

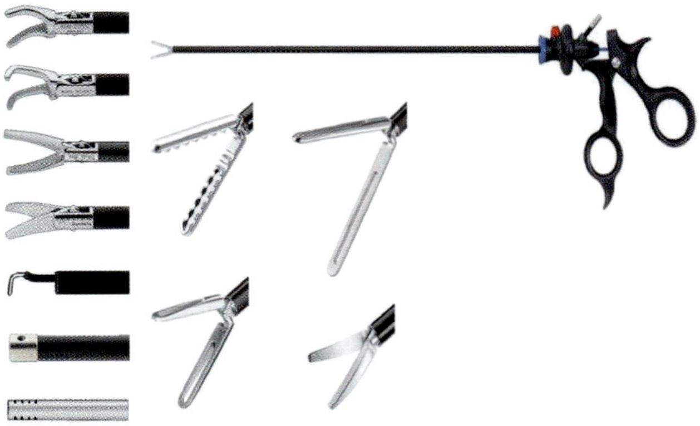

图 13-27 各种腹腔镜器械

（六）电钩和电凝铲（dissector and spatula）

电钩（图 13-27）亦有各种不同式样，其中“L”型电钩最常用，可电切和电凝止血，用于解剖、分离各种组织，是腹腔镜手术最常用的器械之一。有些厂家的电钩带有中空孔道，可以兼做吸引器，抽吸电凝产生的烟雾，保持手术视野清晰。电凝铲以屈面电铲（匙状电凝铲）最常用，用于小片状渗血创面的止血，也可用来分离疏松组织。

（七）冲洗和吸引管（irrigation and suction tubes）

冲洗和吸引管有不同类型，一种为带两个独立的阀门开关，分别控制冲洗和吸引；另一种带有一个滑动开关，通过向前或向后推拉开关分别控制冲洗和吸引。

（八）牵开器（retractor）

在施行腹腔镜手术时，有时需要使用牵开器帮助显露（图 13-28）。牵开器的种类有多种，有扇形（三叶或五叶）、蛇形、翼形等，直径 5mm 或 10mm。

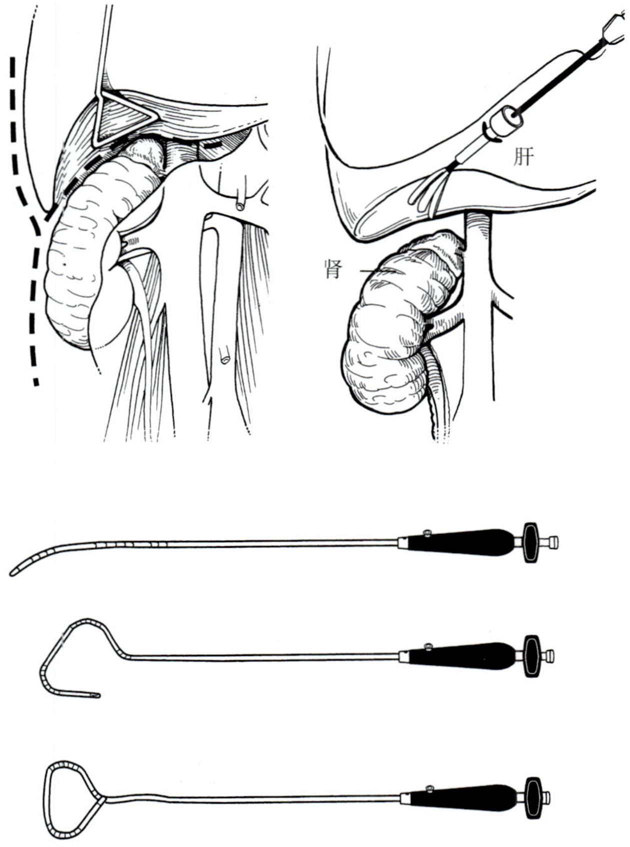

图 13-28 牵开器

（九）血管夹与施夹钳（titanium clip and clip applier）

腹腔镜手术中常用钛夹夹闭血管或胆囊管、输尿管等管状结构，钛夹分大、中、小 3 种型号；施夹钳的外径一般为 10mm，也有 5mm 或 12mm 的施夹钳（图 13-29）。金属施夹钳可反复消毒使用，但一次只能夹持一个钛夹，术中需反复上钛夹。一次性使用的连发施夹器内装有 20 个钛夹，可连续使用。

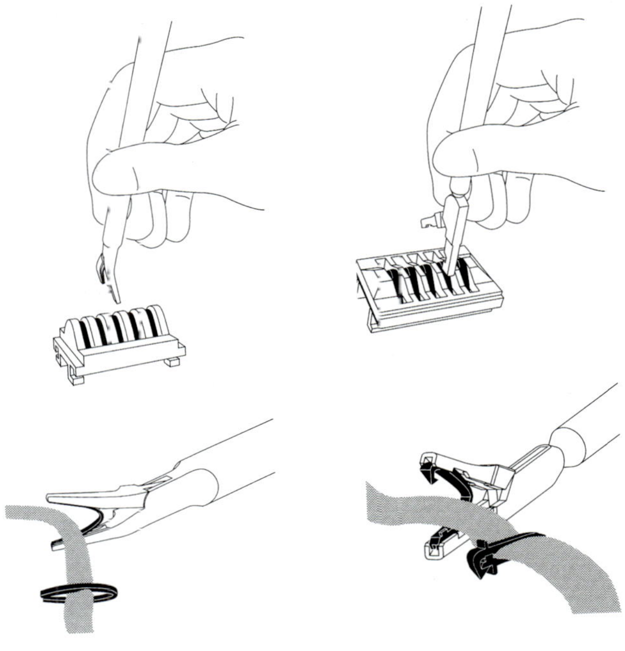

图 13-29 血管夹与施夹钳

夹闭管径较粗的血管，可用由医用高分子材料制成的带有锁扣装置的血管夹（Hem-o-lok）。此外，还有用医用高分子材料（polydioxanone）制成的可吸收夹。

（十）缝合、结扎器械（suture and ligation appliances）

腹腔镜手术同开放手术一样，也离不开切开、止血、结扎、缝合等外科手术基本操作，但在腹腔镜二维视野下缝合打结有一定的难度，需要有一训练熟悉的过程。腹腔镜所用持针器通常为 5mm 直径，缝合针线通常用无损伤直针或弯针（图 13-30）。腹腔镜手术打结可采用体外打结法，然后借助于推结器将线结推入体内打紧；或采用体内显微外科打结法。为了便于腹腔镜缝合操作，也有一些不同厂商开发的特殊的腹腔镜缝合、打结器械可供选用，例如自动正位持针器、Endo-Stich 缝合器、腹腔镜切割吻合器、圈套器等。

（十一）腹腔镜气囊扩张器、腹腔镜活检钳、腹腔镜标本取出袋等

见图 13-31、图 13-32。

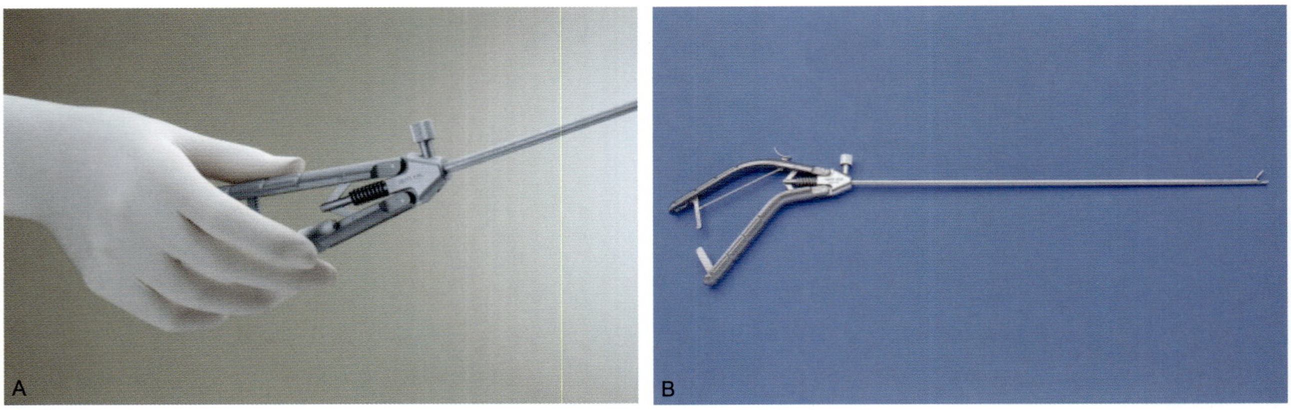

图 13-30 A. 直柄持针器；B. 人体工学弯柄持针器

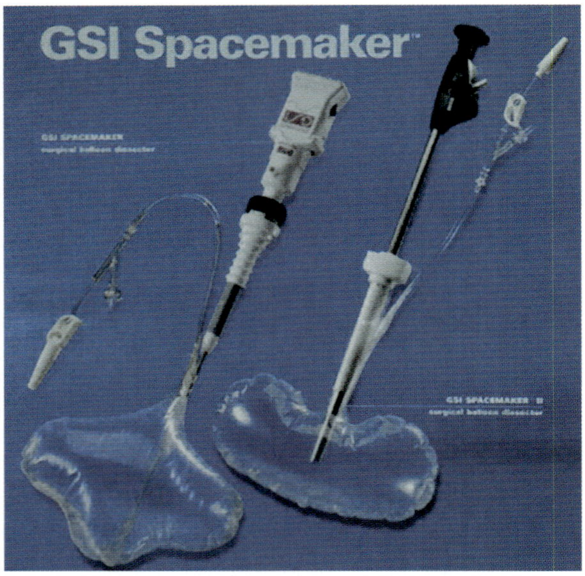

图 13-31 气囊扩张器

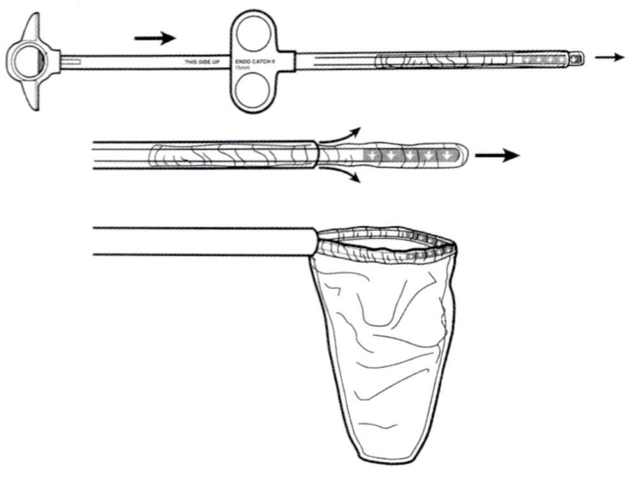

图 13-32 腹腔镜标本取出袋

七、单孔腹腔镜器械

相比传统的腹腔镜手术，单孔腹腔镜手术具备创伤小、瘢痕不明显、更美观的特点。单孔腹腔镜手术基本入路是经自然腔道内镜手术（natural orifice transluminal endoscopic surgery，NOTES）和单切口腹腔镜手术（single incision laparoscopic surgery，SILS）。

（一）单孔通道装置

单孔腹腔镜手术所用的单孔通道装置有多种，它们具有共同的特点：一是具有多个孔道可插入手术所需的腹腔镜及操作器械；二是具有良好的气密性，以保证手术中需要的气腹压力。

1. SILS port 由泡沫橡胶材料制成带有 3 个小孔的套管，切口长度为 20mm，每个小孔可插入 5～12mm 的内套管用于放入腹腔镜和操作器械，弹性很好，可有效避免漏气。

2. Olympus 公司生产的 Tri-port 和 Qua-port（图 13-33）套管呈盘状，切口长度为 15～25mm，可同时置入 1 个 12mm 器械和 2～3 个 5mm 器械。此套管有自我调节装置，即使腹壁厚度达 10cm，亦可有效回缩，且与切口契合良好，避免漏气。Air Seal 套管呈锥形，相对较大，虽无活瓣，但因内径呈 18～25mm 递增，故保障了稳定的气腹，并可有效排净烟雾。Gelport 套管呈盘状，由内外环组成，切口长度为 10～25mm。Gelport 套管具有数层抗菌防水防护膜，可防止气体漏出，且可同时插入 3～5 个

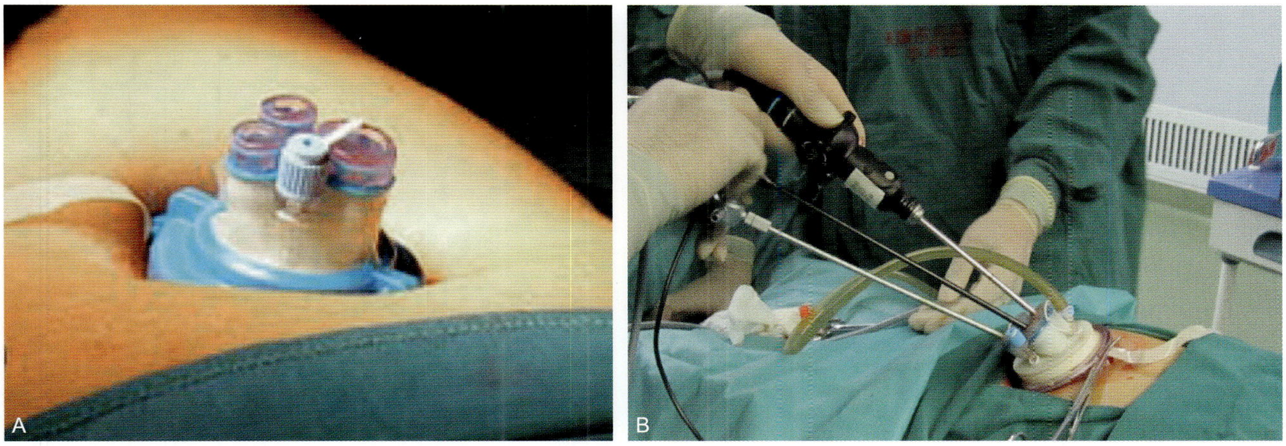

图 13-33　Olympus 公司生产的 Tri-Port（A）和 Qua-Port（B）

器械，避免了因操作器械少、显露困难而必须采用缝线悬吊的问题。

3. Storz 公司设计生产了可重复使用的单孔通道装置 S-PORTAL（图 13-34），在 S-PORTAL 系统辅助下，医师能在很小的切口下，快速、安全地建立稳定的通道进行手术，通道能同时容纳光学镜和 2 把以上的腹腔镜手术器械同时操作，若配套使用专用的单通道腹腔镜手术器械，能获得更大的操作空间。S-PORTAL 包含两个手术器械套，分别是 X-CONE 和 ENDOCONE（图 13-35），都是可重复使用的系统，可高温高压消毒。X-CONE 具备 5 个工作通道，其中 4 个为 5mm 的通道，另外一个可升级为 10mm 或 12mm 的工作通道，方便钛夹钳或吻合器的进出。X-CONE 的金属瓣，细长形的设计，用一个长度不大于 2.5cm 的切口即可成功建立手术通道。EDDOCONE 具备 6 个 5mm 的工作通道，1

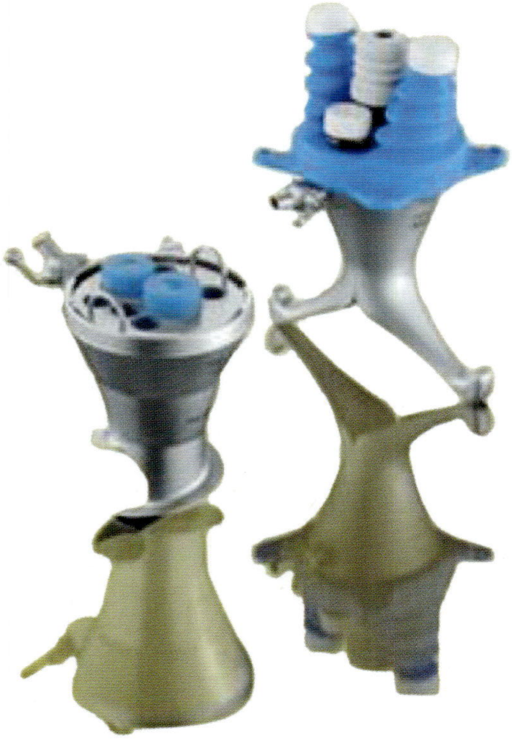

图 13-34　Storz 公司 S-PORTAL 单孔通道装置

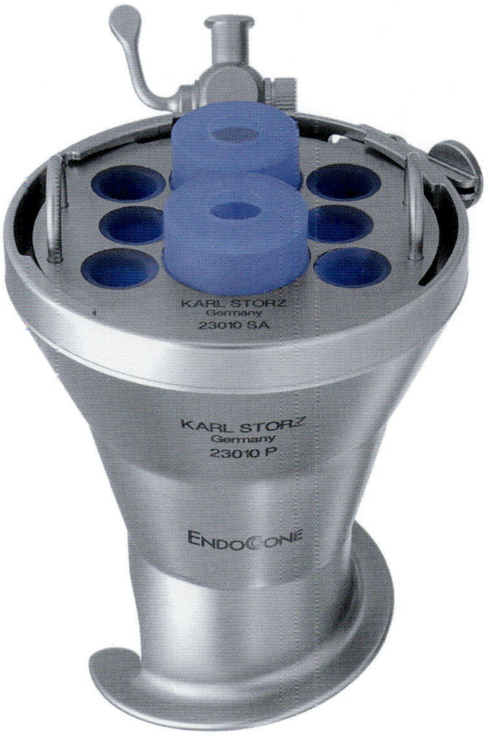

图 13-35　Storz 公司单孔通道装置 EDDOCONE

个 10mm 的工作通道，1 个可以升级为 13mm 的工作通道。通道的空间非常充裕，当同时进入数把手术器械以及光学镜时，操作空间丝毫不受限制。可配套不同规格的手术器械，3.5～12mm 的器械均能配套使用。

（二）单孔腹腔镜手术操作器械

单孔腹腔镜手术存在的主要问题是在狭小空间操作时的器械冲突，相对于常规腹腔镜手术难度较大，除了需要训练和适应之外，专门设计的预弯或可弯的腹腔镜操作器械（图 13-36）也是必不可少的。

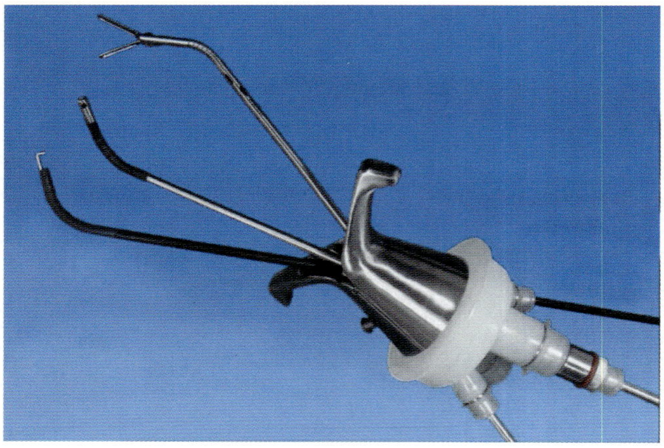

图 13-36　可弯曲单孔腹腔镜操作器械

（三）单孔电子腹腔镜

单孔腹腔镜手术器械冲突的另一来源是较大的腹腔镜摄像头和光纤。Olympus 公司将 CCD 置于 5mm 电子腹腔镜前端，光纤置于腹腔镜尾部，可以很好地解决腹腔镜与光纤引起的外部器械冲突问题（图 13-37）。

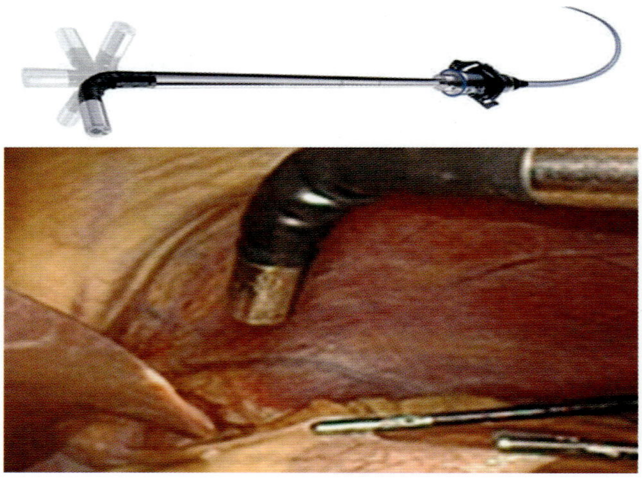

图 13-37　Olympus 公司前端可弯曲的电子腹腔镜

八、手助式腹腔镜器械

手助腹腔镜手术（hand-assisted laparoscopicsurgery，HALS）是近年兴起的一种新型腹腔镜手术方法。其基本方法是术者通过一个密闭的手助装置将非优势手伸入腹腔协助手术。HALS 技术的出现使术者的手可以直接参与手术，利用手的触觉触摸腹腔镜手术时难以察觉的微小病变，协助进行牵引、显露、控制出血，使复杂腹腔镜手术难度大为降低，风险减少。

腹腔镜手助器：强生公司设计生产的蓝碟手助器（Lapdisc）是利用一个 7～8cm 的切口，将一个既能保护伤口、又能起到防漏气作用的手助装置塞进切口，术者将一只手通过此装置伸入腹腔内进行辅助操作，能很好地维持气腹压力，保证腹腔镜下的视野及手术操作（图 13-38）。

九、针式腹腔镜手术器械

针式腹腔镜手术特别适合无切除标本取出的手术，如儿童腹股沟斜疝修补、肾盂成形手术等。使用直径 5mm 针式腹腔镜及 2～3mm 的针式器械（图 13-39）完成该手术，其微创的优点显而易见，创口仅相当于标准腹腔镜镜的 1/2～1/3，皮肤切口可免予缝合，此外，由于采用针式腹腔镜，使手术创伤十分轻微，因而发生脐孔疝、切口疝、切口感染的可能性也降至最低程度。

十、机器人腹腔镜设备：达·芬奇机器人手术系统

1995 年 Intuitive Surgical 与 IBM、麻省理工学院和 Heartport 公司联手对达·芬奇机器人手术系统（*da Vinci* Surgical System）进行了进一步开发，美国食品药品管理局（FDA）于 2000 年批准将达·芬奇机器人手术系统用于成人和儿童的普通外科、胸外科、泌尿外科、妇产科、头颈外科以及心脏手术。

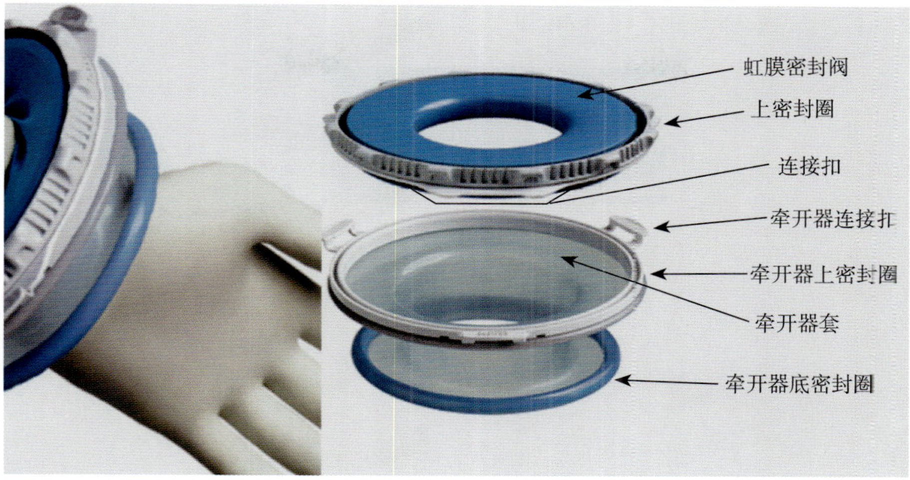

图 13-38 强生公司 Lapdisc 腹腔镜手助装置

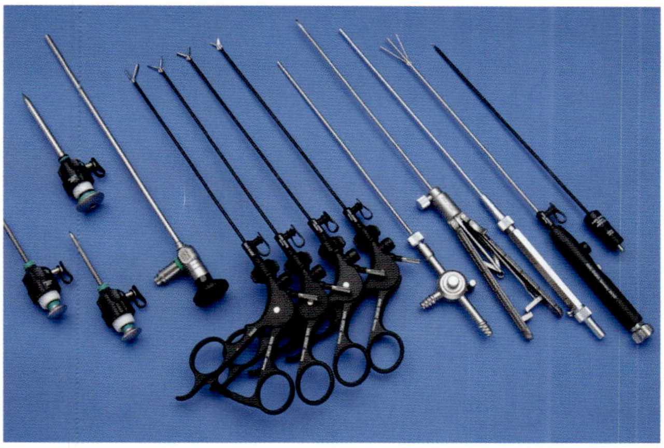

图 13-39 直径 3mm 针式腹腔镜器械

达·芬奇机器人手术系统的 3D 腹腔镜可提供三维立体视野；而其具有“腔镜腕”技术的微型化手术器械，可以提供 7 个自由度的活动能力，大大提高了腹腔镜器械操作的灵活性；该系统还通过减少手的抖动和把外科医生的动作经系统处理之后按比例输出给机械手臂来加强对手术操作精度的控制。相比传统的腹腔镜手术，符合人体工程学的仪表 - 手 - 眼结合和直观的器械动作还可以缩短外科医生的学习曲线，减轻手术疲劳。达·芬奇机器人手术系统目前尚未解决力量反馈难题，机器人的力量无法像人一样根据触觉自由控制和适度灵活调整，所以在初学者经常有把缝线扯断的情况。这一系统也正在不断完善，关于机器人力量反馈的研究也在不断进行中，最新的 *da Vinci* 系统具备了一定的预防机制，如果术中模拟器突然传来大幅度活动信号，系统会自动减小活动幅度及力量，以避免出现过度牵拉组织或拉断缝线等情况。达·芬奇机器人手术系统的另一个缺点是价格昂贵，整个系统的售价和维护费用较高，目前在我国只在少数大医院拥有这一手术系统。

达·芬奇机器人系统由三个部分组成：工作台、机械臂和腹腔镜设备（图 13-40）。

（一）工作台

符合人体工程学的工作台提供：① Insight 3D 立体影像视觉系统，图像可放大 10 ~ 12 倍。②双手操作控制器，操控安装于机械臂上的腹腔镜手术器械，完成手术操作。③脚踏控制开关，控制机械臂的调节或切换、进行手术视野的调节、完成电凝或电切操作等（图 13-41）。最新的第 3 代 *da Vinci* Si HD Surgical System 配置有两个交互式医生操控台，便于进行教学和手术指导（图 13-42）。

（二）机械臂及腹腔镜器械

最初的达·芬奇机器人手术系统拥有 3 支机械臂，中间的机械臂用来安装 3D 腹腔镜，另外两支机械臂用来安装腹腔镜操作器械。最新的 *da Vinci* Si HD Surgical System 拥有 4 支机械臂，手术医生可以通过切换机械臂，操作 3 支腹腔镜器械进行手术。该系统还有一系列全套的 EndoWrist 手术器械可供选择，每一种手术器械都有特定的作用，如用于夹持、分离、电凝、电切、夹闭、剪断、缝合和冲

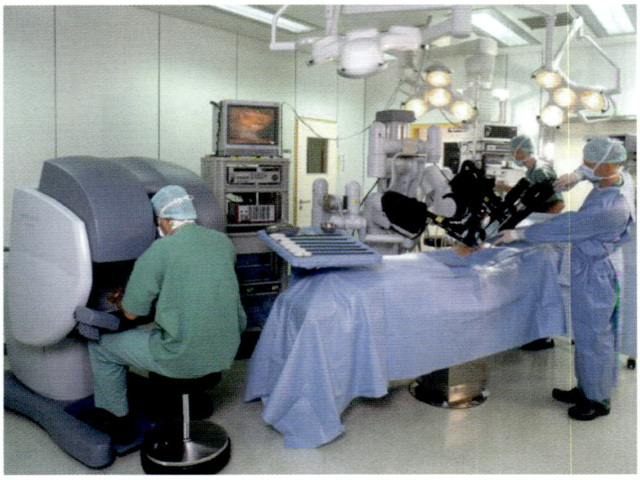

图 13-40 *da Vinci* 机器人系统：医生操控台、3 机械臂和腹腔镜设备

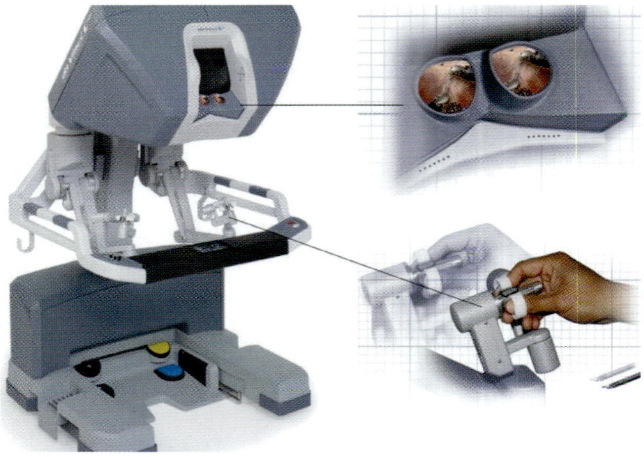

图 13-41 *da Vinci* 机器人系统医生操控台：Insight 3D 立体影像视觉系统、手操作控制器、脚踏控制开关

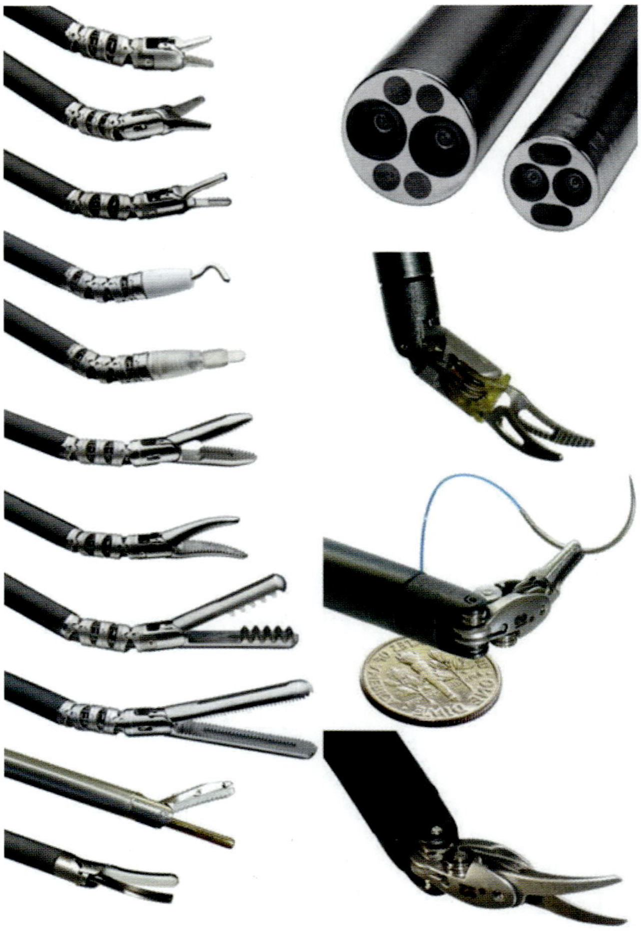

图 13-43 *da Vinci* 机器人手术系统各种腹腔镜操作器械

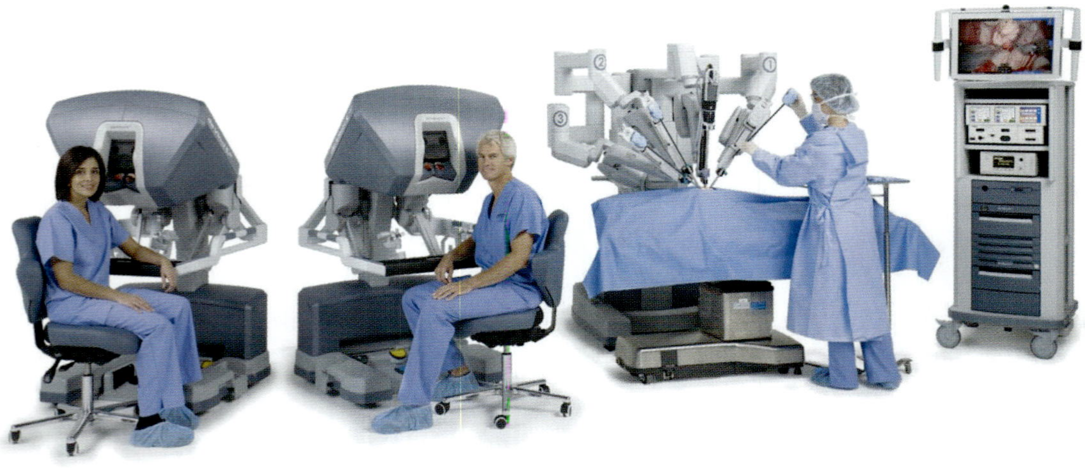

图 13-42 *da Vinci* Si 机器人系统：交互式医生操控台、4 机械臂和腹腔镜设备

洗吸引等。有些手术器械可以做7个自由度的运动，有些甚至超出了人类手腕的灵活程度（图 13-43、图 13-44）。

（三）腹腔镜设备

包括高清影像系统、影像工作站、高频电或超声刀能量设备、自动气腹机、冲洗吸引器等设备。

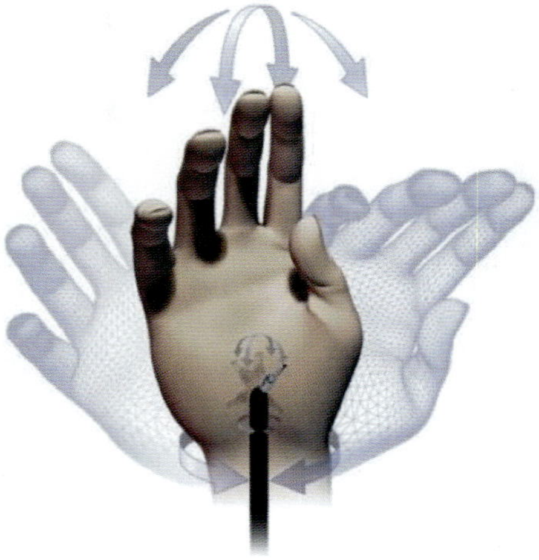

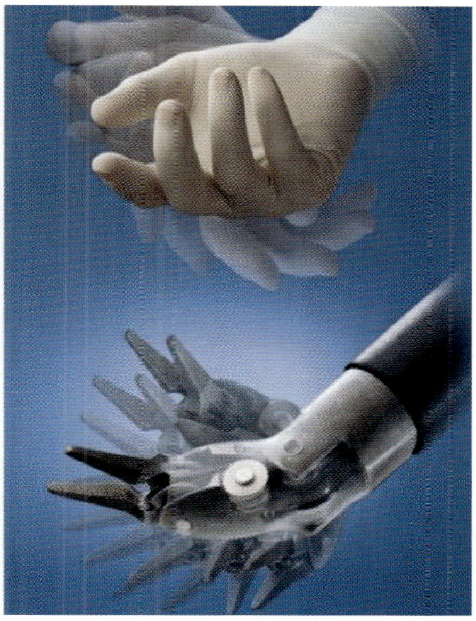

图 13-44　*da Vinci* 机器人系统具有 EndoWrist 功能的手术器械

（李黎明）

第四节　腹腔镜手术的麻醉管理

20 世纪 80 年代腹腔镜技术开始应用于腹腔镜胆囊切除术之后，不仅腹腔镜本身在设计的视野、体积及功能上有了惊人的发展，为手术操作带来技术上的便利，给患者造成的创伤和不适也越来越小，而且腹腔镜手术也越来越成熟，不仅仅限于单纯腹腔镜胆囊切除术，而且还扩展到外科其他手术，如结肠、胃、脾、肝等部分脏器的手术，同时在妇产科（子宫、附件等手术）、泌尿外科（肾、肾上腺、前列腺等部位手术）等多科室的手术中都得到广泛应用。

一、腹腔镜气腹的生理影响

腹腔镜手术期间需要使用气腹技术增强腹腔内空间来显露视野，以利于手术的顺利完成。目前主要采用二氧化碳（CO_2）气腹技术以增加腹腔空间。采用 CO_2 的主要因素是因为 CO_2 有很强的脂溶性和弥散作用，很容易溶解于血液中，不易造成气栓；而且 CO_2 具有不助燃性，同时价格低廉。但是溶解于血液中的 CO_2 也会造成一系列生理反应[7]。在开展腹腔镜手术的早期，由于主要关注于腹腔镜手术能否顺利完成，为了达到更广阔的视野空间，更多地使用高腹内压（intra-abdominal pressure，IAP）技术，即 IAP>20mmHg，因此给患者带来一些呼吸、循环等方面的生理影响。1990 年之后，腹腔镜手术主要采用低 IAP（IAP<15mmHg）、中度麻醉深度的技术。总之，CO_2 气腹所导致的生理影响，主要是由于 CO_2 气腹所致的 IAP 升高和 CO_2 溶解于血液之后产生的高碳酸血症。

（一）CO_2 气腹对呼吸系统的影响

用 CO_2 使得腹腔扩张膨胀是当前腹腔镜手术创

造气腹的常规技术，目的是利于 CO_2 撑开腹内脏器之间的空隙，以利于腹腔镜条件下顺利地进行组织结构的分离。由于 CO_2 有很强的脂溶性及弥散作用，CO_2 气腹可能导致呼吸生理的改变[8]，并且能引起以下主要并发症：CO_2 皮下气肿、气胸、气管内导管位置的改变和气栓。

1. 通气变化

为了给腹腔镜手术的操作提供方便，一般采用气腹增加腹内压以增加腹腔内的空间并取得良好的视野，但是这样做的结果同时也降低了患者的胸肺顺应性。例如在气腹状况下，健康人、肥胖以及ASA分级Ⅲ～Ⅳ级患者的胸肺顺应性可分别下降30%～50%，但压力 - 容积曲线不变[8]。气腹形成并稳定之后，胸肺顺应性并不受患者体位改变的影响，也不受为增加每分通气量所进行的呼吸机的调节等的影响。因此，腹腔镜气腹期间监测胸肺顺应性及压力 - 容积曲线有助于诊断由于气道痉挛、肌肉松弛变化引起的气道压力改变，以及气管导管过深和气胸等并发症。

由于纵隔抬高，可造成患者功能残气量（FRC）减少以及继发于气道压增高的通气 / 血流（$\dot{V}/\dot{Q}$）分布的改变。然而，在腹内压低于15mmHg时，辅助患者适度的头高位或低位等体位变化，并不会明显改变无心血管疾病患者的无效腔或分流。

2. 动脉二氧化碳分压（$PaCO_2$）增加

气腹期间引起 $PaCO_2$ 增加的因素是多方面的，如 CO_2 从腹腔吸收、由于机械性因素异常张力造成肺通气 / 血流比例失调、患者体位的改变、容量控制的机械通气以及保留自主呼吸麻醉方式的术前药和麻醉药的呼吸抑制作用等。CO_2 气腹期间，大量 CO_2 气体快速高压地进入腹腔，由于 CO_2 的高脂溶性和腹内的 CO_2 高压，可以造成一过性 $PaCO_2$ 升高[8]。但是在全身麻醉控制机械通气的条件下，CO_2 气腹充盈引起的 $PaCO_2$ 升高可以在15～30分钟时达到一个稳定的水平。如果在这个时期之后仍然有 $PaCO_2$ 继续明显升高，就需要寻找其他与 CO_2 充盈有关的原因，例如 CO_2 皮下气肿等。在局部麻醉下行腹腔镜气腹期间，患者神志清醒，此时患者的每分通气量增加，因此 $PaCO_2$ 并无明显改变。这种过度通气的原因是由于人体本身的 CO_2 通气反应机制，即高碳酸血症时 CO_2 对呼吸中枢的刺激增加，造成过度通气。应当注意，此时的过度通气是通过增加呼吸频率而非通过增加潮气量达到的，因为气腹造成膈肌上移，限制了潮气量的增加。如果采用全身麻醉下保留自主呼吸的麻醉方式，由于全身麻醉药物都有不同程度的中枢性抑制 CO_2 通气反应的作用，此时患者自主呼吸不会因为高碳酸血症而反应性增强，加上同时存在的来自气腹的张力性胸肺顺应性减少的作用，就会造成由于缺乏过度通气，导致高碳酸血症的持续存在。因此，全身麻醉下保留自主呼吸的麻醉技术只适用于低腹压的腹腔镜小手术。

3. 呼吸并发症

（1）CO_2 皮下气肿：可能是由于突发腹膜外充气而造成，也可被认为是腹腔镜手术过程不可避免的副作用，尤其那些需要一定腹膜外充气来进行的腹腔镜手术（如腹股沟斜疝修补术和盆腔淋巴结切除术等）[8-9]。CO_2 的压力决定气肿的程度和 CO_2 的吸收程度。气腹后15～20分钟，$PaCO_2$ 达到一个平台水平，之后的任何 $P_{ET}CO_2$ 的增加都提示这种并发症的存在，而且通过过度通气并不能改善此时的高碳酸血症，除非降低腹内压的压力。CO_2 皮下气肿在 CO_2 充气解除之后可以很快消除，即使有颈部 CO_2 皮下气肿也不是手术结束后拔出气管内导管的禁忌证，但是最好为患者继续行机械通气，直到高碳酸血症得到纠正之后，再考虑拔出气管内导管。

（2）气胸、纵隔气肿、心包充气填塞：产生气腹的气体移动可以产生纵隔中、单纯或双侧气胸，以及心包填塞。由于胚胎残留着持续的潜在通道连接着腹腔、胸腔和心包，在腹内压增高时可以开放，纵隔的缺失和（或）主动脉或食管裂孔疝的薄弱使得气体得以进入胸腔[10]。气腹期间，为了调整 $PaCO_2$ 而增加肺泡通气量，如果患者以前存在肺大泡，此时就有可能破裂而导致气胸。

这类并发症非常严重，可导致呼吸和循环的紊乱。CO_2 气胸减少了胸肺顺应性，增加气道压，CO_2 的吸收面积增加，而且胸腔的 CO_2 吸收能力高于腹腔，因此 $PaCO_2$、$P_{ET}CO_2$ 均增加，有时还会发生张力性气胸伴呼吸循环窘迫。外科医生在腹腔镜下可以观察到一侧横隔运动异常，有助于进行诊断，但是确诊主要仍是依据听诊和X线胸片。

有时气胸的原因是由于高度弥散的气体，如 N_2O 或 CO_2，而不是肺创伤。此种情况下，在排气30～60分钟后，气胸会自动解除。因此当腹腔镜手术期间发生 CO_2 气胸时，应当停止 N_2O 的使用，同时调节呼吸机（或麻醉机），以纠正低氧血症，如使用呼气末正压（PEEP）的通气模式，并且减少腹内压。但是如果气胸源自于先前存在的肺大疱，就不能使用 PEEP，而应当做胸腔引流。

（3）支气管内插管：有些腹腔镜手术期间需要一些特殊体位以利于手术操作，例如在行下腹部腹腔镜手术的时候，经常需要让患者处于头低足高体位，由于重力的作用，这时由于患者身体向头侧的移动，腹腔脏器移向头侧，加上气腹对膈肌的作用，可以使得气管导管过深而进入到一侧支气管（进入右侧支气管常见），导致患者通气不足、通气 / 血流比例失调，而出现 S_PO_2 下降和平均气道压力增加 [11]。

（4）气栓：尽管气栓很少见，但它仍然是腹腔镜手术最可怕和最严重的并发症。气栓经常由于针头或转换套管置入直接伤及静脉，而使气体直接注入血管，也可以是气体充盈到腹腔气管的结果 [12]。此并发症多发于气腹诱导期间，因此产生 CO_2 气腹的初期应当慢一些（速率不大于 1L/min）。但手术期间也可以发生气栓，如腹腔镜术中高压下的 CO_2 气体快速充盈，可以使气体锁在腔静脉和右心房，导致静脉回流阻塞，心输出量下降或循环衰竭。CO_2 气栓不改变肺的顺应性，但已经证实可以增加气道压。

气栓的诊断主要依靠心脏右侧气栓的检测或继发于栓塞的生理改变上的认知。早期 0.5ml/kg 或更小的栓子需要超声多普勒对声音变化的检查，还可以出现平均动脉压增加。当气栓增大到 2ml/kg 的时候，可以出现心动过速、心律失常、低血压、CVP 升高、心音改变、发绀和右室高电压等表现，右室也可以出现肺水肿。S_PO_2 有助于认知低氧血症。CO_2 监护仪更有助于早期诊断气栓、确定栓子的大小。气栓期间，由于心输出量的减少和生理无效腔的增加，$P_{ET}CO_2$ 会减少，结果 $\Delta a\text{-}_{ET}CO_2$ 增加。

气栓的治疗包括：停止充气、停止气腹，将患者放置于头低足高体位；停止使用 N_2O 而使用 100% O_2 来纠正低氧血症，且可减少气栓的大小并减轻并发症的后果；过度通气以增加 CO_2 的排除。如果这些简单的治疗措施无效，则应该放置中心静脉导管或漂浮导管以抽取气体。必要时需进行心肺复苏。心外按压有助于打碎 CO_2 气泡，而使之成为小气泡，以利于 CO_2 在血液中的快速吸收，促进临床上 CO_2 气栓的快速逆转与治疗。如果怀疑有巨大气栓，应使用高压氧舱治疗。

（5）误吸：气腹增加腹内压，引起低位食管括约肌的变化，造成跨胃 - 食管的压力梯度，因此可减少回流的危险。头低位时有助于防止反流液进入胃内，术毕拔管时可因为患者挣扎，增加腹内压而导致部分胃内容物外流，造成误吸。因此，术前的胃肠道准备和放置胃管十分必要。麻醉诱导后及术毕拔管之前都应当充分抽吸胃内容物。

（二）CC_2 气腹对血流动力学的影响

腹腔镜期间的血流动力学的改变起因于气腹时 IAP 的增加、患者体位、麻醉和继发于 CO_2 吸收的高碳酸血症等综合因素，也可发生于反射性迷走张力增高和心率失常。

1. 气腹对循环的影响

腹腔内压充盈到 10mmHg 以上时，可引起明显的血流动力学改变，表现为心输出量减少、动脉压增高、全身及非血管阻力增加，但心率不变或轻度增加。心输出量的减少与腹内压的增加成正比 [13]。

心输出量减少的机制可能是多方面的。腹内压增加造成腔静脉受压、下肢血液潴留和静脉阻力增加，结果导致静脉回流减少。气腹期间胸内压也增加，结果加重静脉回流受阻的状况，却伴有心脏充盈压增加的特点。

气腹期间全身血管阻力增加被认为是受到机械因素和神经 - 内分泌因素的影响。实验提示，气腹期间血管加压素、儿茶酚胺、肾素 - 血管紧张素系统的释放都增加，导致心脏后负荷增加。腹膜受体的机械性刺激也导致血管加压素的释放，全身血管阻力和动脉压均增加。CO_2 气腹的全身血管阻力增加作用可以为全身麻醉药的扩张作用或直接血管扩张药的作用所消除。

患有从轻度到重度心脏疾病的患者行腹腔镜手术时，气腹期间的平均动脉压、心输出量和全身血管阻力变化的形式也是如此，只是程度上更显著一些。如果在气腹前预先输注一定量的液体以预充心脏的前负荷，可以减轻气腹对血流动力学的作用。静脉输注硝酸甘油、尼卡地平、多巴酚丁胺等药物，有助于患有严重心血管疾病患者在气腹期间血流动力学的调节。硝酸甘油可用于矫正与毛细血管嵌入压及全身血管阻力减少有关的心输出量减少。尼卡地平选择性作用于动脉阻力血管而不影响静脉回流，因此对充血性心力衰竭患者有好处。多巴酚丁胺则有很好的强心作用。

2. 气腹对局部血流动力学的影响

增加腹内压和头高位可以造成下肢静脉淤滞。

随着腹内压的增加，股静脉血流逐渐缓慢。如果这种状况存在较长时间，就可能发生静脉血栓[14]。

CO_2气腹也可以减少肾血流。腹腔镜期间尿量、肾血流量和肾小球滤过率比开腹手术减少50%。减压后尿量明显增加。气腹期间，内脏血流也明显减少。Blobner等的研究提示CO_2直接扩张内脏血管的作用可以为腹内压的机械作用所抵消。

CO_2气腹期间$PaCO_2$增加，脑血流增加。但是在正常CO_2水平时，气腹加上头低位的作用并不会造成颅内血流动力学的明显改变。

（三）腹腔镜术中心律失常

腹腔镜期间，可以由于几方面的原因引起心律失常。首先是气腹期间，尤其是全身麻醉下却保留自主呼吸的麻醉方法，CO_2气腹充盈期间容易发生高碳酸血症，诱发患者心动过速等。其次是可能源自于腹膜牵拉的迷走张力增高，容易诱发心动过缓、心律失常甚至期前收缩。如果麻醉过浅或使用了β受体阻滞剂，对迷走神经的刺激就会加重。通过减少CO_2充气、给予阿托品和加深麻醉等措施，可以很快逆转这些状况。

二、腹腔镜手术期间体位的影响

腹腔镜手术期间经常需要调整患者的体位，以利于手术操作的顺利。例如头低位经常用于盆腔和结肠系膜下的手术，头高位经常用于结肠系膜上的手术等。这些体位可能导致发生病理变化或损伤。

（一）体位对心血管的作用

正常血压的患者头低位时导致CVP和心输出量增加，引起压力感受器反射，包括全身血管扩张和心动过缓。对于有冠心病的患者，特别是心室功能差的患者，其中心血容量和压力变化要大一些，可导致心肌氧需的增加[15]。

头高位时心输出量和平均动脉压由于静脉回流减少而降低，这种心输出量的减少加重了气腹引起的血流动力学的改变。倾斜的角度越大，心输出量降低就越显著。头高位时加重腿部的静脉淤滞，加上气腹引起的下肢循环淤滞，在膝关节弯曲的截石位时进一步加重。因此在固定体位时需要注意防止腘窝受压，腿部不要捆绑太紧，以防止其他导致循环障碍的因素。

（二）体位对呼吸的作用

头低位容易发生肺膨胀不全，深度头低位可以导致功能残气量减少、肺容量和肺顺应性减少，加重气腹时IAP增加的作用。肥胖、高龄或衰弱的患者，这种变化更明显[16]。头高位则利于呼吸功能。

三、泌尿科腹腔镜手术的麻醉

（一）术前访视

由于腹腔镜手术技术上的日趋成熟，手术范围及种类也不断增加，手术对象也越来越广泛，许多患者可能合并多种脏器疾病，因此严格的术前检查、完善的术前准备对于腹腔镜手术的顺利进行非常重要。

有心脏病的患者，需要评估好患者的心脏功能，以了解气腹和手术体位对患者可能造成的血流动力学影响。虽然腹腔镜设备与技术以及腹腔镜对心血管影响方面的知识等都有很大的进步，而且越来越多的重症患者都安全地进行了腹腔镜手术，但是，对于有充血性心力衰竭和终末期瓣膜功能不全的患者来说，比缺血性心脏病患者更容易出现腹腔镜手术的围术期心脏并发症，对于这类患者，要理智决定手术方案、围术期麻醉管理与监测措施。

泌尿科的许多患者都有可能合并高血压，如肾和肾上腺占位的患者，以及一些高龄患者。对高血压患者来说，腹腔镜手术中可能会面对高碳酸血症引起的交感兴奋，导致持续性的血压较高。因此术前调整好患者血压非常重要。目前的趋势要求患者继续使用降压药，直到手术当日早晨。

由于IAP增加对肾功能的影响，肾衰竭患者在腹腔镜手术期间要特别注意保证理想的血流动力学的稳定，同时避免围术期使用影响肾功能的药物，这类肾功能不全患者术毕应进入外科监护室，并做好肾替代（血液过滤或透析）的准备。

对于患有呼吸系统疾病的患者，因为腹腔镜手术术后对呼吸功能的影响很小，选择腹腔镜手术方式显然更加合理，但是应当注意腹腔镜气腹期间可能存在通气不足、$\dot{V}/\dot{Q}$比例失调和气体交换不良等影响。

气腹期间可能存在下肢静脉淤滞，时间较长的腹腔镜手术应当警惕发生深静脉血栓的危险，尤其是术前患有高血压、高血脂、糖尿病、冠心病和脑血管疾患等高危患者。加上泌尿科手术患者术前肠道准备、术中的特殊体位所导致部分肢体持续受压等，应当注意围术期深静脉血栓的防护。

糖尿病患者应密切监测并调整血糖，术前使用胰岛素，最好将血糖调整到 8～10mmol/dl。甲状腺功能亢进的患者应详细了解其治疗情况，测定血压、心率并检查 T_3、T_4，控制其处于正常水平。肾上腺肿瘤患者需要详细了解肾上腺肿瘤的性质、激素水平以及水、电解质状况，尤其是嗜铬细胞瘤患者，需要行常规手术的术前准备，还需要其特殊的扩容、降压等特殊准备。

（二）术前用药

腹腔镜手术的术前用药应当根据患者的术前状况和手术特点来给予。一般包括镇静镇痛药物、镇静催眠药物、抗胆碱能药物和抗组胺药物等。

1. 镇静镇痛药

一般使用阿片类药物，术前给予阿片类药物可以起到麻醉前的镇静作用、麻醉后与全身麻醉药物协同并加强全身麻醉的镇痛效果，有助于减少术中的应激反应、减少术中全身麻醉药物的应用且降低术后疼痛的程度。但是，对于短小腹腔镜手术来说，过度的术前阿片类药物应用可能会造成患者的苏醒延迟，另外，也可能加重患者术后恶心、呕吐的发生。

2. 镇静催眠药

如苯二氮䓬药物有顺行性遗忘作用，减轻患者的焦虑状况，但是过量使用也会导致患者术后苏醒延迟。

3. 抗胆碱能药物

如阿托品和东莨菪碱等。能阻断节后胆碱能神经支配的效应器上的胆碱受体，松弛平滑肌，抑制腺体分泌，减少呼吸道黏液和唾液的分泌，有利于呼吸道通畅，还可抑制迷走反射。但是术后部分患者会抱怨口腔过度干燥。近年来临床发现，东莨菪碱非常容易导致患者全身麻醉手术后出现谵妄，特别是老年患者。

4. 抗组胺药

如异丙嗪等，用于各种过敏体质患者。

（三）麻醉监测

1. 呼吸监测

围术期监测潮气量（V_T）、每分通气量（V_E）、呼气末二氧化碳分压（$P_{ET}CO_2$）、脉搏氧饱和度（S_PO_2）、气道峰压（P_{PEAK}）以及胸肺顺应性的压力 - 容积曲线。监测 V_T、V_E 和 $P_{ET}CO_2$ 以了解患者当时的通气情况，及时调整呼吸机，及时纠正高碳酸血症。CO_2 气腹开始 15～20 分钟后，异常的高 $P_{ET}CO_2$ 经常提示可能出现 CO_2 皮下气肿、气胸、气管内导管位置改变和气栓等并发症。监测气道内压力以及压力 - 容量曲线，可以了解胸肺顺应性的变化，有助于诊断由于气道痉挛、肌肉松弛变化引起的气道压力改变，以及气管导管过深和气胸等并发症。气道压力过低、V_T 不足、$P_{ET}CO_2$ 低等现象也经常见于呼吸回路漏气，如气管内导管脱落、呼吸管路脱开、喉罩位置移位等，这时经常伴有呼吸回路漏气、通气不足、甚至患者 S_PO_2 下降，需要及时处理。围术期动脉血气监测有助于监测患者存在的通气或换气的功能状况，并了解患者当时的血红蛋白、电解质、乳酸等状况，有助于及时补血补液、调整电解质水平。

2. 循环监测

常规循环监测包括动脉血压、心率、心电图、尿量等。对于合并有心脑血管等重要脏器疾患、手术复杂、术中血压可能会剧烈波动（如嗜铬细胞瘤切除术）的患者，应当进行有创血流动力学监测，如有创动脉压监测（ABP）、中心静脉压力（CVP）监测甚至肺动脉压力（PAP）监测，以实时了解患者围术期血流动力学的变化，并及时处理。由于气腹、体位和手术操作的缘故，CVP 和 PAP 的监测数值经常受到影响，应当根据当时的具体状况，ABP、CVP 和 PAP 的变化趋势，血气分析结果以及当时尿量，做出正确的判断和处理措施。

3. 意识状态监测

1997 年美国 FDA 确认脑电双谱指数（bispectral index，BIS）是监测患者围术期意识状态的指标。BIS 是一个多变量的综合指标，它是在不同的麻醉中对一系列反映脑电图不同特征的双频谱变量，运用多元逐步回归分析，去掉对手术刺激反应价值小或无价值的参数，选择预见性较好的一些参数，运用判断分析，计算出 BIS 值。BIS 值是单一的线性的、从 0～100 的等级，代表着清醒 EEG 和完全没有脑电活动的状态（皮层完全抑制）。BIS 值大于 90 代表清醒状态，70～90 代表轻中度镇静状态，60～70 代表深镇静状态（有清醒记忆的可能性很低），40～60 代表全身麻醉状态（清醒的可能性很低），30～40代表深催眠状态，10～30代表爆发抑制，0～10代表EEG呈平线；其中60～90又被认为浅催眠状态，40～60为中度催眠状态。全身麻醉下术中最佳BIS范围是40～60[17]。围术期BIS的监测有助于指导麻醉药的使用，防止由于麻醉过浅导致的术中知晓，或者麻醉过深造成术后认知功能障碍及早期死亡率增高的风险。

4. 肌松监测

目前腹腔镜手术大多采用全身麻醉，围术期患者的肌松状况不仅关系到手术的顺利进行，术毕还可以了解患者肌松剂的残留状况，指导肌松拮抗药物和呼吸机的应用，以确保患者的安全。目前常用的肌松监测设备是四联刺激（train-of-four stimulation，TOF）监护仪，T4：T1恢复95%以上，患者才真正安全，基本确定肌松剂残留完全清除[18]。T4：T1达到75%时，虽然患者可以自主呼吸，但是咳嗽无力，仍然需要继续术后监护患者的呼吸状况，直至患者咳嗽、握手有力、自己抬头持续5秒以上等提示肌松剂完全被代谢的指征之后，才可以将患者安全送回病房。

5. 体温监测

腹腔镜手术中的体温监测同样重要，尤其是长时间的腹腔镜手术，容易造成患者低体温。低体温的原因可能是由于长时间手术造成患者暴露于低的室温环境下，以至于大量散热；低温液体大量输注；大量低温CO_2气体充盈以及反复腹腔内冲洗，也是造成患者围术期低体温的原因。麻醉下患者血管扩张，散热增加，且体温调节中枢被抑制导致产热减少等都是导致围术期患者低体温的因素。

低体温可以使血小板功能减弱，凝血因子活性降低，温度下降3℃可使凝血酶原时间大约增加10%，从而导致出血时间延长。低体温还增加切口感染率。低体温还造成患者肝功能下降，麻醉药物、特别是肌肉松弛剂的代谢减慢，导致患者术后苏醒延迟。严重低体温也会造成患者循环抑制，导致长时间低血压、心律失常，甚至心脏停搏[19]。因此，围术期的体温监测和体温保护意义重大。围术期的保温措施包括使用加温输液装置或温热液体的输注，使用恒温毯或热风毯为患者非手术区域保温等措施。使用热风毯时要注意防护，防止患者被烫伤。围术期体温监护有助于指导围术期保温措施的效果。

腹腔镜手术很少引起恶性高热，导致围术期恶性高热的主要原因是患者特殊的遗传因素，如家族性遗传性骨骼肌疾病患者在特殊因素诱导的影响下（如吸入性麻醉药、去极化肌松剂琥珀酰胆碱等）而引起高代谢反应。腹腔镜术中大量CO_2气体进入体循环、刺激交感神经系统兴奋，一定程度促进代谢增加、热量释出，导致围术期疼痛加重和氧耗增加。对于这类可能患有遗传性骨骼肌病变而导致围术期恶性高热的高危患者，要积极采取相应的防范措施。

（四）麻醉方法

Ⅰ. 全身麻醉

腹腔镜手术期间，由于气腹的作用，导致患者呼吸、循环功能等一系列生理改变。虽然腹腔镜的手术刺激比常规开放式手术创伤小，但是全身麻醉仍然是最好的麻醉管理方法[20-21]。全身麻醉可以去除手术创伤的伤害性刺激对患者的影响，并且消除患者的恐惧感，也利于麻醉医生调控患者的血流动力学，减轻高碳酸血症和手术刺激对患者的影响，以保证患者围术期的安全。

1. 全身麻醉诱导

一般采用静脉麻醉药物快速诱导。常用的静脉麻醉药物有硫喷妥钠、丙泊酚，也使用咪唑安定和依托咪酯等。常用的肌肉松弛剂可以使用去极化肌松药琥珀酰胆碱，但是更多的是应用非去极化肌肉松弛药，如罗库溴铵、维库溴铵、阿曲库铵和顺阿曲库铵等中短效肌肉松弛药。一般都需要复合阿片类镇痛药如芬太尼（Fentanyl）、瑞芬太尼（Remifentanil）、舒芬太尼（Sulfentanil）、阿芬太尼（Alfentanil）或者吗啡（Morphine）等，以减少诱导插管时的心血管反应，并且可以加强全身麻醉期间的镇痛效果。

2. 全身麻醉维持

腹腔镜手术的围术期麻醉可以采用全凭静脉麻醉、吸入麻醉或者静脉吸入复合麻醉方法。全凭静脉麻醉一般采用静脉持续输注丙泊酚、复合阿片类镇痛药物，如瑞芬太尼、舒芬太尼等。由于丙泊酚、瑞芬太尼和舒芬太尼代谢迅速，术毕患者可以快速苏醒。这种麻醉方法由于不使用吸入性麻醉药，可以最大程度减少手术室内空气污染。由于没有N_2O的弥散作用，可以减少术中患者的胃肠道胀气，因此可以很大程度地减少患者术毕恶心、呕吐的发生。由于静脉麻醉药物、肌肉松弛剂的消除，需要经过肝肾代谢，对于肝肾功能不全的患者使用全凭静脉麻醉，可能会发生患者术毕苏醒延迟。

吸入麻醉一般使用安氟烷、异氟烷、七氟烷或地氟烷等卤化吸入麻醉药，可以复合 N_2O 的镇痛作用，维持全身麻醉。此麻醉方法简单，容易控制麻醉深度。吸入麻醉药主要经过肺呼吸排出，很少经肝肾代谢，所以肝肾功能不全者仍然可以安全使用。其中异氟烷、七氟烷在麻醉浓度下对血流动力学的影响很小，有很好的脑保护和心血管保护作用，适合中高危患者的麻醉管理。N_2O 有很强的镇痛作用和一定的镇静作用，复合使用可以减少卤化吸入麻醉药的用量，加快患者术毕迅速清醒。但是 N_2O 有很强的弥散作用，容易弥散到空腔内，长时间手术期间，可能大量弥散到胃肠道内导致胃肠道胀气，一定时间后影响腹腔镜手术的视野，还可能加重患者术后恶心、呕吐[22]。

静脉吸入复合全身麻醉是在单纯吸入麻醉的基础上静脉辅助阿片类或其他如非甾体类镇痛药物。这些镇痛药物的给予，加强了全身麻醉的镇痛效果，减少吸入麻醉药的 MAC 值和用量。而吸入性麻醉药以及 N_2O 都有一定的镇痛作用，因此联合应用的阿片类镇痛药物一般用量可以适当减量（相对于全凭静脉麻醉中阿片类药物的应用），有利于患者术毕快速苏醒。

由于阿片类药物的中枢性致吐作用，会加重患者术后恶心、呕吐的发生。N_2O 气体的应用导致胃肠道腔隙内胀气，也会增加患者术后恶心、呕吐的风险，因此术毕应及时给予高选择性 5-HT_3 受体拮抗剂进行镇吐，如昂丹司琼（Ondansetron）4mg 或格雷司琼（Granisetron）2mg。

3. 呼吸管理

腹腔镜手术麻醉的气道管理一般采用气管内插管。由于腹腔镜手术中需要很好的视野显露，经常需要将患者置放于各种特殊体位，如头低足高位等。气管内插管可以很好地保证呼吸道通畅，便于围术期呼吸管理，防止胃内容物反流等。但是在头低足高体位期间，由于重力和腹腔镜气腹 IAP 增高的作用，内脏顶着膈肌向头侧移动，可造成气管导管向隆突方向移动，导致气管内导管移位而进到一侧支气管，引起低氧血症。因此，在气管内导管置入之后，需要仔细固定好气管内导管，防止围术期气管内导管发生移动。另外，围术期也要密切观察患者呼吸监测指标，如果患者 S_PO_2 下降、V_T 减少、P_{PEAK} 剧烈升高就需要监测是否发生气管内导管移位、打折，或者气道内分泌物过多所致。

20 世纪 70 年代喉罩（laryngeal mask airway，LMA）的发明与发展是现代麻醉史的一大进步。LMA 气道管理是在全身麻醉诱导之后将 LMA 置入到患者的喉部会厌下、声门上，经 LMA 为患者通气，进行围术期气道管理（图 13-45）。由于 LMA 只是放置于患者的声门之上，没有进入患者的气管内，操作起来非常方便，而且可以防止由于气管内插管导致的一些并发症，如环杓关节脱位等。由于 LMA 只是放置于声门上，故 LMA 的气道密闭性的稳定性不如气管内插管。而体位以及气腹等变化可能会导致喉罩位置的改变，导致漏气，以至于通气不足。喉罩应用的最严重并发症是误吸，新型双管喉罩的应用与推广可以大大减少喉罩麻醉期间误吸并发症的发生[23]。

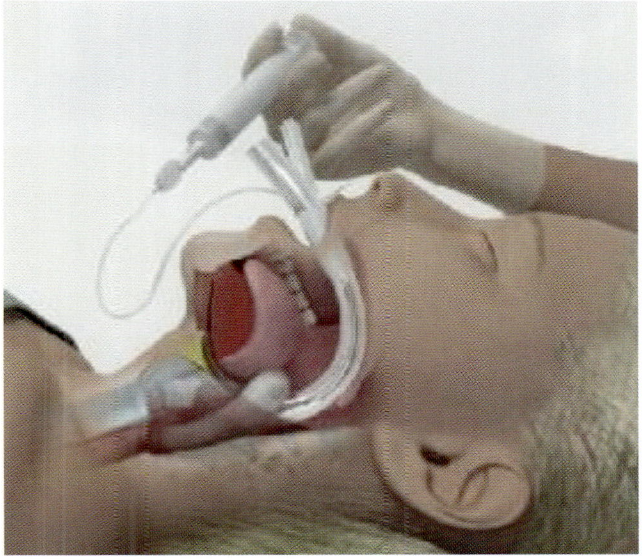

图 13-45 喉罩（LMA）气道管理

腹腔镜围术期一般均采用全身麻醉控制通气的呼吸管理方式。因为在腹腔镜手术期间，需要足够的肌肉松弛才能保证良好的气腹效果与充分的视野，以利于腹腔镜手术操作，并且可以降低腹内压和气道压，并且保证气道压力不至于过高而造成肺损伤。一般的开放手术期间气道压力应当保持在 20mmHg 以下，腹腔镜气腹期间，应当根据气道峰压（P_{PEAK}）调整 V_T 和呼吸频率，维持 $P_{ET}CO_2$ 在 35～40mmHg 范围。

有些腹腔镜手术进程很快，因此有人采取保留自主呼吸的全身麻醉方法。这种方法就是麻醉诱导时不使用或少使用肌肉松弛药，避免术后残留肌肉松弛药物的呼吸抑制作用。但是，腹腔镜手术期间的 CO_2 气腹导致严重高碳酸血症，正常清醒情况下患者需要通过过度呼吸来消除高碳酸血症，而腹腔镜麻醉期间由于麻醉药和阿片类镇痛药物的作用，抑制了呼吸中枢的二氧化碳通气反应，故随着麻醉深度加强，患者的呼吸中枢 CO_2 通气反应被抑制得越严重，导致严重通气不足，使得患者长时间处于严重高碳酸血症状态。因此，保留自主呼吸的全身麻醉方法只适用于下腹部短小腹腔镜手术。

Ⅱ. 区域阻滞麻醉

区域阻滞麻醉包括硬膜外麻醉和蛛网膜下腔麻醉（俗称腰麻）。两种麻醉方法都可以提供良好的镇痛作用、较好的肌肉松弛效果。此方法不抑制呼吸，术后也可以提供很好的镇痛作用。但是由于腹腔镜气腹的特点，采用区域阻滞麻醉用于腹腔镜手术时，必须复合镇痛镇静药物才能确保患者耐受气腹高 IAP 对呼吸的影响。因此，单纯区域阻滞麻醉用于腹腔镜的手术，都是需要头低位的短小手术，而且需要患者的充分理解与合作，以及外科医生的熟练技术。用于腹腔镜手术的区域阻滞麻醉平面一般控制在 T_4 以下。

Ⅲ. 全身麻醉复合硬膜外麻醉

全身麻醉复合区域阻滞麻醉（主要是复合硬膜外麻醉）集中了两种麻醉方法的优势。硬膜外阻滞提供很好的镇痛效果和一定的肌肉松弛作用，可以减少全身麻醉药、阿片类药物、肌肉松弛药的应用，手术结束时，残留的硬膜外阻滞作用能确保良好的镇痛效果，术后还可以为患者给予硬膜外术后镇痛，所以特别适用于较大切口的手术。如腹腔镜肾切除、肾输尿管全长切除术等均需要较大切口取出标本，全身麻醉复合硬膜外麻醉可以很好地提供围术期麻醉管理和术后镇痛。但是此麻醉方法操作较繁琐，需要先行硬膜外阻滞之后，再进行全身麻醉。另外，对于许多高龄及心血管疾病患者，术后需要尽早抗凝处理，因此需要综合考虑，选择最佳麻醉方法和抗凝时间，既要防止术后深静脉血栓并发症，也要防止硬膜外出血并发症的发生。

Ⅳ. 局部麻醉

局部麻醉具有术后恢复快，恶心、呕吐发生率低等优点。但是经常导致患者焦虑、镇痛不足等不适，因此此方法需要外科医生娴熟的手术技巧，并且一定的镇静镇痛药物的辅助支持。术中的气腹环境复合镇静镇痛药物的作用也可能导致患者通气不足，甚至 S_PO_2 下降。因此单纯局部麻醉下的腹腔镜手术只适用于短小的下腹部腹腔镜手术。

（五）麻醉恢复和术后监护

1. 术后监护

由于腹腔镜手术的特点，主要手术操作完成之后，因为省略许多关腹等操作，手术即可很快结束。此时全身麻醉药物、镇静镇痛药物、肌肉松弛药物经常不能很快代谢清除，因此必须有一定时间耐心等待，并给予一定拮抗药物，如肌肉松弛剂拮抗药物，直到患者循环稳定、自主呼吸及反射恢复正常、神志清醒、定向力正常之后，才可以将患者送回病房。这期间，应当将患者送至麻醉恢复室（PACU），直至患者从麻醉中完全恢复。

2. 术后疼痛

比起常规开放式手术，腹腔镜手术创伤比较小，但是仍然可以造成一定程度的疼痛。导致疼痛的原因，除了手术创伤之外，腹腔镜 CO_2 气腹所造成的脏器牵张的作用也是患者术后疼痛的原因之一。因此，手术结束时，外科医生应尽量排除腹腔内残留的 CO_2 气体，以减少腹腔胀痛、肩痛的发生。在手术伤口局部注射局部麻醉药，如罗哌卡因等，有助于缓解患者术后伤口疼痛。一些较大切口的腹腔镜手术，术后可以使用自主控制静脉镇痛（PCA）或自主控制硬膜外术后镇痛（PCEA）[24]。

3. 术后恶心、呕吐

术后恶心、呕吐（postoperative nausea and vomiting, PONV）在全部住院手术患者发生率为20%～37%，女性发生率较高。术中使用吸入麻醉药，术中或术后使用阿片类镇痛药或氧化亚氮是麻醉导致术后恶心、呕吐的主要因素；相比之下，全凭静脉麻醉术后恶心、呕吐的发生率低于吸入麻醉。手术时间过长，尤其腹腔镜手术，PONV 发生率也可能较高。

术后恶心、呕吐除了导致患者程度不等的不适，严重 PONV 还可导致伤口裂开、切口疝形成、吸入性肺炎、水电解质和酸碱平衡紊乱、不能进食等，是导致延长患者住院时间的原因之一。

PONV 的处理首先是选择合理的麻醉方法、麻醉药物。治疗上主要是通过给予一些止吐药物，包括作用在皮层的药物如苯二氮䓬类；作用在化学触发带药物如吩噻嗪类（氯丙嗪、异丙嗪和丙氯拉嗪）、丁酰苯类（氟哌利多和氟哌啶）；作用于 5-HT_3 受体拮抗药（昂丹司琼、格雷司琼、阿扎司琼和多拉斯琼）；其他则包括皮质激素类如地塞米松等[24]。

（胡　晓）

第五节　腹腔镜手术的并发症与防治

一、概述

随着医学技术的不断发展，腹腔镜手术已经普遍应用在泌尿外科疾病治疗中。与传统泌尿外科开放手术相比，腹腔镜手术具有创伤小、恢复快、切口美观等优点。但同时，腹腔镜手术又是一项专业技术性很强的手术，仍然存在发生并发症的风险。因此，重视腹腔镜手术并发症的发生风险，熟悉各种可能的并发症及其发生的相关因素、临床表现和防治措施，做到重预防、早发现，发生时给予及时恰当的处理，对于减少和避免发生并发症、保障腹腔镜手术工作的顺利开展、提高手术的安全性具有重要意义。

腹腔镜手术并发症种类繁多，有的并发症是轻微的而不需特殊处理，有的并发症是严重的，甚至可能危及生命。结合文献报道以及我们的经验分析，腹腔镜手术并发症的发生原因主要有两方面：一是与术者的经验有关，尤其是在腹腔镜技术开展初期、手术操作不熟练、适应证选择不恰当的时候容易发生；另一方面患者的解剖、生理和疾病的一些变异也会造成并发症的发生。为了有效减少和避免泌尿外科腹腔镜手术并发症的发生，术者需要加强技术培训、理解好手术解剖、不断提高腹腔镜手术的操作水平和术后管理水平，手术中一旦遇到特别复杂或紧急的情况，应及时中转开放手术，以确保手术的安全。

二、穿刺及气腹相关的并发症

（一）穿刺相关的并发症

气腹针和腹腔镜套管针的置入过程是腹腔镜手术具有危险性的步骤，原因是气腹针的穿刺或第一支腹腔镜穿刺套管的插入是在不可直视条件下进行的。气腹针或套管针穿刺可引起腹壁血管或腹腔内血管的损伤。损伤的血管包括腹壁血管、肠系膜血管、网膜血管等，常发生在盲穿情况下穿刺针刺入腹腔时。穿刺过程中，腹膜后大血管的损伤也有报道，包括腹主动脉、下腔静脉、髂总动脉等的损伤。穿刺损伤腹壁血管时可见血液从套管壁外周滴入腹腔或者在气腹作用下流出腹壁，也可能在穿刺部位形成血肿。腹腔内或腹膜后大血管的损伤可见从穿刺针内流出血液，或者置入腹腔镜后发现腹腔内大出血，患者出现心率加快、血压降低等情况[25]。

既往有开腹手术史或有严重盆腹腔感染史的患者，腹腔镜手术时发生穿刺损伤的概率会明显增加，这多因局部粘连以及解剖变异引起。对于这部分患者，术前应充分评估其肠管与腹壁粘连、盆腔脏器粘连的可能风险，做好中转开腹手术的准备，穿刺孔的位置可根据具体情况适当调整，经验不丰富的术者尽量避免选择此类病例。

避免穿刺损伤的预防措施包括：选择带钝头弹簧针芯的气腹针（veress needle）；用两把巾钳将皮肤向上提起，使前腹壁远离后腹壁，然后再穿刺置入气腹针；穿刺置入第一支腹腔镜套管时，不做盲目穿刺，而采用开放式的方法做一小切口置入腹腔镜套管；穿刺其余套管针时气腹要充分，使腹壁保持足够的张力；选择合适的穿刺部位，切开皮肤及筋膜以减少穿刺套管针时的阻力；穿刺套管针时用力要适度，避免用力过猛；所有套管针穿入腹腔的过程都应在腹腔镜的直视下完成；穿刺套管针时可用腹腔镜照明，避开可见的腹壁血管。

穿刺过程造成的腹壁出血一般情况下可自行控制或经过压迫止血控制，出血不能控制时，进行腹壁深层贯穿缝合止血。穿刺过程中出现的大血管损伤令人措手不及，常引起失血性休克，处理不及时可导致死亡，须立即立即中转开放手术止血。

（二）气腹相关的并发症

1. 皮下气肿是腹腔镜手术最常见的气腹相关并

发症，多由于术中穿刺孔切口稍大、套管多次进出、手术时间长、气腹压力过高等导致 CO_2 气体进入腹膜外引起。轻度皮下气肿表现为穿刺孔周围皮下出现肿胀、捻发感，可自行吸收，无需特殊处理。严重时，腹部皮下气肿可通过筋膜层向上或向下蔓延，出现胸部、颈部、头面部或会阴甚至下肢的明显肿胀和捻发感。严重的皮下气肿可沿着颈部的间隙向纵隔蔓延，导致纵隔气肿或气胸，患者出现心率加快、血压升高、呼吸困难等临床表现。

预防皮下气肿的方法包括：为防止漏气，对于较大穿刺孔切口，缝合肌层和深筋膜；关闭切口前注意排气；发生严重的皮下气肿，应终止气腹，必要时切开皮肤排出气体；一旦发现纵隔气肿和张力性气胸，应立即解除气腹，行胸腔穿刺或胸腔闭式引流术排除胸腔内气体。

2. 高碳酸血症是指体内 CO_2 滞留，动脉血 CO_2 分压≥45mmHg 而引起的症候群[26-27]。目前，腹腔镜手术制备人工气腹时最常用的气体为 CO_2，由于 CO_2 气体的高弥散性和腹膜具有一定的吸收功能，CO_2 及其产生的气腹高压可对机体生理功能产生一定影响。大多数情况下，经机体代偿能维持 CO_2 生成与排出的动态平衡。但是当手术时间过长等情况下，大量外源性 CO_2 吸收入血，机体无法代偿时，就会形成高碳酸血症。泌尿外科腹腔镜手术有经腹腔和经后腹腔两种途径，腹腔和后腹腔 CO_2 气腹均可产生气压依赖性血流动力学改变。后腹腔与腹腔内比较而言，其血管丰富，包含许多疏松结缔组织，缺乏有效屏障因而吸收的 CO_2 较多。CO_2 在血液中的高度可溶性及腹腔 - 血液间的 CO_2 压力梯度可导致 CO_2 经腹膜迅速吸收。大量外源性 CO_2 吸收后，腹腔内压力升高，膈肌抬高，肺顺应性下降，胸内压和腔静脉压增高，回心血量降低，外周阻力和内分泌因素（如儿茶酚胺）等均能使血压、心率、呼吸、气道压力和动脉 CO_2 压力升高，血 pH 下降，导致高碳酸血症和呼吸性酸中毒。

腹腔镜手术中 CO_2 吸收导致的高碳酸血症对全身各系统器官均可产生不同程度的影响，一般为可逆性，术中进行血氧饱和度监测、血气分析有助于诊断。防治措施包括：对于心肺功能障碍的患者，术前充分评估气腹对患者心肺功能的影响，慎重选择恰当的手术病例；尽量控制和缩短手术时间；治疗时可给予高浓度氧吸入、静脉给予 5% 碳酸氢钠溶液。

3. 气体栓塞是腹腔镜手术罕见但致命的并发症，通常是由于气腹针直接插入血管内充气所致。另外，组织分离时创面上断裂或破损的静脉也可能成为高压气体进入循环的通路。气体栓塞对机体的影响取决于气体栓子的大小和气体进入静脉的速度，小气泡缓慢进入血管大多能迅速吸收，气栓大、速度快时会有较多气体进入右心室，导致突发右心衰竭。为减少气体栓塞的发生，必须确保气腹针正确地穿入腹腔后才开始注气，注气开始速度不应超过 1 L/min，腹内压不要超过 15mmHg。气体栓塞诊断困难，多发生于经腹腔镜注气的最初阶段，即手术开始后的 5 ~ 20 分钟，这段时间出现的血压骤然大幅下降、心动过速、心律失常、肺动脉压升高、心音异常等，须引起术者的高度重视，考虑气体栓塞的可能。

一旦怀疑气体栓塞发生，应立即进行紧急处理，包括：立即关闭气腹机，停止气体灌注，打开穿刺套管针，降低腹腔内压力，采取左侧头低位，减少栓子进入肺循环的机会，必要时放置中心静脉或肺动脉导管吸出右心房、右心室及肺动脉内的气栓，做好心肺复苏的准备。

三、术中相关并发症

（一）大血管损伤

血管损伤是腹腔镜手术常见的并发症，也是导致腹腔镜手术中转开放或再次手术的常见原因之一。多发生在开展腹腔镜手术的初期，与术者技术不熟练和经验不足有关，一旦发生将极大增加手术风险和难度，如果处理不当将造成严重后果。大血管损伤是指术中损伤主动脉、腔静脉、髂血管、肠系膜血管及其他腹腔内与后腹膜血管（如门静脉、脾血管、网膜血管和肾血管）等。一旦损伤大血管常引起失血性休克，危及患者的生命，需要立即中转开放手术止血。

腹腔镜手术大血管损伤的预防措施包括：腹腔镜泌尿外科医师应经过必要的培训；手术适应证的选择应从简单手术到复杂手术；建立第一个穿刺孔时若遇困难切忌盲目穿刺，必要时可作小切口，直视下建立；手术者对局部解剖应有非常深刻的理解，对各个解剖层次的概念清楚；手术中操作轻柔，切忌用力过猛或暴力操作；对于解剖变异、手术粘连的患者做好中转开放手术的准备。

腹腔镜手术中遇到大血管损伤出血时应保持冷静，努力缩小血管破口，减少出血量，切忌在辨认不请时盲目钳夹。在出血稍稳定后可增加穿刺孔，让助手协助暴露。若术中血压不稳，可放入纱布压迫止血，待情况稳定后再逐渐移开纱布辨认出血部位。在视野清晰的情况下，静脉破裂出血时增加气腹压力后出血情况多可好转，此时根据破口大小行可吸收止血纱布加压止血或连续缝合血管破口。若为动脉破裂出血，增加气腹压力止血效果不明显，此时应置入纱布，压迫出血部位，短时间控制出血，同时准备动脉血管钳。吸引器稍稍分离血管后，将血管破口的上下两端阻断，先夹闭近心端，后夹闭远心端，再用血管缝线缝合破口。熟练掌握腹腔镜下直接缝合技术是最有效、最安全的止血措施。打结时要缓慢持续用力，切忌为达止血效果，用蛮力打结，那样可能会导致血管撕裂，造成更大的出血。如此方法血管破口缝合较为牢固，渗血也较少，且可一次完成缝合止血。血管缝合完成后应观察局部 1～2 分钟，尤其是动脉性出血。另外，局部遗漏的小破口还可补加 1～2 个“8”字缝合以完善修补。如缝合口有轻微渗血，可局部放置止血纱布或喷洒止血胶以减少术后渗血。腹腔镜术中大血管损伤切忌勉强腹腔镜下止血，若已用纱布压迫暂时控制了出血，但进一步止血失败，短时间出血量 >400 ml，或动脉性出血量大于吸引量则应在纱布压迫暂时控制出血的基础上迅速中转开放手术。腹腔镜技术不熟练者也建议迅速中转开放，增加手术安全。术中的手术配合助手应迅速、准确地协助术者暴露与止血；手术护士应立即作好开放手术准备，备好缝线，确保吸引器通畅等；麻醉师则应加强抗休克治疗，立即开通多路输液，作好自体血回输准备。自体血回输可短时间将红细胞输回患者体内，迅速恢复血容量，具有方便、快捷、不需交叉配血的优点。另外，值得警惕的是一些术中未发现的出血，术后可大量出血致患者发生出血性休克。因此，在手术结束时，先降低气腹压力，仔细观察确实无出血后才结束手术。术毕取出标本后，注意检查有无腹壁血管损伤，切开的腹壁血管肌层应予严密缝合。术后严密观察引流液的色、质及量，一般术后 24 h 引流量 <100 ml，以后逐渐减少，颜色变淡红或暗红色，术后 2～3 d 拔出；若每小时 >100 ml，或 24 h 引流量 >300 ml，颜色鲜红，提示有出血，或短时间内出血突然增多，并伴有心率加快，血压下降、面色苍白等休克表现，应加快输液速度，快速交叉配血，准确及时应用止血药物，并做好再次手术的准备[28-32]。

（二）脏器损伤

脏器损伤是腹腔镜手术严重的并发症之一，一旦发生，往往给患者带来严重后果，应引起足够重视。腹腔镜手术造成的内脏器官损伤包括空腔脏器损伤和实质脏器损伤。损伤的原因包括穿刺损伤和手术操作损伤。空腔脏器损伤常见的有胃、小肠、结肠、输尿管、膀胱等，其中胃肠道损伤发生率最高，而且术中不易被发现，一般在术后 3～7 天突然出现腹痛、腹胀、发热、肠麻痹或肠梗阻等表现。诊断延迟有可能导致严重后果，甚至造成患者死亡。

腹腔镜手术空腔脏器损伤的预防措施包括：充分的术前准备，必要时术前留置胃管、尿管，充分暴露手术野；所有手术操作应在腹腔镜直视下进行，避免盲目操作；操作轻柔，避免暴力钳夹、游离等；掌握电刀、超声刀、LigaSure 等器械设备的正确使用方法。实质脏器的损伤常见于肝、脾、肾、胰腺等的损伤。损伤程度轻者，有自愈的可能；损伤程度重者，需在腹腔镜下或中转开放手术修补破损[33-35]。

四、术后并发症

（一）颈肩部疼痛

颈肩部疼痛是腹腔手术后常见的轻微并发症，分析原因可能与 CO_2 刺激膈肌导致双侧膈神经反射有关。多不严重，一般不需要特殊处理。腹腔镜手术结束时尽量排出腹腔内 CO_2 气体，术后给予低流量持续吸氧、双氯芬酸外擦、肩部按摩等措施可对减少术后颈肩部疼痛有益。

（二）腹壁淤血

临床表现为患者腹部皮下广泛淤血，可延伸到会阴部或腰背部，给予局部加压包扎、局部冷敷、止血抗感染等，多无需特殊处理，可自行吸收。

（三）切口疝

腹腔镜穿刺切口疝少见，疝内容物多为小肠或大网膜，易发生于肥胖或腹肌不发达的患者。一旦确诊，应积极手术治疗。

（魏　强　韩　平）

参考文献

[1] Gunning JF. History of laparoscopy. in: Phililips JM. Laparoscopy. Williams & Wilkins. Baltimore, 1997. 6-16.

[2] Winfield HD. Laparoscopic Surgery. In: Tanagho EA, Mcaninch JW. Smith's General Urology, fifteenth edition. The McGraw-Hill Companies, Inc. New York, 2000. 146-147.

[3] 黄志强.现代腹腔镜外科学. 北京: 人民军医出版社, 1994, 10-17.

[4] 那彦群.中国泌尿外科学史（第2版）. 上海: 第二军医大学出版社, 2011, 7-64.

[5] Clayman RV. Laparoscopic nephrectomy: initial case report. J Urol. 1991, 146: 278-282.

[6] 叶章群，张旭，陈忠. 腹腔镜在泌尿外科的应用. 临床泌尿外科杂志, 2001, 16(3):99-100.

[7] Loring SH, Behazin N, Novero A, et al. Respiratory mechanical effects of surgical pneumoperitoneum in humans. J Appl Physiol (1985). 2014 Nov 1; 117(9):1074-1079.

[8] Valenza F, Chevallard G, Fossali T, et al. Management of mechanical ventilation during laparoscopic surgery. Best Pract Res Clin Anaesthesiol, 2010 Jun, 24(2):227-41. Review.

[9] Saggar VR, Singhal A, Singh K, et al. Factors influencing development of subcutaneous carbon dioxide emphysema in laparoscopic totally extraperitoneal inguinal hernia repair. J Laparoendosc Adv Surg Tech A, 2008 Apr, 18(2):213-216.

[10] Fedun S, Mateu P, Gratiae E, et al. An unusual case of tension pneumoperitoneum causing subcutaneousemphysema, tension pneumothorax and pneumomediastinum after laparoscopic hysterectomy. Ann Fr Anesth Reanim, 2013 Sep, 32(9):628-629.

[11] Gupta N, Girdhar KK, Misra A, et al. Tube migration during laparoscopic gynecological surgery. J Anaesthesiol Clin Pharmacol, 2010 Oct, 26(4):537-538.

[12] Otsuka Y, Katagiri T, Ishii J, et al. Gas embolism in laparoscopic hepatectomy: what is the optimal pneumoperitoneal pressure for laparoscopic major hepatectomy? J Hepatobiliary Pancreat Sci, 2013 Feb, 20(2):137-140.

[13] Russo A, Di Stasio E, Bevilacqua F, et al. Assessment of left ventricular performance during laparoscopy. Eur Rev Med Pharmacol Sci, 2014 , 18(16):2378-2382.

[14] 王瑜,王燕婷,蒋彦彦,等. 不同体位和不同压力的CO_2气腹对腹腔镜手术患者下肢深静脉血流动力学的影响. 中华胃肠外科杂志, 2009(4):361-363.

[15] Russo A, Di Stasio E, Bevilacqua F,et al. Assessment of left ventricular performance during laparoscopy. Eur Rev Med Pharmacol Sci, 2014 Aug, 18(16):2378-2382.

[16] Kadono Y, Yaegashi H, Machioka K,et al. Cardiovascular and respiratory effects of the degree of head-down angle during robot-assisted laparoscopic radical prostatectomy. Int J Med Robot, 2013 Mar, 9(1):17-22.

[17] Bispectral index monitor: an evidence-based analysis. Health Quality Ontario. Ont Health Technol Assess Ser, 2004;4(9):1-70.

[18] Murphy GS, Szokol JW, Avram MJ, et al. Postoperative re sidual neuromuscular blockade is associated with impaired clinical recovery. Anesth Analg, 2013 Jul, 117(1):133-141.

[19] Torossian A. Thermal management during anaesthesia and thermoregulation standards for the prevention of inadvertent perioperative hypothermia. Best Pract Res Clin Anaesthesiol, 2008 Dec, 22(4):659-668.

[20] Miller RD. Anesthesia. 7th ed. New York: Churchill Livingstone, 2009.

[21] Gainsburg DM, Bryson EO, Frost EAM. Anesthesia for Urologic Surgery. Springer, 2014.

[22] 吴新民,等. 术后恶心呕吐防止专家意见（2012），临床麻醉学杂志, 2012, 28(4):413-416.

[23] Aydogmus MT, Turk HS, Oba S, et al. Can Supreme™ laryngeal mask airway be an alternative to endotracheal intubation in laparoscopic surgery? Braz J Anesthesiol, 2014, Jan-Feb; 64(1):66-70.

[24] 中华医学会麻醉分会.成人术后疼痛处理专家共识.临床麻醉学杂志, 2012, 26(3):190-196.

[25] 郭应禄.泌尿外科内镜诊断治疗学. 北京: 北京大学医学出版社, 2004, 160-165.

[26] 陈方敏, 曾甫清, 赵军, 等. 泌尿外科腹腔镜术后并发高碳酸血症的原因分析. 中华泌尿外科杂志, 2005, 26(10):712-715.

[27] 曹彦玲. 腹腔镜手术并发气体栓塞的预防及护理对策. 临床护理杂志, 2009, 8(3):59-60.

[28] 黄向江, 方列奎, 张轶庠, 等. 腹腔镜中腹膜后大血管的处理. 中华泌尿外科杂志, 2013, 34(6):448-450.

[29] 茅夏娃, 张大宏, 刘锋, 等. 腹腔镜手术大血管损伤的原因及处理对策. 中华泌尿外科杂志, 2013, 34(4):289-291.

[30] 张海梁, 叶定伟, 姚旭东, 等. 后腹腔镜下根治性肾切除术技术改进与并发症防治. 中华泌尿外科杂志, 2009, 30(5):302-305.

[31] 李鸣, 周利群, 李宁忱, 等. 后腹腔镜手术并发症原因分析. 中华泌尿外科杂志, 2007, 28(12):810-812.

[32] 诸禹平, 陈昊, 朱明, 等. 泌尿外科腹腔镜手术并发症临床分析. 中华泌尿外科杂志, 2006, 27(7):490-492.

[33] 郭志宏, 杨建军. 腹腔镜泌尿外科手术并发症. 国外医学泌尿系统分册, 2005, 25(5):581-584.

[34] Bayrak O, Seckiner I, Erturhan S,et al. Comparison of the Complications and the Cost of Open and Laparoscopic Radical Nephrectomy in Renal Tumors Larger than 7 centimeters. Urol J, 2014, 11(1):1222-1227.

[35] Fan X, Xu K, Lin T, et al. Comparison of transperitoneal and retroperitoneal laparoscopic nephrectomy for renal cell carcinoma: a systematic review and meta-analysis. BJU Int, 2013, 111(4):611-621.

腹腔镜相关解剖学、手术入路及类型

第一节 概 述

在腹部，人体的器官系统呈层叠状排布，如同一层层叠起的塑料文件夹。每个文件夹可视作一个系统。文件夹的前后封就是各系统的前后筋膜，例如肾筋膜的前后叶。而文件夹里面的文件，就如同器官、血管和器官周围脂肪等结构。

间隙/筋膜间隙：本文所说的间隙/筋膜间隙是一个三维空间，包括某个系统的前后筋膜和前后筋膜之内的器官、血管、脂肪等结构，类同一个文件夹的前后封及其内部的文件。

平面/筋膜间平面：人体内相邻筋膜之间、筋膜与其下的脂肪之间、脏器与其周围脂肪之间都存在无血管平面，它们是二维平面，包括相邻系统筋膜间的平面（如结肠间隙和泌尿生殖间隙之间的平面，类比相邻文件夹间的平面），和筋膜与器官周围脂肪之间的平面（如肾筋膜与肾周脂肪间的肾筋膜下平面，类比文件夹前后封与其内部文件之间的平面），和器官与器官周围脂肪之间的平面（如肾包膜和肾周脂肪之间的肾包膜外平面，类比文件与文件之间的平面）。

研究筋膜层面的解剖学可称作层面解剖学，而以筋膜层面为路径进行手术的理念称作层面外科学。

开放手术中，术者在碰到解剖学困惑时，可以借助手的触觉来感知肾的外形、肾动脉和主动脉的搏动、输尿管结石的位置，等等，使手术得以顺利进行。腹腔镜手术中，器官和组织的确认主要依靠视觉，术者没有用手感知脏器解剖的机会，因此，只要尚有一不透明的薄层组织或脂肪覆盖肾等手术目标脏器，手术中获得准确的脏器确认就会有相应的困难。

现有的解剖学教科书按从浅到深的顺序描述解剖层次。开放手术时，术者也是依这些层次从浅到深进行手术操作，因而术者对这种解剖学入路较为熟悉。经腹腔行腹腔镜手术时，术中解剖顺序正好与开放手术相反，由深到浅。经腹膜后腹腔镜手术时，因腹膜后充满大量脂肪，并且缺乏初学者所容易识别的解剖学标识，脏器的定位和确认更为困难。术者不得不借助开放手术一般所不必需的腔镜B超和C臂机等来帮助手术的进行，这些操作必将增加手术时间、手术费用和医患双方暴露于X射线下的风险。

以上的各种原因，使腹腔镜手术与开放手术相比，难度加大。为了更好地进行腹腔镜手术中的脏器定位和术中解剖操作，许多作者提出了他们的经验。比如术中确定肾的位置有困难时，可用手指通过切口探查触到肾后，在另外套管内插入抓钳夹住手指触到的肾周围组织作为分离的标志[1]。腹腔镜手术寻找输尿管较困难，经腹腔手术时一般是沿Toldt线切开后腹膜，将结肠推向内侧暴露后腹膜区域，在骨盆缘髂血管表面找到输尿管[2]。经后腹腔手术时则需先切开肾脂肪囊，显露肾下极寻找输尿管[3]；或者先游离肾脂肪囊，显露肾门，将肾下极向前轻推或轻抬，找到输尿管上段；也可适度活动预置的DJ管导丝来辨认输尿管；必要时可借助C臂机或B超定位[4]；也有人尝试术前先用膀胱镜在患侧输尿管内置入一条发光输尿管导管，术中可以根据发光输尿管导管发出的光点，帮助找到输尿管[5]。通过使用以上方法，术者一般可以找到肾或输尿管。但这些方法中，肾和输尿管都是“寻找”所得，术中需要侵入肾门或脂肪囊，需要术前置入DJ管导丝或输尿管导管，或者需要暴露于X射线下，需要使用B超等器械，增加手术费用和操作时间，且不适于进行规范的肾癌根治术等操作。我们在以往的腹腔镜手术中，为了克服以上困难，曾试图用业已熟悉的解剖学知识对手术步骤进行解析，希望达到如军事地图般精确的指导效果，迅速到达解剖平面和手术野。现有的解剖学知识虽有一定的指导效果，但因为腹腔镜下的放大作用和精细操作，术中会遇到了更多的解剖学层面，原有的解剖学知识已不足于对这些解剖学层面进行准确和详尽的描述，对腹腔镜手术下的解剖特点进行更多研究，已很有必要。

（高　新　邱剑光）

第二节　肾周腹膜后隙筋膜层面解剖学与层面外科学手术入路

一、肾周腹膜后隙的解剖学研究

目前大部分教科书描述的肾周腹膜后隙解剖学层次如图14-1所示[6]：

这种解剖学观点认为：肾实质表面是肾纤维膜，肾的周围由肾周脂肪包绕，其外再包以肾筋膜。肾筋膜由腹内筋膜延伸而成。在肾的外侧缘分前后层，前层往内横过肾和腹主动脉及下腔静脉前方与对侧相连续，后层经肾的后方与腰大肌及腰方肌筋膜相接，附于椎体。肾筋膜前后层于肾上腺上方互相融合，并与膈下筋膜延续。在肾的下方，肾筋膜前后层分离，前层向下，与髂窝的腹膜外脂肪相融合；后层则与髂筋膜愈着，形成一个充以脂肪的裂隙。

最近的解剖学书籍对上述解剖示意图作了一些修改[7]（图14-2）：他们使用侧锥筋膜（lateral conal fascia）的名称命名肾筋膜前后层在外侧融合后与腹内筋膜的延续部分。肾筋膜前后层在肾下方不融合，后层向下至髂嵴与髂腰筋膜愈着，前层向下逐渐融入输尿管周围的腹膜外筋膜。

日本泌尿外科专家寺地敏郎[8]在行腹腔镜肾癌根治术中发现，沿Toldt线切开侧腹膜后，在肾外侧侧腹壁上可以看到一层纤维膜，贴肾筋膜外侧向内走行，最后融入腰方肌筋膜。透过这层纤维膜，可以看到肾旁脂肪。当行后腹腔腹腔镜肾癌根治术时，在肾旁脂肪的深面也可以看到一层纤维膜。他认为，这一层纤维膜才是侧锥筋膜（图14-3）。在其著述中，寺地敏郎另外强调了融合筋膜（fusion fascia）在腹腔镜手术中的重要性。融合筋膜是在胚胎发育过程中，由十二指肠、胰、升降结肠的系膜与腹后壁腹膜融合而成。

我们从1997年始，进行了泌尿外科腹腔镜技术的系统研究，并仔细观察腹腔镜下的肾周解剖学。

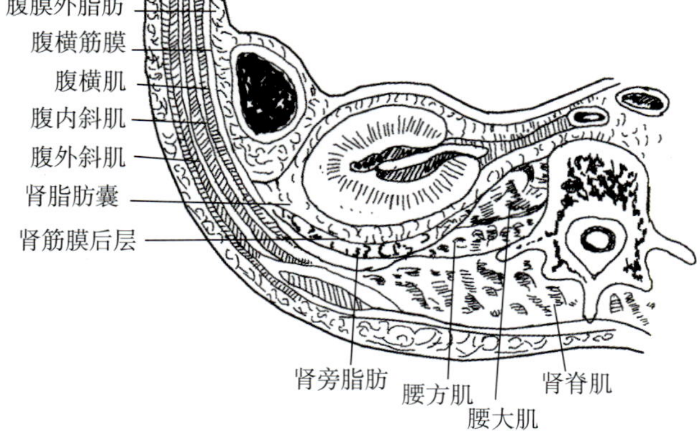

图14-1　肾周腹膜后隙结构

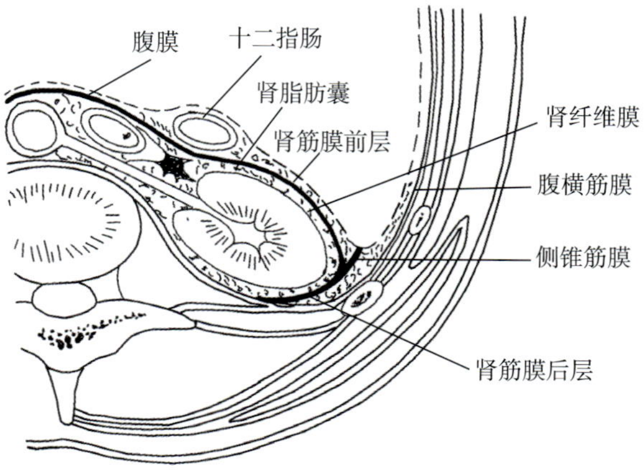

图14-2　肾周腹膜后隙结构

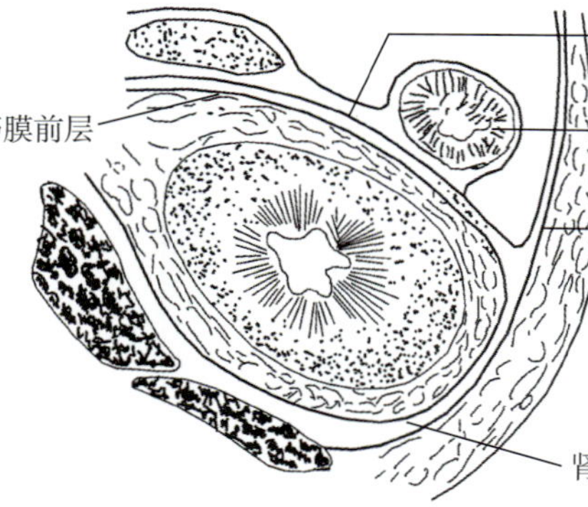

图 14-3 肾周腹膜后隙结构

手术步骤如下：经腹手术时，在结肠外缘外侧 1cm 处平行 Toldt 线切开结肠外侧系膜间隙各层（腹膜、脂肪和结肠融合筋膜），进入肾前融合筋膜前平面。肾前融合筋膜是指覆盖腹主动脉、下腔静脉、生殖血管、肾、输尿管、肾上腺前面的原始胚胎后腹膜。沿肾前融合筋膜平面将结肠、十二指肠（右侧）、脾和胰腺（左侧）游离移向内侧，显露属于原生后腹膜间隙的泌尿生殖间隙、下腔静脉间隙或腹主动脉间隙，切开肾前融合筋膜处理肾血管；沿肾筋膜后叶与侧锥筋膜间平面游离肾外侧，切开肾筋膜后叶与腰大肌筋膜的融合部，在腰大肌前方游离肾后方和肾内侧。经后腹腔手术时，在腋中线髂嵴上方两横指切开皮肤 3cm，钝性分离进入腹膜后隙，置入水囊注气 500ml 扩张后充入 CO_2 建立后腹腔。先沿腰方肌外缘将肾旁脂肪向前推开或切除，显露侧锥筋膜与腰大肌外缘的连接部。沿腰大肌外缘切开侧锥筋膜及其下的肾筋膜后层，进入腰大肌前平面，向内游离达肾门后方，处理肾血管或行肾盂输尿管手术。游离肾前方时，可在腹膜返折部外缘切开侧锥筋膜和脂肪锥（腹膜与腹膜下筋膜间的腹膜外脂肪的外侧部），进入肾筋膜前层与腹膜下筋膜间平面，向内游离达肾门前方。手术中录制手术录像，摄取手术照片，术后分析术中所见解剖学结构及结构间相互关系，绘制解剖示意图，设计手术入路并反复总结修改，结果如下。

（一）Toldt 线和结肠外侧系膜

Toldt 线是指壁层腹膜在升降结肠外侧的腹膜返折线（图 14-4）。在胚胎发育过程中，肾逐渐增大隆起，推动其前方的腹膜与壁腹膜相靠拢并产生粘连融合，形成腹腔镜下可见的腹膜返折线。术中如沿此线切开，将会进入肾筋膜后层与侧锥筋膜间平面而使肾外侧游离。过早游离肾因肾活动，将会增加结肠、脾和胰腺的游离难度，因此术中一般不沿此线切开，而是另选结肠外侧 1cm 左右的平行线为结肠外侧腹膜切开线（图 14-5 ~ 图 14-8）。右侧从髂血管水平开始向上达肝下，再继续沿结肠肝曲向内切开；左侧从髂血管水平开始向上跨过肾前方达脾外侧，并把脾膈韧带切开。Toldt 线内方可以观察到从外侧进入结肠的直血管（图 14-4）。此直血管所在区域的结肠系膜组织因侧卧位时结肠降至内侧，可把此部系膜称作结肠外侧系膜。结肠游离的第一步就是切开结肠外侧系膜间隙（后文称作结肠外侧三角）进入结肠融合筋膜后方与肾前融合筋膜

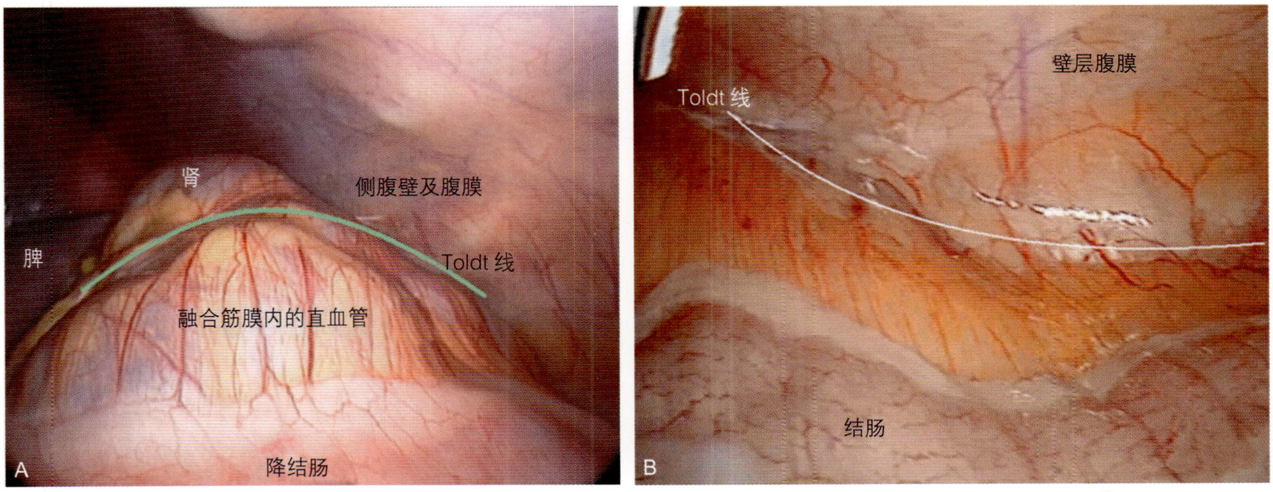

图 14-4 Toldt 线

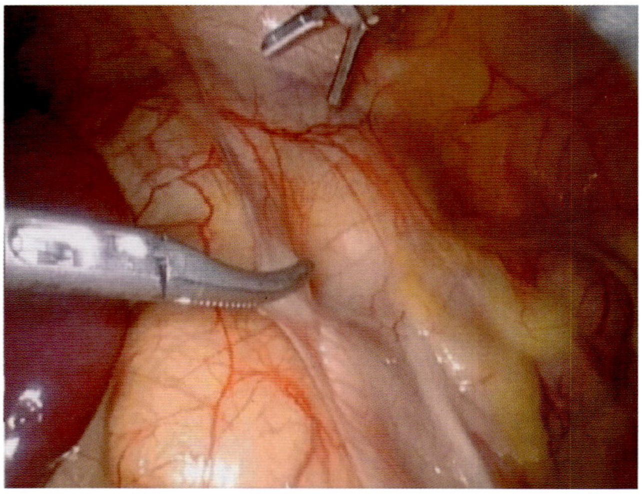

图 14-5 选结肠外侧 1cm 的平行线为结肠外侧腹膜切开线

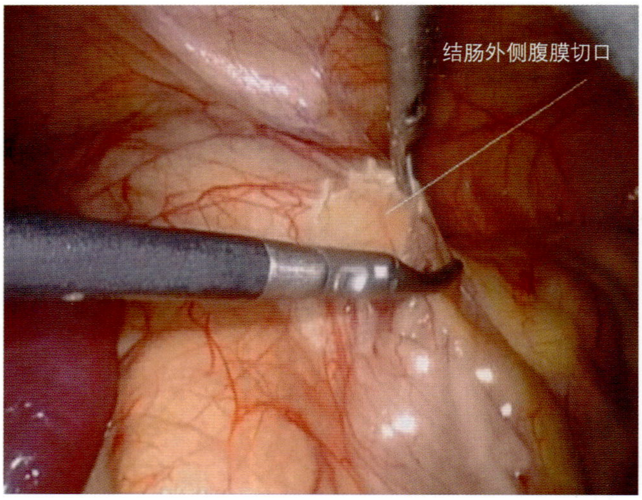

图 14-8 切开结肠外侧腹膜线

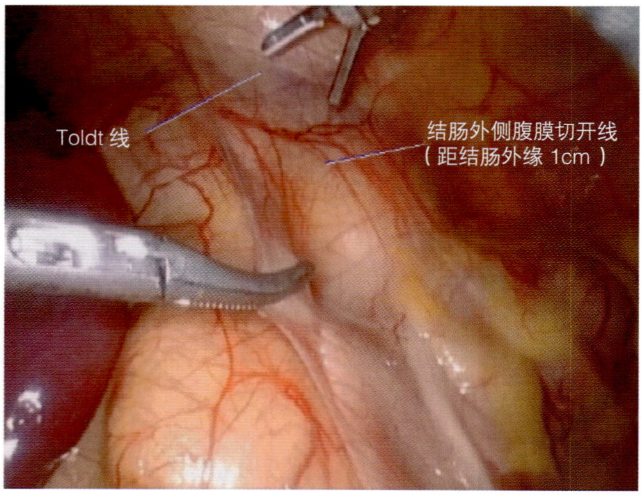

图 14-6 Toldt 线与结肠外侧腹膜切开线

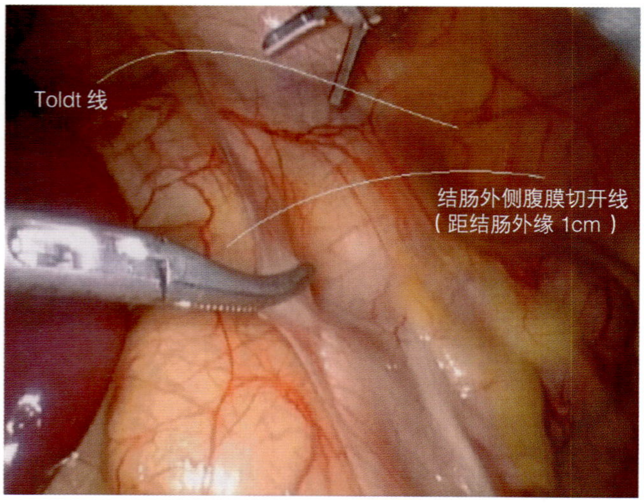

图 14-7 结肠外侧腹膜切开线

间的无血管平面。

（二）腹膜外脂肪与融合筋膜

沿结肠外侧切开线切开结肠外侧系膜腹膜，先见到一层腹膜外脂肪，该脂肪就是结肠外侧系膜内脂肪。切开该脂肪后，可见到结肠外侧系膜的后层即结肠融合筋膜（图 14-9）。

（三）腹膜融合筋膜间隙和结肠外侧三角

后腹壁脏层腹膜与融合筋膜平行走行组成腹膜融合筋膜间隙。间隙内是次生腹膜后脏器（secondary retroperitoneal organ）及其神经血管。现以左侧经腹腔手术为例说明该区域所见解剖层面。在结肠外缘，腹膜融合筋膜间隙组成结肠外侧三角（图 14-10、图 14-11）。三角的下边线是结肠外缘，前边线是腹膜，后边线是结肠融合筋膜。三角内容物是结肠系膜的直血管和腹膜外脂肪。切开结肠外侧三角将结肠向内游离后，可观察到结肠内侧系膜间隙，该间隙内可以见到走向结肠的系膜血管（图 14-12、图 14-13）。沿结肠内侧系膜间隙与肾前融合筋膜间的无血管平面向上游离，即可到达胰腺后方与肾前融合筋膜之间的无血管平面（图 14-14），经此平面可将胃、脾、胰和结肠从肾前融合筋膜前方游离并自然坠向内侧。切开肾前融合筋膜后，可以观察到生殖血管和肾静脉（图 14-15）。

右侧手术时，第一个筋膜间隙是结肠间隙，此下是十二指肠间隙，接着是原生腹膜后间隙，该间

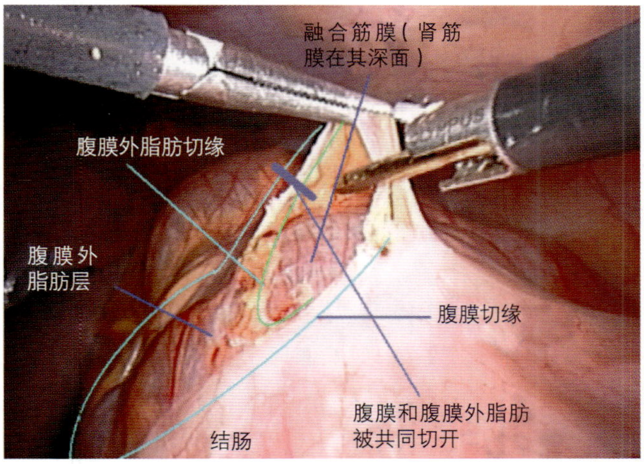

图 14-9 腹膜外脂肪与融合筋膜

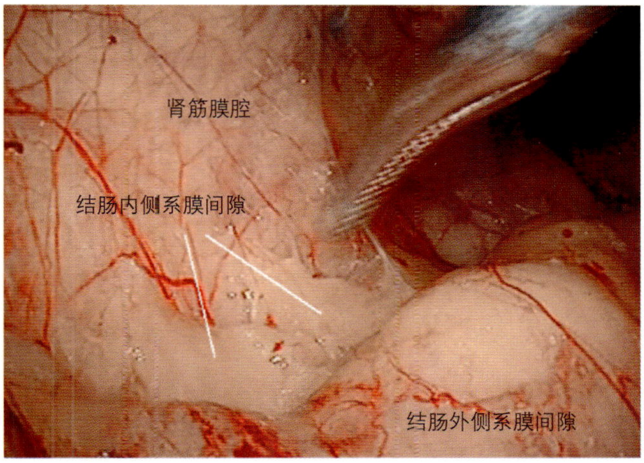

图 14-12 结肠内侧系膜间隙与结肠外侧系膜间隙

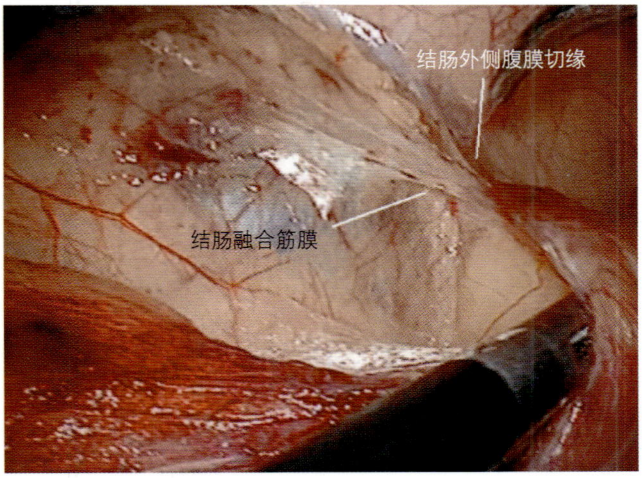

图 14-10 结肠融合筋膜与结肠外侧腹膜切缘

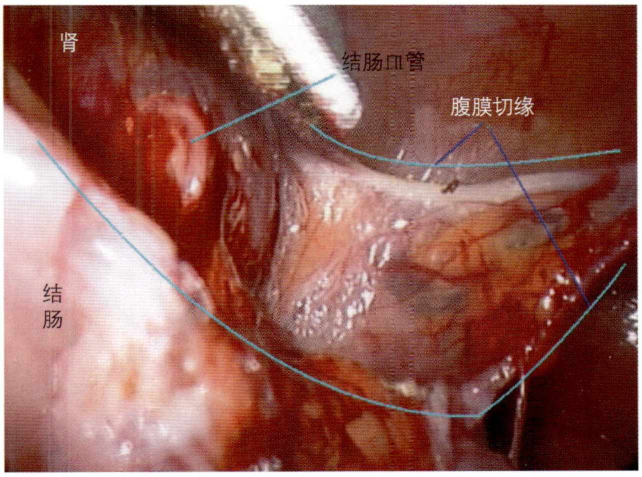

图 14-13 结肠系膜血管

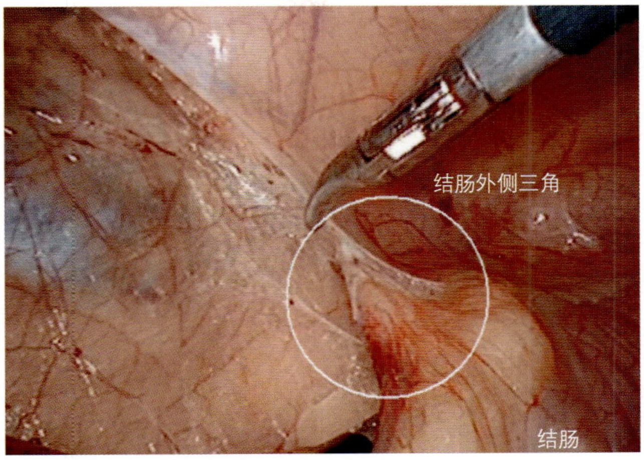

图 14-11 结肠外缘、腹膜融合筋膜间隙组成结肠外侧三角

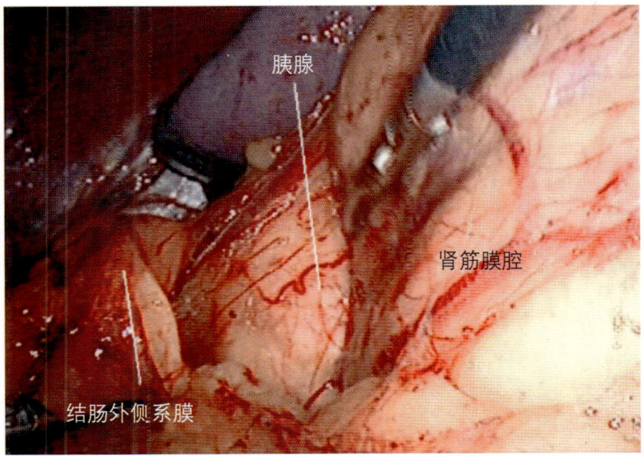

图 14-14 结肠外侧系膜

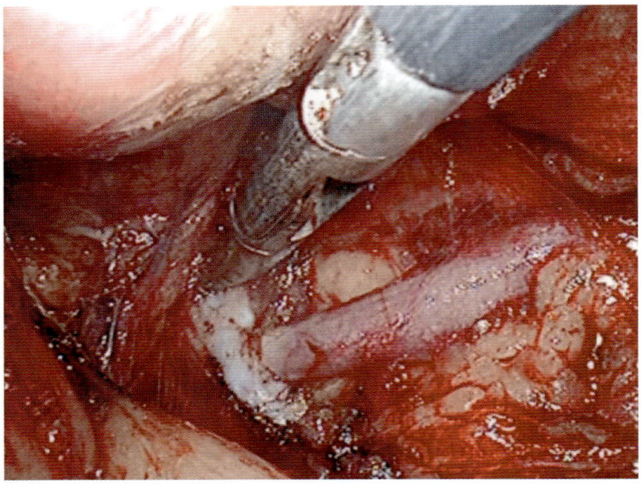

图 14-15　生殖血管和肾静脉

隙的外侧部是泌尿生殖间隙，内侧部是下腔静脉。

（四）胰结肠融合筋膜与肾前融合筋膜间平面

胰结肠融合筋膜的深面是肾前融合筋膜。切开胰结肠融合筋膜后，即进入肾前融合筋膜与胰结肠融合筋膜之间的无血管平面（图 14-16）。此平面是消化系统与泌尿生殖系统之间的无血管手术平面。在左侧，沿此平面向上可将降结肠、胰尾和脾向内游离，显露左肾门前方和主动脉；在右侧，可将升结肠、十二指肠、胰头部和胆总管向内侧游离，显露右肾门前方和下腔静脉。这一层为肾手术时的正确游离平面。

（五）侧锥筋膜与肾筋膜

1. 在 CT 片中，有时可以看到侧锥筋膜和肾筋膜[9]（图 14-17）。

2. 经腹腔手术时，在腹膜后折外缘切开腹膜返折、腹膜外脂肪和腹膜下筋膜，即可观察到肾筋膜与侧锥筋膜之间的疏松平面。切开侧锥筋膜（图 14-18）。，可以见到肾旁脂肪（图 14-19）。经腹腔手术时，一般情况下无需切开侧锥筋膜，而在其与肾筋膜后

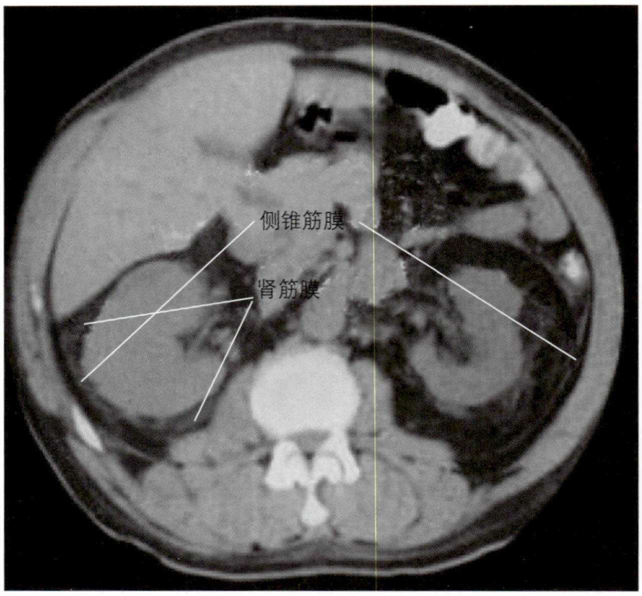

图 14-17　肾筋膜与侧锥筋膜

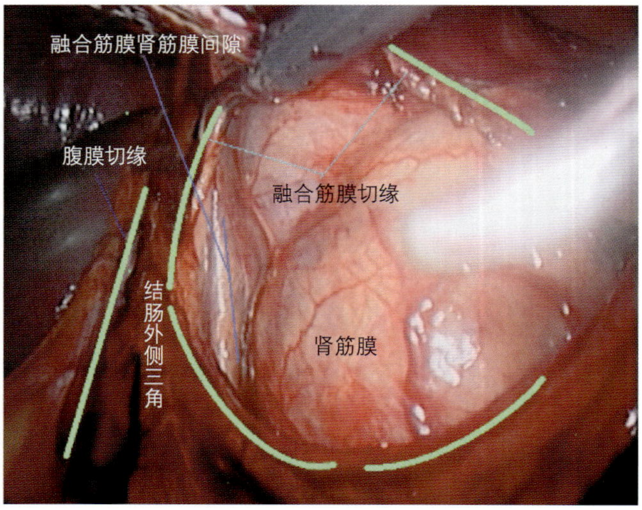

图 14-16　融合筋膜肾筋膜间隙

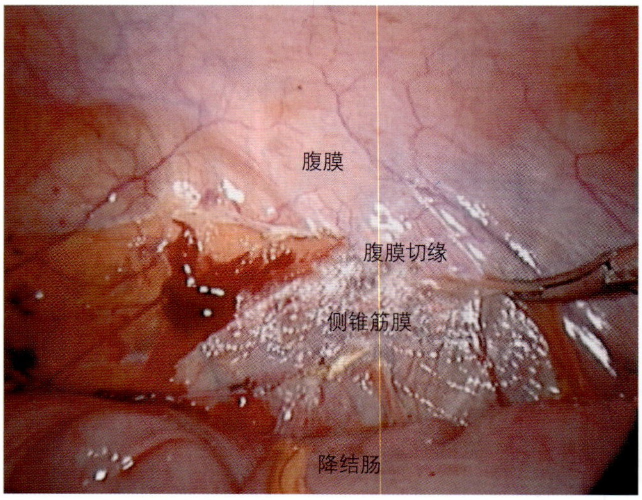

图 14-18　侧锥筋膜

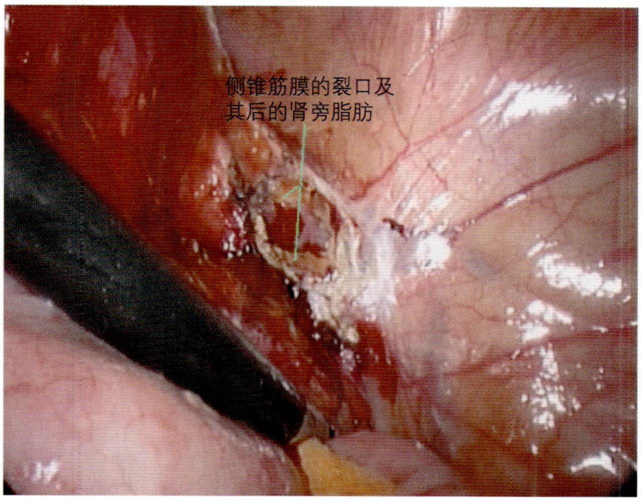

图 14-19　侧锥筋膜裂口与肾旁脂肪

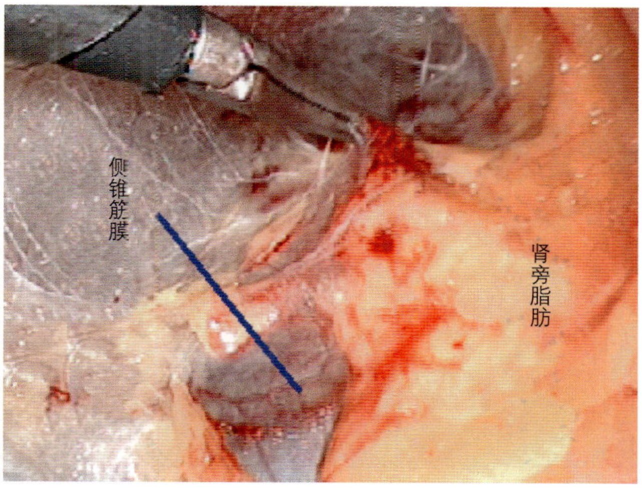

图 14-21　侧锥筋膜及其外的肾旁脂肪

层之间的无血管平面游离肾的外侧及后外侧。

3. 经后腹腔手术时，在后腹腔内首先看到的是肾旁脂肪。肾旁脂肪与膈肌、前腹壁肌之间有疏松组织将两者固定，其内有供应肾旁脂肪的血管（图 14-20）。将脂肪推开或切除，可以见到侧锥筋膜（图 14-21）。肾旁脂肪与侧锥筋膜的连接较疏松，少有血管。侧锥筋膜是腰椎横突筋膜向前的延续。该筋膜从腰大肌和腰方肌之间向前进入原生腹膜后间隙，走行于肾筋膜的外侧，越过腹膜返折后向前附着于壁层腹膜的外侧。切开侧锥筋膜，在肾中下极水平，外侧可以观察到肾筋膜，内侧可以观察到腹膜外脂肪形成的脂肪锥。脂肪锥的深面是腹膜下筋膜。沿脂肪锥的深面可以进入腹膜下筋膜与肾筋膜前叶之间的肾筋膜前平面（图 14-22 ~ 图 14-25）。沿肾筋膜前平面游离扩大，可以将肾前方完全游离。接着沿腰方肌外缘纵行切开侧锥筋膜与腰大肌筋膜的连接部，切开后可见到腰大肌及其前方的肾筋膜后层。肾筋膜后层与腰大肌筋膜有少许疏松组织连接，很容易通过钝性游离分开两者（图 14-26）。切开肾筋膜时可观察到肾筋膜向内在腰大肌外缘与其筋膜融合，融合后肾筋膜变得菲薄而不明显。切开肾筋膜后，可见到腰大肌、肾周脂肪和肾（图 14-27）。侧锥筋膜和肾筋膜并不融合而分为两层（图 14-28）。

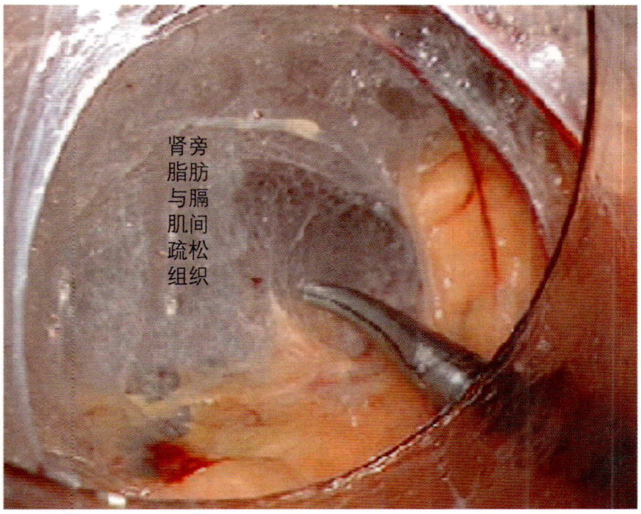

图 14-20　肾旁脂肪与膈肌间疏松组织

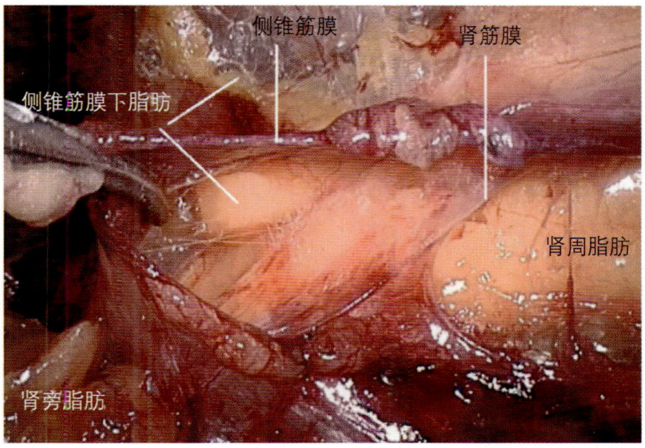

图 14-22　切开侧锥筋膜

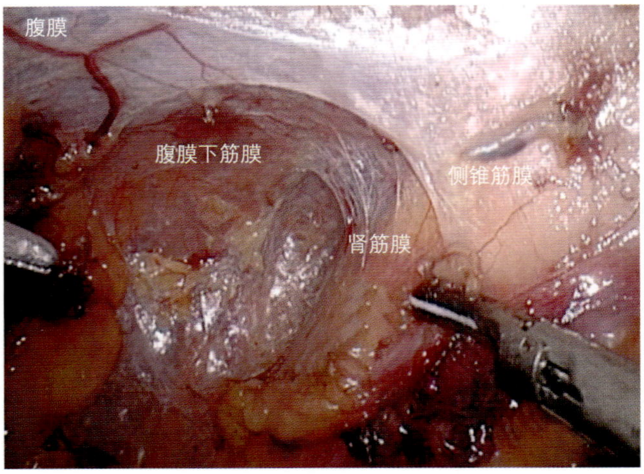

图 14-23　腹膜下筋膜

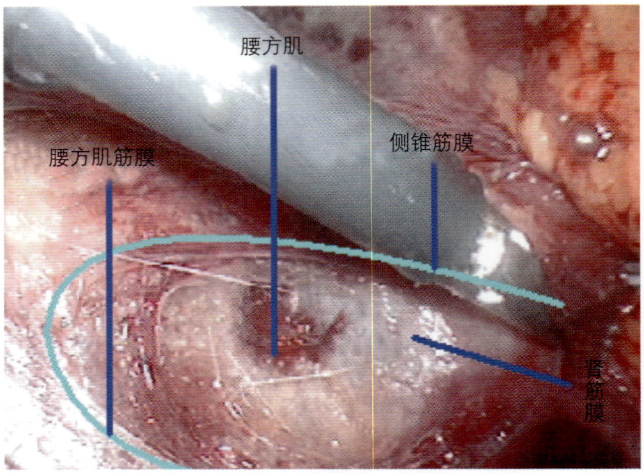

图 14-26　切开侧锥筋膜所见

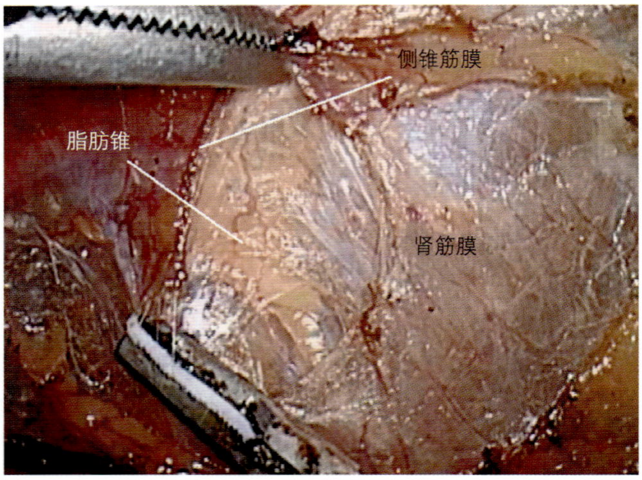

图 14-24　侧锥筋膜及肾筋膜

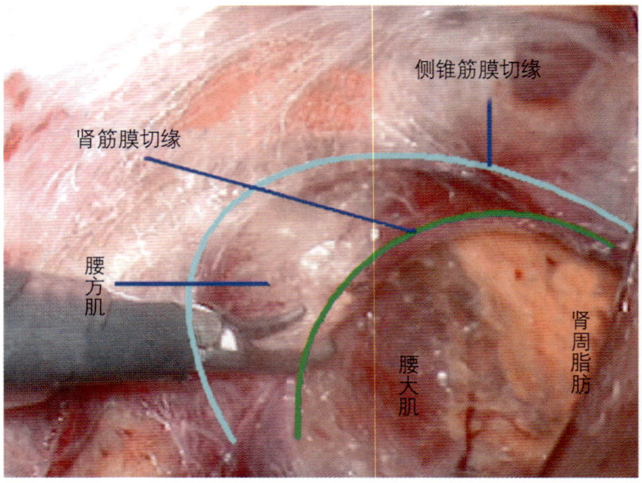

图 14-27　切开侧锥筋膜和肾筋膜所见

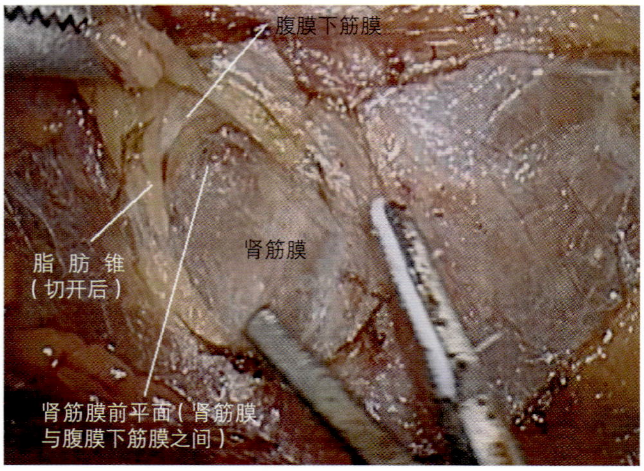

图 14-25　腹膜下筋膜及肾筋膜前平面

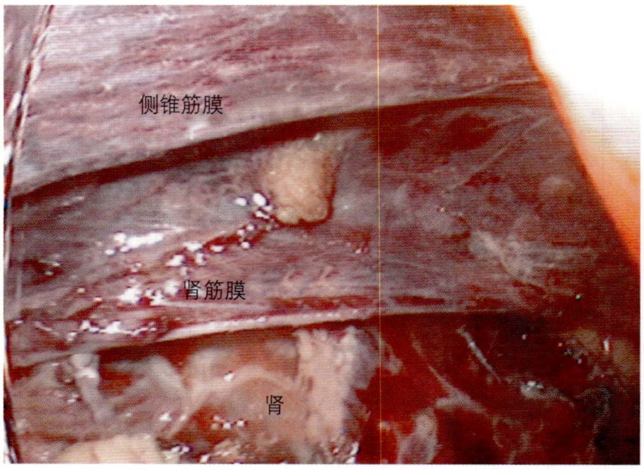

图 14-28　分两层平行排列的侧锥筋膜和肾筋膜

（六）腹膜下筋膜、肾筋膜和侧锥筋膜三角

经腹手术经结肠外侧三角沿 Toldt 线切开腹膜、腹膜外脂肪、腹膜下筋膜后，可以观察到腹膜下筋膜、肾筋膜和侧锥筋膜形成的三角形裂隙（图 14-29），这是一个无血管间隙。此间隙向前，是肾筋膜前层与腹膜下筋膜之间的无血管平面（肾筋膜前平面），向后则是肾筋膜后层与侧锥筋膜之间的无血管平面（肾筋膜外间隙）。

（七）腰肌前间隙

肾筋膜后层在侧锥筋膜深面，向后在腰大肌前方与腰大肌筋膜融合。融合后肾筋膜变得菲薄而不明显。沿腰方肌外缘切开侧锥筋膜和肾筋膜后层，可观察到肾周脂肪和腰大肌（图 14-30）。肾周脂肪与腰大肌表面之间是一个无血管平面，沿此平面向上可达肾上极后方，向下可达肾下方，向内游离可迅速到达肾蒂后方。

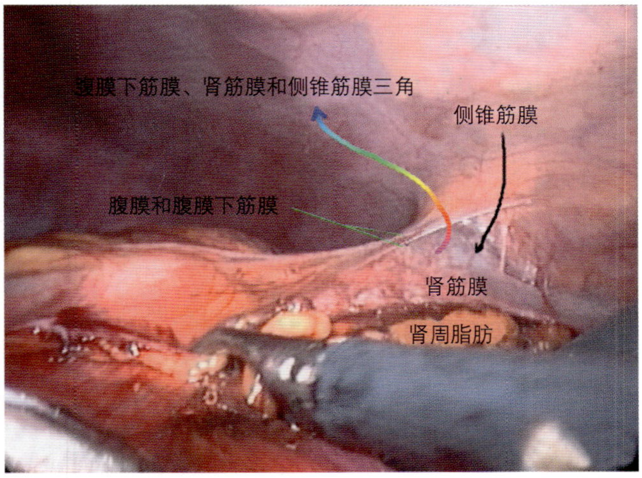

图 14-29 腹膜下筋膜、肾筋膜、侧锥筋膜三角

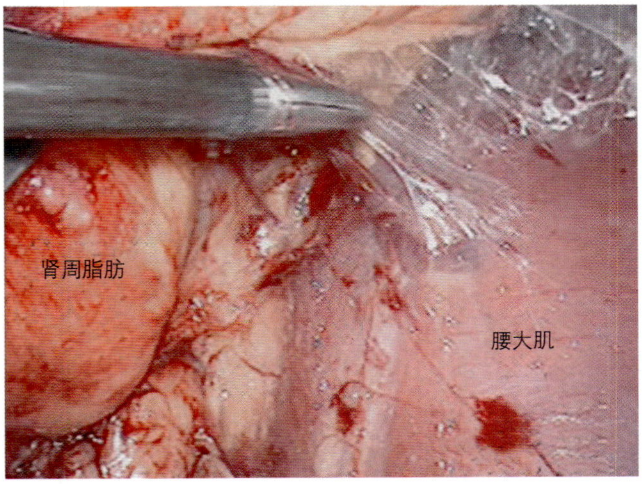

图 14-30 腰肌前间隙

二、融合筋膜、肾筋膜的胚胎发生学[10,11]

要理解和掌握肾周腹膜后隙的解剖学特点，需了解融合筋膜和肾筋膜的胚胎发生学。

（一）融合筋膜

胃、小肠和结肠在胚胎发育早期，均以腹侧系膜和背侧系膜与体壁相连并从两者中获得血液供应。背侧系膜中的动脉从腹主动脉中发出。随着发育的进行和肠管的转位，腹侧系膜消失。胃的背侧系膜发育增长并向左侧膨出形成网膜囊和大网膜，同时因肝右叶发育增大，胃的头端（贲门部）被推向左侧，胃的尾部（幽门部）则因十二指肠贴于腹后壁而被固定。十二指肠由前肠的尾端和中肠的头端共同发育而成，最早是一个凸向腹侧的“C”形袢，以后随着胃向右转，成为凸向右侧的袢。在转位过程中，十二指肠的背侧系膜与腹后壁的腹膜融合。这种融合的双层腹膜就是融合筋膜（图 14-31 ~ 图 14-36）。循同样的机制结肠背侧系膜也与后腹壁融合形成融合筋膜。腹膜融合时，位于中间的两层浆膜层消失，余留下两层并行的结缔组织，这两层组织间有疏松的粘连使之融合。融合筋膜见于腹腔和盆腔。融合筋膜是一个相对无血管的平面，在其表面，神经和血管与之平行走向目标脏器。行腹腔镜手术时，通过此平面进行钝性游离，可以不损伤血管和神经。一般情况下，会有一些小静脉（Retzius 静脉）穿过融合筋膜。这些静脉在合并门静脉高压症时增粗，术中应注意防止损伤引起出血。

空回肠由中肠发育而成。在胚胎发育过程中，它们发生旋转，但其系膜不与后腹壁腹膜融合，其系膜根从 Treitz 韧带部往右下方延续达回盲部，而系膜仍突出于后腹壁。回盲部、升结肠、降结肠和直肠的系膜在胚胎发育与后腹壁腹膜融合，横结肠、乙状结肠的系膜不与后腹壁腹膜融合，它们的系膜与空回肠系膜一样，悬挂于后腹壁上。其中，横结肠系膜的前壁在发育过程中又与十二指肠前方的腹

膜及胰腺下方大网膜的后层融合。

(二)肾、肾筋膜、肾前腹膜的发生和融合

肾发生于生殖嵴。在胚胎发育过程中，逐渐生成肾、肾周脂肪和肾筋膜。在胚胎的早期，肾筋膜的前方尚履盖有一层后腹膜。这一层腹膜即是后腹壁的壁层腹膜。胚胎进一步的发育过程中，在右侧，首先是十二指肠降部及其内侧胰头部的腹膜与肾门前方的腹膜相融合，接着，从内往外，升结肠系膜的后层再与胰头前方的腹膜、十二指肠前方的腹膜、肾筋膜前层前方的腹膜相融合；在左侧，脾、胰尾

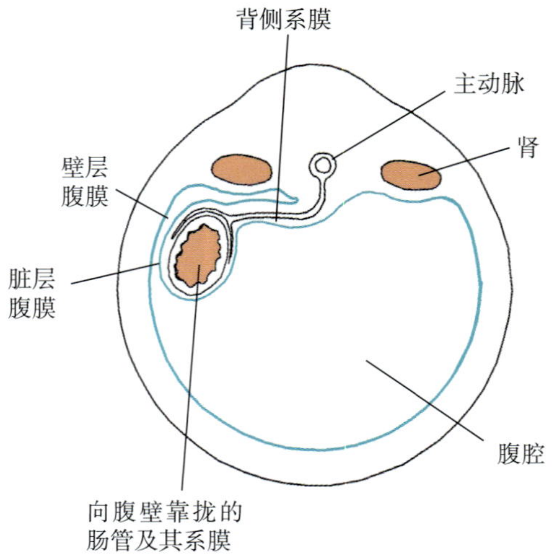

图 14-33　肠管旋转使其背侧系膜向腹后壁腹膜靠拢

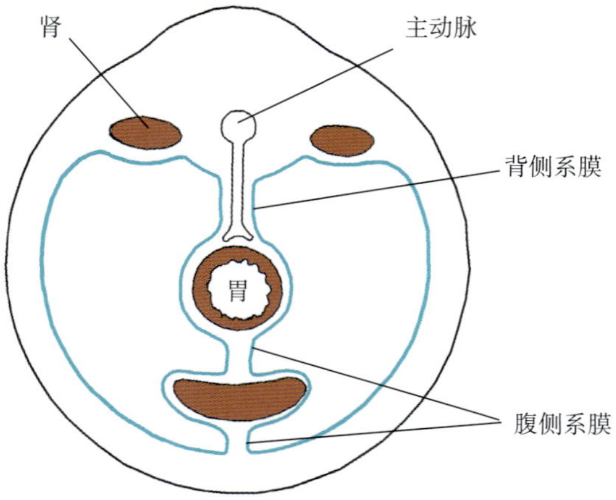

图 14-31　背侧系膜和腹侧系膜

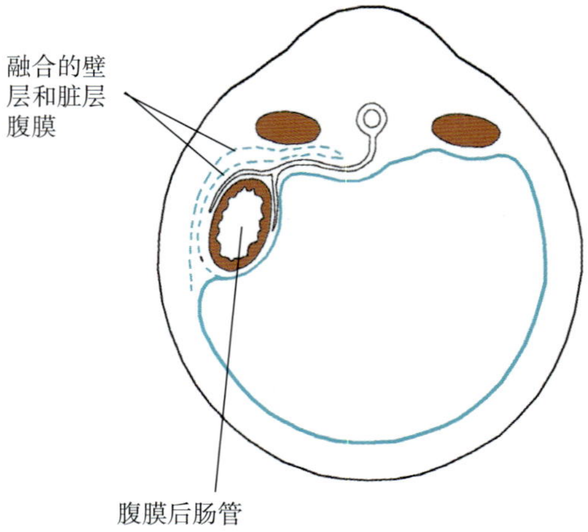

图 14-34　脏层和壁层腹膜融合形成融合筋膜

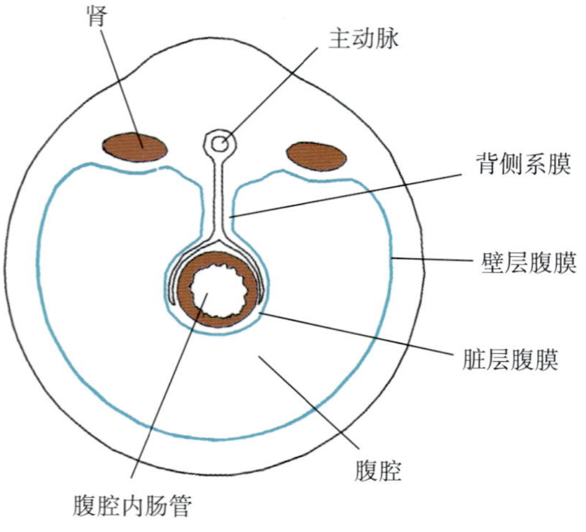

图 14-32　胚胎肠管的背侧系膜

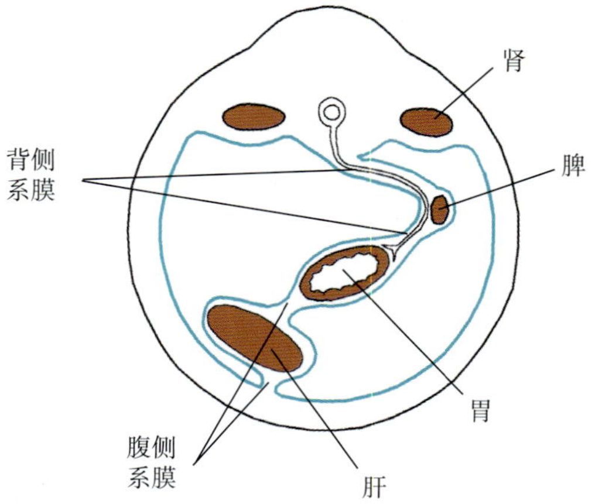

图 14-35　胃旋转使其背侧系膜向腹后壁腹膜靠拢

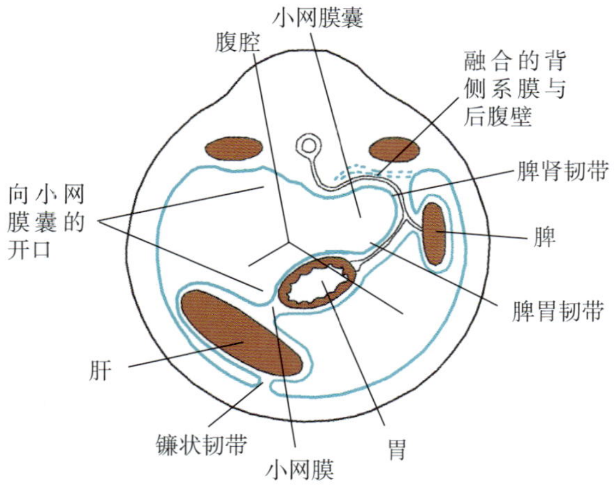

图 14-36 脏层和壁层腹膜融合形成融合筋膜

三、肾周腹膜后隙的解剖学特点与无血管平面

我们根据以上的研究结果于 2005 年绘制了肾周腹膜后隙的解剖示意图（图 14-38）。并在 2007 年对该图进行了修正（图 14-39）。

从图 14-38、图 14-39 可观察到肾周腹膜后隙有如下解剖学特点：

肾筋膜前层与肾筋膜后层在肾外侧相续，肾筋膜前层浅面是融合筋膜，肾筋膜后层浅面是侧锥筋膜。在腰大肌外缘肾筋膜后层与其筋膜融合。融合筋膜由升降结肠等次生腹膜后脏器的系膜后层腹膜后方的腹膜与内侧部肾筋膜前层前方的腹膜相融合，接着，降结肠的肠系膜后层再与胰腺和外侧部肾筋膜前方的腹膜相融合（图 14-31 ~ 图 14-36）。

在尸体上，可以沿融合筋膜切除肝、胃、胰、脾和肠管，显露肾上腺、肾和输尿管，并可显露下腔静脉和主动脉前壁（图 14-37）。

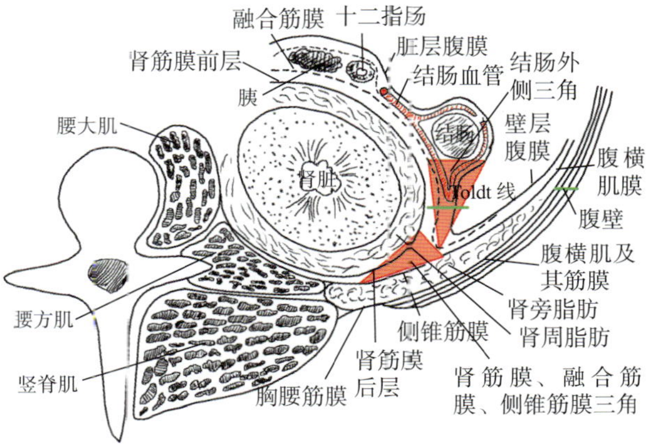

图 14-38 肾周筋膜解剖

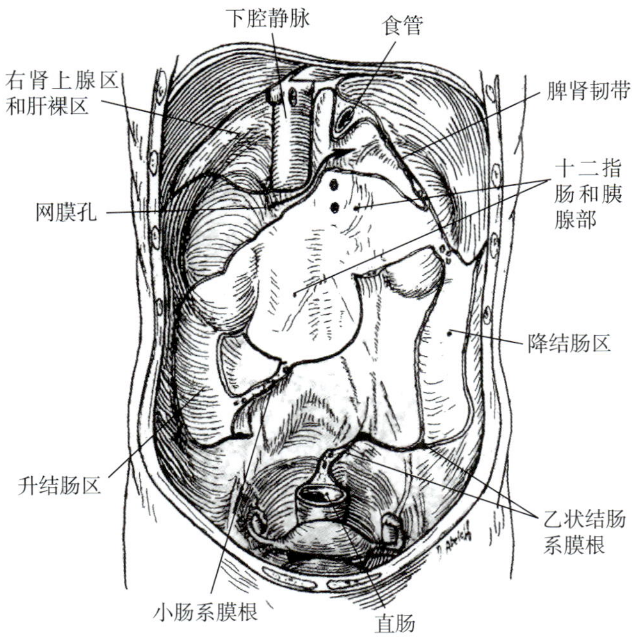

图 14-37 沿融合筋膜平面显露的腹膜后脏器

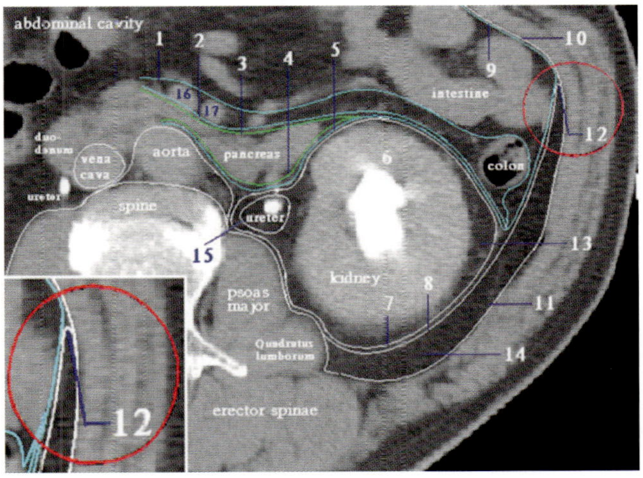

图 14-39 肾周筋膜解剖

1. 脏层腹膜 2. 结肠融合筋膜 3. 胰十二指肠前融合筋膜 4. 胰十二指肠后融合筋膜 5. 肾前融合筋膜 6. 肾筋膜前叶 7. 肾筋膜后叶 8. 侧锥筋膜 9. 壁层腹膜 10，11. 腹横筋膜 12. 侧锥筋膜与腹横筋膜愈着部 13. 肾周脂肪 14. 肾旁脂肪 15. 输尿管鞘 16. 肠系膜上静脉 17. 肠系膜上动脉

与腹后壁腹膜在胚胎发育过程中融合而成，在肾筋膜前层浅面向外走行越过侧腹膜返折部并消失于腹膜外组织中。侧锥筋膜是独立于肾筋膜的一层筋膜，由腰椎横突筋膜向前延续而成，被覆肾筋膜后层的外侧，越过侧腹膜返折向前继为腹横筋膜。侧锥筋膜在深面与肾腹膜后叶之间形成一无血管平面，其内无脂肪；在浅面与胸腰筋膜及前腹壁肌之间形成一个容纳肾旁脂肪的间隙。腹膜与融合筋膜之间形成腹膜融合筋膜间隙，其内容是次生腹膜后位器官及其神经血管。结肠外侧三角由结肠外缘、腹膜和融合筋膜构成，是腹膜融合筋膜间隙在结肠外侧的一部分，其内容是腹膜外脂肪层及结肠直血管。因腹膜融合筋膜间隙内有次生腹膜后位器官及其血管，故不应在此间隙内游离，以免损伤脏器或其供支血管。融合筋膜、肾筋膜和侧锥筋膜组成一个无血管三角。经 Toldt 线切开结肠外侧三角各层后，首先进入此三角。肾筋膜前层与融合筋膜之间（肾筋膜前间隙），肾筋膜后层与侧锥筋膜之间（肾筋膜外间隙），腰方肌、腰大肌与肾周脂肪之间（腰肌前间隙），存在着无血管平面。手术过程中在这些层面游离，可以不损伤内脏、血管和神经。

四、手术入路

根据图 14-38、图 14-39 所示肾周腹膜后隙的解剖学特点，我们设计了腹腔镜肾癌根治术的手术入路：

（一）经腹腔手术

在结肠外侧 1cm 水平线切开腹膜、腹膜外脂肪、融合筋膜进入肾筋膜、融合筋膜、侧锥筋膜三角，经此三角沿肾筋膜前间隙向内游离肾前部达肾蒂前方；沿肾筋膜外间隙向后游离肾外部达腰大肌外缘；沿腰肌前间隙游离肾后部达肾蒂后方（图 14-40）。

（二）经后腹腔手术

首先进入充有肾旁脂肪的侧锥筋膜外间隙。分别在前后两处切开侧锥筋膜，再沿肾筋膜前间隙及腰肌前间隙游离肾的前部及后部（图 14-41）。

五、总结

因腹腔镜的放大作用，腹腔镜下可以观察到比开放手术更多的解剖学层次，其中肾筋膜、融合筋膜及侧锥筋膜的辨析具有重要的解剖学意义。腹腔镜下观察到的筋膜走行特点与传统解剖学观点具有一定区别。这种以研究筋膜和筋膜间隙为重点的解剖学叫层面解剖学。

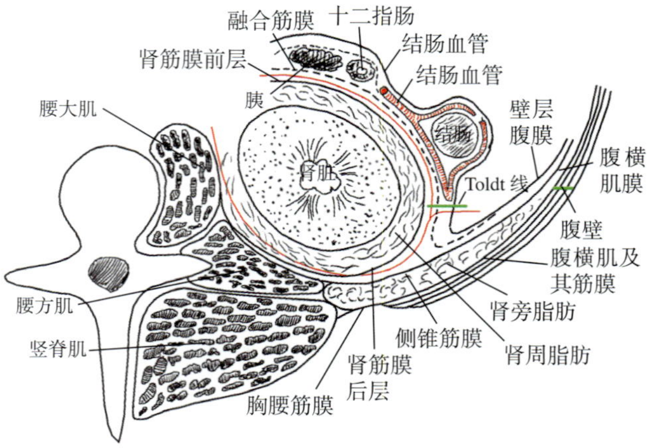

图 14-40　经腹腔手术入路示意图

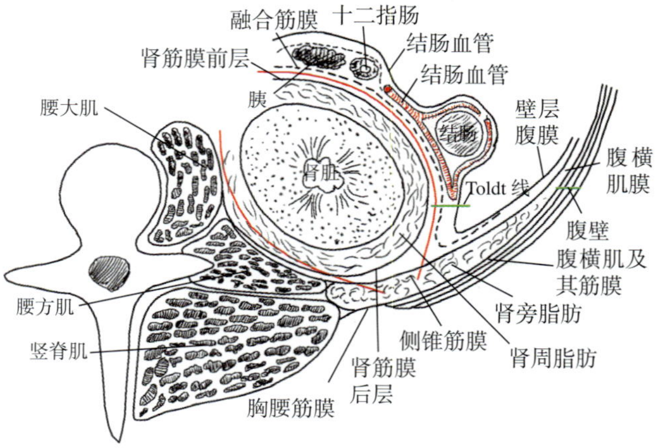

图 14-41　经后腹腔手术入路示意图

肾筋膜与融合筋膜之间，肾筋膜与侧锥筋膜之间，腰大肌筋膜前方，存在无血管平面。依照本文设计的解剖学入路，在这些无血管平面游离，可以减少出血，避免肠管和腹腔脏器损伤，提高手术速度，并符合肾癌根治术原则。这种以筋膜无血管平面进行手术的理念可称作层面外科学。

建立腹腔镜下层面解剖学和层面外科学理念，熟悉掌握解剖学结构，有助于腹腔镜手术的顺利进行，为新术式和复杂手术的术式设计提供解剖学依据，并可为手术规范的建立奠定理论基础。

（高　新　邱剑光）

第三节 经腹腔入路

一、手术体位

取斜 45° 侧卧位，患侧抬高，手术医师站立于患者健侧操作，患侧下肢伸直，健侧屈曲。必要时可抬高腰桥（图 14-42）。该体位系作者所在单位参考美国旧金山大学医学院 (UCSF)、南加州医学院 (UCS) 先进经验同时考虑我国患者实际情况而建立。

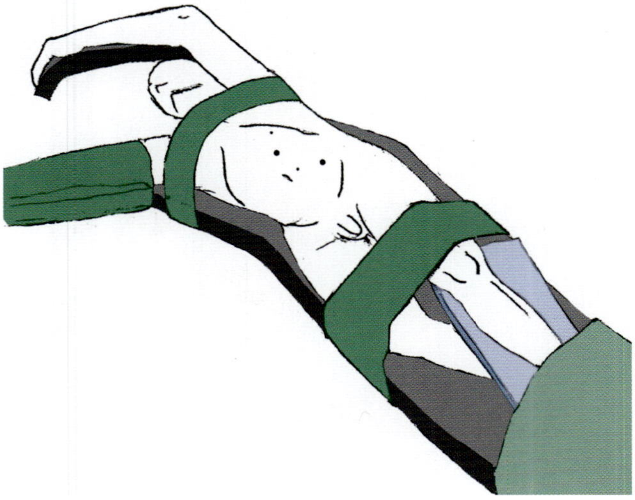

图 14-42 手术体位

二、套管针位置

经腹腹腔镜可选择 3～5 个套管（Trocar），一般可根据术者习惯、患者体型、手术部位进行调节。套管针的位置无特定要求，现有的手术学教材、图谱、文献对比的报道也均不相同。

笔者根据所在单位经验，参考美国南加州大学医学院、克利夫兰医学院先进经验，选择以 Palmer 研究为基础的建立腹腔镜入路的方法（图 14-43）：针对左侧手术，首先在 Palmer 点（左锁骨中线与肋缘交界点下方 3cm）切开 1cm 小切口，置入气腹针，体会到突破感后，注入 CO_2 至气腹压力 14mmHg，撤出气腹针置入 10mm 套管，引入 30° 腹腔镜，了解是否有器官或血管损伤，并引导此后三个穿刺点。监视下分别于脐上 3cm 腹直肌旁、脐下 3cm 腹直肌旁 1cm、反麦氏点另置入两个 12mm 套管、一个 5mm 套管。针对右侧手术，第一穿刺点选在反 Palmer 点，最后一个穿刺点选在麦氏点。此外，针对右侧肾手术时，由于肝常常遮盖手术区域，必要时可考虑在剑突下增加一 5mm 套管，引入抓钳或拉钩以拉开肝，暴露术野。若行肾输尿管全长切除术可考虑在脐下下腹正中另置入一个 10mm 套管，方

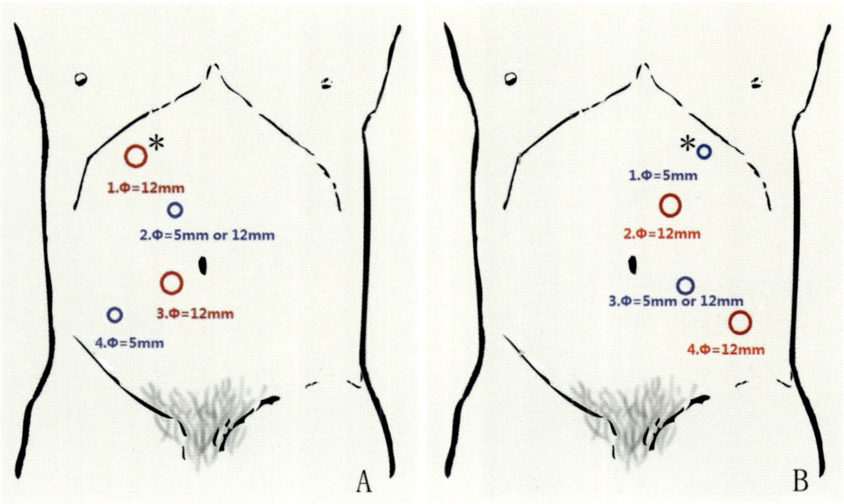

图 14-43 套管 (Trocar) 位置选择

便对于盆腔的操作。

三、分离暴露的过程

用电钩或超声刀切开升（降）结肠旁沟的侧腹膜（Toldt 线）、腹膜外脂肪和融合筋膜，显露其后方的肾周筋膜，右侧从升结肠旁沟向上游离至肝结肠韧带，将十二指肠及结肠分离至内侧，显露下腔静脉、生殖静脉及输尿管，沿下腔静脉表面向肾蒂显露。左侧将降结肠外侧腹膜、腹膜外脂肪及融合筋膜切开，上至脾外上方，将脾、结肠脾曲及降结肠分向内侧，显露其后方的肾周筋膜，游离至肾蒂水平。在肾下极水平，将输尿管及肾下极挑起，沿性腺血管内侧缘向肾蒂游离（图 14-44、图 14-45）。

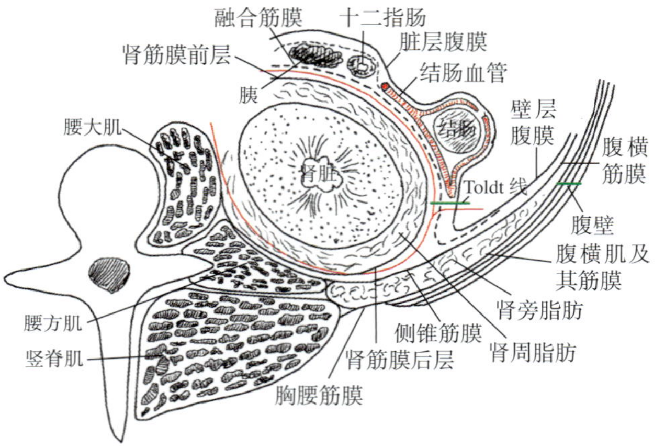

图 14-44 经腹入路图示

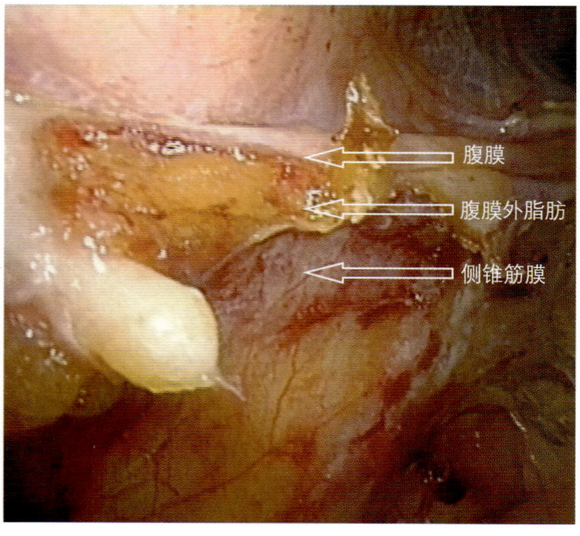

图 14-45 腹膜及侧锥筋膜（肾癌根治术后）

四、经腹腹腔镜术中常用操作技巧

（一）肾蒂的处理

在肾切除术中，可采用 Hem-o-lok 钳夹处理肾动脉、肾静脉，也可采用腔镜用直线切割缝合器（ETS 或 Endo-GIA）处理肾蒂（图 14-46），手术更加安全，减少手术时间。对于肾静脉较宽、肾蒂血管复杂、解剖结构不清晰的病例意义更加明显。此外，对于部分病例，可以采用血管吊带技术方便显露（图 14-47），保证手术安全。

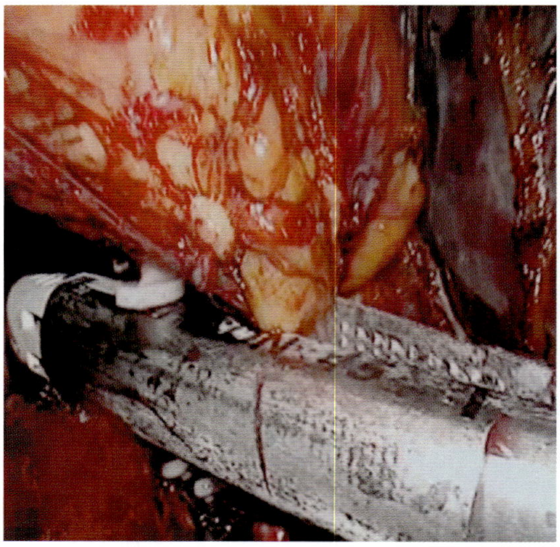

图 14-46 腔镜用切割缝合器处理肾蒂

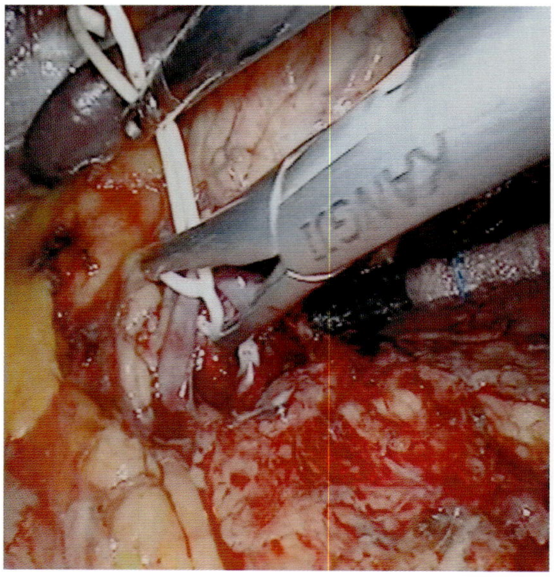

图 14-47 血管吊带处理肾静脉

（二）淋巴结清扫

虽然目前针对淋巴结清扫在肾癌、上尿路尿路上皮癌等肿瘤中的治疗意义尚无定论，但一般认为对于高危患者可以改善预后，并有助于准确分期。经腹腹腔镜可以充分暴露术野，并且操作空间大，故方便针对肾门淋巴结（图 14-48）、盆腔淋巴结等开展清扫。

（三）自制纱布卷改善显露

腹腔镜手术中常采用扒钩、抓钳推开或牵引周围器官，当助手生疏时可能有误损伤风险。可将术中常用的止血纱布进行折叠后用丝线进行捆绑，制作成类似“春卷”样结构（图 14-49），术中可用抓钳夹持后协助手术野显露显露，使用范围广，显露效果好。

（四）术中缝合

经腹腔途径由于操作空间较大，可同时使用的器械较多，进行腹腔镜下裁剪、缝合等操作具有明显的优势。为进一步降低手术难度，由于需要缝合的肾、输尿管等器官多数为“游离”状态，随着缝合的进行位置不断变换，因此术中可根据情况通过丝线将其与周围组织或器官进行悬吊（图 14-50），使得更加方便判断缝合针的走行方向。

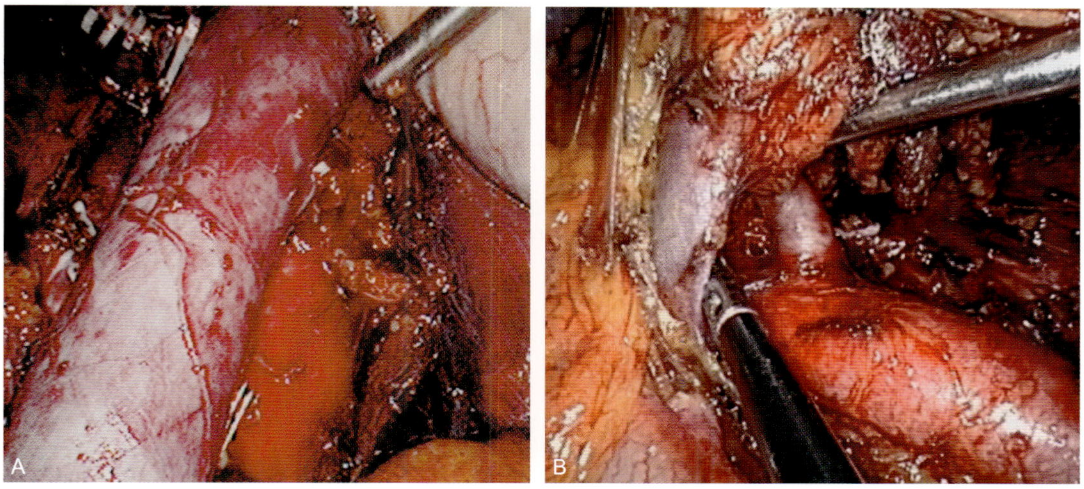

图 14-48 肾门部淋巴结清扫

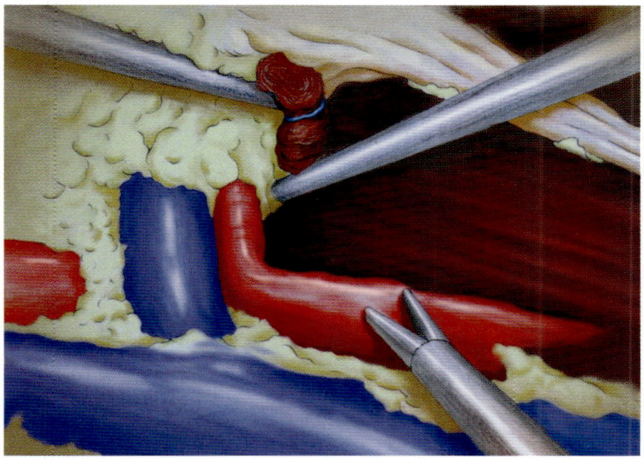

图 14-49 自制纱布卷改善暴露

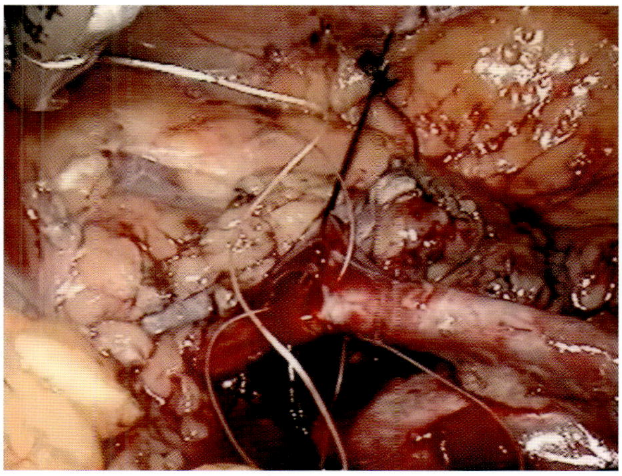

图 14-50 以丝线悬吊输尿管。该病例为一输尿管息肉患者，输尿管镜处理失败，行腹腔镜下输尿管切开、息肉切除；此处正以可吸收线缝合输尿管

五、术毕切口和引流的处理

对于肿瘤切除性手术，由于腹部肌肉相对延展性较强，因此通常在取出标本时所扩大的切口的长度一般可短于标本直径。笔者建议将切除肾脏等大体积标本装入标本袋后从下腹部正中切口取出。下腹部正中切口具有切开缝合简单、损伤小、术后疼痛轻、远期伤口并发症发生率低的优点。术毕一般需留置引流管，可采用乳胶、硅胶管，通常通过套管位置留置，体内的位置一般位于术野附近（图 14-51）。

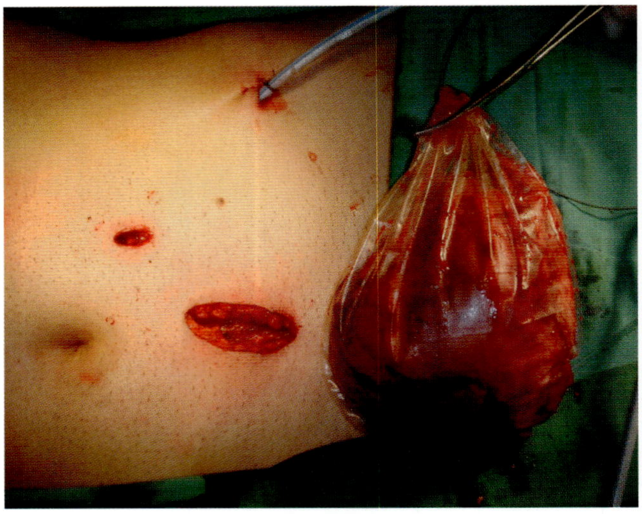

图 14-51 手术切口、标本及引流管位置

（姚 林 李学松）

第四节 手助腹腔镜手术

手助腹腔镜手术（Hand-assisted Laparoscopic Surgery，HALS）主要是利用一个 6～7cm 的切口，将一个既能保护切口又能起到防漏气作用的套管装置（图 14-52）置入切口，手术者将左手通过此装置伸入腹腔内（如为左利者，则为右手）进行操作，同时维持气腹，其余操作类似标准腹腔镜手术。1996 年 Bannenburg 完成手助腹腔镜肾切除术动物实验，1997 年 Nakada 报道首例手助腹腔镜肾切除术，随后手助腹腔镜技术在泌尿外科领域发展迅速。手助腹腔镜手术不仅保留了标准腹腔镜手术创伤小、痛苦少、康复快的优点，由于外科医生手的参与，使操作相对简便，易于掌握，初学者学习时间大大缩短，并且有利于手术中病变探查；手的触觉功能弥补了标准腹腔镜手术视觉效果的不足，便于术中分离、切开、缝合、打结等精细操作，达到缩短手术时间与增加手术安全性的目的；有利于手术标本完整取出。手助腹腔镜手术亦可用于有腹腔手术史的患者，也可作为标准腹腔镜手术转开放性手术的过渡。但手助腹腔镜技术仍需一较长手术切口，切开缝合切口需要一定时间等缺点。随着标准腹腔镜手术的普及，有关手助腹腔镜泌尿外科的报道日渐减少。目前主要应用于活体供肾切除术。2011 年 Wadström 通过 Meta 分析认为：手助腹腔镜活体供肾切除术与标准腹腔镜相比在热缺血时间、手术时间方面有优势。

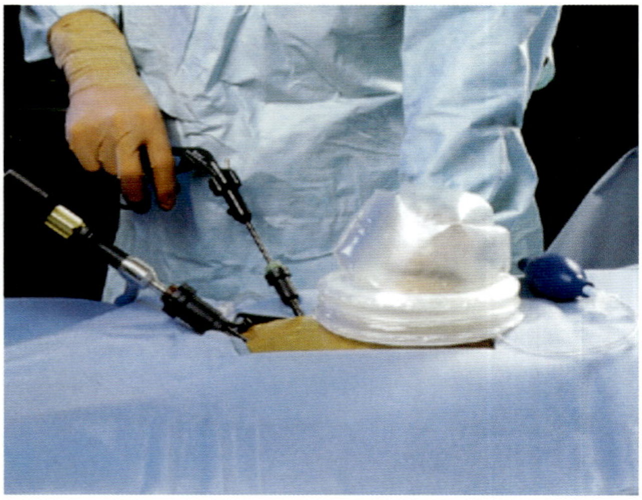

图 14-52 手助腹腔镜套管

（谢立平）

第五节 针式腹腔镜

1991 年 Dorsey 等首先应用直径 3mm 的腹腔镜进行妇科疾病的诊断。1998 年 Gagner 将直径 3mm 以下的腹腔镜及操作件称为针式腹腔镜（needlescopy）或迷你腹腔镜（mini-laparoscopy），应用针式腹腔镜进行的腔镜手术，称为针式腔镜外科（needlescopic surgery）。1998 年 Gill 等首先应用针式腹腔镜进行肾上腺切除术，随后针式腹腔镜应用于隐睾探查及下降固定、肾盂成形、肾囊肿去顶、盆腔淋巴清扫等泌尿外科多种手术。2008 年 Liao 等报道采用针式腹腔镜下切除直径小于 5cm 的肾上腺肿瘤 112 例。目前常用的针式器械有直径 2～3mm 的观察镜 、抓取钳、剪刀、电钩、吸引器等。与标准腹腔镜相比，优点是器械直径小，对组织损伤小，术后疼痛轻，切口美观，特别适合儿童患者；缺点是针式观察镜视野小，器械直径小易弯曲，夹持力量小，操作有一定困难；不适合过度肥胖的患者。对于某些复杂手术需要标准腹腔镜器械辅助才能完成。鉴于上述因素，目前仅少数医院开展针式腹腔镜外科手术。

（谢立平）

参考文献

[1] 胡三元, 徐忠华, 郑宝钟, 等. 腹腔镜肾囊肿去顶术17例报告. 中国内镜杂志. 1998, 4 (2): 66-67.

[2] 闻立平, 陈江华, 朱水根, 等. 腹腔镜输尿管切开取石的改良方法. 浙江医学, 2003, 25(1): 37.

[3] 严共全, 王行环, 王穗青, 等. 后腹腔镜输尿管切开取石术10例报告. 中华泌尿外科杂志, 2001, 22(12): 753.

[4] 谢艳会, 张铁庠, 陈湘, 等. 后腹腔镜输尿管切开取石术15例报告. 中国内镜杂志. 2002, 8(9): 68-69.

[5] Low RK, Moran ME. Laparoscopic use of the ureteral illuminator. Urology, 1993 Oct, 42(4):455-457.

[6] 姚志彬. 医用解剖学. 北京：中国医药科技出版社. 1999.

[7] 羊惠君. 实地解剖学. 北京：人民卫生出版社. 2002, 264.

[8] 寺地敏郎. 腹腔鏡でわかる後腹膜の解剖. Urology View, 2003, 1(1):8-13.

[9] Walsh. Campbell's Urology, 8th edition. Elsevier, 2002.

[10] Hall-Craggs. Anatomy as A Basis for Clinical Medicine. London: Williams and Wilkins, 1995.

[11] Moore. The Developing Human, 2nd edition. W.B. Saunders Company. 1977.

第十五章

腹腔镜肾上腺切除术

1992 年 Gagner 率先报道了腹腔镜肾上腺切除术（laparoscopic adrenalectomy，LA），同年 Gaur 介绍了侧位腹膜后肾上腺切除，尽管操作空间小，但更安全，侵袭性更小，避免了腹膜的刺激和肠道的损伤。随着操作者技术经验的不断积累以及手术器械的改进和新技术的出现，后腹腔镜下肾上腺切除术（retroperitoneal laparoscopic adrenalectomy，RLA）逐步显示出其明显的优势，并已成为肾上腺手术治疗的"金标准"[1]。

一、肾上腺手术的应用解剖

（一）肾上腺位置与毗邻关系

肾上腺左、右各一，位于肾的上端与其前内侧面相连，共同被肾周筋膜和脂肪组织所包裹。左肾上腺呈半月形，右肾上腺为三角形。肾上腺表面包以结缔组织被膜，少量结缔组织伴随血管和神经伸入腺体实质内。肾上腺实质由周边的皮质和中央的髓质两部分构成，两者在发生、结构和功能上均不相同，皮质来自中胚层，髓质来自外胚层。

左侧肾上腺前面的上部隔网膜囊与胃后壁相邻；下部与脾动、静脉以及胰尾相接；内侧为主动脉，内侧缘与左腹腔神经节和膈下动脉相邻；后为膈肌，与膈肌间有左内脏神经经过。

右侧肾上腺前面为肝右叶，前下方与十二指肠相邻；内侧直接贴于下腔静脉右后面，内侧缘与右腹腔神经节和膈下动脉相邻；后为膈肌，与膈肌间有右内脏神经经过。

左、右肾上腺后上方正对膈的腰肋三角，是胸腔的薄弱部位。

在肾上腺、肾周脂肪囊和肾周筋膜之间存在重要的解剖间隙，其内部分布着垂直排列的白色间隔组织及较少量的白色网状组织，且有细小血管穿插其中。这一解剖结构的辨认有助于在后腹腔镜解剖性肾上腺切除术中准确寻找肾上腺的位置所在[2]。

（二）肾上腺的血液供应

每侧肾上腺有上、中、下三组动脉，分别来自膈下动脉、腹主动脉和肾动脉（图 15-1）。动脉在进入腺体前常分成许多细支呈梳状进入肾上腺，尤其是肾上腺上动脉（图 15-2）。肾上腺动脉进入被膜后，分支形成动脉性血管丛，其中大部分分支进入皮质，形成窦状毛细血管网，并与髓质毛细血管通连。少数小动脉分支穿过皮质直接进入髓质，形成窦状毛细血管。髓质内的小静脉汇合成一条中央静脉出肾上腺。

右侧肾上腺静脉短，10mm 左右，外径约 3mm，75% 左右为单支，向内行走，绝大多数注入下腔静脉的右后壁。左侧肾上腺静脉干稍长，20mm 左右，外径约 4mm，95% 左右为单支，向内下行走，注入左肾静脉上缘。

充分认识肾上腺的血液供应及血管分布特点有助于在术中寻找相对无血管区，合理设计术中组织分离路径以减少血管损伤事件发生率及术中出血量，

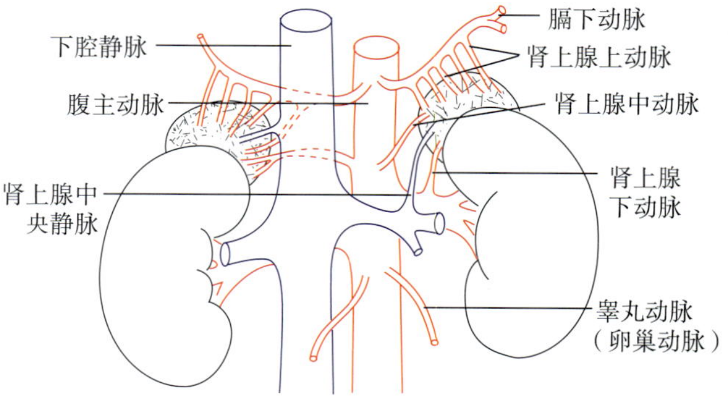

图 15-1　肾上腺的血管供应

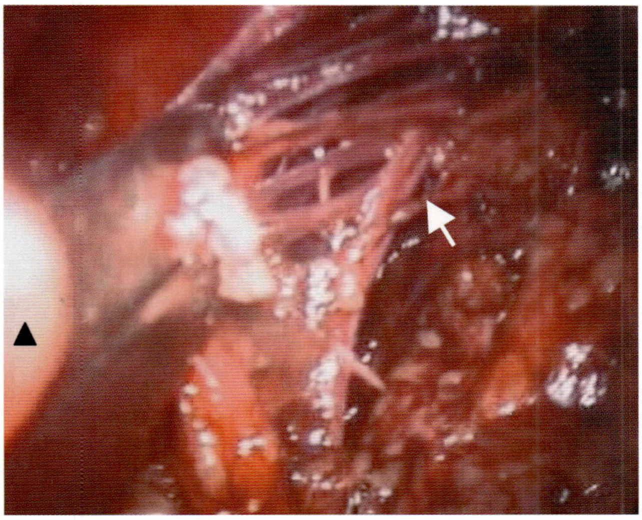

图 15-2 肾上腺上动脉
↖左侧肾上腺上动脉，呈梳状，▲肾上腺瘤体

对于提高后腹腔镜解剖性肾上腺切除术的安全性、降低并发症的发生率十分重要[3]。

二、手术适应证及禁忌证

几乎所有需要手术治疗的肾上腺良性疾病都适合作腹腔镜肾上腺切除术，但手术指征的选择并不是绝对的，要遵循循序渐进的原则。根据手术者的熟练程度、患者的一般状况以及手术单位的设备条件而定。

初步开展腹腔镜肾上腺手术时，最好选择肾上腺醛固酮腺瘤、肾上腺囊肿及体积较小的无功能肿瘤。

肥胖被认为是后腹腔镜肾上腺切除术的独立危险因素之一[4-5]。皮质醇腺瘤患者肥胖，肾周脂肪多，腹膜薄弱，游离及暴露肾上腺相对较难。肾上腺皮质增生手术，因为多数腺体的下极已到肾门水平或向下越过肾门，极易造成肾血管的损伤。

虽然多数文献认为>6cm 的肾上腺肿瘤不能作为后腹腔镜手术的适应证[6]，但只要操作熟练，瘤体的大小可不作为限制后腹腔镜手术的主要因素，但是要认识到>6cm 的肾上腺肿瘤恶性的可能性大。

肾上腺嗜铬细胞瘤常常血运丰富，与周围组织粘连，手术游离有一定难度。对动脉血管硬化明显、体积大的嗜铬细胞瘤应慎重对待，特别是已有心肌损害或脑动脉硬化或心脑血管意外病史者。近年来，随着后腹腔镜手术的广泛推广及技术水平的不断提高，有关开展后腹腔镜肾上腺嗜铬细胞瘤切除术的适应证范围不断放宽，相关报道也逐渐增多[7-14]，但仍大多限于大型医疗机构内经验丰富的腹腔镜手术医师。

二次肾上腺手术难度较大，要选择好合适病例，并有一定的腹腔镜肾上腺手术经验。

多数学者认为不应将肾上腺恶性肿瘤列为手术适应证，但有报道指出肾上腺恶性转移瘤的后腹腔镜下转移瘤切除手术是安全可行的[15]；有明显出血倾向，不宜施行腹腔镜手术；高龄、小儿以及有其他严重疾患不能耐受手术者应慎重选择。

三、术前准备

肾上腺疾病一般分为两类。一类无内分泌功能，其术前准备同一般的腹腔镜手术，但应注意少数睡眠型嗜铬细胞瘤，术前可能无任何症状；另一类为有各种不同内分泌功能的病变，术前必须根据其病理生理特点的变化加以纠正。

（一）原发性醛固酮增多症

患者血钾低，易诱发心搏骤停，故术前应予纠正。术前低钠高钾饮食，并口服补钾，每天 4～6g。口服螺内酯（安体舒通）40～160mg，每日 3 次，至少 2 周以上，达到控制高血压和低血钾后再行手术。

（二）嗜铬细胞瘤

由于儿茶酚胺的分泌增高，使血管长期处于收缩状态，血压虽高，但血容量往往不足。因此术前应予足够疗程的药物准备，达到舒张血管、降低血压、恢复血容量、纠正心律失常、改善心功能的目的。

1. 控制高血压　口服酚苄明 10mg，每日 3 次开始，逐渐增加剂量，直到血压平稳。通常需要 2～6 周，剂量为每日 40～80mg。也可用哌唑嗪、特拉唑嗪、多沙唑嗪。部分患者应用 α-受体阻滞剂不能有效控制血压，可酌情加用钙离子拮抗剂（硝苯地平）、血管紧张素转换酶抑制剂（卡托普利）等。

2. 改善心脏功能　当患者使用 α-受体阻滞剂血压得到控制之后，有心动过速，应加用 β 受体阻滞剂，以降低心率。常用的有普萘洛尔，初始剂量为 10mg，每日 2～3 次；阿替洛尔 50mg，每日

2～3 次。如有心肌供血不足则应予以极化治疗，改善心肌供血和改善心功能。

3. 纠正低血容量 由于体内儿茶酚胺类物质增多，使全身血管床处于收缩状态，有效循环血量绝对减少，故在上述两项准备之后，于术前 3 日开始扩充患者血容量，补充适量晶体和胶体溶液，每日 2500～3000ml，连续 3 日，术前日可输全血 400～600ml，可增加患者术中、术后的安全性。

（三）皮质醇症

患者须改善心血管功能状态，控制高血糖症，补充充分的蛋白质及维生素等，纠正体液、电解质及酸碱平衡失调，预防和治疗体内感染病灶。围术期应补充肾上腺皮质激素 [16-18]。

总之，同开放手术一样，术前充分准备是取得麻醉、手术成功的关键，否则术中、术后有较大危险。

四、手术途径

进镜途径主要有经腹腔内（transperitoneal, TP）和经腹膜后间隙（retroperitoneal, RP）两种方式 [19]。

经腹腔途径腹腔镜肾上腺手术，气腹空间大，解剖标志清楚，视野清晰，操作方便，可以同时处理双侧病变。但对腹腔干扰大，术后胃肠功能恢复慢，有损伤腹腔内脏器、引起腹膜炎的潜在危险，而且由于肾上腺位置较深，手术需 4～5 个通道，暴露后腹腔需用器械牵拉周围脏器，寻找肾上腺困难，有腹腔内手术及感染病史者不能采用此手术途径。

经腹膜后途径虽然解剖标志不如经腹腔内途径清楚，操作空间也小，技术难度大，但对肾上腺的观察、操作更为方便，对腹腔脏器干扰小 [20]，一般仅需 3 个通道甚至更少 [21-25]。而且泌尿外科医生对腹膜后途径熟悉，能更好地借助开放手术的经验。近来泌尿外科开展的肾上腺腹腔镜手术更多地采用此途径。以下着重介绍该途径——后腹腔镜下肾上腺切除术。

五、手术步骤

（一）体位

全身麻醉后，健侧卧位固定，头低足低腰部垫高位（图 15-3），术区消毒、铺单。

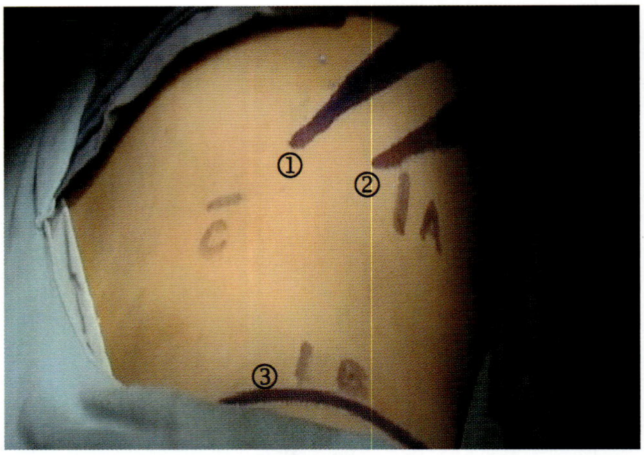

图 15-3 健侧卧位，三点穿刺位置
①第 11 肋；②第 12 肋；③髂嵴

（二）三点法置入 Trocar

1. 沿腋后线第 12 肋下 1cm 纵行切开皮肤 1.5cm。用中弯钳垂直于体表经切口穿入，穿过腰背筋膜（有突破感），撑开至示指可以通过。示指在肾周筋膜外向四周略加扩张。将自制气囊扩张器（图 15-4）向上置入腹膜后腔，注入空气 400～600ml 扩张，保持 2～3 分钟。

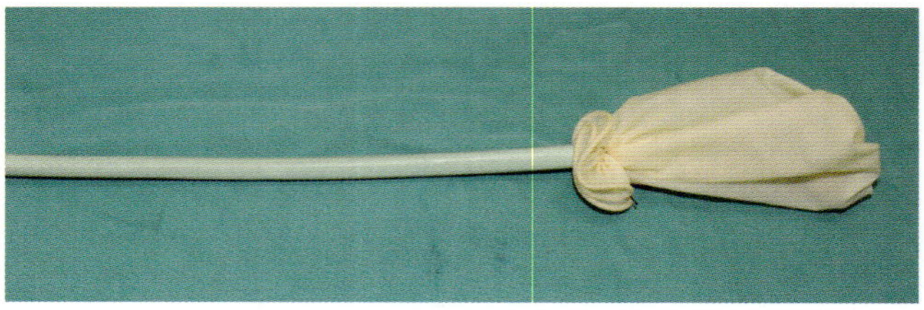

图 15-4 自制气囊扩张器

2. 在髂前上棘上 2cm 纵行切开皮肤 1cm，示指经第一切口在腔内引导，置入 Trocar（F10）。置入腹腔镜。

3. 充气后观察，已进入之手示指在后腹腔内尽量向前推开腹膜。沿腋前线肋弓下 2cm 横行切开皮肤 0.5cm，直视下沿腹膜边缘置入 Trocar（F5.5 或 F10）（图 15-5、图 15-6）。

4. 退出示指，7 号丝线缝合第一切口内腰背肌肉，置入 Trocar（F10），打结固定至不漏气（图 15-7）。

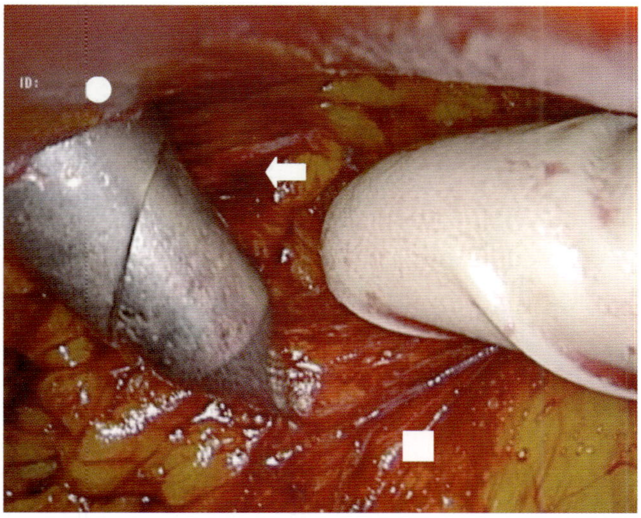

图 15-5 推开腹膜置入腋前线 Trocar
●腹壁肌肉 ←腹膜返折 ■腹膜外脂肪

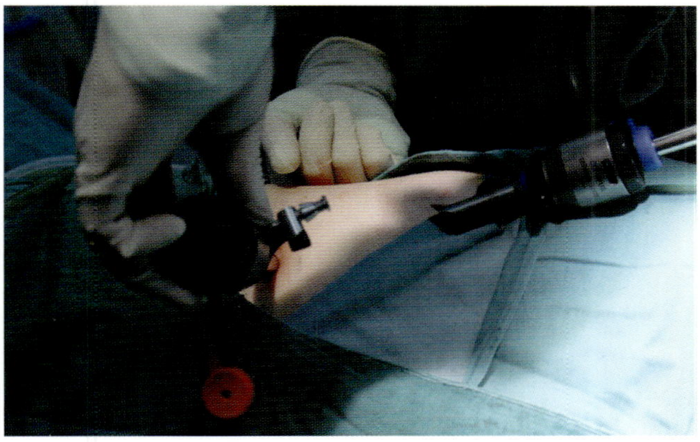

图 15-6 直视下置入腋前线 Trocar

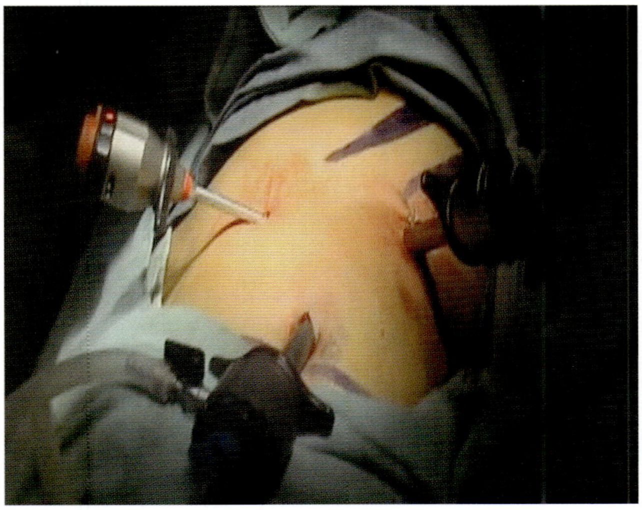

图 15-7 3 个 Trocar 位置

（三）充分切开肾周筋膜，建立尽可能大的空间，寻及肾上腺

1. 分离腹膜外脂肪，仔细辨认腹膜返折（图 15-8），纵向切开肾周筋膜，上至膈肌角，下至肾下极（图 15-9）。需注意分开肾周筋膜上极时可能损伤腹膜。

2. 紧贴膈肌将肾周脂肪整块向下分离，其内包含有肾上腺及肾上极。右侧注意避免损伤十二指肠及肝，左侧注意避免损伤脾血管及胰尾。

肾外上方的肾周脂肪囊与后层肾周筋膜之间的间隙是相对无血管间隙 [26]，间隙内的白色网状组织

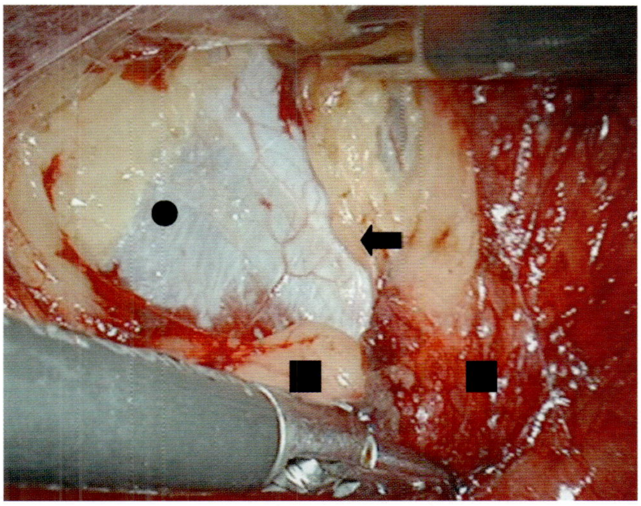

图 15-8 分离腹膜外脂肪，辨认腹膜返折
← 腹膜返折 ●肾周筋膜 ■腹膜外脂肪

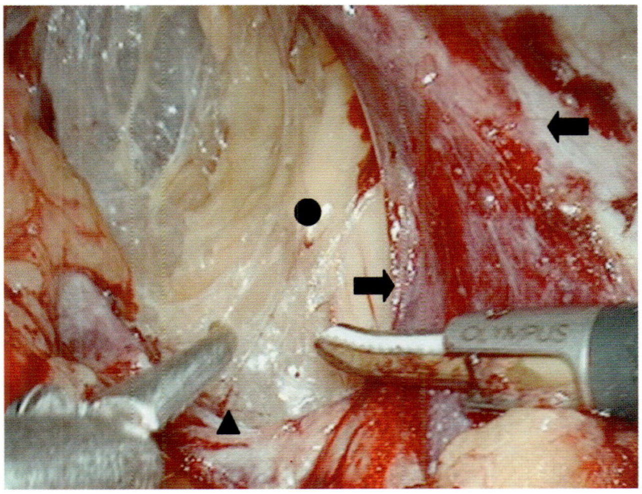

图 15-9 纵向切开肾周筋膜
▲腰背肌肉 ➔肾周筋膜 ●肾周脂肪 ← 腹膜返折

和一些垂直排列的条带结缔组织是引导正确分离该层面的重要解剖标志（图 15-10），沿此间隙向上分离主要是为了分离肾上腺外侧面和得到更大的操作空间。位于肾内上方肾周脂肪与前层肾周筋膜之间间隙是也相对无血管间隙（图 15-11），正确进入该平面后，在肾前筋膜和肾上极脂肪囊腹侧之间分离，可快速寻及肾上腺和肾上腺腺瘤或瘤体[2]（图 15-12），向上、向外分离直至与肾周脂肪与后层肾周筋膜之间分离层面会合（图 15-13）。

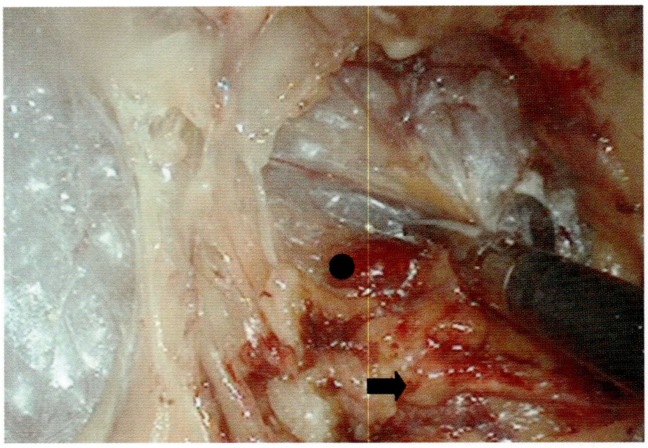

图 15-12　右侧肾上腺及腺瘤
➜肾上腺外侧缘　●腺瘤

（四）分离肾上腺上极，结扎上动脉

1. 将肾上腺上极及前后侧用超声刀游离，向下轻微牵拉腺体，即可找到肾上腺上动脉。肾上腺上动脉来自膈下动脉，仔细分离，可以看到其呈“梳网状”进入肾上腺腺体。肾上腺上动脉的处理常常是先行用钛夹或 Hem-o-lok 夹闭（图 15-14、图 15-15），手术最后再剪断，这样处理的优点是因为它可起到牵引的作用，手术中使肾上腺与肾间的距离逐步增大，手术分离肾上腺中部及下极时不至于太困难，另外不至于因为肾上腺上极的过早离断，肾上腺下垂，影响操作。

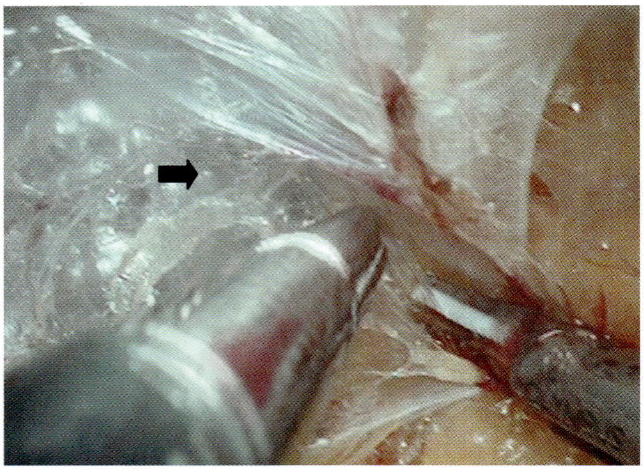

图 15-10　肾周脂肪囊与后层肾周筋膜之间的相对无血管间隙
➜白色网状组织

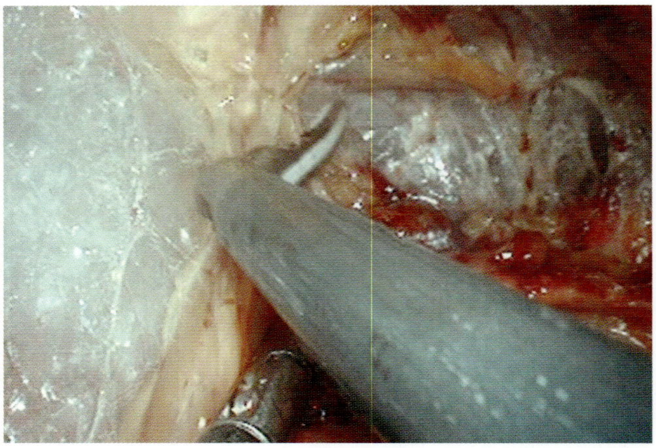

图 15-13　肾周脂肪与前、后层肾周筋膜之间的分离层面会合

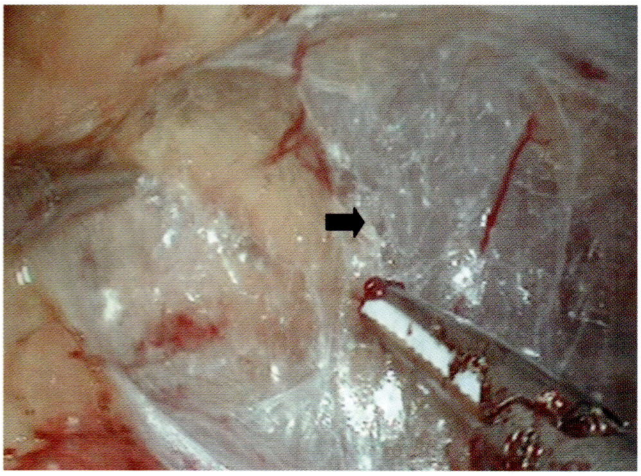

图 15-11　肾周脂肪囊与前层肾周筋膜之间的相对无血管间隙
➜白色网状组织

2. 肿瘤位于肾上腺上极，准备做肾上腺部分切除者，可以同时夹闭和剪断肾上腺上动脉。

（五）游离肾上腺前后面，处理中央静脉

1. 沿肾上腺外侧缘与肾间组织用吸引器钝性游离成束状，用超声刀将束状组织逐一切断或 Hem-o-lok 集束结扎（图 15-16、图 15-17）。

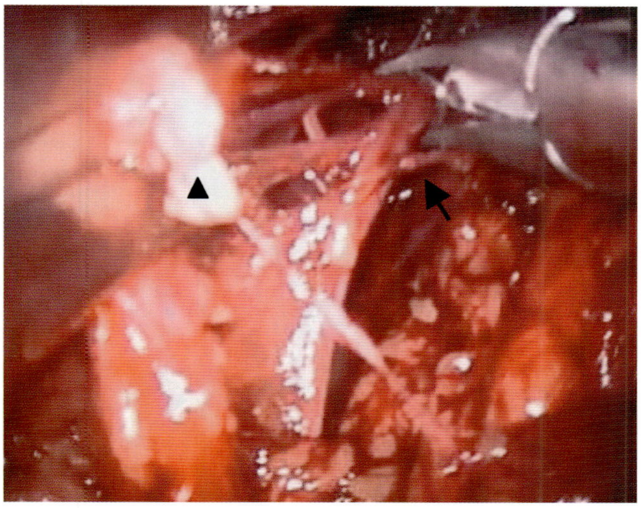

图 15-14 钛夹处理肾上腺上动脉
↖左侧肾上腺上动脉，呈梳状 ▲肾上腺瘤体

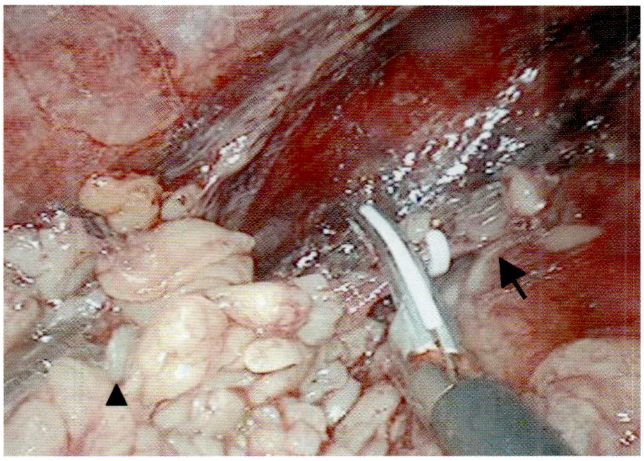

图 15-15 Hem-o-lok 处理肾上腺上动脉
↖左侧肾上腺上动脉 ▲肾上腺瘤体

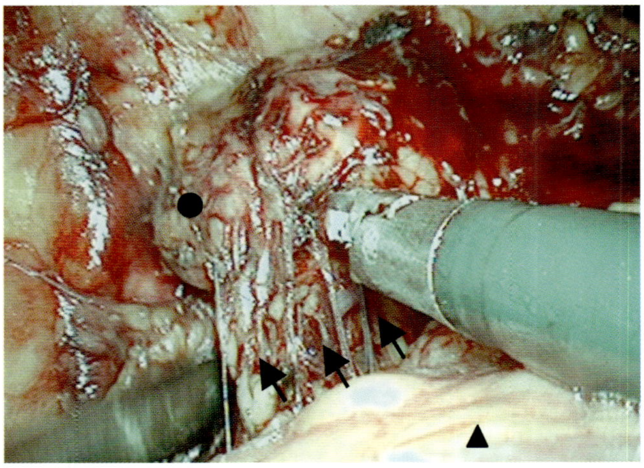

图 15-16 游离肾上腺
↖分离成多束状 ●左肾上腺腺瘤 ▲左肾

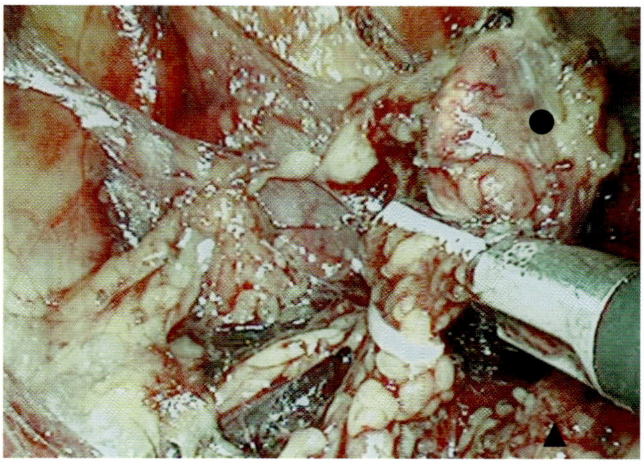

图 15-17 Hem-o-lok 处理肾上腺与肾间组织
●左肾上腺腺瘤 ▲左肾

2. 在游离肾上腺后面的中下部分接近内侧缘时，左侧肾上腺中央静脉可以清楚暴露，血管较长，自上向下注入肾静脉，仔细游离清楚后，钛夹夹闭并切断（图 15-18～图 15-20）。右侧可以在下腔静脉与腺体之间寻找到右侧肾上腺中央静脉，血管较短，钛夹夹闭并切断（图 15-21～图 15-23）。

（六）游离肾上腺下极，处理肾上腺下动脉

1. 肾上腺下动脉不粗，但常常有多支（图 15-24），特别是靠近肾上腺表面时，钝性分离成束后可用超声刀直接切断或用钛夹处理。

2. 左侧肾上腺下极常常接近肾门，避免损伤肾血管，特别是瘤体较大或瘤体在肾上腺的下极时更应注意。

（七）剪断已经夹闭的肾上腺上动脉，移开标本，检查有无活动性出血

1. 将标本移到肾的中下极与腰肌间，便于装袋取出（图 15-25）。

2. 对于局部少量的渗血，可喷生物胶或压止血纱布（图 15-26）。明显的动脉出血需仔细检查处理。

（八）标本装袋

1. 将大小合适的标本袋置入后，将标本置入袋内（图 15-27），提线收口，从第一个切口取出。

2. 标本太大时，可扩大切口将标本取出。

最后，将腹腔镜从第三个 Trocar 置入，直视

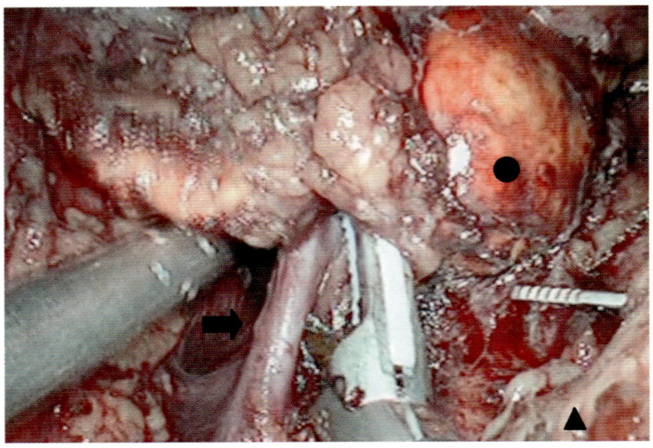

图 15-18　游离左侧肾上腺中央静脉
●左肾上腺腺瘤　➔肾上腺中央静脉　▲左肾

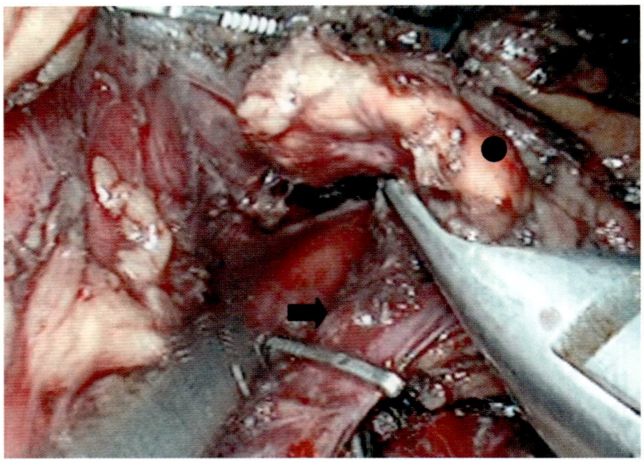

图 15-19　钛夹处理左侧肾上腺中央静脉
●左肾上腺腺瘤　➔肾上腺中央静脉

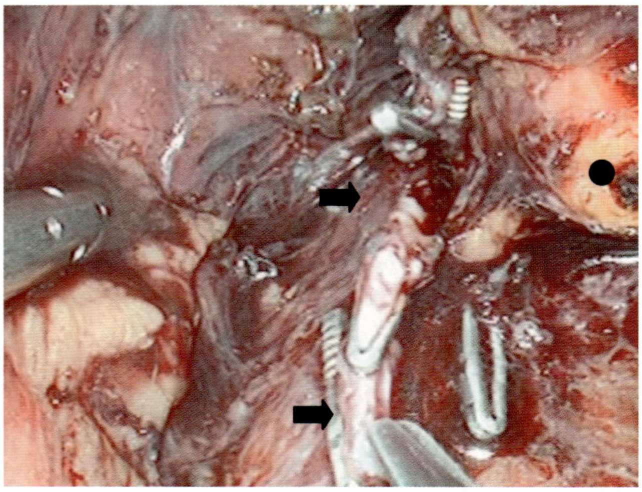

图 15-20　离断左侧肾上腺中央静脉
●左肾上腺腺瘤　➔ 肾上腺中央静脉断端

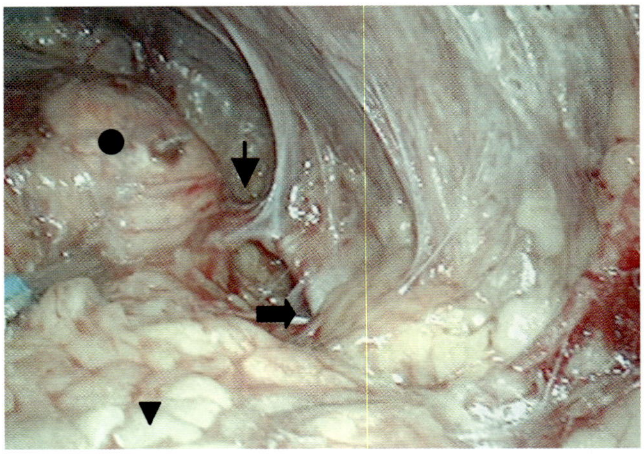

图 15-21　游离右侧肾上腺中央静脉
●右肾上腺腺瘤　↓右中央静脉　➔下腔静脉　▼右肾

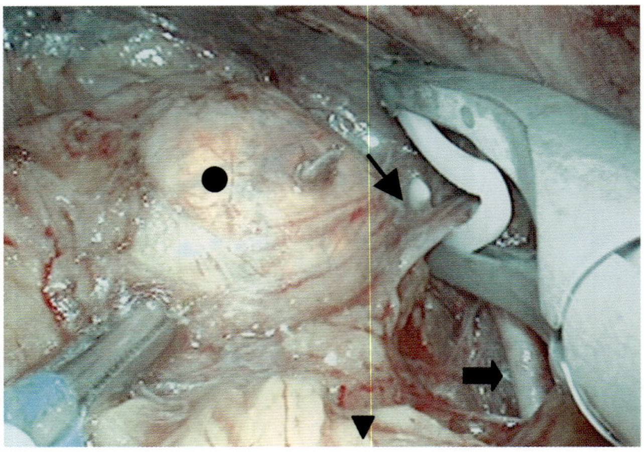

图 15-22　Hem-o-lok 处理右侧肾上腺中央静脉
●右肾上腺腺瘤　↘右中央静脉　➔下腔静脉　▼右肾

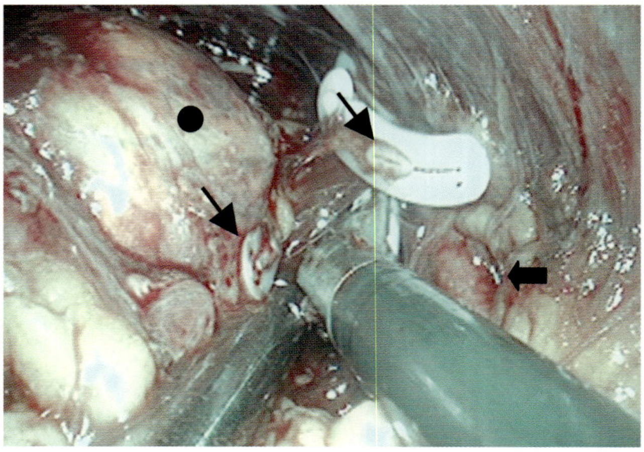

图 15-23　离断右侧肾上腺中央静脉
●右肾上腺腺瘤　↘ 右中央静脉断端　← 下腔静脉

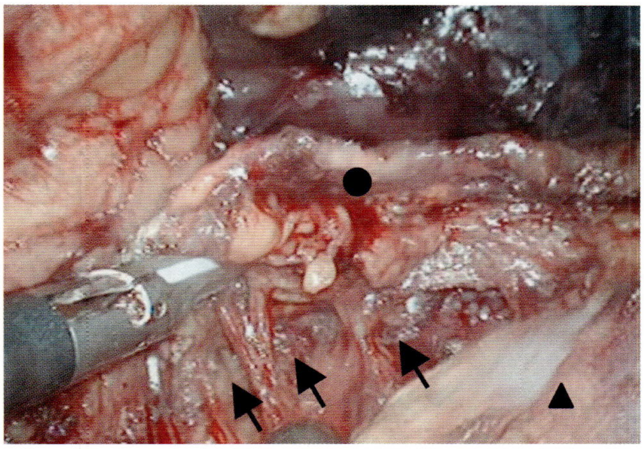

图 15-24 肾上腺下动脉
↖左侧肾上腺下动脉 ●肾上腺 ▲左肾

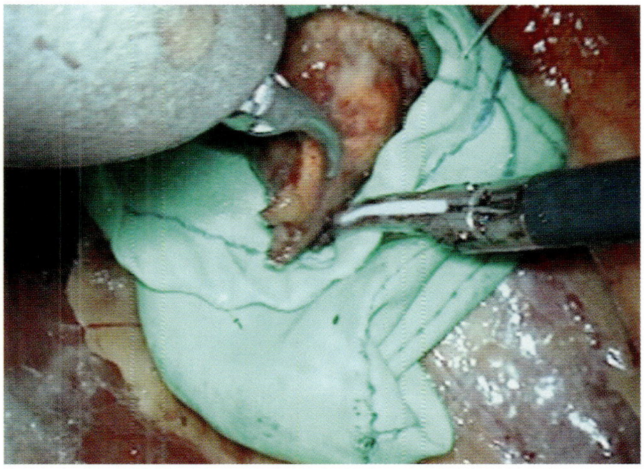

图 15-27 标本装袋

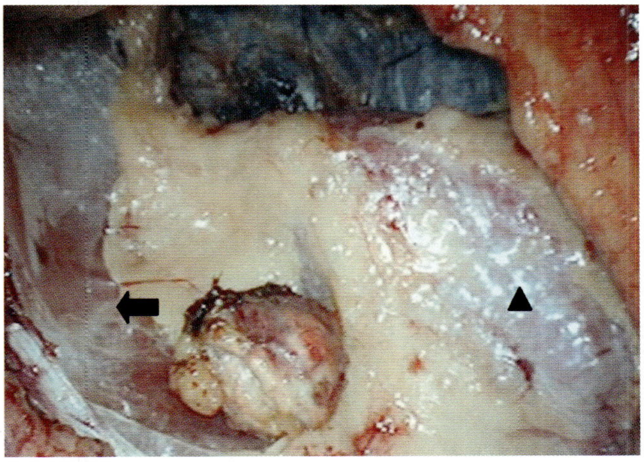

图 15-25 腺瘤标本移到肾与腰肌之间
▲右肾 ←腰肌

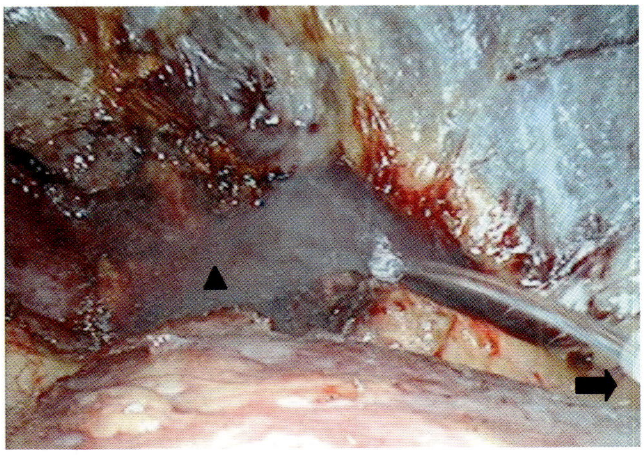

图 15-26 局部止血
▲生物蛋白胶 ➡喷胶管

下从第一个 Trocar 置入引流管至肾上腺区。拔出 Trocar。固定引流管，缝合切口。

六、手术要点及体会

1. 三点穿刺通道的良好与否是手术顺利进行的第一步。第一个 Trocar 选点不能靠后，以免造成术中对肾的过分挤压。第二个 Trocar 不能离髂嵴太近，以免不易观察肾上腺上极及上动脉。第三个 Trocar 不能太靠近腹侧，以免引起腹膜损伤。三个 Trocar 在腔内不能太近，以免影响操作与观察。

2. 肥胖患者腹膜外脂肪较多，在切开肾周筋膜前，将腋前线 Trocar 位置往上的腹膜外脂肪剔除便于观察与操作。

3. 掌握好肾上腺“小空间”与肾周“大空间”的关系。肾上腺区的空间很小，不便于操作，我们可借用肾周的“大空间”，即纵行分开肾周筋膜，将肾周脂肪囊加以游离，就可间接地扩大肾上腺区的“小空间”，这一点对于大体积的肾上腺肿瘤切除更为重要，必要时可将整个肾周筋膜全部切开。

4. 切开肾周筋膜后，不要急于寻找肾上腺，应将肾周脂肪囊整块从膈下向下分离，这样较易寻及肾上腺。切不可盲目在脂肪堆中寻找，否则极易损伤肾上腺血管，引起出血[3]。可寻找后腹腔镜解剖性肾上腺切除术中两个重要的相对无血管区位置及定位标志来实施肾上腺的定位与游离[2]，大大提高手术效率及安全性。

5. 肾上腺质脆易出血，游离时尽可能避免钳夹肾上腺组织，造成腺体破裂、渗血。应尽量寻找间隙将肾上腺挑起，这样可减少腺体的撕裂。

6. 肾上腺中央静脉的正确处理是手术成功的关键。应该在游离清楚后用钛夹或 Hem-o-lok 处理。在处理血管前，一定要充分游离一定长度的血管，尽量少留周围的结缔组织（图 15-18 ~ 图 15-23），以免在下一步游离的过程中受牵拉造成钛夹或 Hem-o-lok 松动或脱落。

7. 对于不太大的肾上腺肿瘤，假如有一定的腹腔镜操作技术的话可将肾上腺上动脉、中动脉、下动脉和中央静脉分别予以钛夹钳夹而暂不切断，这样可以利于这几根血管将整个肾上腺"帮助"术者"固定"于操作空间，易于进行肾上腺游离。最后依次切断下动脉、中央静脉、中动脉和上动脉。最终离断腺体标本。我们体会这样有利于用有限的操作器械提高手术效率。

8. 嗜铬细胞瘤常常瘤体较大，表面血管丰富，肾周筋膜内往往有粘连，游离时需锐性、钝性相结合，由易到难，尽量避免用力挤压瘤体[27,28]。

9. 嗜铬细胞瘤手术中应严密监察生命体征、心电及血气的变化。必要时停止注气，等稳定后再开始手术。

10. 皮质醇患者体质肥胖，寻找肾上腺困难，应遵循从膈下向肾上腺内侧方向寻找的顺序，切不可在脂肪堆中盲目寻找。加之腹膜较薄，容易受损，操作更应小心（图 15-28）。

11. 原发性醛固酮增多症肾上腺腺瘤位于上极或下极可行肾上腺部分切除，离断时可直接用超声刀，必要时加用钛夹或 Hem-o-lok 处理（图 15-29、图 15-30）。

12. 对瘤体较小的肿瘤，若不能分清肿瘤还是腺体，或怀疑是肾上腺结节状增生，宜行肾上腺全切除术。

13. 肾上腺皮质增生肾上腺大部切除，宜保留左侧肾上腺下极的一部分。

综上所述，后腹腔镜下解剖性肾上腺切除术的关键技术是空间定位、沿着正确的解剖平面寻找、分离肾上腺以及重要血管的处理。

七、手术并发症及其处理

后腹腔镜肾上腺手术的术中并发症主要有出血、

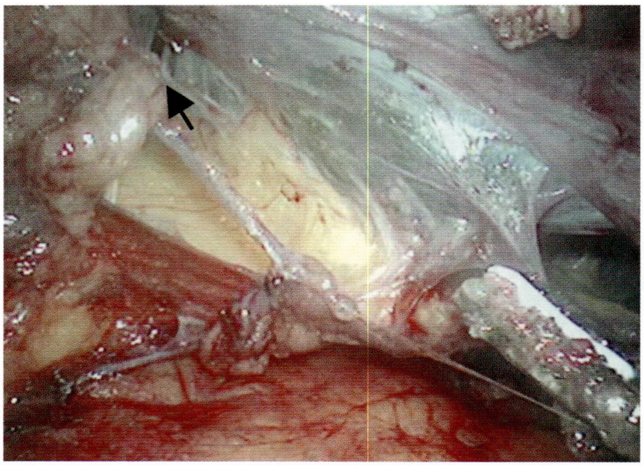

图 15-28　腹膜菲薄
↖ 腹膜裂口

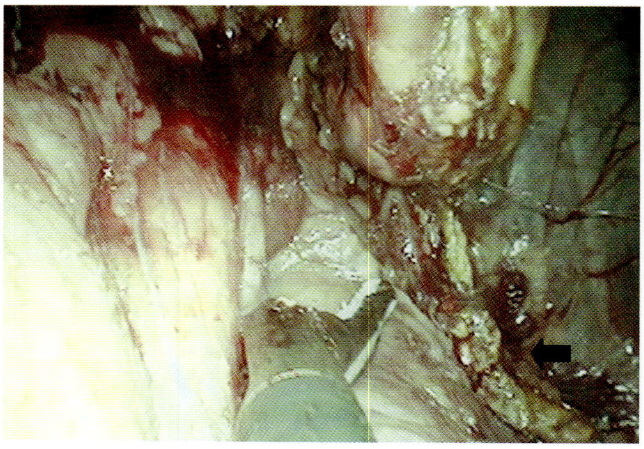

图 15-29　切除右肾上腺腺瘤
← 肾上腺切缘

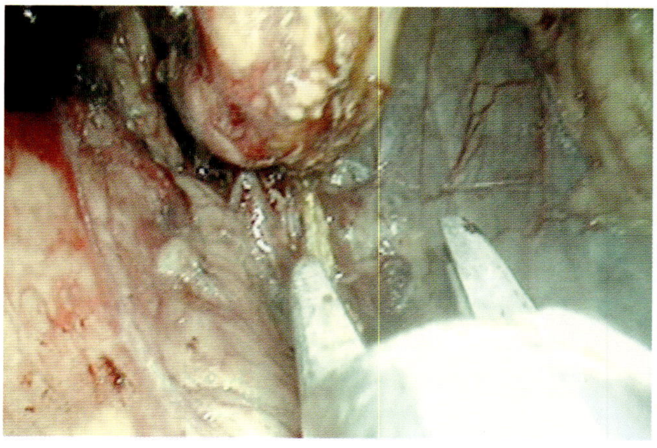

图 15-30　部分切除，钛夹处理

周围脏器损伤、腹膜破裂、皮下气肿等。

（一）术中出血

对于出血的处理要沉着，在负压吸引的帮助下准确寻找、明确出血的部位，迅速判断能否通过腹腔镜来处理，特别是对腔静脉及肾血管的损伤，如果腹腔镜下处理有困难则应迅速中转开放手术处理；不太严重的腺体撕裂出血可暂不处理，继续分离他处，不要反复在原处止血；标本离断后仍有局部渗血者，可用止血海绵或生物胶处理，或使用双极电凝止血。

（二）腹膜破裂

腹膜破裂的常见原因是腋前线套管针的盲目置入及切开肾周筋膜最上端时误伤所致，仔细操作多能避免。也有因为操作器械的盲目置入捅伤者，所以主张直视下置入器械，特别是初学者。二次手术或后腹腔粘连者也易发生腹膜破裂。但腹腔内充气，后腹腔空间常常变得狭小，操作困难，是初步开展后腹腔镜手术者失败的重要原因，需增加 1 个通道帮助牵引暴露以完成手术。

（三）皮下气肿

皮下气肿主要原因是第一个 Trocar 闭合不好所致，我们体会是只缝合肌层而不缝合皮肤及皮下组织层，而且在置入 Trocar 之前，预缝合肌肉层，放入 Trocar 后再打结，这样能闭合牢靠。小范围的皮下气肿不需特殊处理，术后可迅速消失。但对手术时间较长者，尤其是膈下游离较多时，术中要注意血气及气道压力的变化，警惕纵隔气肿发生，这是因为左右肾上腺后上方正对膈的腰肋三角，此处为胸腔的薄弱部位，可能造成气胸和纵隔气肿。一旦发生气胸及纵隔气肿，应立即停止充气，寻找原因并作相应处理。

此外，应注意 CO_2 蓄积、高碳酸血症的发生，此时可加大通气。也应警惕气体从血管断端进入，发生肺栓塞；或受气腹及体位等影响，静脉血淤滞、血管栓塞等腹腔镜手术特有的并发症的发生。

（四）Trocar 伤口感染或延期愈合

对于上述的肥胖患者要警惕腹膜后腔和皮下脂肪的液化渗出。

八、发展方向与展望

随着针形及单孔腹腔镜的应用，可使腹腔镜肾上腺手术向更加微创的方向发展；机器人 / 手应用于腹腔镜手术，可使手术操作更为精细和准确；超声刀、等离子刀等其他刀具的应用，可使肾上腺游离更加方便；3D 影像系统的应用，使得手术野更加清晰并具有立体感；远红外摄像及超声波探测头可帮助术者探测血管的位置，以减少术中出血。总之，随着泌尿外科医生腹腔镜操作技术的熟练和提高，并借助于先进的设备和器械，定能使腹腔镜肾上腺切除术更加成熟。

（王东文　张旭辉）

参考文献

[1] Shonkwiler RJ, Lee JA. Laparoscopic retroperitoneal adrenalectomy. Surg Laparosc Endosc Percutan Tech, 2011, 21(4): 243-247.

[2] Zhang X, Shi TP, Li HZ, et al. Laparoendoscopic single site anatomical retroperitoneoscopic adrenalectomy using conventional instruments: initial experience and short-term outcome. J Urol, 2011, 185(2): 401-406.

[3] Strebel RT, Müntener M, Sulser T. Intraoperative complications of laparoscopic adrenalectomy. World J Urol, 2008, 26(6): 555-560.

[4] Kazaure HS, Roman SA, Sosa JA. Obesity is a predictor of morbidity in 1, 629 patients who underwent adrenalectomy. World J Surg, 2011, 35: 1287.

[5] Dancea HC, Obradovic V, Sartorius J, et al.Increased complication rate in obese patients undergoing laparoscopic adrenalectomy. JSLS, 2012, 16:45

[6] Walz MK. Petersenn S, Koch JA, et al. Endoscopic treatment of large primary adrenal tumours. Br J Surg, 2005, 92(6): 719-723.

[7] Lin VC, Tsai YC, Chung SD, et al. A comparative study of multiport versus laparoendoscopic single-site adrenalectomy for benign adrenal tumors. Surg Endosc, 2012, 26: 1135-1139.

[8] Mobius E, Nies C, Rothmund M. Surgical treatment of pheochromocytomas: Laparoscopic or conventional? Surg Endosc, 1999, 13:35-39.

[9] Inabnet WB, Pitre J, Bernard D, et al. Comparison of the hemodynamic parameters of open and laparoscopic adrenalectomy for pheochromo-cytoma. World J Surg, 2000, 24: 574-578.

[10] Kim AW, Quiros RM, Maxhimer JB, et al. Outcome of

laparoscopic adrenalectomy for pheochromocytomas vs aldosteronomas. Arch Surg, 2004, 139: 526-531.

[11] Naya Y, Ichikawa T, Suzuki H, et al. Efficacy and safety of laparoscopic surgery for pheochromocytoma. Int J Urol, 2005, 12:128-133.

[12] Tiyadath BN, Sukumar S, Saheed SM, et al. Laparoscopic adrenalectomy—is it any different in phaeochromocytoma and non-phaeochromocytoma? Asian J Surg, 2007, 30(4): 244-249.

[13] Meyer GY, Soon SH, Delbridge LW, et al. Outcomes of minimally invasive surgery for phaeochromocytoma. ANZ J Surg, 2009, 79: 367-370.

[14] Dickson PV, Alex GC, Grubbs EG, et al. Posterior retroperitoneoscopic adrenalectomy is a safe and effective alternative to transabdominal laparoscopic adrenalectomy for pheochromocytoma. Surgery, 2011, 150: 452-458.

[15] Ma X, Li HZ, Zhang X, et al. Modified anatomical retroperitoneoscopic adrenalectomy for adrenal metastatic tumor: technique and survival analysis. Surg Endosc, 2013, 27(3): 992-999.

[16] Romiti C, Baldarelli M, Cappelletti TM, et al. Laparoscopic adrenalectomy for Cushing's syndrome: a 12-year experience. Minerva Chir, 2013, 68(4): 377-384.

[17] Perysinakis I, Marakaki C, Avlonitis S, et al. Laparoscopic adrenalectomy in patients with subclinical Cushing's syndrome. Surg Endosc, 2013, 27(6): 2145-2148.

[18] Tsinberg M, Liu C, Duh QY. Subclinical Cushing's syndrome. J Surg Oncol, 2012, 106(5): 572-574.

[19] Nigri G, Rosman AS, Petrucciani N, et al. Meta-analysis of trials comparing laparoscopic transperitoneal and retroperitoneal adrenalectomy. Surgery, 2013, 153(1): 111-119.

[20] Constantinides VA, Christakis I, Touska P, et al. Retroperitoneoscopic or laparoscopic adrenalectomy? A single-centre UK experience. Surg Endosc, 2013, 27(11): 4147-4152.

[21] Yoshimura K, Okubo K, Matsui Y, et al. Laparoendoscopic single-site surgery for left adrenalectomy: Standardization of technique. J Endourol, 2011, 25: 1031-1035.

[22] Shi TP, Zhang X, Ma X, et al. Laparoendoscopic single-site retroperitoneoscopic adrenalectomy: A matched-pair comparison with the gold standard. Surg Endosc, 2011, 25: 2117-2124.

[23] Kwak HN, Kim JH, Yun JS, et al. Conventional laparoscopic adrenalectomy versus laparoscopic adrenalectomy through mono port. Surg Laparosc Endosc Percutan Tech, 2011, 21: 439-442.

[24] Chung SD, Huang CY, Wang SM, et al. Laparoendoscopic single-site (LESS) retroperitoneal adrenalectomy using a homemade single-access platform and standard laparoscopic instruments. Surg Endosc, 2011, 25: 125-126.

[25] Luo Y, Chen X, Chen Z, et al. Retroperitoneal laparoendoscopic single-site adrenalectomy: Our initial technical experience. J Laparoendosc Adv Surg Tech A, 2012, 22: 584–586.

[26] Zhang X, Fu B, Lang B, et al. Technique of anatomical retroperitoneoscopic adrenalectomy with report of 800 cases. J Urol, 2007, 177(4): 1254-1257.

[27] 王东文, 张旭辉, 曹晓明, 等. 两种手术方式对后腹腔镜下肾上腺嗜铬细胞瘤切除术血流动力学影响的对比研究. 中华腔镜泌尿外科杂志 (电子版), 2011, 5: 182-185.

[28] Yuan X, Wang D, Zhang X, et al. Retroperitoneal laparoendoscopic single-site adrenalectomy for pheochromocytoma: our single center experiences. J Endourol, 2014, 28(2): 178-183.

腹腔镜肾囊肿去顶术

单纯性肾囊肿在肾囊性病变中居于首位，是最常见的肾病理异常。Kissane JM 报道了 50 岁以上患者尸解结果，一个或多个肾囊肿的发生率超过 50%。单纯性肾囊肿一般为单侧单发，也有单侧多发，但双侧同时发生较少见。任何年龄均可发生，常见于 40 岁以上患者。随着医学影像学的发展，单纯性肾囊肿的发现率明显增加。临床上常规对小于 4cm 无症状性肾囊肿，观察随访无需处理；对 4 ~ 10cm 大小肾囊肿，多在 B 超引导下肾囊肿穿刺抽液并行硬化剂治疗；对大于 10cm 肾囊肿则多采取手术开窗引流术。1990 年美国 Clagman RV 将腹腔镜首次成功应用于肾切除以来，腹腔镜在泌尿外科得到飞速发展，腹腔镜肾囊肿切除术日臻成熟，适应证范围更大，并发症更少，疗效更为确切，已成为有症状肾囊肿的首选治疗方法。

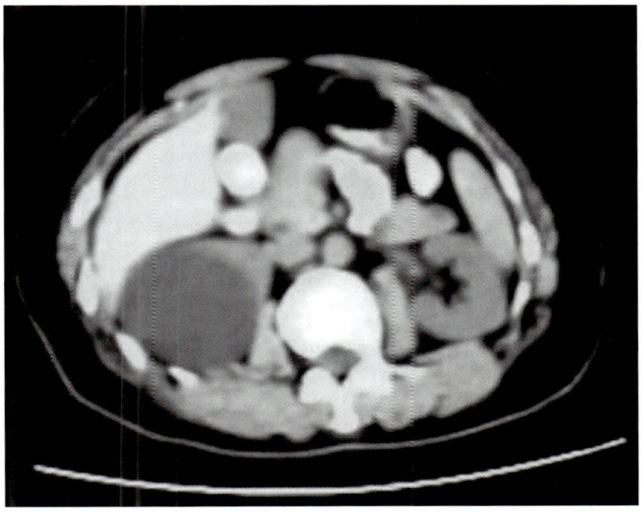

图 16-1　CT 显示右肾囊肿

一、适应证

1. 经 B 超、CT 或 MRI 等影像学检查证实直径大于 5cm 的有症状肾囊肿患者（图 16-1）。

2. 经皮肾囊肿穿刺抽液并行硬化剂治疗无效或反复发作的患者。

二、禁忌证

1. 有严重心、肺疾患，出血性疾患，不能耐受麻醉和手术的患者。

2. 肾囊肿继发恶变或伴发肾肿瘤患者。

3. 肾囊肿导致患肾严重感染、肾功能严重障碍患者。

4. 经腹腔途径手术，有腹腔内严重感染或手术史患者；经腹膜后途径手术，有肾周严重感染或手术史患者。

三、术前准备

1. 全面检查如血、尿、粪常规，肝、肾功能，心电图，X 线胸透等。充分了解患者全身状况，有无手术禁忌证，估计手术危险度及可能发生的问题。

2. 泌尿系统检查如 IVU、B 超、CT 等。着重了解囊肿部位、大小、与周围肾组织的关系，尤其注意肾囊肿是否与肾盂、肾盏相通。

3. 常规术前备皮，术晨禁食。

四、麻醉与体位

1. 一般选择气管内插管全身麻醉，也可选用硬膜外麻醉加强化。

2. 经腹腔途径平卧位建立气腹后健侧 45° 斜卧位；经腹膜后途径健侧卧位。

五、手术步骤

（一）经腹腔途径手术

1. 建立气腹，穿刺置管。脐上缘横行切开皮肤1cm，深达筋膜。用两把布巾钳于切口两侧提起腹壁，用 Veress 针垂直穿刺腹壁至腹腔（用注水试验和抽吸试验可验证）。接气腹机注入 CO_2 气体（1～3L/min），使腹内压增至 1.5kPa（11mmHg）。拔出 Veress 针，穿刺插入 10mm 套管针进入腹腔，经此套管放置腹腔镜。在腹腔镜监视下分别于锁骨中线脐水平和肋缘下 1～2cm 置 10mm、5mm 套管各一根，必要时还可在腋前线肋弓下另置 5mm 套管一根。

2. 患者体位改成健侧 45° 斜卧位。在腹腔镜监视下，沿结肠外侧沟寻找肾，切开升（降）结肠外侧后腹膜（中上 1/3）及其肝（脾）曲韧带（图 16-2），将结肠向腹中线侧前拉，暴露腹膜后肾周筋膜（图 16-3）。根据术前诊断囊肿所在部位，分离肾周筋膜和肾周脂肪囊，完全显露肾囊肿（图 16-4）。用电凝钩凝穿囊壁，立即用吸引器吸净囊液，尽可能减少液体外溢，防止感染。剪开囊壁，距正常肾实质 0.5cm 环形切除囊壁，并用电凝钩电凝切缘防止出血（图 16-5）。

3. 使结肠复位，放置橡皮引流管 1 根于肾囊肿旁结肠旁沟内（图 16-6）。检查操作部位有无出血、腹腔脏器有无异常，最后拔出穿刺管时也要注意穿刺孔有无出血。

4. 穿刺孔缝合 1～2 针，创可贴覆盖切口。

（二）经腹膜后途径手术

1. 开放置管，扩大腹膜后腔。患侧骶棘肌外缘第 12 肋下 1cm，沿肋缘切口 2cm，深达筋膜。长弯血管钳钝性分离腹壁肌层至腹膜后，用示指扩张并将腹膜向内侧移。自制球囊导管（双层中指橡胶手套固定在 F16 导尿管上）放置于腹膜后腔，向囊内注水 800ml 保留 5～10min，扩张腹膜后间隙。然后，拔出球囊导管，用示指经切口在腹壁内引导，分别于腋中线髂前上棘、腋前线肋缘下直接放置 10mm 和 5mm 穿刺套管各 1 根。最后在切口处也直接放置 10mm 套管 1 根，并于此套管两侧各缝一针防止漏气。

2. 连接气腹机，注入 CO_2 气体（1～3L/min），使腹内压增至 1.5kPa。在腹膜后腔气腹的维持下，首先辨别后腹膜腔的解剖关系，确认肾脏部位。分离肾周筋膜及肾脂肪囊（图 16-7、图 16-8），完全显

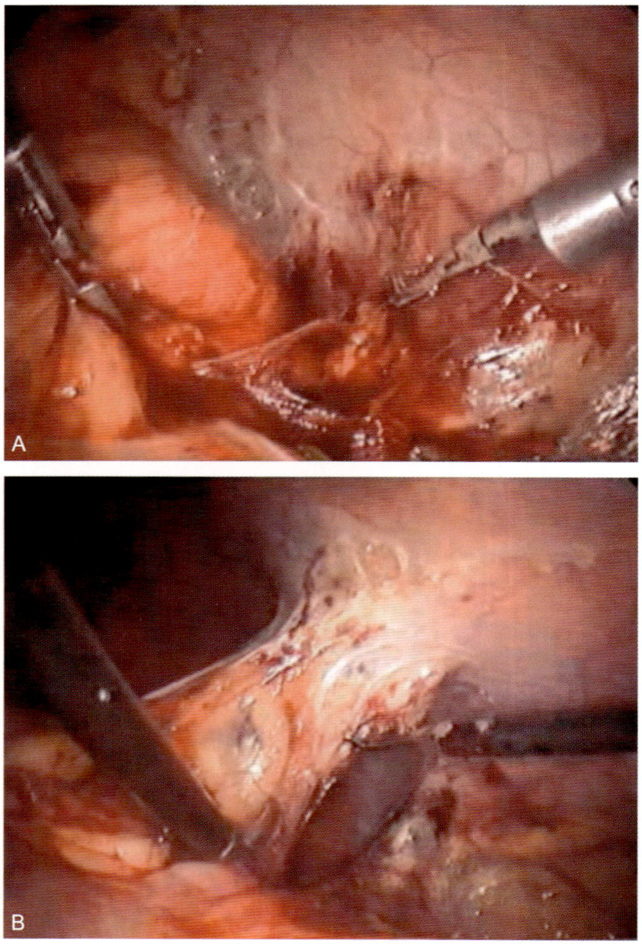

图 16-2　分离左降结肠中上 1/3 旁沟，切开外侧后腹膜，向上至结肠脾曲，并切断脾结肠韧带

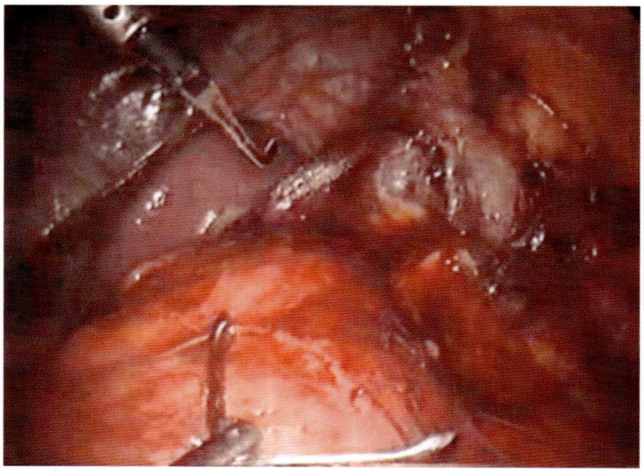

图 16-3　将结肠向腹中线侧前拉，暴露腹膜后肾周筋膜

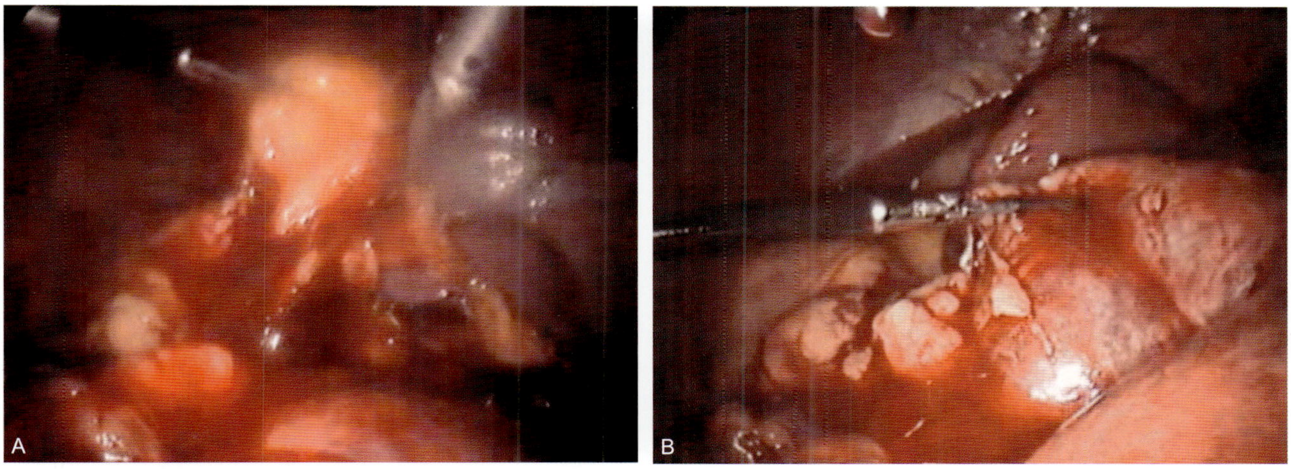

图 16-4 根据术前诊断囊肿所在部位，分离肾周筋膜和肾周脂肪囊，完全显露肾囊肿

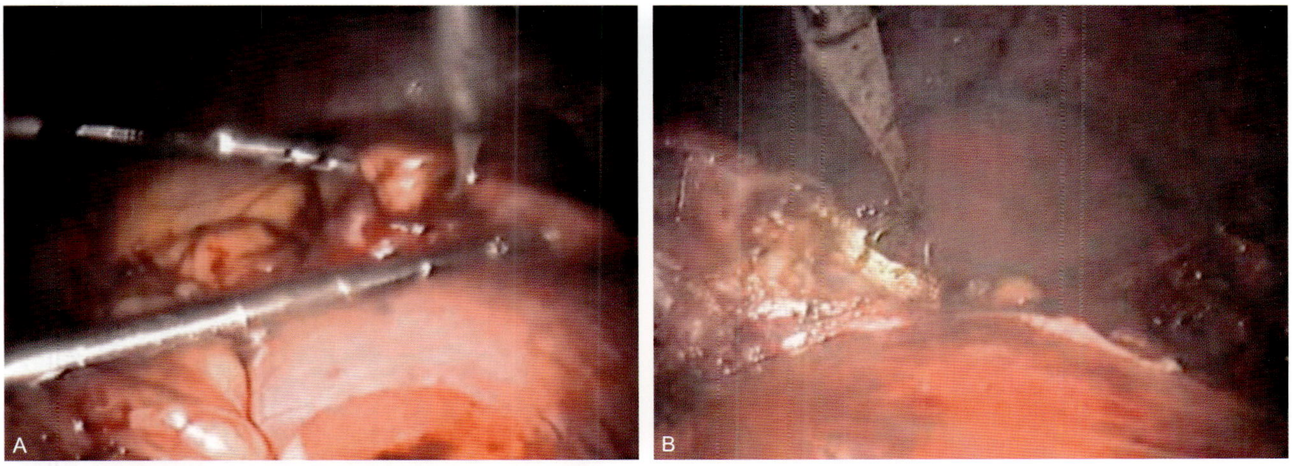

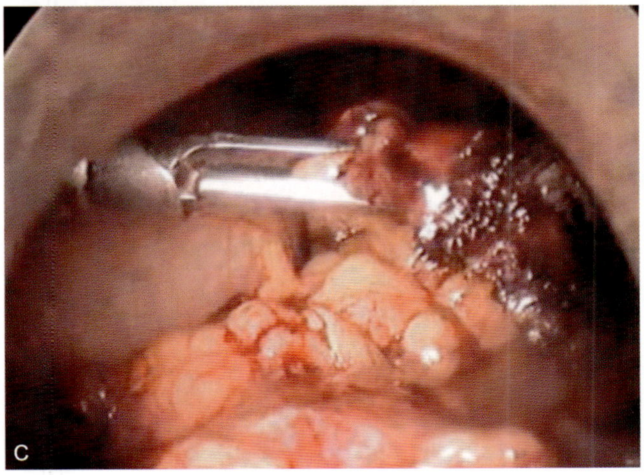

图 16-5 用电凝钩凝穿囊壁，立即用吸引器吸净囊液，尽可能减少液体外溢，防止感染。剪开囊壁，距正常肾实质 0.5cm 环形切除囊壁，并用电凝钩电凝切缘防止出血

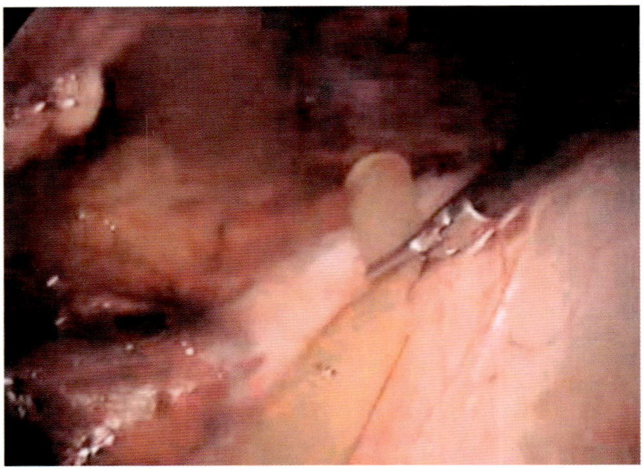

图 16-6 使结肠复位，放置橡皮引流管 1 根于肾囊肿旁结肠旁沟内

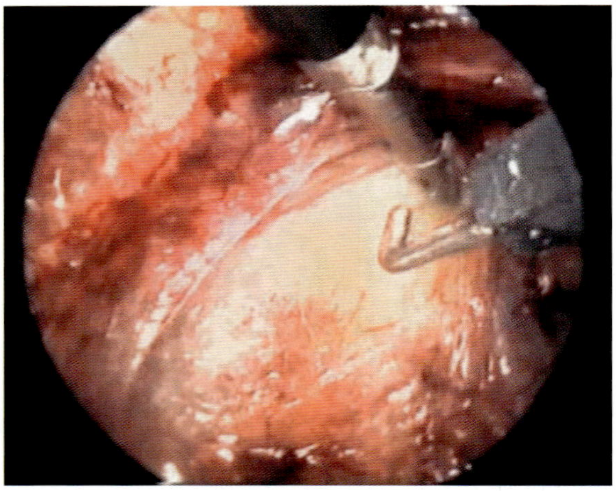

图 16-7 分离肾周筋膜

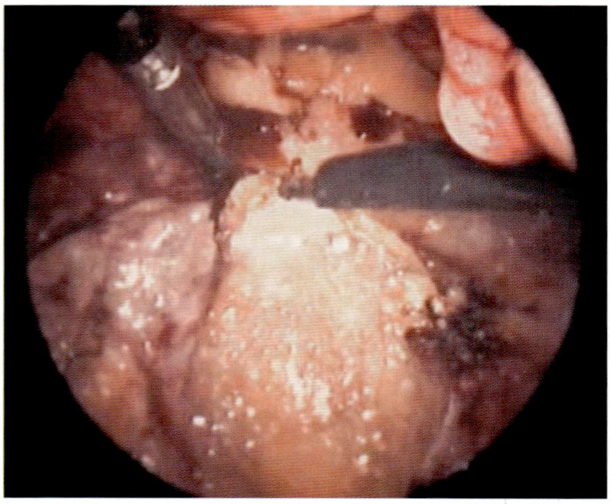

图 16-8 分离肾脂肪囊

露肾囊肿（图 16-9）。按照上述经腹腔途径处理肾囊肿（图 16-10～图 16-13）。

3. 放置橡皮引流管（图 16-14），经髂前上棘穿刺孔引出并固定于腹壁。肾区切口需分别缝合肌层和皮肤、皮下脂肪层，其余穿刺孔缝合 1 针即可。切口覆盖小覆贴或创可贴。

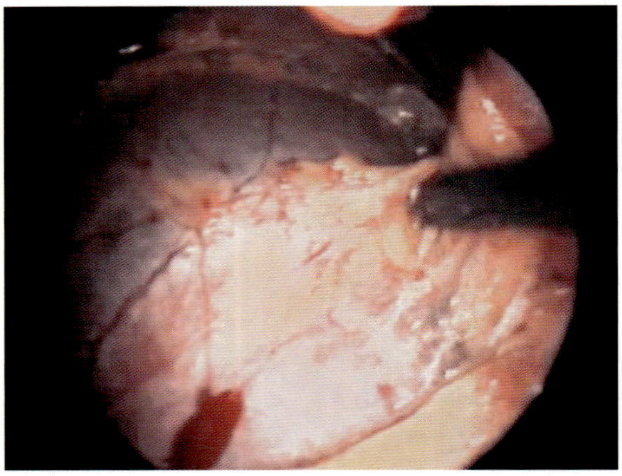

图 16-9 游离肾囊肿

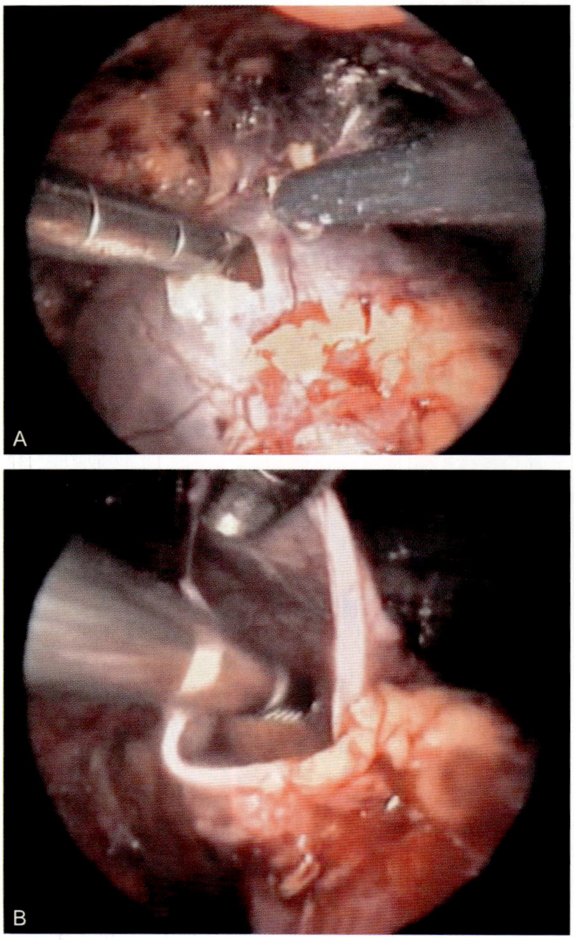

图 16-10 电凝开肾囊肿壁，吸引器吸净囊液

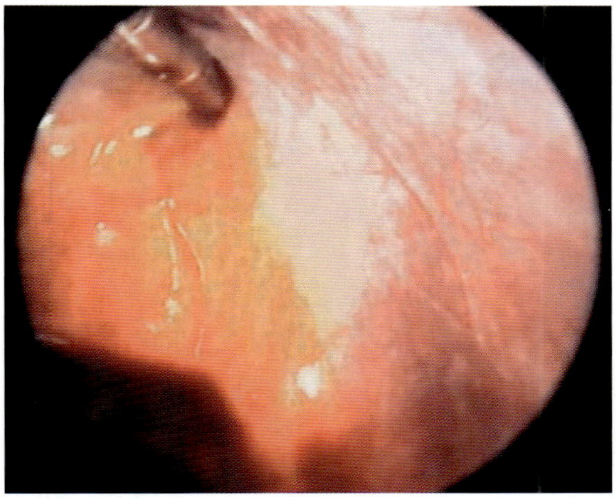

图 16-11 用活力碘处理囊内壁数分钟，再用生理盐水冲洗、吸净

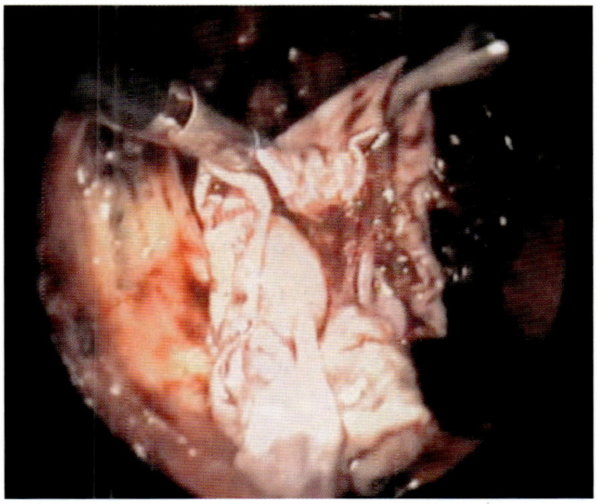

图 16-13 取出囊壁

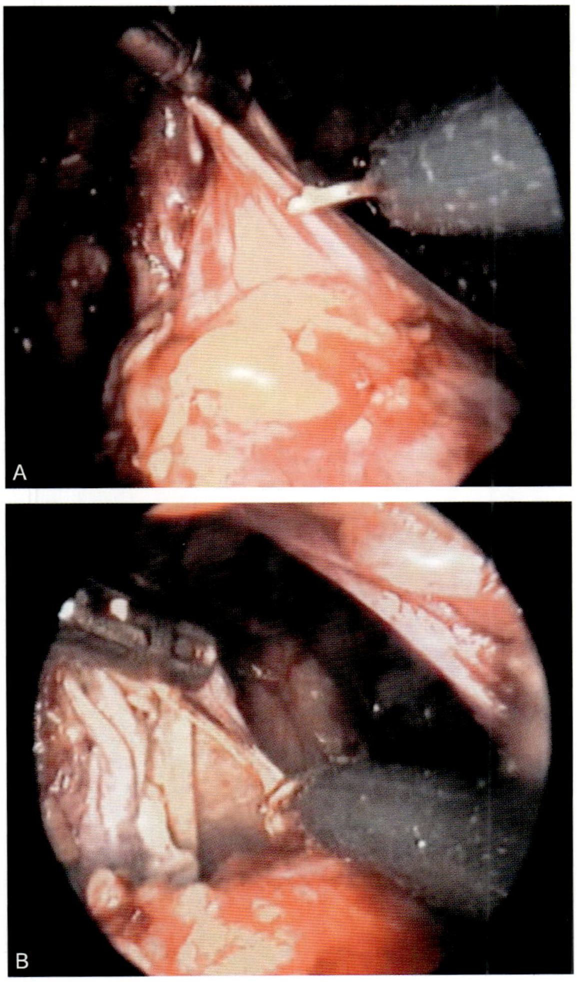

图 16-12 切除囊壁

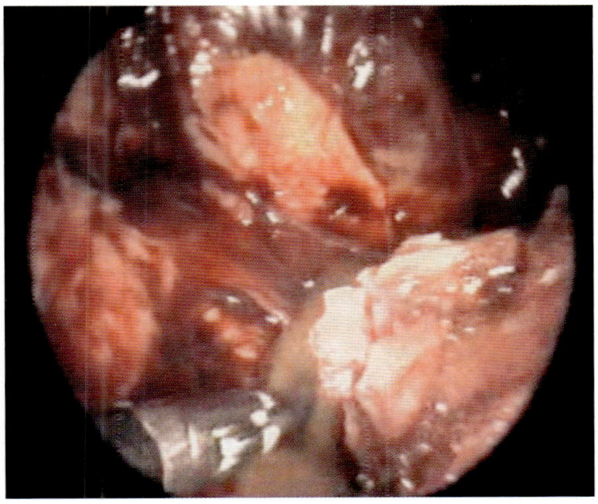

图 16-14 术后放置橡皮引流管于肾周囊肿旁

六、术后处理

1. 术后常规禁食饮 24 小时，输液应用抗生素可预防感染。

2. 引流管一般放置 1～3 天，根据引流量的情况决定拔管时间。

七、并发症及其防治

(一)穿刺并发症

经腹腔途径手术最常见肠系膜血肿，多由于

Veress针穿刺误伤肠系膜血管所致。经腹膜后途径手术腹膜损伤最易发生，则为腹膜未推开引起。另外，穿刺孔腹壁血管出血也有报道。

防治措施：经腹腔穿刺时，术者与助手用布巾钳将腹壁对称提起，Veress垂直进针，经注水试验和抽吸试验证实在腹腔后，固定针头再充气；经腹膜后开放置管时，用示指充分向腹中侧推开腹膜，然后在示指尖引导下穿刺较为安全。穿刺套管进入腹壁时应均匀持续用力，避免粗暴，尽可能避开血管区。

（二）气腹并发症

皮下气肿最多见，常发生在胸腹壁、颈部及面部，一般能自行吸收，无需处理。

预防措施：Veress针穿刺腹腔时必须行注水试验和抽吸试验，证实在腹腔后固定针头再充气，以防进入血管或腹壁；CO_2注入速度也应由低至高逐渐增大，最大限压不超过1.5kPa（11mmHg）；腹腔镜充气套管在操作时避免滑动，杜绝气体直接进入腹壁。

（三）操作并发症

损伤操作区域内的脏器、血管，如结肠、肝脾、肾、输尿管及周围血管；肾囊肿切除缘止血不彻底。

防治措施：熟悉不同手术途径的解剖结构及其毗邻关系，注意操作区域内有无活动性出血，钛夹是否滑脱等，肾囊肿切除囊壁边缘一般应保留0.5cm，切除后观察若有渗血或活动性出血，用电凝钩（棒）凝之即可。

八、注意事项

（一）交通性肾囊肿

即肾囊肿与肾盂或肾盏相通，临床虽然少见，但肾囊肿手术前需进行排除。因此，患者术前必须行IVU检查明确诊断。必要时术前麻醉后经尿道放置输尿管导管于患侧肾盂内，切除囊壁后经输尿管导管注入亚甲蓝，观察囊壁底部有否蓝染尿液流出。若是交通性肾囊肿，在囊底沿交通口环形剪开囊壁，镜下用带针可吸收缝线封闭交通口，垫上一块肾周脂肪，再缝合囊壁包埋交通口于囊壁下。术后放置橡皮引流管观察引流情况，同时经膀胱镜内置DJ管。

（二）手术入路选择

随着腹腔镜在泌尿外科的开展，人们对腹腔镜操作的熟练程度越来越高，单纯性肾囊肿由刚开始选择经腹腔途径，逐渐移向经腹膜后途径。前者解剖清晰，易于操作，但对腹腔有干扰，可能产生腹腔内并发症；后者解剖标志差，操作要求虽高，却对腹腔无干扰，并发症少。目前一般对单侧单发或多发肾囊肿，常选择经腹膜后途径，而对双侧单发或多发肾囊肿、单侧肾囊肿合并对侧病变需同时处理时，选择经腹腔途径。当然，入路的选择还需根据操作者习惯、具体病情等综合考虑。

（三）囊壁处理问题

腹腔镜切除囊壁时是否必须用无水酒精或活力碘处理囊壁，目前尚无统一意见。一般认为在切开囊壁后，用无水酒精（或活力碘）棉球涂搽，或提起囊壁注入少许无水酒精（或活力碘）数分钟后吸尽，再用生理盐水棉球涂擦（或冲洗液冲洗）干净，能够破坏残留囊壁的再分泌。但现在尚未发现两种方法对远期疗效有显著性区别。

（张　杰）

第十七章

腹腔镜肾癌根治术

一、适应证

腹腔镜肾癌根治术适合于术前临床诊断分期为 $T_1N_0M_0$ 或者 $T_2N_0M_0$ 的肾癌患者。对肿瘤直径的上限没有明确限制，但一般 <10cm[1]。

二、禁忌证

以往的专著曾提及腹腔镜肾癌根治术的绝对禁忌证为肾癌伴有肾静脉癌栓或者下腔静脉癌栓。但随着外科技术的发展，肾静脉癌栓和下腔静脉癌栓不再是绝对禁忌证，0 级癌栓可试行经后腹腔或经腹腔的腹腔镜肾癌根治术，Ⅰ级、Ⅱ级癌栓可试行经腹腔的腹腔镜肾癌根治术，Ⅲ级、Ⅳ级癌栓是腹腔镜肾癌根治术的绝对禁忌证（以上癌栓分级标准按照 Mayo Clinic 五级分类法）。

相对禁忌证：对于既往同侧肾手术史、肾周感染性疾病史、腹腔手术史的患者，要慎重选择腹腔镜手术。若为同侧经后腹腔肾手术史的患者，可考虑经腹腔的腹腔镜肾癌根治术；若为腹腔手术史的患者，可考虑经后腹腔的腹腔镜肾癌根治术。以上相对禁忌证的患者，手术难度和风险加大，随时有转为开放手术的可能。

三、术前准备

术前准备同开放肾癌根治术。术前需有腹部 B 超、CT 检查，了解肾肿瘤的大小、部位以及对侧肾功能，周围脏器有无转移等信息。术前一天服用泻药，晚间普通灌肠。手术当天，麻醉后留置导尿管，手术开始前半小时内静脉应用抗生素（没有癌栓的腹腔镜肾癌根治术围术期静脉应用抗生素 1 ~ 2 天或根据情况调整，伴有癌栓的腹腔镜肾癌根治术围术期应用抗生素 3 ~ 5 天或根据情况调整）。

四、麻醉和体位

气管内插管全身麻醉，取健侧卧位，腰部抬高（图 17-1）。

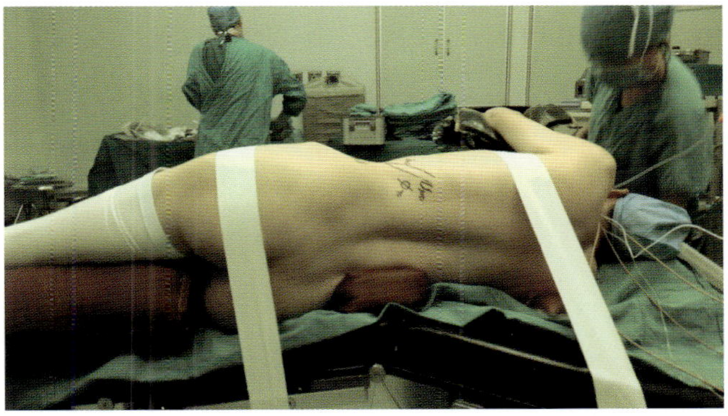

图 17-1　患者体位：健侧卧位，腰部抬高

五、手术步骤[2]

（一）制备后腹腔

穿刺点及建立腹膜后腔如前述（IUPU 法）。第一穿刺点置入气腹针入腹膜后间隙，置入另外 2 个套管针后可分别以分离钳及超声刀或电刀进一步扩大腹膜后间隙。

清理腹膜后脂肪：沿背侧向上钝锐结合分离腹膜外脂肪，锐性切断腹膜后脂肪之上极，再钝锐结合分离腹侧腹膜外脂肪，将腹膜外脂肪向下牵引钝性分离成“舌形瓣”，最后锐性切断腹膜外脂肪之下极，此种方法容易分离出整块脂肪（图 17-2）。

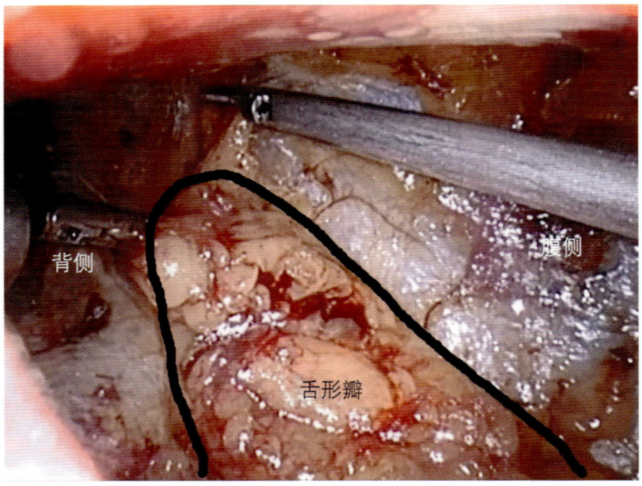

图 17-2 清理腹膜后脂肪

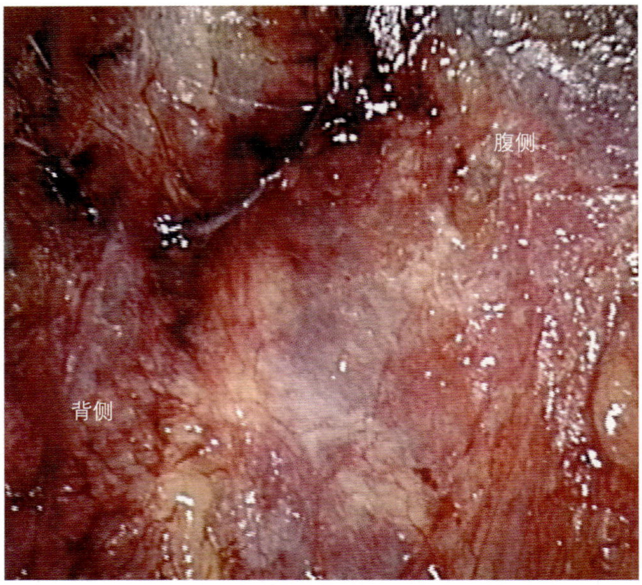

图 17-4 Gerota 筋膜前层和后层

（二）具体步骤

1. 辨认肾周解剖结构（图 17-3）。Gerota 筋膜外肾后方结构由内至外依次为腹膜外脂肪、侧锥筋膜和腹横筋膜，肾前方结构由内至外依次为腹膜外脂肪、肾前融合筋膜和结肠融合筋膜。Gerota 筋膜前层较薄弱，后层较厚，在肾背侧接近腰方肌处与腰方肌表面筋膜融合（图 17-4）。

2. 根治性切除在 Gerota 筋膜外进行；良性肾切除则直接切开 Gerota 筋膜，于该筋膜与肾周脂肪囊间疏松纤维组织间进行。

3. 游离背侧。用电刀或超声刀锐性切开侧锥筋膜，于 Gerota 筋膜后层与腰方肌筋膜之间分离（图 17-5）。可用电钩作做速、大面积的分离直至膈肌角。

4. 寻找肾动脉（图 17-6）[3]。有数种方法——中点法、弓状韧带法、脂肪法、输尿管法、数片法。

（1）中点法：将腹腔镜退回至合适视野观察整个肾，判断肾中点位置。

（2）弓状韧带法：腰方肌表面白色弓状韧带，向中线指向肾动脉，可据此寻找。

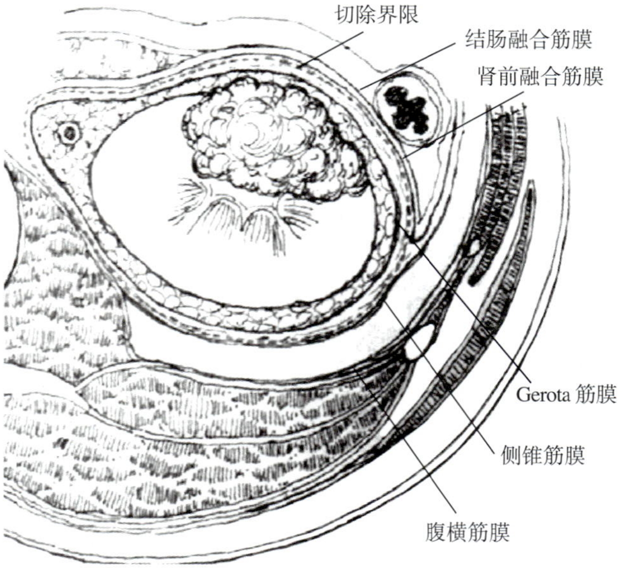

图 17-3 肾周解剖层次

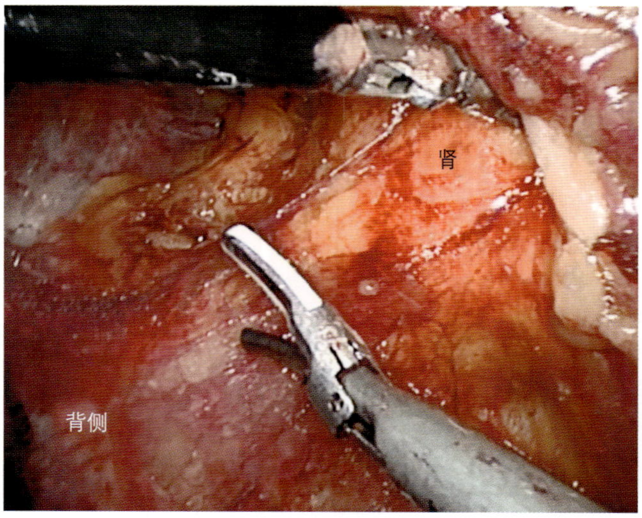

图 17-5 侧锥筋膜

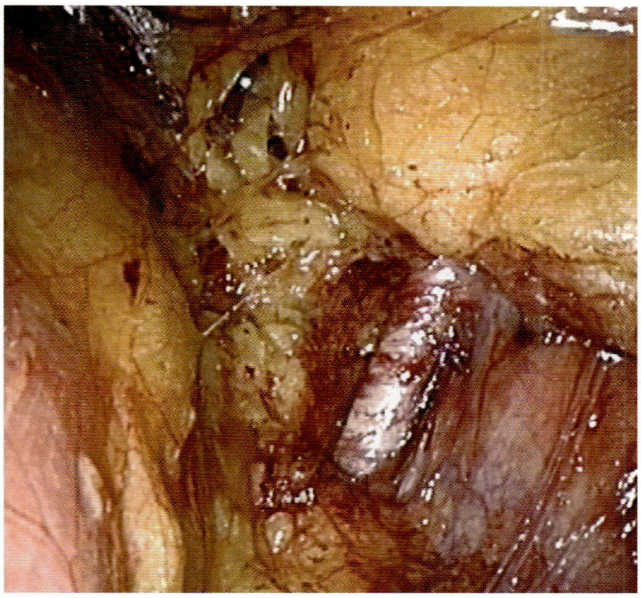

图 17-6 肾动脉

（3）脂肪法：肾蒂周围脂肪与脂肪囊的脂肪有细微差别，可凭个人经验辨别。

（4）输尿管法：游离肾背侧后，继续游离输尿管，再循输尿管向上即可显露肾蒂。

（5）数片法：于 CT 片上从肾第一个断面数起，记录肾动脉出现在哪个层面及总共断面数，例如记为 8/20，此种情况就要在中点偏上寻找肾动脉。注意：应在肾动脉分支的近端数，不应在肾动脉从主动脉发出处数。

用超声刀锐性分离肾动脉表面脂肪及血管鞘，需要注意勿将超声刀金属杆侧面或顶端贴近肾动脉，防止损伤肾动脉。再用吸引器钝性分离肾动脉周围，肾动脉上方一般无特殊结构，可大胆分离，下方腹侧有肾静脉，需谨慎分离。若遇腰静脉覆盖于肾动脉背侧影响处理肾动脉，此时最佳处理方法不是先处理腰静脉，因为结扎夹会阻挡后续肾动脉处理，最佳方法为向肾动脉根部游离，处理完肾动脉后再处理腰静脉（图 17-7）。

5. 处理肾静脉（图 17-8）[3]。于肾动脉下方腹侧寻找肾静脉，左侧肾静脉属支较多，一般在属支远端结扎、切断肾静脉，右侧肾静脉较短，肾静脉汇入下腔静脉的上角不易显露，需要切断下腔静脉表面的组织协助显露肾静脉（图 17-9），或者使用“输尿管抬起法”协助显露——先断输尿管，左手牵拉输尿管，抬起肾下极，此时肾静脉显露会异常清楚，钳夹、切断即可（图 17-10、图 17-11）。

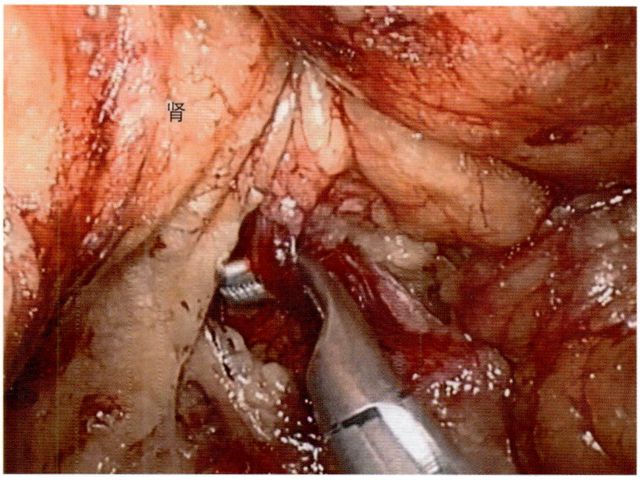

图 17-7 腰静脉

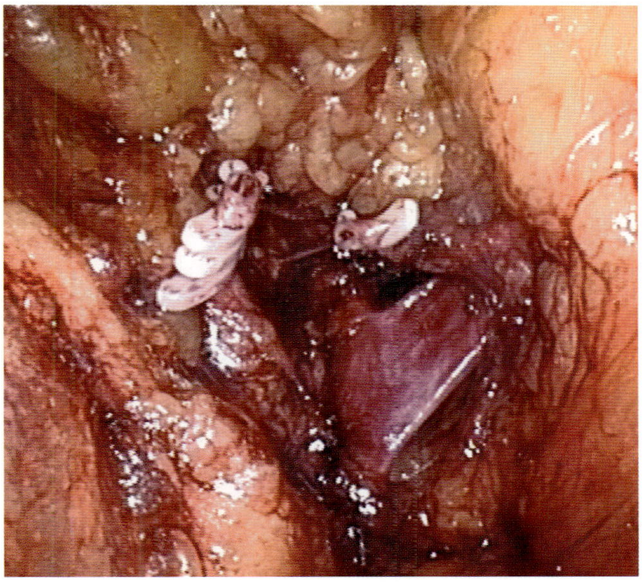

图 17-8 肾静脉

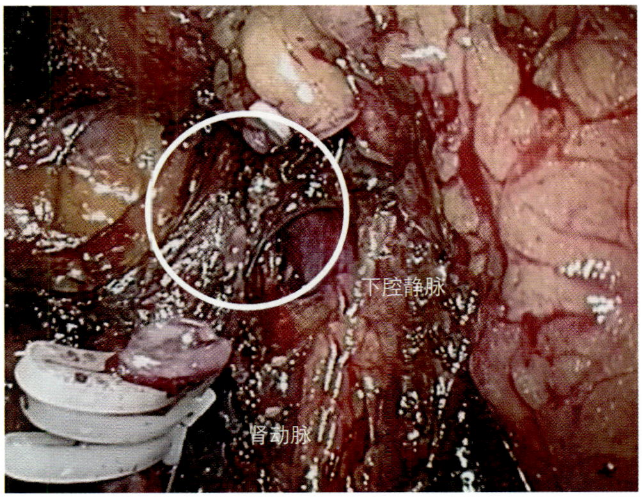

图 17-9 下腔静脉表面组织

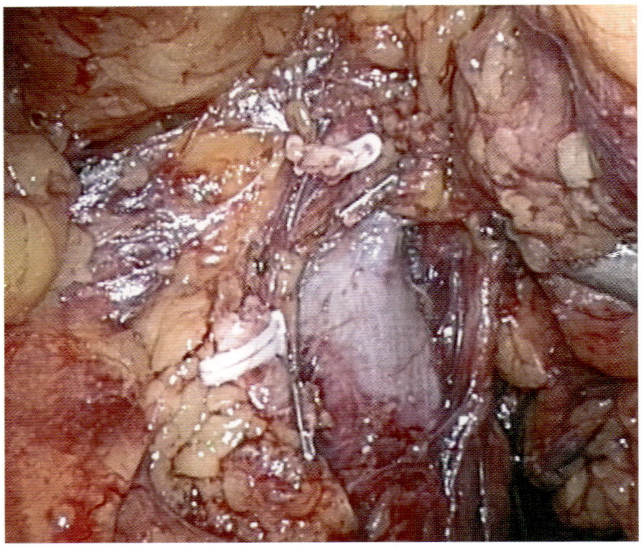

图 17-10 游离肾静脉

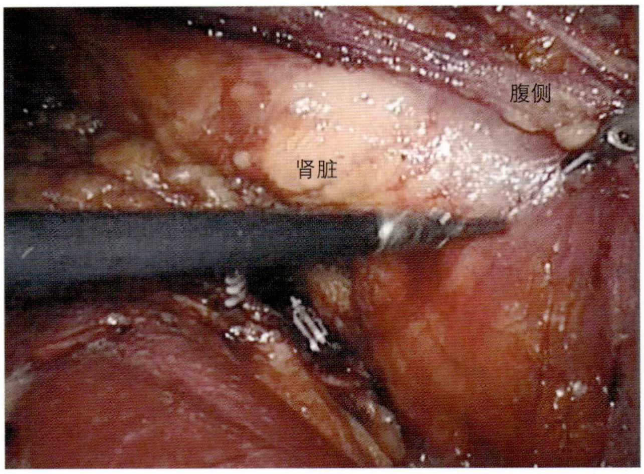

图 17-12 分离肾脏腹侧

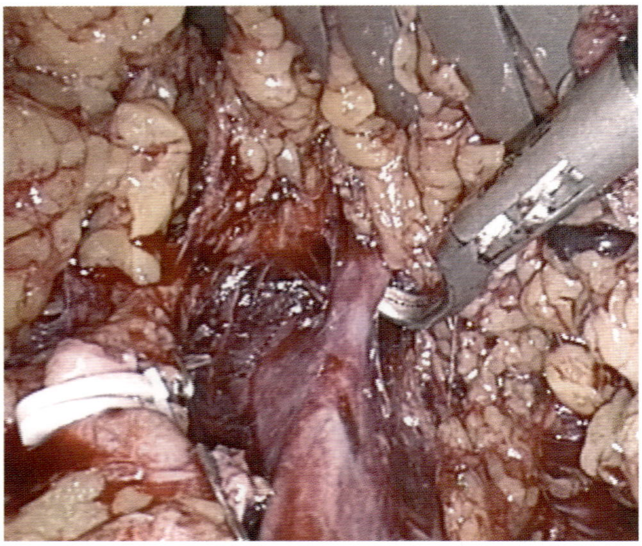

图 17-11 肾静脉

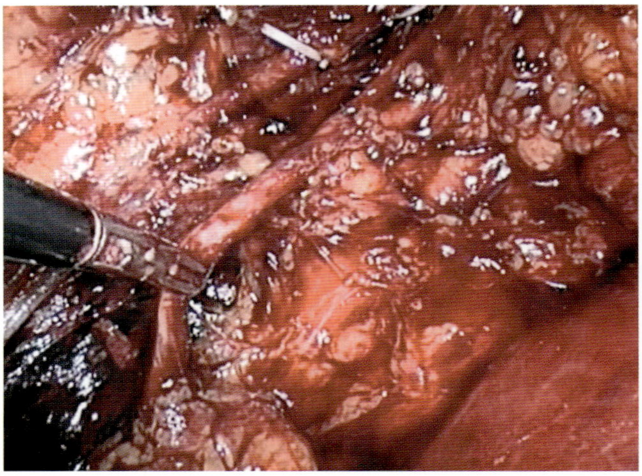

图 17-13 输尿管

6. 分离腹侧（图 17-12）。Gerota 筋膜前层、肾前融合筋膜、结肠融合筋膜与后腹膜融合在一起，均很菲薄。分离时易误入 Gerota 筋膜前层与肾周脂肪间隙，根治性手术于此间隙分离有违 Robson 原则。尽量避免损伤腹膜以免 CO_2 气体进入腹腔，造成腹膜后间隙受压变小影响操作，必要时可缝合关闭腹膜。

7. Gerota 筋膜和肾周脂肪在肾下极处围绕输尿管成漏斗状不关闭，于此处切断肾周脂肪囊，游离输尿管（图 17-13），钛夹钳夹后切断，并注意处理生殖静脉。

8. 游离上极（图 17-14）。只要肾上腺没有直接受侵或转移，均可保留肾上腺。具体方法为，待背侧、腹侧均游离彻底，将肾上极向下压，保持肾上方脂肪囊张力，贴肾上极用超声刀切断，此种方法远离肾上腺，不会引起渗血。

9. 完全游离肾，遇较大异位血管用 Hem-o-lok 钳夹、切断。常规留置引流管，斜行延长肋缘下腋后线小切口取出肾。

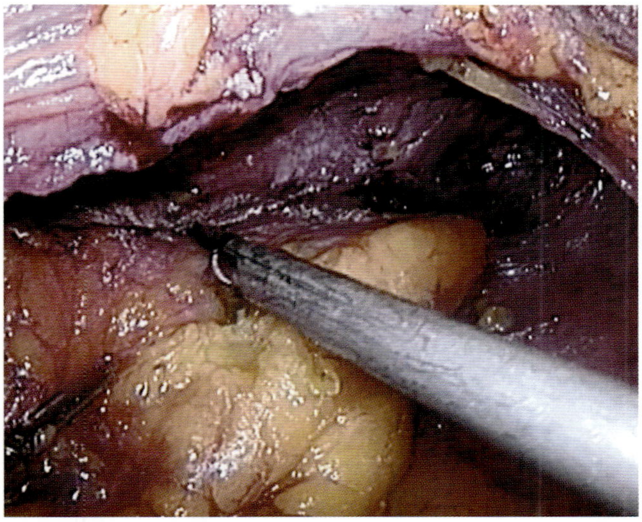

图 17-14 游离肾上极

六、手术精要[4-5]

1. 后腹腔的制备，IUPU 法直接、简便，实用性非常强。对肾下极的肿瘤，气囊扩张法在肾下极易扩张出更大空间。

2. 肾动脉在腰方肌前方 1～2cm 处，于此处脂肪团中寻找。过于靠近腰方肌，显露肾动脉根部，Hem-o-lok 钳夹后有出血风险，原因在于 Hem-o-lok 对于肾动脉内膜的切割作用。过于靠近肾，需分离出肾动脉分支，增加处理难度。

3. 肾静脉较脆，游离时需要小心。注意避免遗漏多支或异位肾动脉，应在结扎肾静脉前用大直角钳夹闭肾静脉，远端未见明显胀满才可以结扎肾静脉，否则需继续寻找多支肾动脉或异位肾动脉。

（周利群 宋 刚）

参考文献

[1] Lorenzo G. Luciani, Francesco Porpiglia, et al. Operative safety and oncologic outcome of laparoscopic radical nephrectomy for renal cell carcinoma ＞7 cm: A multicenter study of 222 patients. Urology, 81(6), 2013, 1239-1245.

[2] 周利群, 宋刚, 姚鲲, 等. 后腹腔镜下解剖性肾切除术405例经验总结. 中华泌尿外科杂志, 2010, 31(5): 296-299.

[3] 宋刚, 周利群, 姚鲲, 等. 肾525例腹腔镜手术肾血管变异分析. 中华医学杂志, 2011, 91(10): 683-685.

[4] Andre Berger, Ricardo Brandina, Mohamed A, et al. Laparoscopic radical nephrectomy for renal cell carcinoma: oncological outcomes at 10 years or more. The Journal of Urology, 2009, 182(5): 2172-2176.

[5] A.K. Hemal, A. Kumar, R. Kumar, et al. Laparoscopic versus open radical nephrectomy for large renal tumors: A long-term prospective comparison. The Journal of Urology, 2007, 177(3): 862-866.

完全腹腔镜下肾癌根治性切除及下腔静脉瘤栓取出术

一、适应证

肾细胞癌伴下腔静脉瘤栓形成(肝静脉水平以下)(图 18-1)。

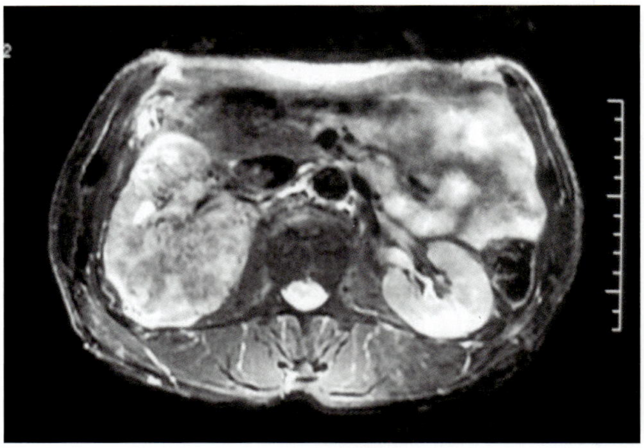

图 18-1 右肾癌伴下腔静脉瘤栓患者 MR

二、术前准备

常规术前准备。泌尿系 B 超、泌尿系增强 CT 或 MR 了解肾肿瘤及静脉瘤栓情况，明确临床分期。超声心动图了解瘤栓上极是否进入右心房[1]。X 线胸片或胸部 CT 除外肺转移，必要时行骨扫描除外骨转移。根据肿瘤体积及瘤栓级别，可选择性行术前肾动脉栓塞[2]。术前留置导尿管，手术采用全身麻醉。

三、手术步骤[3,4]

健侧 45° 斜卧位，常规消毒铺巾。取脐下小切口进腹，置入 12mm 穿刺套管，置入腹腔镜镜头。于直视下置入另外 3 个穿刺套管：脐与剑突连线中点、右侧锁骨中线脐旁 5cm、麦氏点。于肾下极水平游离结肠，沿结肠旁沟向上游离至肝结肠韧带处(图 18-2)，显露下腔静脉及生殖静脉(图 18-3)。在游离过程中仔细处理迂曲增粗的侧支循环血管，减少术中出血。在肾下极水平下腔静脉外方游离显露输尿管，结扎并离断输尿管(图 18-4)。延下腔静脉外侧向上游离至肾蒂，显露右肾动静脉，可见增粗的右肾静脉(图 18-5)。

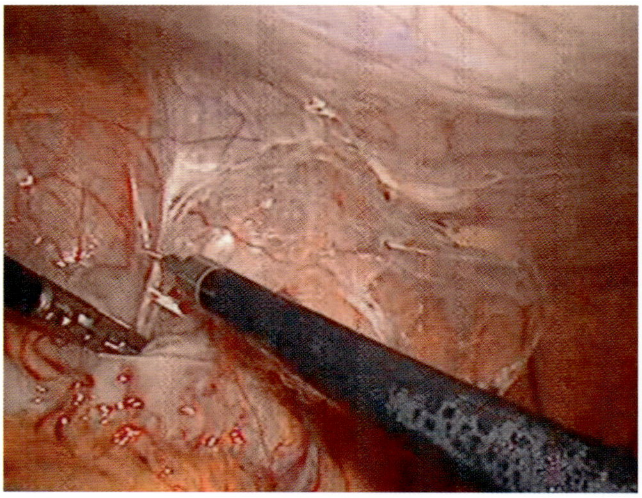

图 18-2 游离结肠旁沟

游离肾动脉，以 3 个 Hem-o-lok 钳夹后离断(图 18-6)。充分游离下腔静脉及对侧肾静脉，注意下腔静脉后方腰静脉的处理(图 18-7 ~ 图 18-9)。以 Bulldog 钳依次阻断瘤栓下极下腔静脉、对侧肾静脉及瘤栓上极下腔静脉(图 18-10)。自右肾静脉开口水平以剪刀纵向剪开下腔静脉壁，若发现瘤栓与下

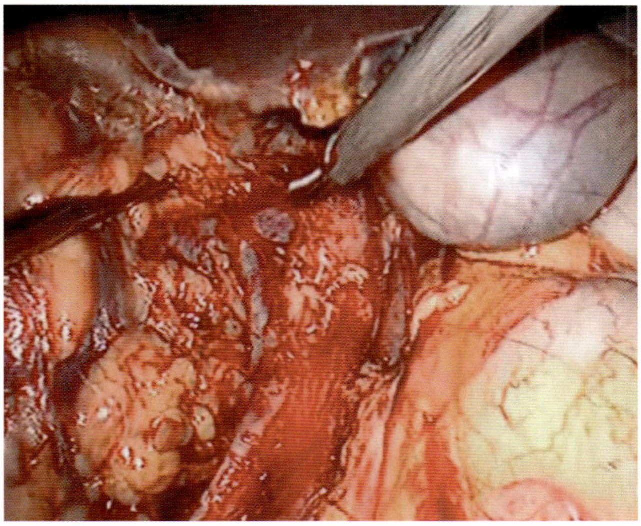

图 18-3 显露下腔静脉

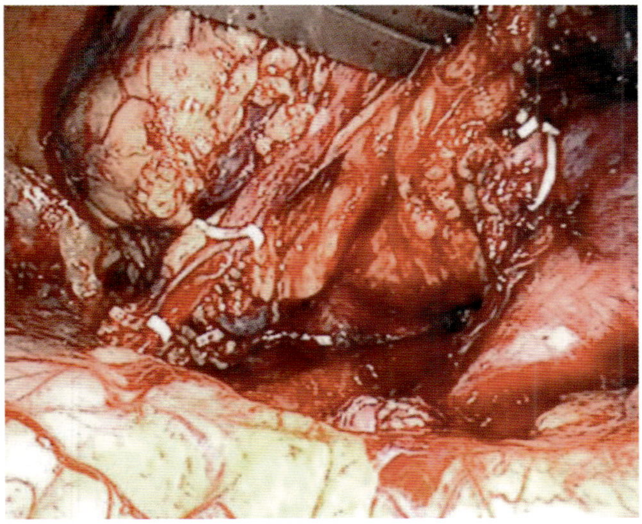

图 18-4 结扎并离断输尿管

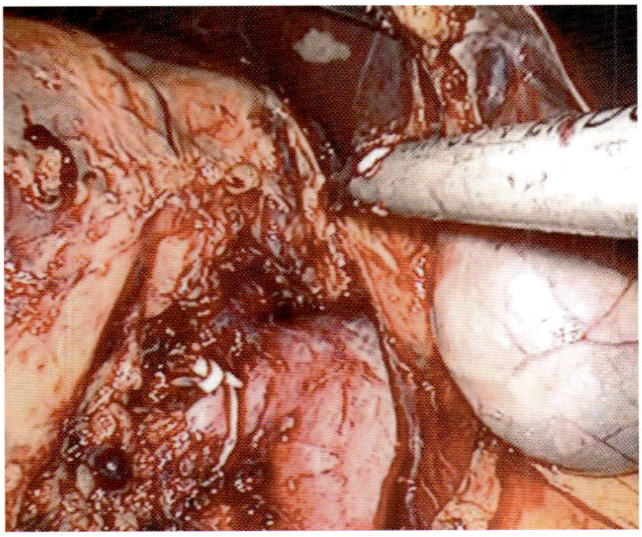

图 18-5 右肾静脉增粗

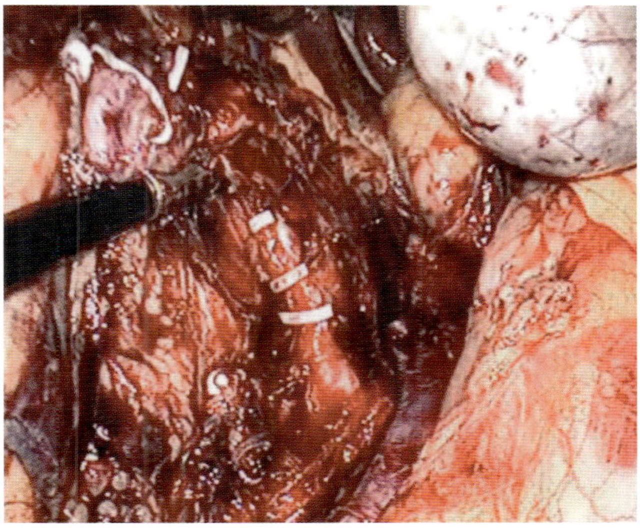

图 18-6 结扎并离断肾动脉

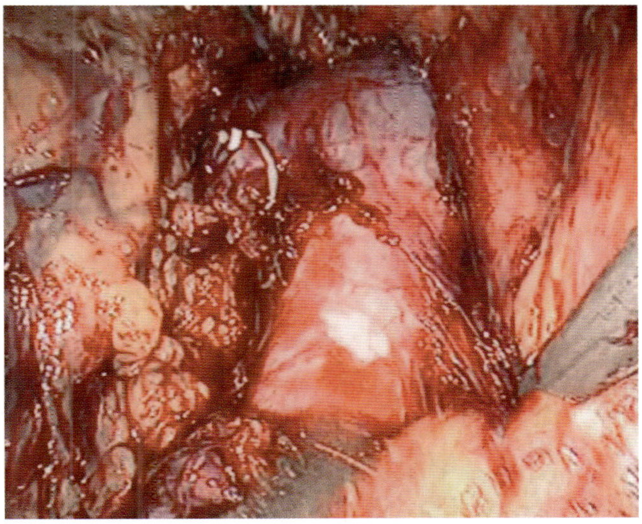

图 18-7 游离下腔静脉

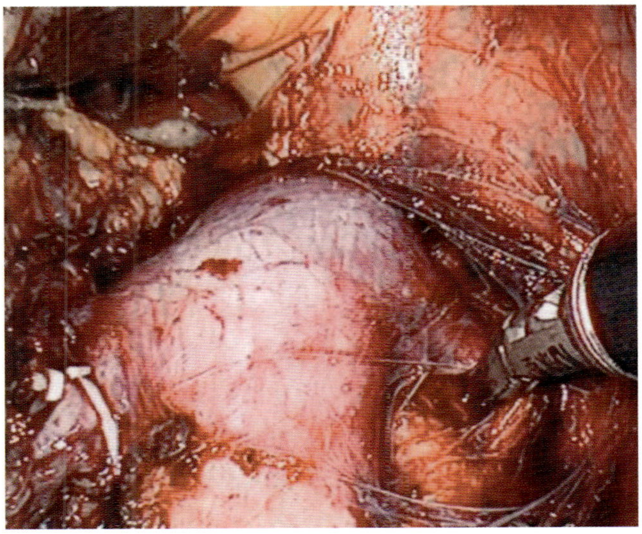

图 18-8 游离对侧肾静脉

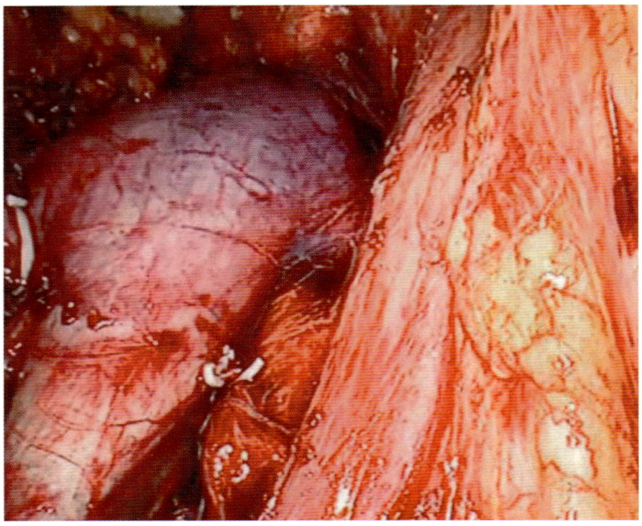

图 18-9　处理腰静脉

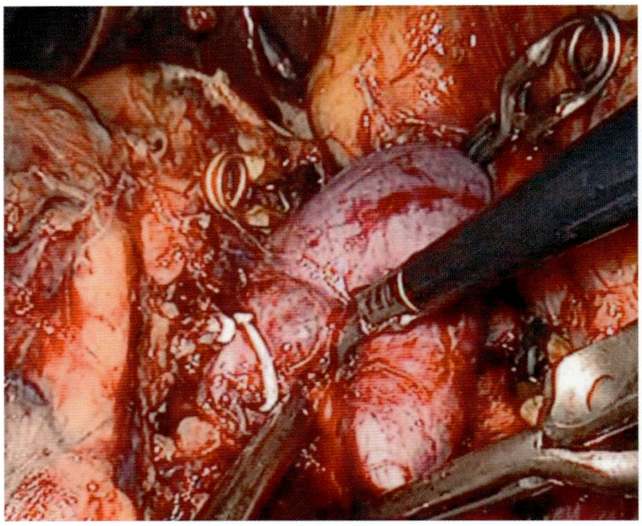

图 18-11　剪开下腔静脉

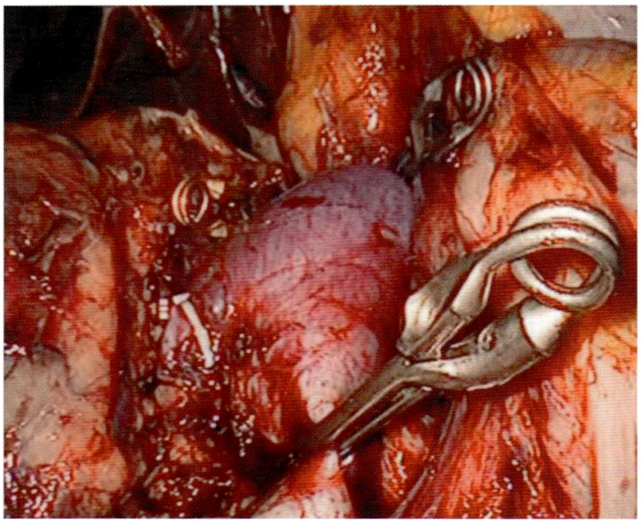

图 18-10　阻断下腔静脉及对侧肾静脉

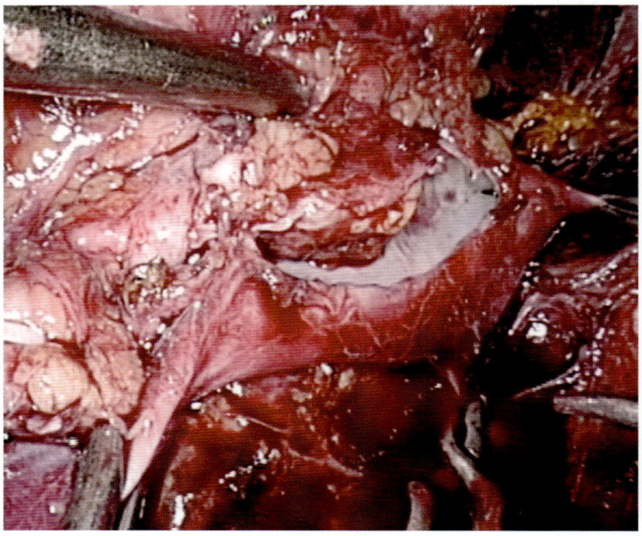

图 18-12　完整切除瘤栓

腔静脉壁粘连，可进行适当修剪。完整切除瘤栓，将其置入无菌手套中防止种植转移（图 18-11 ~ 图 18-13）。以 4-0 Prolene 血管缝合线连续双层缝合下腔静脉，关闭下腔静脉前可用稀释的肝素水反复冲洗管腔以预防血栓形成，确认缝合确切后可松开上述血管阻断（图 18-14、图 18-15）。继续游离并完整切除肾，与瘤栓组织一同装入无菌标本袋内。蒸馏水冲洗术野，仔细检查手术创面无出血后留置引流管。自下腹正中切口取出标本，缝合各切口。

在此基础上，北京大学第一医院泌尿外科首创了联合经腹膜后及经腹途径完全腹腔镜下手术方式。首先，患者健侧卧位在后腹腔镜下完成肾游离、肾动脉处理等操作，充分游离下腔静脉后方，游离并结扎腰静脉及侧支循环血管。随后，切开后腹膜，进入腹腔。患者改为斜卧位，重新放置 3 个经腹入路穿刺套管，继而转为经腹腔操作，完成下腔静脉游离、血管阻断、瘤栓取出及静脉修补等后续手术步骤[5]。此联合入路术式充分结合了后腹腔镜及经腹腹腔镜各自的优势，有效提高了手术的便捷性及安全性。

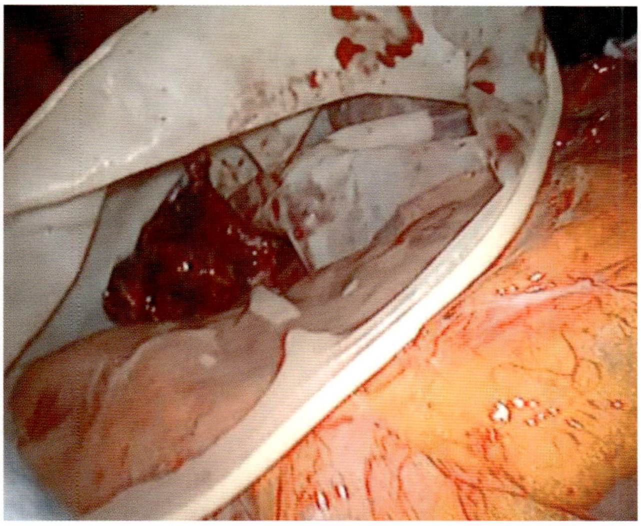

图 18-13 将瘤栓置入无菌手套

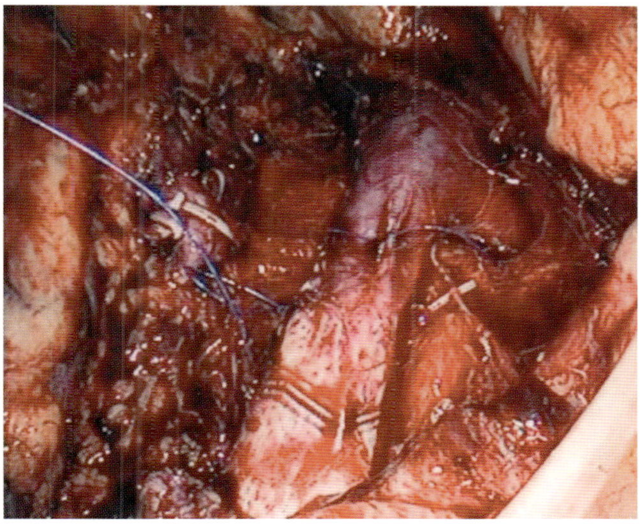

图 18-15 松开阻断

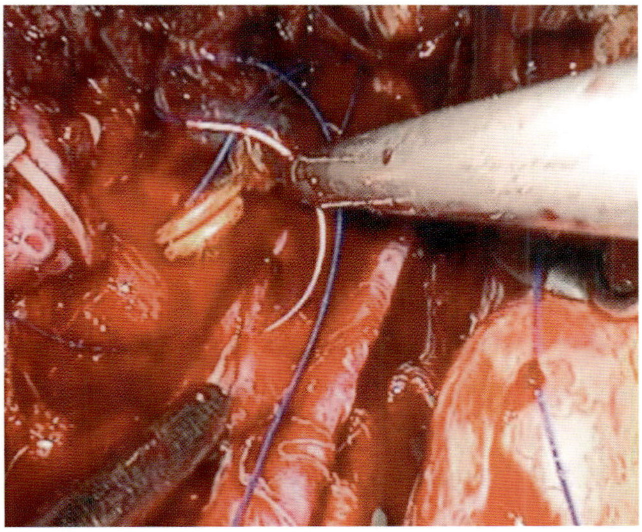

图 18-14 缝合下腔静脉

四、注意事项

术中肾动脉处理一定要可靠，以 Hem-o-lok 夹闭完全后离断。下腔静脉缝合要确切，松开阻断后注意观察有无明显渗血，术后注意观察伤口引流情况。术中仔细分离并处理侧支循环血管及腰静脉，减少术中出血。术后密切观察患者呼吸情况，警惕血栓或残余瘤栓脱落所致肺栓塞可能[6]。

若患者下腔静脉瘤栓上极超过肝下缘甚至肝静脉水平，无法在腹腔镜下完成下腔静脉阻断时，需改行开放静脉瘤栓取出术，通常需要联合心脏外科在体外循环下完成手术。

（周利群 唐 琦）

参考文献

[1] 唐琦，宋毅，李学松，等. 肾癌伴静脉瘤栓患者的外科治疗策略及长期疗效观察. 北京大学学报（医学版），2013, 45: 549-553.

[2] Subramanian V S, Stephenson A J, Goldfarb D A, et al. Utility of preoperative renal artery embolization for management of renal tumors with inferior vena caval thrombi. Urology, 2009, 74: 154-159.

[3] 唐琦，王天昱，李学松，等. 完全腹腔镜下根治性肾切除及静脉癌栓取出术的可行性及安全性分析. 中华泌尿外科杂志, 2015, 36: 648-652.

[4] Xu B, Zhao Q, Jin J, et al. Laparoscopic versus open surgery for renal masses with infrahepatic tumor thrombus: the largest series of retroperitoneal experience from China. J Endourol, 2014, 28: 201-207.

[5] Tang Q, Wang T, Li X, et al. Renal cell carcinoma with infrahepatic vena caval tumor thrombus treated with a novel combined retroperitoneal and transperitoneal pure laparoscopic procedure. Urology, 2014, 83: e9-e10.

[6] Ebbing J, Wiebach T, Kempkensteffen C, et al. Evaluation of perioperative complications in open and laparoscopic surgery for renal cell cancer with tumor thrombus involvement using the Clavien-Dindo classification. Eur J Surg Oncol, 2015, 41: 941-952.

第十九章

腹腔镜肾盂、输尿管癌根治术

一、适应证

分期为 $T_{a\text{-}3}N_0M_0$ 的肾盂癌及输尿管癌[1]。

二、禁忌证

1. 侵犯周围组织或肿瘤巨大和（或）有淋巴结、远处转移。

2. 严重的梗阻性肺疾病、心肺功能不全者。

3. 肾与周围组织粘连严重为相对禁忌。

三、常规术前准备

CTU 诊断肾盂、输尿管癌准确性较高，能了解肿瘤浸润程度、腹膜后淋巴结肿大情况及与周围脏器的关系，指导临床分期，同时还可以了解肾功能情况，目前已基本取代 IVP 的作用。泌尿系 B 超能较早发现肾积水或输尿管扩张，可显示输尿管腔内占位病变或膀胱肿物。对于存在造影无法显影的病例可选择 MRU。由于泌尿上皮肿瘤有多发性，可行膀胱镜检查了解有无膀胱肿瘤。另外可行尿细胞学检查、FISH 检查，甚或输尿管镜检术进一步明确病变性质。术前留置导尿管，手术采用全身麻醉。

四、入路途径

目前腹腔镜肾盂、输尿管癌根治术有经腹膜后腔和经腹腔两种手术入路，欧美国家医师选择经腹腔途径手术占多数，而我国医师多习惯于经腹膜后入路，经腹腔途径开展相对较少。经腹膜后入路具有可直接快速处理肾动脉、对腹腔内器官影响相对较小等特点。经腹腔入路可获得较充分的术野暴露，腹腔空间较大，视野清晰，且进行腔镜下裁剪、缝合等操作较为容易[2]。所有入路的腹腔镜手术都包括两个步骤：切除肾和切除输尿管下段并完整取出标本。

五、手术步骤

（一）经腹膜后腔肾盂、输尿管癌根治术

患者健侧卧位，先取肋缘下与腋后线交点，做约 3cm 切口，钝性扩张至腹膜外间隙，球囊法扩张腹膜后间隙建立腹膜后腔，伸入手指指引分别于肋缘下腋前线和髂嵴上方腋中线穿刺 Trocar，置入腹腔镜、分离钳和超声刀，锐性分离扩大腹膜后间隙，于肾周脂肪囊外游离显露肾背侧（图 19-1）、肾上极（图 19-2）、肾腹侧（图 19-3）、肾下极（图 19-4）、肾动静脉及输尿管上段，保留同侧肾上腺。如为肾盂肿瘤或输尿管上段肿瘤，肿瘤下方用钛夹或 Hem-o-lok 夹闭。充分游离显露肾动脉及静脉 2～3cm（图 19-5），先处理肾动脉，近端双重 Hem-o-lok 夹闭，远端单重夹闭、切断（图 19-6）。于肾动脉下方游离肾静脉，处理方法同肾动脉（图 19-7、图 19-8）。肾蒂亦可以用直线切割器处理。进一步游离切断肾周残余连接的组织，完全游离切除肾，继续向下游离显露患侧输尿管达骨盆入口处[3]（图 19-9）。彻底止血，降低气腹压力，创面无活动出血，放置引流管至肾窝，撤除各套管，缝合各切口。

改平卧位，取患侧下腹部长麦氏切口 5～7cm，

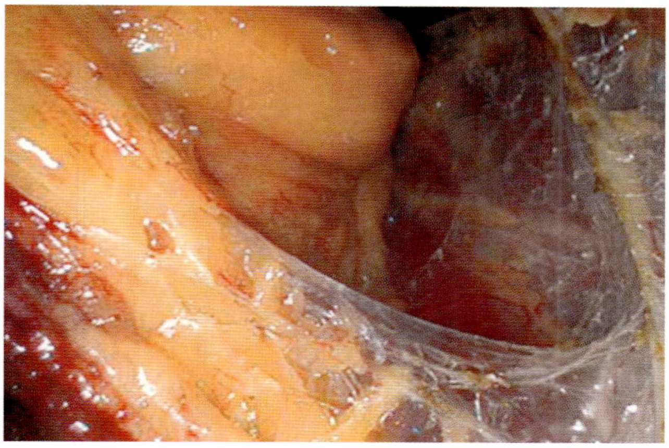

图 19-1 游离肾背侧

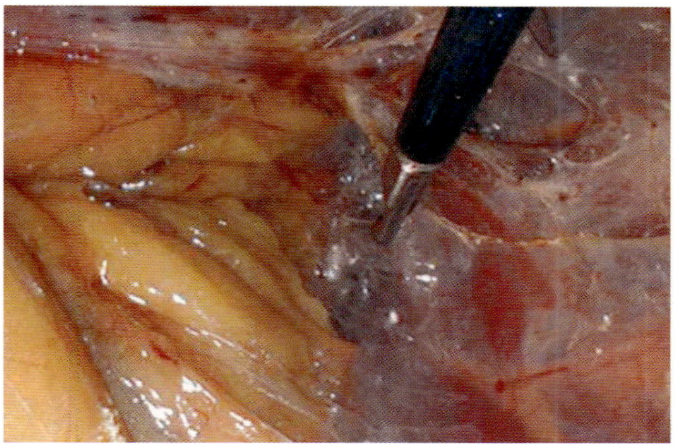

图 19-2 游离肾上极

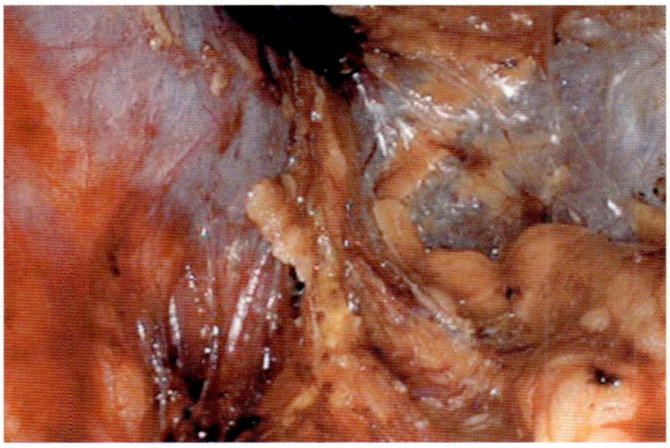

图 19-3 游离肾腹侧

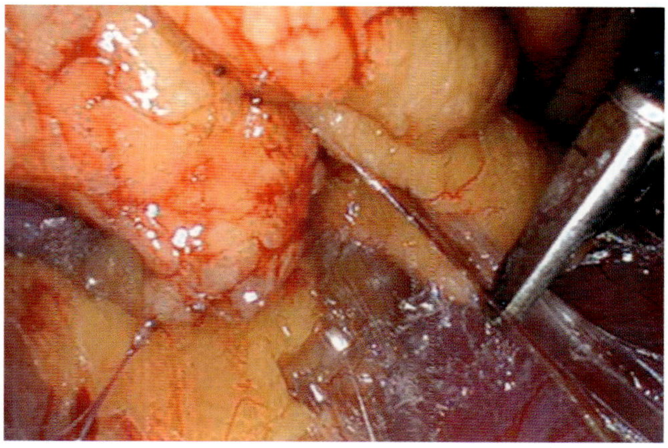

图 19-4 游离肾下极

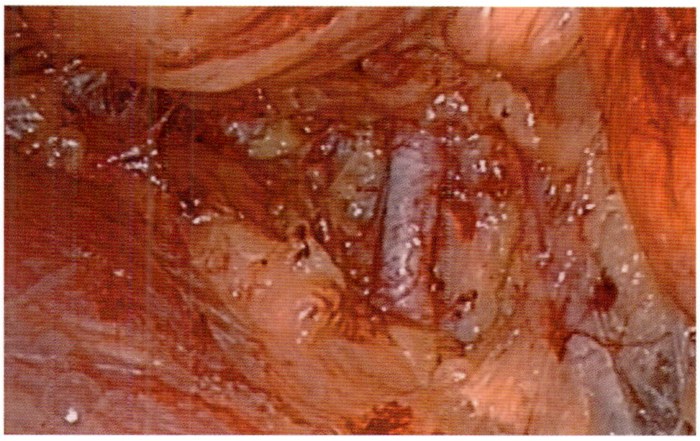

图 19-5 游离显露肾动脉

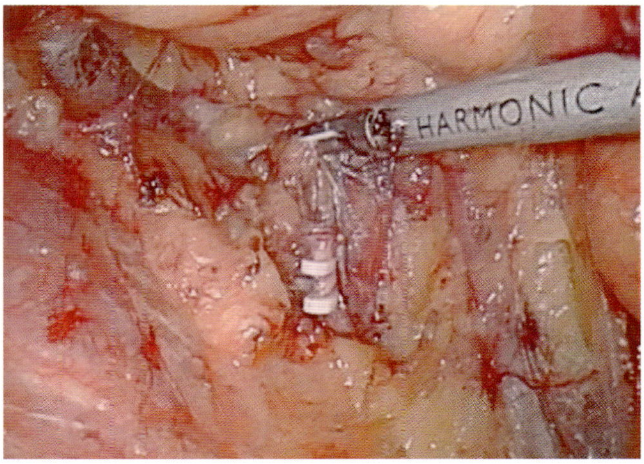

图 19-6 近端双重 Hem-o-lok 夹闭，远端单重夹闭、切断肾动脉

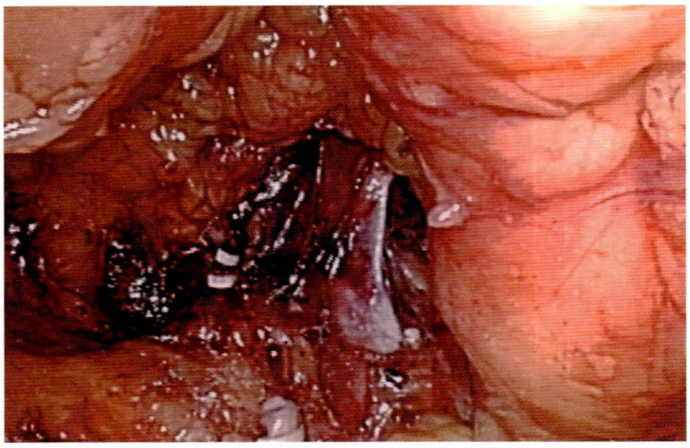

图 19-7　游离显露肾静脉

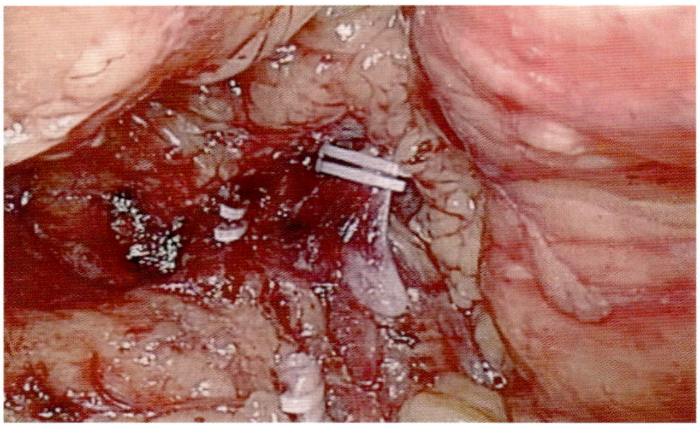

图 19-8　近端双重 Hem-o-lok 夹闭，远端单重夹闭、切断肾静脉

依次切开各层组织，显露髂窝，将患肾连同肾周脂肪及上段输尿管提出切口外，游离输尿管至壁内段，袖套状切除输尿管末段及部分膀胱壁，缝合膀胱。从该切口完整取出患侧肾及输尿管，并留置引流管，逐层关闭切口。输尿管下段切除还可经尿道电切壁内段输尿管，取截石位，经尿道置入电切镜，环形切割输尿管口 2cm 范围内膀胱壁，余步骤同前。

(二)经腹肾盂、输尿管癌根治术

患者卧位或患侧垫高 45° 卧位，取患侧锁骨中线肋缘下 1.0cm 小切口，切开腹壁全层，置入气腹针，注气压力至 14mmHg，于此处插入 10 mm 套管，置入腹腔镜，直视下在脐上 3cm 患侧腹直肌旁、脐下 3cm 患侧腹直肌旁、髂前上棘内上方 3cm 分别置入 10mm、10mm 及 5mm 套管(图 19-10)。用电钩或超声刀切开升(降)结肠旁沟的侧腹膜，右侧从升结肠旁沟向上游离至肝结肠韧带，显露其后方的肾周筋膜，Kocher 手法将十二指肠及结肠牵至内侧，显露下腔静脉及生殖静脉。左侧于降结肠外侧腹膜切开，上至脾外上方，将脾、结肠脾曲及降结肠推向内侧，显露其后方的肾周筋膜，游离至肾蒂水平。在肾下极水平，向下分离输尿管，肿瘤下方钛夹夹闭输尿管。沿下腔静脉或主动脉向肾蒂游离。左侧

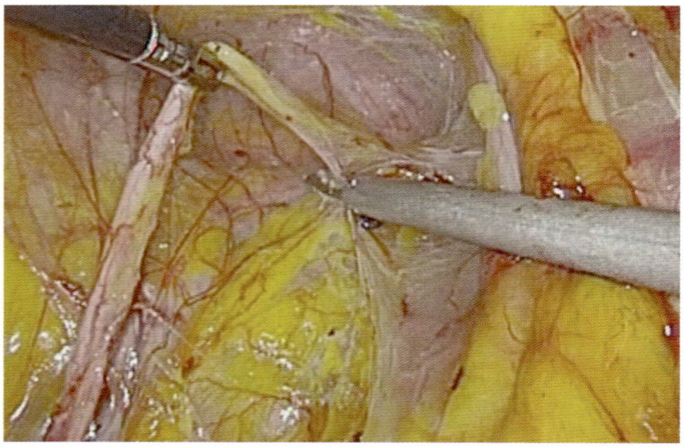

图 19-9　继续向盆腔游离显露输尿管上段

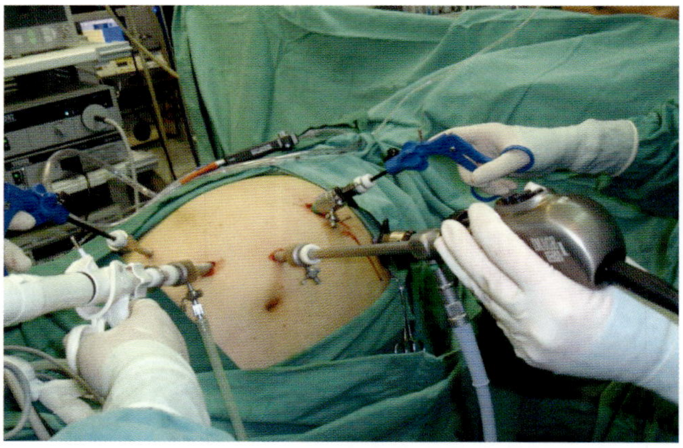

图 19-10　经腹路径套管位置及相应腔内操作器械

沿性腺静脉、右侧沿下腔静脉找到肾静脉，显露肾动、静脉。充分游离肾动、静脉，用 Hem-o-lok 或腔镜用切割缝合器处理之（图 19-11），肾动、静脉分别离断，完全游离切除肾[2]。

输尿管下段及壁内段输尿管切除可采用：

（1）切开法：手术方式同经腹膜后肾盂、输尿管癌根治术。

（2）完全腹腔镜切除法：下腹正中另置入10mm 套管，切开髂血管水平的腹膜向下至侧盆壁膀胱的外侧，沿输尿管周围分离至输尿管膀胱开口，输尿管周围血管用超声刀切断，游离输尿管周围逼尿肌，切开部分膀胱逼尿肌，将输尿管向头侧牵拉，将输尿管开口及部分膀胱黏膜拉出膀胱壁外，用 Hem-o-lok 夹闭输尿管末端（图 19-12），切除输尿管全长及部分膀胱黏膜[4]，也可用 Bulldog 钳钳夹后缝合。下腹部正中取约 5cm 小切口，将标本取出，冲洗创面，仔细止血，下腹小切口置入引流管。

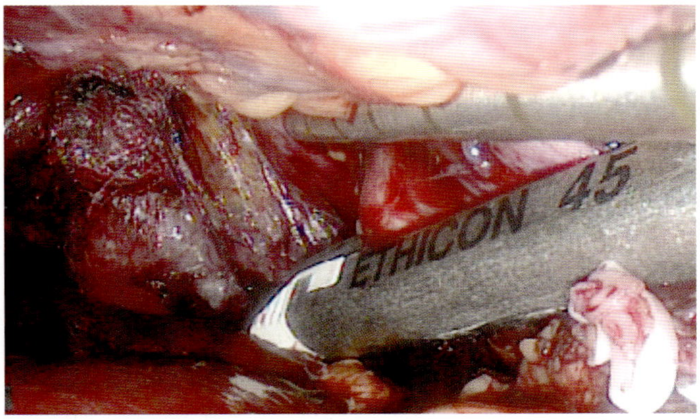

图 19-11 经腹路径以腔镜用切割缝合器处理动、静脉

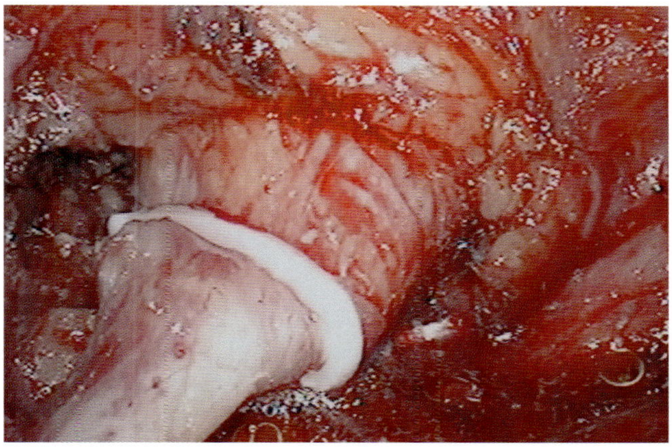

图 19-12 腹腔镜切除法处理输尿管下段及壁内段输尿管，以 12mm Hem-o-lok 夹闭部分膀胱壁

六、术后处理

1. 术后留置尿管 1 周。
2. 膀胱灌注化疗以防止肿瘤复发。
3. 定期复查膀胱镜，早期发现肿瘤复发。

（龚 侃）

参考文献

[1] 梅骅, 陈凌武, 高新. 泌尿外科手术学. 3版. 北京: 人民卫生出版社, 2012: 908-915.

[2] 方冬, 李学松, 谌诚等. 经腹腔与腹膜后腹腔镜肾癌根治术疗效比较. 现代泌尿外科杂志. 2013, 18: 126-129.

[3] 郭应禄. 泌尿外科内镜诊断治疗学. 北京: 北京大学医学出版社, 2004: 231-233.

[4] 刘荣耀, 赵鹏举, 李学松, 等. 经腹腔完全腹腔镜肾输尿管全长切除术治疗上尿路尿路上皮癌. 北京大学学报（医学版）. 2011, 43: 119-122.

第二十章

腹膜后腹腔镜肾部分切除术

一、适应证

技术上可行肾部分切除术的肾脏肿瘤（图 20-1）。

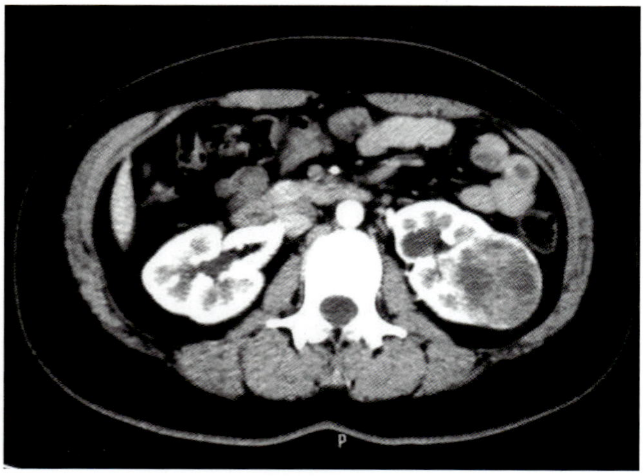

图 20-1 左肾肿瘤患者的 CT 片

二、术前准备

常规术前准备，对小肾癌患者需拍摄 X 线胸片除外肺转移，增强 CT 了解肿物性质、与血管及集合系统的关系和临床分期。术前留置导尿管，手术采用全身麻醉。

三、手术步骤

患者健侧卧位，腹膜后镜肾部分切除术多采用 3 个穿刺点（图 20-2），必要时可增加穿刺点。前三个穿刺点的位置及建立腹膜后腔的方法如前述 IUPU

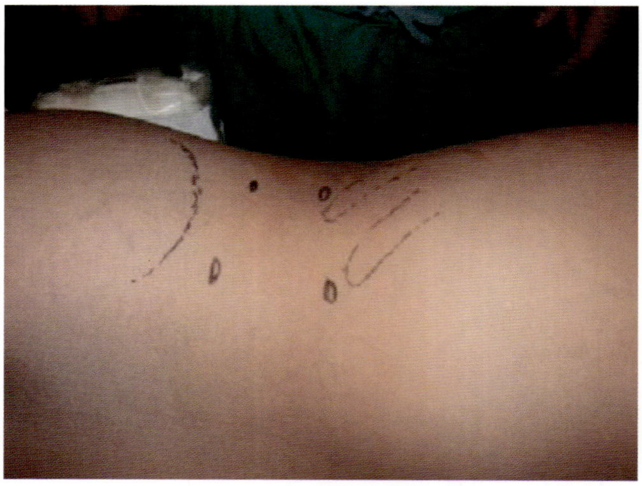

图 20-2 侧卧位穿刺点示意图

法或气囊扩张法。第一穿刺点置入气腹针入腹膜后间隙，置入另外二个套管针后可分别以分离钳及超声刀或电剪刀进一步扩大腹膜后间隙。第四个穿刺点位于髂嵴上缘 2cm 与腋后线的交点处或第 12 肋缘下 2cm 与腋中线交点处。进一步游离肾脏，显露肿瘤组织（图 20-3），如为肾良性肿瘤，可将其表面脂肪囊组织与肿瘤完全游离予以保留，如为小肾癌需连同肿瘤表面脂肪组织一并切除。游离显露肾蒂（图 20-4），以备阻断肾血运之用。将甘露醇 150ml 快速静脉滴入，改善肾灌注。对于初学者动脉阻断后可经套管针向腹膜后腔内肾周围注入冰屑及冰盐水，使肾降温，以增强肾组织的抗缺血能力，延长阻断肾血运的操作时间。以无创血管钳阻断肾动脉或高选择阻断肾分支动脉（图 20-5），对小肾癌可沿肿瘤包膜进行剜除。由套管置入取物袋，将切除之瘤组织放入取物袋内，先置于肾脏边缘。仔细观察

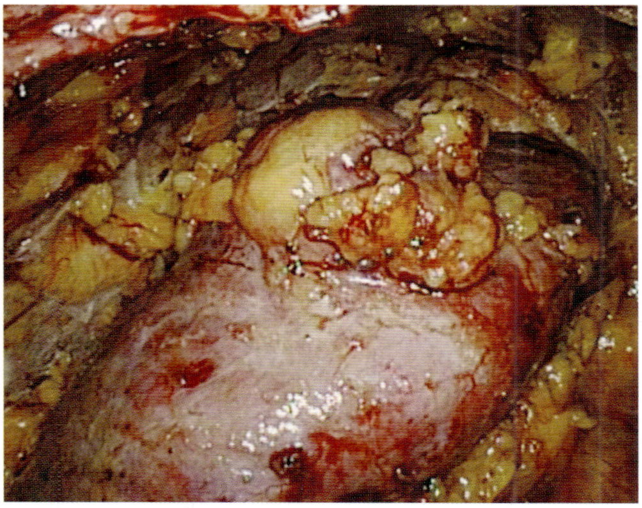

图 20-3 充分游离肾脏，显露肿瘤，保留肿瘤表面脂肪

创面（图 20-6），如有肾盏肾盂被切开，应予以缝合，可于创面上喷涂止血胶剂以利止血。现在多采用倒刺线双层连续缝合法，先缝合创面基底切开肾盂肾盏及血管，封闭集合系统并止血；随后连续缝合肾实质，关闭创面（图 20-7）。松开无创血管钳，恢复肾血运。仔细观察肾缝合处有无出血及渗血（图 20-8），肾脏颜色是否恢复，必要时需加针缝合以进一步止血。取出取物袋，若瘤体较大可适当扩大某一小切口以利取出。冲洗腹膜后腔，仔细检查无出血，由其中一个套管置入引流管后（图 20-9），缝合各小切口（图 20-10）。

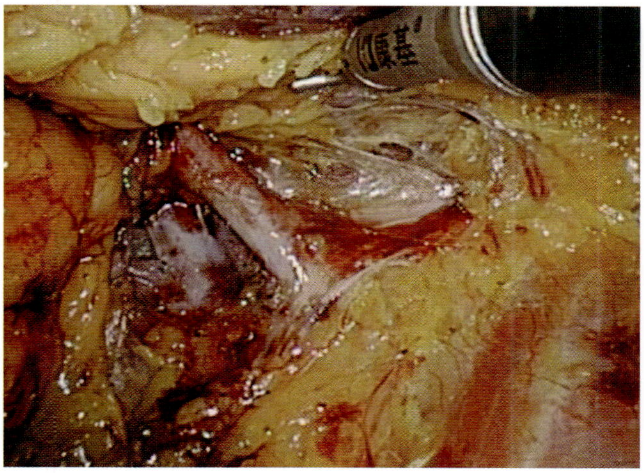

图 20-4 显露肾动脉

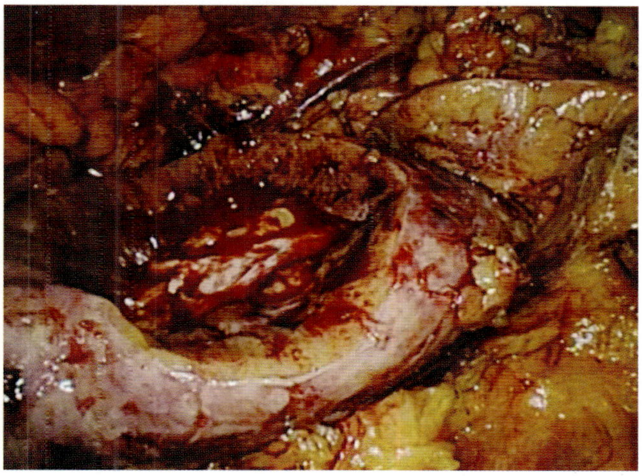

图 20-6 肿瘤切除后创面，可见切开肾盏

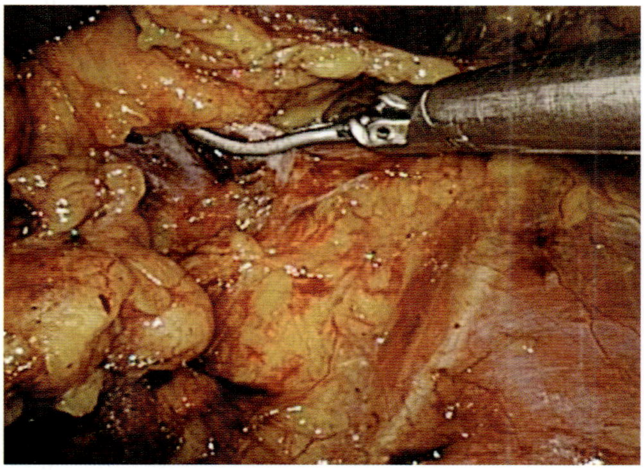

图 20-5 阻断肾动脉主干

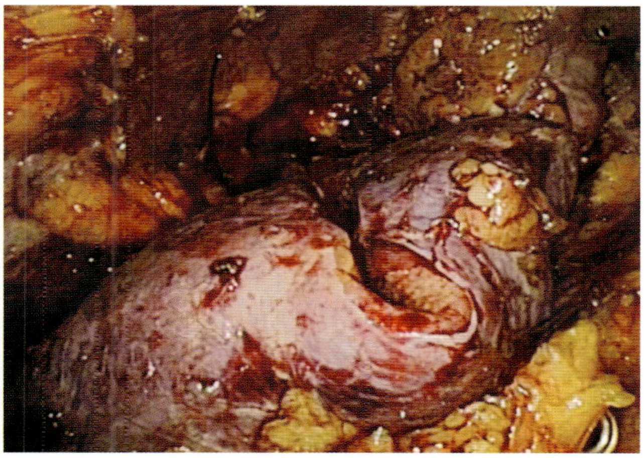

图 20-7 缝合切开的肾盂肾盏、血管及基底后

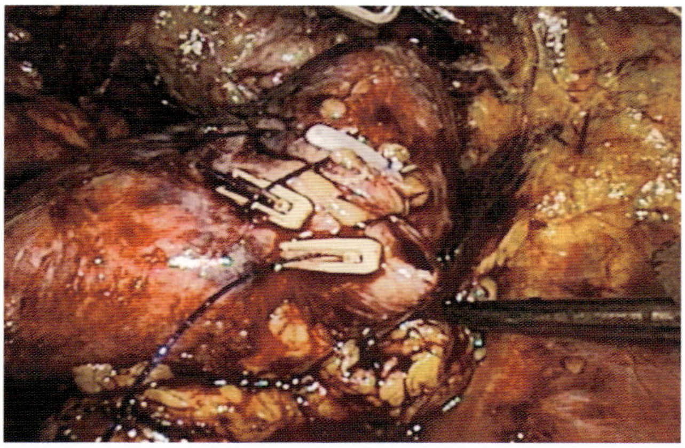

图 20-8 缝合肾实质后松开阻断钳，无渗血

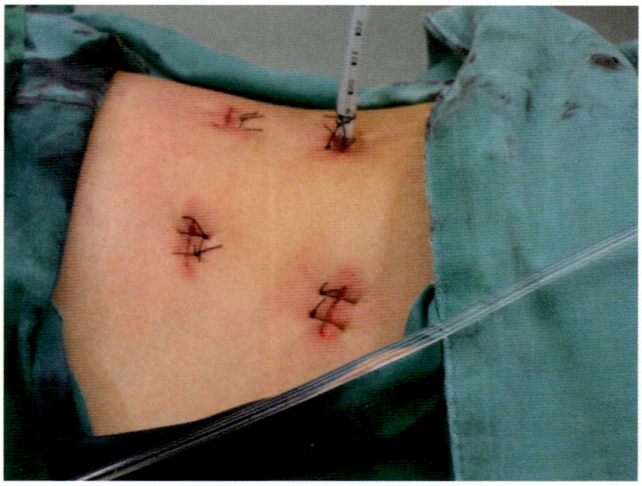

图 20-10 缝合后的穿刺点

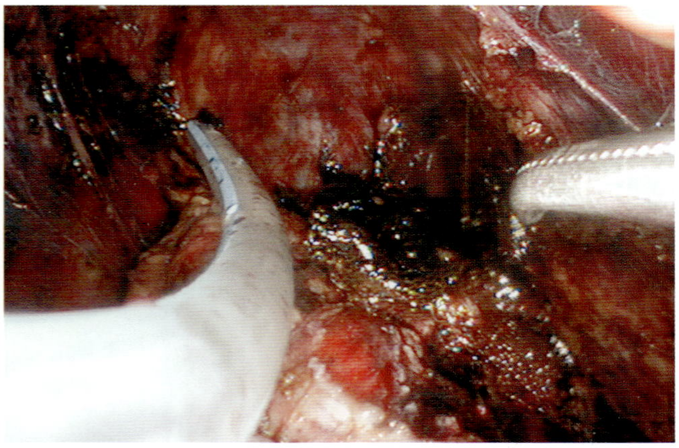

图 20-9 清洗腹膜后腔后留置伤口引流

四、术后处理

手术技术的进步已完全改变了肾部分切除术后原来的处理原则：卧床休息 2 周。视术中具体情况，术后患者第 1 日即可下地活动，也可 2~3 日后，但活动应循序渐进，3 个月内不宜进行激烈的体育活动或重体力劳动。如出现血尿等症状应再次卧床休息，监测生命体征，进行必要的检查明确有无活动性出血、动静脉瘘及假性动脉瘤，必要时需行选择性肾动脉栓塞及输血治疗。适当给予抗生素及止血药物以预防感染及进一步出血。

（周利群　姚　林）

第二十一章

腹腔镜肾盂输尿管成形术

肾盂输尿管连接部梗阻（obstruction of uretero-pelvic junction，UPJO）是肾积水的常见原因之一。病因可以分为机械性或动力性所致。前者与管腔狭窄或肾下极异位血管（或组织索）压迫有关；后者是UPJ部位的平滑肌蠕动传导障碍。UPJ梗阻段极少长于2cm。最主要的诊断方法是泌尿系造影；无梗阻的肾盂扩张需要作利尿性肾图确定。螺旋CT的三维成像对诊断肾下极异位血管的准确性及敏感性很高。

UPJ梗阻的治疗主要有各种开放的肾盂成形术、顺行及逆行性肾盂内切开术（或扩张术）以及腹腔镜肾盂输尿管成形术（laparoscopic pyeloplasty）。1993年，Schuessler首次报道了5例腹腔镜离断肾盂成形术[1]。Jarrett和Kavoussi 2002年总结其10年共100例腹腔镜肾盂成形术的经验，并与同期开放性肾盂成形术作比较，作者的结论是：腹腔镜肾盂成形术治疗UPJ狭窄的效果与开放手术相同，但创伤和术后并发症明显减少[2]。

在过去的10多年里，由于腹腔镜技术迅速发展，手术缝合器械不断完善，使得在腹腔镜下进行肾盂输尿管成形重建术治疗UPJO成为了可能[3]。腹腔镜手术创伤小，技术娴熟后手术时间明显缩短，可与开放手术相当，甚至短于开放手术时间。患者术后卧床时间短、恢复快，对体力劳动影响小，康复情况明显好于开放手术，其成功率和远期效果与开放手术相当。因此，腹腔镜肾盂成形手术作为治疗UPJO的微创手术，有望成为微创外科时代治疗UPJO的新“金标准”。主要术式包括：① Anderson-Hynes肾盂成形术；② Foley Y-V肾盂成形术；③ Fenger非离断的肾盂成形术；④粘连松解或异位血管切断术。

目前常用的术式可通过经腹腔途径或腹膜后途径完成[4]。经腹腔途径操作空间大，解剖标志明显，但游离的范围大，术后发生肠道并发症的机会较多。经腹膜后途径手术，稍加分离即可到达手术部位，对腹腔脏器干扰轻微，发生肠道并发症的机会较少，由于异位血管多位于背侧，因而发现和处理异位血管更加容易；另外考虑到潜在的漏尿的风险，该途径更可以减少漏尿对肠道的刺激。相对不足是手术空间较小，解剖标志不明显。

一、手术适应证

1. UPJO合并肾功能明显或进行性损害。
2. 高位肾盂输尿管入口合并肾积水。
3. 异位血管压迫肾盂输尿管连接处。
4. 内镜手术方法失败的UPJO。
5. UPJO继发肾结石，继发反复感染。对于严重感染者，可先行肾盂造瘘引流尿液，以后择期手术。
6. 马蹄肾或盆腔异位肾合并UPJO。

二、手术禁忌证

1. 严重凝血障碍疾病、严重的心肺疾病患者。
2. 宫内妊娠。
3. 肾内型肾盂和开放成形手术失败者不宜行腹腔镜手术。
4. 相对禁忌证包括巨大的腹主动脉瘤，以前有腹部或腹腔手术史特别是做过输尿管或肾盂手术者。

三、术前准备

1. 术前做IVU+KUB、患侧逆行肾盂造影、放射性核素肾图。

2. 术前晚灌肠。

3. 可于术日膀胱镜下留置患侧输尿管导管。

四、手术器械

腹腔镜穿刺器 3～4 个，弯钳、输尿管抓钳、长杆吸引器、电钩、长杆针持、剪刀各 1 把，超声刀 1 套。

五、麻醉选择与手术体位

患者全身麻醉，健侧卧位，腰桥垫高。患者亦可先取截石位，膀胱镜下可以留置患侧输尿管导管（或者也可以术中从穿刺器旁边置入导丝引导下直接插入支架管）。

六、手术步骤

（一）穿刺器放置和后腹腔空间的建立

第一个穿刺点选在第 12 肋缘下 2cm 与骶棘肌外侧缘 lcm 交叉点；第二个穿刺点位于腋中线髂嵴上 2cm，放置 10mm 穿刺器，用于观察镜使用；第三个穿刺点选在第一个穿刺点向前 8～10cm，或肋缘下 2cm 与腋前线交叉点，放置 5mm 的穿刺器。

先在第一个穿刺点处作一 2cm 的切口，逐层钝性分离至腰背筋膜，中弯钳戳开，然后用手指确认为后腹腔间隙后，推开腹膜及腹膜外脂肪，放入自制水囊，根据情况注水 300～400ml，2～5 分钟后取出水囊，放入 12mm 或 10mm 穿刺器，建立气腹，气腹压力设定为 10～15mmHg，然后在直视下于另两处放置其他两个穿刺器。

（二）暴露狭窄部位

于腰大肌前缘打开 Gerota 筋膜和脂肪囊，找到肾，用超声刀游离出肾下极，用吸引器顶起肾下极，在肾下极与腰大肌之间分离即可看到输尿管，显露肾盂及输尿管上段 7～8cm，确认狭窄部位。

（三）根据狭窄部位的特点分别按以下手术方式完成

1. 粘连松解或异位血管切断术　若发现狭窄为纤维条索压迫所致，可用超声刀局部松解切断，阻断输尿管狭窄远端正常的输尿管，若局部明显扩张已无狭窄时，无需进一步手术，但是多数情况下需切除狭窄段再吻合；若为异位的动脉压迫，可先将其阻断，观察肾缺血范围，在 4 ～5cm^2 之内可用 Hem-o-lok 或钛夹夹闭后切断，一般直径 1～2mm 的动脉都可直接切断；否则需采用下面的方式。

2. Anderson-Hynes 离断的肾盂成形术　据报道，25%～67% 的外压性 UPJO 病例由于异位血管引起。异位血管通常是在邻近 UPJ 的输尿管前方（图 21-1）。若发现异位血管供应肾脏范围较大，则适合行 Anderson-Hynes 离断的肾盂成形术，这样才能保留异位血管，最大限度地保留肾功能。在这种情况下，输尿管必须移位到血管的前面重新与肾盂吻合。术者游离肾盂前面和后面时，要注意避免损伤肾门的小血管。首先在狭窄处的上方环形切开肾盂（图 21-2），输尿管即与肾盂分离（图 21-3），同时通过

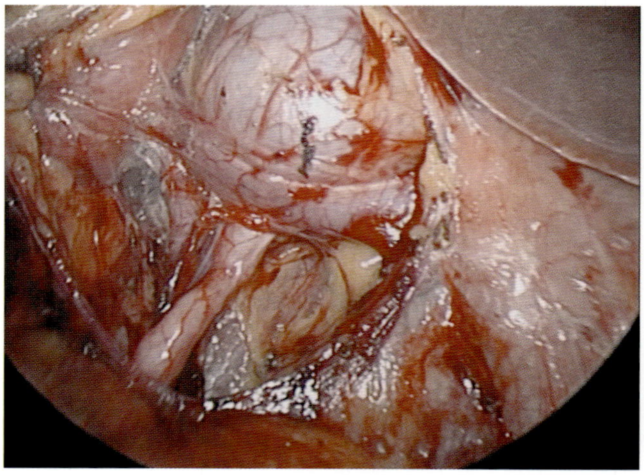

图 21-1　显露异位血管及扩张肾盂

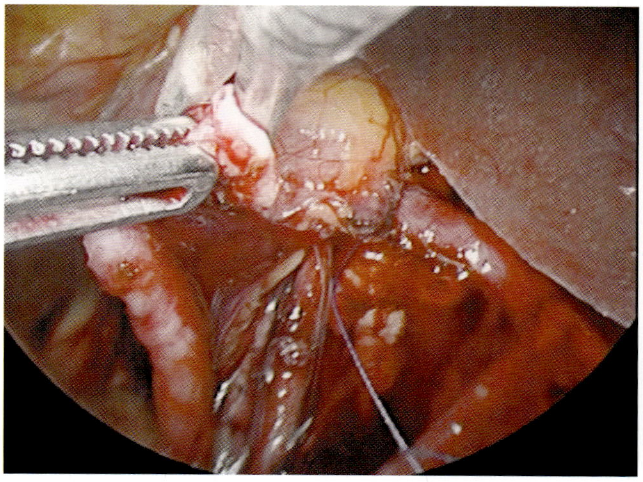

图 21-2　环形切开肾盂

这个切口牵出预先留置的输尿管内支架管。注意不要螺旋形切开输尿管或者剪断其中的支架管。在距狭窄处远端约 0.5cm 处将正常输尿管环形切开，将套在支架管上的残存输尿管取出，送检病理。剪裁多余的肾盂，从肾盂切口上端用 3-0 或 4-0 可吸收线连续缝合肾盂，保留肾盂下方开口 1cm。将输尿管上端纵向切开约 1cm，并修剪成楔形。将输尿管楔形最下端用 3-0 或 4-0 可吸收线与肾盂对应处缝合（图 21-4），输尿管支架管被放回到肾盂内（图 21-5），输尿管楔形顶端与肾盂下方保留的开口缝合。缝合时采用两点固定连续缝合（图 21-6）。

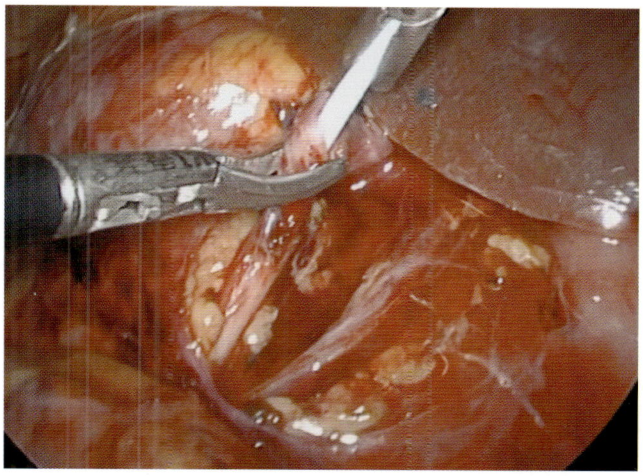

图 21-5　输尿管支架管被放回到肾盂内

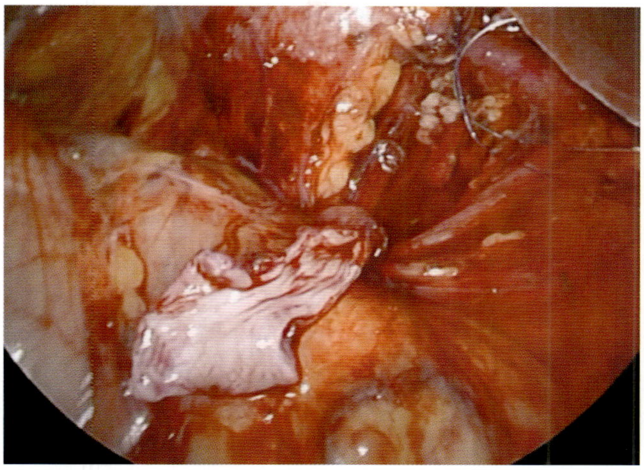

图 21-3　肾盂与输尿管分开

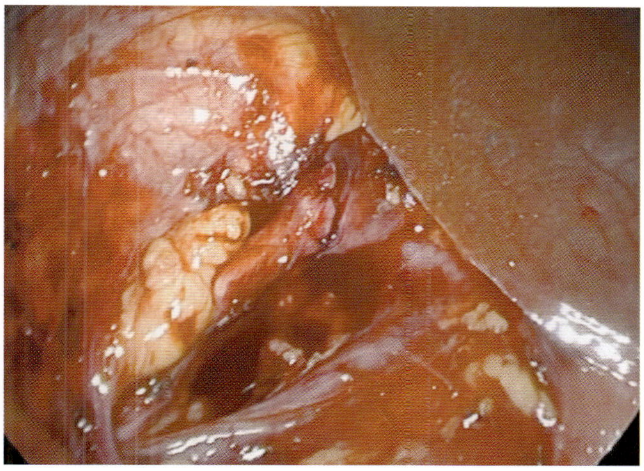

图 21-6　连续缝合肾盂及输尿管

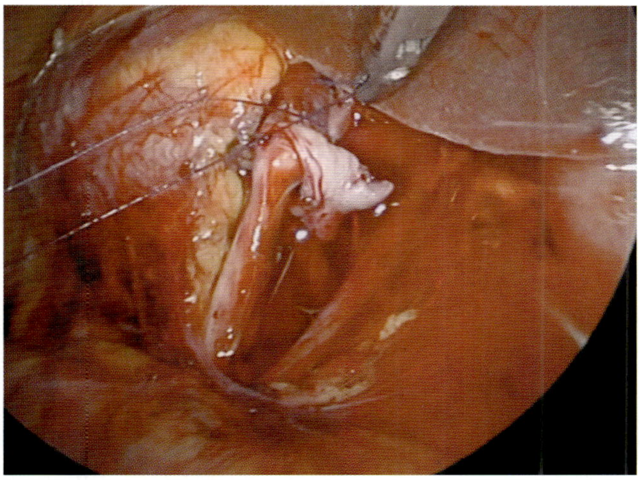

图 21-4　肾盂与输尿管缝合

3. Fenger 非离断的肾盂成形术　完成肾盂的分离暴露后，适于行 Foley Y-V 肾盂成形术的同样适合做 Fenger 肾盂成形术。本手术的原则是纵向切开和横向缝合，由于需要更少的缝合，本手术有手术时间比较短的优点。术者可用剪刀从肾盂至 UPJ 以下 1cm 处纵行剪开，一开始选在 UPJ 正上方切开肾盂，可以使经过 UPJ 处剪开更加容易，接着在支架管上方横行缝合纵行切口，以 4-0 可吸收缝线间断缝合 1～3 针关闭切口。

4. Foley Y-V 肾盂成形术　在游离暴露肾盂后，如果患者：①无横跨血管；②肾盂扩张不明显；③输尿管接入肾盂位置较高时，可以采用 Foley Y-V

肾盂成形术。剪开肾盂，经输尿管肾盂入口处将切口延长至输尿管，形成一个宽基底的V形的肾盂瓣，瓣的边长与输尿管切口等长，接着在近端输尿管前壁楔形切开1cm，用腹腔镜刀在UPJ部位先垂直切开可使此操作更容易。用4-0可吸收缝线将V形瓣的尖端与输尿管的楔形尖端相缝合，将结打在腔外。接着间断缝合2～4针，先将下缘关闭，然后从尖部间断或连续缝合到肾盂的上部完成吻合。

（四）关闭切口

检查无明显出血后，留置腹膜后引流管1根，逐层关闭切口。

七、术后处理

1．双侧病变均需要手术者，可一期或分期手术。

2．患肾肾图肾小球滤过率在10%以下，CT显示肾皮质厚度＜2mm，对侧肾功能良好者，可行肾切除。

3．术后第1日可鼓励患者下床活动，腹膜后引流管留置3～5天，连续3天引流量少于10ml时拔除伤口引流管。5～7天后拔除Folley尿管，通常在术后应用静脉抗生素4～5天，然后口服抗生素1周。

4．肾盂输尿管内支架管保留2～6个月后经膀胱镜取出。

5．术后定期观察肾积水和肾功能恢复情况。

八、手术常见并发症及其预防处理

1．戳口出血拔出穿刺器前先用腹腔镜检查戳口周围有无出血，如发现出血全层缝合戳口。

2．脏器损伤放置穿刺器时避免损伤肠管。术中辨清解剖结构，合理使用电凝器止血。

3．尿漏多为缝合输尿管不够严密，或者DJ管位置不当所致。术后应保持伤口引流管通畅，加强营养，促进伤口愈合，一般1～2周后均可慢慢停止[5]。

4．输尿管连接部狭窄多为吻合口瘢痕所致，可采用输尿管气囊扩张、输尿管镜或经皮肾镜下冷刀或激光切开[6-7]。

（张　骞）

参考文献

[1] Schuessler W W, Grune M T, Tecuanhuey L V, et al. Laparoscopic dismembered pyeloplasty. Journal of Urology, 1994, 150(6):1795-1799.

[2] Ramakumar S, Lancini V, Chan D Y, et al. Laparoscopic pyeloplasty with concomitant pyelolithotomy. Journal of Urology, 2002, 167(3): 1378-1380.

[3] Traumann M, Kluth L A, Schmid M, et al. Robot-assisted laparoscopic pyeloplasty in adults : Excellent long-term results of primary pyeloplasty. Urologe A, 2015, 54 (5):703-708.

[4] Zhu H, Shen C, Li X, et al. Laparoscopic pyeloplasty: A comparison between the transperitoneal and retroperitoneal approach during the learning curve. Urologia Internationalis, 2013, 90(2):130-135.

[5] Monn M F, Bahler C D, Schneider E B, et al. Trends in robot-assisted laparoscopic pyeloplasty in pediatric patients. Urology, 2013, 81(6):1336-1341.

[6] Kumar R, Nayak B. Robotic versus conventional laparoscopic pyeloplasty: A single surgeon concurrent cohort review. Journal of the Urological Society of India, 2013, 29(1):159-159.

[7] Wu S, Zhou L, Tan Y, et al. Clinical analysis of retroperitoneal laparoscopic pyeloplasty for ureteropelvic junction obstruction. Anhui Medical Journal, 2013.

第二十二章

腹腔镜活体亲属供肾切取术

一、概述

成功的肾移植是治疗终末期肾脏疾病的最佳治疗方法，也是最经济的治疗方法。根据供体肾来源不同，肾移植可以分为尸体肾移植和活体肾移植。现代肾移植的手术技术以及新型免疫抑制药物的应用已经相当成熟，在大的移植中心，移植肾的1年存活率在98%左右，5年存活率也在80%左右。随着我国经济的快速发展，等待做肾移植的患者迅速增加，尤其是进入20世纪90年代以后肾的供需矛盾日益突出，由于尸体供肾短缺严重，亲属活体供肾成为解决这一矛盾的重要途径。亲属活体供肾移植由于亲属间的血缘关系，存在HLA的遗传特征，HLA匹配良好，使移植后人、肾存活率提高，减少了使用大剂量免疫抑制剂所导致的相应并发症，且可缩短受者等待供肾时间，供肾热缺血时间短，肾再灌注损伤轻，移植肾排斥反应少，同时可选择最佳的手术时间。与尸体肾移植相比，世界移植学界公认活体供肾肾移植远期存活率明显高于尸体供肾肾移植，所以近几年国内的亲属肾移植数量越来越多。亲属活体供肾切取既要保证供者的安全，又要保证供肾质量，在此基础上如能进一步减轻供者创伤及痛苦，会有利于活体肾移植的开展。

目前，亲属活体供肾切取术的方式主要有4种，即传统的开放活体供肾切取术（open live donor nephrectomy，OLDN）、经腹腹腔镜活体供肾切取术（laparoscopic live donor nephrectomy，LLDN）、手助腹腔镜活体供肾切取术（hand assisted laparoscopic live donor nephrectomy，HLLDN）和后腹腔镜活体供肾切取术（retroperitoneoscopic live donor nephrectomy，RPLDN）。在腹腔镜手术出现之前，活体取肾均采用开放手术的方法，创伤大，恢复慢，对供者有较大的影响，许多供者因为惧怕手术而放弃供肾。自1990年Clayman等报道后腹腔镜行肾切除术以来，腹腔镜肾切除术应用越来越广泛，1995年Ratner完成了世界第一例腹腔镜下活体供肾切取术。目前，国内技术成熟的单位同样采用腹腔镜手术的途径获取供体肾，北京大学第三医院泌尿外科自2003年开始均采用后腹腔镜取肾，手术均获成功，受者肾功能良好，未发生死亡病例，无严重手术并发症，是国内开展此技术数量较多、技术娴熟的中心之一。目前美国大多数肾移植中心已将腹腔镜活体供肾切取术作为首选供肾切取方法，美国器官共享网络（UNOS）统计2005年全美83%的活体供肾采用腹腔镜切取的方式（Wright，2008）。尽管腹腔镜活体供肾切取术具有创伤小、出血少、术后疼痛轻、手术切口小、美观、住院时间短、术后恢复快、供者易接受等优势，但学习曲线长、手术难度大（Navarrete，2009）。

北京大学第三医院泌尿外科自采用腹腔镜活体供肾切取手术以来，不断改进，在保证手术安全的基础上，不断缩短热缺血时间、降低手术费用，取得了良好的效果（Ma Lulin，2010）。经过我们不断完善，后腹腔镜活体供肾切取术已经成为我们获取活体供肾首选的方法。后腹腔镜供肾切取手术安全可靠，完全可以替代传统开放手术，经不断的技术改进可降低学习曲线，提高取肾的质量。

（一）手术适应证

1. 供者年龄大于18岁。
2. 总肾及分肾功能正常。
3. 无局部或全身细菌或病毒感染。

4. 具有完全民事行为能力，无精神及心理疾病者。

5. 供者与受者血型相容，淋巴毒试验阴性。

6. 经过人体器官移植伦理委员会批准。

（二）手术禁忌证

1. 供者有尿蛋白，24 小时尿蛋白总量大于 150mg，可能存在潜在肾脏疾病者。

2. 糖尿病患者。

3. 严重心血管系统疾病患者。

4. 恶性肿瘤及凝血功能障碍者。

5. 泌尿系统肿瘤、复杂结石、畸形、重度肾积水患者。

6. 病毒性肝炎、艾滋病、梅毒、活动性结核等疾病患者。

7. 严重高血压患者，轻度高血压患者如血压控制不良或者有靶器官病变者。

8. 经人体器官移植伦理委员会评估不适合捐肾者。

（三）术前准备

术前供者准备同一般肾切除术，麻醉诱导之前留置尿管，术前常规预防性使用抗生素。

（四）手术器械

腹腔镜及气腹相关器械、吸引器、超声刀或电钩、弯钳、Hem-o-lok 及施夹钳、钛夹及钛夹钳、剪刀以及 0～4℃ HCA 肾保存液。

二、麻醉选择与手术体位

麻醉均采用全身麻醉，体位取侧卧位，抬高腰桥，与开放手术相同。

三、手术步骤

（一）手术入路

如“腹腔镜概论”部分所述，建立后腹腔镜操作途径和操作空间。

Trocar 的位置：见“腹腔镜概论”。

（二）游离肾脏

一般左手持吸引器或弯钳，右手持超声刀，依术者习惯或术中情况也可两者调换。清除腹膜外脂肪，顺腰大肌用超声刀切开侧锥筋膜，即可暴露黄色的肾周脂肪。切开肾周脂肪，显露肾表面，推开脂肪，脂肪囊和肾表面间的纤维组织和侧支小血管显露清晰，用超声刀逐一切断。肾上极内侧偶有较粗血管，为肾与肾上腺之间的侧支血管，应凝固切断。游离次序一般为肾背侧、上极、外侧、内侧、下极，也有时混合进行，用吸引器推开或用弯钳牵开肾周脂肪，此时脂肪与肾间有一层白色纤维组织或小血管，用超声刀逐一切断这些组织，肾即完全游离。在未充分游离肾血管之前，肾上极腹侧面脂肪不要完全游离，肾相对固定时便于游离肾血管（图 22-1、图 22-2）。

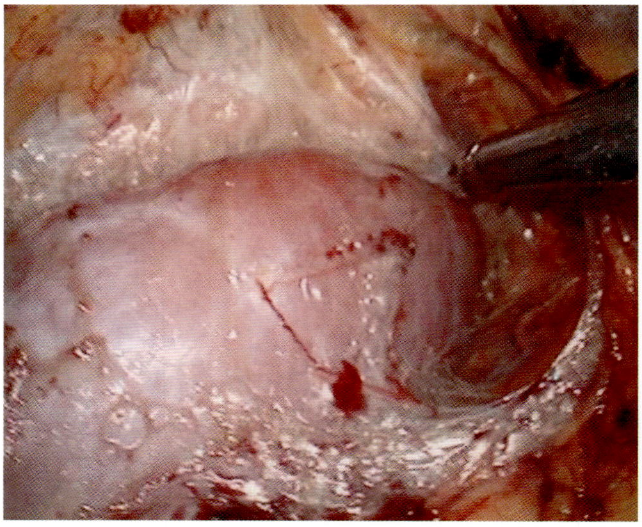

图 22-1　游离肾腹侧

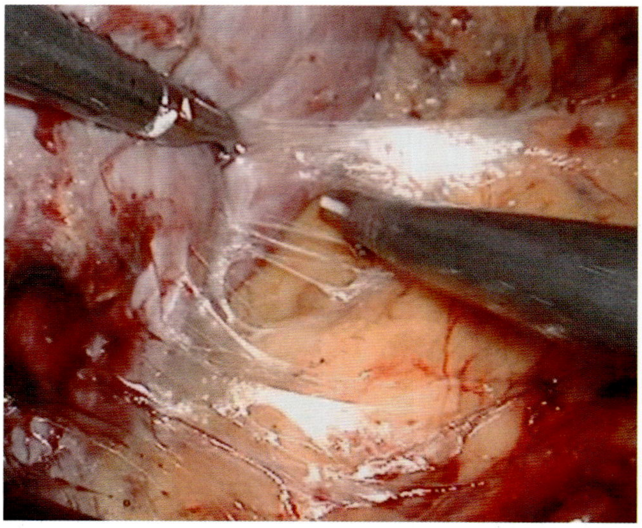

图 22-2　游离肾背侧

(三)游离肾血管与输尿管

纵观肾脏，在肾中部水平与腰大肌之间向深处分离，即可见到搏动；有时搏动不明显，但在肾中部与腰大肌之间有束状隆起的组织，下方即为肾动脉。要鉴别搏动为腹主动脉还是肾动脉，主动脉为纵向搏动，肾动脉为横向搏动即腹主动脉与肾之间组织的搏动。肾动脉周围常有丰富的淋巴组织，用超声刀慢档逐一切断，预防术后淋巴瘘。将肾动脉周围纤维组织用超声刀切断。尽量将肾动脉分离至腹主动脉起始处，以保障有足够长度的肾动脉。左肾静脉分支较多，一般有 3～5 分支汇入，其中 3 支较粗，分别为性腺静脉、腰静脉和肾上腺中央静脉。肾静脉下方汇入的静脉为性腺静脉，在女性供者此静脉可以很粗，可以采用超声刀慢档，在血管两端分别凝固后切断。腰静脉位于腰大肌与肾静脉之间，需要同样处理。在肾静脉上缘，与性腺静脉相对应处为肾上腺中央静脉，同样予以凝固切断。在处理肾静脉分支时，近肾一侧的血管断端尽量避免使用钛夹或 Hem-o-lok，以免夹子影响后续的血管处理。左肾静脉相对较长，一般游离到肾上腺中央静脉以近处，血管长度基本够用。右肾静脉没有多余分支而且血管长度较短，需要游离到肾静脉汇入下腔静脉处。

游离输尿管时，要特别注意保护输尿管的血运，以避免术后发生输尿管坏死。用输尿管钳提起输尿管时，张力不可过大，否则同样可造成输尿管血管损伤导致输尿管坏死。输尿管一般游离至肾下极下方 7～8cm 即可，保留太长输尿管并无意义，用钛夹夹闭远端输尿管，近端用剪刀剪断。用超声刀切断输尿管会影响输尿管末端血供，增加术后尿漏的机会。在切断肾动、静脉以前，一定要确定除肾动、静脉外无其他组织相连。否则，切断肾动脉、静脉后，再分离切断其他组织耽误取出肾，势必延长热缺血时间，增加术后肾功能延迟恢复的发生率（图 22-3～图 22-13）。

在切断肾动、静脉以前，顺第一个穿刺套管切口向前下方切开 4～6cm，只要术者的手能够伸入切口即可，需要切开皮肤皮下，但要保持肌层完整，这样既可以避免漏气，又可以减少取出肾的时间，缩短热缺血时间（图 22-14）。

在最后切断肾动、静脉以前，再检查一遍，确保肾脏除了肾血管相连以外，再无其他组织相连，

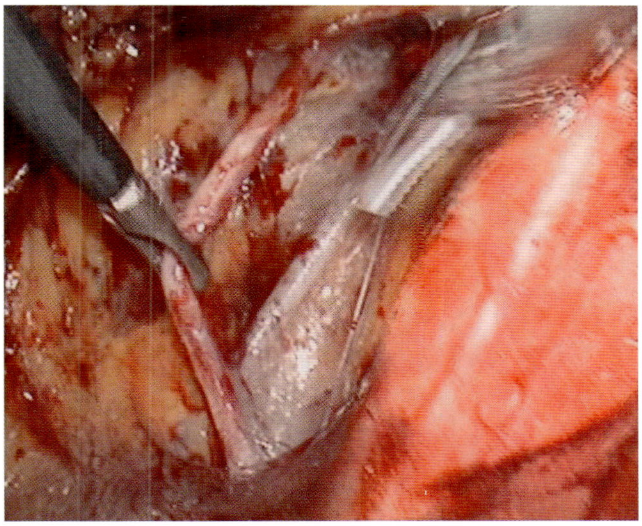

图 22-3 用无损伤钳提起游离输尿管

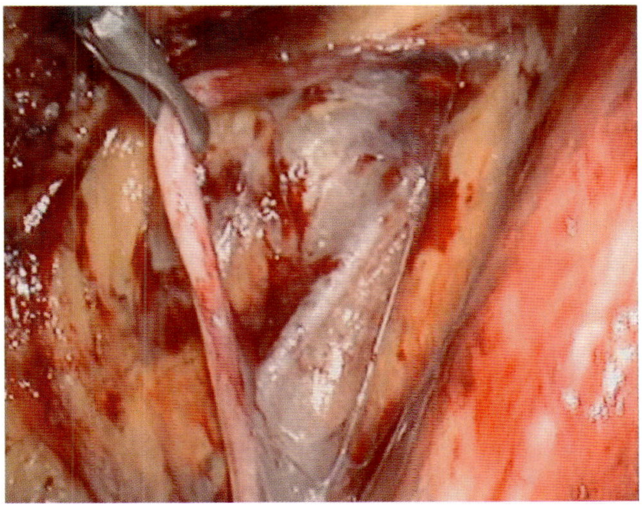

图 22-4 游离输尿管适当长度

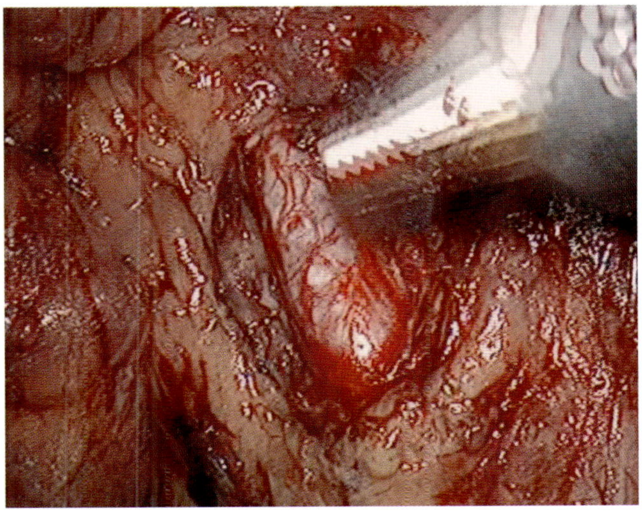

图 22-5 游离肾动脉

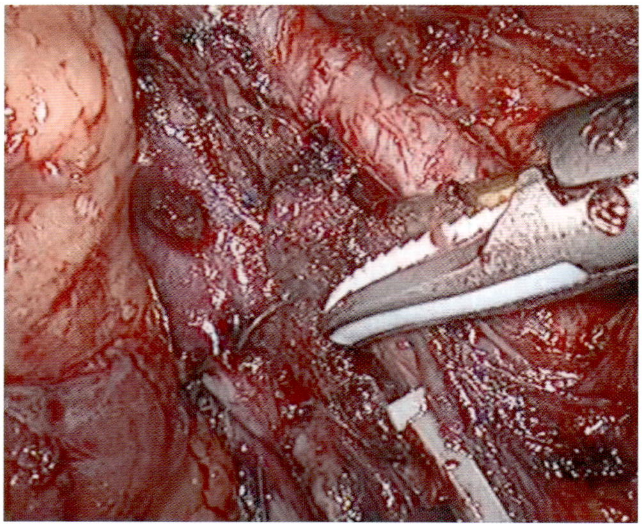

图 22-6 游离肾静脉

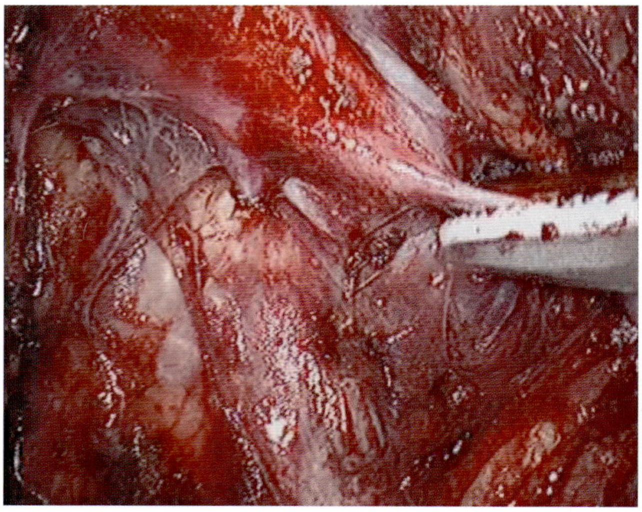

图 22-9 超声刀凝固切断腰静脉

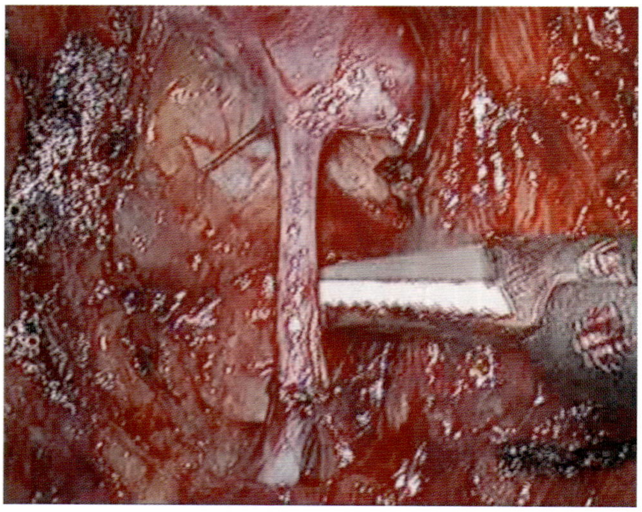

图 22-7 游离性腺静脉

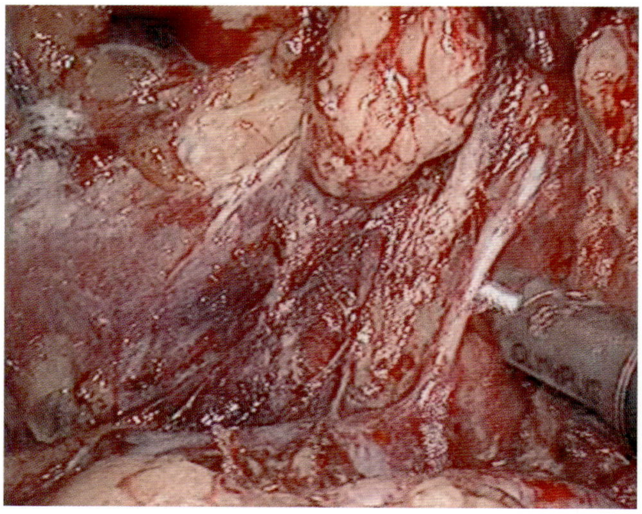

图 22-10 超声刀凝固切断肾上腺静脉

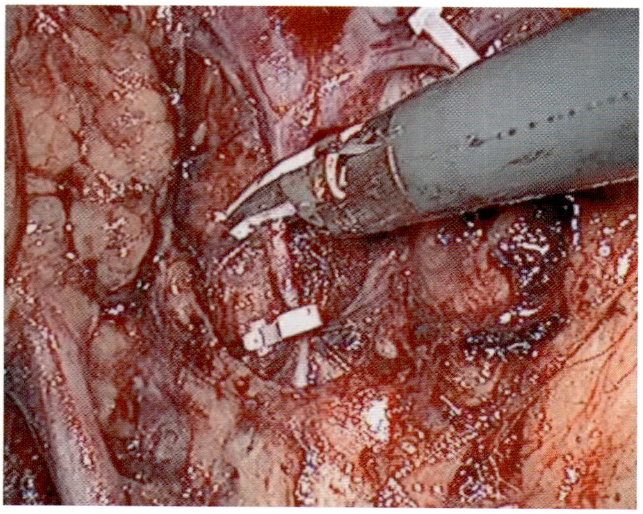

图 22-8 超声刀凝固切断性腺静脉

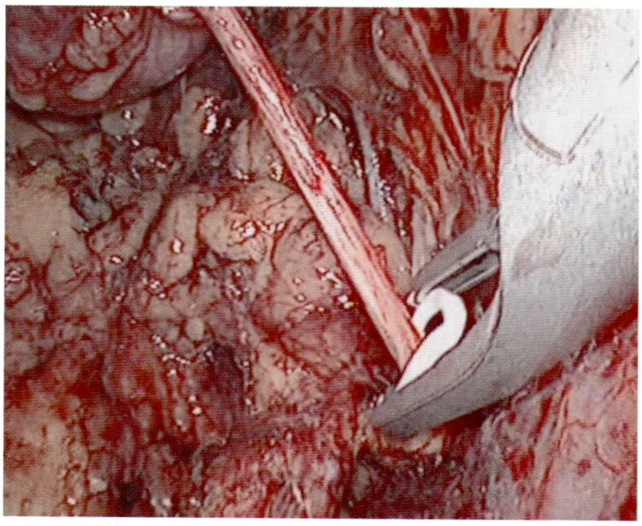

图 22-11 夹闭远端输尿管

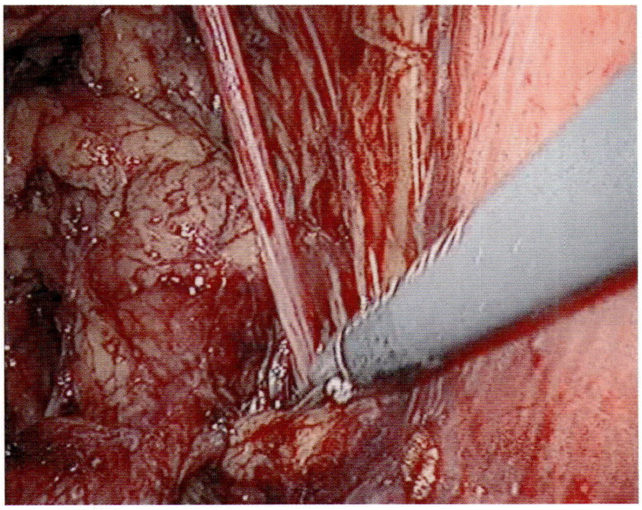
图 22-12 剪刀剪断输尿管

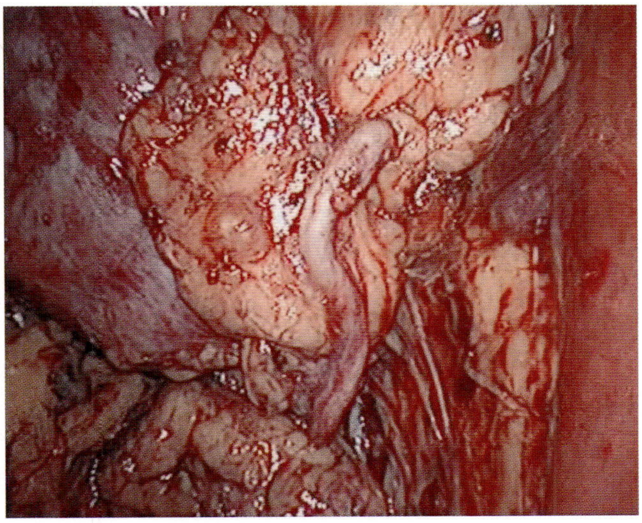
图 22-13 输尿管已经剪断

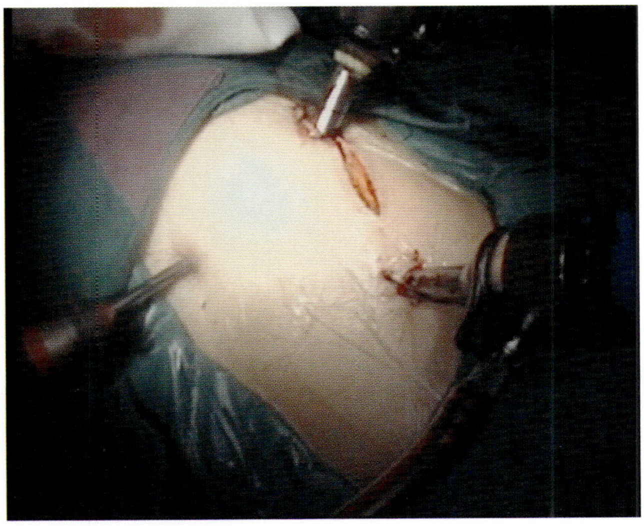
图 22-14 提前做好皮肤切口

然后静脉给予肝素 50mg，最后再夹闭切断肾动脉和静脉。

肾动脉和静脉切断一般有两种方式：一种为用直线切割缝合器直接切断，此方法为开展腹腔镜取肾早期多采用的方法，优点是安全，缺点为供肾的肾动脉和静脉会短一些，而且费用较高；另一种方法是用 Hem-o-lok 夹闭后再用剪刀剪断，此方法的优点是肾动脉和静脉与前述方法相比可以延长 0.3～0.5cm，而且费用较低，缺点是对技术要求较高，而且文献报道有 Hem-o-lok 脱落导致大出血的病例，有一定的风险。第一种方法：将肾动脉游离至腹主动脉起始处，用直线切割器切断。尽量一次夹闭成功，反复夹闭肾动脉易造成肾动脉内膜损伤，术后易形成血栓。用直线切割器在性腺静脉与腔静脉之间夹闭肾静脉并切断。右肾切取时注意十二指肠在腔静脉的腹侧，处理肾腹侧组织时勿伤及十二指肠。另外，右肾静脉较短，应该将静脉游离至腔静脉。直线切割器从髂嵴上穿刺套管处进去，由第一个穿刺套管处放入腹腔镜，由于角度的原因，这样切割肾静脉可使肾静脉延长一些。用 Hem-o-lok 时，首先在肾动脉近心端上 2 个夹子，然后再在性腺静脉与腔静脉之间的肾静脉近心端上 2 个夹子，在夹子和肾之间分别剪断肾动脉、肾静脉。为预防 Hem-o-lok 脱落导致严重出血，有几点需要注意：Hem-o-lok 的锁扣之间不能嵌入组织；Hem-o-lok 不宜过分靠近腹主动脉和下腔静脉，Hem-o-lok 应当夹在肾动脉和肾静脉上，不能夹在腹主动脉和下腔静脉上，否则容易脱落；血管近心端一定要夹两个 Hem-o-lok，而且两个 Hem-o-lok 要间隔 1mm 左右的距离，剪断血管时不能紧贴 Hem-o-lok 剪断，要保留 1mm 左右的血管残端，只要注意这些问题，一般不会发生 Hem-o-lok 脱落（图 22-15～图 22-20）。

（四）取出肾脏

剪断肾血管后，立即静脉给予鱼精蛋白 50mg 中和肝素，马上去掉 3 个 Trocar，沿已经预先切开的皮肤切口，挑起肌层和腰背筋膜，用电凝逐层切断，伸手进入后腹腔，将肾取出，剪掉肾动脉、肾静脉上的切割器的钉子（用直线切割器取肾时），立即用 0～4℃的肾保存液灌注离体肾。若用 Hem-o-lok 夹取肾则可直接灌注，一般用 100～250ml 肾保存液即可将肾灌成无血色，灌注时要注意，500ml 肾保存液中加入肝素 100mg，灌注液高度要高于肾

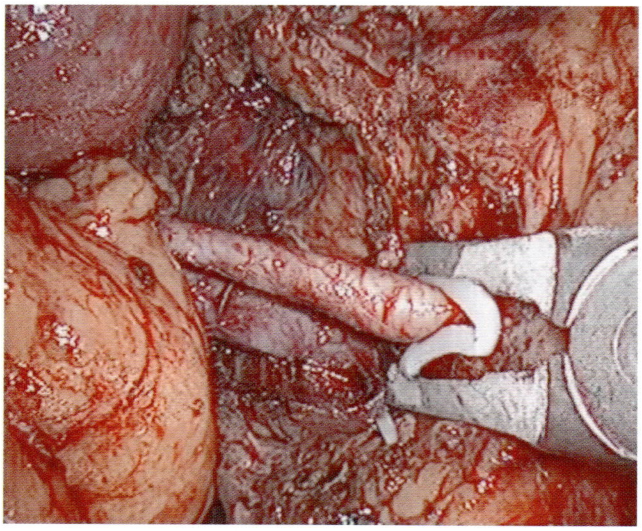

图 22-15　夹闭肾动脉

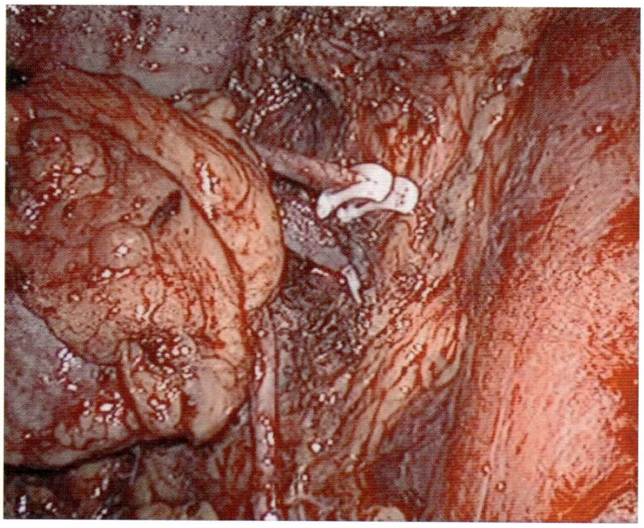

图 22-16　双重夹闭肾动脉

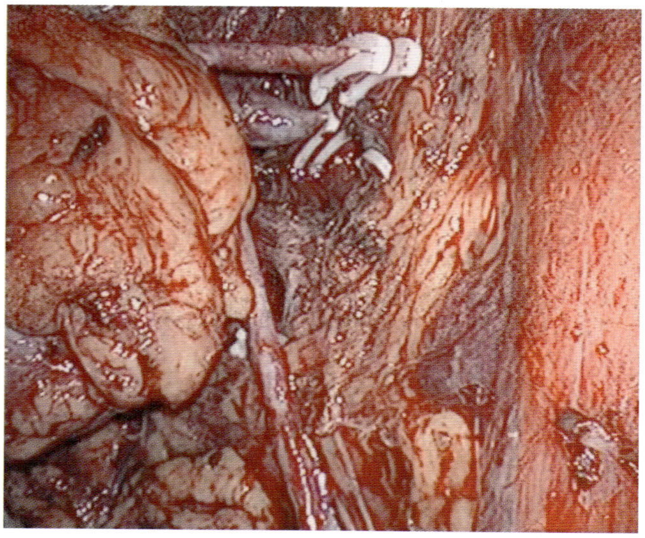

图 22-17　双重夹闭肾静脉

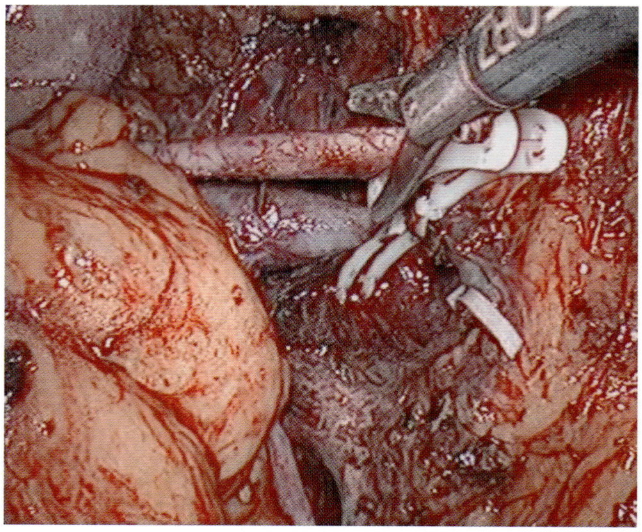

图 22-18　剪断肾动脉

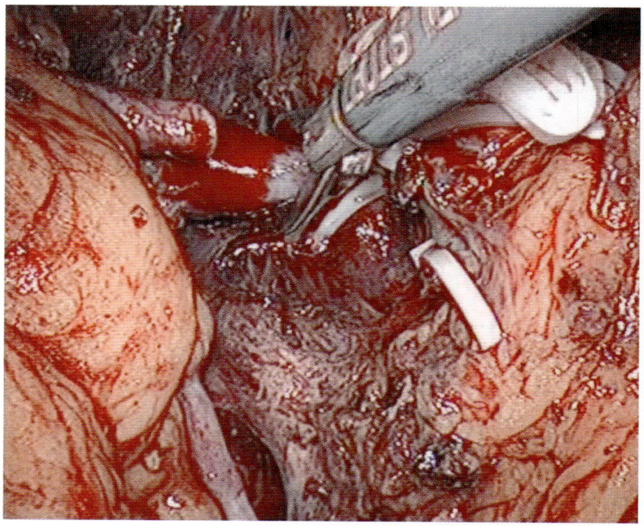

图 22-19　剪断肾静脉

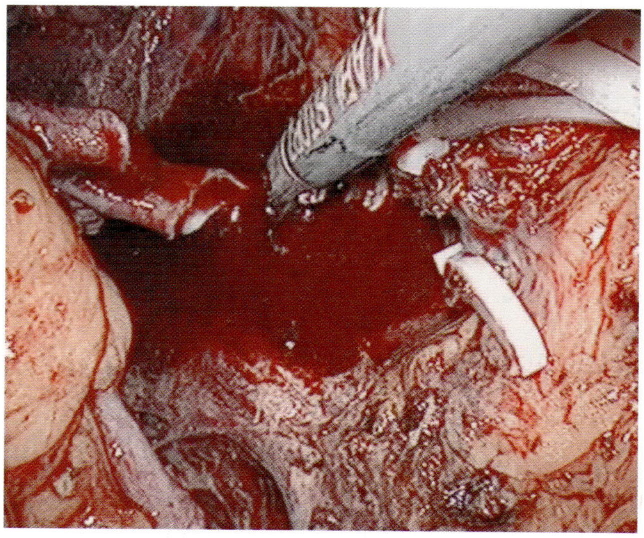

图 22-20　剪断肾静脉

水平 1m 左右，不宜过高。灌注时，注意肾静脉流出液的颜色，一般流出液转清即可，灌注不宜过多。灌注过程中注意肾脏颜色，只要肾表面大部分转为苍白色即可。灌注结束后，将肾装入肾袋或用纱布包裹，放入冰盐水中保存（图 22-21 ~ 图 22-23）。

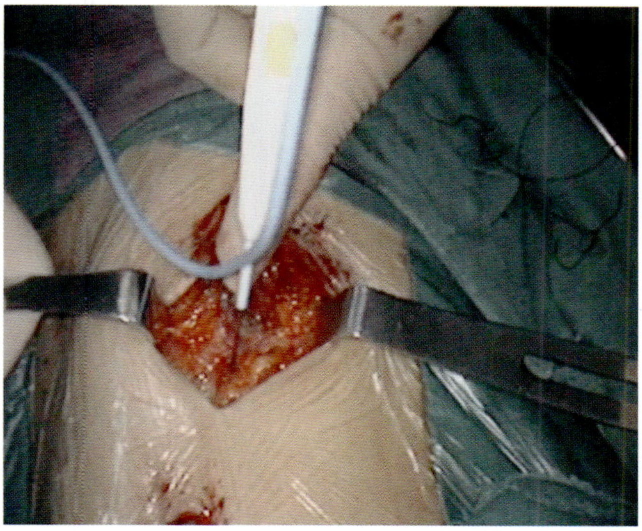

图 22-21　迅速切开肌层

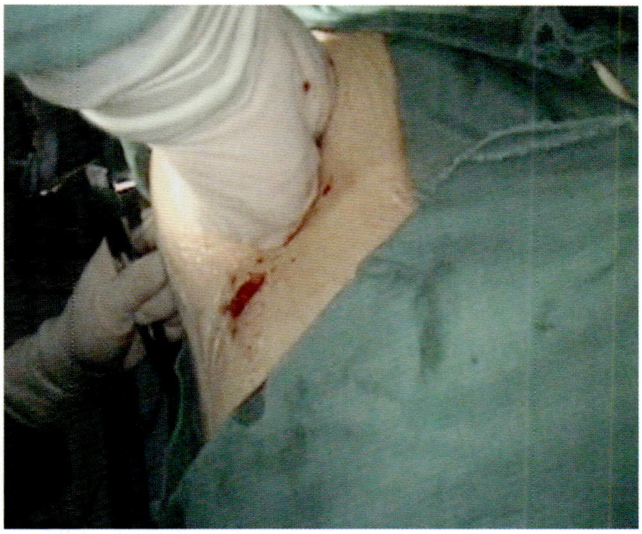

图 22-22　术者将肾取出

（五）缝合切口

仔细检查创面并确切止血，放入引流管，排出后腹腔内气体，关闭 Trocar 孔。

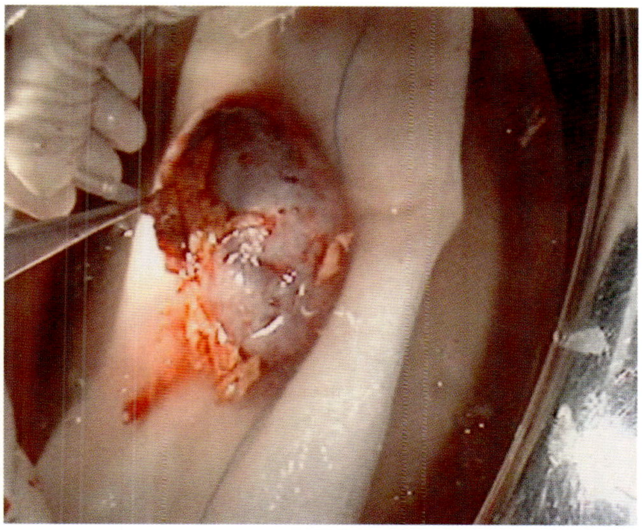

图 22-23　灌注肾

四、术后处理

1. 术后根据肠道功能恢复情况逐渐正常饮食。
2. 术后静脉使用抗生素预防感染。
3. 术后第二天可下床活动。
4. 术后鼓励患者咳嗽排痰，必要时给予雾化吸入，防止肺部感染。
5. 根据肾区引流管引流液多少，术后 2 ~ 3 天拔除。
6. 出院前检查一次肾功能。

五、手术常见并发症及其预防处理

（一）肾静脉出血

多发生于分离肾静脉过程中，分离肾静脉侧支时肾静脉与侧支交界处破裂或切断侧支时残端出血。遇到出血时，局部压迫暂时停止操作，同时提高气腹压至 20mmHg，5 分钟后检查出血情况，多数小出血可停止，也可用超声刀凝固止血；若为残端出血，也可用钛夹或 Hem-o-lok 夹闭止血，但近肾端应尽量避免用夹子；肾静脉裂口较大时，可用 5-0 血管线缝合止血；上述措施无效时，应改开放手术。一般来说，供肾者都是健康人，肾周围没有粘连，血管层次清楚，只要仔细操作，并不易发生血管损伤，因此，重点在于按照解剖层次分离，仔细操作，避免不必要的损伤，血管外鞘用超声刀凝固后切开，不要钝性分离，对于肾静脉各个分支的位置要做到心中有数，才能将静脉分支准确游离出来，避免损伤。遇到腰静脉的变异较多时，更应耐心仔细操作，将腰静脉的分支一一妥善处理。

（二）肾被膜破裂及被膜下血肿

肾被膜破裂及被膜下血肿多发生于采用腹腔镜取肾早期，技术尚不娴熟，手法生硬，腹腔镜操作器械由于杠杆作用过度挤压肾引起肾被膜破裂和被膜下血肿，术中一般无需特殊处理。局部有渗血时用小纱布压迫即可，切忌采用超声刀或电钩凝固止血，取出修肾时用 3-0 可吸收线“8”字缝合肾被膜破裂处即可，被膜下血肿无需特殊处理。

（三）Hem-o-lok 滑脱引起肾动、静脉出血

Hem-o-lok 的使用说明书中提到在行腹腔镜活体取肾时不能使用 Hem-o-lok 处理肾血管，就是因为曾经有 Hem-o-lok 脱落，发生严重并发症的病例，主要原因是由于夹子放置位置不当和取肾时将夹子带脱。根据我们的手术经验，只要注意使用方式，Hem-o-lok 也可以安全地用于腹腔镜活体取肾。

处理措施：肾动脉、静脉大出血时立即改为开放手术止血。

预防措施：我们认为预防 Hem-o-lok 脱落导致严重出血，有几点需要注意：①游离肾动脉和肾静脉时，要在血管和血管鞘之间游离，使血管周围无多余组织；②上 Hem-o-lok 时，一定要看到对侧的尖部，近心端上两个夹子时，至少要能看到一个 Hem-o-lok 的尖部，以免锁扣之间有组织，导致锁扣弹开；③ Hem-o-lok 不宜过分靠近腹主动脉和下腔静脉，Hem-o-lok 应当夹在肾动脉和肾静脉上，不能夹在腹主动脉和下腔静脉上，否则容易脱落；④血管近心端一定要夹两个 Hem-o-lok，而且两个 Hem-o-lok 要间隔 1mm 左右的距离，剪断血管时不能紧贴 Hem-o-lok 剪断血管，要保留 1mm 左右的血管残端；⑤取出肾时，注意避免牵拉。只要注意这些问题，一般不会发生 Hem-o-lok 脱落。

（四）所取供肾血管过短

所取供肾血管过短，一般发生于技术不熟练时，游离血管长度不够，或者在夹闭和切断血管时没有靠近血管的根部，要改变这种情况，需要从技术上入手。游离肾动脉时，要游离至肾动脉从腹主动脉发出的部位，夹 Hem-o-lok 时第一个夹子要靠近腹主动脉。游离肾静脉时，右肾静脉要游离至下腔静脉处再夹闭切断，左肾静脉较长，不必游离至汇入下腔静脉处，一般游离到性腺静脉或肾上腺静脉以近或腹主动脉水平即可。

如果发现离体肾血管过短，可以分别做如下处理：

1. 肾静脉过短　游离髂外静脉，将髂内静脉及髂外静脉周围的侧支静脉结扎，使髂外静脉尽量提高，一般用此方法都可将肾静脉吻合于髂外静脉上。

2. 肾动脉过短　分两种情况：

（1）若为单支动脉，游离足够长的髂内动脉做端 - 端吻合，如果髂内动脉中有严重动脉粥样硬化，游离髂外动脉，将髂内动脉结扎，使髂外动脉处于能向上提起的状态。

（2）两支动脉：若肾动脉在腹主动脉起始处为两支，这种情况可尽量将两支肾动脉合并为一支，其余处理同上；若不易合为一支，可将髂内动脉游离至分叉以远，游离出两个较粗分支，分别与两个肾动脉端 - 端吻合。若髂内动脉硬化严重，可将髂内动脉结扎后，游离足够长的髂外动脉，使其处于提起状态，较粗的肾动脉与髂外动脉吻合，较细的一支与腹壁下动脉吻合。

（五）切口感染

预防及处理措施与一般手术相同。

（六）肾窝血肿

取出肾后需要仔细检查手术区域并确切止血，可有效预防术后肾区血肿。若发现术后肾区血肿，需要应用抗生素预防感染，血肿一般都可自行吸收。血肿较大或出现血红蛋白明显降低时，需要手术探查止血。

六、注意事项

1. 活体亲属供肾多选择 18 岁以上、60 岁以下的供者；60 岁以下的供肾，长期存活率明显高于 60 岁以上的供肾。

2. 术前对供者行 CTA 检查，基本可满足手术的要求。我们认为同经典的血管造影相比，CTA 的血管重建足以描述肾血管的解剖情况，这些无创检查

对供体来讲更容易接受。

3. 首选供肾血管容易暴露，且为单支或畸形较少的一侧肾，因为左肾静脉较长，一般腹腔镜活体供肾切取首选左肾。双侧肾功能均在正常范围内时，选择 GFR 偏低的一侧肾。未婚年轻妇女捐肾时，首选右侧肾，因为妊娠时子宫增大压迫输尿管可能造成右肾积水。两侧肾功能均好，无解剖变异时，首选左侧肾。为保证供者健康，原则上应当给供者保留更好的肾。

（马潞林）

第二十三章

肾良性疾病腹腔镜肾切除术

一、概述

许多肾良性疾病具有肾切除手术的适应证，由于肾良性疾病的性质不需要根治手术的范围和严格的无瘤原则，多数情况下单纯肾切除术就可以满足临床需要[1]。随着腹腔镜技术的发展，在这类情况下绝大部分手术已经在腹腔镜或者腹膜后镜技术下完成[2]。总体讲，这一类手术技术相对于肿瘤手术和成形手术更为简单、安全，本章将就这一类型的手术技术做简单探讨。

二、手术适应证

在很多情况下，肾良性疾病也需要行肾切除术。

（一）萎缩肾

大多数萎缩肾，在无功能状态没有并发症的前提下是不需要手术的，但当无功能肾引起高血压、感染等并发症时，需要行单纯肾切除术。

（二）肾积水

当肾积水引起肾无功能时，其中一部分患者需要行单纯肾切除手术，手术适应证应该包括以下几点：在随访期间，短期内肾积水的程度进行性加重；巨大的积水肾脏引起临床症状；无功能肾引起患者高血压；积水肾脏的梗阻原因不能除外肿瘤；合并感染或者出血；尿路结石引起的梗阻，并且梗阻原因未去除；积水肾脏伴有肾盂或者肾盏结石等。

（三）肾结核

肾往往是尿路系统结核的首发器官，并且结核具有沿尿路系统播散的特征，因而，肾结核的治疗除了抗结核化疗之外，常包括单纯肾切除术。手术适应证包括结核引起的无功能肾（包括继发于积水的功能丧失）；影像学检查提示肾实质的严重破坏，包括大面积的脓腔和坏死；结核引起的严重的肾血流灌注减低；同侧严重的输尿管病变；经抗结核治疗半年后仍无法控制的下尿路症状，并且肾脏病变依然存在，等等。肾结核的手术适应证是个相对复杂的问题，需要考虑对侧肾的状况和功能、下尿路症状和膀胱功能以及抗结核化疗预期的治疗效果。

三、术前准备

肾良性疾病在需要行单纯肾切除术前的准备并不复杂。

1. 确定手术适应证，并和患者及家属沟通手术的必要性。本类手术绝大部分为择期手术，术前的沟通可以很充分。

2. 术前检查基本等同于其他常规腹腔镜手术的术前检查，包括血尿常规、血生化检查、凝血功能检查、感染筛查、X 线胸片和心电图检查。特殊检查通常包括泌尿系统增强 CT（注意仅可以在血肌酐正常时采用，否则可以用其他影像学检查替代）、同位素肾动态显像（明确分肾功能）。

3. 术前药物准备　对于肾结核患者，手术应该在抗结核化疗至少 2 周以后进行，通常采用三联抗结核药物（包括异烟肼、利福平和吡嗪酰胺）。其他药物要根据患者的具体情况，比如调整血压和血糖在适当范围等。

4. 手术室准备　基本等同于其他上尿路腹腔镜手术的术前准备，结核属于感染手术，需要相应的感染控制措施。

四、手术入路的选择

单纯肾切除手术无论选择经腹腹腔镜入路还是选择经腰腹膜后镜入路都是可行的，主要根据手术者的外科习惯和对相关入路的熟悉程度来决定。国内医生采用经腰腹膜后镜入路更多些。对于经腰腹膜后镜来讲，萎缩肾、肾结核以及积水程度不严重的患者都可以简单快速地完成手术，但是对于巨大的积水肾脏或者需要处理下端输尿管，经腹腹腔镜入路会更有优势。

五、手术步骤

本章将以一个输尿管结石梗阻导致的萎缩肾病例，采用经腰腹膜后镜肾切除手术为例介绍手术的步骤。该患者术前的 CT 检查结果如图 23-1 所示，同位素肾动态显像显示左肾 GFR 13ml/min，提示左肾功能严重受损。

1. 体位和穿刺点选择　本例患者选择右侧卧位，手术床呈头低脚低的折刀位。本次采用气囊法建立腹膜后间隙，第一个穿刺点在左侧腋后线第 12 肋骨尖端下方 1cm 处，做 3cm 长切口（具体步骤参照气囊法建立方式）；第二个穿刺点选择同一水平线腋前线部位，准备放置 0.5cm 穿刺通道；第三个穿刺点选择在腋中线髂前上棘上方 1cm 处（图 23-2）。

2. 处理肾血管　建立腹膜外间隙后，清除腹膜外脂肪；以超声刀打开脂肪囊，从背侧脂肪囊与腰肌筋膜间上下游离该间隙，暴露出左肾动脉（本病例有 2 只）；用 Hem-o-lok 夹闭该血管 3 道，血管近端保留 2 个结扎夹，剪断肾动脉；再暴露左肾静脉，同样以 3 个结扎夹夹闭左肾静脉，下腔端保留 2 个结扎夹，剪断肾静脉（图 23-3、图 23-4）。

3. 游离、切除肾　肾血管处理完毕后可以开始游离肾腹侧，注意保护腹膜完整，当腹膜破损时气腹欠佳，会严重影响手术操作。当腹侧处理满意后，游离肾上极，本类手术都没有切除肾上腺的指征，故保留肾上腺。游离时尽量贴近肾被膜，可以减少肾上腺撕裂引起的出血。至肾血管水平，切下肾（但本例输尿管尚连续）。在此步骤，将腔镜放置在上背侧穿刺孔，游离输尿管，直至结石远端，结

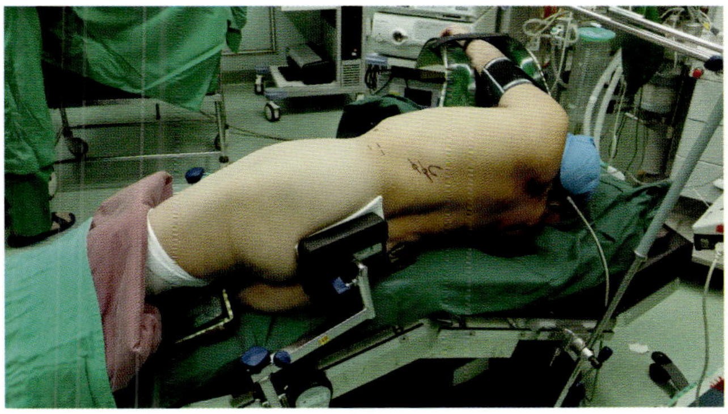

图 23-2　患者右侧卧位，头低脚低折刀体位，穿刺点标记为 o

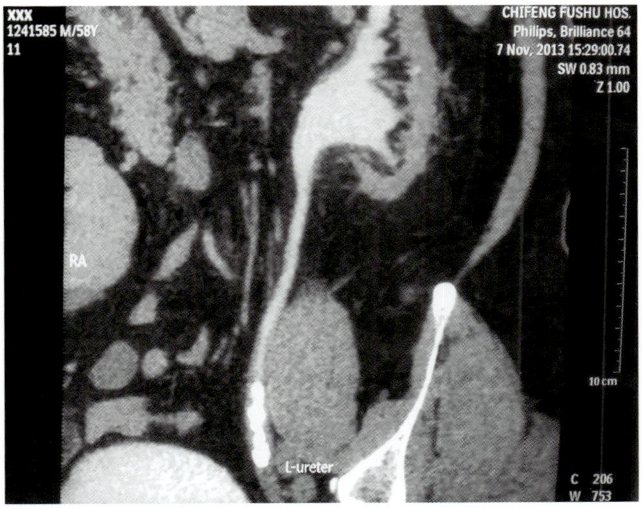

图 23-1　患者术前 CT 重建显示左输尿管结石导致左肾积水，皮质变薄

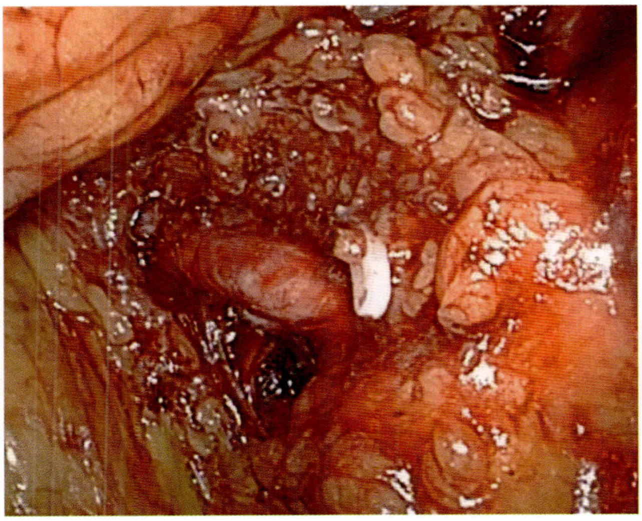

图 23-3　暴露左肾动脉，夹闭一支副肾动脉

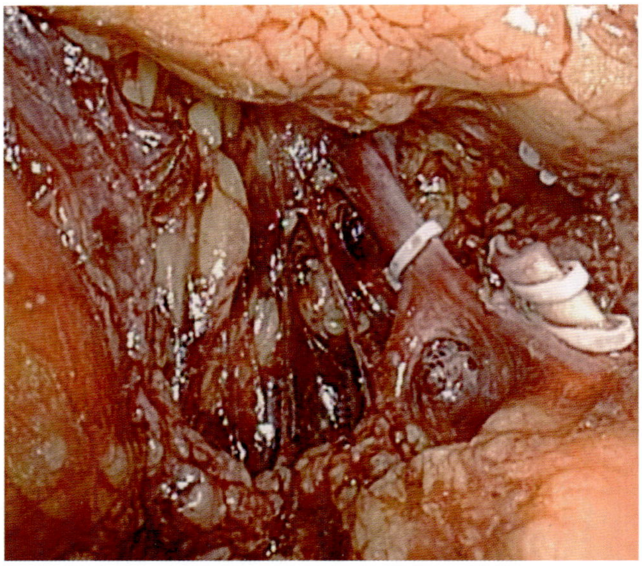

图 23-4　暴露左肾静脉，已经剪断被夹闭的左肾动脉，左肾静脉夹闭 1 道

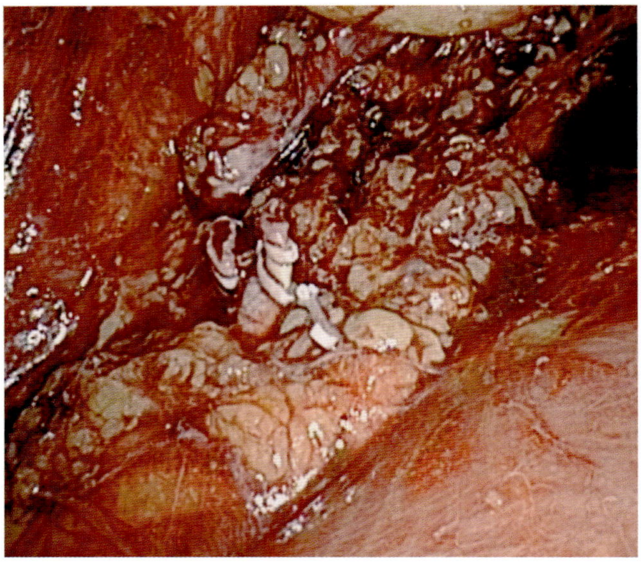

图 23-6　剪断输尿管，切下包括输尿管结石的肾，图示为处理后的肾血管断面

扎夹夹闭输尿管 2 道，结扎夹中间剪断（图 23-5、图 23-6）。

4．取出标本，关闭切口　将肾放入取物袋（图 23-7），从上背侧切口取出肾；放置引流管，缝合肌肉和皮下组织，以胶水黏合穿刺孔，手术结束。标本如图 23-8 所示。

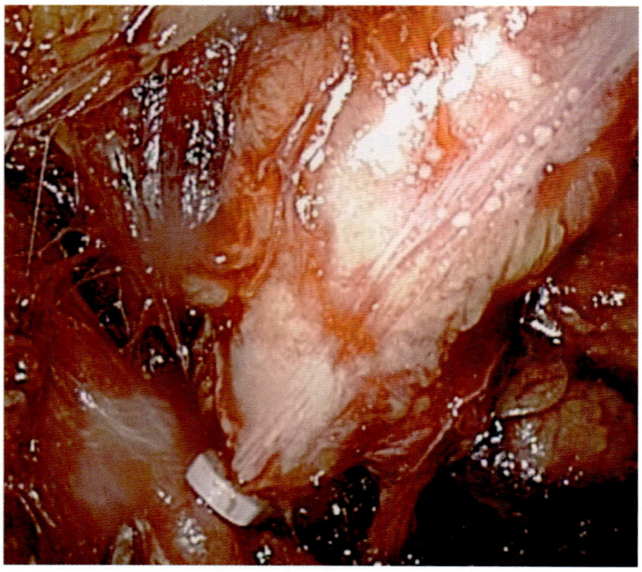

图 23-5　游离输尿管至结石远端，以结扎夹夹闭

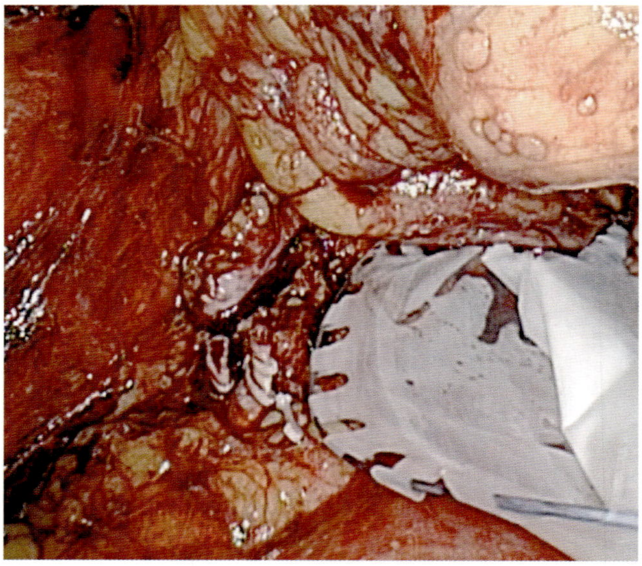

图 23-7　将切除的肾放入取物袋

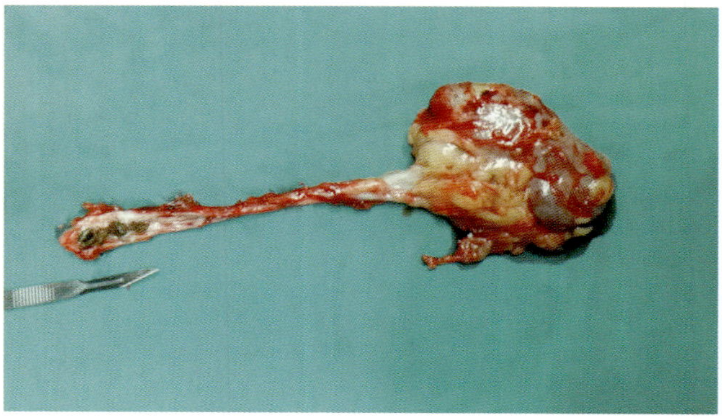

图 23-8　手术标本显示萎缩的肾和输尿管远端的结石

六、注意事项

1. 对于不同患者的情况可能采用不同的手术方式，比如很多结石构成梗阻部位较高时不需要像本病例那样更换腹腔镜位置，这些都需要在手术前计划好。

2. 对于肾结核的肾切除手术，由于肾动脉周围通常会被炎症的淋巴结包绕，肾动脉的暴露会有难度，并且在一部分病例肾的炎症也会造成腹腔镜无法实施，需要手术者在术前充分评估影像学证据，提前做好开放手术准备。

3. 对于较大的积水肾的切除手术，在没有感染的前提下，可以在适当的时候进行放水减压。

4. 对于曾经做过手术的患者，谨慎选择腹腔镜手术，严重的粘连往往会造成其他脏器的损伤和不好控制的出血。

（席志军）

参考文献

[1] 吴阶平. 吴阶平泌尿外科学. 济南: 山东科学技术出版社, 2012.

[2] Wein AJ, Kavoussi LR, Novick AC. 坎贝尔-沃尔什泌尿外科学9版. 郭应禄, 等, 译. 北京: 北京大学医学出版社, 2009.

第二十四章

腹腔镜前列腺癌根治术

前列腺癌在欧美是影响老年男性健康的最常见的实体肿瘤。在我国，前列腺癌发病率近年来上升很快，据报道 2008 年已达到 8/10 万。早期前列腺癌的治疗选择有：根治性前列腺切除术、前列腺外放射线照射、放射性粒子前列腺内置入、前列腺冷冻治疗，或主动性监测。

根治性前列腺切除术被认为是治疗早期前列腺癌的“金标准”，因为其疗效明确，术后生存时间达 15 年或更长。该手术治疗的目标是彻底切除肿瘤、尽快地恢复控尿功能和阴茎的勃起功能。Wash 描述的解剖性耻骨后根治性前列腺切除术在全世界被公认是标准的外科技术。

近年来腹腔镜前列腺癌根治术（laparoscopic radical prostatectomy，LRP）成为治疗早期前列腺癌的又一种规范手术。它在保留开放性手术优点的同时，发挥其创伤小、出血少和视野清晰的特点。虽然 1992 年 Schuessler 等报道第一例腹腔镜前列腺癌根治术[1]。但因手术时间长（平均时间 9.4 小时），与开放手术比较优势不大，故未再继续开展。1998 年，法国医师 Guillonneau 和 Vallancien 再次开拓该项手术，改进和完善此技术，并将手术的关键技术标准化，使腹腔镜前列腺癌根治术在欧美和亚洲得到推广应用[2-4]。

LRP 有经腹途径和耻骨后途径，2010 年我们根据早期前列腺癌患者控尿功能和性功能保护，又设计了经膀胱途径的 LRP。这三个途径各有其特点：经耻骨后途径在手术过程中不需牵拉肠道，节省手术时间以及术后避免尿液对腹腔的刺激；经腹途径空间大，解剖标准清楚，适合行扩大淋巴结清扫和体积较大的或局部高危前列腺根治手术；法国巴黎 Montsouris 中心的一个非随机对照的临床研究资料显示，两种途径手术时间、出血量和治疗效果没有统计学差异。经膀胱途径的设计旨在术中因不游离膀胱和前列腺周围结构，保护较多的神经末梢，术后患者可获得非常好的控尿功能。但手术仅限于病理分期 T_{1b} ~ T_{2a}、PSA＜10ng/ml、Gleason 评分 ＜7 的患者。

保留控尿功能的 LRP 是近年发展的又一项新技术。在保证根治肿瘤的前提下，根据盆腔解剖学的新进展，对支配尿道括约肌的神经加以保护；在完成膀胱颈和后尿道吻合前，膀胱颈后唇行网球拍样成形以加强尿道后壁。这两项技术的改进能有效地加快手术后控尿功能的恢复，缩短尿失禁的时间。最近的国外文献和作者完成的临床观察，术后拔除尿管后 1 周，70% 的患者可达到完全控尿。

器械和材料的进步也促进 LRP 的改进。3D 腹腔镜的使用，使术者能利用全新的和立体的解剖视野，更好地完成各项操作。不打结缝线的发明和应用，明显缩短膀胱和尿道吻合时间。这两项技术特别适合在中国这样的发展中国家使用。

腹腔镜前列腺癌根治术是泌尿外科腹腔镜手术发展过程中的一次最显著的进步。作者在撰写这篇章节时，这项技术的关键步骤已被标准化，手术者在腹腔镜清晰的视野下，能更精细地和更有效地完成手术。目前在国外，腹腔镜前列腺癌根治术均是在主要的医疗中心完成。在我国各个主要城市的医疗中心均已常规开展这项手术。同开放手术比较，国内外主要医疗中心 LRP 手术后 10 年各项指标等同耻骨后前列腺癌根治术。LRP 具有创伤小、手术时间短和恢复快的特点。

一、前列腺解剖特点

前列腺呈圆锥状，位于膀胱之下、尿生殖膈之上、耻骨联合下缘耻骨弓之后和直肠之前，从上至下分为底、体、尖三部分。前列腺前面较隆突，约在耻骨联合下缘后方 2cm 处；与耻骨联合之间有前列腺静脉丛，并有蜂窝组织及耻骨前列腺韧带，该韧带将前列腺牢牢地固定于耻骨联合的后面。前列腺后面紧贴直肠前壁，与直肠壶腹部之间仅隔以少量疏松结缔组织和膀胱直肠隔（Denonvilliers）筋膜与直肠相邻；前列腺后面的上部有左、右射精管穿入的小压迹；精囊则和前列腺后面上缘接近。前列腺下外侧面与肛提肌上部紧密相连。膀胱颈紧贴在前列腺底上面 [5]。

传统上认为前列腺周围有三层固有筋膜包绕：第一层为前上层，位于前列腺静脉丛上方和前列腺前方，形成两条坚韧的耻骨前列腺韧带。两韧带之间及其远侧是前列腺静脉丛和阴茎背深静脉，合称背血管复合体。手术切断背血管复合体后可沿前列腺前面分离至前列腺尖和尿生殖膈的上层。第二层为中层，在前列腺静脉丛下面的前列腺后下方，即 Denonvilliers 筋膜的前层。第三层为后层，覆盖在直肠前壁上面，即 Denonvilliers 筋膜的后层。覆盖膀胱的筋膜在精囊上方分为两层，分别位于精囊、射精管的前后方。前层沿精囊、射精管前面下行至前列腺后方向前折返上行与前列腺筋膜中层相连。后层在精囊后方下行至前列腺后包膜处，并与 Denonvillers 筋膜前层相融合。在精囊外侧两层筋膜融合。肛提肌位于前列腺的两侧。

因腹腔镜放大和腔镜下解剖学研究的进步，德国研究者提出并设计筋膜内前列腺癌根治术的概念。在 Denonvilliers 筋膜和前列腺包膜之间还存在一层筋膜，即前列腺周围筋膜。手术分离前列腺可根据术前前列腺癌的病理分期和风险评估，可分为筋膜内、筋膜间和筋膜外三种术式（图 24-1）。

前列腺动脉血供主要源于膀胱下动脉。邻近的其他动脉如膀胱上动脉、直肠下动脉、输精管动脉、直肠上动脉和闭孔动脉均可发出分支支配前列腺。这些动脉在前列腺 5 点、7 点处形成前列腺血管蒂进入前列腺。前列腺静脉在其底部形成静脉丛，尤其在其前面和侧面较明显。此静脉丛收集阴茎背深静脉的回血并与阴部静脉丛、膀胱静脉丛有广泛的

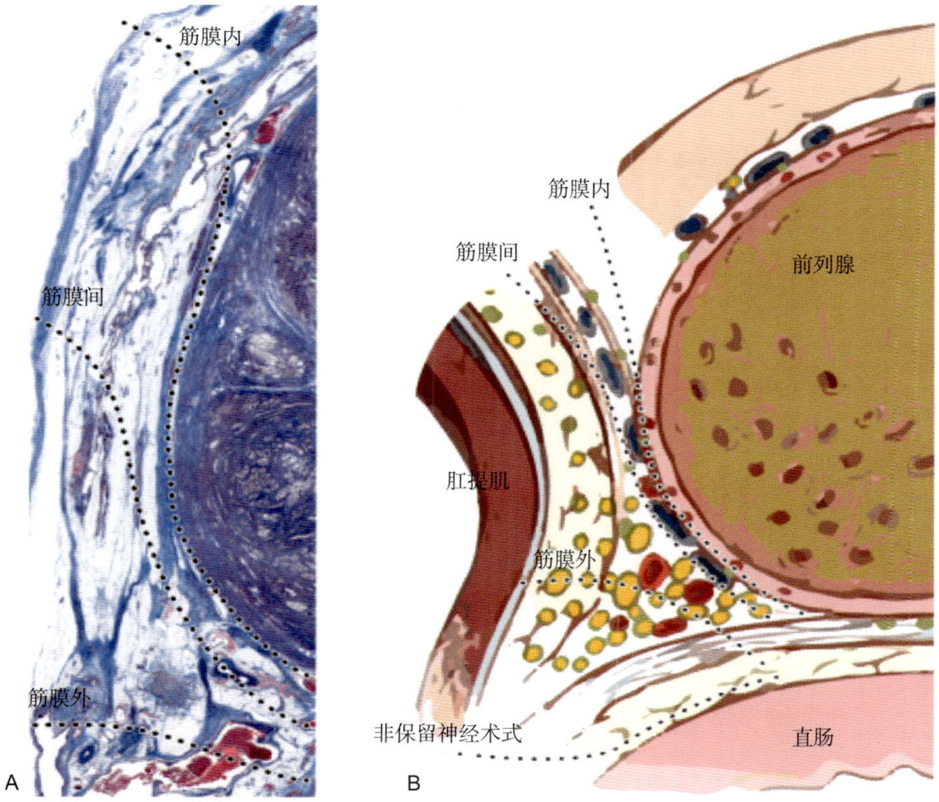

图 24-1 手术分离前列腺术式

交通支，最后汇聚成数支小静脉回流至髂内静脉。

前列腺癌根治术中要注意保护来自于盆腔神经丛的支配阴茎海绵体的神经血管束。盆神经丛位于直肠旁的腹膜后间隙内。膀胱下动脉和静脉穿过盆腔神经丛后分支供应膀胱和前列腺；与此同时盆腔神经丛也发出分支支配膀胱、输尿管、精囊、前列腺、直肠、尿道和阴茎海绵体；血管分支和神经纤维相伴行共同组成了一条神经血管束。海绵体神经是盆腔神经丛的分支，沿前列腺的后外侧下行，于前列腺水平形成宽约6mm的神经血管束，在前列腺包膜和Denonvilliers筋膜外、肛提肌筋膜之间经过，于前列腺尖水平上行，于尿道外侧和后外侧穿过尿生殖膈，逐渐上行至球部尿道1点和11点的部位，其终末分支分布于阴茎螺旋动脉和海绵体的勃起组织中。精囊腺和前列腺后外侧的神经血管束可作为术中的解剖标志（图24-2）。尿道黏膜及尿道平滑肌由下腹下神经丛的神经分支所支配，这些神经的走行与勃起神经并不相同。下腹下神经丛位于精囊尖部水平，接受来自S2～4的副交感神经输入。下腹下神经丛的分支在直肠和肛提肌筋膜之间走向控尿复合体，其间发支支配直肠和膀胱。下腹下神经丛分支在走向前列腺尖部的过程中，一开始神经分支一直是在肛提肌筋膜的深面走行。在肛提肌（耻骨直肠肌）筋膜与横纹括约肌肌筋膜相续处，走向控尿复合体的下腹下神经丛分支加入阴部神经的盆内支，并在5点、7点处进入控尿复合体。

控尿复合体（EUS）的神经支配包括来自盆神经和下腹下丛的副交感神经及来自阴部神经的体神经。近期的解剖学研究显示，两侧的阴部神经在出阴部管前发出盆内分支从5点、7点进入并支配横纹括约肌。Creed等发现刺激狗阴部神经的盆内分支可引起EUS的快速持续收缩，这种收缩可被筒箭毒碱所阻断[6]。在人体的一些试验也发现，阴部神经阻断后可引起横纹括约肌收缩力下降。Creed等发现走向EUS的下腹下丛分支穿过EUS支配尿道平滑肌。刺激这些副交感神经分支还可引起尿道内压的缓慢升高，且这种升高不为箭毒所抑制。

这些研究内容提示如果术中用牵引带牵拉尿道或用直角钳游离尿道后方有可能造成神经损伤，并破坏尿道前后方的纤维支持结构，因此，切断尿道需作技术改进。勃起神经走行于前列腺的后外侧并在EUS外侧的3点、9点处走向海绵体。与此不同，体神经阴部神经的盆内支和副交感神经支配EUS的神经在EUS筋膜与肛提肌筋膜交汇处水平的5点、7点部位进入EUS。尿道横纹肌的后部附着于前列腺尖和中央腱之间及会阴筋膜和尿道中缝之间。尿道直肠肌附着于狄氏筋膜及前列腺尖后面。EUS的后部附着于肌肉纤维板中中央纤维成分上。总而言之，耻骨尿道韧带和肌肉纤维板将EUS悬挂固定在前列腺尖和中央腱及会阴筋膜之间。Hollabaugh等在新鲜尸体上模拟前列腺癌根治术发现，在前列腺尖尿道后方用直角钳游离或牵拉尿道会造成阴部神经的盆内支及下腹下丛神经分支的损伤[7]。

法国研究者利用3D影像学和免疫组化对盆底神经染色，重建盆底神经分布。除前列腺两侧韧带内有丰富的神经血管束外，膀胱周围和前列腺包膜

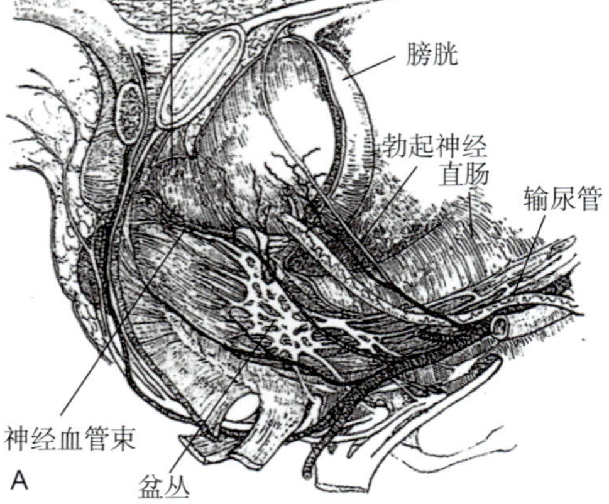

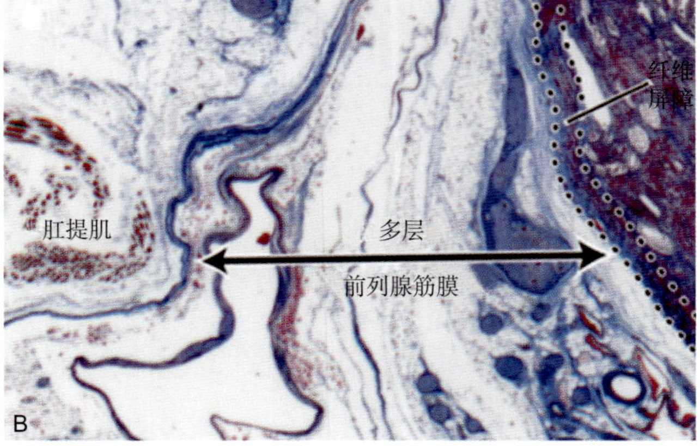

图24-2 前列腺神经血管束位置

外均有较多的神经末梢分布。

我们根据盆底神经新的解剖发现在对局部高危前列腺癌行根治术时，设计盆底神经回路监控，术中有效地保护支配尿道外括约肌的神经。

前列腺内的输出淋巴管源自腺体的囊泡，在前列腺内形成微细淋巴结，其数目愈靠近包膜愈多，并在前列腺包膜下形成前列腺周围淋巴网，后者汇成数支主要淋巴管，与前列腺的供给血管伴行形成4条不同的回流途径。大多数输出淋巴管从前列腺后侧离开腺体上行，沿髂内动、静脉血管和膀胱动脉上行（髂内淋巴链）；从前列腺体前方输出淋巴管，沿膀胱下动脉上行与上一组淋巴汇合引流至骶外淋巴结（膀胱下淋巴链）；少许前列腺前侧发出的淋巴管从耻骨后沿盆壁上行再沿髂外血管上行（髂外淋巴链）。另一组腺体后侧的输出淋巴管则回流至骶外侧淋巴结，与直肠、精囊的淋巴管有丰富的交通支，最后汇聚成髂总淋巴干（膀胱后淋巴链）。前列腺癌经淋巴转移时，约85%首先转移至髂内淋巴结链，然后再侵犯髂外淋巴结和骶骨淋巴结。

二、手术适应证

病例选择癌细胞局限在前列腺包膜内的癌症患者，即 T_{1b}～T_2 期，预计寿命＞10年；以前做过经膀胱前列腺摘除、经尿道前列腺切除，病理证实为前列腺癌，或确诊前列腺癌接受去势或雄激素阻断治疗者。Gleason 评分＞8，PSA＞20ng/ml，临床分期＞T_{2c} 患者根治术后可给予辅助治疗。腹腔和（或）会阴手术史、放射治疗史、去势史及长期雄激素阻断治疗均会增加手术中分离难度。手术时机一般选择在前列腺穿刺和（或）电切手术后1个月进行。T_2 期患者术前可行新辅助治疗。

腹腔炎症未得到控制、凝血功能异常和（或）严重的心、肺疾病患者是腹腔镜前列腺癌根治术的禁忌证。

根据分子病理学的进展和国内外循证医学数据，欧洲、美国和我国泌尿外科每年发布的前列腺癌治疗指南对前列腺癌根治术适应证作以下修改：

低危前列腺癌（PSA＜10ng/ml，≤T_{2a}，Gleason 评分＜7），可选择筋膜内前列腺癌根治术。

中危前列腺癌（10ng/ml＜PSA＜20ng/ml，T_{2b}，Gleason 评分＝7），可选择筋膜间前列腺癌根治术。

局部高危前列腺癌（PSA＞20ng/ml，T_{2c}～T_{3b}，Gleason 评分＞7），可选择筋膜外前列腺癌根治术＋扩大淋巴结清扫术。

三、术前准备

常规做心、肺、肝、肾等重要器官检查术。术前3天开始口服链霉素粉和甲硝唑片做肠道准备，术前1天清洁灌肠。手术开始前静脉注射3代头孢类抗生素。血压波动较大者应口服降压药，待血压稳定后手术。

保留神经 LRP 术前使用 IIEF-6 表评估患者性功能状态。评分＞20者术后效果好。

术前尿失禁患者，检查是否为充盈性尿失禁，或行尿流动力学检查。同时注意患者肛门括约肌收缩状态。对这类患者重视术前谈话。

局部高危前列腺癌患者，重视术前评估，检查肿瘤侵犯周围器官范围及深度，必要时行新辅助治疗3～6个月后再行手术。

四、手术器械

腹腔镜前列腺癌根治术需要气腹机、良好的影像系统和优质的器械完成手术操作。以下详细列举了所需的器械：

腹腔镜前列腺癌根治术常规手术器械

Veress气腹针	OLYMPUS
高流量气腹机	OLYMPUS
0°或30°电子腹腔镜	OLYMPUS
Visera 电子腹腔镜系统（OTV-S7）	OLYMPUS
XENON 300 冷光源	OLYMPUS
2 Trocar, 10/12mm	OLYMPUS
3 Trocar, 5mm	OLYMPUS
超声刀	JOHNSHONS
等离子发生器（PK刀）	GYRUS
1电钩，5mm	OLYMPUS
金属尿道扩张器 F18	
1 CLICK “line” 抓钳	KARL STORZ
2 CLICK “line” 分离钳	KARL STORZ
1 CLICK “line” 损伤抓钳	KARL STORZ
2 CLICK “line” 剪刀	KARL STORZ
1 BABCOCK CLIC “line” 钳	KARL STORZ

腹腔镜前列腺癌根治术常规手术器械	
冲洗和吸引管，5 mm	KARL STORZ
2 直角持针钳	KAUL STORZ
1cm Hem-o-lok（可吸收钛夹）	
1 Jackson-Pratt Drain	
Foley 导尿管，F22	
3-0 可吸收薇乔线	JOHNJONSON
3-0 不打结缝线	JOHNJONSON
标本袋	

五、麻醉与体位

气管内麻醉。患者仰卧位，两手放于躯干两侧，肩部放置软垫、肩托固定。两腿张开，以便术中可以在尿道或直肠操作。臀部垫圆枕。从肋弓下到阴部均备皮。腹部、阴茎、阴囊、大腿、会阴部消毒后铺巾，但大腿部则分别铺巾。患者取头低脚高位（15°～30°），监视器置于患者两脚之间。另外再将从手术床（靠患者头侧）伸出的一个横杆包上泡沫垫作为医生的靠背。留置胃管和尿管（图 24-3）。

六、术者的位置

右手习惯的医生站在患者的左侧，左手习惯的医生站在患者的右侧。助手站在术者的对面，术中负责显露和操作吸引器。第二助手站在术者的同侧或患者的头侧。如有机械手扶镜则不需要第二助手上台（图 24-4）。

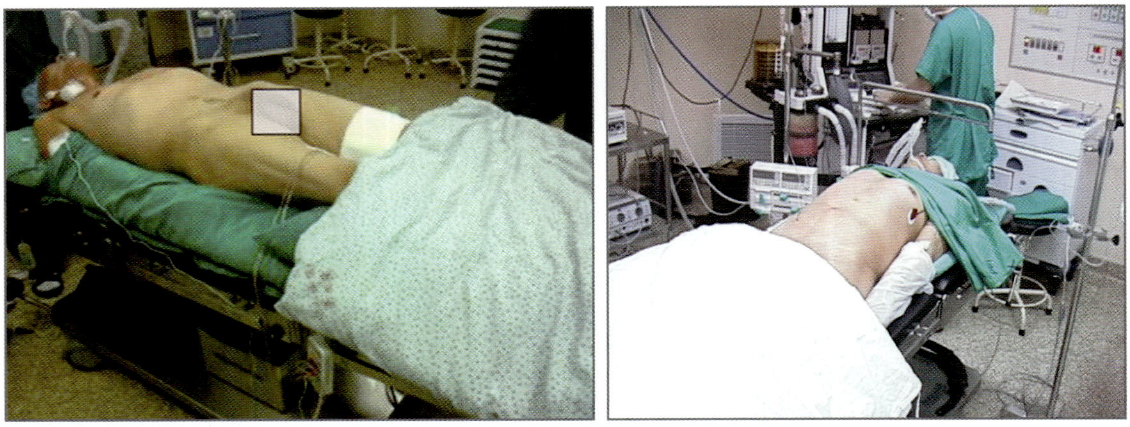

图 24-3　手术体位

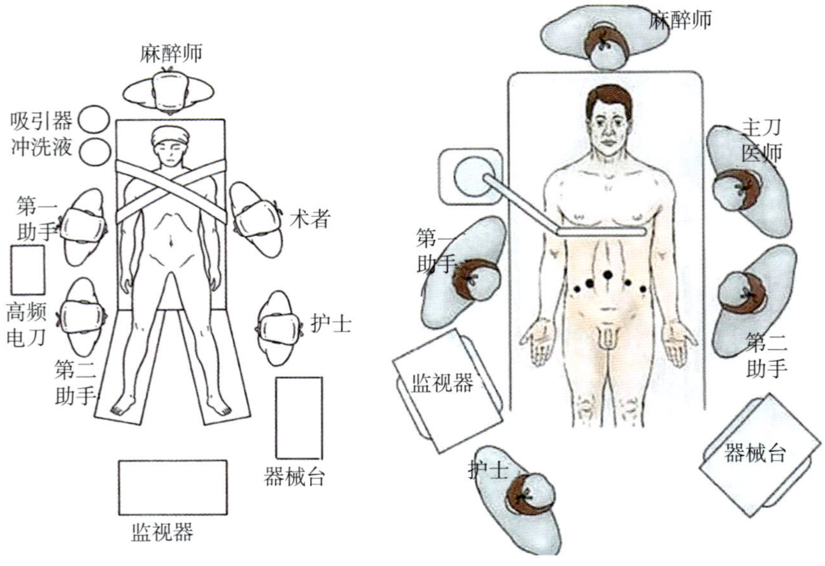

图 24-4　术者位置

七、盆腔淋巴结清扫术

前列腺的淋巴回流按顺序依次至闭孔淋巴结、髂内淋巴结（初级淋巴链）；坐骨前淋巴结、骶前淋巴结和髂总动脉远端淋巴结（次级淋巴链）；髂总动脉近端和腹主动脉淋巴结（三级淋巴链）。当病理证实前列腺癌并发淋巴转移时，85% 以上概率将在闭孔和髂内淋巴结，14% 在坐骨前和骶前淋巴结，而髂外淋巴结可能受累的概率为 5%。目前前列腺特异性抗原（PSA）的筛选和普查、经直肠 B 超引导前列腺穿刺活检和前列腺疾病患者的重视与配合，早期前列腺癌的诊断率不断提高，使前列腺癌并发淋巴转移率明显下降。盆腔淋巴结清扫的指征是：PSA＞10ng/ml，Gleason 评分 ＞7，病理分级 T_2 期或以上。

局限性盆腔淋巴结清扫术的解剖范围：外侧缘为髂外静脉和盆侧壁；内侧缘为膀胱侧缘的脂肪组织；后侧缘是闭孔神经；尾侧缘是耻骨；头侧缘为髂总动脉及静脉的分支。

扩大的盆腔淋巴结清扫术的解剖范围：外侧缘至生殖股神经；头侧缘上至髂总血管分支上 2cm。以脐正中韧带为标志，切除腹壁两侧的腹膜至腹壁下动脉。切断输精管，进入闭孔窝，清扫髂内动脉、骶前淋巴结[8]。

八、腹腔镜前列腺癌根治术步骤

（一）经腹途径腹腔镜前列腺癌根治术

1. Trocar 的位置

在脐下缘的皱襞上切一个小口，将气腹针经此插入腹腔，注入 CO_2 至腹内压力为 13mmHg。拔出气腹针，经此穿入一个 10mm Trocar。将腹腔镜插入腹腔，以此照亮腹壁，指引其余 4 个 Trocar 的穿入。在肚脐下 2 横指、腹直肌外侧缘分别放置 2 个 12/10mm Trocar，然后再在髂前上棘内侧约 2 指分别放置 2 个 5mm Trocar。这 5 个 Trocar 排列呈扇形（图 24-5）。放置 Trocar 时注意避免损伤肠管或腹壁血管。如果患者体形肥胖、以往有腹腔手术史或前列腺体积 ＞100g，可先切开肚脐，长度约 5cm，安置第一个 Trocar，避免出现肠道损伤并有利于手术结束时标本的取出。

2. 手术步骤

患者平卧位，头低脚高 15°～30°。用肠钳将盆腔的肠管往上牵拉显露盆腔脏器。首先行腹腔探查，了解有无 Trocar 损伤、出血、转移和粘连等病变。寻找如下解剖学标志：脐正中韧带、脐内侧韧带、膀胱内的尿管气囊和尿管尖部的位置、输精管。如要行盆腔淋巴结清扫术，则在此时进行。淋巴结清扫术的腹膜切口不需缝合。腹腔镜由助手把持，也可用声控机械臂把持，机械臂的运动由术者的口令指挥。使用 3D 腹腔镜器械，让助手稳固扶持腹腔镜镜头，使器械的功效得到最佳发挥。

目前有两种技术：Monstouris 技术[2] 和 Cleveland 技术[9]。前者先游离两侧精囊并分离前列腺后壁，优点是在切开膀胱颈后壁时不容易损伤直肠。后者是先游离膀胱前壁，类似于耻骨后腹膜外手术步骤。作者使用 Cleveland 技术后体会到，后者优点是节省时间，如果熟悉盆腔解剖并不会增加损伤直肠的概率。现分别介绍这两项技术。

（1）Monstouris 技术：

Monstouris 技术的手术步骤
1）分离两侧精囊及前列腺后壁
2）分离膀胱前壁、扩展Retzius间隙
3）切开两侧盆筋膜
4）缝扎耻骨后血管复合体
5）切开膀胱颈前壁
6）切开膀胱颈后壁
7）分离结扎两侧前列腺血管束、保留神经血管束*
8）游离前列腺尖部、切断后尿道
9）尿道膀胱吻合
10）结束手术

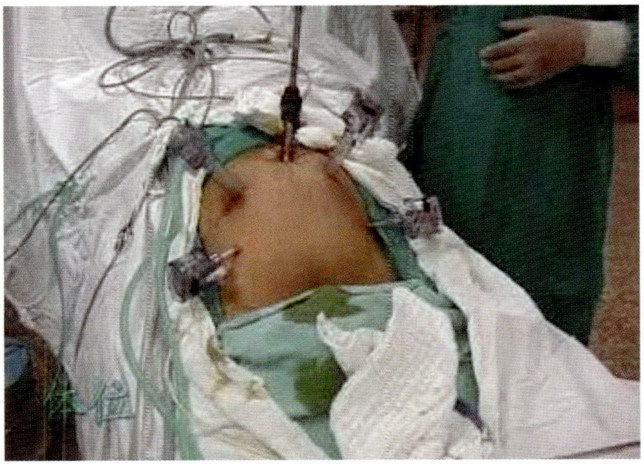

图 24-5　Trocar 放置位置

1）分离两侧精囊及前列腺后壁：

A. 游离精囊：如果患者体形较瘦，可在膀胱与直肠之间最下方的腹膜返折处，寻找精囊和输精管部。借助直肠探条的活动，可以很容易找到直肠。助手轻轻下压直肠，术者就能方便地找到腹膜返折所形成的两个弓状线。上方的那条弓状线是两条输尿管壁间段所形成的隆起，术中应注意保护。下方的弓状线是由左、右汇合的输精管隆起所形成，左、右精囊分别在左、右输精管的下外侧。

在下方的弓状缘上切开腹膜，找到输精管，用超声刀将其横断。输精管动脉与输精管伴行，走行于输尿管和精囊之间。这条动脉须予电凝。如果患者肥胖，也可在内环口下方找到输精管，或直接在直肠和膀胱后壁之间切开腹膜，游离精囊。

输精管切断后，可通过牵拉其远端来暴露精囊。精囊的动脉向内走行，一条供应精囊尖部，一条供应基底部。小心分离及处理这两条动脉，游离精囊，仅留其基底部不作游离（图 24-6）。

B. 切开狄氏（Denonvilliers）筋膜：切开狄氏筋膜有助于术中切开膀胱颈后，游离前列腺血管蒂。让助手向前、向上牵拉精囊和输精管对狄氏筋膜施以张力，方便操作。在腹腔镜的放大效果帮助下，狄氏筋膜呈现为纵向（头尾方向）走行的纤维条索状结构。紧靠输精管壶腹部和精囊横向切开狄氏筋膜，即可见到直肠前脂肪。这个脂肪层即是前列腺背面与直肠间的安全分离平面。钝性游离此平面可以使随后前列腺血管蒂的游离变得容易。也可锐性分离此解剖平面。尽量不用超声刀或其他热损伤器械，避免损伤直肠。在这个平面上游离，直至尿道直肠肌（图 24-7）。

以下步骤同 Cleveland 技术。

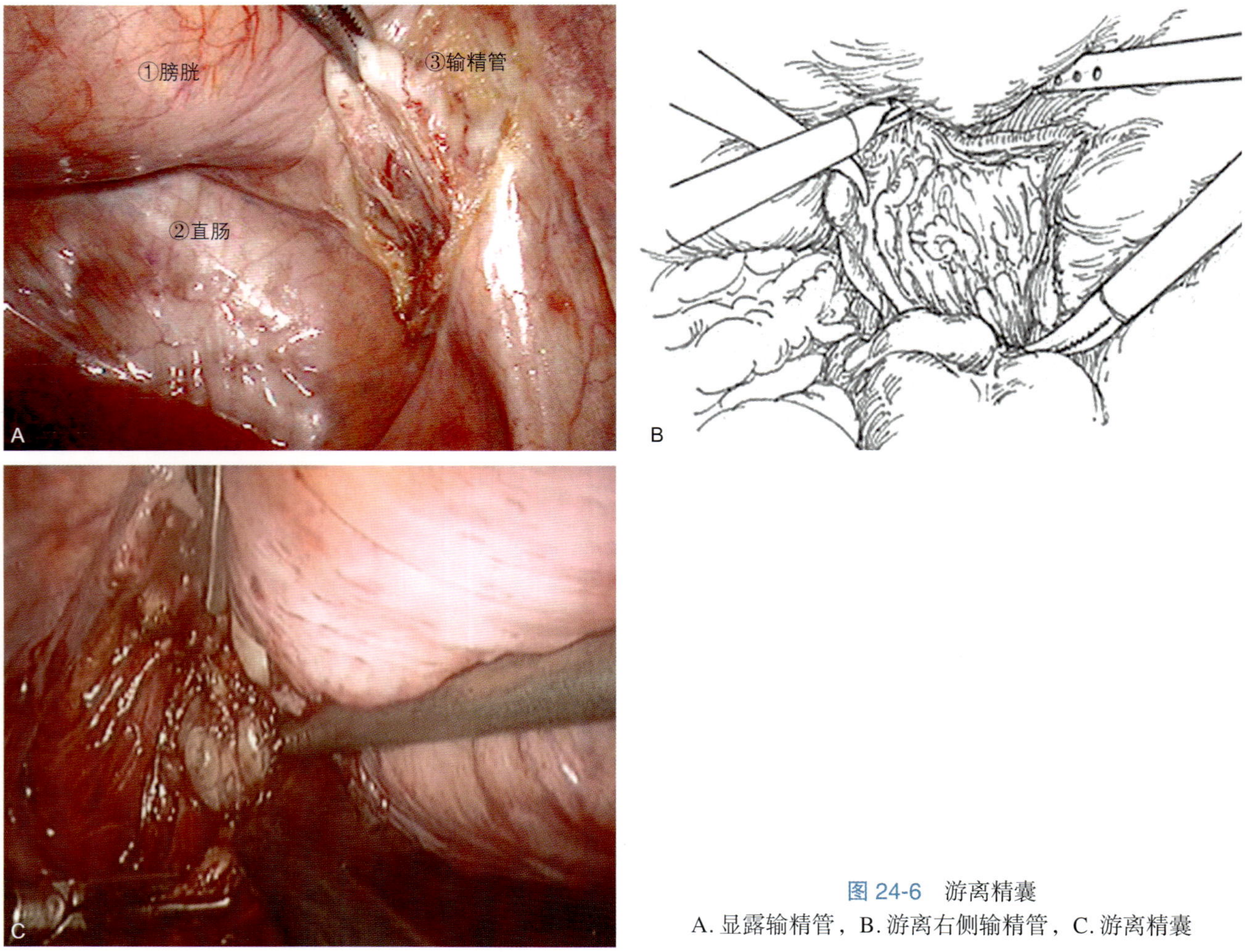

图 24-6　游离精囊

A. 显露输精管，B. 游离右侧输精管，C. 游离精囊

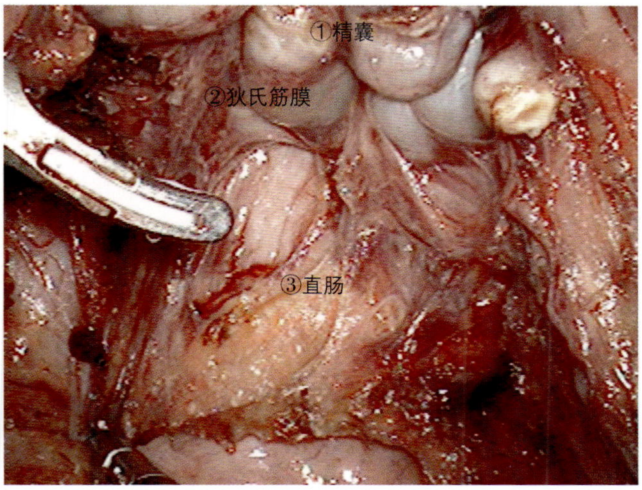

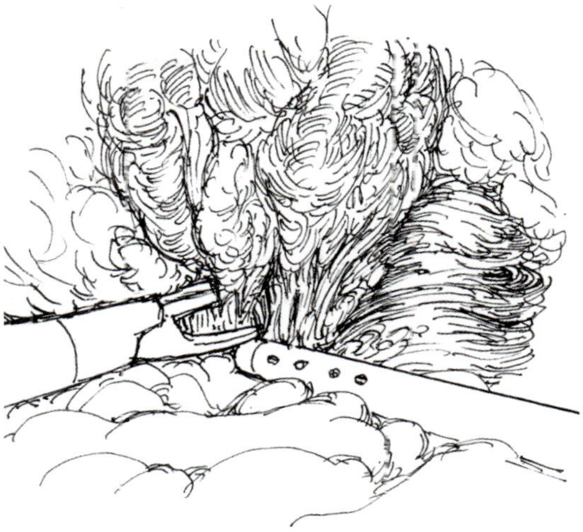

图 24-7 切开狄氏筋膜

（2）Cleveland 技术：

Cleveland 技术的手术步骤
1）倒U形切开膀胱前壁的腹膜返折
2）分离膀胱前壁、扩展Retzius间隙
3）切开两侧盆筋膜
4）缝扎耻骨后血管复合体
5）切开膀胱颈前壁
6）切开膀胱颈后壁
7）分离输精管和精囊
8）分离结扎两侧前列腺血管束、保留神经血管束
9）游离前列腺尖部、切断后尿道
10）膀胱颈成形
11）膀胱尿道吻合
12）结束手术

1）倒 U 形切开膀胱前壁腹膜返折：膀胱内注入 100ml 生理盐水，显露膀胱外形。游离膀胱时从膀胱外缘与脐内侧皱襞之间切开腹膜。腹膜切口下达输精管，上至腹壁。在膀胱侧面往前后游离，直至见到耻骨。术中始终紧贴脐内侧皱襞内侧往外及尾部游离，可以减少损伤膀胱的机会（图 24-8）。

2）分离膀胱前壁、扩展 Retzius 间隙：横断脐尿管，向耻骨联合处游离，经过膀胱前 Retzius 间隙内的疏松组织向前列腺尖部游离（图 24-8）。可使用等离子发生器或双极电凝器电凝膀胱前的耻骨后静脉的表浅支。为了防止膀胱损伤，在切断脐尿管时，应尽量在高位用单极电钩或超声刀切断。

膀胱前壁充分游离后，在行膀胱尿道吻合时才不会有张力。当膀胱前壁和侧壁都获得了充分游离后，用注射器抽空膀胱内的盐水。因为患者处于极度头低脚高位，膀胱常不能自行排空。

3）切开两侧盆筋膜：将前列腺往左侧牵拉，使前列腺的右侧盆筋膜有一定张力，选择正确的解剖位点（前列腺侧缘与盆壁肌交界处的头端）用电钩或剪刀切开盆筋膜（图 24-9）。将盆筋膜切口往远端扩大至耻骨前列腺韧带，用超声刀或通有弱电流的弯剪剪断耻骨前列腺韧带，显露耻骨后血管复合体。

同法切开左侧盆筋膜。

4）缝扎耻骨后血管复合体：此步骤目的是控制耻骨后血管复合体大出血。确认前列腺尖部后，用持针钳夹住带有 2-0 可吸收线的弯针，针弯朝上，从耻骨后血管复合体右侧进针，左侧出针，可作“8”字缝扎或两针分别缝扎（图 24-10）。亦可用金属尿道扩张器将前列腺往后牵引，使耻骨前间隙扩大、视野清晰，便于进针。

如果前列腺体积较大（＞80g），或以往有前列腺手术史，耻骨后留置缝线困难，可使用等离子电凝器或 LigaSure 处理耻骨后血管复合体后，用剪刀锐性分离、切断。

现有人用不打结缝线缝合耻骨后血管复合体[10-11]。如果分离时出血（解剖变异、前列腺体积较大、以往有手术史或初学者），可用此线在距耻骨后血管复合体头侧缝合、止血；也可边缝合、边分离至耻骨后血管复合体。尤其在行筋膜内前列腺癌根治术时，因保留的筋膜和前列腺周围结构较多，缝合后手术分离面止血效果好，手术视野清晰，周围保留的神经和血管亦得到保护。

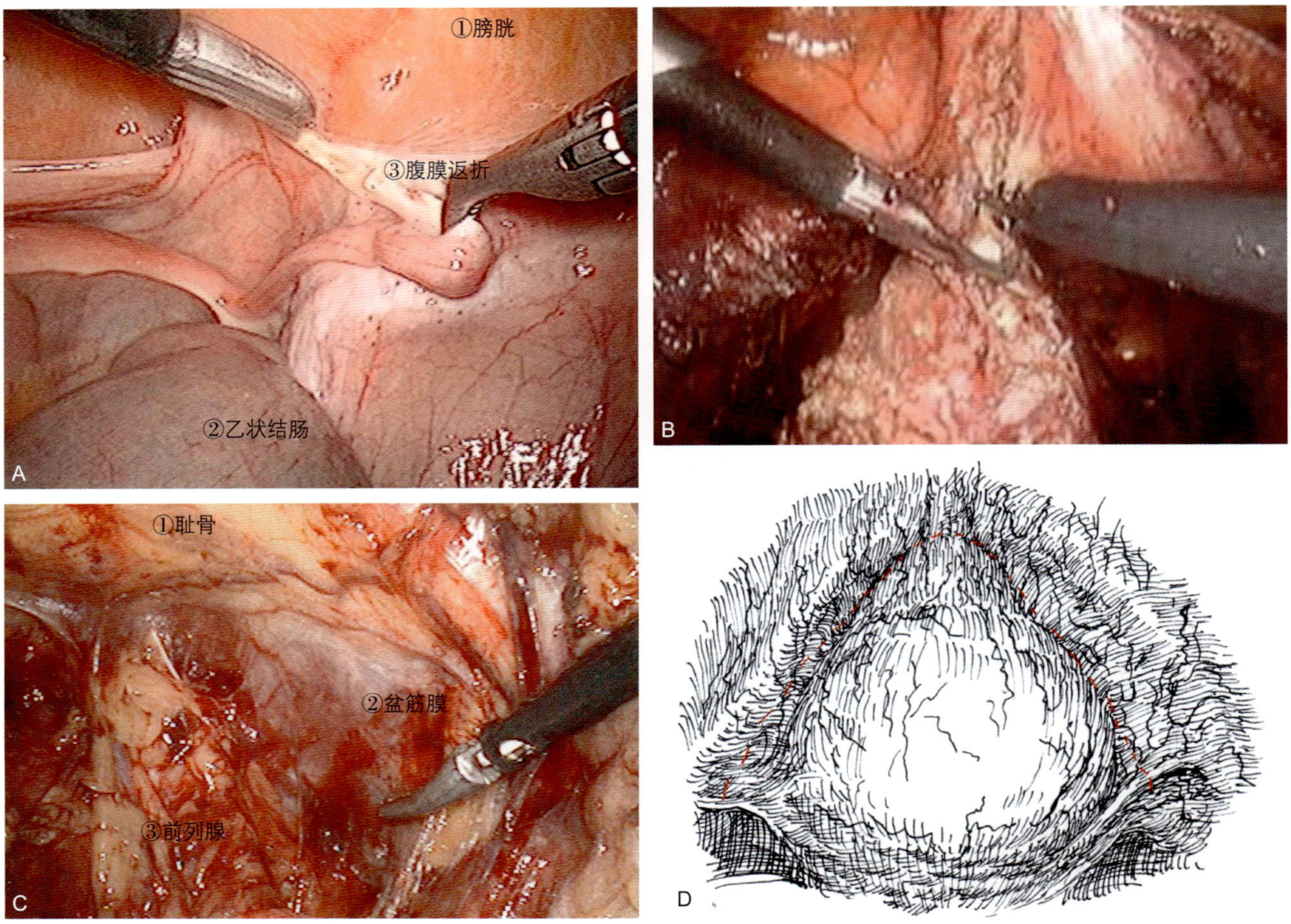

图 24-8 分离膀胱前壁。A. 剪开膀胱顶部腹膜返折；B. 游离膀胱前壁；C. 分离 Retzius 间隙；D. 盆内膀胱

如果没有不打结缝线，手术熟练者可用常规缝线缝合止血、分离，可达到同样的效果。这个步骤在 LRP 术中非常重要，对根治肿瘤、保护好前列腺尖部周围重要结构起关键作用。

也有术者术中不缝扎耻骨后血管复合体，而是在切除腺体后予以钳夹观察。但对于初学者或局部高危前列腺癌患者，掌握耻骨后血管复合体分离和缝扎技术非常重要。

距膀胱颈 2cm 前列腺“8”字缝合：2-0 可吸收线在靠近前列腺基底部贯穿缝合前列腺前壁。间断缝线，线尾留长便于术中牵拉。朝一侧牵住线尾，用弯剪沿前列腺两侧分离肛提肌筋膜（此步骤对初学者适用，熟练后可省此操作）。

5）切开膀胱颈前壁：腹腔镜下判断前列腺与膀胱颈的连接部比较困难，但正确判断此结合部对术中操作和手术效果非常重要。可尝试以下方法：距前列腺约 2cm 留置缝线、辨别膀胱前脂肪结束的部位、反复牵拉气囊尿管或金属尿道扩张器探查膀胱前壁尖头的位置等（图 24-11）。用超声刀或电钩横行切开膀胱颈前壁，显露尿管。提起前列腺留置的线尾，同时往上牵拉膀胱，直视下沿前列腺边缘扩大膀胱前壁切口至膀胱颈两侧。将金属尿道扩张器尖端伸进膀胱前壁切口，将前列腺向前牵拉，清楚地显露膀胱颈后壁。

目前在高清腹腔镜或 3D 腹腔镜放大帮助下，特别是 3D 腹腔镜立体放大效果帮助下，辨认膀胱颈比较方便。

低危前列腺癌患者，可先切除覆盖在前列腺表面的脂肪，再靠近前列腺尿道两侧，沿前列腺表面分离，能有效分离出膀胱颈尿道。

局部高危前列腺癌病例，在前列腺尿道两侧，沿前列腺表面脂肪用超声刀分离，再距腺体 1cm 切

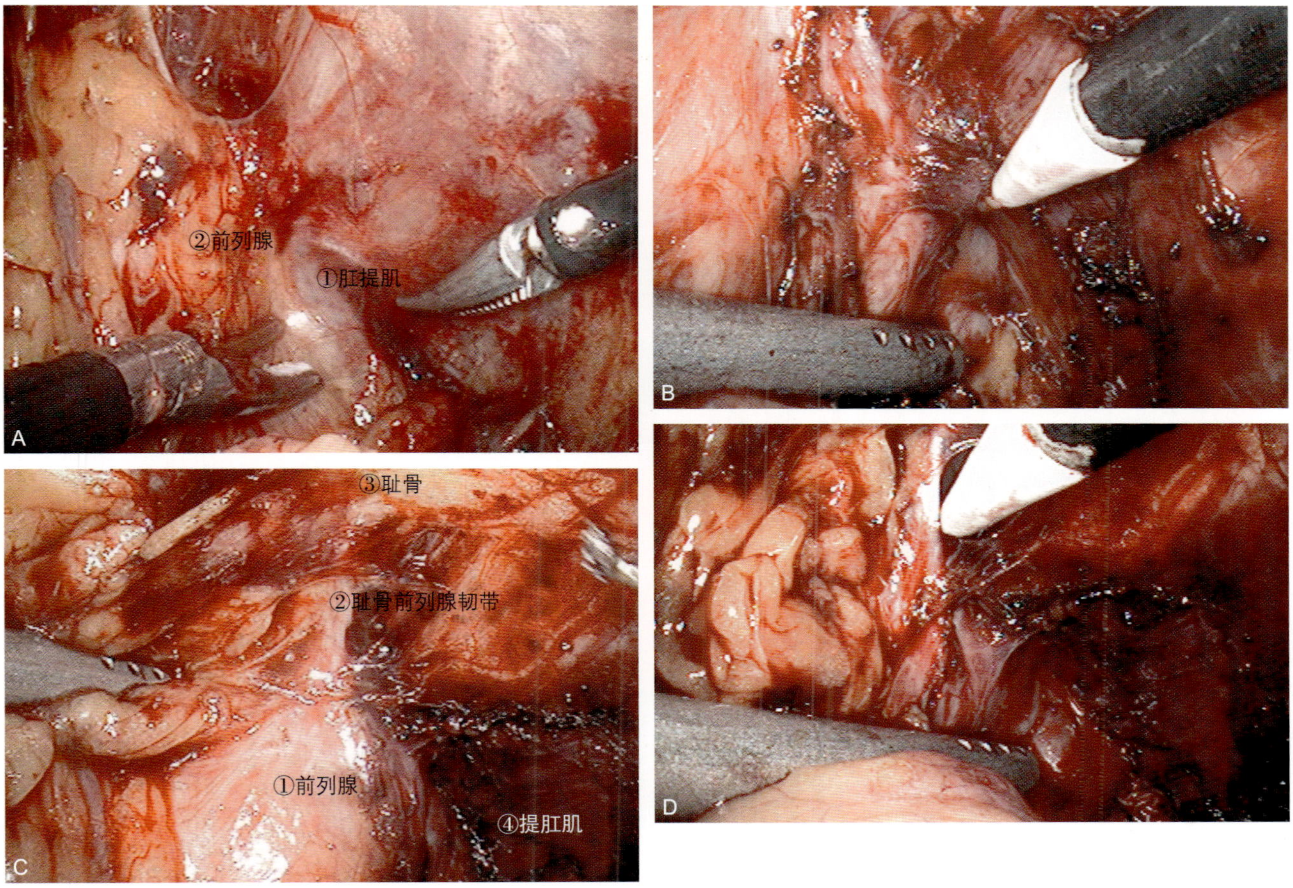

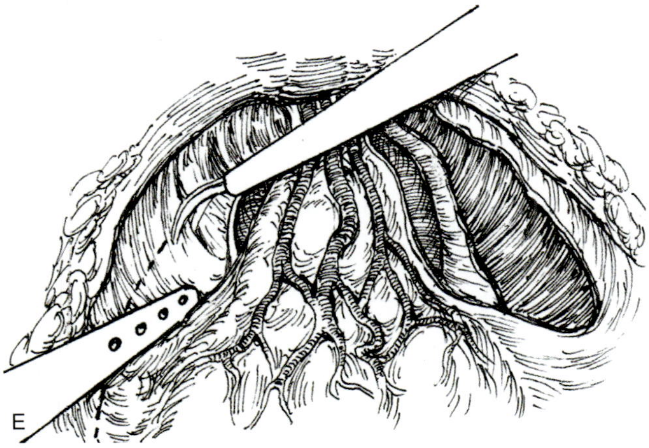

图 24-9 切开两侧盆筋膜

A. 前列腺后外侧缘与肛提肌交接；B. 沿前列腺边缘往耻骨方向扩大盆筋膜切口；C. 盆筋膜切口接近耻骨前列腺；D. 切断耻骨前列腺韧带；E. 切开盆筋膜

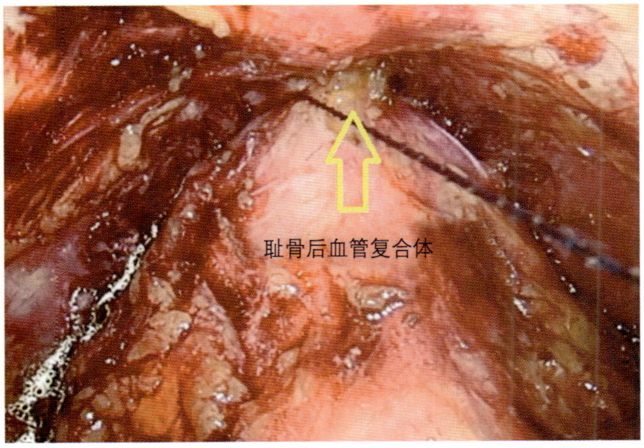

图 24-10 缝扎耻骨后血管复合体

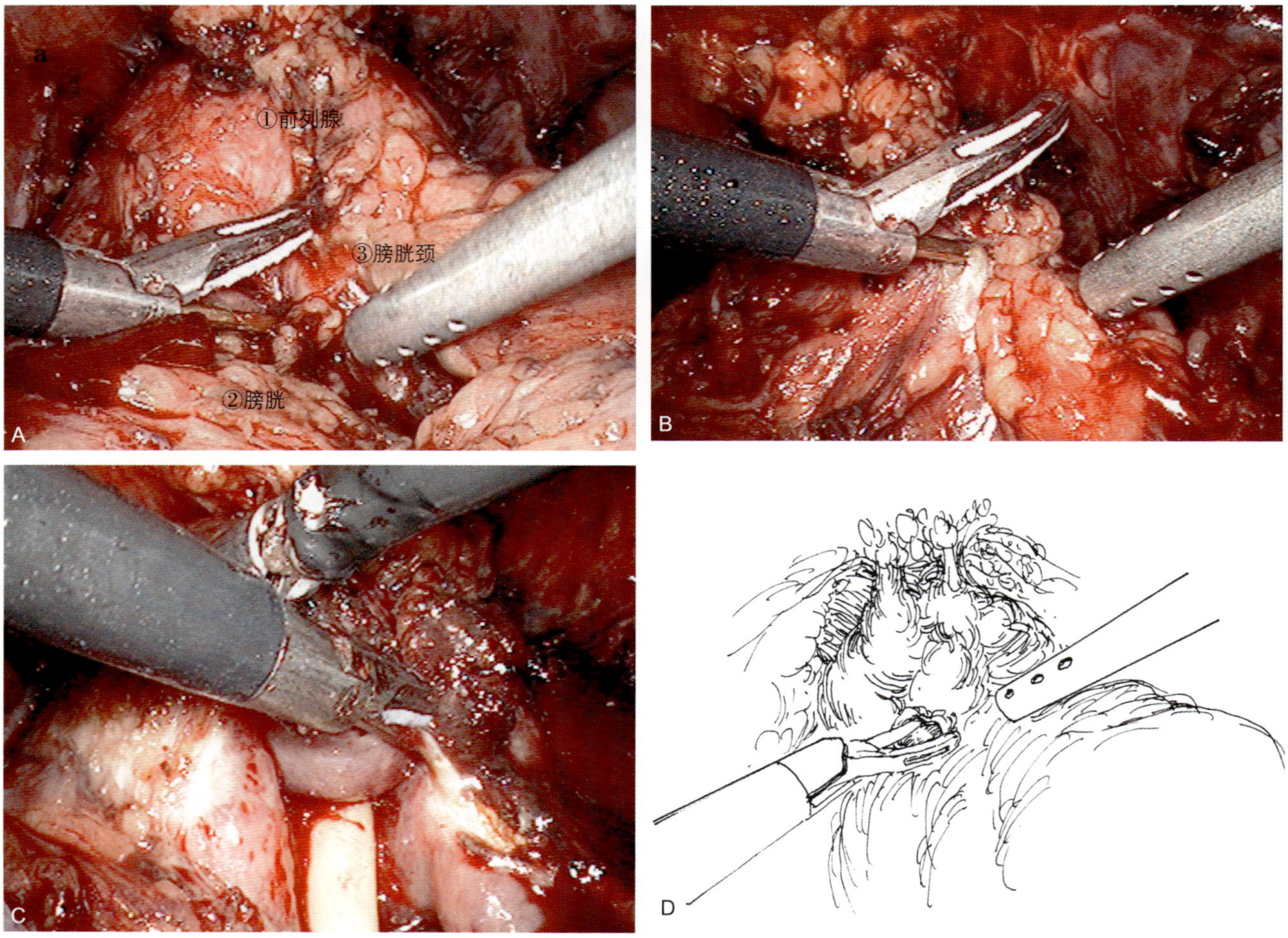

图 24-11 切开膀胱颈前壁

A. 判断膀胱颈位置；B. 切开膀胱颈前壁；C. 扩大膀胱前壁切口；D. 切开膀胱前壁示意图

开膀胱颈前壁。借助上提停留在膀胱颈尿道的尿管，在前列腺腺体表面覆盖的脂肪层与膀胱颈外层之间，用超声刀仔细分离，可以将膀胱颈尿道与前列腺腺体分离开。注意切缘不能残留前列腺组织，特别是肿瘤组织。如果发现膀胱颈有肿瘤组织侵犯，先切除肿瘤，扩大的膀胱颈可在吻合前作膀胱颈成形（见步骤 10）。

6）离断膀胱颈后壁：膀胱颈后缘显露后，拔除停留的尿管。助手此时可提起膀胱颈后壁并将膀胱往头侧牵拉，使前列腺和膀胱颈两者间隙扩大，利于膀胱颈后壁的分离（图 24-12）。辨认输尿管开口，在输尿管开口与前列腺之间横行切开膀胱颈后壁。再将切开的膀胱颈后壁用 Babcock 抓钳提起，并往头侧轻轻牵拉，扩大切口至膀胱颈两侧。仔细止血、用吸引器吸尽创面尿液，辨认狄氏筋膜，在离断的膀胱颈和前列腺之间切开狄氏筋膜前层，可见输精管和精囊（图 24-13）。

中叶突出至膀胱内病例：如果增生的中叶腺体较大，预置缝线在中叶，向前、向上提起中叶腺体，仔细辨认输尿管口；沿腺体包膜外与膀胱颈分离开。

局部高危前列腺癌并膀胱颈口侵犯：术前进行新辅助治疗（内分泌治疗和 / 或化疗）可缩小肿瘤体积；切除肿瘤前辨认输尿管口，沿肿瘤外缘，将前列腺肿瘤与膀胱后壁分离；再视膀胱颈切除范围作膀胱颈成形（步骤 10）。

TURP 术后前列腺癌根治：辨认输尿管口，确定前列腺与膀胱颈后壁分离的正确平面。亦可改变膀胱颈后壁分离方法，先不切开膀胱颈前壁，沿前列腺轮廓分离前列腺两侧（有术者此时再将两侧精囊游离），有利于分辨膀胱颈尿道，再分离膀胱颈。

7）分离输精管和精囊：找到输精管后用分离钳提起，切断两侧的输精管，游离两侧精囊。精囊尖部靠近神经血管束，分离精囊尖部时应靠近精囊，不使用单极电凝或超声刀（图 24-14）。将两侧精囊

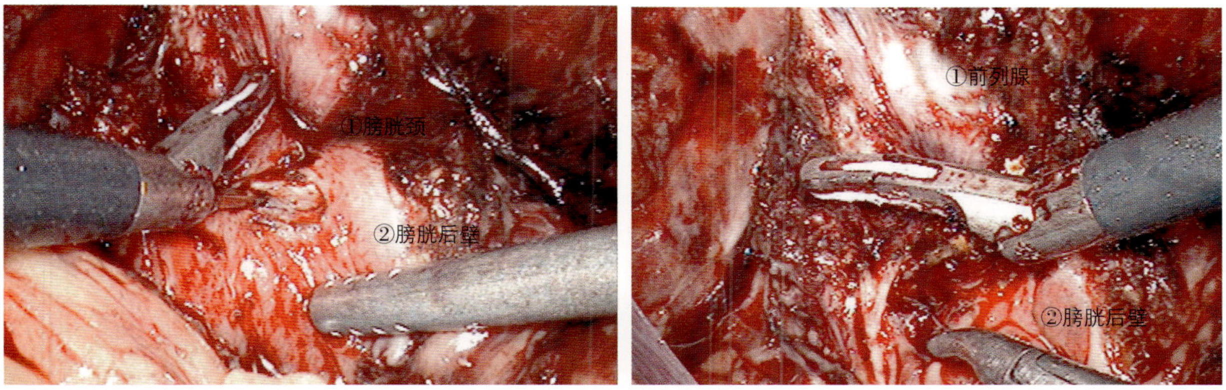

图 24-12 离断膀胱颈后壁

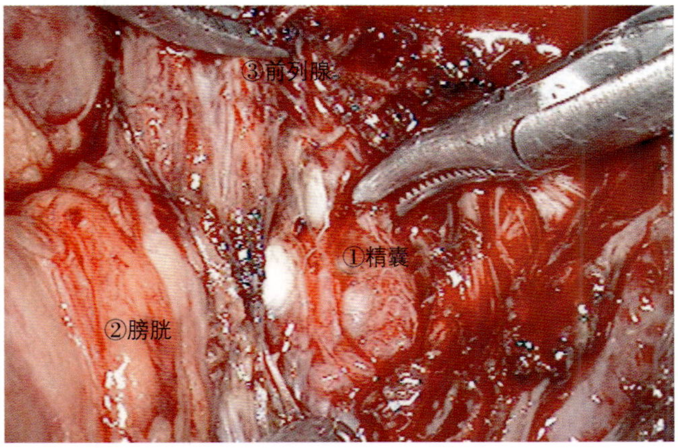

图 24-13 显露精囊

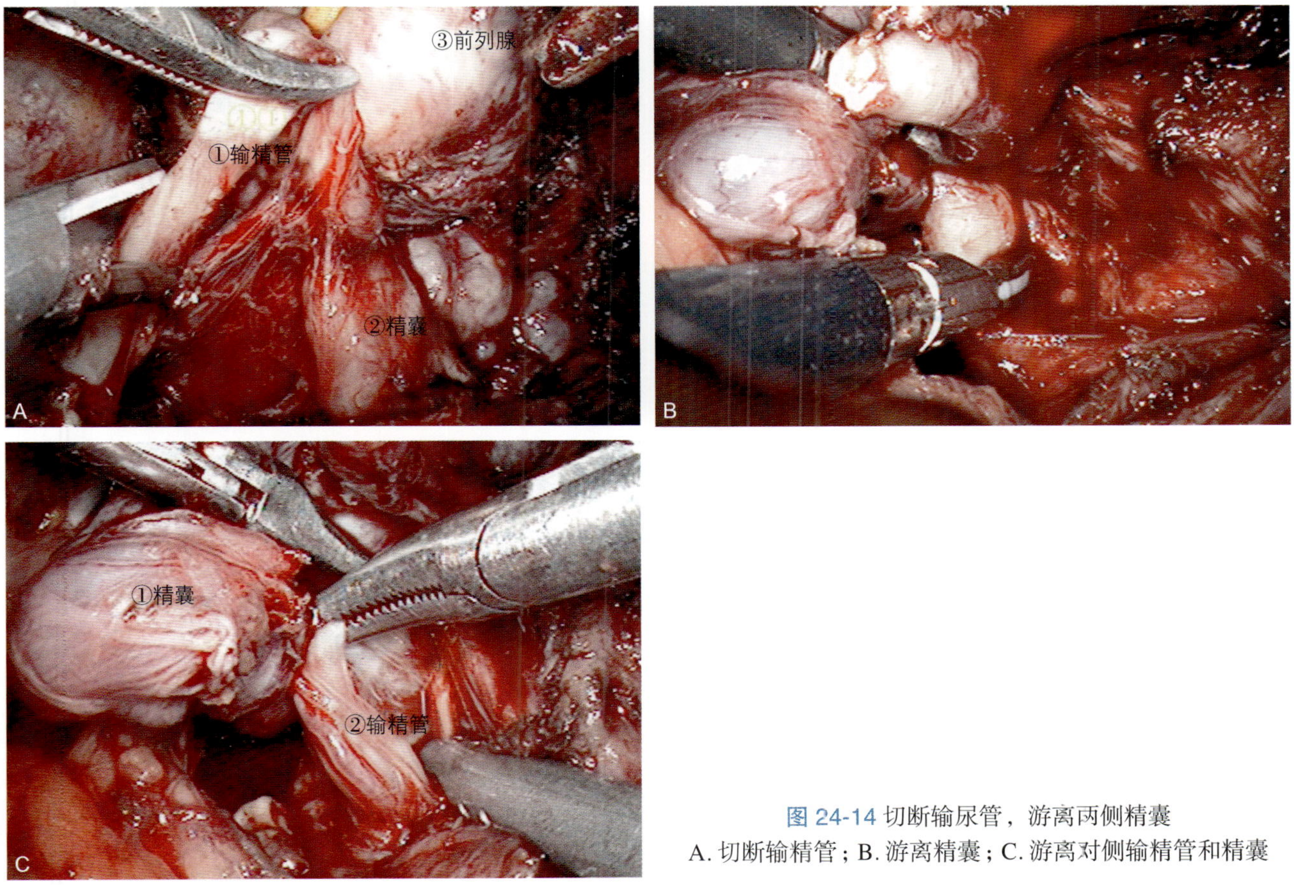

图 24-14 切断输尿管，游离两侧精囊
A. 切断输精管；B. 游离精囊；C. 游离对侧输精管和精囊

往前提起，切开狄氏筋膜后层，钝性分离前列腺与直肠前间隙。

8）分离结扎两侧前列腺血管束、保留神经血管束（筋膜间）：腹腔镜保留神经血管束采用顺行分离方法。用抓钳将精囊和输精管向前提起，并往左侧牵拉使右侧前列腺侧韧带处于张力状态。用直角分离钳在前列腺的侧后方分离前列腺血管束。用Ham-lock结扎前列腺动脉、切断（图24-15）。继续沿前列腺侧后方分离，在神经血管束上方用Ham-lock结扎、切断前列腺包膜血管（图24-16），并逐渐分离至前列腺尖部。

同法完成左侧神经血管束的保留手术。

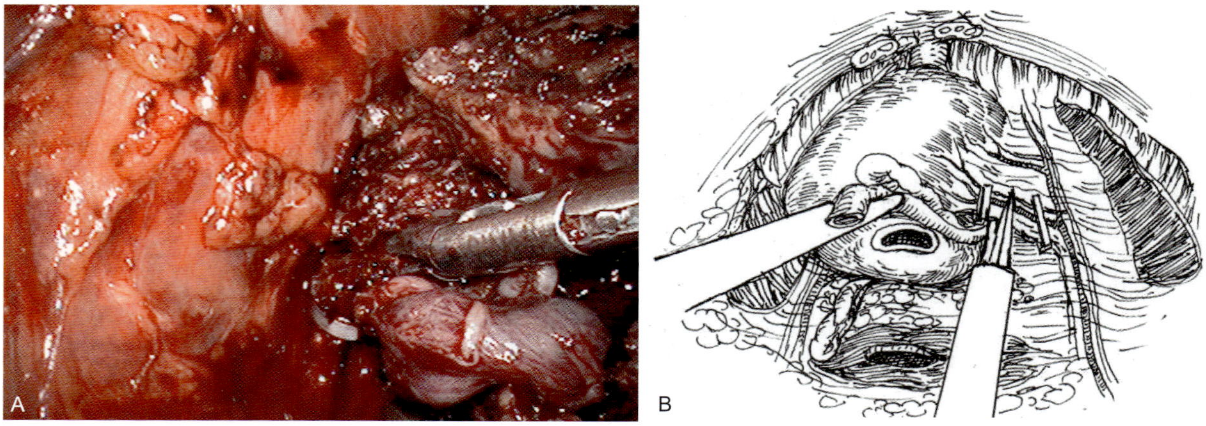

图24-15 分离结扎两侧前列腺血管束、保留神经血管束
A. 结扎左侧；B. 结扎右侧

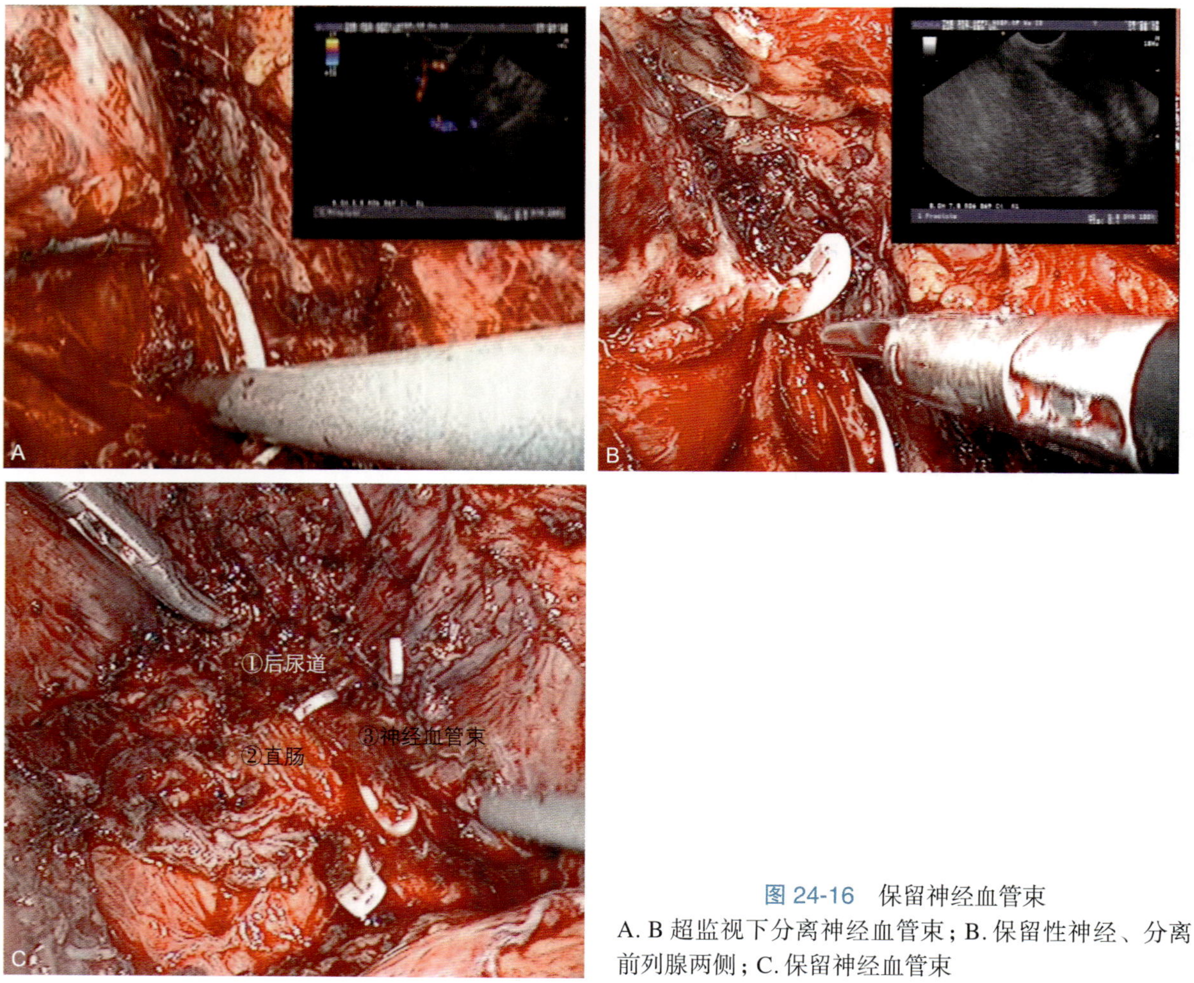

图24-16 保留神经血管束
A. B超监视下分离神经血管束；B. 保留性神经、分离前列腺两侧；C. 保留神经血管束

Gill 曾使用动脉夹先控制前列腺的侧韧带，分离神经血管后用缝线连续缝合止血，再取出动脉夹。Sung 使用尖头的直角分离钳，顺行在肛提肌筋膜和前列腺包膜之间分离神经血管束。作者分别尝试过这三种方法。第一种方法节省时间，出血少。费用相差不大。

注意事项：

前列腺包膜与神经血管束之间没有自然存在的平面。分离时要注意不要损伤神经血管束和残留前列腺包膜。可充分利用腹腔镜放大作用，辨认前列腺包膜。

若 PSA＞20ng/ml、Gleason 评分 >7 或临床病理分期 T_2 以上，或患者年龄 >70 岁，则行不保留神经血管束的前列腺癌根治术。提起精囊向左侧牵拉，沿前列腺后外方、分离切断前列腺侧韧带，Ham-o-lok 紧贴直肠结扎，剪刀剪断组织，直至游离至前列腺尖部（图 24-17）。同法处理前列腺左侧。

现有血管封闭器可直接结扎处理前列腺侧韧带。省时间、止血效果好，不损伤直肠。

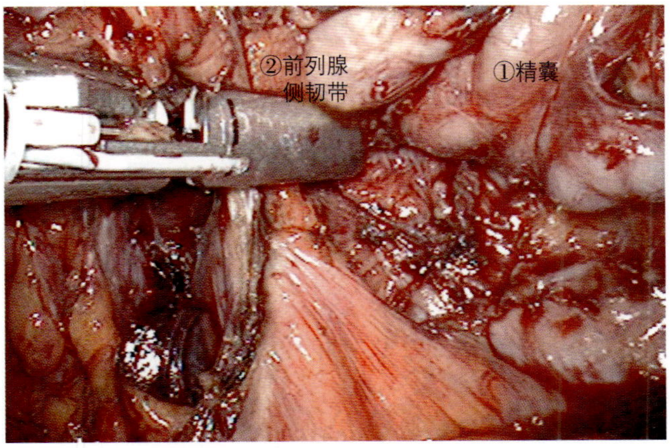

图 24-17 结扎、切断前列腺侧韧带

9）游离前列腺尖部、切断后尿道：将前列腺往头侧牵引，轻轻地往后牵拉耻骨后血管复合体，在已缝扎的背血管复合体下方，用弯剪剪断耻骨后血管复合体，暴露尿道前壁。分离中的出血可用等离子电凝器止血，效果较好。处理出血要仔细而且要有耐心。剪刀剪开尿道前壁，将尿道探子经尿道切口伸入 Retzius 间隙并向前或左右牵拉前列腺显露尿道侧壁和后壁，紧靠前列腺尖部剪断尿道，注意不要损伤直肠，并确保神经血管束从前列腺尖部分离（图 24-18）。最后将前列腺向头侧轻轻地牵拉，显露前列腺后方，紧贴前列腺游离。切断附着在前列腺尖部附近的直肠尿道肌，将前列腺完全游离（图 24-19）。将前列腺放入标本袋内，封口后放置在腹腔髂窝内，手术结束时取出。经腹膜外途径手术，因手术空间小，标本袋一端拉至 Trocar 外，再将 Trocar 重新插入，术毕再取出前列腺。

前列腺腺体体积较大时的处理：如果预先封扎耻骨后血管复合体有困难，可尝试用分离钳控制复合体，锐性分离前列腺尖部，切除腺体后再移开此钳，观察血管复合体是否出血并作相应处理。大多数病例未见出血。但作者认为术中耻骨后血管复合体缝扎后对显露前列腺尖部有帮助。

10）膀胱颈成形：在局部高危前列腺癌病例，切取膀胱颈小块组织作冰冻切片。通过观察喷尿检查两侧输尿管开口。若膀胱颈口过大，用 3-0 可吸收线连续缝合缩小膀胱颈口。成形可从膀胱颈后缘中点开始，连续缝合至膀胱颈后缘外端。输尿管口多位于成形的膀胱颈口后缘下端（图 24-20）。一般情况下不需留置输尿管内支架管。

注意事项

在作尿道膀胱颈吻合前，一定要检查膀胱内有尿液流出，或输尿管口有尿液喷出。

11）膀胱尿道吻合：选择用 5/8 弧的 3-0 可吸收薇乔线，线结不易滑脱。亦可用缝线两端有缝针并颜色不同的可吸收线。使用去掉尖端的金属导尿管或金属尿道扩张器，利于缝针进出尿道。用两把持针钳操作，采用间断缝合。吻合时采用 3-0 可吸收缝线。先将膀胱颈后唇与尿道后壁吻合。可尝试采用弯头的尿道探子帮助引导缝针进入尿道进行缝合，当退出尿道探子时，针即可滑入尿道腔内。有张力时，可将膀胱往尿道方向拉拢，使膀胱后唇与后尿道吻合牢靠（图 24-21）。然后分别在 5 点、8 点、3 点和 9 点处缝合，结打在腔外。最后两针在 1 点和 11 点处缝合，但不立即打结。先插入 F20 两腔 Foley 尿管，确定位置正确后，再将这两针打结（图 24-22）。这种方法可以避免误缝尿管。尿管气囊充水，在膀胱内注水 120ml，以检查吻合口是否紧密。包皮系带缝合 1 针、打结，妥善固定尿管。

也可尝试连续缝合，优点是节省时间。先在 6 点缝合、打结，再顺时针连续在 8 点、9 点、11 点

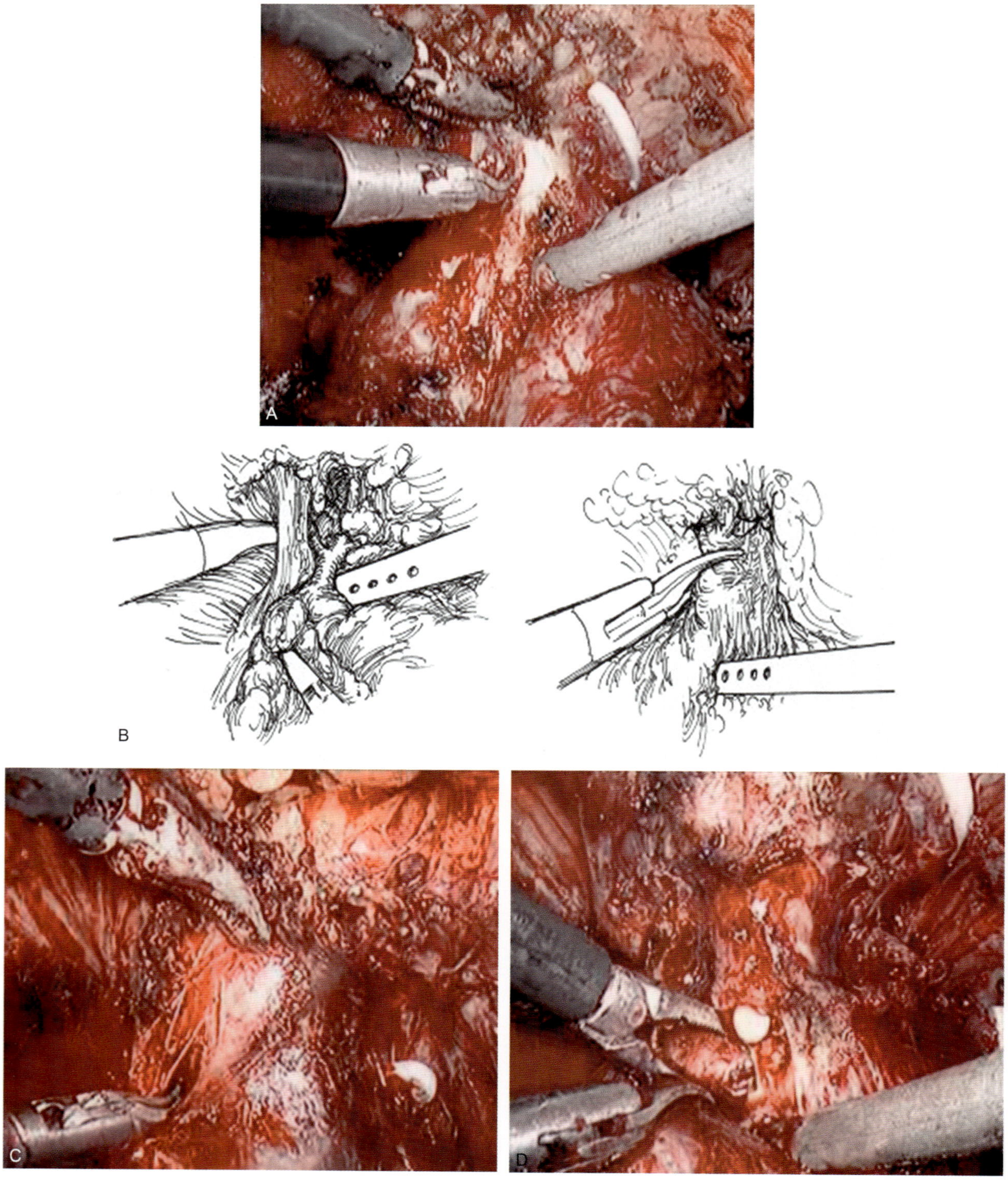

图 24-18　处理前列腺尖部

A. 剪断耻骨后血管复合体；B. 分离耻骨后血管复合体，剪断尿道；C. 靠近前列腺尖部分离尿道；D. 剪断尿道

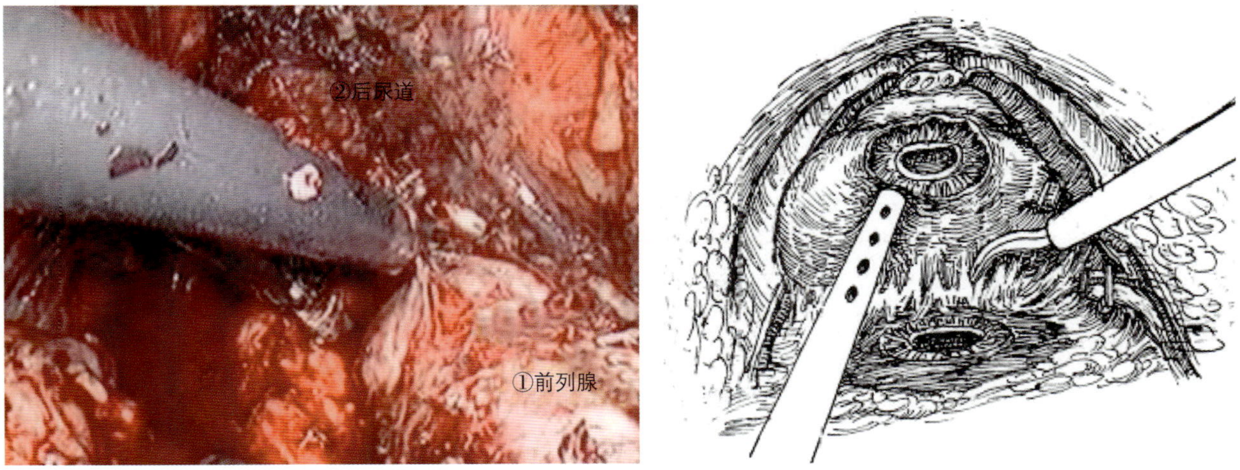

图 24-19 切除前列腺

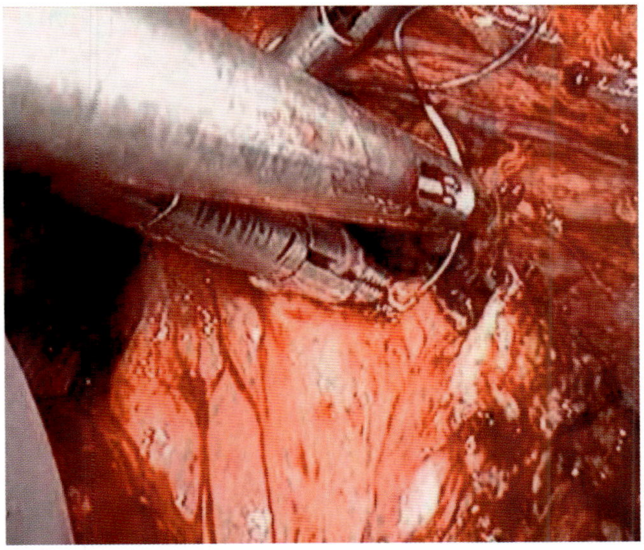

图 24-20 膀胱颈口重建

缝合并拉紧缝线；然后再沿逆时针方向连续在 5 点、3 点、1 点缝合，收紧缝线。插入 F 20 两腔气囊尿管，确保尿管进膀胱后，将两端缝线打结（图 24-23）。

第 3 种方法是后壁行连续缝合，前壁做间断缝合。

第 4 钟方法是使用不打结的吻合方法。将 V-Lok 线在 5 点处缝合膀胱与尿道，缝针从线另一端的线结圈内穿出，拉紧线结。再作连续缝合，沿顺时针方向吻合膀胱尿道后壁，拉紧吻合口后壁；经尿道插入 F20 尿管，经膀胱颈插入膀胱内；继续沿顺时针方向，连续缝合吻合膀胱尿道前壁。最后一针在 4 点穿出后再经膀胱前壁拉出。

注意事项

膀胱尿道吻合的质量关系到术后恢复速度和生活质量。尿漏影响术后拔管时间和控尿的恢复。吻合质量差导致吻合口狭窄。以上 4 种方法未包括全部膀胱尿道吻合的方法。连续缝合节省时间，术后尿漏发生率低。间断缝合操作步骤多，但术后不易出现吻合口狭窄。第 4 种方法较简单，早期开展者可尝试此法。无论何种方法，均要遵行以下原则：尿道和膀胱颈要解剖对位吻合；术后并发症发生率最低；术后控尿功能尽快恢复。膀胱尿道吻合在整个前列腺癌根治手术中非常重要，也是学习曲线较长的手术步骤。以下方法可迅速缩短学习曲线：让助手从会阴部将尿道向上、向前抬高，同时小心用尿管从尿道断端推出作指引；同时将患者从头低脚高位改换至头部抬高；再使用不打结缝线，将使以前较困难的吻合手术难度大大降低。手术者可迅速掌握尿道膀胱颈吻合技术。

完成高质量膀胱尿道吻合应包括：缝线吻合时未损伤吻合口周围的神经血管；膀胱尿道吻合口对合好（尤其是后壁）、无张力；冲洗膀胱没有冲洗液体从膀胱内渗漏；吻合口周围没有血渗出；术后尿道无狭窄。

12）完成手术：膀胱内注水 100ml，检查吻合口是否漏水。腹内压下降到 5mmHg 检查手术创面有无静脉出血。腹膜切口不用缝合。从左下腹最下方的戳口置腹腔引流管，引流管与皮肤固定。

拔除右侧 10mm Trocar、适当扩大切口，将前列腺连同精囊一起取出。拔除其他 Trocar，缝合戳

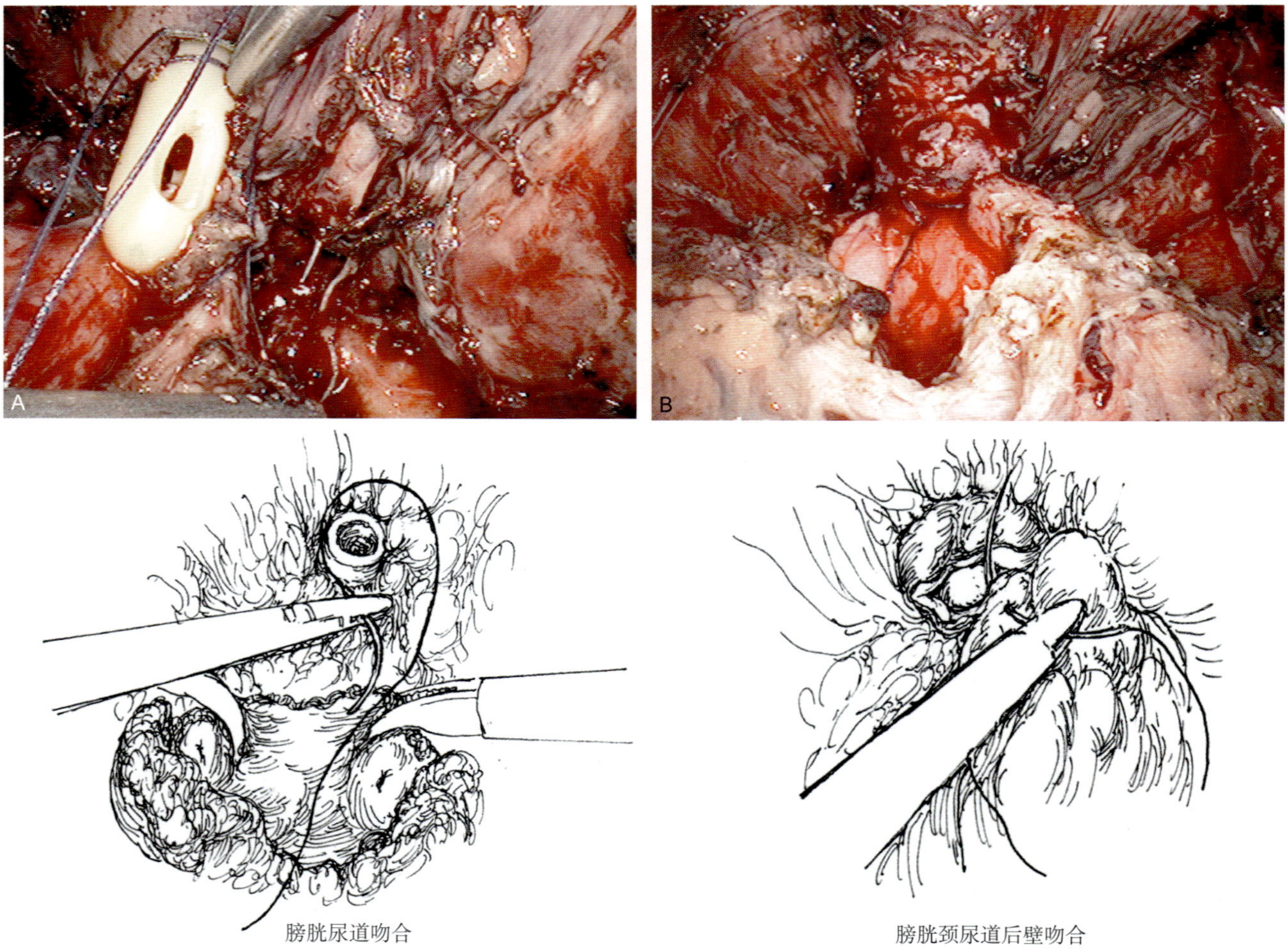

图 24-21 膀胱尿道吻合
A. 吻合膀胱颈和尿道后壁；B. 后壁吻合完成

口。切口盖好敷料，结束手术（图 24-24）。

3. 术中操作要点及难点

（1）切开盆筋膜：通常在前列腺侧壁与盆底肌交界部切开盆筋膜。如果解剖位置不正确容易引起出血。沿前列腺边缘向耻骨后方向延长盆筋膜切口，在接近耻骨前列腺韧带注意不损伤耻骨后静脉血管的侧支。

（2）缝扎耻骨后血管复合体：术前准确测量前列腺体积。体积 >80g 的前列腺，耻骨后前列腺间隙很小，进针较困难。可尝试用 2-0 可吸收线缝扎（缝针较大）。如果缝扎效果不理想，术中出血较多，可选用工作面较长的分离钳控制耻骨后血管复合体，待剪断前列腺尖后，再将分离钳嘴松开，通常耻骨后血管复合体出血可自动停止。若继续有出血可选择 PK 刀或缝扎止血。也有术者先离断膀胱颈和前列腺侧韧带再处理耻骨后血管复合体。

（3）前列腺尖部的处理：此步骤为 LRP 最关键的技术。以上两点处理得当能避免出血、保持手术视野的清晰。用剪刀在缝扎线下方分离前列腺尖，避免分离尿道和两侧的组织及神经。分离时遇见的出血用 PK 刀妥善处理。将尿管插入，从已切开的膀胱颈伸出，气囊内注水 10ml，在尿道外结扎尿管。紧靠前列腺尖剪开尿道前壁。在尿管结扎线远端剪断尿管，经剪开的尿道前壁将尿管拉出并向头侧适度牵拉，显露尿道后壁，贴近前列腺尖剪断尿道后壁，避免损伤控尿神经。

（4）避免切缘病理阳性：开放手术资料显示分离前列腺尖部和前列腺两侧后外侧时切缘阳性率达 20% 以上；而膀胱颈和前列腺两侧壁切缘阳性率较低（ <4% ），出现切缘阳性后 PSA 生化复发率高达

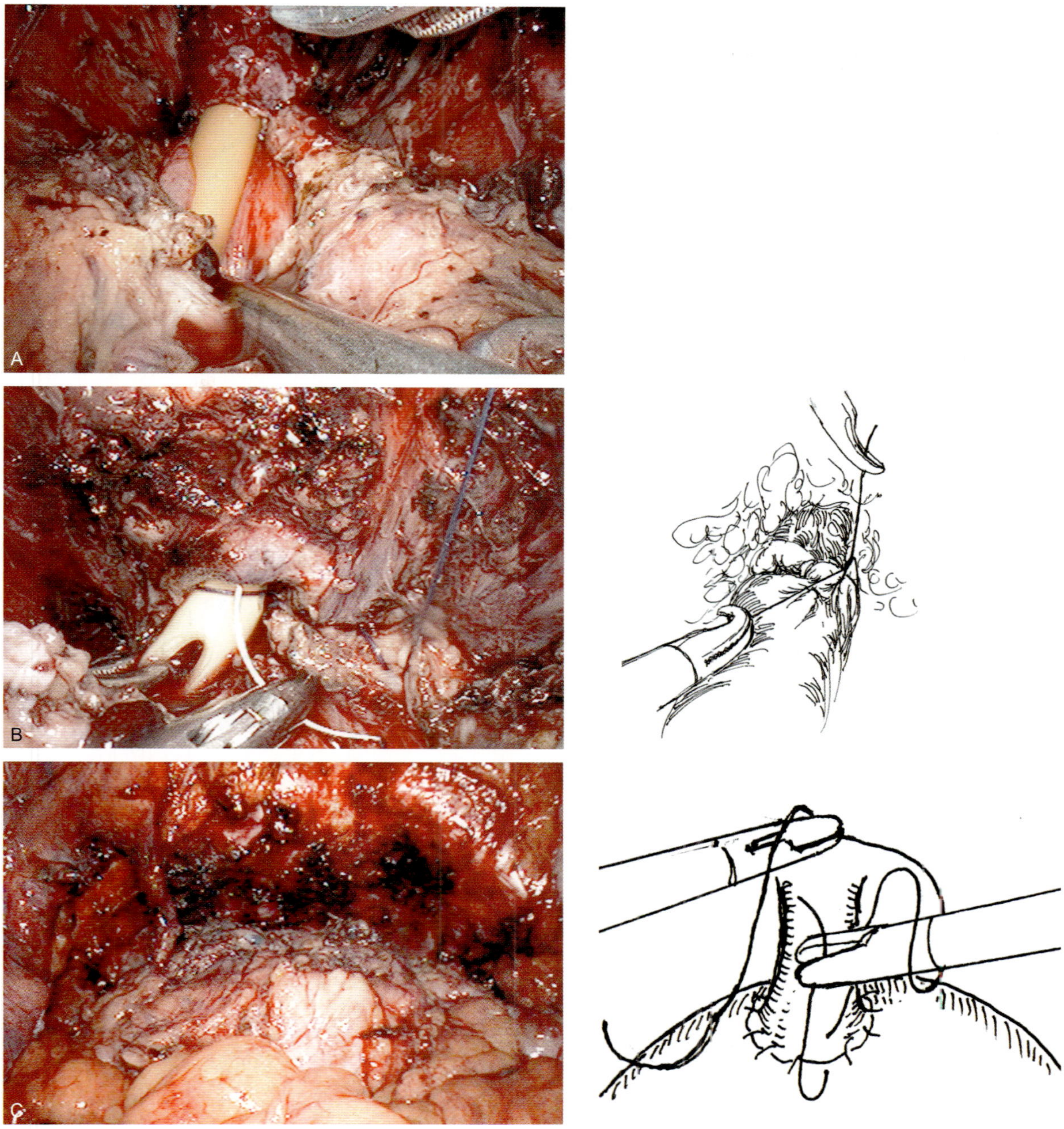

图 24-22 尿道前壁吻合
A. 插入尿管；B. 吻合尿道前壁；C. 吻合完成

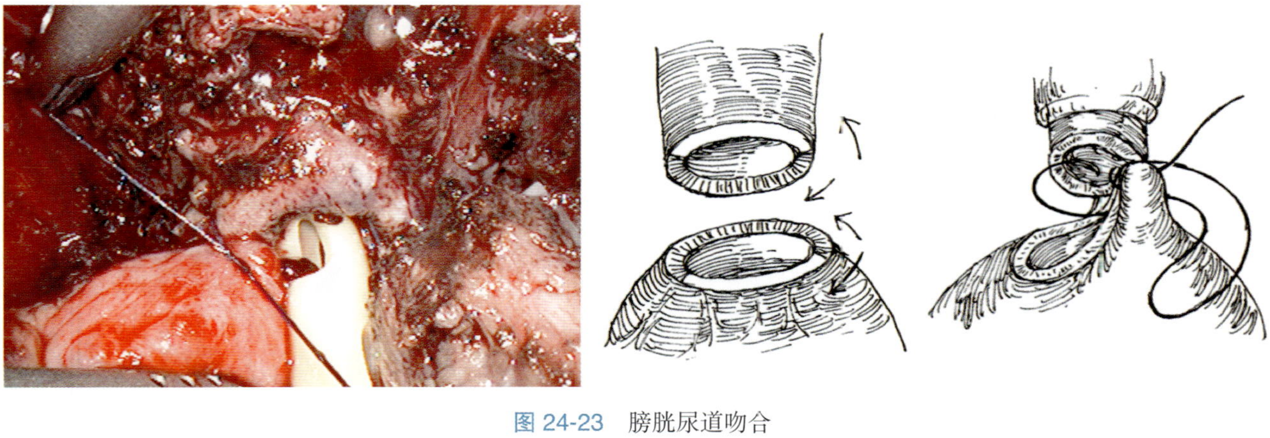

图 24-23 膀胱尿道吻合

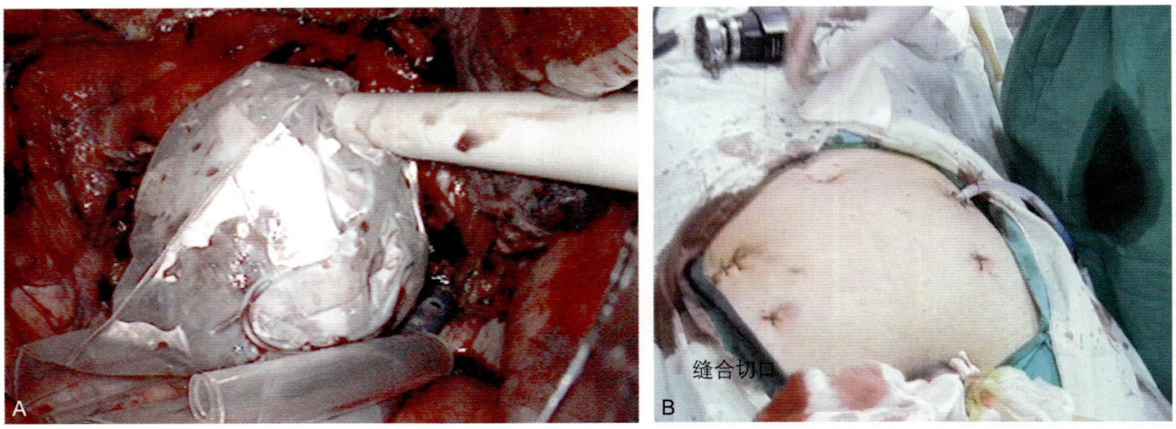

图 24-24 标本装袋，缝合切口

50% 左右。因此术中应充分利用腹腔镜视野清晰并放大和便于耻骨后操作的优点，在解剖分离前列腺时，看清前列腺包膜，降低切缘阳性率。术前也必须检查阳性穿刺针数目，明确病理分期。

（5）膀胱尿道吻合：靠近前列腺尖离断尿道，使后尿道有足够长度，容易做膀胱尿道吻合。切除前列腺体积较大，可做膀胱后唇成形，减少吻合时的张力。

（6）中叶体积大的前列腺：前列腺切除后切缘往往靠近输尿管开口。仔细辨认输尿管开口，用 3-0 薇乔线成形膀胱颈后唇，使输尿管开口后移，避免做膀胱尿道吻合时将输尿管开口误扎。

（二）经耻骨后途径腹腔镜前列腺癌根治术

1997 年 Raboy 报道第一例腹腔镜腹膜外途径前列腺癌根治术[12]。随后比利时医师 Bollens 进一步改进和完善此项技术，完成多例手术后并在 2001 年作了系列报道[13]。同经腹途径比较，由于膀胱前腹膜外间隙较小，在做膀胱后尿道吻合时似乎有一定困难。在有些病例因膀胱两侧与周围组织粘连，将膀胱往尿道方向牵引时张力较大。术中若不慎将腹膜撕破，充气的腹腔将腹膜返折下压，会给操作带来困难。腹膜外入路的优点是腹膜返折像一个自然的拉钩，挡住了腹腔脏器，有利于手术操作，患者也不需处于极度头低脚高位。在体重较重的病例有优势，手术时间一般可缩短 30 分钟。因不与腹腔相通，术后避免出现腹腔刺激征，住院时间和停留尿管时间均缩短，有利于术后管理。根治肿瘤的效果同经腹途径比较没有差异。

1. 腹膜外间隙的建立　在腹中线肚脐下缘做一个 3cm 长的切口，分离至腹直肌下方。在腹膜前方用手指钝性分离，将腹膜往上和两侧推移。经切口放入自制的水囊在腹膜外间隙，注气 600 ~ 800 ml 扩大此间隙（图 24-25）。建立腹膜外间隙后撤除气囊，手指经切口伸入腹膜外间隙，手指引导下放置 4 个 Trocar（见经腹途径），最后将 10mm Trocar 放入切口，腹直肌前鞘做半荷包缝合，防止 CO_2 气体漏出。放置套管时注意不要损伤腹膜。若手指分离效果不满意，从先置的套管中用分离钳或超声刀推开腹膜后再放置其他套管。

2. 分离膀胱前间隙　膀胱内注水 100ml，辨认膀胱侧缘后钝性分离，先沿膀胱右侧缘前、后游离，再显露盆筋膜。同法分离左侧膀胱侧壁。

随后的手术步骤同经腹途径继续完成膀胱尿道吻合。

本术式术中如果腹膜撕裂无法修补，可立即改经腹途径。

（三）经膀胱途径腹腔镜前列腺癌根治术

经膀胱单孔腹腔镜技术不仅可用于前列腺增生症，还可以用于前列腺癌的治疗。Desai 等报道用机器人完成 2 例尸体经膀胱途径前列腺癌根治术[14]。经膀胱途径有以下优点：术中不需分离膀胱；切开膀胱颈后壁后，直接分离输精管与精囊，再继续游离前列腺完成根治术的其他步骤；分离耻骨后血管复合体类似于经会阴途径，完成该步骤时推开此血管复合体，减少出血风险；术后无尿液渗到腹腔。该途径缺点是膀胱内空间相对较小，因膀胱未游离，

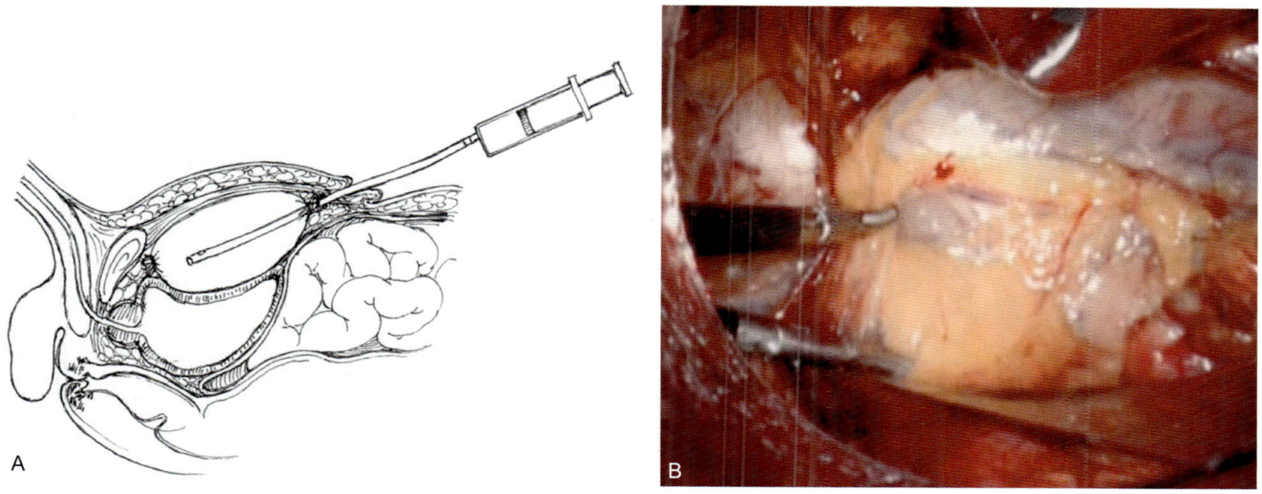

图 24-25 建立并扩大腹膜外操作空间

A. 腹膜外间隙的建立；B. 扩大腹膜外腔

膀胱与尿道吻合时张力较大导致吻合困难；其次是不能完成盆腔淋巴结清扫术。

临床上有穿刺后诊断为前列腺癌但进展缓慢的类型（Indolent），生物学特点为低危，但是在主动观察期间患者可并发排尿费力、排尿时间延长、排尿滴沥、尿不尽感等膀胱出口梗阻症状，甚至出现尿潴留。这类患者均属于早期前列腺癌，不能接受TURP。为保证这部分患者术后控尿效果和功能恢复，我们于 2010 年在开展经膀胱腹腔镜前列腺摘除术 10 例成功的基础上，开展单孔经膀胱途径腹腔镜前列腺癌根治术，完成 16 例 [15]。术后随访 2 年，无 1 例患者生化复发；拔除尿管后 13 例患者可达到即刻控尿，术后 3 个月内控尿率达 100%；13 例患者术后 1 年 IIEF-6 评分高于 18 分。术后随访无膀胱尿道吻合口狭窄的情况。

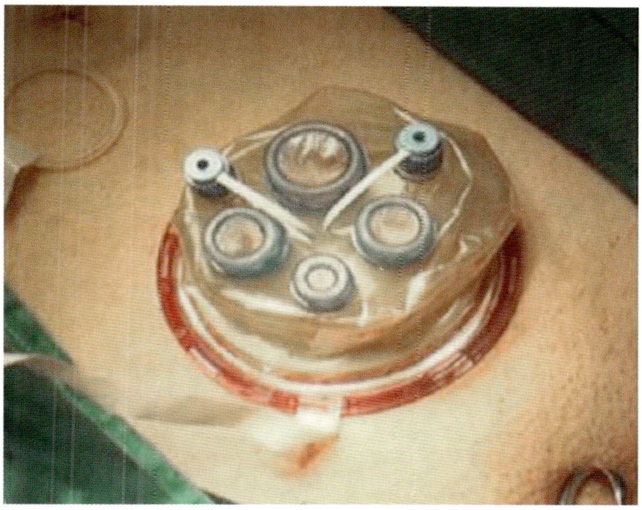

图 24-26 单孔 Trocar

手术要点

1. 膀胱前壁切开 4cm 长切口，放置单孔装置（图 24-26）。

2. 远离输尿管口，沿膀胱颈后缘，切开膀胱后壁（图 24-27），显露输精管和精囊（图 24-28、图 24-29）。

3. 切断输精管、分离精囊，游离前列腺后壁。

4. 沿前列腺包膜外分离前列腺两侧缘（1～4 点；8～11 点）（图 24-30）。

5. 冷刀锐性分离结合可吸收结扎夹在筋膜内分离前列腺侧韧带，保留两侧神经血管（图 24-31）。

6. 分离前列腺背侧组织，推开耻骨后血管复合

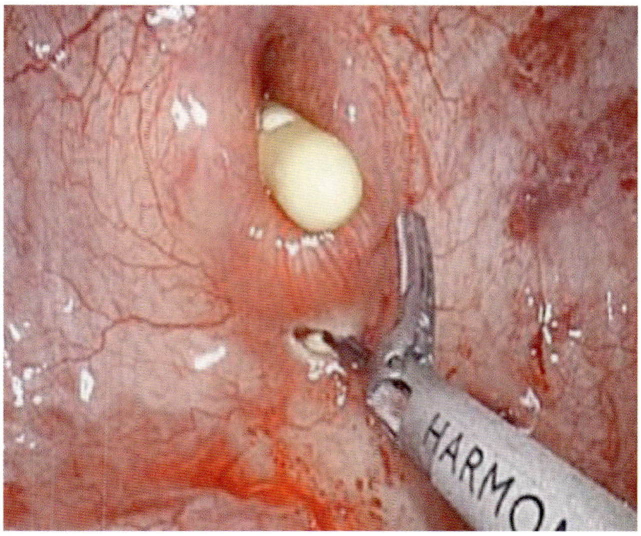

图 24-27 切开膀胱后壁

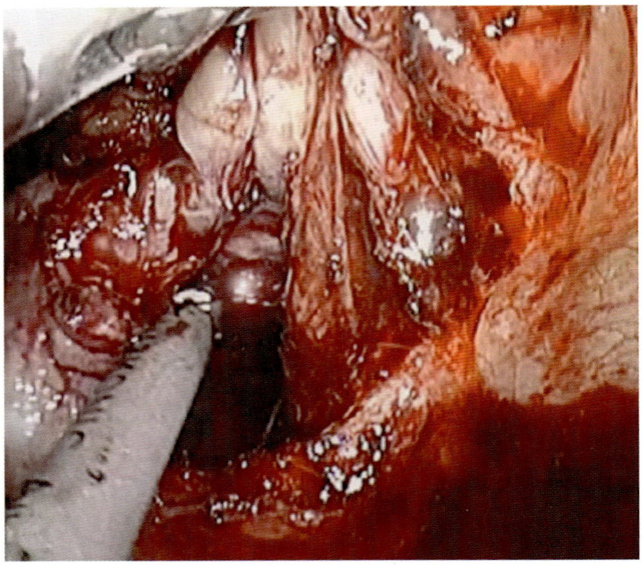

图 24-28 显露输精管和精囊

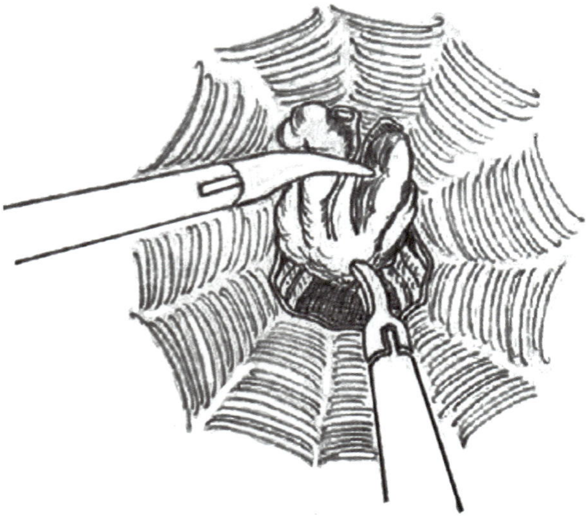

图 24-29 显露输精管和精囊

体（图 24-32）。

7. 锐性分离前列腺尖部、切断尿道，切除整个前列腺（图 24-33～图 24-35）。

8. 取出前列腺腺体，距膀胱颈创缘 2cm，沿创缘两侧及近端分别作辅助切口，以减轻膀胱尿道吻合的张力（图 24-36）。

9. V-Lok 免打结缝线连续缝合，作膀胱尿道吻合（图 24-37）。

10. 留置尿管，停留膀胱造瘘管。

11. 分层缝合膀胱切口。

术后处理

1. 同常规 LRP，5 天后拔除膀胱造瘘管；术后 9 天膀胱造影。无造影剂外漏（图 24-38）后拔除尿管。术后 2 周行性康复治疗（口服 20mg 万艾可，每周阴茎负压吸引 2 次）。

2. 随访同常规 LRP。

（四）筋膜内及筋膜间保留性神经的腹腔镜前列腺癌根治术

传统的前列腺癌根治术后手术切缘阳性率、尿失禁及勃起功能障碍发生率居高不下。以开放性前列腺癌根治术为例，保留单侧性神经和保留双侧性神经术后勃起功能障碍发生率分别为 0%～56% 和 16%～76%。近年来随着对腔镜下前列腺局部精细解剖的深入和机器人手术技术的发展，部分低危前列腺癌病例和年轻患者自身需要，发展了

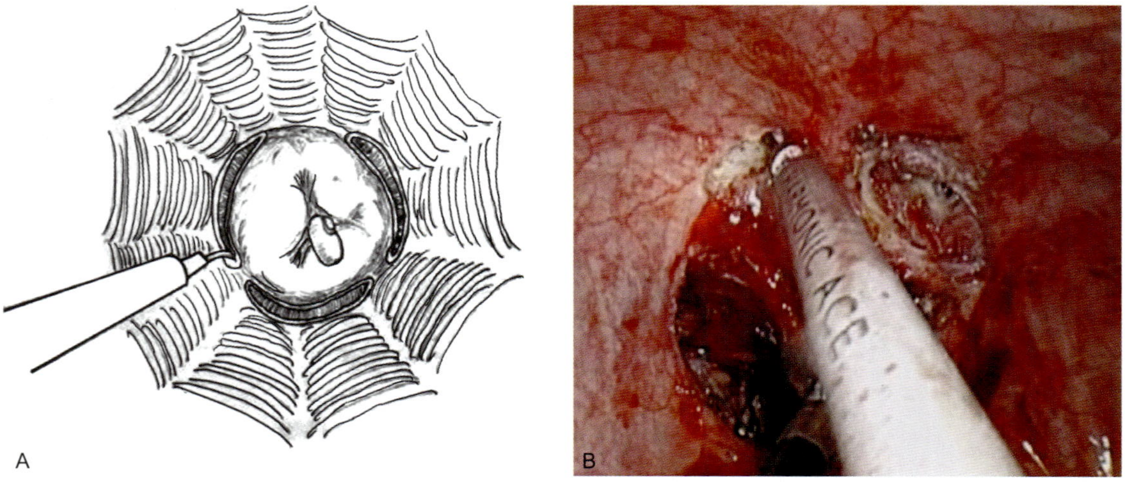

A　B

图 24-30 分离前列腺两侧缘

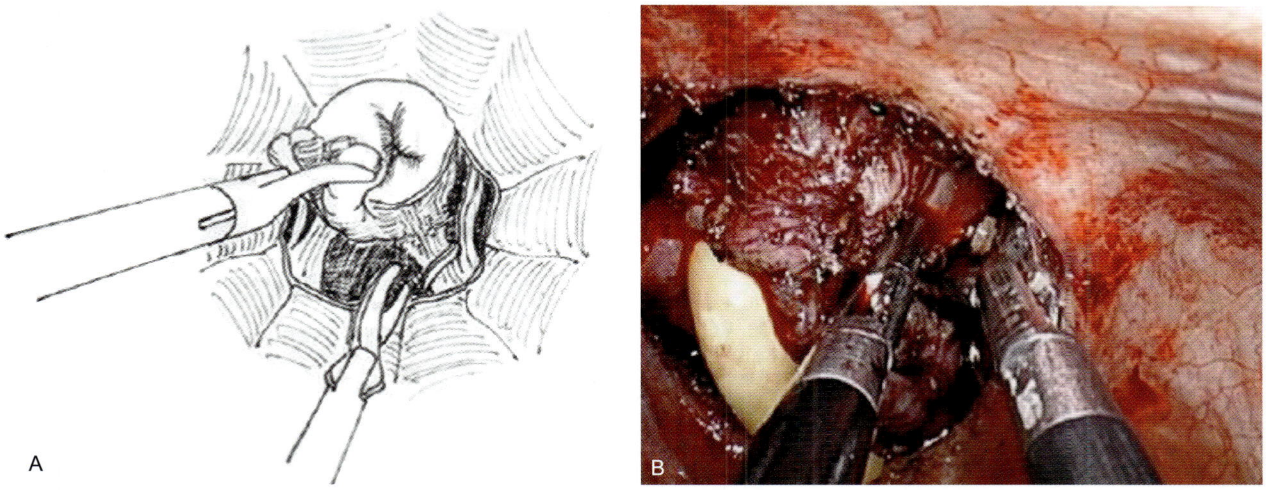

图 24-31 分离前列腺侧韧带

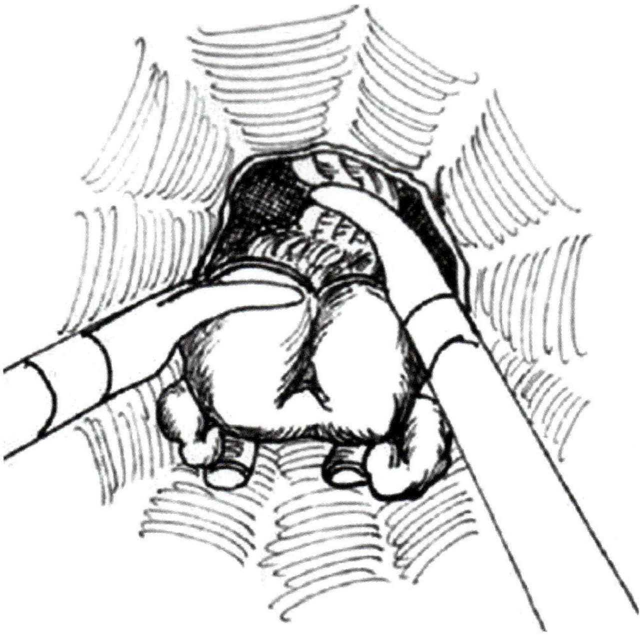

图 24-32 分离耻骨后血管复合体

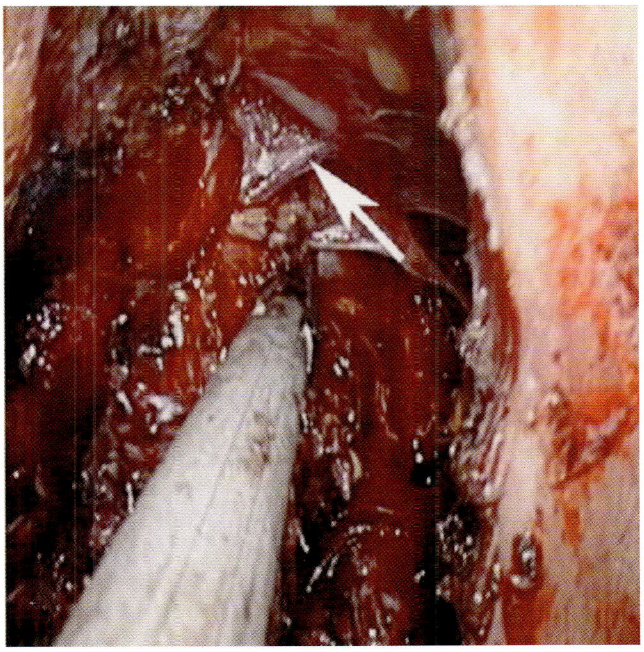

图 24-33 游离前列腺尖部

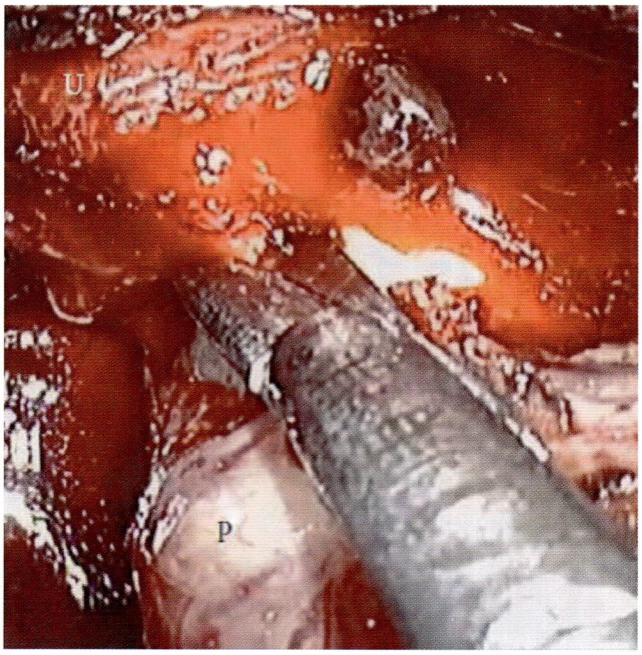

图 24-34 剪断尿道

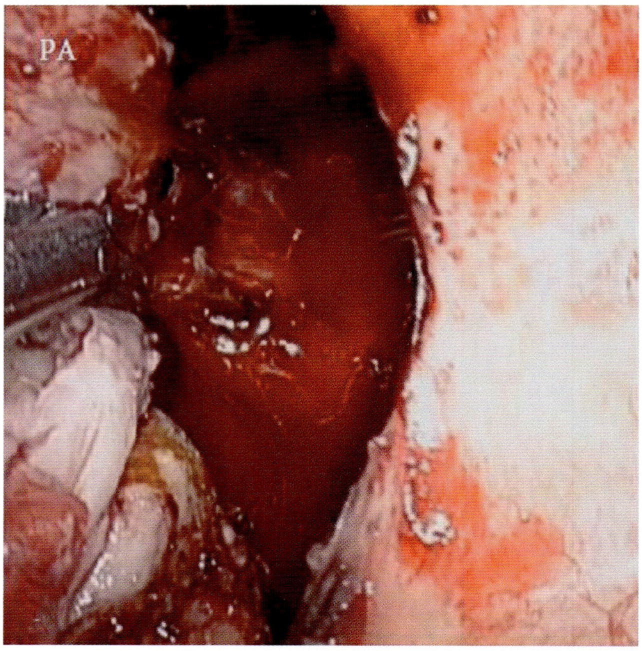

图 24-35 切除前列腺

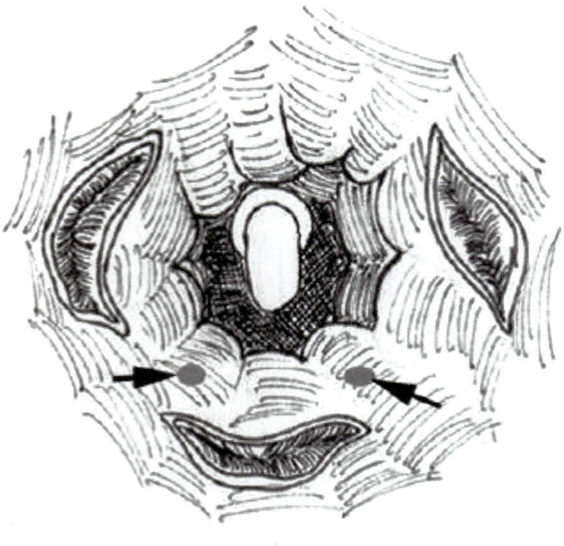

图 24-36 切开膀胱减张缝合

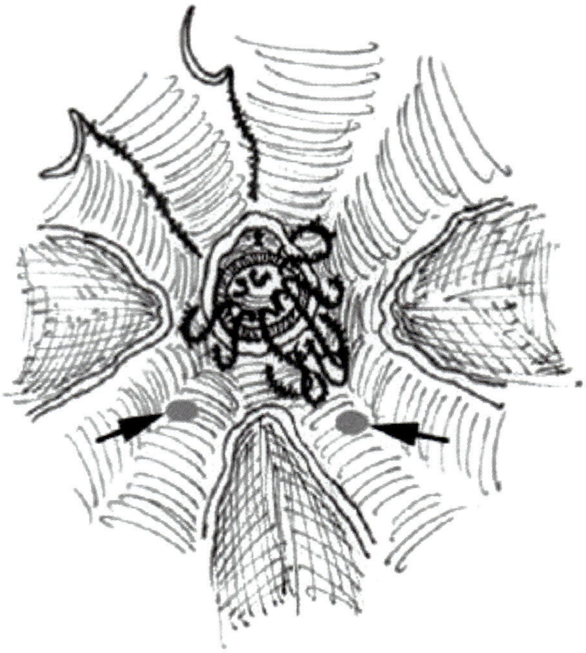

图 24-37 膀胱尿道减张吻合

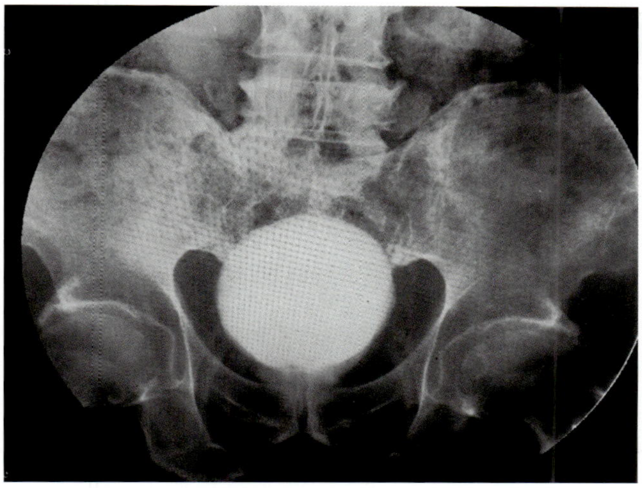

图 24-38 造影剂无泄漏

筋膜内（interfascial，IEF）及筋膜间（intrafascial，IAF）保留性神经的前列腺癌根治术（nerve-sparing endoscopic extraperitoneal radical prostatectomy，nsEERPE）[16,17]。从目前的报道来看，两种术式术后手术切缘阳性率分别为 9%～9.5%，术后控尿率为 93.2%～90.7%，勃起功能为 93.5%～60%。

筋膜内及筋膜间术式在操作上除游离前列腺层面外，并无明显差异。目前大多数观点认为，两种术式在手术切缘阳性率、术后尿控及保留勃起功能上并无明显差异。通过组织学等研究发现，筋膜间 RP 手术可以保留更多交感神经而筋膜内手术对副交感神经成分纤维保留更有效，但都能有效保留前列腺外筋膜。

病例选择：cT_1～T_{2a} 期，PSA＜10ng/mL，Gleason 评分≤3+4（非 4+3），术前无勃起功能障碍患者。

技术优势：最大限度保留术后勃起功能及尿控。

手术解剖要点：目前解剖研究发现神经血管束（NVB）不仅仅是位于前列腺背外侧的单个管腔状结构，还包含前列腺周围不同分支结构的神经，以及支配前列腺腹外侧的和背侧的神经纤维。除传统描述的 NVB 走行外，近年还发现 NVB 还有分支穿过直肠周围及直肠尿道肌肉纵向走行。因此，术中直肠尿道肌也是必须要精细解剖保留的结构之一。

nsEERPE 成功的关键在于尽最大可能保留位于前列腺周围筋膜和支配神经，通过保留这些组织不仅能保留患者勃起功能，还能改善尿控。

手术步骤

1. 体位和 Trocar 放置　患者仰卧位，头低脚高位，头部低约 10°，Trocar 呈扇形分布放置，通常采用腹膜外间隙入路，如图 24-39。

2. 解剖标志　术中需特别明确的解剖标志有：精索、髂外血管、耻骨弓及 Cooper 韧带、耻骨联合、膀胱颈部及前列腺后唇。显露膀胱和前列腺及骨盆内筋膜前需清除其表面脂肪组织。筋膜内手术在筋膜下方这一层面进行，筋膜间在两层前列腺筋膜之间进行，除此之外，其余步骤相同。

3. 膀胱颈切开　在切开膀胱颈之前，骨盆内筋膜及前列腺背深静脉丛不必切开。清除前列腺表面脂肪组织后，找到前列腺表面三角形结构，在膀胱表面 12 点位置切开膀胱颈部，然后分别向 10 点及 2 点位置左右切开扩大膀胱颈，顺着膀胱颈部边缘分离膀胱表面纵行肌肉（图 24-40A）。

以膀胱颈部为起点，顺着前列腺表面筋膜从近端向前列腺尖部游离，注意保留耻骨前列腺韧带。切开前列腺周围筋膜的正确层面时找到前列腺表面平整光滑的结构，通过找到这个正确层面，所有的前列腺周围筋膜（包括骨盆内筋膜）及耻骨前列腺韧带就能完整保留（图 24-40B）。在此基础上，再行膀胱颈部完全离断。

助手向耻骨后方持续牵拉尿管保持张力，扩大耻骨后解剖空间。从前列腺表面光滑平整的这一层

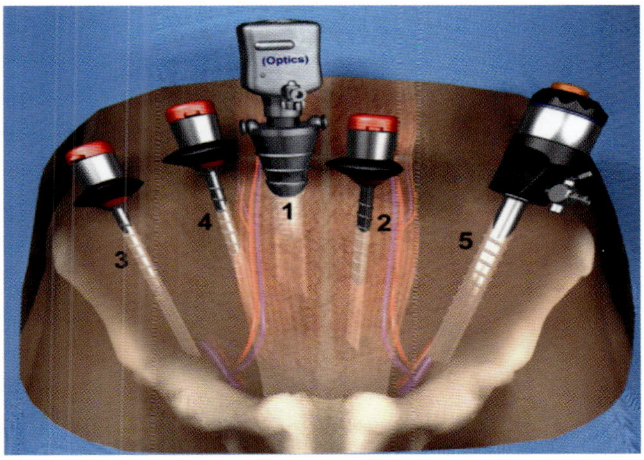

图 24-39 Trocar 的放置

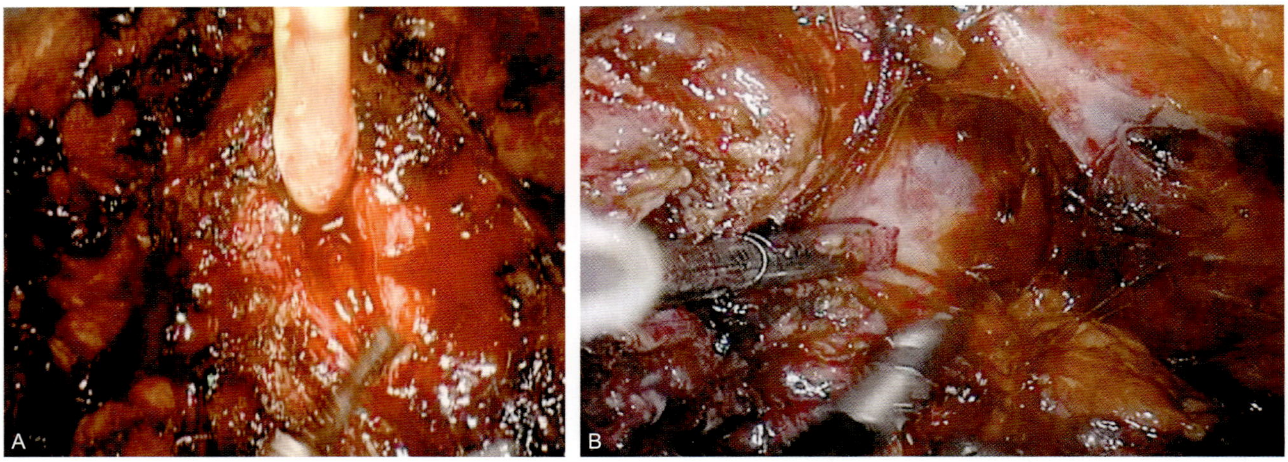

图 24-40　A. 膀胱颈切开；B. 筋膜内游离前列腺

面向两侧锐性分离，避免损伤附着在前列腺及膀胱的组织结构。

4. 精囊切除　切开膀胱颈后唇后，锐性及钝性交替分离前列腺精囊及壶腹部，避免损伤其走行靠近静脉腺尖部下方的盆丛及邻近的 NVB 组织。处理完精囊后，紧贴前列腺从中央向两侧下推狄氏筋膜（图 24-41A），直至前列腺尖部。为避免损伤前列腺神经血管束，尽量不要从两侧向中央推开狄氏筋膜。如发现存在肿瘤侵犯前列腺包膜外，术中应行冰冻切片证实。

5. 处理前列腺侧韧带　助手提起一侧输精管或精囊以显露同侧前列腺动脉，Ham-o-lok 结扎前列腺

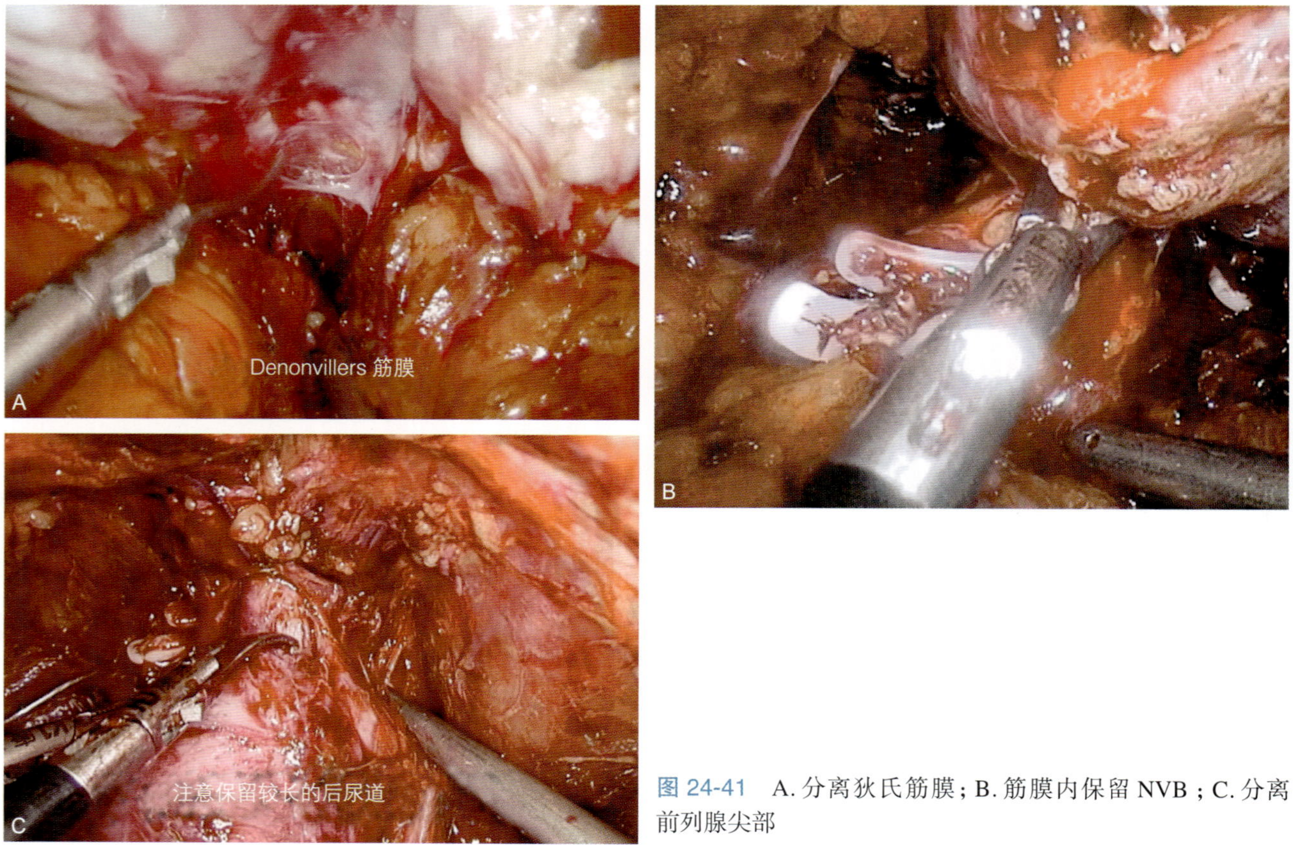

图 24-41　A. 分离狄氏筋膜；B. 筋膜内保留 NVB；C. 分离前列腺尖部

动脉。在前列腺后壁与侧壁之间，用 Ham-o-lok 分段结扎前列腺包膜血管、筋膜内分离 NVB（图 24-41B）。同法处理对侧。

6. 游离前列腺　通过以上处理，前列腺仅剩下周围筋膜组织及尖部周围结缔组织附着。助手从近端及腹侧牵拉精囊，显露前列腺尖部，通过钳夹逐步切开前列腺尖部（图 24-41C）。在处理前列腺尖部外侧时需特别注意避免损伤 NVB。处理完前列腺尖部后，助手通过反向牵拉前列腺表面筋膜，逐步钝性分离，保留前列腺周围筋膜、膀胱、前列腺蒂及 NVB。

7. 切除尿道　切除前列腺从外括约肌及前列腺尖部开始，分为三个步骤。①从外侧向中央分离前列腺背深静脉丛，直至完全显露，分离背深静脉丛后即可显露前列腺尖部及尿道外括约肌；②从外侧小心显露及分离尿道周围横纹肌及前列腺尖部交界处；③切开尿道内平滑肌层。钳夹尿管尖部，助手稍微用力牵拉尿管，从前列腺腹侧垂直切开尿道，从远及近逐渐切开，以最大限度保留尿道长度。前列腺切除后装入专用标本袋放入一侧髂窝位置。

8. 尿道膀胱颈吻合　尿道膀胱颈吻合通常 7～9 针即可，但具体针数需结合膀胱颈口大小具体而定，一般采用连续缝合法。缝合原则为：缝合膀胱颈从外侧进针，内侧出针；缝合尿道时内侧进针，外侧出针。第一针通常在 3 点位置开始，并以此从 5、6、7、8 点位置依次缝合四针完成膀胱尿道背侧吻合。此时插入导尿管，再依次从 9、11、1、3 点吻合。缝合线可用 3-0 V-Lock 或可吸收缝线（图 24-42）。缝合完毕后，放置 F16 腹膜外引流管。从脐部 Trocar 切口扩大切开取出前列腺标本袋。

术后处理

术后 5 天行膀胱造影，如无明显造影剂渗漏，即行拔除导尿管。如合并其他并发症可适当延长停留尿管时间。术后根据患者排尿情况，指导行盆底肌肉功能锻炼。术后 3～6 个月评估尿控及勃起功能。

（五）筋膜外保留性神经的腹腔镜前列腺癌根治术

筋膜外前列腺癌根治术 [extrafascial（EF）nerve-sparing（NSP）radical prostatectomy）] 这一术式由 Villers 等人于 2000 年提出[18]，目的在于降低前列腺根治术阳性切缘发生率。筋膜外切除的范围需要包括侧面的肛提肌筋膜和后面的前列腺筋膜 / 精囊筋膜（狄氏筋膜），在此情况下，前列腺后外侧面的 NVB 连同肛提肌筋膜、前列腺筋膜和狄氏筋膜都被完整切除。与筋膜内和筋膜间的术式相比，这种术式可以最大程度地切除前列腺周围的组织，因此，从肿瘤学角度而言是最安全的，但是同时也很有可能带来完全的勃起功能障碍。

病例选择：推荐选择 Gleason 评分 7 分患者，

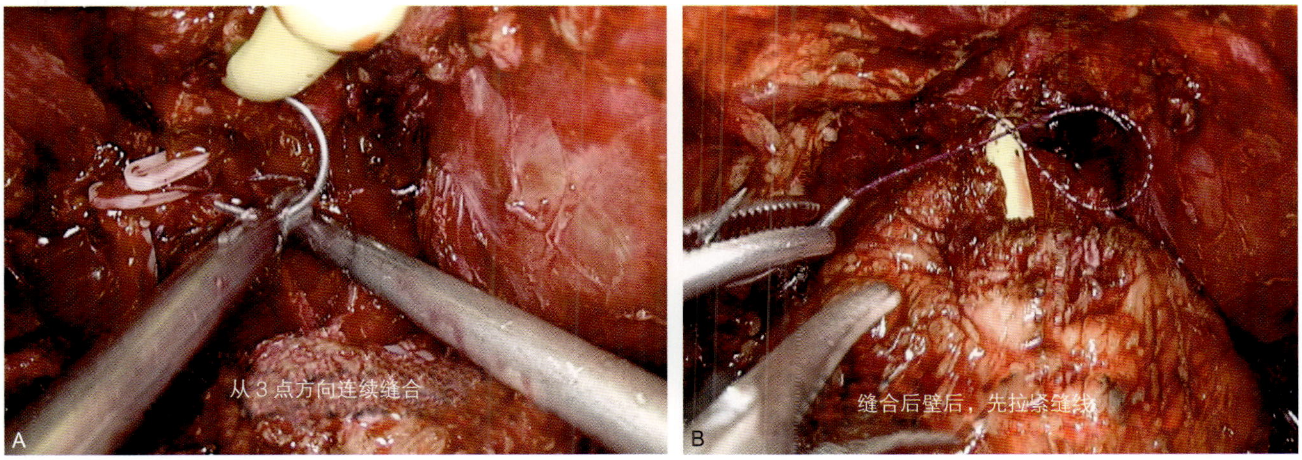

图 24-42　尿道膀胱吻合

部分 Gleason 评分 8、9 分患者也适用。有保留部分性神经及保留双侧性神经两种方法。保留单侧性神经的 EFNSP 术式尤其适用于：cT_{2a} 或 cT_{1c} 合并 PSA ＞6ng/ml，或≤cT_{2a} 合并 Gleason 评分 7 分患者。对于≥cT_{2a} 或≤cT_{2a} 但 Gleason 评分≥8 分以上，怀疑单侧前列腺癌组织包膜外侵犯患者，为避免切缘阳性及癌组织残留建议采用扩大筋膜外根治术。

手术步骤

1．淋巴结清扫　对于术前 PSA＞10ng/ml，Gleason 评分＞6 分或穿刺阳性针数＞50% 患者需行标准盆腔淋巴结清扫术，具体操作同普通淋巴结清扫术。然而对于 Gleason 评分为 8～9 分患者，需行扩大清扫淋巴结（图 24-43）。

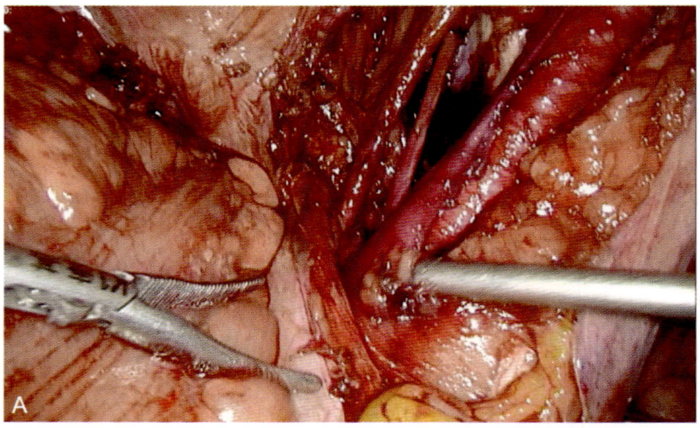

A

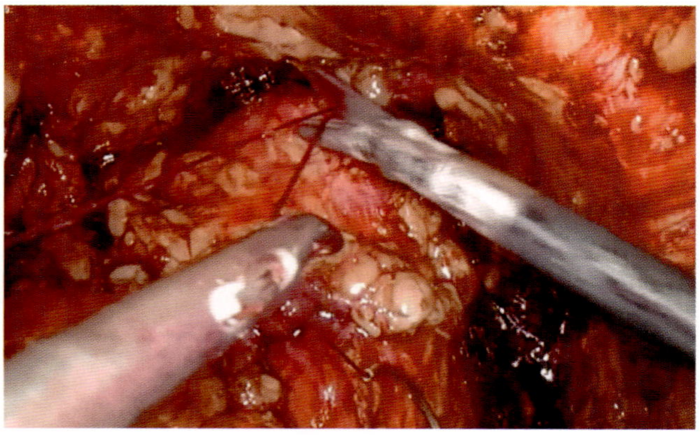

缝扎耻骨后血管复合体

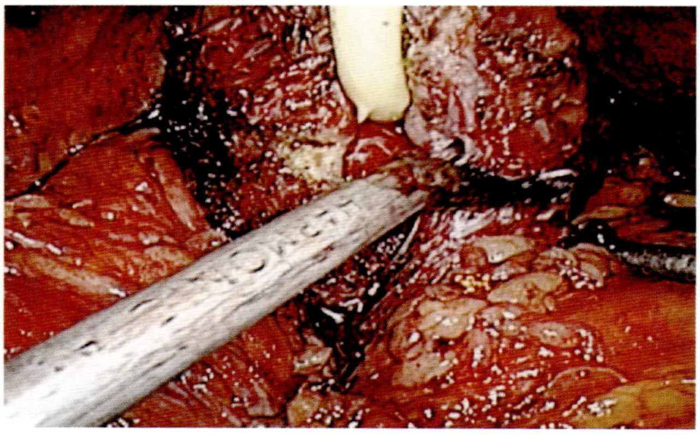

膀胱颈切开

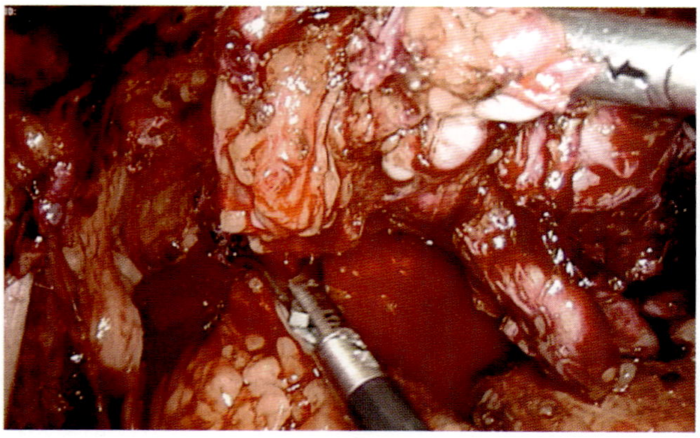

处理前列腺侧韧带

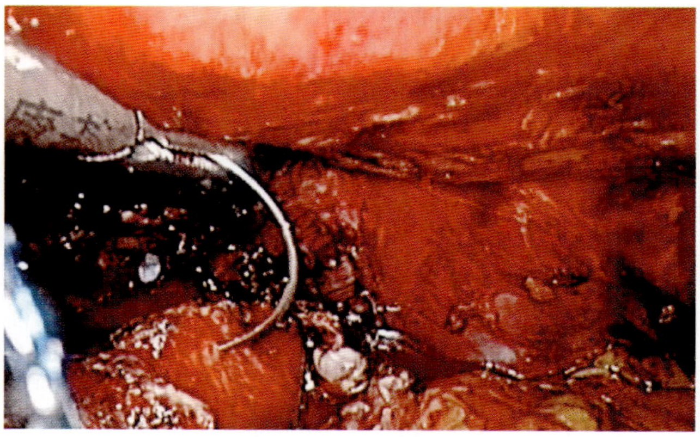

尿道膀胱颈吻合

B

图 24-43　A. 扩大盆腔淋巴结清扫；B. 筋膜外 RP 术

与筋膜内及筋膜间 RP 不同，筋膜外手术需切除前列腺外侧筋膜及狄氏筋膜前层到达 NVB 表面。解剖发现，NVB 3～7mm 宽，因此在 NVB 外侧切除能保证完整切除前列腺筋膜。由于可能损伤 NVB，所以在控制出血时多采用双极电凝或 Ham-o-lok。筋膜外切除前列腺，由于切除了前列腺表面筋膜及组织，术后发生组织残留及切缘阳性的发生率大大下降。

术中先处理前列腺背深静脉丛，无需保留耻骨前列腺韧带；再次切开膀胱颈部。依次找到双侧前列腺 5 点、7 点处 NVB 组织；切除 NVB 邻近组织时需注意止血；再处理前列腺尖部，寻找到前列腺尿道结合处，联合锐性及钝性分离切开前列腺尖部，逆向分离前列腺。处理膀胱颈部狄氏筋膜时，由于此处狄氏筋膜较厚，为多层结缔组织组成，为避免直肠损伤，先用剪刀锐性分离找到狄氏筋膜浅层，在此层面上逐渐锐性分离结合钝性分离直至前列腺尖部，可以避免直肠损伤发生。切除前列腺后行尿道膀胱颈部吻合（图 24-43B）。

筋膜外 RP 术优势：相比较传统 RP 术式及筋膜内、筋膜间术式，筋膜外术式可以最大限度降低术后阳性切缘发生率，Ahlering 等报道 pT_2 期前列腺癌术后前列腺尖部切缘阳性发生率，传统术式为 27%，而筋膜外 RP 仅为 5%。在 pT_3 期前列腺癌中，采用筋膜外 RP 术式前列腺后外侧切缘阳性发生率可以减少约 52%。对于高危前列腺癌患者，采用筋膜外 RP 术式可以达到有效根治肿瘤的目的。

（六）保留控尿功能的腹腔镜前列腺癌根治术

对患者而言，控尿功能的尽快恢复是仅次于前列腺癌肿彻底切除的重要问题。Steiner 在对盆腔解剖研究中发现，控尿复合体（EUS）由以下结构组成：尿道黏膜皱襞、尿道纵行平滑肌及与其交织的弹性纤维组织、肛提肌的耻骨直肠肌部分、周围的支持筋膜组织和尿道外括约肌[19]。随后他在 RP 术中保护这些结构，并包括支配尿道外括约肌的神经，使术后控尿恢复时间明显缩短。Rocco 在 2006 年报道通过对膀胱颈后唇成形来加固尿道外括约肌后壁，亦能明显加快术后控尿功能的恢复[20]。低危前列腺癌患者行根治术可保留勃起神经。控尿神经发自骶 2～4 椎体。沿直肠两侧下行，发出分支至尿道括约肌及相关结构。阴茎勃起神经位置沿前列腺侧韧带下行，解剖位置在控尿神经的前方。因此，保留勃起神经患者术后控尿功能会得到很好的恢复。在局部高危前列腺癌病例，勃起神经需要切除，保留控尿神经必须得到重视。作者单位处理局部高危前列腺癌病例使用这项技术，结果 180 例患者术后控尿恢复时间明显缩短。拔管后 3 天内完全能控尿者达 60%，1 个月和 2 个月后完全控尿率分别为 80% 和 90%。与对照组比较有显著性差异。尽管手术时间比常规 LRP 术延长 30～45min，但术后拔管后控尿效果确实明显改善。

手术要点

1. 缝扎耻骨后血管复合体　在前列腺两侧切开盆筋膜，纵向分离至前列腺尖部，切断耻骨前列腺韧带，2-0 可吸收线缝扎耻骨后血管复合体。

2. 保护下腹下神经丛　第一，做扩大盆腔淋巴结清扫在清除骶前淋巴结时，保护下腹下神经丛。其次，横行离断膀胱颈，显露输精管和精囊，钝性游离精囊。第三，切开狄氏筋膜沿直肠前壁分离前列腺后壁至其尖部。再扩大分离平面至前列腺两侧。间断分离前列腺侧韧带，用 Hem-o-lok 结扎，至前列腺尖部。保护直肠表面下行的神经丛。

3. 保护控尿神经　在预置的耻骨后血管复合体缝线下方，剪断耻骨前列腺韧带，显露前列腺尖。在下腹下神经丛与闭孔神经发出的控尿神经分支的近端（图 24-44），锐性离断尿道，切除前列腺。尿道远端两侧的神经、组织及结构均不触动（no touch technique）。

4. 膀胱后唇网球拍样成形　3-0 薇乔线连续缝合，将膀胱颈后唇两端靠拢作纵向延长成形（图 24-45）。成形后的膀胱颈口与尿道吻合，加固尿道后壁。缝合时不损伤 5 点、7 点进入尿道的控尿神经。

5. 术中建立盆底神经损伤的监控系统　使用神经监测仪，探测仪接头一端在手臂、一端在直肠旁盆底肌肉。后尿道放置尿流动力学探测管。麻醉使用单次剂量肌松剂。术中分离前列腺侧韧带和尖部时，用神经刺激仪监测盆底神经。观察尿道括约肌收缩张力后，选择合适平面切除前列腺。此项方法虽然程序多，但对保护盆底神经有效，术中即可获知术后控尿功能恢复。

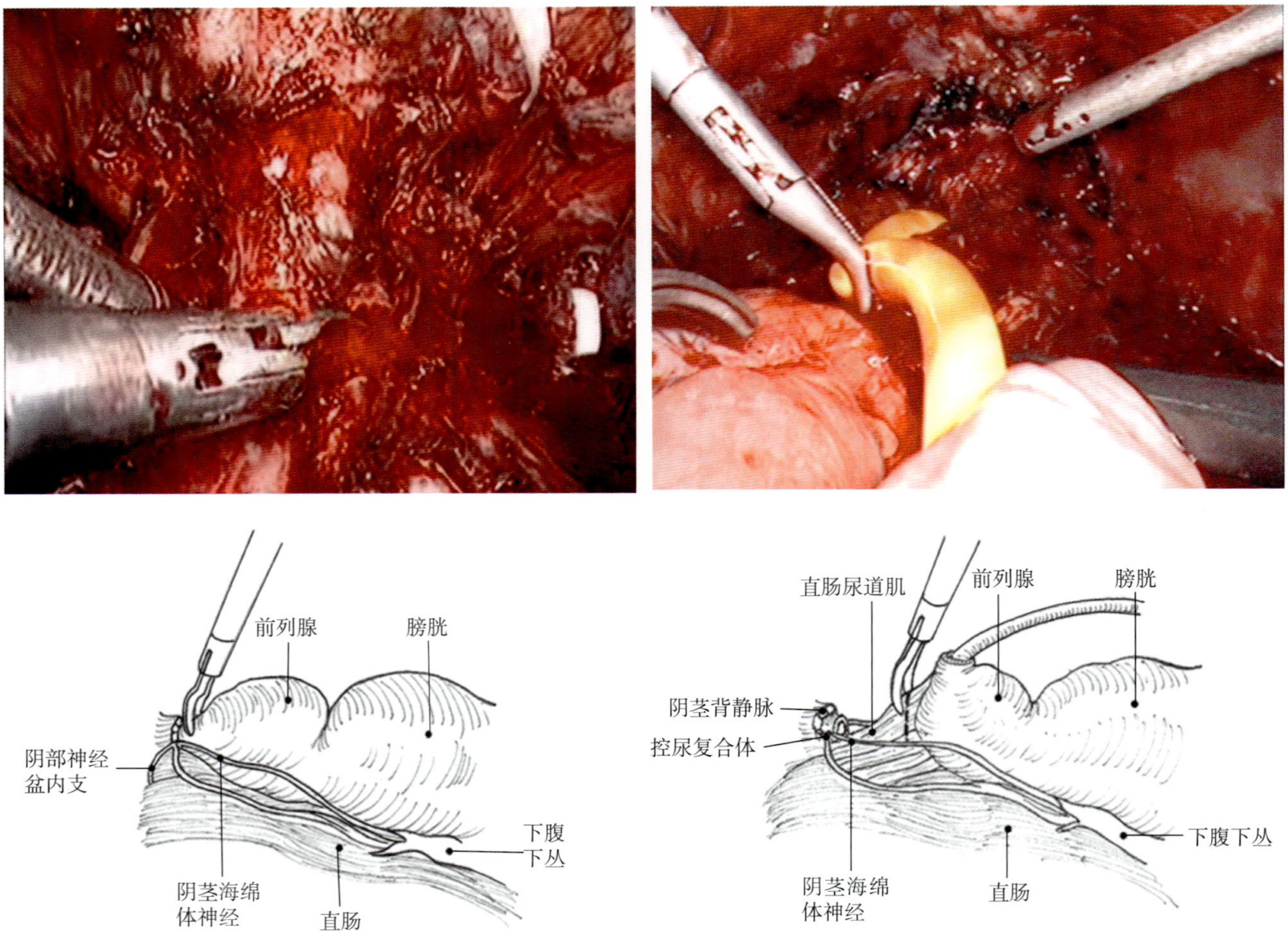

图 24-44 保留控尿神经

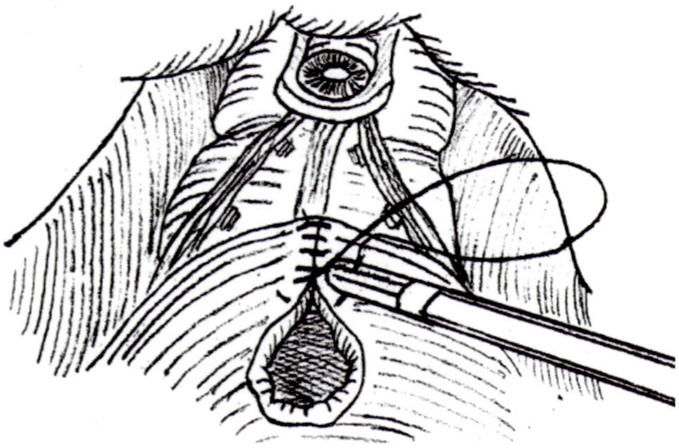
图 24-45 膀胱颈后唇纵行成形缝合

九、LRP将来的发展方向

（一）机器人辅助的 LRP

机器人辅助完成的 LRP 在世界各地均在开展。读者必须了解这方面的知识。常规 LRP 学习曲线较长，还需有较多例数的普通泌尿外科腹腔镜手术经验[21]。因此，在普及方面 LRP 受到限制。而机器人辅助的 LRP 则可将一个以前完全没有腹腔镜手术基础、但有开放手术基础的医师在短时间内（8～12 例机器人辅助的前列腺癌根治术）培训成一个熟练利用机器人完成 LRP 的医师。机器人辅助的 LRP 在保留性神经、分离前列腺尖部、切开膀胱颈，特别是膀胱颈尿道吻合方面有较大的优势。缺点是手术和维持费用太贵。美国芝加哥的资料显示，机器人辅助完成的 550 例 LRP 在分离前列腺尖、膀胱颈尿道吻合和术后 3 个月的控尿率 3 项指标上效率极高，给人印象深刻。我国北京、上海、西安等主要医疗中心目前已常规使用机器人完成前列腺癌根治术，术后各项指标（肿瘤根治和功能恢复）均达到开放和行腹腔镜前列腺癌根治术水平。

（二）3D 腹腔镜技术辅助下的 LRP

确切讲，该技术就是不用机械手臂的机器人的 LRP。3D 视觉能帮助术者辨认前列腺及周围解剖结构，能完成难度高于常规腹腔镜的高难度手术。比如保留膀胱颈的分离技术就是从机器人腹腔镜 LRP 术开发的。盆底的结构我们目前还局限在常规解剖学的知识。立体放大的视觉效果，应该对盆底解剖有一个重新的认识；其次，肿瘤的微侵袭灶和血管也能在 3D 视野中得到仔细的辨认；同时，3D 视野景深较长，在分离前列腺周围筋膜时，会提供较常规腹腔镜更清楚的解剖层次。

（三）3D 腹腔镜或高清腹腔镜结合其他医疗设备平台

术中结合使用杂交手术平台，用 MRI 成像技术术中提供即时肿瘤侵袭范围和盆底神经分布区域。肿瘤根治效果和功能保护会比目前方法要好。

术中结合使用彩超直肠探头，除神经血管探测外，还能对控尿的神经与肌群获得较多的信息。

术中结合使用肿瘤细胞荧光探测装置，相信这项技术不久的将来会在临床得到使用。

十、手术效果和并发症

（一）围术期资料

综合国内外目前各主要医疗中心完成腹腔镜前列腺癌根治术的资料，平均手术时间为 120min（60～300min），包括局部高危 LRP。开放手术中转率 0.8%（0～4.3%）。鉴于术中使用了一些新技术，譬如缝扎耻骨后血管复合体、保留膀胱颈的分离技术、不打结缝线、组织血管切割封闭器等，还有 CO_2 气压的关系，该术式明显减少术中出血量。此外，对前列腺及盆腔的精细解剖的掌握，也是减少术中出血的一个重要因素。平均出血量 150ml（35～420ml），输血率为 3.4%（0～11%）。术者单位输血率为零。术后停留尿管时间平均为 11（8～13）天。

（二）前列腺肿瘤根治效果

与以往开放手术比较，LRP 前列腺切缘阳性率高于开放组。通过技术改进，特别是前列腺尖部的精细分离，有效地降低切缘阳性率。根据美国芝加哥的资料，LRP 手术的切缘阳性率低于开放手术组。目前发表的资料显示，LRP 前列腺切缘阳性率 20.8%（16%～26.4%），其中 pT_2 期为 12.1%（2.3%～16.8%），pT_3 期 32.5 %（23%～48.8 %）。术后无生化复发率、总生存时间以及肿瘤特异性生存率与开放手术相同。

（三）尿失禁

尿失禁是前列腺癌根治术后面临的一个主要问题。尿失禁的真实发生率难以计算，因为尿失禁定义不尽相同，且尿失禁评估时间及非标准化尿失禁的评估方法目前缺乏共识。如此，前列腺癌根治术后远期真性尿失禁发生率在 6%～20% 之间。如果不给予足够的重视将影响患者术后的生活质量。腹腔镜手术使用得当可改善手术后患者的控尿质量，利用腹腔镜的放大作用和良好的操作空间（耻骨后），保留后尿道及相关重要的解剖结构，可使 LRP 术后控尿率达到开放手术组的效果（术后 6 个月 75%～90%）。Srougi 术中保留膀胱颈，旨在提高术后尿控率，70 例前列腺癌患者随机分成 2 组，结果两组术后 6 个月尿控率均达 95% 以上，无统计学差异，但保留膀胱颈组外科切缘阳性率达 8%。Hollabaugh 报道在术中保留潴尿神经，术后控尿率高达 98%。John 报道保留精囊尖部能明显提高术后尿控率。作者体会到最重要的方法是分离前列腺尖部保留耻骨后血管复合体，在耻骨前列腺韧带下方锐性分离前列腺尖部，正确判断膀胱颈的位置，注意吻合好膀胱颈后壁，并将吻合后的膀胱颈前壁与耻骨前列腺韧带缝合，能有效减少术后尿失禁发生率。作者用功能重建技术改进前列腺尖部的游离和膀胱颈同尿道的吻合技术，结果 180 例局部高危前列腺癌患者接受保留控尿神经 LRP 术后，患者控尿时间的恢复较快，1 年内控尿恢复率达 92%；2 年控尿率 98%。5 年肿瘤特异性生存率 92%。

因此，从手术角度讲，细致解剖前列腺尖部，小心进行膀胱颈重建，严密的膀胱颈尿道吻合是预防术后尿失禁最为重要的步骤。

从患者角度而言，手术后括约肌功能低下是尿失禁的主要因素，然而，同样不能忽视患者本身存在逼尿肌因素（如膀胱顺应性下降或逼尿肌功能不稳定）。由于患者自觉症状并不总是与尿失禁病理生理学变化相关，使得尿动力学评价成为特定患者准确诊断尿失禁和个体化治疗不可或缺的工具。

（四）阴茎勃起功能

腹腔镜能清楚地看见前列腺两侧的神经血管束，术中加以保护。术后 2～12 个月的随访调查显示，两侧神经保留勃起率 40% ～87.5%；单侧神经保留勃起率 22.2 %～51%。

（五）并发症

必须重视 LRP 术的并发症。现将国内外各个医疗中心报道的手术并发症总结如于表 24-1。

表 24-1　腹腔镜前列腺癌根治术的并发症

	平均发生率	范围
总的发生率	12.5%	7.7%～17%
再次手术率	3.7%	-
中转开放手术	0.8%	-
深静脉血栓	1.35%	0.3%～2.4%
输尿管损伤	0.75%	0.7% ～0.8%
吻合口漏尿	10%	-
直肠损伤	1.9%	1.4%～2.4%
尿潴留	4.6%	-
回、结肠损伤	0.8%	8.8%～0.9%
术后肠梗阻	2.3%	1%～3.2%
腹壁下动脉损伤	0.5%	-
切口裂开	0.6%	0.5%～0.7%
吻合口狭窄	2.5%	1.6%～3.3%
尿道直肠瘘	0.9%	0.8%～1.1%
髂静脉损伤	0.8%	-
膀胱损伤	1.38%	-

十一、术中并发症及其处理

（一）出血

术前控制尿路感染，明确病理分期；术中控制耻骨后血管复合体，合理使用 PK 刀或超声刀。LRP 术现因手术步骤规范，基本不用输血。

（二）输尿管损伤

完成盆腔淋巴结清扫或经腹途径分离精囊时，尤其在肥胖的病例容易发生输尿管损伤。做盆腔淋巴结清扫当遇到脂肪组织多、手术视野受妨碍时，可先显露输尿管，再行盆腔淋巴结清扫。分离精囊若有困难，特别是周围脂肪多，可改行 Cleveland Clinic 中心的方法，即先离断膀胱颈，切开狄氏筋膜前层，再分离精囊。

（三）直肠损伤

在分离前列腺尖部时易发生，或前列腺后壁与直肠粘连较紧。切断尿道前先留置尿管，切断尿道前壁，拉出尿管并向头侧牵拉，再切断尿道后壁并沿前列腺后壁小心将其与直肠分离。若前列腺后壁与直肠粘连较紧密，可设法在解剖相对清楚的部位找到解剖平面（一般在膀胱颈两侧），再切开狄氏筋膜后层，紧贴前列腺后壁分离。建议用组织血管切割封闭器，或用 Hem-o-lok 夹紧贴直肠结扎前列腺侧韧带。若术前未作肠道准备，必要时改开放手术。如果术中损伤直肠，若术前已行肠道准备，可用稀释后的碘伏冲洗直肠，再做修补；如果术前未行肠道准备，损伤后要行结肠造瘘。术前如果行新辅助治疗，如使用化疗药物，建议停用 1 个月后再行手术，避免吻合口愈合延迟。

（四）髂静脉损伤

术中很少发生。在行盆腔淋巴结清扫分离远端髂血管时，与髂静脉保持相对距离。如果发生，先用干纱布压迫，并将气腹压适当提高，数分钟后观察。可用无损伤血管钳控制损伤段，5-0 尼龙线修补。若损伤段腹腔镜下无法修补，改开放手术。

（五）膀胱损伤

腹腔镜下修补即可。

附：经直肠后壁直肠尿道瘘修补术

【概述】

前列腺癌根治术后尿道直肠瘘的发生率在 0.8%～1.1%，平均约 0.9%。随着前列腺癌的发病率在我国逐年上升，前列腺癌根治术例数也将增加，由此而发生的尿道直肠瘘也将随之增多。出现此并发症比较棘手，处理不妥会给患者带来较大的痛苦。术后出现尿道直肠瘘，若瘘口大应先做乙状结肠造口术和膀胱造瘘，3 个月后再考虑行尿道直肠瘘修补。

直肠尿道瘘修补术有以下几种径路：

1. 经腹径路 可从膀胱后游离或经膀胱显露瘘口。但因瘘口位置深，难以获得瘘口的最佳暴露。

2. 经会阴径路 切口位于坐骨间、肛门腹侧，与经会阴前列腺癌摘除术相同。于两层狄氏筋膜间分离，在尿道膀胱后表面解剖出直肠。但因瘘管周围炎症存在，粘连严重，解剖平面很难找到。

3. Kraske 直肠旁径路 手术操作复杂，可能伴有直肠旁静脉大出血。

4. 经肛门径路 适合远端、直径较小的局限性瘘，用肛扩括开肛门，直视下分离瘘口并行修补。

5. 经直肠径路 该径路通过切开肛门括约肌提供了良好的到达瘘口的径路，并能从前列腺和膀胱底部充分游离直肠。在尿道缺损修补后，如需要可用直肠壁瓣满意地覆盖瘘口。适合于瘘口大、多次手术的复杂病例。

【术前检查】

1. IVU 可排除尿路梗阻或肾畸形。

2. 尿道膀胱镜检查和直肠指检确定瘘口的位置与深度以及膀胱是否完整。修补术前，瘘口必须清洁、上皮生长良好。

3. 检查乙状结肠造瘘口，确定瘘口远端已封闭，无食物残渣和粪水流经瘘口。

4. 做前列腺特异性抗原（PSA）测定，排除癌细胞残留。

【术前准备】

1. 肠道准备 低渣饮食 2 天并口服含盐肠道清洁剂；造口远端的乙状结肠和直肠用灌肠剂彻底清洗。

2. 肠道灭菌 甲硝唑和新霉素口服或经结肠造瘘口灌注乙状结肠和直肠。

3. 泌尿系灭菌 术前 3 天开始服用环丙沙星或静脉使用抗生素。

【手术步骤】

1. 双侧输尿管插入 F5 输尿管导管，引出尿道外妥善与气囊尿管固定，以防止医源性输尿管损伤。

2. 患者取俯卧位，头部放低，用胶粘布把臀部牵向手术床两侧，肛尾部、会阴部皮肤和直肠肛管用适当的灭菌液（碘伏）清洁消毒（图 24-46）。

3. 切口位于尾骨尖一侧至肛门后缘中线，两手指放入直肠内，在两指之间向下切开，经过中线的会阴组织切开直肠后壁和肛门括约肌。用丝线分别标记肛门内、外括约肌。

4. 继续切开直肠后壁肌层。为得到更大的入口，可切除尾骨尖，切口可向头侧延长。

5. 使用小号胸腔自动牵开器，使创缘分开，获得瘘管的最佳显露。如果上部直肠往下脱出，可加用拉钩使直肠前壁变平，暴露瘘管并使瘘口带有一定张力（图 24-47）。

6. 距瘘口 2～3mm 处，用尖刀片环状切开瘘口黏膜边缘，再用小的尖头的组织剪通过直肠壁加深切口，在切口的中线上端操作，通常最有可能分离出直肠壁与膀胱后壁之间的平面。确定此平面后，即可向周围进一步游离，将整个直肠壁与膀胱后壁和尿道游离出来。瘘口边缘黏膜切除后送病理检查。

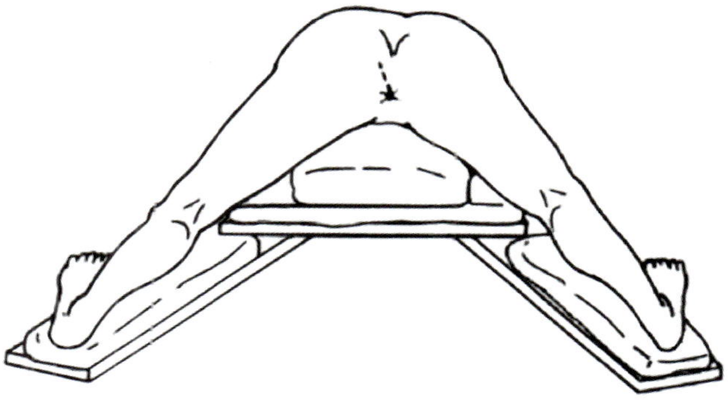

图 24-46 手术体位

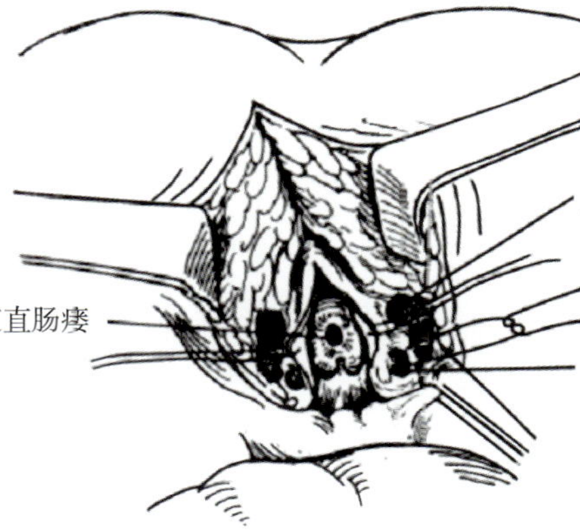

图 24-47 暴露直肠前壁和瘘管

7. 3-0 薇乔线纵向连续缝合，修补尿道缺损，再用 2-0 薇乔线间断加强数针。制作一个宽基底直肠壁瓣用于保护缝合。

8. 3-0 薇乔线连续缝合直肠黏膜，直肠壁精确对合后用 2-0 薇乔线间断褥式缝合（图 24-48）。

9. 先前标记的肛门内、外括约肌精确对合，用 2-0 薇乔线间断褥式缝合。3-0 尼龙线间断缝合皮肤（图 24-49）。

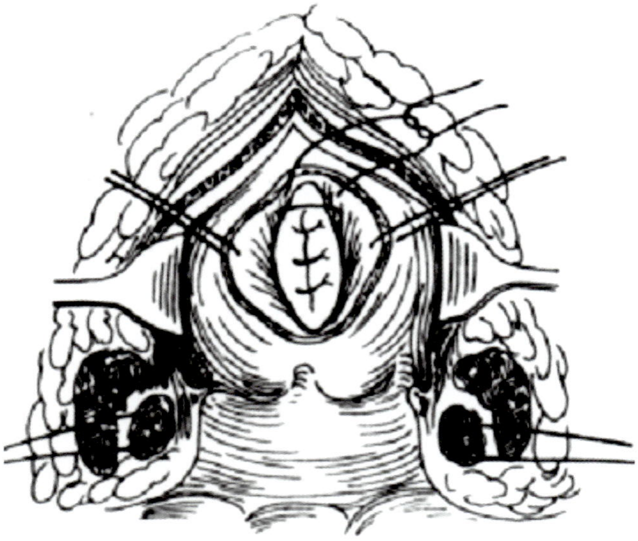

图 24-48　缝合瘘口及直肠肌层

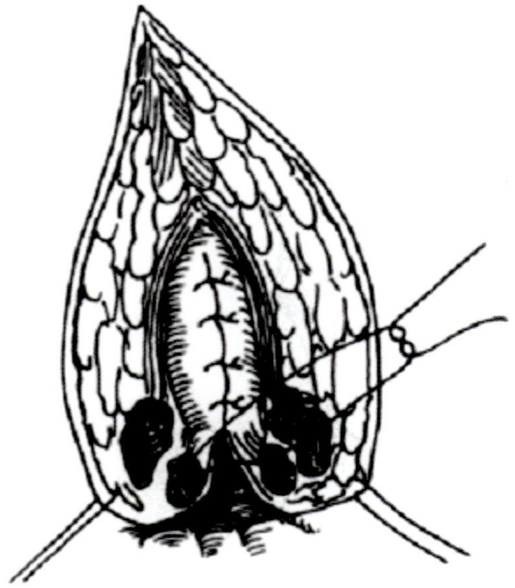

图 24-49　缝合直肠壁和肛管切缘

10. 手术结束后拔除输尿管导管。

【术后处理】

1. 停留尿管 2 周。

2. 耻骨上膀胱造瘘管待尿管拔除后夹闭，若患者排尿通畅，即可拔管。

【并发症】

1. 伤口感染，影响愈合。

2. 肛门括约肌功能不良，3～4 周后可恢复。

3. 尿道膀胱吻合口狭窄，可行 Y-V 成形术或经尿道镜内切开修复。

4. 尿失禁　经数月观察或行生物反馈治疗，若尿道括约肌功能未恢复，则可行置入可膨胀袖套假体纠正。

十二、术后处理

术后恢复过程与开放手术相同，但更为迅速。术后应静脉充分补液、使用抗生素和低分子右旋糖酐，注意观察患者腹部情况，保持尿管引流通畅和足够尿量，避免尿外渗。肛门排气后改口服抗生素。术后 2～3 天拔除腹腔引流管，术后 1 周做尿道膀胱造影，无造影剂外溢可拔除导尿管。

术后无特殊情况下不主张使用止血药物。术前如果患者红细胞压积＞50%，术后酌情使用抗凝药物。血压波动较大者需控制血压，血压稳定 3 天后再行手术防止出现心血管意外。

术后短期尿失禁患者，指导其练习肛提肌收缩；有条件可做生物反馈治疗，能有效加快尿控恢复时间。期间嘱咐患者不要使用塑料袋套住尿道，以免延长尿控恢复时间。对反复出现尿路感染或尿线变细或尿控恢复时间延长的患者应排除膀胱尿道吻合口狭窄。

局部高危前列腺癌患者建议术后 3 个月再使用抗雄激素治疗，有利于控尿的迅速恢复。

避免吻合口狭窄的方法是在术中膀胱尿道后壁要吻合好，尽量减少其张力。术后拔管前做尿道造影。

术后 3 个月、6 个月，以后每隔 6 个月随访患者，定期复查血 PSA。局部高危的前列腺癌患者术后行辅助内分泌治疗，时间 9 个月。连续 2 次 PSA＞0.3 ng/ ml认为是术后生化复发，需行抗雄激素治疗。

（高　新　邱剑光）

参考文献

1. Schuesser W, Kavoussi LR, Clayman R, et al. Laparoscopic radical prostatectomy: Initial case report. J Urol, 1992, 4:246A.
2. Guillonneau B, Vallancien G. Laparoscopic radical prostatectomy: the Montsouris technique. J Urol, 2000, 163(6):1643-1649.
3. Guillonneau B, Rozet F, Cathelineau X, et al. Perioperative complications of laparoscopic radical prostatectomy: the Montsouris 3-year experience. J Urol, 2002, 167:51-56.
4. Guillonneau B, el-Fettouh H, Baumert H, et al. Laparoscopic radical prostatectomy: oncological evaluation after 1,000 cases a Montsouris Institute. 2003, J Urol, 169(4): 1261-1266.
5. 邓春华. 前列腺及毗邻结构的外科解剖学. 见: 梅骅主编. 泌尿外科解剖学. 山东: 山东人民出版社. 2001: 243-245.
6. Creed KE, Van Der Werf BA, Kaye KW. Innervation of the striated muscle of the membranous urethra of the male dog. J Urol, 1998, 159(5): 1712-1716.
7. Jr Hollabaugh RS, Dmochowski RR, Kneib TG, Steiner MS. Preservation of putative continence nerves during radical retropubic prostatectomy leads to more rapid return of urinary continence. Urology, 1998, 51(6): 960-967.
8. Chen MK, Luo Y, Zhang H, et al. Laparoscopic radical prostatectomy plus extended lymph nodes dissection for cases with non-extra node metastatic prostate cancer: 5-year experience in a single Chinese institution. J Cancer Res Clin Oncol, 2013, 39(5): 871-878.
9. Gill IS, Zippe CD. Laparoscopic radical prostatectomy: technique. Urol Clin North Am, 2001, 28(2): 423-436.
10. Zarrelli G, Mastroprimiano G, Giovannone R, et al. Knotless "three-U-stitches" technique for urethrovesical anastomosis during laparoscopic radical prostatectomy. Int J Urol, 2013, 20(4): 441-444.
11. Ma LL, Ye JF, Tang WH. Knotless laparoscopic radical prostatectomy: a preliminary experience. Chin Med J (Engl), 2015, 128(3):4 09-412.
12. Raboy A, Ferzli G, Albert P. Initial experience with extraperitoneal endoscopic radical retropubic prostatectomy. Urology, 1997, 50(6): 849-853.
13. Bollens R, Vanden BM, Roumeguere T, et al. Extraperitoneal laparoscopic radical prostatectomy results after 50 cases. Eur Urol, 2001, 40(1):65-69.
14. Desai MM, Aron M, Berger A, et al.. Transvesical robotic radical prostatectomy. BJU Int, 2008, 102(11): 1666-1669.
15. Gao X, Pang J, Si-tu J, et al. Single-port transvesical laparoscopic radical prostatectomy for organ-confined prostate cancer: technique and outcomes. Bju Int, 2013, 112(7):944-952.
16. Rifaioglu MM, Davarci M, Ozgur T, et al. Histopathologic evaluation of neurovascular bundles and periprostatic tissue in interfascial and intrafascial nerve-sparing radical prostatectomy technique: a cadaveric anatomic study. Urology, 2013, 82(4): 948-954.
17. Zheng T, Zhang X, Ma X, et al. A matched-pair comparison between bilateral intrafascial and interfascial nerve-sparing techniques in extraperitoneal laparoscopic radical prostatectomy. Asian J Androl, 2013, 15(4): 513-517.
18. Villers A, Stamey TA, Yemoto C, et al. Modified extrafascial radical retropubic prostatectomy technique decreases frequency of positive surgical margins in T2 cancers <2 cm(3). Eur Urol, 2000, 38(1):64-73.
19. Steiner MS. Continence-preserving anatomic radical retropubic prostatectomy: the "No-Touch" technique. Curr Urol Rep, 2000, 1(1):20-27.
20. Rocco F, Carmignani L, Acquati P, et al. Restoration of posterior aspect of rhabdosphincter shortens continence time after radical retropubic prostatectomy. J Urol, 2006, 175(6): 2201-2206.
21. Zorn KC, Orvieto MA, Gong EM, et al. Robotic radical prostatectomy learning curve of a fellowship-trained laparoscopic surgeon. J Endourol, 2007, 21(4): 441-447.

良性前列腺增生腹腔镜前列腺摘除术

良性前列腺增生（benign prostatic hyperplasia，BPH）是引起中老年男性排尿障碍最常见的一种良性疾病。治疗上主要包括主动监测、药物治疗和外科手术。经典的外科手术方法有经尿道前列腺电切术（transurethral resection of the prostate，TURP）、经尿道前列腺切开术（transurethral incision of the prostate，TUIP）以及开放性前列腺摘除术[1]。目前TURP仍是BPH治疗的“金标准”[2]。经尿道前列腺剜除术（transurethral enucleation of the prostate，TUEP）作为一种新的微创术式也不断得到发展应用，应用指征也越来越广[3]。尽管上述手术方法在治疗效果上相近，但前列腺大小很大程度上限制了它们的应用，通常应用于前列腺＜75g的情况。在前列腺＞75g时，TURP手术发生稀释性低钠血症和出血的风险增加，而开放性前列腺切除则存在手术瘢痕和较长的恢复时间。良性前列腺增生腹腔镜前列腺摘除术作为治疗大于75g的良性前列腺增生的一种手术方式具有手术瘢痕小、住院时间短、恢复较快的优点[4]。本章重点介绍良性前列腺增生腹腔镜前列腺摘除Millin技术[5]。

一、手术方法

全身麻醉成功后插胃管，患者取半截石位以方便术中行直肠指检。腹部消毒铺巾范围与传统开放耻骨后前列腺切除术相同。插尿管并气囊注水15～20ml。

（一）腹膜外途径：建立腹膜前间隙及放置Trocar

脐下折痕处作长约12mm的纵向切口达腹直肌前鞘。水平切开腹直肌前鞘以暴露腹直肌。腹直肌中部纵行钝性分离暴露肌下的腹直肌后鞘。手指向下钝性分离腹直肌和前鞘之间的间隙以形成腹膜前间隙（含有疏松结缔组织和脂肪）（图25-1）。由于弓状线以下腹直肌后鞘缺乏，故手指分离力量的方向只能向前。将气囊（可用无菌手套自制）向耻骨方向置入扩开的腹膜前间隙内。可将0°镜置入气囊内，直视下缓慢注入空气300～400ml（图25-2）。

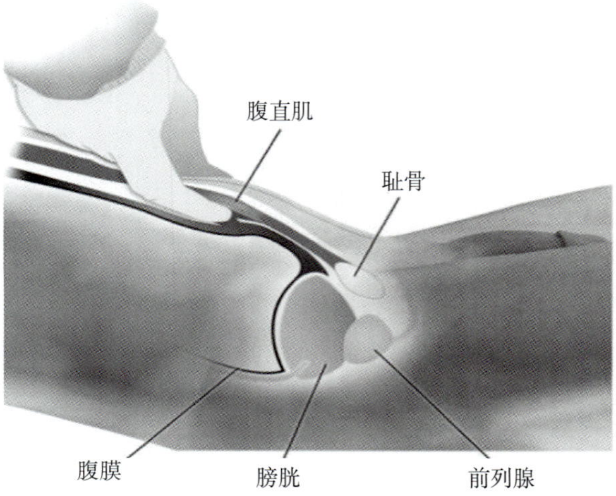

图25-1　腹直肌下方手指钝性分离

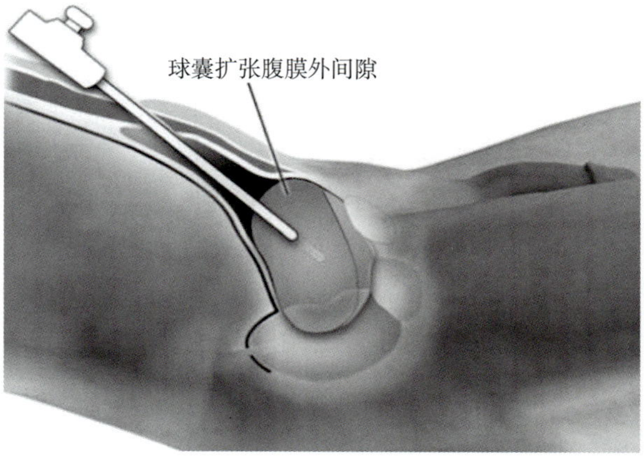

图25-2　扩大手术腔隙

腹壁下血管可用来判断层面的正确与否。成功建立腹膜前间隙后缓慢放出气囊内空气。间断缝合腹直肌前鞘，腹直肌下方和腹膜前间隙内置入 Trocar。注入高流量 CO_2，气腹压力设置为 10 ~ 15 mmHg。

直视下按扇形排列置入其他 4 个 Trocar：双侧髂前上棘附近各置入 1 个 5mm Trocar，脐下 5 ~ 10cm 水平腹直肌外侧缘各置入 1 个 10mm Trocar（与脐和耻骨联合之间距离相关，靠近麦氏点）（图 25-3）。手术床取头低脚高位（10° ~ 15°）。

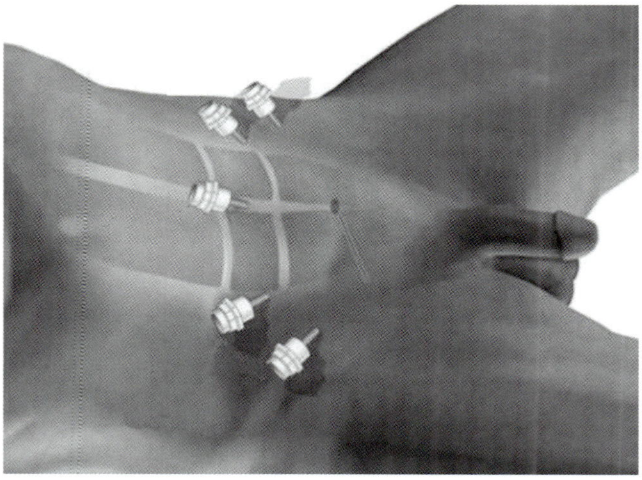

图 25-3　患者体位及 Trocar 放置位置

双极钳电凝前列腺表面浅静脉。如果背静脉复合体较大，可进行“8”字缝合控制出血。耻骨联合至前列腺尖部方向分出 Retzius 间隙，分离时应吸尽膀胱内尿液。轻柔地清除膀胱颈和前列腺表面的网状组织。在经膀胱途径手术时可在膀胱前列腺连接处两侧“8”字缝合控制出血，而经包膜或 Millin 途径前列腺切除术式中需在切口两侧缝合预留两针。

（二）切开膀胱前列腺连接处或前列腺包膜（Millin 前列腺切除术）及腺体摘除

清除脂肪组织后可清晰辨认膀胱颈，呈三角形覆盖前列腺。从 12 点处即三角形的尖端开始分离。可用腔镜器械感受移动的膀胱颈和固定的前列腺之间的连接。钝性和锐性联合分离连接处可显露环形逼尿肌纤维。从 10 点至 2 点方向切开扩大膀胱颈，显露尿道及导尿管。向术者方向及向后牵拉膀胱颈可清晰显露双侧输尿管开口，必要时可用靛蓝胭脂红帮助显示。提起前列腺中叶，横行切开腺体表面黏膜，小心避免损伤输尿管开口（图 25-4）。沿包膜内剜除中叶后将其暂时放在术野旁空位。

环形切开膀胱颈部尿道黏膜至前列腺包膜，沿包膜与腺体之间平面作前列腺腺体剜出。抓钳提起侧叶，使用超声刀经无血管平面向尖部方向分离（图 24-5），助手手指顶起前列腺可方便分离。尖部分离显露尿管后完整切除所有腺体。左右叶分叶切除可

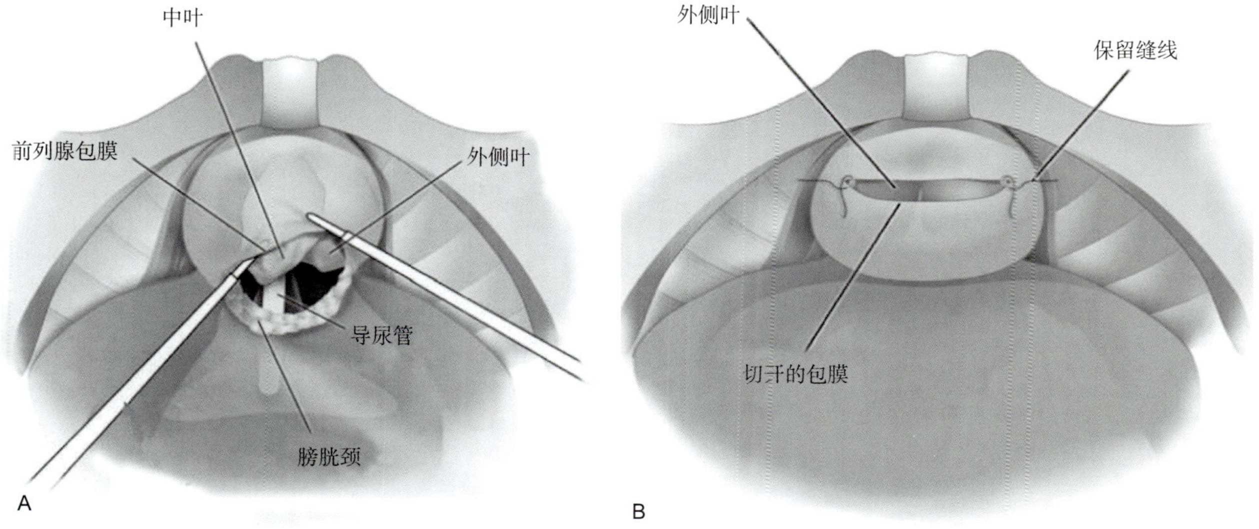

图 25-4　A. 切开膀胱前列腺连接处；B. 切开前列腺包膜（Millin 前列腺切除术）

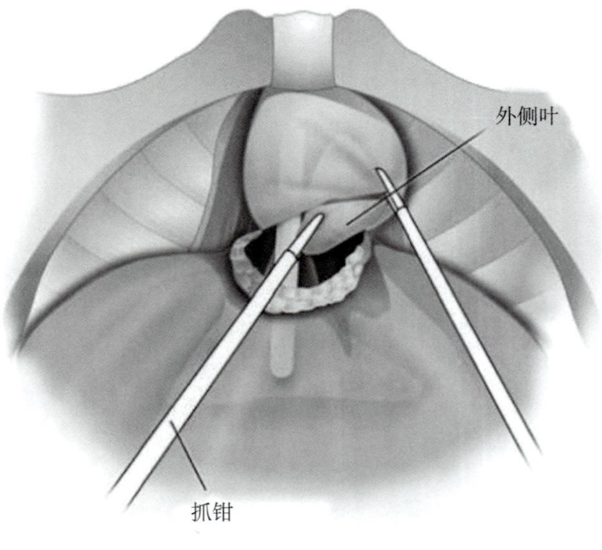

图 24-5　分离侧叶

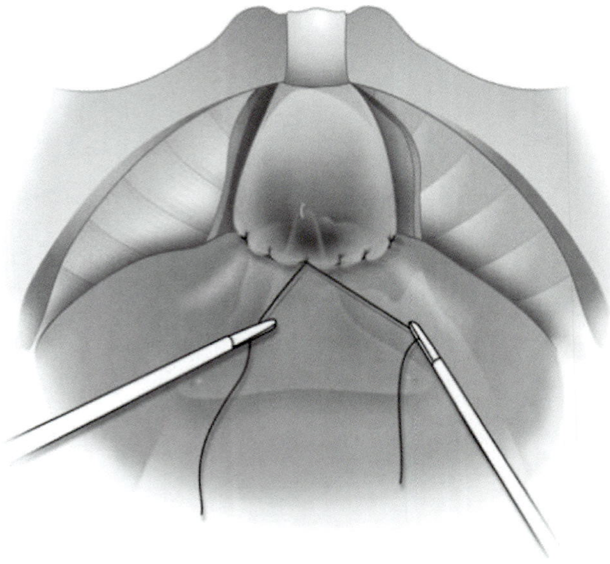

图 24-6　关闭膀胱前列腺连接处

简化操作。远端切除范围直达精阜，近端切除范围达膀胱颈口。

注意：经典耻骨后或 Millin 前列腺切除术式适用于双叶增生病例。距离膀胱前列腺连接处 1cm 远端、前列腺包膜切口两端预留缝线，切开包膜暴露腺体。

（三）膀胱前列腺连接处（经膀胱途径）或前列腺包膜（Millin 前列腺切除术）缝合

切除腺体后将侧叶取出前列腺窝，2-0 薇乔线 5、7 点进行缝合止血。随后与开放手术一样，将膀胱颈后唇与前列腺窝缝合 2 针。置入 F22 三腔导尿管，2-0 薇乔线间断缝合关闭膀胱前列腺切口。Millin 术式中前列腺包膜切口由切口两端分别向内侧连续缝合并在中间打结（图 24-6）。向膀胱内注入生理盐水 300ml 检测是否渗漏。

（四）术野止血、标本取出、留置引流管

气腹压力降至 5 mmHg 以观察术野有无活动性出血或较大渗血，确切止血。经 10mm Trocar 放入标本袋，将前列腺标本放入标本袋内，关闭袋口，经脐部切口取出标本。经低位 5mm Trocar 切口处放置引流管并与皮肤缝合固定。随后常规逐层关闭切口。

二、总结

良性前列腺增生术式选择基于前列腺大小以及术者的能力和经验。随着器械和技术的发展，越来越多的学者认为 TURP 和 TUEP 同样适用于前列腺 >75g 的患者[6-7]。对于巨大前列腺合并膀胱憩室和膀胱结石需要处理的患者，良性前列腺增生腹腔镜前列腺摘除术不失为一种良好的术式选择。与开放性前列腺摘除相比，腹腔镜良性前列腺摘除术具有住院时间短、出血少、恢复快的优点。

（高　新）

参考文献

[1] 那彦群. 中华泌尿外科疾病诊断治疗指南. 北京：人民卫生出版社, 2014.
[2] Milicevic S. The impact of benign prostatic hyperplasia surgical treatment with turp method on the quality of life. Acta Inform Med, 2011,19(3):142-145.
[3] Giulianelli R, Gentile B, Albanesi L, et al. Bipolar button transurethral enucleation of prostate in benign prostate hypertrophy treatment: A new surgical technique.

Urology,2015,86(2):407-413.
[4] Mariano MB, Tefilli MV, Graziottin TM, et al. Laparoscopic prostatectomy for benign prostatic hyperplasia-a six-year experience. Eur Urol,2006,49(1):127-131.
[5] Rehman J, Khan SA, Sukkarieh T, et al. Extraperitoneal laparoscopic prostatectomy (adenomectomy) for obstructing benign prostatic hyperplasia: transvesical and transcapsular (Millin) techniques.J Endourol,2005,19(4):491-496.
[6] Gupta NP, Nayyar R. Management of large prostatic adenoma: Lasers versus bipolar transurethral resection of prostate. Indian J Urol,2013,29(3):225-235.
[7] Kim M, Piao S, Lee HE, et al. Efficacy and safety of holmium laser enucleation of the prostate for extremely large prostatic adenoma in patients with benign prostatic hyperplasia. Korean J Urol,2015,56(3):218-226.

第二十六章

腹腔镜根治性膀胱切除－尿流改道术

第一节　概　　述

1995 年 Sanchez 等首次对一例膀胱癌患者成功施行了腹腔镜下根治性全膀胱切除术[1]。2002 年 Gill 等报道了首例腹腔镜根治性膀胱切除加原位回肠新膀胱术[2]。此后，更多的泌尿外科医生尝试了通过腹腔镜技术完成根治性全膀胱切除术加尿流改道术。随着腹腔镜技术的不断完善，腹腔镜根治性膀胱切除及尿流改道术被越来越多的患者和泌尿外科医师所接受，在一些大的医疗中心逐渐成为治疗肌层浸润性膀胱癌的首选术式。笔者于 2002 年在国内率先开展腹腔镜根治性膀胱切除术[3]，2010 年报道了 171 例腹腔镜根治性全膀胱切除原位回肠新膀胱术的中长期结果（中位随访 37 个月，最长 7 年），术后患者总体生存率、无复发生存率等肿瘤根治效果与开放手术相近，而在术后恢复方面更具优势[4]。相比传统开放手术，腹腔镜手术显示出创伤小、视野开阔、操作精细、术中出血少以及术后恢复快等优势。

腹腔镜根治性膀胱切除术后尿流改道的方法与开放手术相近，主要包括：回肠通道术、原位新膀胱术、输尿管皮肤造口术以及目前较少应用的经肛门排尿的可控性膀胱术（输尿管乙状结肠再植术）、经腹壁造口的可控性膀胱术等。目前新膀胱应用末段回肠较多，升结肠、盲肠、乙状结肠等也可采用。形成新膀胱的手术方式主要有腹腔内法和腹腔外法，前者完全在腹腔镜下完成膀胱根治性切除和尿流改道，后者在腹腔镜下完成膀胱切除后，在腹壁上开一小切口，取出标本后，在腹壁外行新膀胱成形，然后回纳新膀胱入腹腔，缝合腹壁切口，重新于腹腔镜下行新膀胱与尿道吻合。2002 年 Gill 报道 2 例采用回肠新膀胱完全在腹腔镜下进行手术的结果，手术时间分别是 8.5 小时和 10.5 小时[2]。2013 年国内殷长军等报道了 69 例完全腹腔镜根治性膀胱切除＋尿流改道术，其中行原位回肠新膀胱术的平均手术时间为 5.5 小时[5]。因腹腔镜下形成贮尿囊及吻合输尿管较为耗时，而且术中为恢复肠管的连续性需要用 Endo-GIA 多个，术毕仍需作一个 3cm 的切口取出标本，笔者认为腹腔镜加小切口手术在腹膜外形成贮尿囊，吻合输尿管，可降低手术复杂性、缩短手术时间、避免因腹腔内切开肠袢引起的腹腔污染，还可大大降低手术费用，并不明显增加手术创伤，是较为合理的选择。

由于女性解剖与男性不同，手术方法差异也较大。我们在实践中探索了 3 种切除方法：膀胱子宫附件整块切除法、膀胱根治性切除加子宫切除和单纯膀胱根治性切除。①膀胱子宫附件整块切除法适用于肿瘤较大且位于后壁，估计已侵犯子宫及阴道前壁的患者。②保留阴道或子宫的切除法是从膀胱与子宫之间游离，保持阴道的完整性，根据情况选择切除或保留子宫。该术式的优点是术中可减少直肠损伤发生率，术后保留性功能，对于采用原位新膀胱手术的患者，由于有阴道及子宫的支撑作用，术后排尿功能较好。该方法适用于大部分子宫阴道未侵犯的膀胱肿瘤患者，特别是拟采用原位新膀胱尿流改道者。③对于绝经期前女性，为了减少内分泌的影响，可采用保留卵巢的切除法，即保留卵巢悬韧带，将卵巢从子宫阔韧带游离后置入腹腔，再进行膀胱切除[6]。

经典的根治性膀胱切除术由于广泛切除了膀胱

前列腺侧血管蒂，术后患者勃起功能基本丧失，严重影响年轻患者的生活质量。随着社会的发展，患者对术后生活质量的要求日益提高，促使许多学者对经典的手术方式进行改进。随着腹腔镜技术的成熟，腹腔镜下保留性神经的全膀胱切除术的报道逐渐增多。笔者仿照前列腺癌手术开展了筋膜间及筋膜内保留神经血管束的膀胱切除术，即利用 Hem-o-lock 和剪刀等器械处理前列腺侧血管蒂，在前列腺筋膜与盆内筋膜之间离断为筋膜间切除法，在前列腺筋膜内离断为筋膜内切除法，后者能更多地保留勃起神经纤维。术后患者的勃起功能及控尿功能得以明显改善。由于腹腔镜下视野清晰，操作精细，在保留神经血管束时较开放手术更具优势[7]。

随着腹腔镜手术方式的改进，各种更加方便的腹腔镜器械的应用，如 3D 腹腔镜的应用、机器人系统的应用以及更为有效的双极电凝止血、切割系统的应用，腹腔镜手术将更加操作便利，创伤更为减少，将逐渐成为肌层浸润性膀胱癌的主要手术方式。

第二节 腹腔镜根治性膀胱切除术

一、手术适应证

腹腔镜根治性膀胱切除术的指征与传统开放手术基本相同，包括：

1. $T_2 \sim T_{4a}N_{0\sim x}M_0$ 肌层浸润性膀胱尿路上皮癌。

2. 高危非肌层浸润性膀胱尿路上皮癌：T_1G_3（或 T_1 高级别）期肿瘤；BCG 治疗无效的 Tis；反复复发的非肌层浸润性膀胱癌；TUR 和膀胱灌注治疗无法控制的广泛乳头状尿路上皮癌等。

3. 膀胱非尿路上皮癌，如腺癌和鳞癌等。

但如有以下情况需慎重选择腹腔镜手术：①膀胱肿瘤体积过大，手术显露困难，需大切口取出肿瘤者；②既往腹腔、盆腔多次手术史，局部粘连明显者；③盆腔淋巴结肿大，明显压迫血管神经难以切除者；④过度肥胖者；⑤肺功能不全，不能代偿性排出过多二氧化碳的患者。

二、术前准备

1. 传统肠道准备

（1）饮食：术前 3 天开始低渣饮食、术前 2 天半流质饮食，到术前 1 天全流质饮食。

（2）术前 1 天开始服用导泻剂，如甘露醇、和爽（复方聚乙二醇电解质散）等，必要时给予清洁灌肠。

（3）口服肠道抗生素，如甲硝唑、新霉素、链霉素等。

2. 补充维生素 K。

3. 术前留置胃管，术前 1 小时静脉使用抗生素。

4. 女性患者术前 3 天开始用稀释碘伏溶液冲洗阴道，每天 1～2 次。

借鉴快速康复外科的经验，笔者近年来开始简化全膀胱切除术者的肠道准备，患者术前 1 天开始流质饮食，术前 1 天给予甘露醇或复方聚乙二醇电解质散导泻，术前不常规灌肠、不口服肠道抗生素，术前不常规留置胃管，术后第一天若患者一般情况可，可予少量流质饮食。目前取得了较好的效果，减少了患者的痛苦，不增加手术并发症，术后患者肠道功能恢复及康复加快。

三、手术器械

腹腔镜器械包括：12mm 套管 2 个，10mm 套管 1 个，5mm 套管 2 个，弯钳 3 把，无创抓钳 2 把，冲洗吸引器 1 个，持针器 1 把，剪刀 1 把，电凝钩 1 把，超声刀 1 套，智能双极电凝切割钳（LigaSure）1 把，双极电凝钳 1 把，大号 Hem-o-lok 结扎钳 1 把。

常规开放手术器械 1 套，包括高频电刀 1 套，行肠代膀胱术时还需肠切割吻合器械或肠吻合器 1 套。

四、手术步骤

（一）男性腹腔镜根治性膀胱切除术

1. 麻醉与体位 气管内插管全身麻醉，患者取仰卧位，头低脚高约 15°，妥善固定（图 26-1）。常规消毒铺巾，停留 Foley 导尿管，术前可予吡柔比

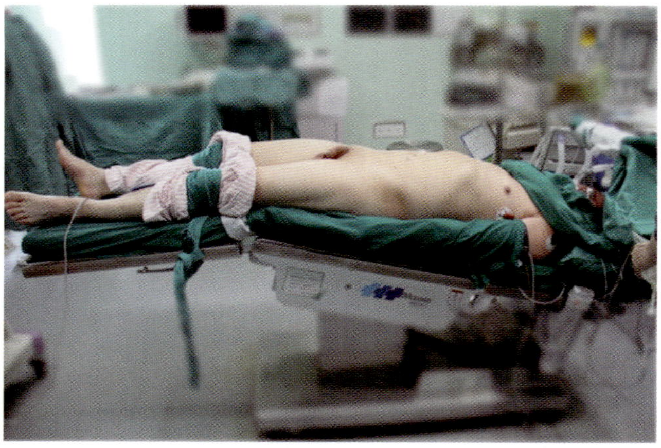

图 26-1 手术体位

星 30mg+ 注射用水 30ml 膀胱灌注，夹闭尿管。

2. 操作通道的建立及套管的置入 脐部上缘切开皮肤约 2cm（U 点），插入 Veress 气腹针至腹腔，注水试验确证后充入 CO_2 建立气腹，至腹压 15mmHg 后经 U 点穿入 10mm 套管，置入腹腔镜，在腹腔镜监视下建立其他 4 个操作通道：L1、R1 穿刺点在左右髂前上棘上内约 2cm 处，置入 5mm 套管，L2、R2 穿刺点分别在左右腹直肌旁、脐下约 2cm 处，置入 12mm 套管（图 26-2）。

3. 输尿管游离及盆腔淋巴结清扫 腹腔镜探查腹腔内脏器有无损伤，有无腹腔内转移。松解乙状结肠与腹壁粘连。首先进行左侧盆腔淋巴结清扫，在左侧输尿管跨过髂总动脉处找到输尿管，沿输尿管行程向下剪开腹膜，用无创抓钳将输尿管提起，用超声刀向下游离输尿管至膀胱壁外，暂不切断输尿管（图 26-3A、B）。从髂总动脉分叉处、髂外动脉外上方剪开腹膜及髂血管鞘（图 26-4A），向远端游离至腹壁下动脉起始处，用超声刀切断跨过髂外动脉处输精管。向内下方分离至髂外静脉内侧，由远端向近端游离髂血管前面及内下方的淋巴组织。沿髂外静脉内下缘小心游离找到骨盆内侧壁，显露并注意保护闭孔神经，分离其周围淋巴脂肪组织。沿髂内动脉向下游离，找到脐动脉，LigaSure 切断脐动脉（图 26-4B）。分离髂内血管内侧淋巴脂肪组织。将髂外静脉提起，分离髂外静脉分叉后方的淋巴组织。将清扫的淋巴脂肪组织分组装入标本袋内经操作套管取出（图 26-4C）。用与左侧相同的步骤及方法清扫右侧盆腔淋巴结，将清扫的淋巴组织分

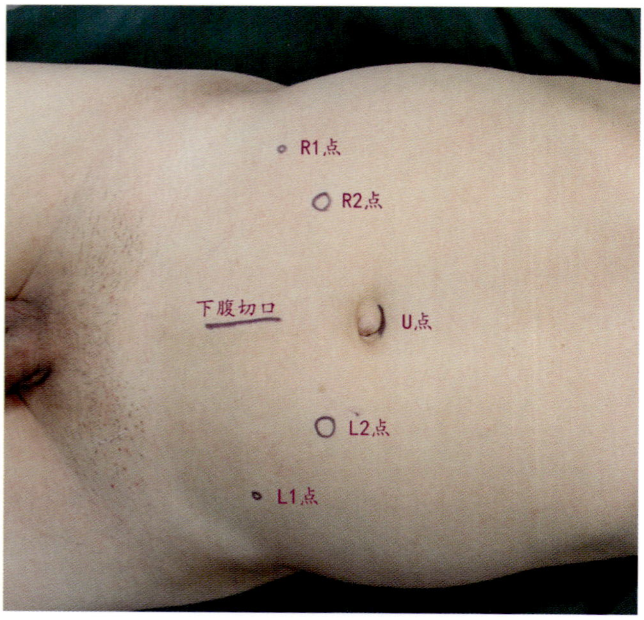

图 26-2 手术套管位置

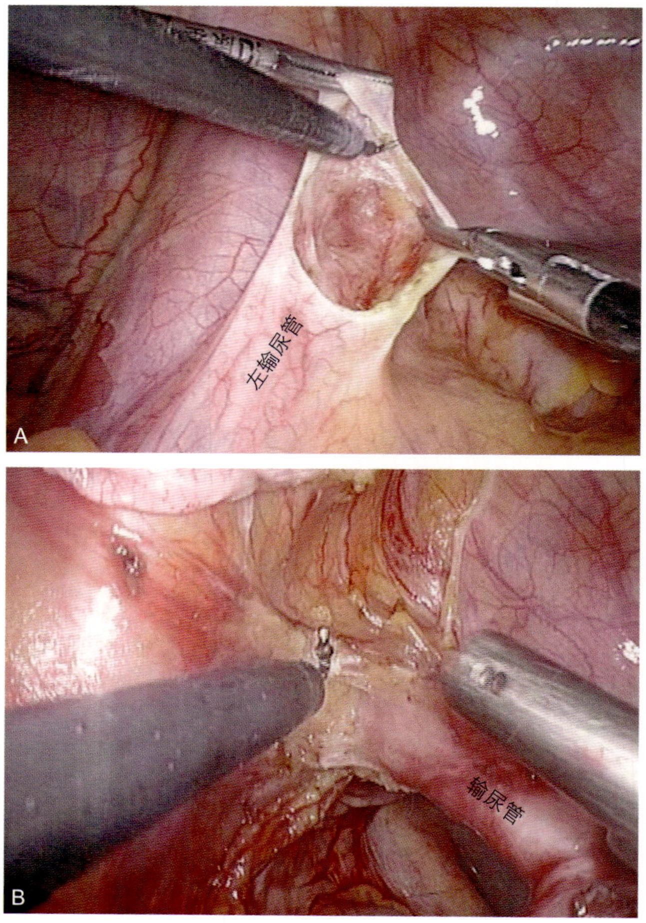

图 26-3 A. 在输尿管跨过髂动脉处向下剪开腹膜；B. 向下游离输尿管至膀胱壁外

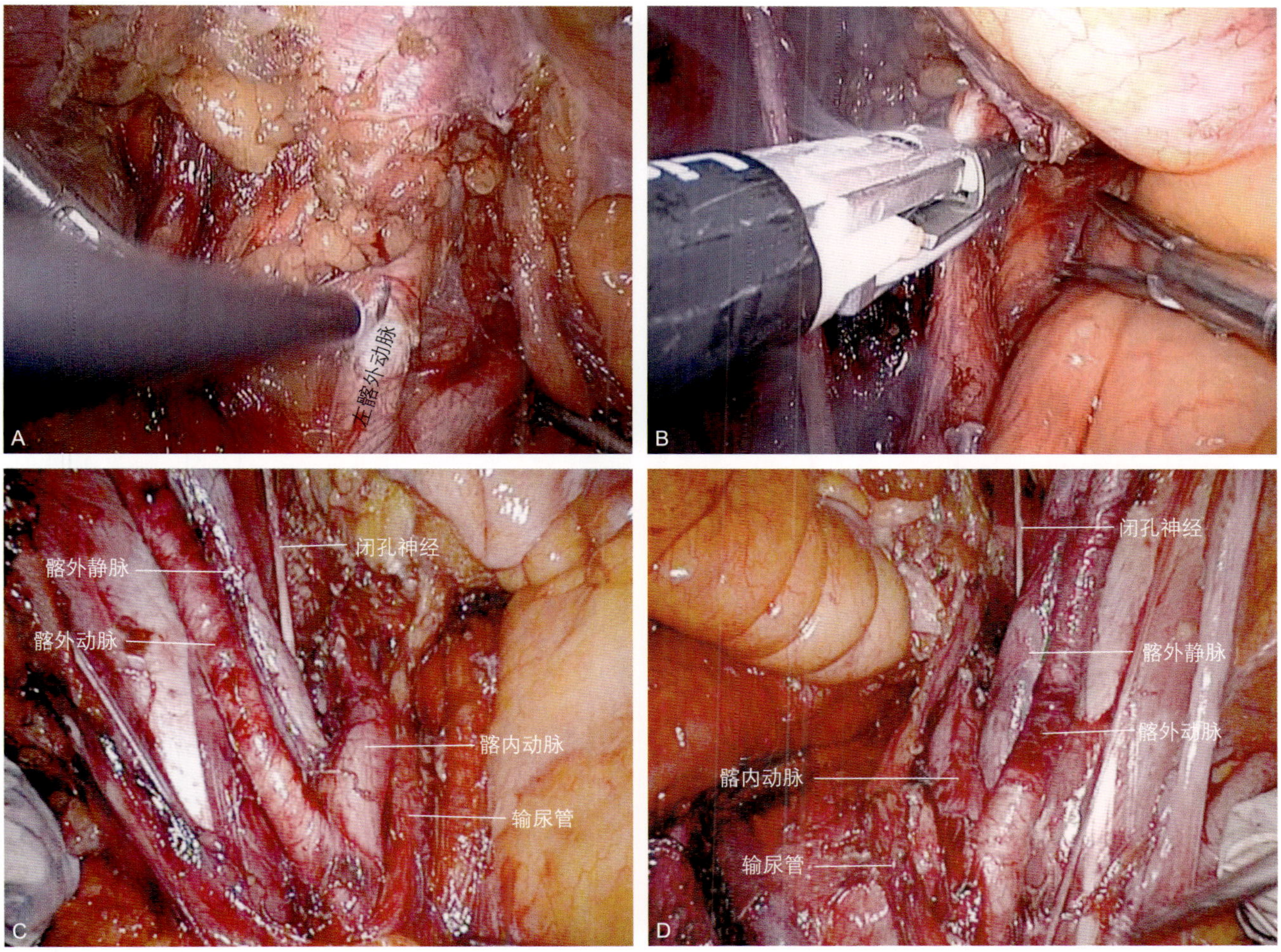

图 26-4 A. 剪开腹膜及髂血管鞘；B. LigaSure 切断脐动脉；C. 左侧盆腔淋巴结清扫后；D. 右侧盆腔淋巴结清扫后

组装入标本袋内经操作通道取出（图 26-4D）。开放术前夹闭的 Foley 导尿管，排空膀胱。

4. 膀胱及前列腺后面的游离　将肠管推向头侧，显露膀胱直肠陷窝，可见膀胱后面有上下两道弓状隆起。第二道弓状隆起为输精管及精囊位置标志，用电凝钩或超声刀横行切开此处腹膜（图 26-5A）。游离输精管后切断，在输精管外下方分离找到精囊，紧贴精囊游离至前列腺基底部，精囊底部外侧有精囊动脉，需电凝或超声凝固后切断（图 26-5B）。将左右输精管、精囊向前方牵引，在其下方横行切开狄氏筋膜，在狄氏筋膜前方游离，分离前列腺后方至前列腺尖部（图 26-5C）。

5. 膀胱及前列腺前面的游离　将腹腔镜视野移至前腹壁，可见脐正中韧带及其两侧的旁正中韧带，判断膀胱轮廓及其前方的腹膜返折（必要时充盈膀胱，以帮助判断膀胱轮廓）。横行切断脐正中韧带、旁正中韧带及腹膜返折，游离膀胱前间隙，显露耻骨前列腺韧带及盆内筋膜返折（图 26-6）。

6. 阴茎背深血管复合体的结扎　切开两侧盆内筋膜返折和耻骨前列腺韧带，显露前列腺尖部两侧，用 2-0 可吸收缝线缝扎阴茎背深血管复合体，注意缝针勿过深，以免缝扎尿道（图 26-7）。

7. 膀胱及前列腺侧血管蒂的游离　将膀胱推向内侧，在输尿管后方用超声刀（或 LigaSure）分离膀胱侧韧带（图 26-8A）。到达前列腺基底部时将精囊提起帮助定位，紧贴前列腺外侧分离前列腺侧血管蒂。若采用筋膜内切除方法，在膀胱颈下方切开前列腺包膜，在前列腺侧后方包膜内分离，用 Hem-o-lok 钳夹前列腺包膜及侧血管蒂，并用剪刀剪断，分离至前列腺尖部（图 26-8B）。

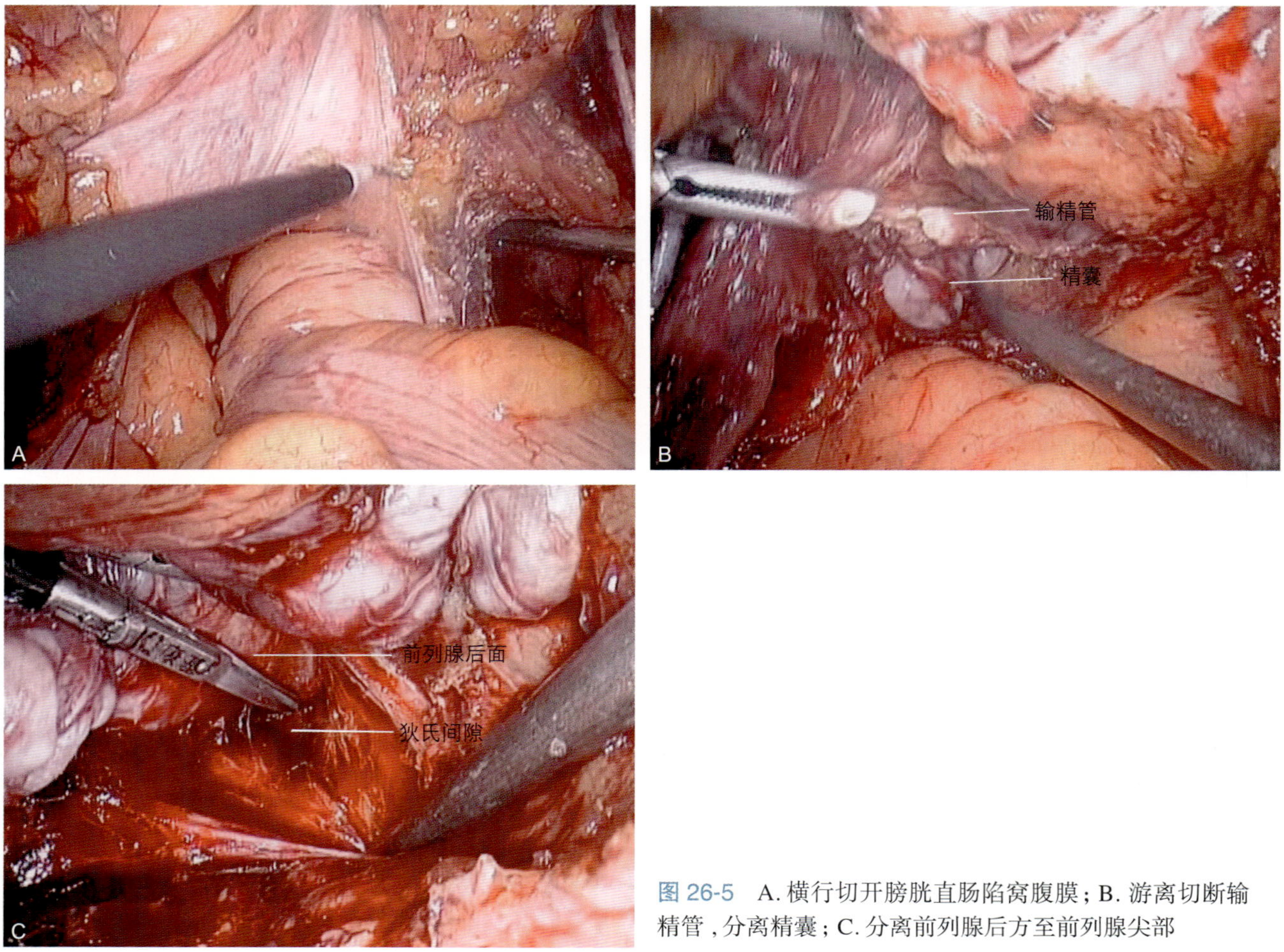

图 26-5　A. 横行切开膀胱直肠陷窝腹膜；B. 游离切断输精管，分离精囊；C. 分离前列腺后方至前列腺尖部

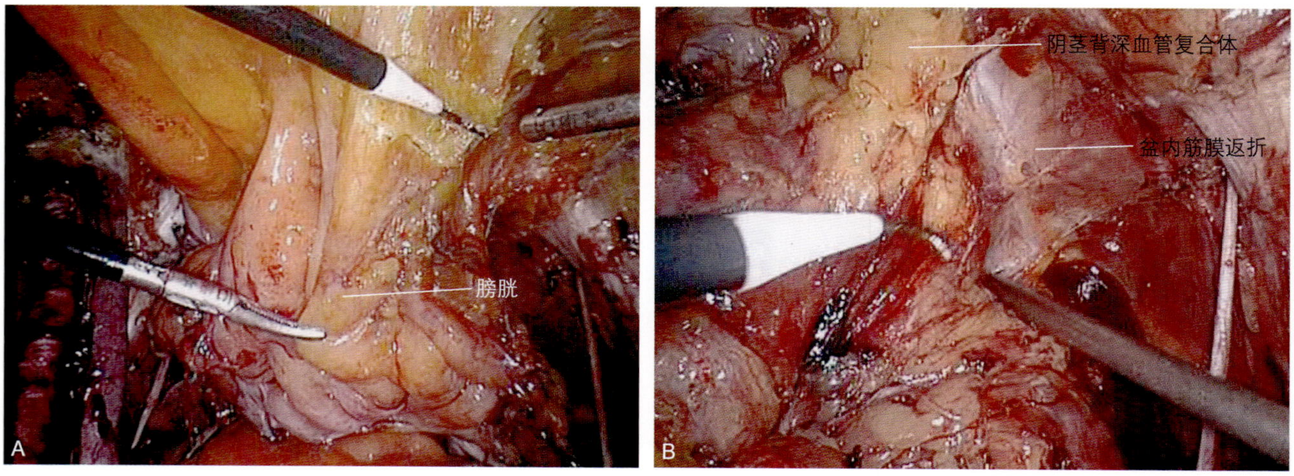

图 26-6　A. 游离膀胱前间隙；B. 分离显露盆内筋膜返折

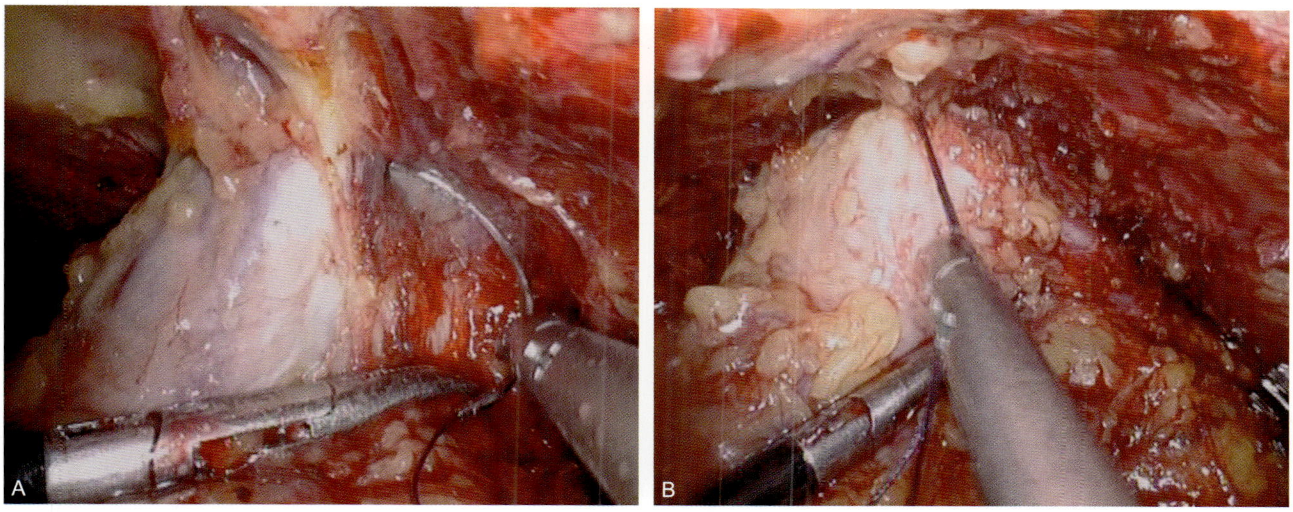

图 26-7 A、B. 缝扎阴茎背深血管复合体

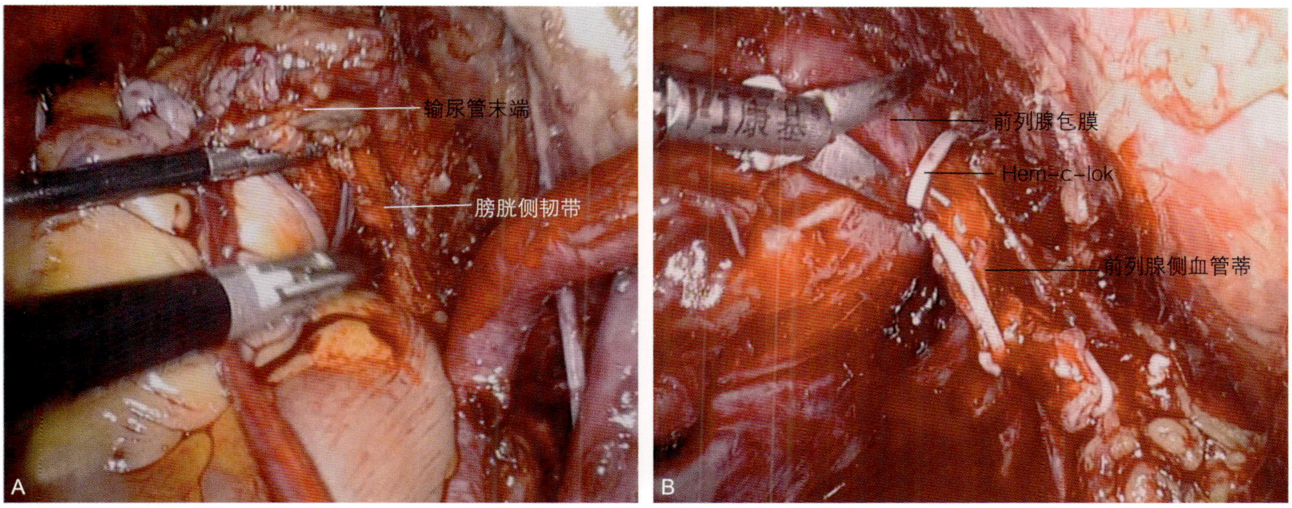

图 26-8 A. 在输尿管后方用超声刀（或 LigaSure）分离膀胱侧韧带；B. 筋膜内分离至前列腺尖部

8. 尿道离断及膀胱前列腺切除　在缝扎线的近端切断阴茎背深血管复合体，向下分离至前列腺尖部。紧贴前列腺尖部剪开尿道前壁，可见其内导尿管（图 26-9A），向头侧拉起，在近前列腺尖部用 Hem-o-lok 钳夹导尿管并剪断，向头侧牵引导尿管，利用导尿管球囊压迫膀胱颈防止尿液外渗。剪断尿道后壁，游离前列腺尖部后壁，将膀胱前列腺完全游离（图 26-9B）。创面彻底止血后，经尿道重新置入 F22 号三腔导尿管，向导尿管球囊注水 20ml，牵引压迫尿道残端，夹闭导尿管尾端避免漏气（图 26-9C）。

（二）女性腹腔镜根治性膀胱切除术

1. 麻醉、体位和套管穿刺位置　气管内插管全身麻醉，患者取仰卧位，大腿外展，膝关节屈曲，头部降低 15°。常规消毒铺巾，阴道冲洗后塞入纱条，留置导尿管。套管位置与男性腹腔镜膀胱全切除术基本相同。

2. 游离输尿管　进入腹腔镜后先探查腹腔，检查有无损伤，有无腹腔内转移。辨认清楚输尿管的走向后，在髂总动脉分叉处提起覆盖在输尿管表面的腹膜，用电钩或超声刀切开腹膜，然后用无创伤抓钳将输尿管提起，向下分离至膀胱壁外，注意保留输尿管血供，暂不切断输尿管以减少尿路梗阻

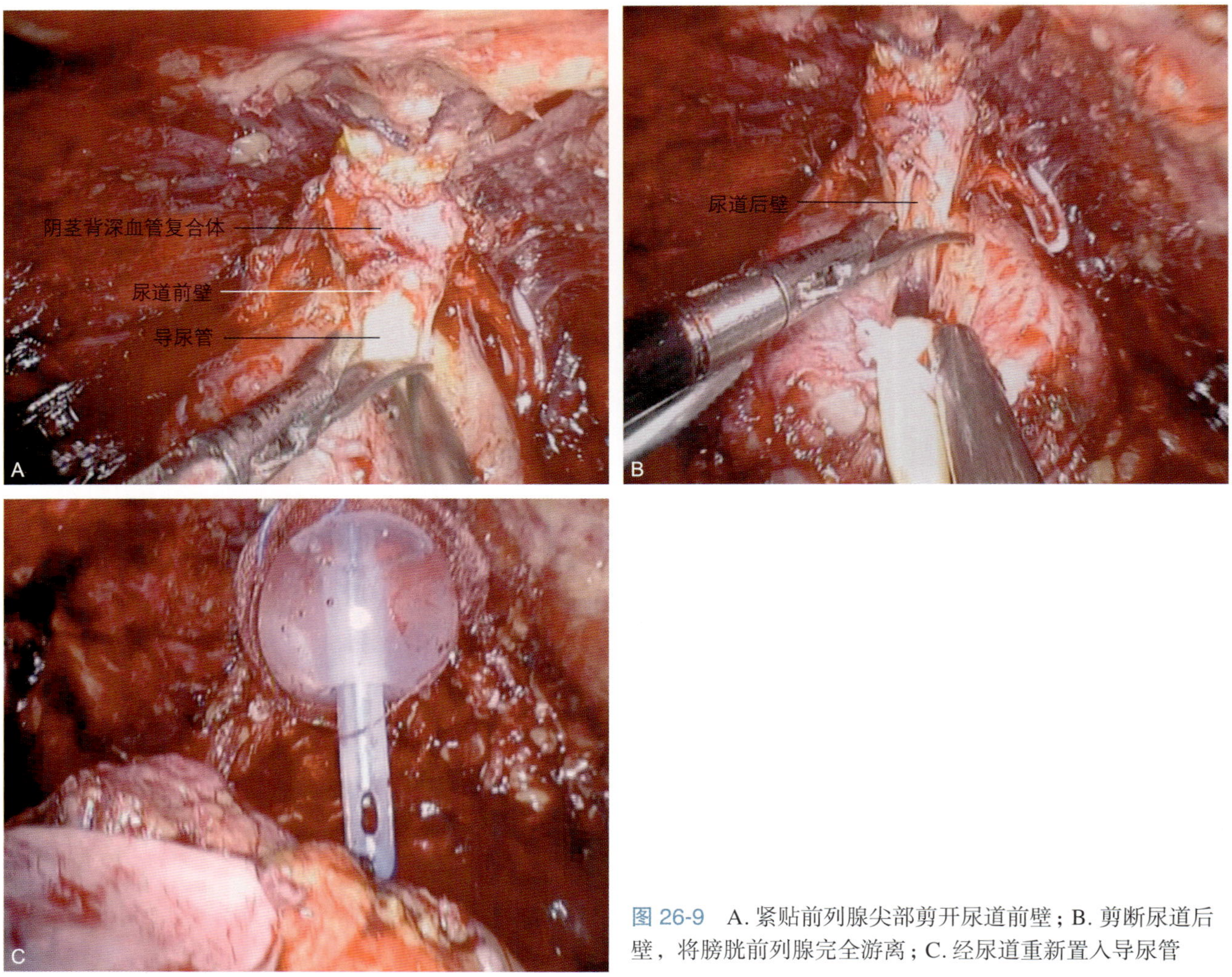

图 26-9　A. 紧贴前列腺尖部剪开尿道前壁；B. 剪断尿道后壁，将膀胱前列腺完全游离；C. 经尿道重新置入导尿管

时间。

3. 盆腔淋巴结清扫　沿右髂血管表面切开腹膜及髂血管鞘，用 LigaSure 切断卵巢悬韧带（图 26-10）。将输卵管、卵巢及阔韧带向内侧游离。用超声刀分离髂内、髂外血管周围淋巴脂肪组织，沿髂内动脉找到膀胱上动脉，用 LigaSure 钳夹凝闭后切断，可以充分显露盆侧间隙，找到闭孔神经后，凝固切断闭孔动、静脉，清除闭孔周围淋巴脂肪组织。

4. 游离输卵管、卵巢　用抓钳提起子宫角，在输卵管伞及卵巢外侧切开卵巢韧带。如需保留卵巢，则在卵巢的内侧游离阔韧带，并保留卵巢的血供，将卵巢向上翻起。

5. 分离子宫及膀胱　找到膀胱子宫陷窝，用电

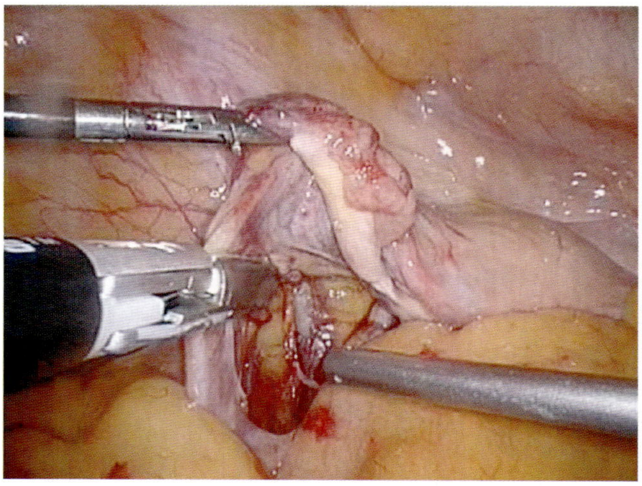

图 26-10　LigaSure 切断卵巢悬韧带

钩或超声刀横行切开腹膜，沿子宫前壁游离直至阴道前壁，将膀胱后壁与子宫分离（图 26-11）。如肿瘤侵犯膀胱后壁及子宫阴道前壁，则不作分离。

6. 游离膀胱前壁　与男性膀胱全切术相同，将腹腔镜视野移至前腹壁，可见脐正中韧带及其两侧的旁正中韧带，如经导尿管注入生理盐水可帮助判断膀胱轮廓及其前方的腹膜返折。切断脐正中韧带、旁正中韧带及腹膜返折，与两侧已切开的腹膜会合。向下钝性分离膀胱前间隙，显露盆筋膜返折。

7. 游离膀胱侧血管蒂　将输尿管下段提起，在膀胱壁外钳夹 Hem-o-lock 后切断。将膀胱拉向对侧，显露膀胱侧血管蒂，用超声刀或“结扎速”血管闭合系统分离至膀胱颈部两侧。

8. 离断膀胱颈　牵拉气囊导尿管、判断膀胱颈位置，用超声刀在膀胱颈下方 0.5cm 处切开尿道前壁（图 26-12），将导尿管拉出，用抓钳钳夹后剪断，利用气囊牵引显露膀胱颈后壁，用电凝钩或超声刀切断。继续向上游离膀胱后壁，将膀胱切除。如肿瘤浸润尿道应提起膀胱颈、继续向下游离尿道，在尽可能低位切断尿道。

9. 切除子宫及附件　用抓钳将两侧的阔韧带、输卵管和卵巢拉向前上方，显露子宫后方空间。于阔韧带基底部切开腹膜，切口横过子宫直肠窝底部腹膜返折，游离直肠前壁与子宫颈后面（图 26-13）。将子宫拉向对侧，在靠近盆壁部位由电凝或超声刀切断子宫韧带，将子宫移向前方以暴露骶韧带（图 26-14），凝固后切断，此时子宫基本与盆壁完全分离。辨认子宫颈位置，用电凝钩环绕阴道穹隆切除

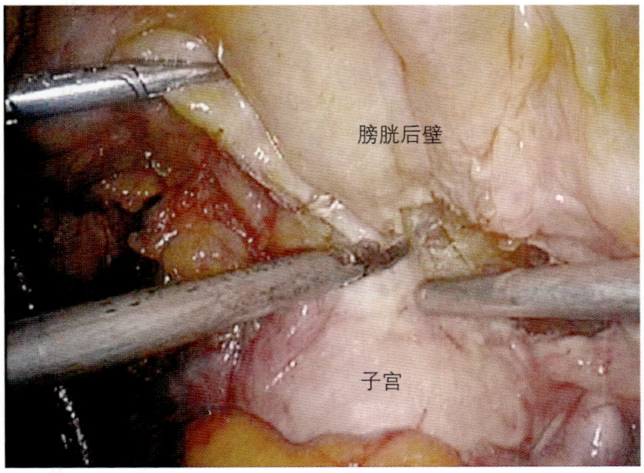

图 26-11　分离子宫与膀胱后壁的间隙

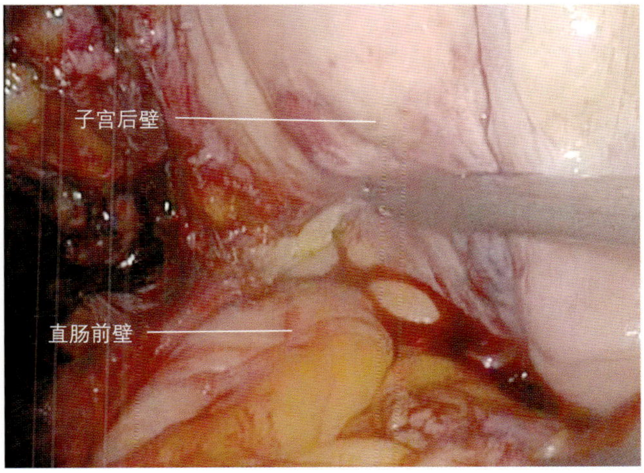

图 26-13　游离直肠前壁与子宫颈后面

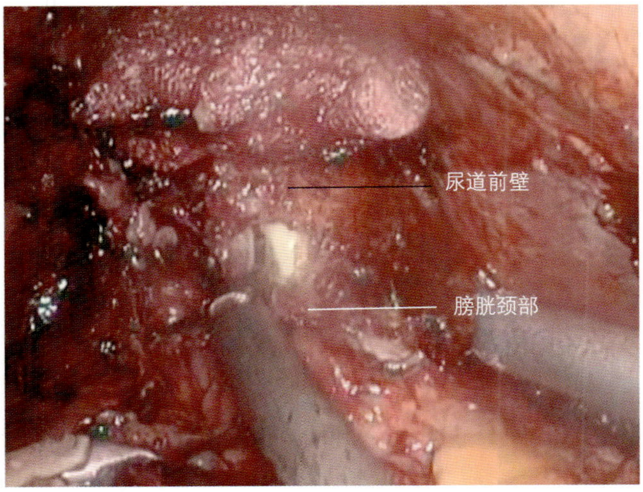

图 26-12　切开尿道前壁，离断尿道将膀胱切除

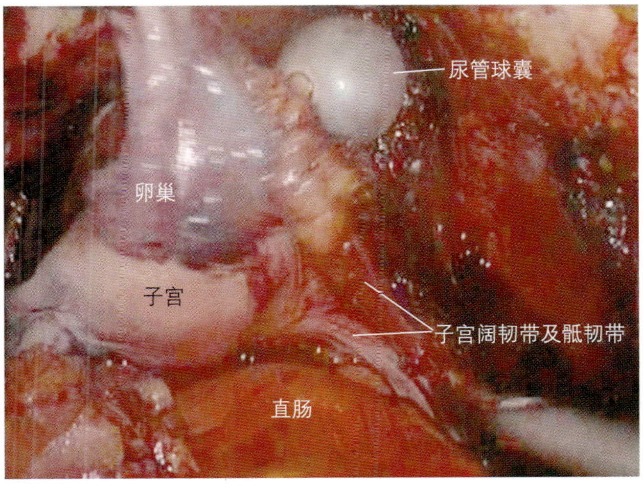

图 26-14　切断子宫韧带

子宫及附件（图 26-15）。此时，可见塞入阴道内纱布。

10. 取出膀胱与子宫及附件　切除的膀胱、子宫及附件标本可从阴道断口取出，也可在腹部脐下作一 5cm 切口取出，创面彻底止血。

11. 缝合阴道断端　用 2-0 可吸收线缝合阴道断端（图 26-16）。需保存性功能的患者，宜尽可能缩小阴道壁切除范围，用 3-0 肠线将阴道壁纵行缝合。经尿道口插入 F22 导尿管，行原位膀胱重建术。若行其他尿流改道术，则用 2-0 可吸收线缝合尿道残端。

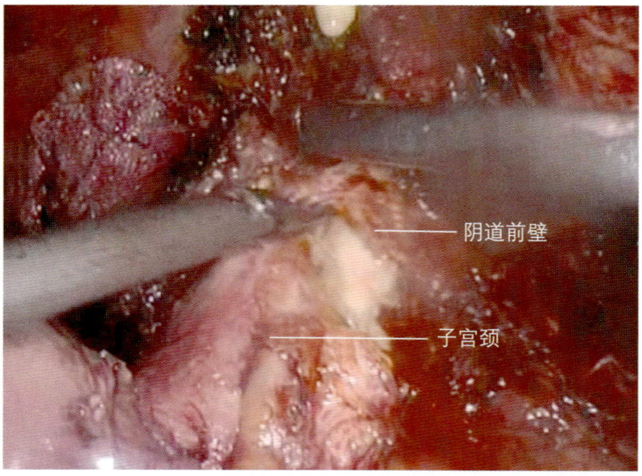

图 26-15　切开阴道前壁，环绕阴道穹隆切除子宫及附件

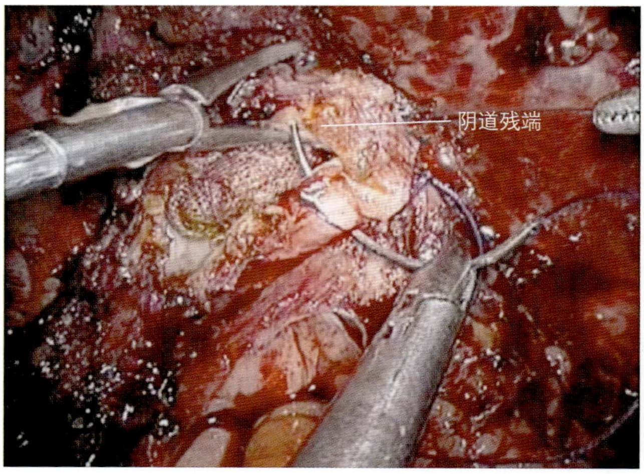

图 26-16　缝合阴道断端

第三节　尿流改道术

腹腔镜膀胱切除术后的尿流改道方法也是近年来的研究热点，笔者统计了中国膀胱癌联盟数据库中尿流改道的方式，目前国内主要采取的方式有：回肠通道术、原位回肠新膀胱术、原位乙状结肠新膀胱术、输尿管皮肤造口术等。尿流改道的手术方式可以通过完全腹腔镜手术或腹腔镜加小切口腹腔外重建手术完成。现简单介绍如下。

一、尿流改道术适应证

目前尚无标准的尿流改道方案，需要根据肿瘤的生长部位、患者的全身状况、患者的意愿以及手术医生的经验等来慎重选择。原位新膀胱术由于术后患者可经尿道排尿，生活质量较高，研究资料显示术后患者控尿效果好，是目前临床上首选的下尿路重建方法之一。

1. 对于尿道有病变或肿瘤侵犯尿道、有盆底或腹肌松弛、肿瘤不能根治性切除或盆腔淋巴结明显转移，估计术后局部复发概率大、生活自理能力较差者可选择回肠通道术。

2. 对于肿瘤不能根治性切除、肠道有疾患不适用于尿流改道或全身状态不能耐受手术、预期寿命短者应选择输尿管皮肤造口术。

3. 对于肿瘤能根治性切除，对术后生活质量要求高者，可首选原位新膀胱手术，选择新膀胱手术需符合以下条件：①尿道断端 2cm 内无肿瘤，即男性膀胱颈以下无肿瘤，女性膀胱三角区以下无肿瘤；②尿道外括约肌功能良好，无明显前尿道狭窄；③肾功能良好；④肠道无明显病变；⑤无膈肌裂孔疝、腹壁疝、腹壁肌松弛、盆底肌松弛等影响腹压的病变。

二、尿流改道手术方法

(一)原位回肠新膀胱术

1. 标本取出及输尿管乳头形成　腹腔镜下切除膀胱前列腺后，在脐下约 3cm 处，下腹正中线上作一长约 5cm 切口，逐层切开进入腹腔，笔者采用自制手套套管封闭腹部切口，在腹腔镜下，经自制套管插入腹腔镜抓钳，找到并提起末段回肠。然后开放手套套管，将手套外翻以保护手术切口。经套管取出标本，取出切除的膀胱前列腺标本。于贴近膀胱壁处将左右输尿管剪断，并分别剪取少许输尿管残端送病理检查(图 26-17)。将输尿管末端纵行剪开 0.5cm，外翻剪开的输尿管末端，用 4-0 可吸收线缝合形成劈裂乳头(图 26-18)，两侧输尿管分别插入 F8 号单“J”管入肾盂引流尿液，并用 4-0 可吸收线于输尿管末端缝合固定单“J”管。

2. 回肠新膀胱的构建　将末段回肠经套管提出切口外，在距回盲瓣 15～20cm 的近侧隔离约 40cm 回肠段(图 26-19)，将回肠两断端用碘伏清洗后于隔离肠管上方作端 - 端吻合，用 3-0 可吸收线全层连续缝合恢复肠管连续性，外加 1 号丝线浆肌层垂直内翻缝合，缝合肠系膜缺口后还纳腹腔。将隔离的回肠段用碘伏冲洗干净后，用电刀于对系膜缘纵行剖开隔离肠管，将去管化后的回肠“M”形折叠，用 3-0 可吸收线连续全层缝合形成回肠新膀胱(图 26-20)。

3. 输尿管 - 新膀胱吻合　在回肠新膀胱后顶部两侧各戳一小口，将双侧输尿管末端乳头分别种植于新膀胱后顶部两侧(图 26-21A)，4-0 可吸收缝线间断缝合 6 针固定输尿管外膜肌层及新膀胱开口全层，输尿管支架管由新膀胱前壁穿出(图 26-21B)。缝合新膀胱前壁。

4. 新膀胱 - 尿道吻合　于回肠新膀胱最低处用电刀切开直径约 0.8cm 开口(图 26-22A)，用超滑可吸收缝线(5/8 圆针)在开口 3 点钟处缝合一针。将新膀胱及该缝线还纳入腹腔，输尿管支架管从切口引出。封闭自制套管，重新建立气腹。将肠管推向上方，显露盆腔。腹腔镜下用已固定在新膀胱开口 3 点钟的缝线作新膀胱与尿道吻合，采用连续缝合方法，首先缝合后壁，将导尿管插入新膀胱，再缝合前壁，共缝合 6～8 针(图 26-22B、C)。吻合完成后导尿管球囊注水 20ml，牵引尿管，注水检查新

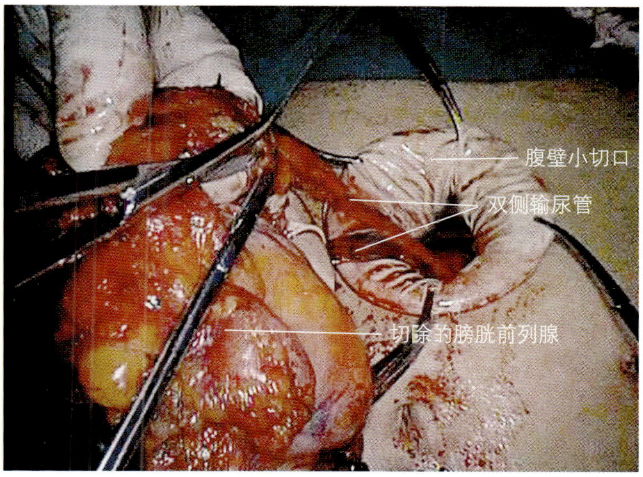

图 26-17　于下腹正中做小切口取出标本，于贴近膀胱壁处将左右输尿管剪断

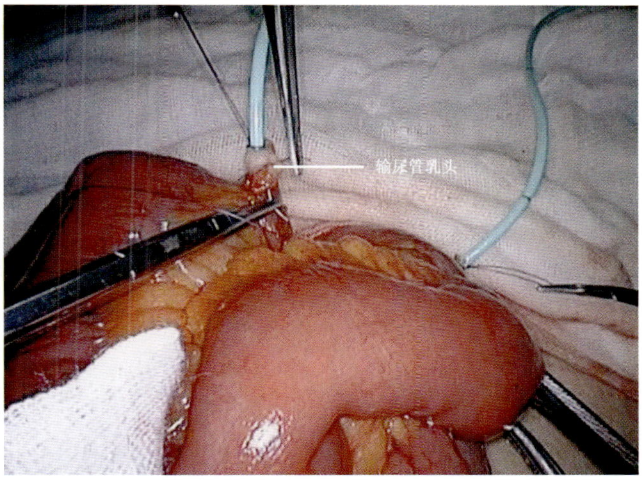

图 26-18　输尿管末端纵行剪开，外翻缝合形成劈裂乳头

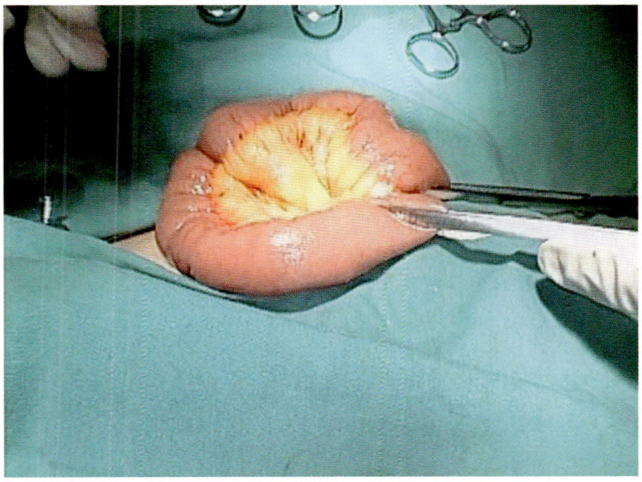

图 26-19　在距回盲瓣 15～20cm 的近侧隔离约 40cm 回肠段

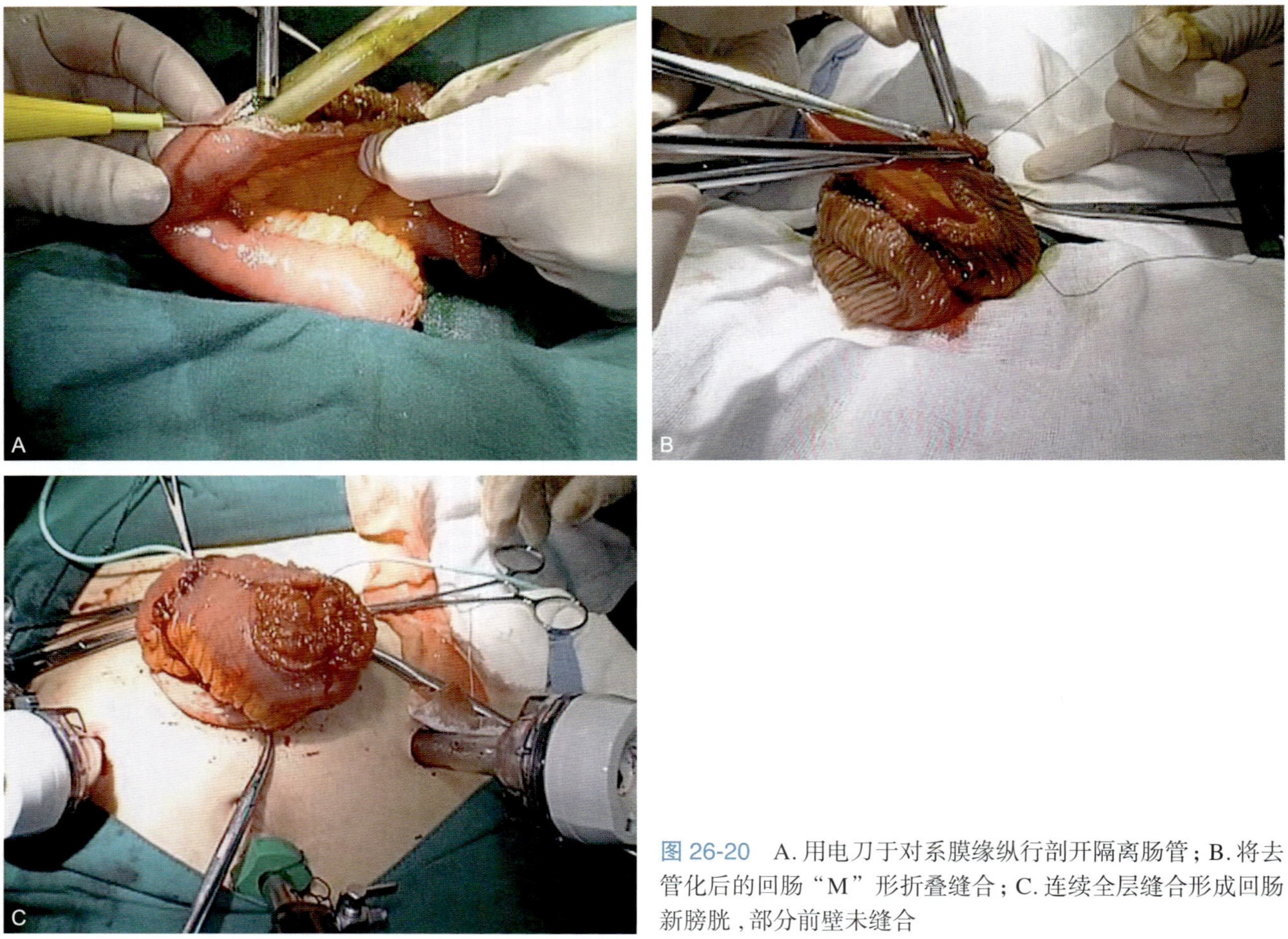

图 26-20 A. 用电刀于对系膜缘纵行剖开隔离肠管；B. 将去管化后的回肠“M”形折叠缝合；C. 连续全层缝合形成回肠新膀胱，部分前壁未缝合

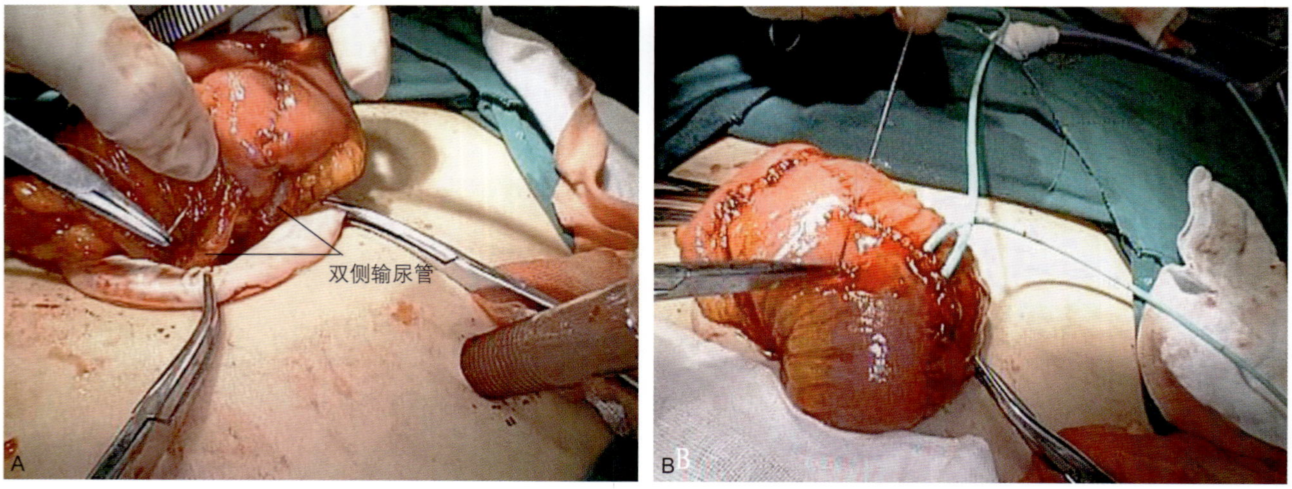

图 26-21 A. 将双侧输尿管分别种植于新膀胱后顶部两侧；B. 输尿管支架管由新膀胱前壁穿出

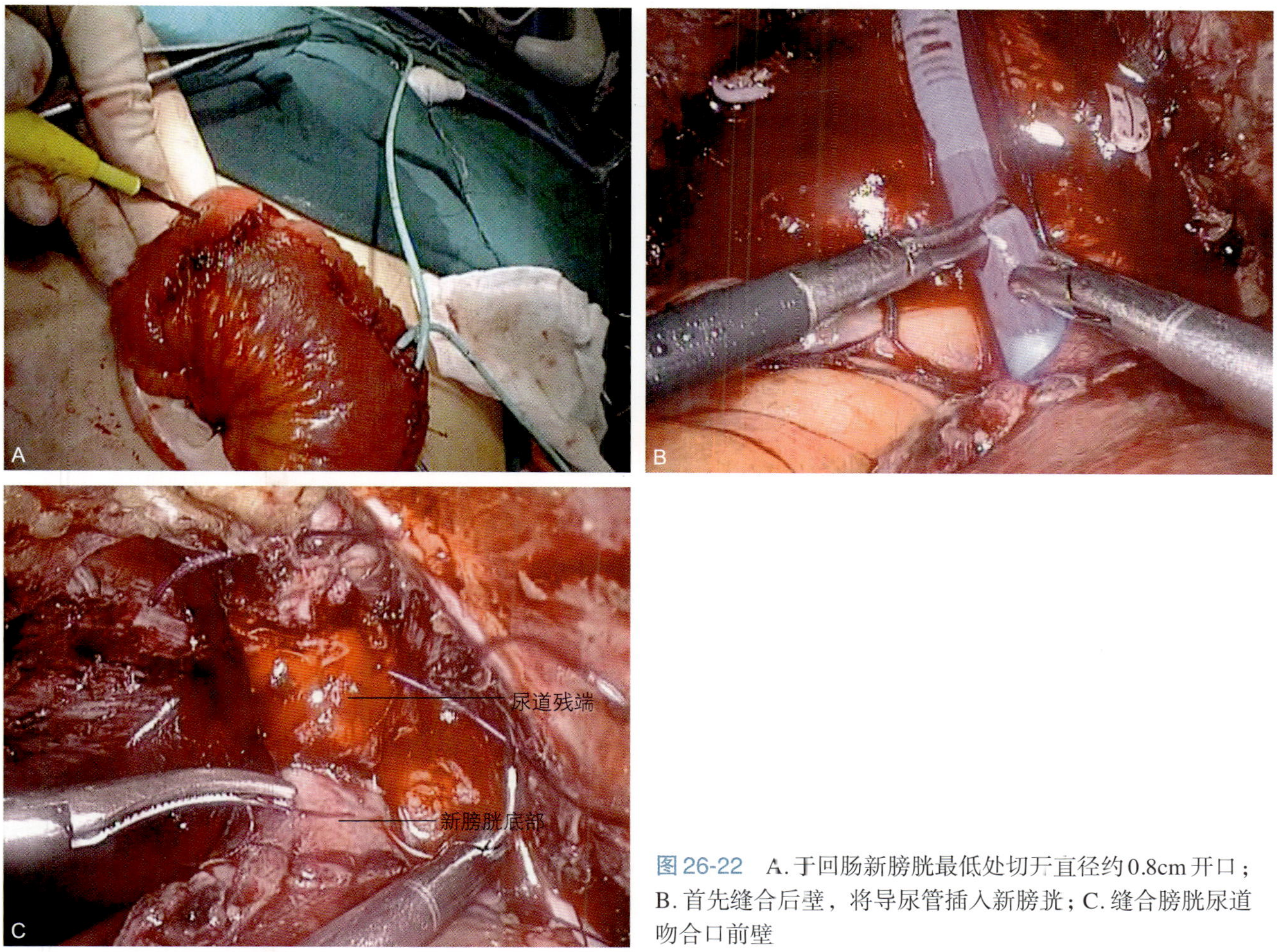

图 26-22 A. 于回肠新膀胱最低处切开直径约 0.8cm 开口；B. 首先缝合后壁，将导尿管插入新膀胱；C. 缝合膀胱尿道吻合口前壁

膀胱无渗漏。检查术野无活动性出血后，经 L1、R1 套管分别置入左侧及右侧盆腔引流管，妥善固定（图 26-23）。退出腹腔镜套管，缝合各切口，妥善固定左右输尿管支架管。

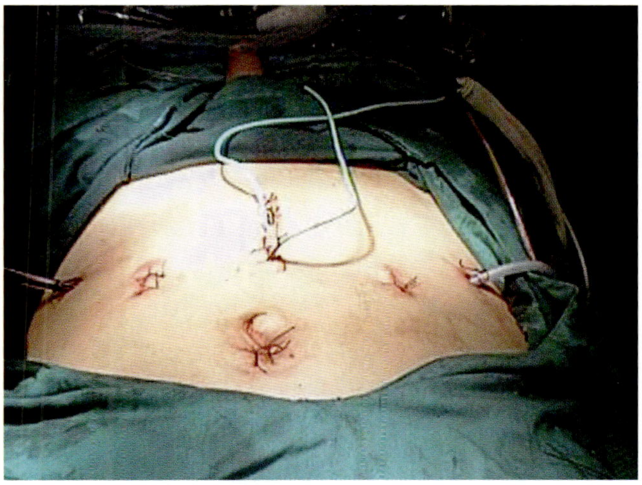

图 26-23 缝合腹壁各切口，固定引流管

（二）原位乙状结肠新膀胱术（完全腹腔镜下）

1. 标本取出 全膀胱切除后，将距肛门 15cm 的乙状结肠提起，用 LigaSure 切断肠袢（图 26-24），先用扩肛器将肛门扩开后，经肛门插入塑料保护套，以利取出标本，经肛门插入卵圆钳，钳住与标本相连的 Foley 导尿管，将标本经直肠肛门拉出体外（图 26-25）。如为女性，可通过阴道将标本取出。

2. 隔离乙状结肠 在乙状结肠断面近侧 15～20cm 处再次用 LigaSure 横断乙状结肠及其系膜，注意保留隔离乙状结肠肠管的血供。将肠道吻

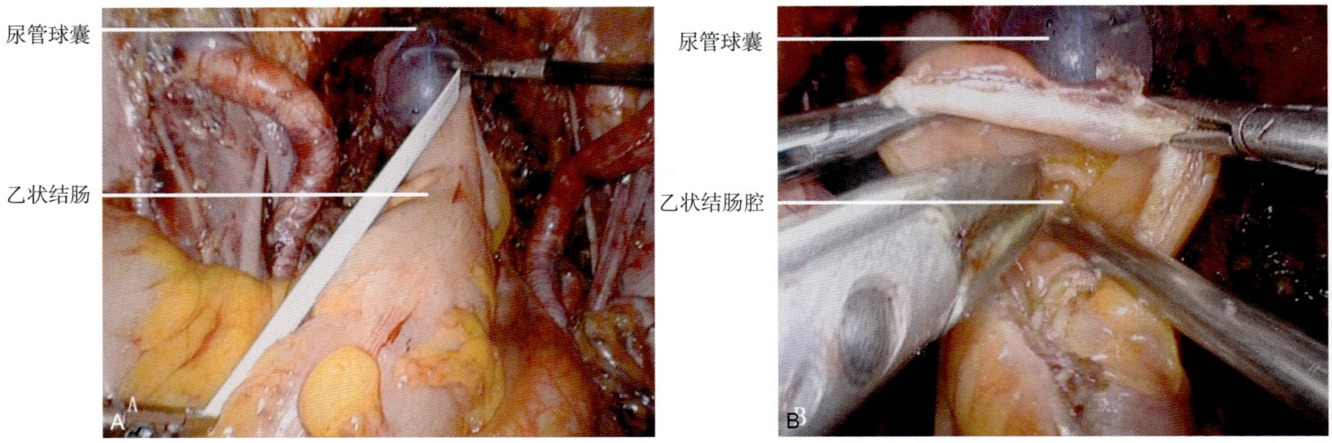

图 26-24　A. 距肛门 15cm 的近端开始截取乙状结肠段；B. 用 LigaSure 切开乙状结肠肠腔

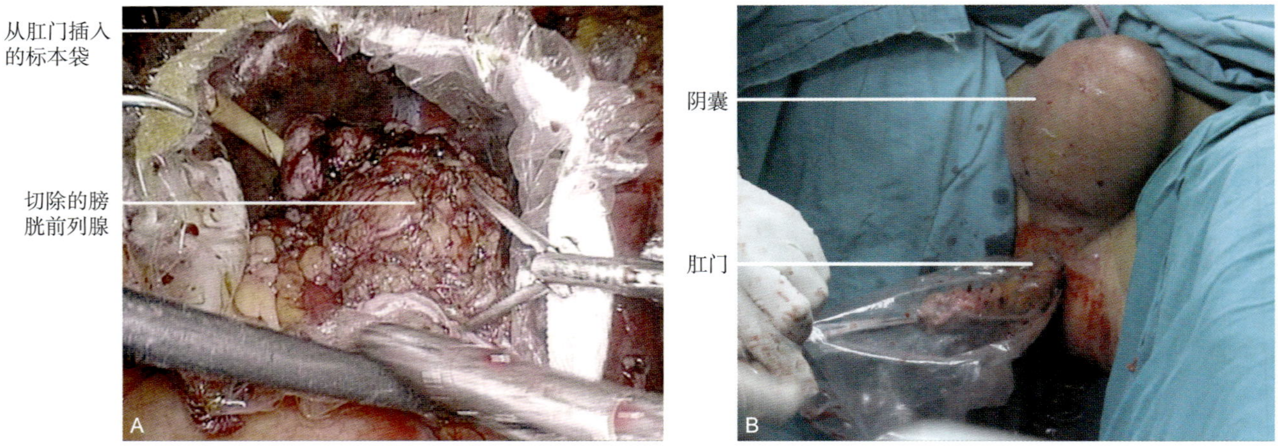

图 26-25　A. 经肛门插入塑料保护套，将标本置入保护套；B. 将标本经直肠肛门拉出体外

合器经肛门插入，乙状结肠近端、远端开口各缝一荷包（缝线分别包绕吻合器的近端及远端）结扎，将两端对合后激发缝钉吻合，退出吻合器检查有两圈完整的肠壁，证实吻合牢靠（图 26-26）。

3．“U”形贮尿囊的形成及储尿囊和尿道残端吻合　沿对系膜缘将隔断的乙状结肠剖开，在剖开肠管的前壁中点切一直径 0.8cm 的小口，用 2-0 可吸收线将该小口与尿道断端吻合，采用连续缝合的方法，先吻合后壁，将尿管插入，然后再缝合前壁。腹腔镜下用 3-0 可吸收线连续缝合剖开肠管的后壁，再缝合前壁，形成“U”形贮尿囊（图 26-27）。

4．输尿管与贮尿囊吻合　将左右输尿管末段剪成斜口，直接全层吻合在贮尿囊两端开口的后底部，腹腔镜下用 4-0 可吸收线作连续或间断缝合。输尿管内置 DJ 管作引流（图 26-28），继续缝合关闭贮尿囊两端开口（图 26-29）。

5．检查新膀胱　自尿管注入生理盐水 80～100ml，检查新膀胱是否存在渗漏以及各吻合口有无渗漏后，放置引流管两条至盆腔。最后退出套管，缝合皮肤各切口。

（三）回肠通道术

1. 输尿管游离　腹腔镜下在骶岬前方、乙状结肠系膜后方用钳子做钝性分离，形成一通道，将左侧输尿管游离后经此通道移至右侧。

2．标本取出及回肠段隔离　扩大穿刺套管 R2 点切口约 4cm，并环状切除皮肤，将切除膀胱标本取出。同时从该切口将回肠提出，在距回盲部约

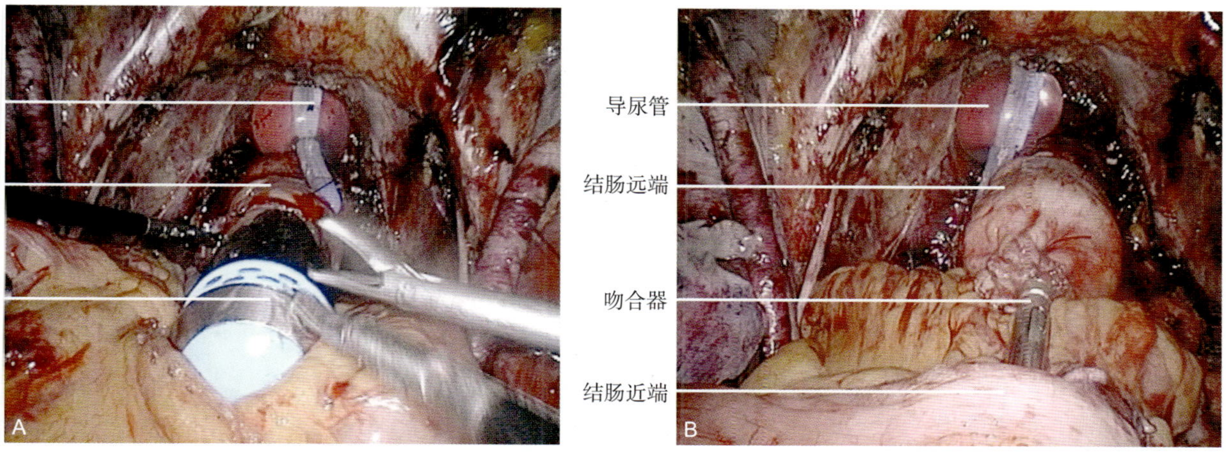

图 26-26　A. 将肠道吻合器经肛门插入腹腔；B. 肠道吻合器吻合乙状结肠两断端，恢复肠道连续性

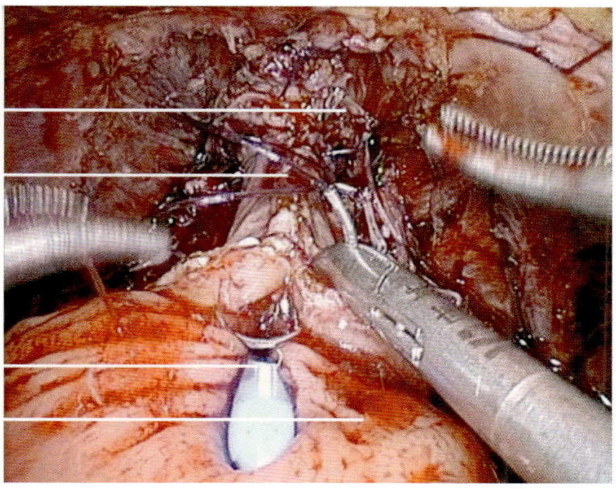

图 26-27　剖开乙状结肠壁，前壁中点与尿道残端吻合

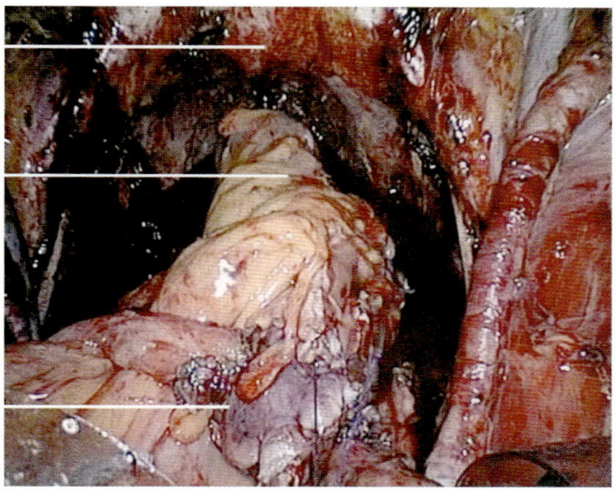

图 26-29　乙状结肠“U”形贮尿囊形成

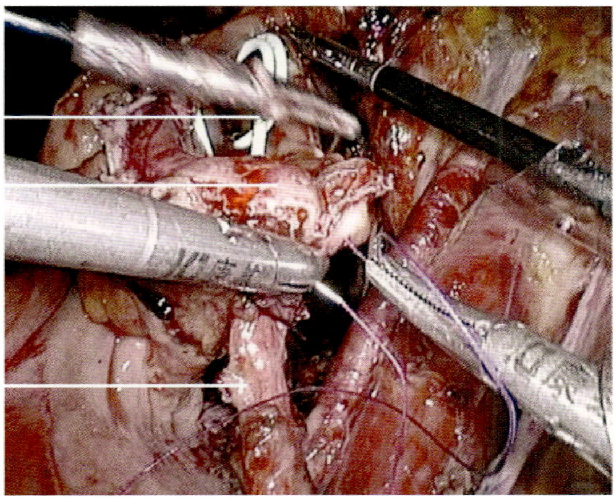

图 26-28　输尿管与贮尿囊吻合，输尿管内置 DJ 管作引流

15cm 处近端截取 15cm 长带蒂回肠段。将回肠两断端用碘伏清洗后于隔离肠管上方作端-端吻合，用 3-0 可吸收线全层连续缝合恢复肠管连续性，外加浆肌层垂直内翻缝合，缝合肠系膜缺口后还纳腹腔。

3. 输尿管回肠通道再植　以碘伏冲洗游离回肠腔干净，在肠腔近端两侧各做一小切口，将输尿管断端修剪成斜口插入回肠切口中 1cm，用 4-0 可吸收线缝合输尿管外膜肌层与回肠小切口全层，间断缝合 5～6 针，输尿管支架管自肠腔远端开口引出，近端肠腔开口以 2-0 可吸收线缝闭并包埋。

4. 回肠通道腹壁造口　将肠管和输尿管回纳腹腔，距离回肠远端 5cm 处浆膜层与腹膜缝合固定，并将对应位置肠管浆膜层与腹外斜肌腱膜、皮下用

3-0 可吸收线间断缝合 1 周，距离回肠远端 1cm 处浆肌层与皮肤间断缝合，形成回肠段的外翻状乳头。输尿管支架管从通道引出，回肠造口插入导尿管引流或外接造口袋引流。

5. 术毕　再次进镜检查输尿管、回肠通道与腹腔内脏器位置关系，避免内疝形成，经 L1、R1 套管切口分别置入左侧及右侧盆腔引流管，妥善固定。退出腹腔镜套管，缝合各切口。

第四节　手术并发症及处理

一、术中注意事项

1. 套管位置选择应根据患者高矮适当调整，体型矮小者，第一个套管应定脐部以上，其他套管也应相对上移，以免操作通道靠得太近而影响操作。体型高大者则应在脐下置入第一个套管，其他套管要适当下移，避免因位置太高使器械不能到达前列腺尖端。

2. 手术者与第一助手各使用一侧的操作通道，可使术者及助手都在舒适的体位下操作，还可坐在凳子上手术，方便手脚的配合，增加操作的精确性及稳定性。

3. 分离膀胱前列腺后面时，要先认真辨认两个弓状隆起的位置，准确的定位对找到输精管及精囊非常重要。注意精囊外侧的精囊动脉，剪开狄氏筋膜时注意避免损伤后方的直肠。

4. 分离膀胱前间隙时，应认真辨认前腹壁与膀胱交界处的腹膜返折位置，如不能确定可充盈膀胱帮助定位。

5. 处理阴茎背深静脉复合体时，应先剪开盆侧筋膜返折及耻骨前列腺韧带，显露前列腺尖部两侧，便于缝扎。如发生较明显出血时可牵拉 Foley 导尿管，借助气囊压迫止血，待膀胱侧韧带、前列腺侧韧带全部分离后，再处理阴茎背深静脉复合体，可减少出血。

6. 尿道切断位置应尽量靠近前列腺尖端，断端尽可能整齐。

二、术后处理

一般术后 3 ~ 4 天肠蠕动开始恢复，肛门排气排便后开始进食。若采用快速康复外科行术前准备，术后第 1 天即可给予少量进食流质，以利促进肠道功能恢复。注意保持引流管通畅，定期作新膀胱冲洗，避免黏液堵塞，如新膀胱尿道吻合口有张力或缝合不够理想，可于术后 1 ~ 2 天作导尿管牵引，但牵引力不能过大，可行导尿管外缠绕纱布条，推向阴茎近端以牵引导尿管，也可用 300 ~ 500g 重物悬吊牵引。Foley 导尿管及输尿管支架管在术后 2 周左右拔除。如有尿失禁，嘱患者行盆底肌锻炼，一般在 1 ~ 2 个月可恢复。术后 1 个月左右作 B 超或 IVU 及新膀胱造影检查了解双肾有无积液，有无输尿管反流及新膀胱尿瘘等。

三、术后并发症及处理

（一）肠道并发症

由于术中隔离肠管后，重新进行肠吻合，可能发生肠瘘、吻合口狭窄、粘连性肠梗阻等并发症，同时应注意回肠穿过输尿管与新膀胱之间的间隙所引起的内疝。如发生肠瘘应引流盆腔及腹腔，3 ~ 4 周不能自行愈合者，应择期手术修补。不完全性肠梗阻可先作胃肠减压的保守性治疗，如不能缓解则需手术松解。内疝可同时引起肠梗阻及输尿管梗阻，应及时进行再次手术复位。

（二）新膀胱并发症

新膀胱可发生尿瘘、尿失禁、排尿困难、尿潴留等并发症。术后早期如发生新膀胱渗漏，盆腔引流液多，可牵引气囊导尿管，保证通畅引流新膀胱，多可自行愈合。拔除导尿管后应严密观察患者排尿情况，如有尿失禁应指导患者进行盆底肌训练，即反复收缩及松弛包括括约肌在内的盆底肌，达到增强外括约肌收缩力、紧闭尿道的目的。经数月的训练多数患者能恢复控尿。如术后发生排尿困难，残余尿量逐渐增多、应作膀胱尿道造影及膀胱尿道镜检查，如发现有膀胱尿道吻合口瘢痕狭窄，可作内切开术；如因腹肌无力引起的残余尿增多，可采用定期自我导尿。

（三）输尿管并发症

输尿管新膀胱吻合可能发生梗阻、尿瘘及反流等并发症，如支架引流管过早脱落后继发梗阻，可行经皮肾穿刺重新置入引流管。轻度膀胱输尿管反流不需特殊处理，如因反流导致反复尿路感染、肾盂输尿管扩张积液，应再次作抗反流输尿管吻合。

（黄　健　朱定军）

参考文献

[1] Sanchez de Badajoz E, Gallego Perales JL, et al. Laparoscopic cystectomy and ileal conduit: case report. J Endourol, 1995, 9(1): 59-62.

[2] Gill IS, Kaouk JH, Meraney AM, et al. Laparoscopic radical cystectomy and continent orthotopic ileal neobladder performed completely intracorporeally: the initial experience. J Urol, 2002, 168(1): 13-18.

[3] 黄健, 黄海, 许可慰等; 膀胱癌根治术与回肠原位新膀胱术—腹腔镜与开放效果比较.中华泌尿外科杂志, 2005, 3: 172-175.

[4] Huang J, Lin T, Liu H, et al. Laparoscopic radical cystectomy with orthotopicIleal neobladder for bladder cancer: oncological results of 171 cases with a median 3-year follow-up. European Urology, 2010, 58(3): 422-449.

[5] 秦超, 李普, 邵鹏飞, 等.完全腹腔镜下膀胱癌根治性全切除+尿流改道术(附69例报告). 上海医学, 2013. 36(07): 840-844

[6] 黄健, 许可慰, 黄海, 等. 腹腔镜女性膀胱癌根治性切除—原位回肠新膀胱术初步报告.中国微创外科杂志, 2008. 8(4): 292-294.

[7] 黄健, 刘皓. 腹腔镜下根治性膀胱切除术中值得关注的几个问题. 中华外科杂志, 2011, 32(10): 655-658.

其他手术

第一节　腹腔镜精索内静脉结扎术

精索静脉曲张是指精索蔓状静脉丛血管异常扩张。发病率10%～15%，其中单纯左侧约占90%，双侧占10%，单纯右侧精索静脉曲张较少见。精索静脉曲张的发病原因可能与左侧精索内静脉缺乏静脉瓣、回流路径长和直角注入肾静脉有关。

由于精索静脉曲张时阴囊内温度升高，以及对精子生成有不良影响的物质反流导致生精小管发育和精子生成、成熟障碍，所以不育症是促使患者治疗的主要原因。临床上40%的不育症患者有精索静脉曲张。部分精索静脉曲张患者可有腰痛、腹股沟和阴囊坠胀等症状。

通过体格检查很容易做出精索静脉曲张的诊断，患者在站立位时可见到患侧阴囊下垂，大部分情况下还可见到曲张的静脉团。触诊可触及扩张迂曲的静脉，站立位增加腹压（Valsava试验）有助于轻症患者的诊断。必要时可用彩超帮助诊断。

一、适应证与禁忌证

1. 由于精索静脉曲张可能会影响生育，所以凡未生育的青少年患者都应手术治疗。

2. 男性不育症患者精液检查提示精子数和（或）精子活力降低应尽早治疗。

3. 局部症状较严重且无其他原因时也可选择手术治疗。

4. 既往腹部手术史或手术后复发的患者原则上不应选择腹腔镜手术。

二、术前准备

术前应进行血尿常规、肝肾功能、血电解质、血气分析、感染筛查、心电图和胸部X线等检查，以除外重要器官疾病。精液常规检查估计精索静脉曲张对精子的影响。

术前常规备皮，口服泻药，术前6小时禁食水。准备腹腔镜器械并消毒。

三、手术操作

患者全身麻醉，平卧位，消毒铺单。

根据术者习惯和熟练程度可选择2个或3个穿刺点放入套管针。如果仅选择2个穿刺点，第一点在脐下缘，第二点在腹正中线脐与耻骨联合连线中点。如果选择3个穿刺点，第一点仍在脐下缘，另两点分别在双侧腹直肌旁麦氏点上方。脐下为观察镜套管，其他为操作套管。为方便腹腔镜器械进入应放置两个10mm套管。

先于脐下缘作1cm左右小切口，气腹针穿刺进入腹腔，抽吸无肠内容物、血液，注入盐水顺利后连接气腹机注入CO_2，压力达到14mmHg或腹部已有一定张力时拔出气腹针，穿刺放入第一支套管针（10mm套管针），放入腹腔镜，证实无损伤后维持气腹压力在12～14mmHg。在腹腔镜指导下穿刺放置另一个（或两个）套管针。患者采用头低位，辨认腹股沟管内环、输精管和精索血管的解剖标志（图27-1）。必要时可牵引精索帮助辨别和寻找精索血管。距内环口2cm以上于精索血管表面或两侧切开腹膜（图27-2），进入腹膜后间隙。仔细分离精索血管，使之完全游离（图27-3），然后将整束血管用2～3个钛夹夹闭（图27-4），剪断或不剪断精索血管均可。注意勿损伤髂血管和输精管。精索动脉不需特殊保护，文献报道整束夹扎

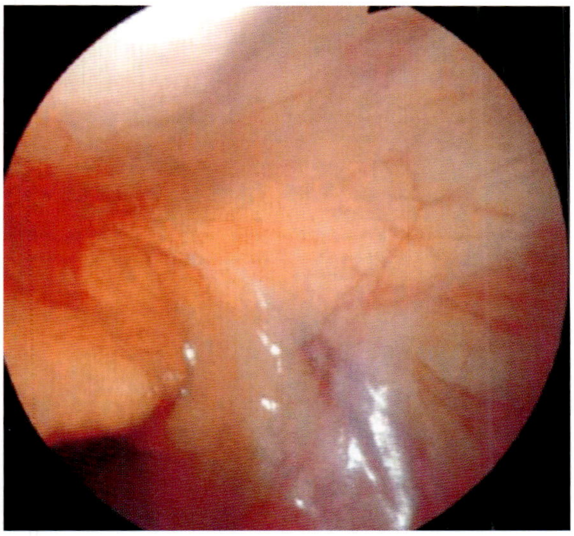

图 27-1 近内环处的精索血管

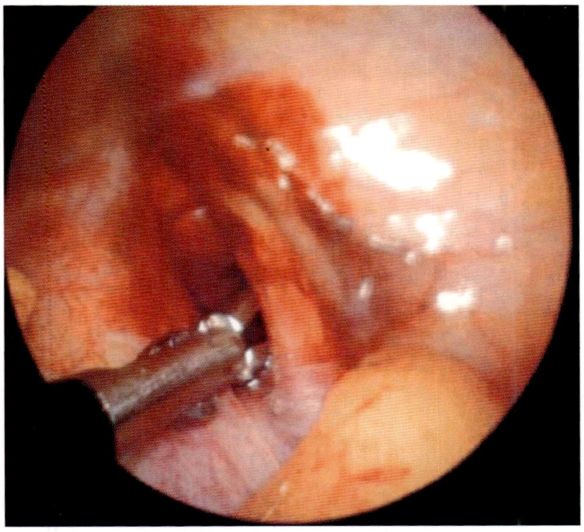

图 27-2 切开后腹膜，游离精索血管

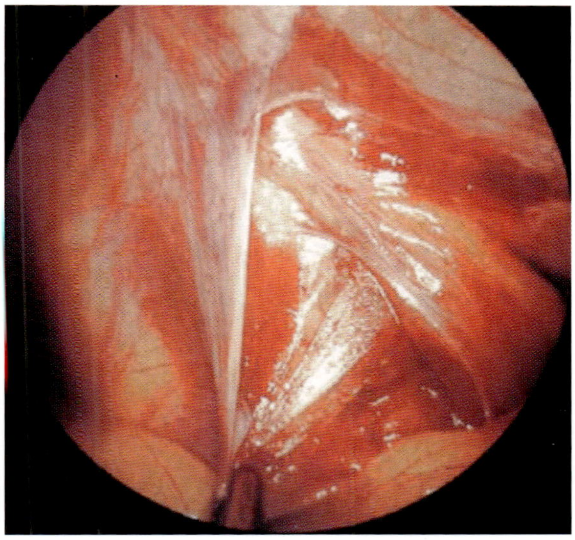

图 27-3 精索血管已游离完成

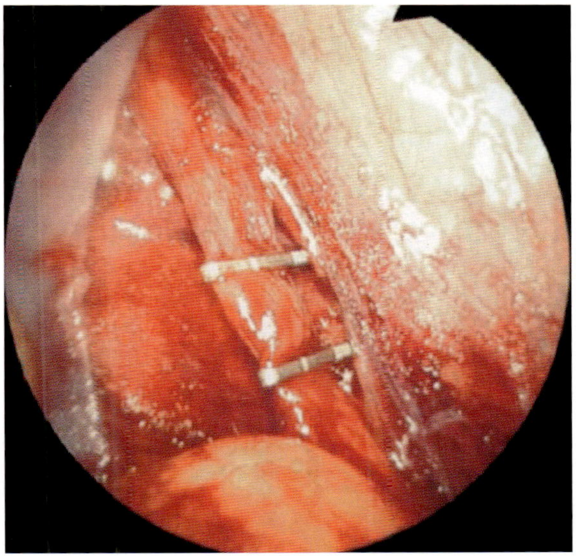

图 27-4 钛夹夹闭精索血管

并不影响睾丸的血液循环，而保留精索动脉往往因辨认困难而不肯定，而且可能会使静脉夹扎不完全而增加复发率。

检查创面及各穿刺点无出血后排空腹腔内气体，拔出套管，缝合切口。

麻醉恢复后患者可以正常进食，早期下床活动。不育症患者术后 4～6 个月检查精液，每三个月 1 次，评价手术效果。

四、并发症

腹腔镜精索静脉结扎术的并发症很少，最常见的术中并发症是套管针位置不合适造成的腹壁动静脉损伤，应用 Hasson 套管针时严重的血管损伤很少见。其他少见并发症包括 CO_2 血症、肠管损伤，皮下、腹膜外和大网膜气肿，术后出血、感染和肠粘连等。

（郝金瑞）

第二节 腹腔镜隐睾探查与治疗

隐睾是指睾丸没有下降至阴囊内的一种畸形状态。胚胎时期睾丸由中肾管分化而来，正常情况下，睾丸可通过腹股沟管下降到阴囊内。在足月儿当中发生率为 1%～3%，在早产儿中可达 30%[1]。其发生机制尚不清楚，可能与遗传和环境因素相关。隐睾会导致生殖能力的下降以及睾丸癌的发生。睾丸下降固定术治疗使睾丸检查方便容易，及早发现睾丸病变，也可以减少由此引起的心理疾病的发生。

新生儿及 1 岁儿童未下降的睾丸组织学正常，生精细胞数目也正常。超过 18 个月后，光学显微镜和电子显微镜均显示组织学形态发生明显变化，表明睾丸生精细胞受到损坏，睾丸所处位置越高，越容易发生病理学上的改变。因此，隐睾最适宜的手术时间是在出生后的 6～12 个月[2]。2 岁以后是否需要进行睾丸固定取决于睾丸对患者本身来说存在的风险。尽管睾丸未降至阴囊内会导致生育能力的降低，但是它还是有分泌雄激素的功能的，且在青春期前进行手术有助于降低睾丸癌的风险，因此建议青春期前的患者行睾丸下降固定术。青春期后的男性如果发现睾丸未降至阴囊内，患侧睾丸产生的精子极少，且睾丸发生恶变的概率也很高[3]。

对隐睾症患者的术前评估要求对其病史有详细的了解，了解有无尿道下裂、生殖器所做的手术及腹股沟疝手术等。需要强调在温暖的环境中对腹股沟进行体检，检查腹股沟是否存在睾丸。采用超声、MR 有助于对隐睾的定位[4]。对于成年人，需要警惕隐睾恶变发生睾丸癌的可能性。双侧隐睾的患者鉴别诊断包括无睾症、女性假两性畸形和真两性畸形。

一、腹腔镜探查

1976 年，Cortesi N 等[5]首次报道了采用腹腔镜探查寻找隐睾的方法。

患者需要全身麻醉，麻醉实现后，再次检查阴囊和腹股沟部，一部分患者在麻醉松弛的情况下进行体检可以发现患侧睾丸，如果发现睾丸，就可以直接行腹股沟探查手术。如果依然没有发现患侧睾丸，留置尿管，患者采取仰卧蛙式位。在脐部做切口，采用开放技术建立气腹，置入 Trocar，患者改为头低位。气腹压为 14mmHg，采用 30° 腹腔镜观察腹腔。观察建立气腹有无导致腹腔内损伤。然后了解腹腔的解剖结构，如脐正中襞、精索、髂外血管、腹股沟内环。观察输精管和睾丸血管走行。没有发现睾丸时，需要进一步沿睾丸血管向上探查至肾。如果在腹腔内发现睾丸，需要评估是否能够下降进入阴囊。

有作者总结了隐睾腹腔镜探查的几种常见情况[6-7]：

1. 正常的输精管和正常的睾丸血管进入扩大的腹股沟内环口，这种情况下需要探查腹股沟区，绝大多数可发现睾丸。

2. 输精管和正常 / 变细的睾丸血管进入闭合的腹股沟内环口，需要探查腹股沟管，一部分患者可以发现睾丸的遗迹 / 有活力的萎缩的睾丸，对于睾丸遗迹，因为功能已严重受损，且存在恶性的风险，建议切除术。

3. 精索和萎缩的睾丸血管在进入腹股沟管内环口就呈盲端，不建议行腹股沟区的探查。

4. 在腹股沟管内环口见到睾丸，需要评估精索的长度，以决定手术方式，通常位于内环口周围＜2cm 的睾丸可以将其固定在阴囊内。

5. 对于睾丸血管较短、睾丸位置较高的情况，建议采用分期 Fowler-Stephens 手术。

6. 输精管走行正常，但在其周围未见明显的睾丸及睾丸血管，这种情况需要沿睾丸下降走行，打开结肠外侧的侧腹膜，游离显露腹膜后，直到肾；另外需要探查异位睾丸的情况，如膀胱、直肠，甚至对侧。

7. 睾丸血管正常，而未见到输精管，睾丸可能位于腹腔或进入内环口（这种情况需要探查腹股沟管）。如果未见到输精管，需要探查对侧输精管，如果双侧输精管都没有发现，需要警惕囊性纤维化，对于单侧输精管病变的患者，也可能存在囊性纤维化的基因突变。未见到输精管的患者，还需要检查同侧肾脏，如果未发现同侧肾脏，可能与中肾管的发育异常相关。

8. 在腹腔内发现异常的睾丸发育不良或苗勒管结构（子宫、输卵管），建议行腹腔镜下穿刺活检或睾丸切除术。

二、腹腔镜睾丸下降固定术

腹腔镜隐睾手术主要指腹腔镜下睾丸下降固定术和睾丸切除术。对儿童需要尽量保留睾丸，而对于成年人，需要与患者充分沟通手术的风险和获益，让患者选择睾丸切除还是下降固定术。患者及家属需要被告知手术的获益和风险，需要强调的是，即使睾丸下降固定后，发生睾丸癌的风险依然较高。

患者平卧，头低脚高位，转动手术床将患侧抬高。采用开放的方法建立气腹，穿刺位点见图 27-5。观察腹腔，发现隐睾后，在靠近睾丸血管的外侧切开腹膜，延长至腹股沟管内环处。腹膜切开后，提起睾丸及其血管，注意不要损伤血管，适当保留血管表面的腹膜以减少血管损伤，如果血管长度足够，可以适当游离输精管。游离睾丸引带。在患侧阴囊切开取一小口，于阴囊肉膜下方扩张建立一个阴囊袋以容纳睾丸。腹腔镜抓钳经阴囊切口穿出，将一 10mm Trocar 顺抓钳引入腹腔。然后将抓钳转向阴囊，抓住睾丸引带，将睾丸沿 Trocar 拖出进入阴囊，用缝线将睾丸固定于阴囊（图 27-6）。降低腹腔内压力，观察术野中有无出血。退出 Trocar，观察穿刺点有无出血。需要注意的是，穿刺点的筋膜需要严密缝合防止疝的发生，这对于腹壁薄弱的婴儿及儿童尤为重要。

如果腹腔镜探查发现睾丸的活动度很小，主要由于血管长度不够时，一些作者采用 Fowler-Stephens 腹腔镜睾丸下降固定术（图 27-7），该手术分为一期和二期手术两种。一期手术是在探查后发现睾丸位置较高，无法直接进入阴囊，首先在睾丸下方的腹膜打开 1～2cm（注意不要打开输精管和睾丸血管之间的腹膜组织，这是将来代偿血供的重要途径），将睾丸动静脉切断，将睾丸、输精管及其表面的腹膜整体游离后，将睾丸通过腹壁下血管内侧直接植入阴囊内，一期手术睾丸萎缩的发生率明显高于不结扎睾丸血管的常规固定术和二期 Fowler-Stephens 腹腔镜睾丸固定术。二期手术是一期手术

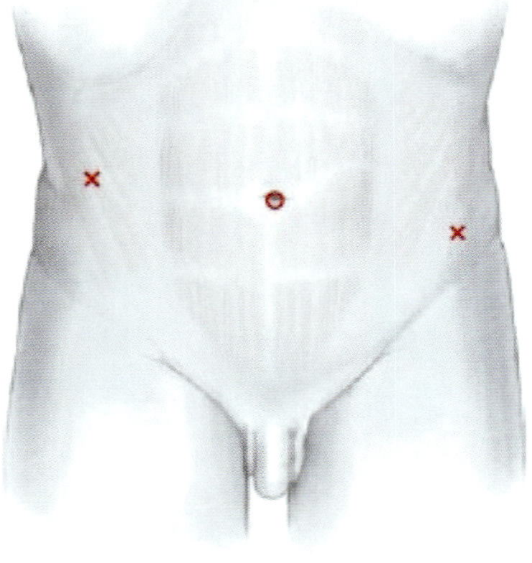

图 27-5 腹腔镜睾丸下降固定术 Trocar 放置位点示意图，以右侧隐睾为例，脐部 Trocar 放置 30° 腹腔镜，右侧 Trocar 在脐水平腹直肌外侧，左侧 Trocar 位于左侧髂前上棘水平腹直肌外侧。如果是左侧，两侧的 Trocar 位置相反，如果是双侧，两侧 Trocar 位于髂前上棘水平腹直肌外侧 [8]

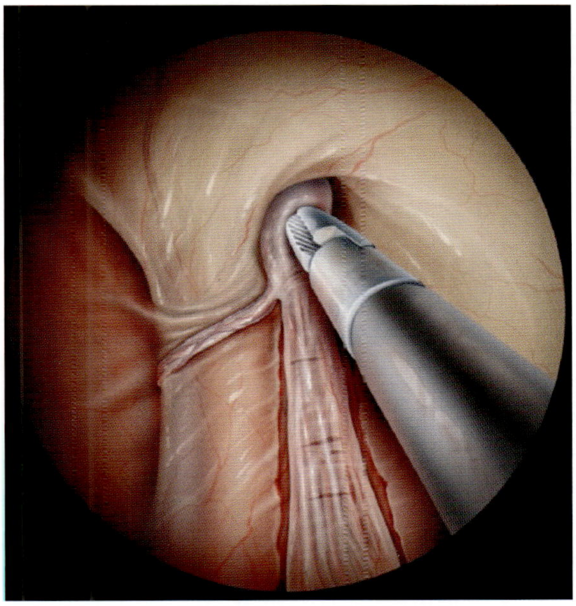

图 27-6 睾丸游离后，睾丸血管长度足够，经腹股沟内环口下降，也可以采用经阴囊切口置入钳子，将睾丸带入阴囊。注意睾丸游离时，需要保留血管表面的腹膜以减少血管损伤。如果腹股沟内环口是闭合的，或者睾丸血管略短不能经腹股沟管进入阴囊，可以在腹壁下血管内侧建立通道，将睾丸经这一通道进入阴囊 [8]

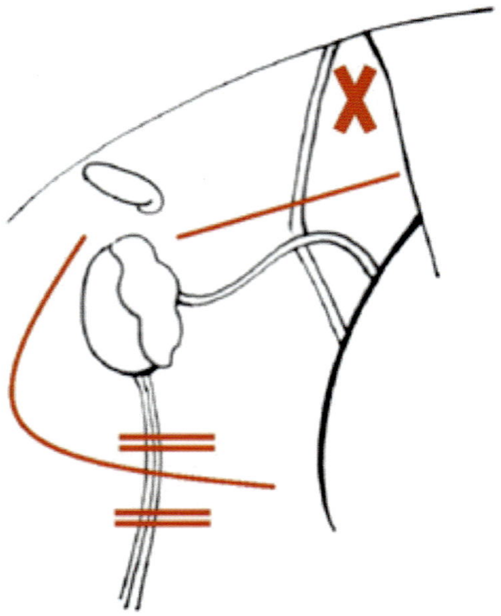

图 27-7 Fowler-Stephens 手术范围，一期手术是将睾丸血管切断（双红色实线），再沿单红实线范围切开腹膜，将睾丸、输精管及其表面的腹膜整体游离后，经腹壁下血管内侧（红色“×”）进入阴囊；而二期手术先将睾丸血管切断，6 个月后再沿上述范围游离后将睾丸下降[9]

中结扎血管后就停止手术，等待 6 个月后睾丸侧支循环充分建立后行二期手术，穿刺位点同一期手术，将睾丸、输精管及表面腹膜整体游离（以保护其建立的侧支血管），再将睾丸通过腹壁下血管内侧植入阴囊。

如果发现输精管是盲端，未见睾丸，这种情况不能除外睾丸、输精管分离，需要进一步沿睾丸血管探查睾丸。但如果没有发现睾丸，而睾丸血管呈发散状的盲端（“马尾状”），且没有进入腹股沟内环，这考虑可能是患者睾丸因扭转萎缩。

三、腹腔镜睾丸下降固定术的疗效

采用腹腔镜进行睾丸下降固定术的疗效比较理想，文献回顾分析显示，对于直接下降固定的手术成功率为 65%～100%，一期 Fowler-Stephens 手术的成功率为 71%～97%，二期 Fowler-Stephens 手术的成功率为 60%～96%。手术成功是否与睾丸的位置、血管情况以及手术者的操作经验密切相关[10]。

多数研究显示，手术的时间对睾丸癌的发生具有重要影响。有研究显示，对于在 13 岁前行手术治疗的患者，其睾丸癌的风险为 2.23，而在 13 岁之后手术的患者，其风险升高至 5.40。另有研究显示，对于在 11 岁之后手术治疗的患者，其睾丸癌的风险是 11 岁之前手术的 3 倍，但差异无显著性。从降低睾丸癌风险的角度考虑，建议手术治疗应该在青春期前完成[4]。

对于单侧隐睾患者，行手术治疗后，其生育率与普通人群无显著差异，而对于双侧隐睾患者，术后的生育率仍然较低。

四、腹腔镜隐睾手术并发症

Meta 分析显示，腹腔镜隐睾手术是比较安全的，并发症发生率较低，其主要并发症包括睾丸萎缩、肠穿孔、盲肠扭转、膀胱穿孔、肠梗阻、附睾管损伤、输精管损伤，另外需要注意与腹腔镜相关的并发症，如气胸、穿刺切口疝等[11]。如果在术中损伤了睾丸血管，则血管止血后，不游离输精管，采用二期 Fowler-Stephens 手术处理，以减少睾丸萎缩。

（虞　巍）

第三节　腹腔镜盆腔淋巴结清扫术

腹腔镜盆腔淋巴结清扫术是腹腔镜在泌尿外科应用最早和最广泛的技术之一，目前主要应用于膀胱癌、前列腺癌及阴茎癌。盆腔淋巴结清扫对于上述三种肿瘤的分期（N）诊断意义早已明确，对于膀胱癌、阴茎癌的治疗意义已有大量证据支持（Ⅰ类）[12,13]，对于前列腺癌同样有治疗意义（Ⅱ类证据）[14]，但缺乏 RCT 研究证实。随着腹腔镜技术、器械的不断发展进步，对于熟练的腹腔镜术者，腹腔镜盆腔淋巴结清扫术无论清扫范围、手术时间，还是术中、术后并发症，均可与开放手术媲美，使其手术创伤小、住院时间明显缩短、减轻术后疼痛的优势更为突出。

一、腹腔镜盆腔淋巴结清扫的适应证

上述三种肿瘤的盆腔淋巴结清扫适应证可参考相关指南，此处不再赘述。绝对禁忌证包括已发现肿瘤远处转移、患者患出血性疾病或状态、严重慢性阻塞性肺疾病、弥漫性腹膜炎、腹壁感染和肠梗阻。

二、术前准备

同其他腹腔镜手术的术前准备。

三、盆腔淋巴结切除（清扫）的范围和命名

无论开放手术还是腹腔镜手术，盆腔淋巴结切除的不同范围对应了不同的概念和名称，应根据病情切除相应范围，范围从小到大依次为：

1. 闭孔淋巴结活检（曾用于前列腺癌）（图 27-8A、B）。

2. 标准盆腔淋巴结清扫　包括双侧髂血管淋巴结（至髂血管分叉水平）、闭孔淋巴结（图 27-9A、B）。

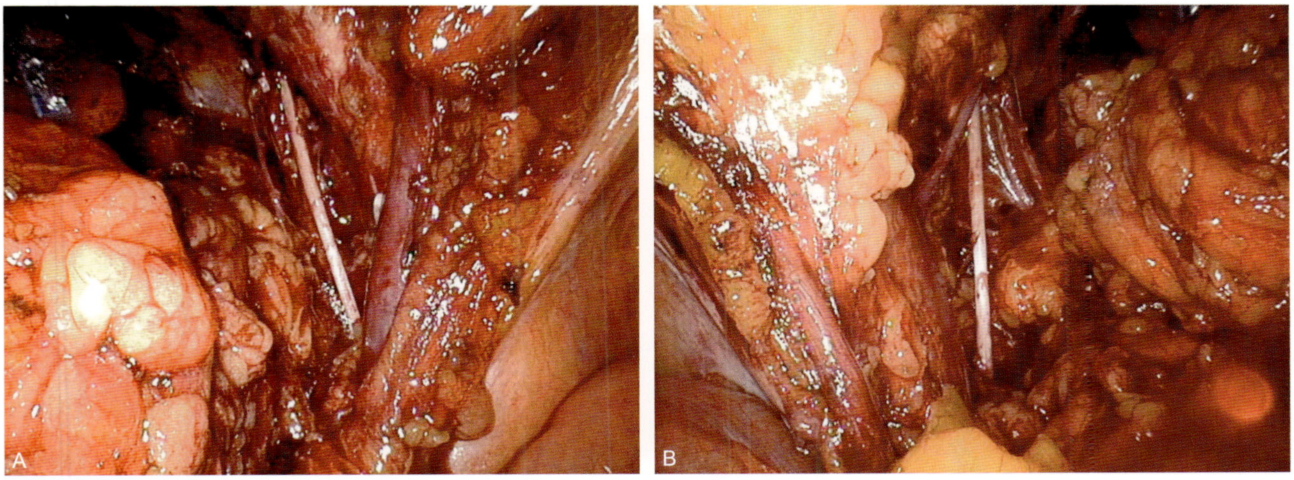

图 27-8　A. 腹腔镜前列腺癌右侧闭孔淋巴结活检后；B. 腹腔镜前列腺癌左侧闭孔淋巴结活检后

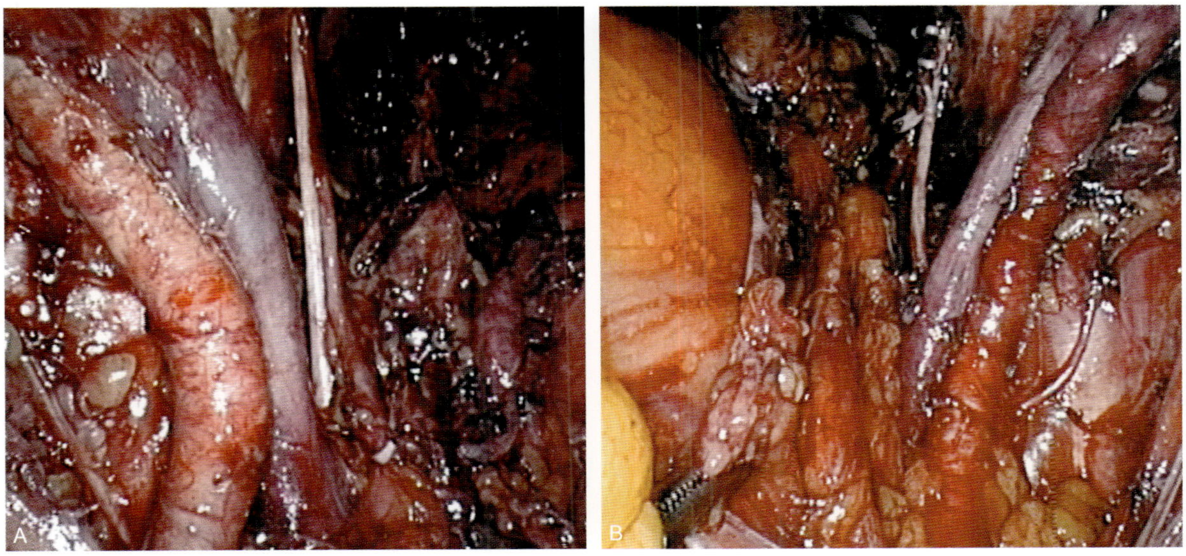

图 27-9　A. 膀胱癌标准盆腔淋巴结清扫后（左侧）；B. 膀胱癌标准盆腔淋巴结清扫后（右侧）

3. 扩大盆腔淋巴结清扫 包括双侧髂血管淋巴结（至腹主动脉分叉水平）、闭孔淋巴结、骶前淋巴结（图 27-10）。

4. 超扩大盆腔淋巴结清扫 肠系膜下动脉水平以下盆腔淋巴结，腹主动脉周围、下腔静脉周围淋巴结（图 27-11）。

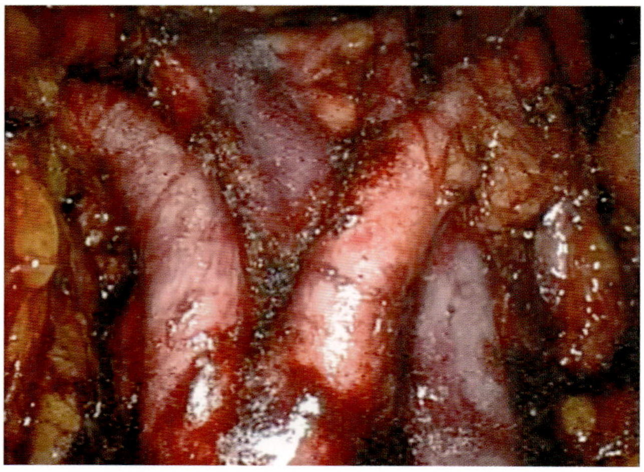

图 27-10 膀胱癌扩大淋巴结清扫后（清扫双侧髂总淋巴结及骶前淋巴结）

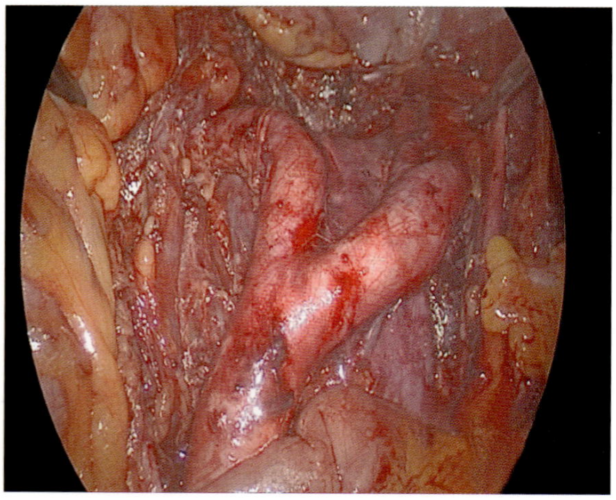

图 27-11 膀胱癌扩大淋巴结清扫后（清扫腹主动脉旁及下腔静脉周围淋巴结）

四、手术步骤及要领（标准盆腔淋巴结清扫）

手术步骤和要领因清扫范围而不同。需要强调的是，符合要求的腹腔镜下盆腔淋巴结清扫术是以标准的开放淋巴结清扫手术和熟练的腹腔镜基本操作为基础的，因为腹腔镜淋巴结清扫必须达到甚至超过开放清扫的水平才算有效的手术治疗。这就需要术者熟知肿瘤所需的清扫范围、深谙安全有效的解剖层次并具备处理血管、神经、淋巴的操作经验。作者认为如果具备一定的开放盆腔淋巴结清扫术经验，则能更快地满足上述条件，而熟练的腹腔镜基本操作只是为实现这一目的提供了技术保证。因此，腹腔镜盆腔淋巴结清扫术的手术步骤和开放手术基本相同，手术要领则更强调腹腔镜这一特殊视野和空间条件下需要辨别的解剖标记和操作要点。

（一）体位

患者头低脚高仰卧位，并向手术野对侧倾斜，以最大程度减少肠道对手术空间的干扰。

（二）建腔和穿刺套管位置

建立气腹和穿刺套管的位置参考腹腔镜膀胱全切和腹腔镜根治性前列腺切除有关章节的描述，选择自己认为便于操作的方式即可。无论穿刺套管的位置如何选择，对于盆腔淋巴结清扫应注意以下几点特殊要求：

1. 术者应站在手术野对侧操作。
2. 术者两手器械之间应有足够距离。
3. 应至少有另外一个穿刺套管供助手使用。

（三）重要解剖标记

两侧的脐内侧韧带（脐动脉遗迹）之间为膀胱全切或根治性前列腺切除术的范围，外侧则为淋巴结清扫的区域。精索血管及输精管从腹股沟内环深部进入盆腔，输精管向内越过髂血管，有助于髂外动脉的定位，而精索血管继续向头侧走行，清扫外界不应超过该血管（图 27-12）。

（四）基本步骤

1. 定位髂外动脉 在接近输精管穿出腹股沟内环水平剪开腹膜，横向剪至脐韧带（图 27-13）。切开腹膜后，分离出输精管切断。

2. 清扫髂外淋巴结 腹膜切口延至耻骨水平。打开髂外动脉血管鞘，向头侧延至髂总动脉水平，先切除其外侧至生殖股神经以内的淋巴脂肪组织，再打开髂外静脉鞘并暴露髂外静脉，仔细分离、切除髂外动静脉间的淋巴脂肪组织，并分离出闭孔淋巴结的外侧缘。

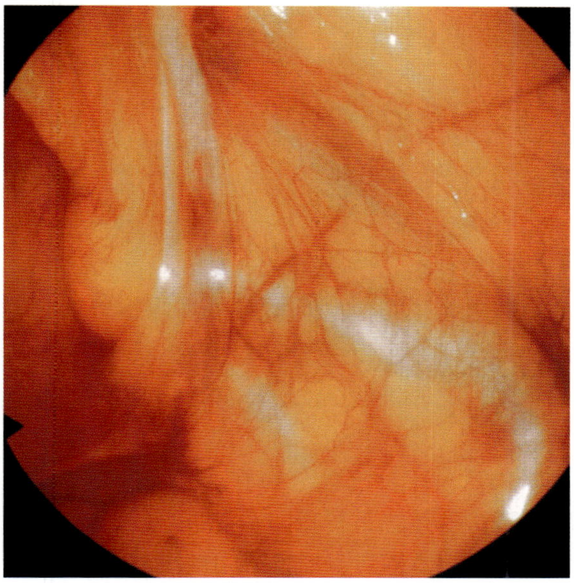

图 27-12 腹腔镜下可见腹股沟管内环、脐内侧韧带、精索和精索血管

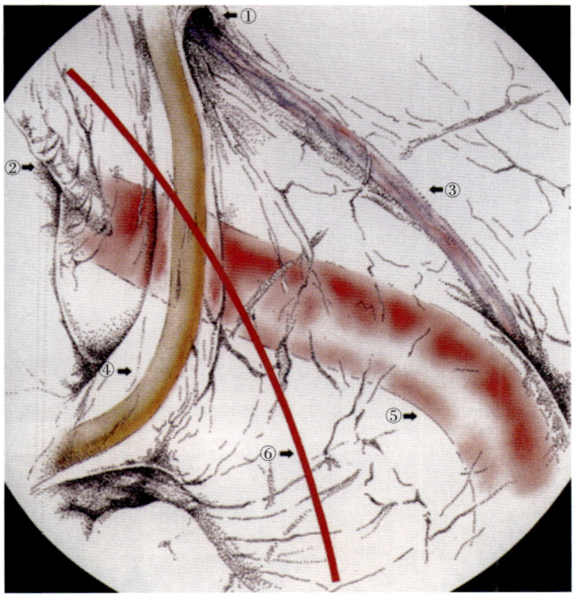

图 27-13 腹腔镜盆腔淋巴结清扫术腹膜切口示意图
1. 腹股沟管内环；2. 脐内侧韧带；3. 精索内血管；4. 输精管；5. 髂外血管；6. 腹膜切口

3. 清扫髂内淋巴结 自髂总动脉水平向远端寻及髂内动脉，打开动脉鞘，清除周围淋巴脂肪组织，直至膀胱上动脉。

4. 闭孔淋巴结 于盆壁、髂外静脉深方寻及闭孔神经，清除神经与髂外静脉之间淋巴脂肪组织，头侧至髂动脉分叉水平，注意尽量保留闭孔血管，且不要分离闭孔神经深方，否则易出血。

5. 如为前列腺癌，则应注意保护输尿管，以无创钳提起输尿管以便清扫其下方髂血管表面淋巴结（图 27-14）。

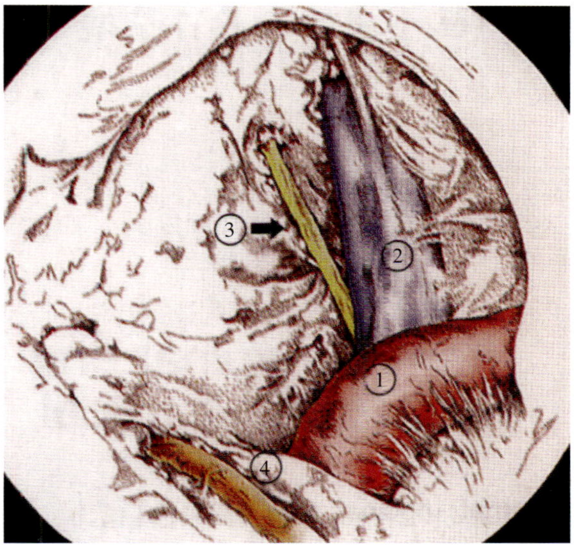

图 27-14 图 27-13 之示意图
1. 髂外动脉；2. 髂外静脉；3. 闭孔神经；4. 输尿管

（五）手术要领

1. 同开放手术一样，打开血管鞘才能安全、完全地清扫淋巴结。

2. 关键的解剖标记才能保证足够的清扫范围。

3. 注意妥善结扎纵行淋巴管，减少术后淋巴漏。

4. 剪刀或超声刀的钝锐分离相结合提高清扫效率。

五、并发症

腹腔镜盆腔淋巴结清扫术较常见的术中并发症包括髂血管小分支的出血、闭孔神经损伤，而其原因多为术野显露不清。术后并发症多为淋巴漏，但因系经腹腔手术，多不影响拔出引流管。

（张 争 姚 林）

第四节　腹腔镜下腹膜后淋巴结清扫术

一、适应证

睾丸生殖细胞肿瘤需要行腹膜后淋巴结清扫者。

二、术前准备

常规术前准备，根据睾丸原发病灶的病理类型及临床分期选择合适的治疗策略。X 线胸片或者胸部 CT 了解是否合并有肺部转移。B 超、腹部增强 CT 了解腹膜后淋巴结转移情况，并抽血化验血 AFP、HCG、LDH 等肿瘤标记物，明确临床分期。术前一般建议肠道准备 1 ~ 2 日，在手术当日留置胃管，术前留置尿管。手术采用全身麻醉。术前常规备血。对于今后有生育需求者术前可酌情保留精子。手术需要预防性应用抗生素。

三、手术步骤

对于该手术，目前多采用经腹腔入路进行，因为该入路具有操作空间大、解剖标志清晰等优点。而且，对于需要同时行双侧清扫者，经腹腔入路更有优势[15-18]。

麻醉满意后，患者采取 45° 斜侧卧位，术中根据手术需要可以进一步适量倾斜患者，以便于术区显露。关于 Trocar 的位置，目前有多种选择。笔者常用的 Trocar 摆放位置如下：在脐下穿刺建立气腹并置入一个 10mm Trocar，在腹直肌外缘水平，于脐上方和下方各 8cm 处分别置入两个 10mm Trocar，于腋前线适当位置另留置一个 5mm Trocar 用于术中牵引，位置根据术者习惯及术中情况进行选择。

手术清扫范围同开放手术，如图 27-15 所示[19-20]。

左侧睾丸肿瘤清扫范围包括：①腹主动脉前方淋巴结，上至左侧肾静脉，下至肠系膜下动脉；②腹主动脉外侧的全部淋巴脂肪组织，下方的清扫界限为左侧髂总动脉，外侧的清扫界限为左侧输尿管；③腹主动脉 - 下腔静脉间沟淋巴结。

右侧睾丸肿瘤清扫范围包括：①腹主动脉 - 下腔静脉间沟淋巴结；②腹主动脉前方淋巴结，上至左侧肾静脉，下至肠系膜下动脉；③下腔静脉前方淋巴结；④下腔静脉外侧的全部淋巴脂肪组织，下方的清扫界限为右侧髂总动脉，外侧的清扫界限为右侧输尿管。

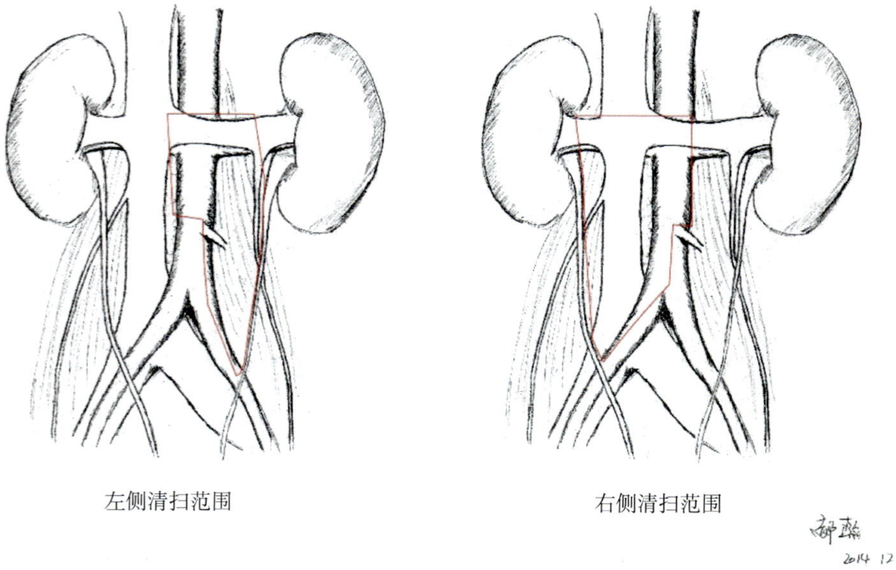

左侧清扫范围　　右侧清扫范围

图 27-15　淋巴结清扫范围示意图

现以左侧睾丸肿瘤为例，介绍具体手术步骤如下：

1. 在左半结肠外侧沿 Toldt 线切开侧腹膜，上方切开至结肠脾区，下方切开至内环水平，将结肠向中线牵引，为了便于显露可以切开脾结肠韧带（图 27-16、图 27-17）。

2. 辨认左侧输尿管（图 27-18），注意保护其血供，游离、暴露左侧肾静脉。

3. 完整暴露腹主动脉表面。

4. 向下游离左侧精索静脉达内环口水平，近心端在汇入左肾静脉处结扎切断（图 27-19、图 27-20）。

5. 暴露左侧髂总动脉，逐步游离其表面的淋巴

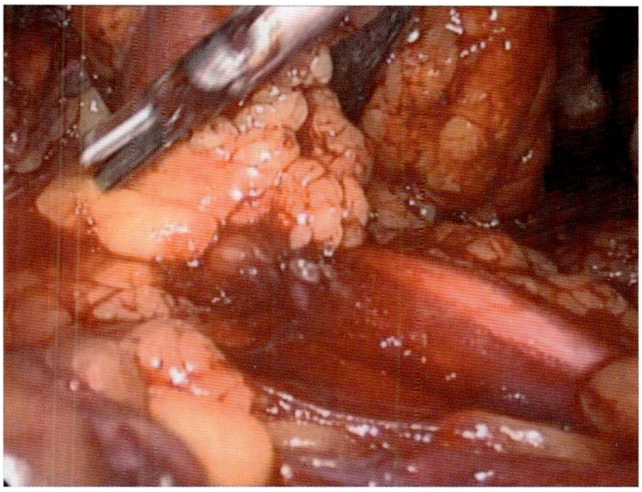

图 27-18　显露左侧输尿管

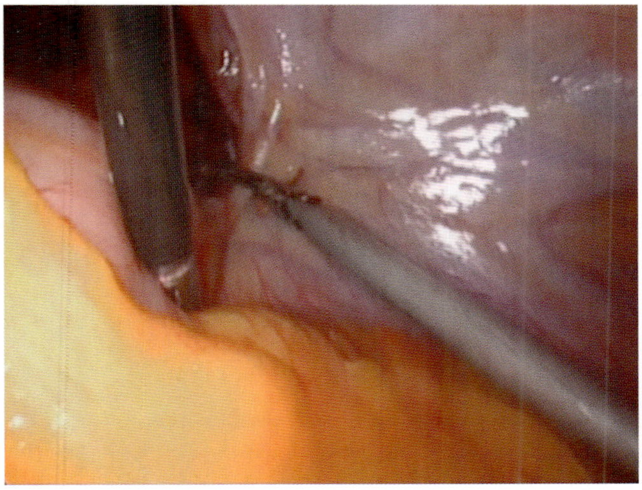

图 27-16　向上切开侧腹膜至结肠脾曲

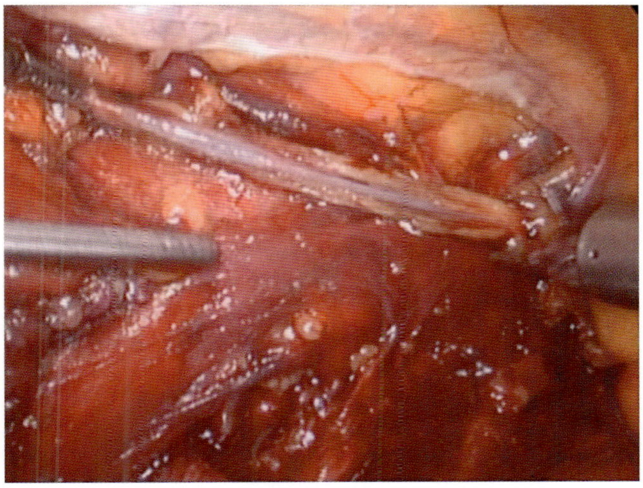

图 27-19　在内环口结扎切断精索静脉

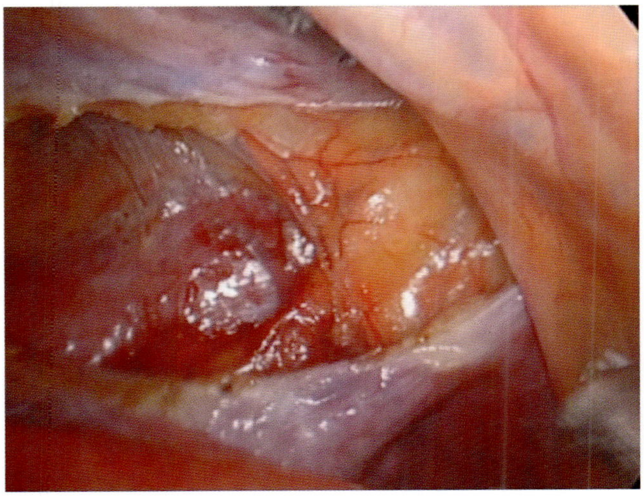

图 27-17　向下切开侧腹膜至内环口

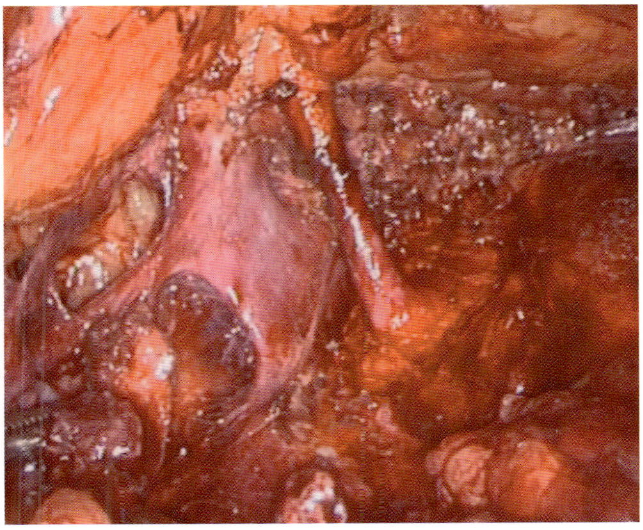

图 27-20　完整暴露肾动脉、肾静脉，精索静脉上端

脂肪组织。

6. 输尿管跨越左侧髂血管处为清扫的下界，将淋巴脂肪组织与腹主动脉腹侧面逐步分开，注意保护肠系膜下动脉（图 27-21）。

7. 清扫腹主动脉外侧的淋巴脂肪组织（图 27-22）。

8. 将全部淋巴脂肪组织整块游离之后置入标本袋取出（图 27-23）。

9. 恢复肠管的正常位置，留置引流管，检查术野内无活动出血，关闭各切口，结束手术。

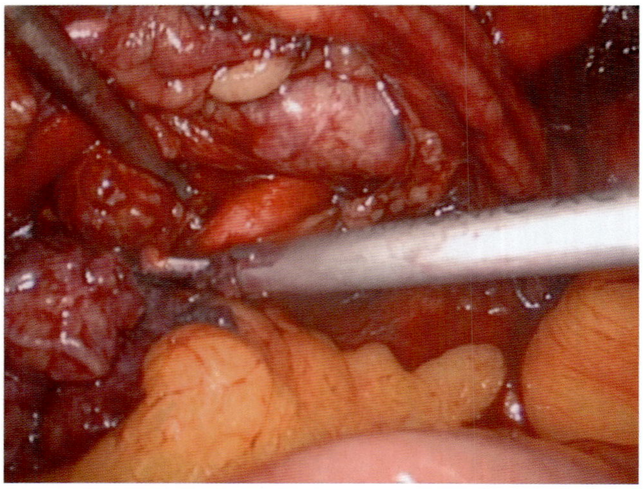

图 27-21 切除髂血管表面淋巴结至输尿管跨越处

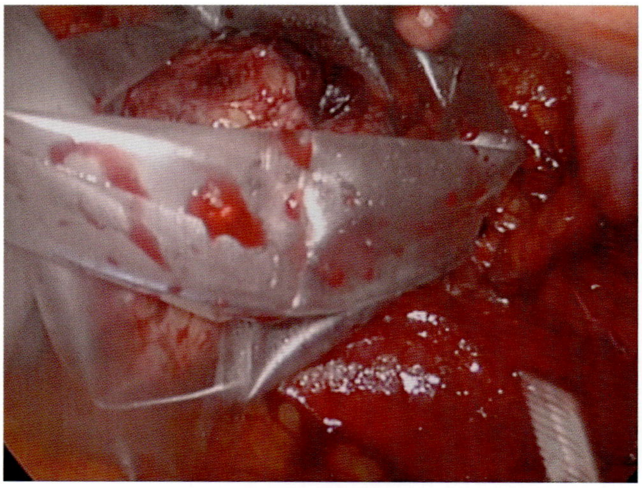

图 27-23 装入标本袋内取出标本

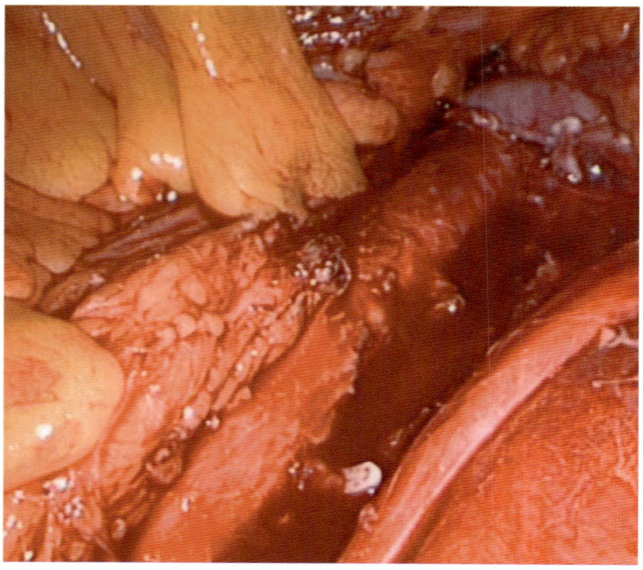

图 27-22 完整暴露腹主动脉表面

四、术后处理

术后早期一般建议采用静脉营养，待胃肠道功能恢复之后，拔除胃管逐步恢复正常饮食。早期饮食宜以清淡饮食为主，避免乳糜漏的发生。

（郝 瀚 谌 诚 周利群）

第五节 后腹腔镜肾蒂周围淋巴管结扎术

一、概述

乳糜尿是淋巴系统与集合系统之间发生病理性交通导致尿中混有乳糜，使尿液呈乳白色或米汤样外观，可分为寄生虫性和非寄生虫性。肾蒂淋巴管结扎术可有效阻断迂曲扩张的淋巴管与肾集合系统的交通，是治疗严重乳糜尿有效的方法[21-23]。

肾的淋巴管汇集形成 3 个丛，分别位于肾实质内、包膜下及肾周脂肪内，其中后两者的淋巴管之间存在交通支。肾内淋巴管汇成 4～7 个干支，于肾门处加入包膜下和肾周的淋巴管并沿肾蒂血管注入主动脉外侧淋巴结[22]。肾盂与输尿管上段的淋巴液注入肾蒂血管周围的淋巴管或主动脉外侧淋巴结，输尿管下段的淋巴液则注入髂总动脉淋巴结，膀胱的淋巴包括膀胱三角区、上方及外下方 3 个来源，最后注入髂外淋巴结。

病理性乳糜瘘口大多数发生于肾盏穹隆部，经肾周或肾门附近的淋巴管逆流入肾，压力过高致淋巴管发生破裂从而发生乳糜尿。腹腔镜肾蒂周围淋巴管结扎术，主要包括肾周围淋巴管离断、输尿管上段及肾盂周围淋巴管离断，肾蒂血管周围淋巴管结扎和肾固定。1995 年 Chiu 成功实施了第一例腹腔镜肾蒂周围淋巴管结扎术[23]。

二、适应证和禁忌证

1. 适应证

（1）乳糜尿长期反复发作，伴或不伴肉眼血尿，经保守治疗或硬化疗法无效者[24]。

（2）长期腰痛或多次发作肾绞痛；贫血和（或）体重减轻；乳糜凝块堵塞尿路出现排尿困难、尿潴留，在高脂饮食、饮酒或剧烈运动后明显加重。

2. 禁忌证　凝血功能障碍或其他原因不能耐受手术者。既往有腹膜后手术史、合并其他感染等致患肾与周围组织粘连严重者；急性炎症期应在炎症控制后再手术。

三、术前准备

术前常规行尿乳糜试验、B 超及 IVU 检查，高脂肪餐后 1 小时行膀胱镜检查，明确乳糜尿来源，必要时行双侧输尿管插管，收集尿液作分侧尿乳糜试验；其他术前准备同腹腔镜单纯肾切除术。

四、手术步骤

（一）麻醉和体位

气管插管静脉全身麻醉，完全健侧卧位，升高腰桥。

（二）手术过程

1. 制备腹膜后操作空间和放置套管，清除腹膜外脂肪。

2. 纵行切开肾后筋膜和肾周脂肪。

3. 肾周围淋巴管离断　将肾周脂肪囊自肾包膜表面以超声刀钝、锐性分离，遇有条索状组织须仔细凝扎，以防术后淋巴漏。将肾周围所有可能包含淋巴管的脂肪及疏松结缔组织与肾完全分离。

4. 肾盂及输尿管上段周围淋巴管离断（图 27-24） 游离肾盂及输尿管上段 3～4cm，将其周围扩

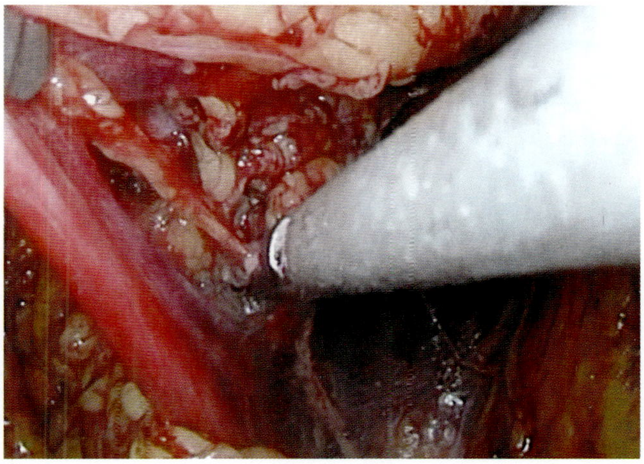

图 27-24　输尿管上段周围淋巴管离断

张迂曲淋巴管离断，不宜过度游离输尿管，注意保护输尿管血供。

5. 肾蒂血管周围淋巴管离断（图 27-25） 切开肾动脉血管鞘，完全结扎肾动脉周围淋巴管，结扎肾静脉周围淋巴管，结扎存留于肾动、静脉之间的淋巴管。滴注数滴亚甲蓝于肾蒂血管周围，检查有无漏扎的细小淋巴管。

6. 肾固定术 以 2-0 丝线将肾上极包膜与腰肌筋膜缝合固定，以防术后肾下垂以及肾蒂血管扭转的发生。

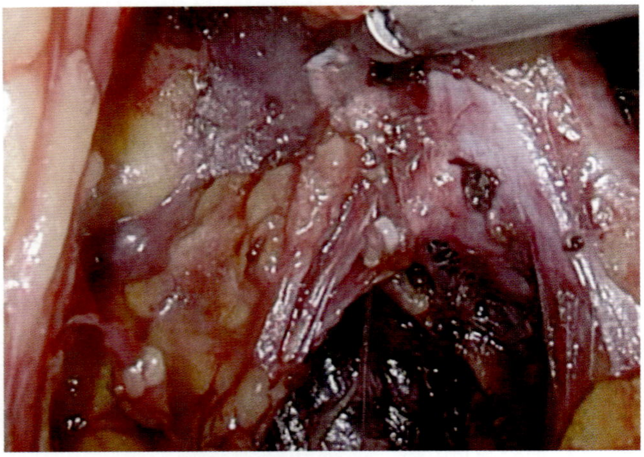

图 27-25 肾蒂血管周围淋巴管离断

7. 降低气腹压力至 3～5mmHg，检查确认肾无活动性出血。腹膜后置橡皮引流管 1 根，关闭皮肤切口。

五、注意事项

1. 肾蒂血管周围淋巴管剥脱 肾蒂血管周围淋巴管应沿血管壁将其完全剥离。动脉血管鞘较厚，压力高、血管充盈明显，可用超声锐性分离；静脉壁薄，呈塌陷状态，可借助腔内吸引器分离出淋巴管，再以钛夹结扎、超声刀离断[25,26]。

2. 副肾动脉及迷走血管的存在 少数患者存在副肾动脉或迷走血管，切勿损伤或误扎。一旦破裂则肾蒂周围出血，增加手术难度；如误扎可能导致相应肾段缺血，影响患肾功能。

六、术后处理

术后次日拔除导尿管，卧床休息 3 天，并予预防性抗生素治疗。术后第 3 天复查尿乳糜试验。随访过程中每 3 个月复查尿乳糜试验，3 个月时复查血红蛋白及血清白蛋白，了解营养及体力恢复状况。

（张 骞）

第六节 腹腔镜腔静脉后输尿管切断后再吻合术

一、适应证

存在腔静脉后输尿管畸形，造成右肾积水呈机械性梗阻的。

二、术前准备

常规术前准备，CT、MR 了解局部解剖情况，明确肾积水程度、输尿管跨下腔静脉的位置和长度，有无合并结石、肿瘤等情况。必要时可行逆行造影等检查。同位素利尿肾动态检查了解右肾功能及梗阻程度。术前留置导尿管，手术采用全身麻醉。

三、手术步骤

可采用经腹腔和腹膜后两种入路进行手术[27-30]。经腹腔途径操作空间大，解剖标志多，易于游离较长范围的输尿管及下腔静脉，缝合操作更加方便，因此较为常用。下面以经腹腔途径为例进行介绍。

患者左侧斜仰卧位呈 60°，以脐部为第一穿刺点，采用气腹针穿刺或切开技术置入 10mm 套管，置入 30° 腹腔镜。在腹腔镜监视下，分别从右锁骨中线肋缘下和腋前线脐下穿刺置入套管。切开侧腹膜，向内侧游离升结肠，切开肾周筋膜，显露扩张积水的右输尿管上段及下腔静脉。向下游离右输尿管上段，显露其走行于腔静脉后方的位置。于下腔静脉前内侧寻找到中段输尿管，继续向上游离显露其走行于腔静脉后方的位置（图 27-26、图 27-27）。

于输尿管受压处上方 1～2cm 处切断上段输尿管，牵出下腔静脉后方的远端输尿管置于腔静脉前方（图 27-28）。若下腔静脉后方的输尿管与下腔静脉粘连紧密，可于腔静脉两侧切断输尿管，而将此段输尿管旷置于原位。切除下腔静脉后方受压及过长的输尿管，使输尿管两断端对合无张力并避免迂曲。将输尿管两断端摆放于下腔静脉右侧，避免旋转（图 27-29）。将远端输尿管楔形剖开长约 1cm，适当修剪近端输尿管使吻合口管径相当。用 5-0 可吸收线间断全层缝合输尿管两断端：先缝合两对角

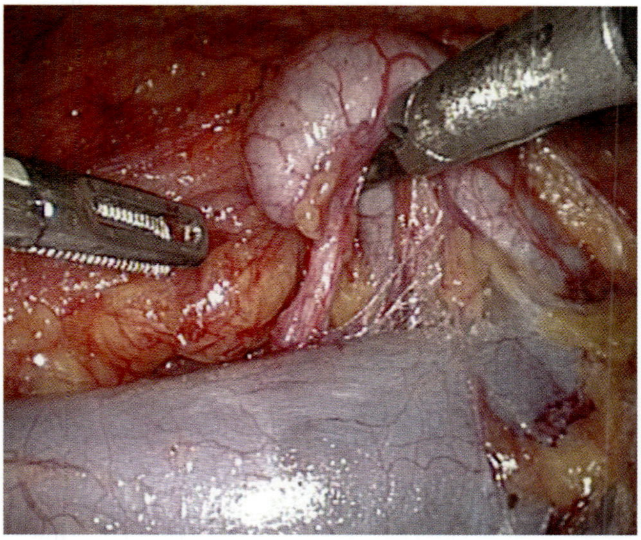

图 27-26 显露肾盂及输尿管上段

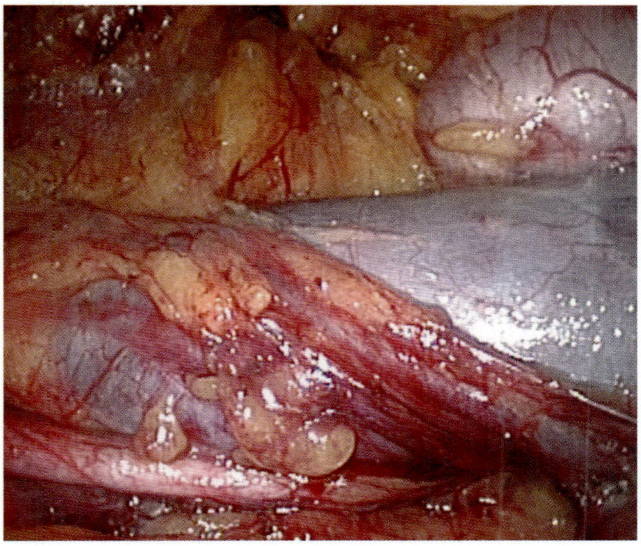

图 27-27 显露输尿管中段

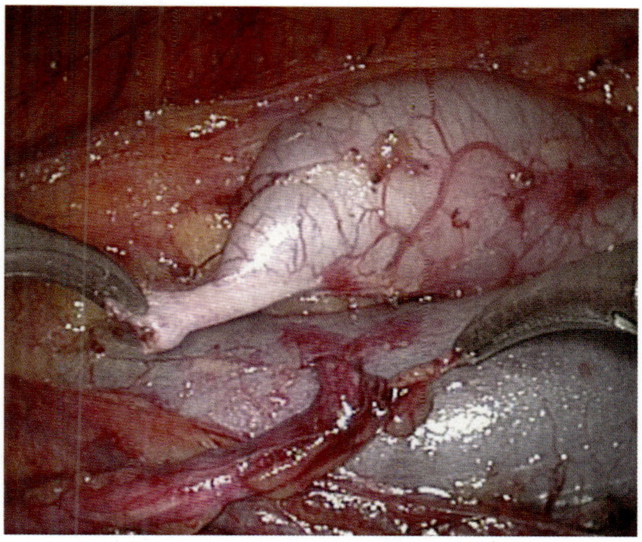

图 27-28 切断输尿管

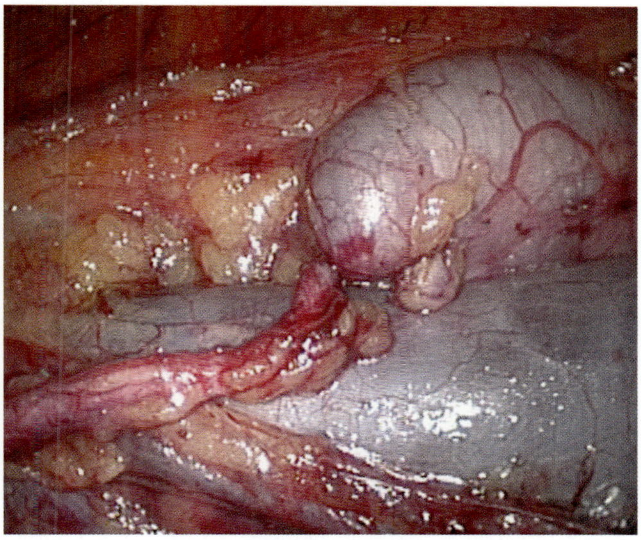

图 27-29 将输尿管牵至下腔静脉前方

（图 27-30），再缝合后壁，置入 DJ 管后再缝合前壁（图 27-31）。如梗阻部位较高接近肾盂，可行输尿管肾盂吻合术。冲洗创面，经腋前线脐下套管留置肾周引流。切除的输尿管段送病理检查。

四、术后处理

术后第一天可下床活动，行 KUB 检查了解 DJ 管位置。视引流情况 3～5 天拔除引流管，5～7 天拔除尿管。术后 1～3 个月拔除 DJ 管，拔管后行 B 超、IVP 或 CT 检查了解肾积水恢复情况。

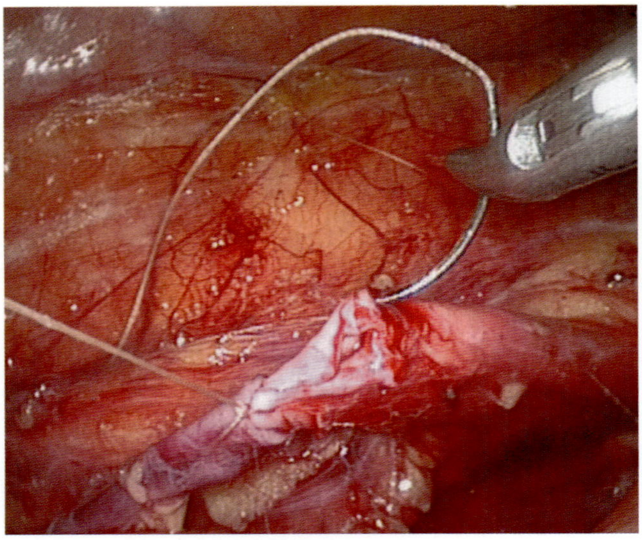

图 27-30　缝合输尿管断端顶点

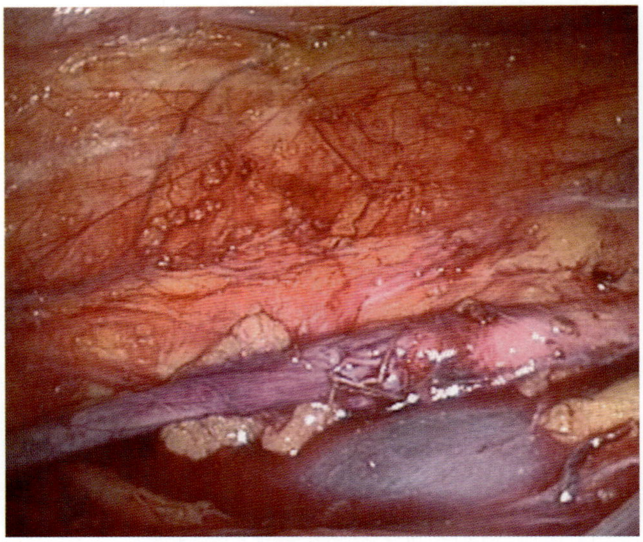

图 27-31　输尿管吻合完成

（周利群　蔡　林）

第七节　阴茎癌的腹腔镜下腹股沟淋巴结清扫术

阴茎癌发生淋巴结转移一般首先转移至腹股沟淋巴结，开放淋巴结清扫术已成为治疗阴茎癌腹股沟区域淋巴结转移的“金标准”[31]，可以很大程度上改善患者的预后。但是开放腹股沟淋巴结清扫术术后并发症发生率很高（20%～40%），术后易发生皮瓣坏死、淋巴漏、淋巴囊肿、延迟愈合甚至不愈合等并发症[32,33]，给患者带来很大痛苦。近来，有学者报道了腹腔镜下腹股沟淋巴结清扫术（video endoscopic inguinal lymphadenectomy，VEIL），简称 VEIL 手术。在保证手术效果的前提下，这种术式很大程度上减少了术后并发症，提高了患者的生活质量[34,35]。北京大学泌尿外科研究所从 2010 年起开展 VEIL 手术，至今有接近 40 例次的手术经验。我们从中积极探索，改良手术技巧，以增加手术安全性，减少术后并发症，具体操作详见下文。

一、VEIL手术的手术适应证及清扫范围

VEIL 手术的手术适应证与开放手术相似，即对于具有下列情况之一者考虑进行预防性的腹股沟淋巴结清扫：①低分化（G_3 级及以上）阴茎癌；② T_2 期及以上；③肿瘤伴有血管及淋巴管浸润。清扫时，根据阴茎淋巴交叉引流的特点，需行双侧清扫[31]。但是对于淋巴结多发肿大、肿大淋巴结体积较大或者接受过放疗的患者，VEIL 手术可能存在清扫范围相对不足、技术操作难度大、术后复发率增加的风险，此时适宜选择开放手术。

对于传统开放手术来说，Daseler 等[36]在 1948 年提出了经典的腹股沟淋巴结清扫术范围：上界是髂前上棘至腹外环处，长 12cm；外界为髂前上棘向下延长线，20cm；内界从耻骨结节垂直向下，15cm；下界为内外界下部的连线，长 11cm。这种术式切口大，手术范围广。但同时这种范围清扫创伤大，术后并发症高达 60% 以上。主要并发症包括切口感染（20%）、皮瓣坏死（60%）、血清肿（23%）、深静脉血栓、淋巴瘘和淋巴水肿等。1988 年 Catalona[37]提出了改良腹股沟淋巴结清扫术，清扫范围的切口边界分别缩小至 12cm、11cm、9cm、8cm。此外，这种术式保留了皮下组织浅层和大隐静脉、股外侧动脉和卵圆窝下淋巴结，也不行缝匠肌转移覆盖。改良腹股沟淋巴结清扫术的术后并发症大大减少[38-41]。VEIL 手术的清扫范围可以达到改良腹股沟清扫术的范围。VEIL 手术推荐的清扫范围：内侧为内收肌，外侧为缝匠肌，上界为腹股沟韧带，

下界为股三角尖部。

二、手术方式

目前，结合我们的经验，VEIL 手术的主要方式如下[42]：患者平卧，下肢分开。如果是普通手术床，建议将双下肢摆轻度蛙腿（图 27-32）；推荐用泌尿专用手术床（图 27-33），更利于术者和助手操作，还可同时进行双侧清扫手术。用记号笔将两侧股三角边界标记，此倒三角的上界是腹股沟韧带，内界为内收肌，外界为缝匠肌，两肌肉相交处为股三角的尖部。股三角的体表标记不仅有助于 Trocar 的放置，也有助于术中手术平面的判断。

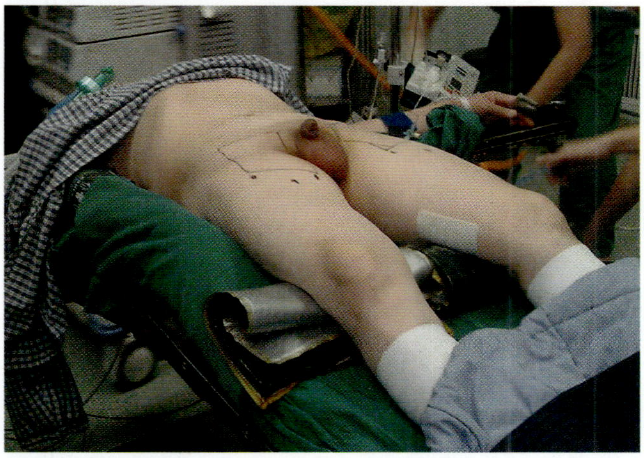

图 27-32 患者体位及术前标记手术范围（普通手术床）

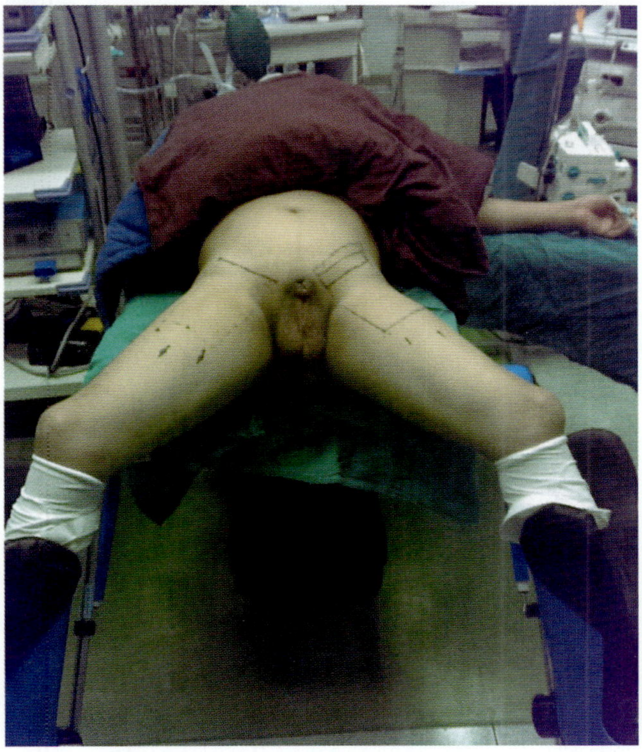

图 27-33 患者体位及术前标记手术范围（泌尿专用手术床）

术者可站于或者坐于手术肢体的左侧，如果应用泌尿专用手术床，术者可以位于患者两腿之间，助手位于术者对侧。腔镜显示器置于患者肩部两侧。若为单侧操作，患者患侧下肢内收呈蛙状。

下面以左侧手术为例介绍手术步骤：在股三角下 3～5cm 处作第一个小切口，切开皮肤、Camper 筋膜，其下面是白色半透明的 Scarpa 筋膜。在 Scarpa 筋膜下方，紧邻 Scarpa 筋膜用手指或卵圆钳作钝性分离，向两侧分离距离最好达 5cm 以上（图 27-34），植入扩张球囊（同建立腹膜后腔自制球囊）建立操作平面。

置入 10mm 套管，注气压力至 10～12mmHg，置入 30° 腹腔镜。在腹腔镜监视下于距离第一套管内侧约 6cm、股三角外科标志线远端约 3cm 处切开皮肤，穿刺引入 5mm 套管。同样距离，在外侧标志线远端 3cm 处作切口置入 10mm 套管（图 27-35）。

分离皮瓣是 VEIL 手术的关键步骤，需要小心完成，尽量在所需清除的淋巴脂肪组织上方层面进行手术操作。引入超声刀及分离钳，从股三角尖部开始，在 Scarpa 筋膜下方操作，清扫 Scarpa 筋膜深方至肌筋膜表面的淋巴脂肪组织。股三角尖部及大隐静脉可以作为清扫下界的腹腔镜下解剖标志（图 27-36）。这时可以清晰地看到外侧的缝匠肌和内侧长收肌的肌肉轮廓，交汇成股三角的尖部，应避免游离

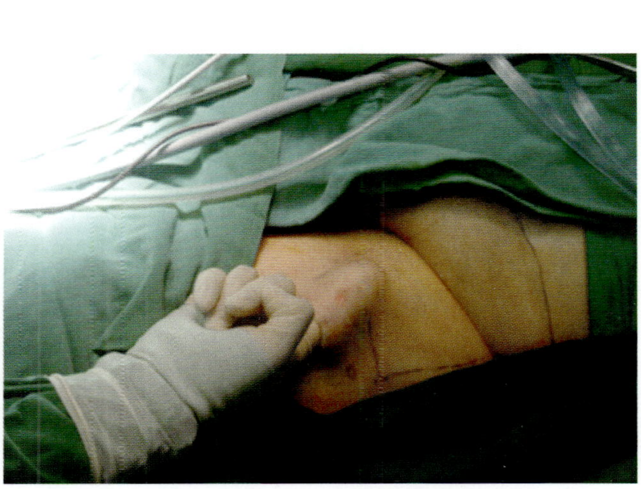

图 27-34 手指沿 Scarpa 筋膜层下方分离扩张

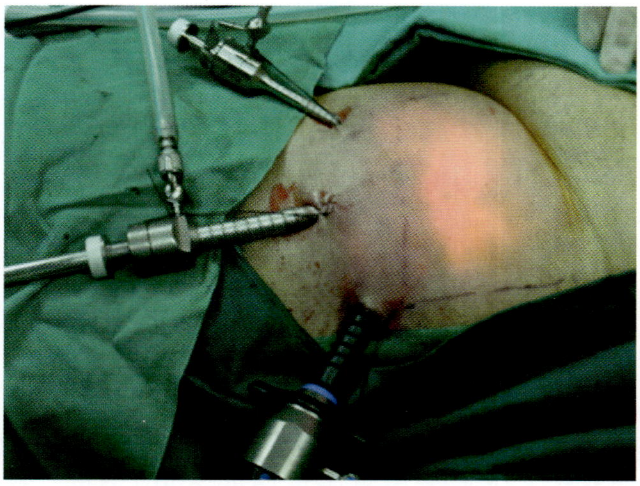

图 27-35 Trocar 位置

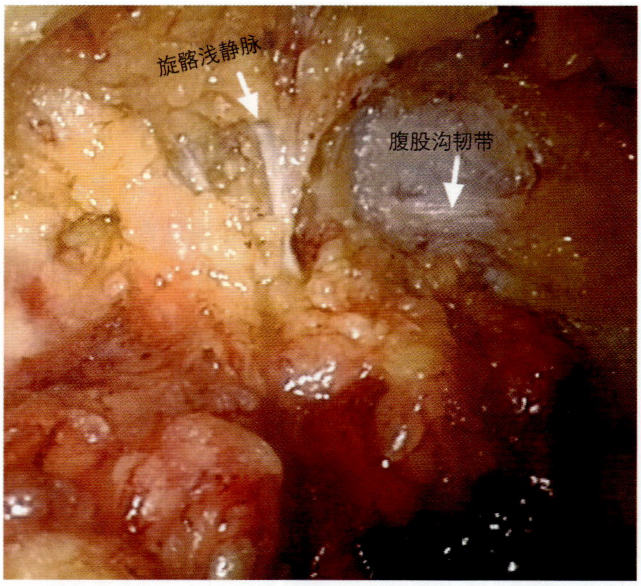

图 27-37 清扫上界的解剖标志

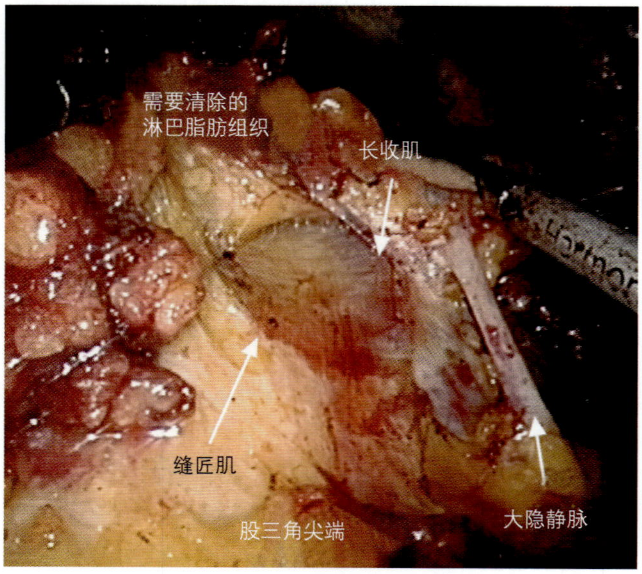

图 27-36 清扫下界的解剖标志

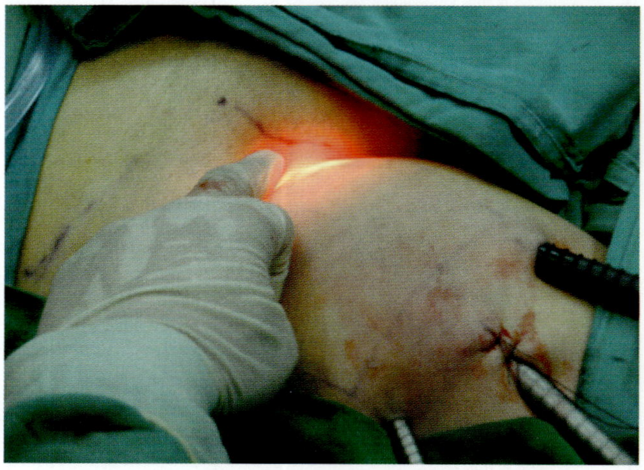

图 27-38 间断按压协助进行术中定位

过深，尽量保持阔筋膜和肌肉筋膜的完整。清扫上界的解剖标志为腹股沟韧带，镜下可以容易地辨认（图 27-37）。分离范围应达到腹股沟韧带上方 3cm。术中可以通过按压皮肤来协助进行术中定位（图 27-38），体内、体外结合来进一步确定手术范围。

手术需整块清扫移除腹股沟区的淋巴结。我们探索的临床经验证实，确定清除范围后，“从下向上”、“从四周向中央”游离的方式可以明显提高手术效率。游离过程中用 Hem-o-lok 钳夹后切断大隐静脉各个属支。Hem-o-lok 夹闭后离断小血管及淋巴管以避免严重淋巴漏。建议用小号 Hem-o-lok 以减轻皮下术后异物结节。游离到卵圆窝附近时，通过动脉搏动可以初步判断股动脉位置。用超声刀打开股动静脉鞘，清扫卵圆窝内的淋巴脂肪组织。注意股动脉前内侧的阴部外动脉分支，必须分离出用小号 Hem-o-lok 夹闭（图 27-39）。清扫股动脉时还需注意其外侧深方的股深动脉。要充分游离大隐静脉根部，于大隐静脉汇入股静脉处用大号 Hem-o-lok 钳夹后切断大隐静脉（图 27-40）。整块清除腹股沟浅组和深组淋巴脂肪组织。清扫完毕后应可以清晰地看到相应的结构标志（图 27-41、图 27-42）。

根据清除的淋巴脂肪组织体积扩大切口至相应

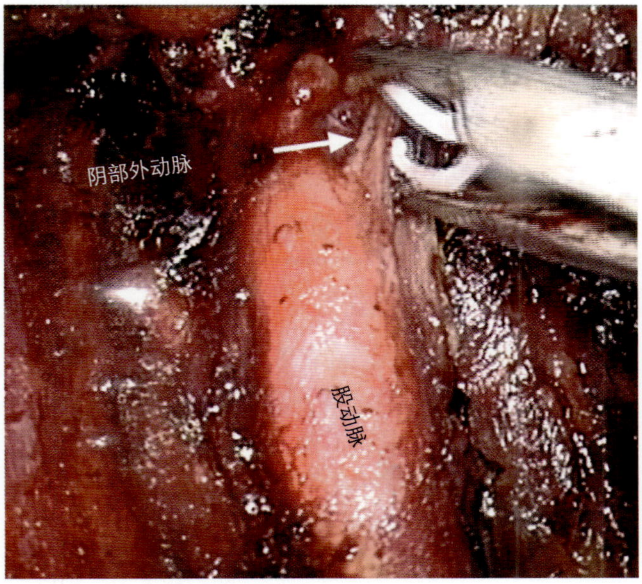

图 27-39 清扫股动脉

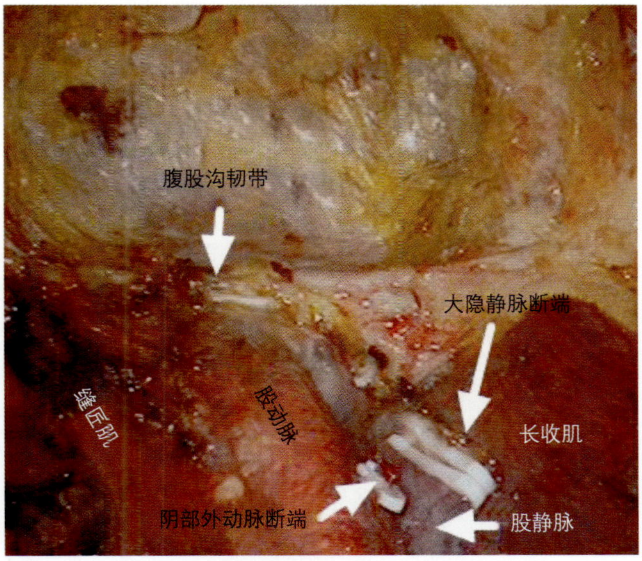

图 27-41 清除淋巴结后头侧手术野

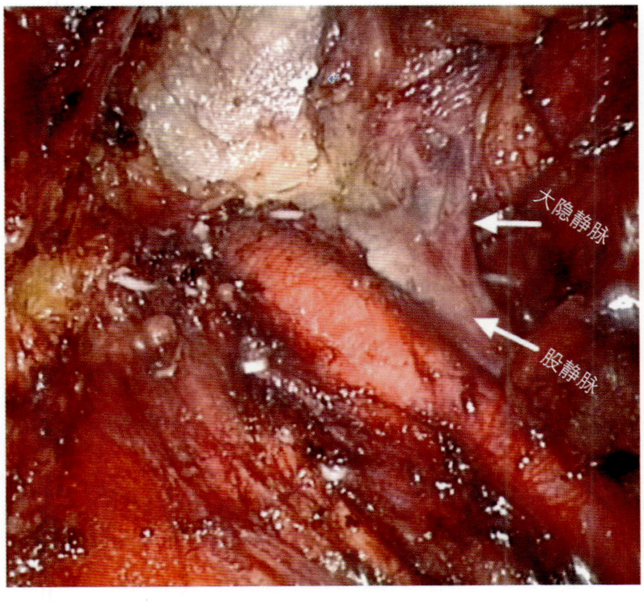

图 27-40 游离股静脉及大隐静脉

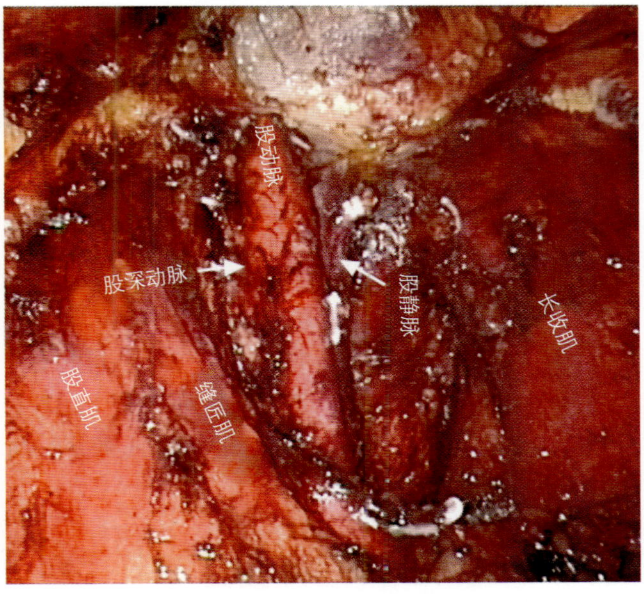

图 27-42 清除淋巴结后尾侧手术野

大小后完整取出（图 27-43）。留置 2 根 F16 以上多孔引流管接负压吸引，清点纱布、器械无误后缝合各切口。推荐北京大学泌尿外科研究所改良的减张缝合方法以进一步减少术后并发症（详见后文）。

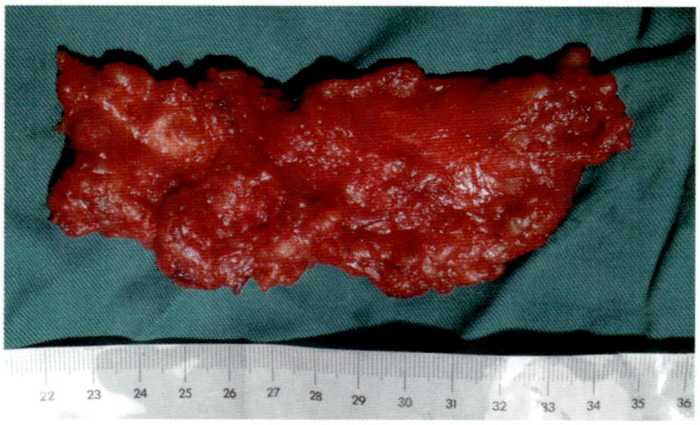

图 27-43　手术标本

三、VEIL手术的效果

文献报道显示，VEIL 手术的手术时间较开放手术略长（91～250 分钟）。术式的标准化和可重复性在很大程度上影响了手术时间的长短。与开放手术相比，VEIL 手术患者的平均住院时间明显缩短。术中清扫淋巴结的数量是评价腹股沟淋巴结清扫术是否彻底的直接方法，国内外文献报道的清扫淋巴结数为 5～14 枚 / 侧，基本与开放性手术相当。北京大学泌尿外科研究所报道的淋巴结清扫平均数量为 18 枚（10～22 枚），说明 VEIL 手术是可行的。Macros 等 [43] 对 20 例次 VEIL 手术后患者随访 32 个月，无 1 例复发。但还需长期的随访以证实其长期疗效。

四、VEIL手术的术后并发症

文献报道 VEIL 手术后并发症的发生率是 12%～35%，多数是轻微的并发症，只有 Delman 等 [44] 报道了 1 例糖尿病患者术后出现皮肤坏死的情况。各种并发症中，淋巴囊肿的发病率最高，达到 12%～30%，其次是与皮肤有关的并发症如蜂窝织炎、皮肤淤血等。8% 的病例发生了轻度皮肤感染。血清肿和下肢水肿是最少见的并发症，发生率只有 2.2%～10%。至今没有关于切口裂开不愈合、淋巴瘘或下肢深静脉栓塞等严重并发症的报道。因此与开放的清扫术相比，VEIL 手术的术后并发症明显下降，展现出 VEIL 手术明显的优势。

五、VEIL手术中的操作技巧及注意事项

（一）操作平面的建立

建立操作平面时，应在 Scarpa 筋膜表面进行分离扩张，把脂肪全部分离下来，而不是悬于操作视野的上方，这样既保证了操作视野及空间，降低了手术难度，有利于手术的顺利进行，也保证了皮瓣血供，减少术后发生皮肤坏死的可能。于浩等 [45] 的研究指出，如果分离皮瓣不恰当，这种方法可能会由于阔筋膜的覆盖无法辨认股三角的肌性标志；一旦盲目分离可能导致静脉损伤术野不清，进而增加手术难度，延长手术时间，增加术中并发症的发病率。在操作平面建立不满意时，他们的研究建议直接在大腿内侧肌群表面建立内镜操作平面，首先通过股动脉的搏动寻找血管作为解剖标志，沿股血管寻找大隐静脉汇入股血管处，将内镜倒转分离控制大隐静脉及其分支后清扫皮下至肌纤维层面之间股三角范围内所有的脂肪及淋巴结。这样将操作平面建立在肌层与深筋膜之间，显露肌纤维容易找到股三角内外边界的肌肉标志进而明确清扫范围，通过股动脉搏动首先寻找股血管鞘为寻找大隐静脉提供了明确的解剖标志，降低了手术难度，减少了手术时间。

（二）气腹压力的控制

建立操作空间、置入穿刺套管时注气压力可以高至 15mmHg，随后将注气压力调至 10mmHg，以减少皮下气肿发生的可能。因为 VEIL 手术的手术时间较传统开放手术的时间长，所以持续的高 CO_2 压力容易导致患者术中发生高碳酸血症。Delman 等 [44] 的研究中有 3 例患者出现了术中高碳酸血症，所以在建立操作空间后，尽快进入低气压状态有利于减少这种情况的发生。

（三）清扫范围

清扫 Scarpa 筋膜深方至筋膜表面的淋巴脂肪组织，上界至腹股沟韧带上方 3cm，外侧至阔筋膜，内侧至内收肌，下方至股三角顶端，保证淋巴结清

扫的彻底性。术前用记号笔在皮肤表面划出手术范围，术中可以通过手指对表面的皮肤界限进行间断按压以协助定位，保证清扫范围。若术中行腹股沟淋巴结快速病理检查，如发现 2 个以上淋巴结阳性，则建议同期行盆腔淋巴结清扫。

(四)清扫结束后，采用腹腔镜下减张缝合

为减少 VEIL 手术后皮瓣坏死、淋巴瘘等并发症的发生，北京大学泌尿外科研究所创新性地将开放手术的技术复制到腔镜手术中。在淋巴结清扫结束后在腹腔镜监视下经体表将皮肤和肌筋膜进行间断减张缝 4 ~ 6 针。在放置引流管和取出标本后将缝线衬垫纱布打结(图 27-44、图 27-45)。临床实践证实这样可以有效固定皮瓣，减少皮瓣漂浮，减少淋巴漏并发症的发生(数据待发表)。

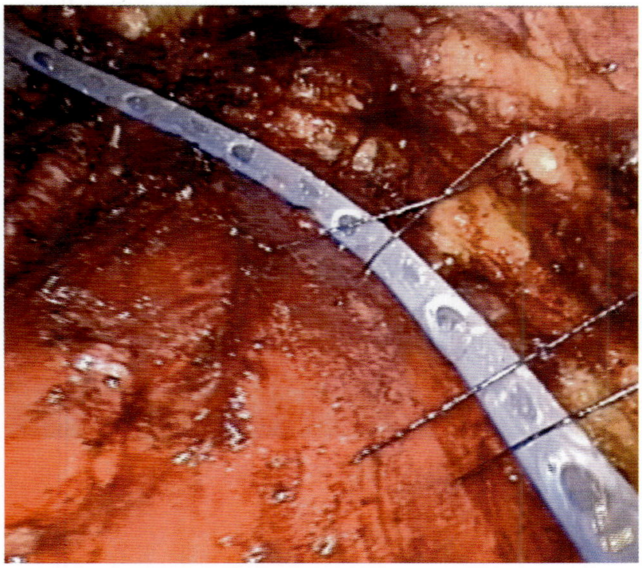

图 27-44 皮肤和肌筋膜之间间断缝合减张缝线后内景

(五)术后引流管的规格

每侧给予放置引流管 2 根以保证术后引流。北京大学泌尿外科研究所开展 VEIL 手术初期曾习惯

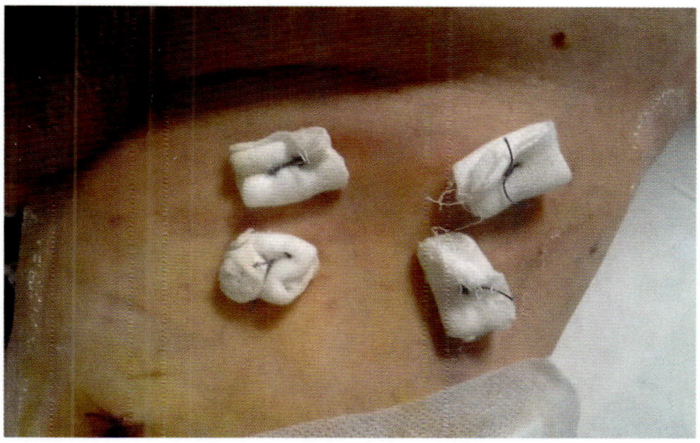

图 27-45 皮肤和肌筋膜之间间断缝合减张缝线后外景

放置 F10 的多孔引流管，术后患考出现引流管堵塞、引流不畅现象，因此，建议放置 F16 以上的引流管。术后 1 周内嘱患者尽量减少下床活动，腹股沟给予弹力绷带加压。术后引流管接负压吸引，既可以保证引流，同时也可以减少皮瓣漂浮的可能；但要给予低分子肝素以预防下肢静脉血栓发生。

(六)术后淋巴瘘的处理

术后患者发生淋巴漏，如引流时间较长未见好转，可通过引流管注入泛影葡胺，通过无菌性炎症使淋巴管闭合达到治愈的目的。北京大学泌尿外科研究所有 2 例术后持续淋巴漏患者给予引流管泛影葡胺注入后，第 3 天即拔除引流管出院。

六、展望

腹腔镜下腹股沟淋巴结清扫术(VEIL 手术)是安全可行的。这种术式既保证了淋巴结清扫范围，达到与开放手术相同的肿瘤治疗效果，又可以在很大程度上减少传统开放手术的术后并发症，值得推广应用。有条件的单位可以尝试单孔 VEIL 手术及机器人辅助下的 VEIL 手术等新技术，充分发挥其优势。

(刘 沛 范 宇 李学松)

第八节　经腹腹腔镜巨输尿管裁剪及与膀胱再吻合术

巨输尿管症是由多种原因引起的以输尿管扩张、迂曲为主要表现的相对少见的输尿管疾病，详细病因不清[46,47]，其中，梗阻性巨输尿管类型最为多见，儿童发病多于成人，但成人起病隐匿，发现时多伴有部分肾功能损害。对于有手术干预指征的巨输尿管患者首选手术治疗。手术干预的方式很多，包括临时输尿管支架管植入术、内镜下球囊扩张术、输尿管内切开术、输尿管皮肤造口术、输尿管再植术，其中，最常用的术式为输尿管膀胱再植术，该术式不仅可以切除不能蠕动的输尿管狭窄段，同时还能进行输尿管断端的抗反流膀胱再植，该方法已成为治疗成人巨输尿管症有效的标准术式[48]。北京大学泌尿外科研究所在总结国内外治疗成人梗阻性巨输尿管症的多项手术技术后于 2010 年 8 月首创并成功运用改良的经腹腹腔镜输尿管体外裁剪、乳头再植术治疗成人梗阻性巨输尿管症[49]，近 4 年来，随着手术经验、诊治病例数的增加，该手术技术逐渐趋于稳定，手术疗效确切，现已进入多中心临床研究阶段。本手术具体操作流程见下文详述。

一、巨输尿管症的手术干预指征

对于巨输尿管症的治疗，英国儿童泌尿外科医师协会（British Association of Paediatric Urologists, BAPU）的诊治指南建议无症状的儿童可以保守治疗，手术干预的指征是：分肾功能小于 40%，或肾积水恶化，以及保守治疗无效者（足量抗生素治疗下泌尿系仍严重感染、不缓解的腰痛、肾盂输尿管进行性扩张、分肾功能恶化）。但是，成人巨输尿管症不同于儿童，成人肾及膀胱输尿管连接部发育较完善，很难同儿童一样出现引流的自发改善，同时成人起病隐匿，病程及亚临床损害时间长，继发结石和肾衰竭的比率较儿童高，所以，成人巨输尿管症多建议行手术治疗。手术的目的在于切除蠕动障碍的输尿管狭窄段、改善肾积水、避免反流、缓解症状、保护患侧肾功能，基本都能获得 92%～98% 的高成功率[50-52]。

二、手术步骤

下面以女性患者、患侧为左侧按手术步骤详细说明。

患者取平卧位，患侧垫高约 10cm（图 27-46）；若手术床可折叠，于横脐处头侧折叠 10°～15° 以方便术中小肠向头侧移动，更好地显露术野。可术前用记号笔标记套管位置：脐部、脐下 3cm 左腹直肌外缘处，正中线脐下 6～8cm 处。

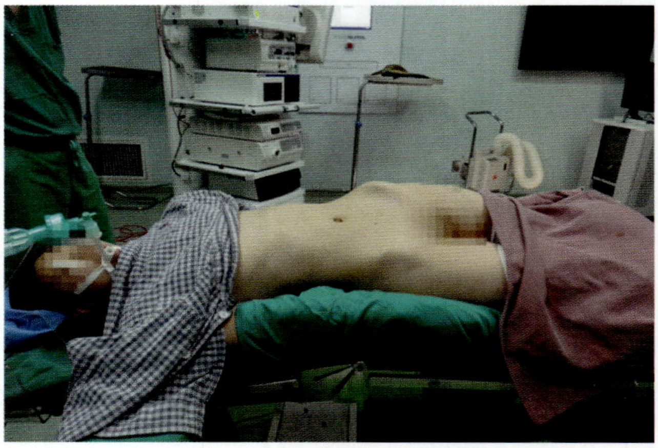

图 27-46　患者体位，患侧（左）垫高

取脐部 1cm 小切口，切开腹壁各层，置入气腹针，注气压力至 14mmHg，穿刺 12mm 套管，引入腹腔镜；腹腔镜监视下分别于脐下 3cm 左侧腹直肌外缘处及正中线脐下 6cm 处置入 12mm 套管。术者站立于患者右侧，第一助手站立于患者左侧扶持腹腔镜，术者可选择坐位或者站立（图 27-47）。

首先沿左侧结肠旁沟仔细游离、显露出迂曲扩张的输尿管（图 27-48），注意保护结肠，避免过分钳夹、牵拉肠管。女性患者可以用 Hem-o-lok 钳夹前腹壁腹膜及漏斗韧带的少量组织，将卵巢悬吊于前侧方腹壁（图 27-49），以方便显露术野，注意尽量少地夹带组织，避免损伤卵巢及输卵管，起到悬吊作用即可，待

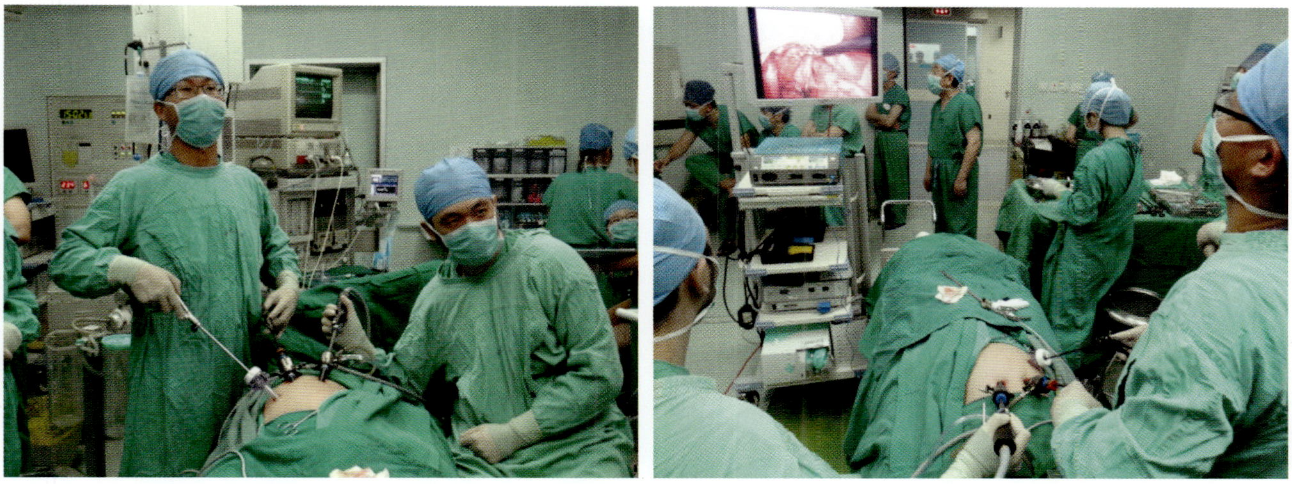

图 27-47 术者站于患侧的对侧，术者视线、操作区域与显示屏共轴于同一平面

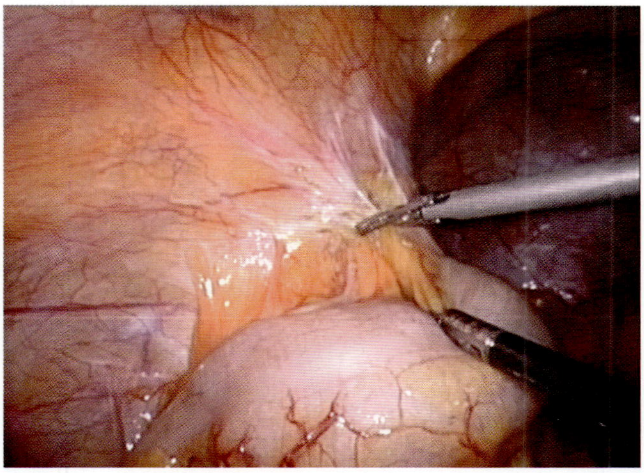

图 27-48 沿结肠旁沟分离结肠显露输尿管

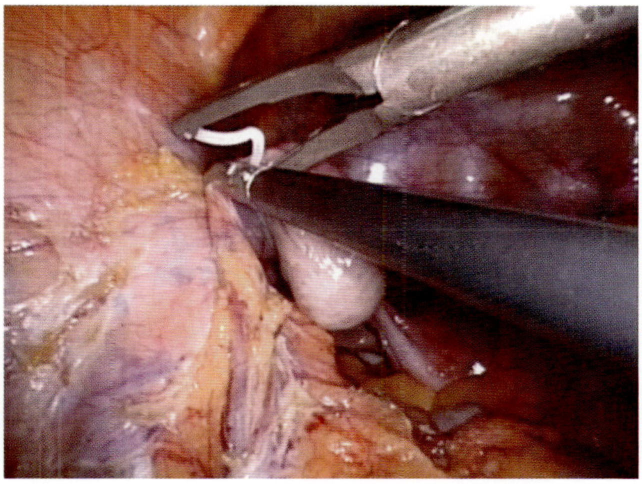

图 27-49 用 Hem-o-lok 夹悬吊患侧卵巢，夹带组织尽量少，起到悬吊作用即可，术毕时去除夹子

手术结束时去除夹子。继续向下分离输尿管直至近膀胱处（图 27-50、图 27-51），缝线标记输尿管外侧作为取出裁剪时的方向标示（图 27-52），Hem-o-lok 夹闭输尿管末端并切断输尿管（图 27-53）。

从左侧 12mm 套管口拉出输尿管末端，输尿管内置入 F16 导尿管后裁剪外侧壁约 6cm 长（图 27-54），注意尽量避免剪裁内侧输尿管，以减少下段输尿管供血血管的破坏，然后 4-0 薇乔线间断结合连续缝合方式缝合输尿管外侧壁（图 27-55），外翻输尿管断端 1cm 长度以制作输尿管乳头（图 27-56、图 27-57），从输尿管乳头内置入 F7 28cm 双猪尾管（图 27-58），可用薇乔线缝合一针将双猪尾管固定于乳头内侧壁上以便于放入腹腔后拉拽；将乳头置入腹

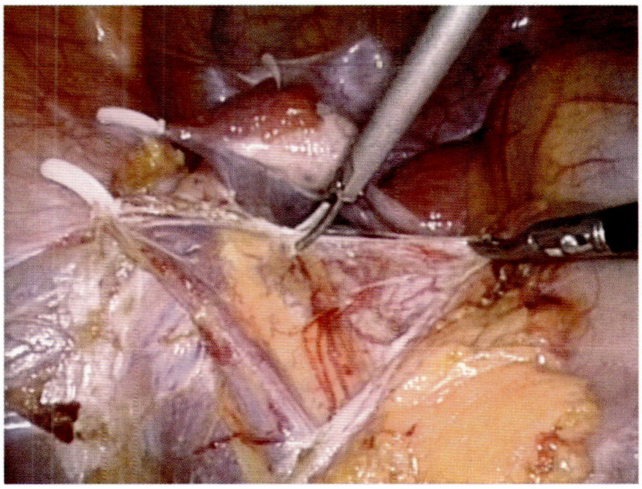

图 27-50 向盆腔游离输尿管

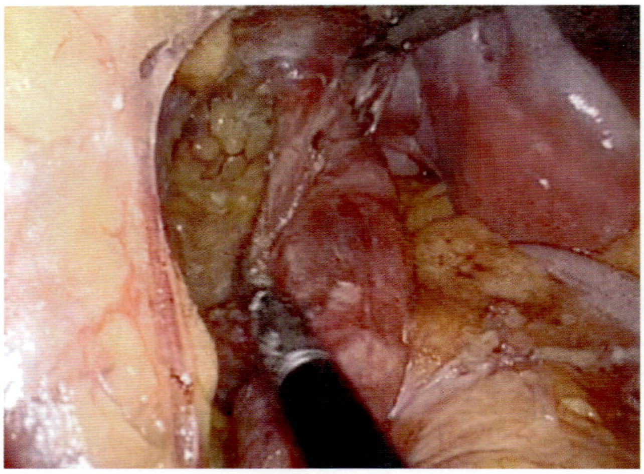

图 27-51　游离输尿管直至进入膀胱壁处

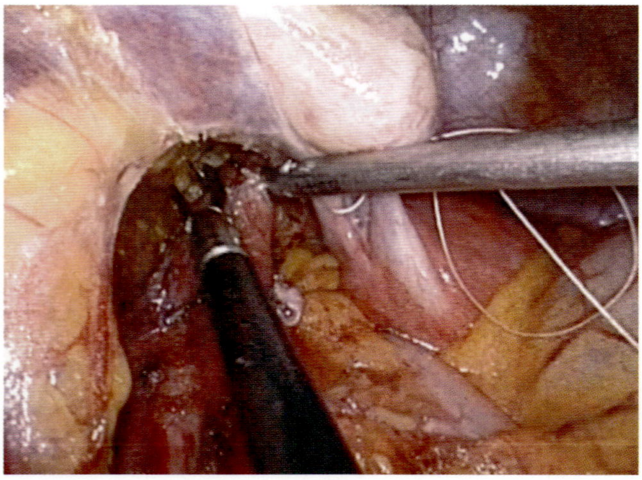

图 27-52　缝线标记输尿管外侧以标示裁剪部分

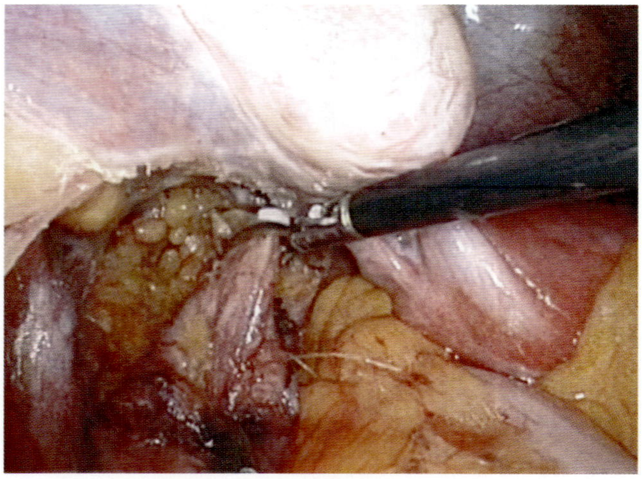

图 27-53　输尿管末端用 Hem-o-lok 夹闭后，剪刀剪断输尿管

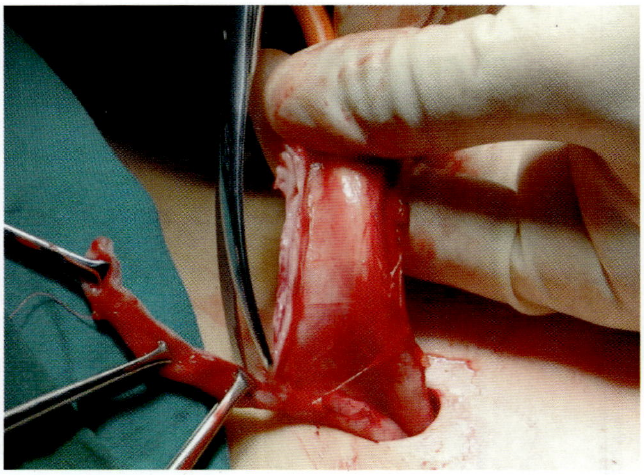

图 27-54　体外裁剪输尿管，连续水平褥式缝合输尿管外侧后裁剪输尿管外侧

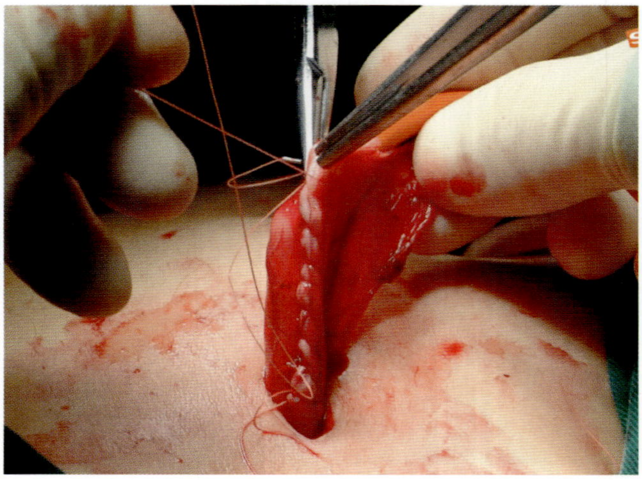

图 27-55　连续缝合裁剪边缘

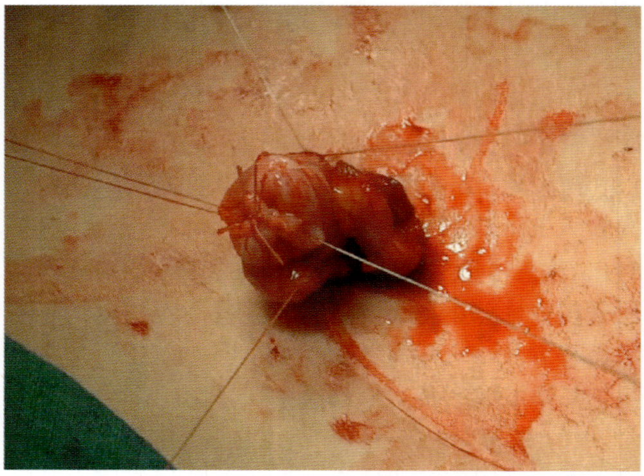

图 27-56　“三点法”外翻输尿管末端制作乳头，必要时可补针加固

腔行输尿管膀胱再植。

超声刀于膀胱左外后侧壁处切开一直径约 1cm 开口（图 27-59），将置入腹腔的输尿管乳头从阔韧带及输卵管后方隧道拉至此处（图 27-60），行输尿管膀胱吻合（图 27-61～图 27-63），需要注意，若为女性患者时，建议将裁剪制作的输尿管从输卵管下方穿行后与膀胱吻合（图 27-64）；4-0 薇乔线间断缝合 6 针，必要时可加固缝合。最后关闭盆底腹膜及左结肠旁腹膜，我们的经验是倒刺线完成连续缝合，方便快捷（图 27-65、图 27-66）。术毕，从其中一个套管放置腹腔引流管 1 根，术后 2～3 天视引流量决定拔除与否。术后尿管于 2～3 周后拔除。

三、手术疗效

此术式于 2010 年 8 月至 2012 年 7 月期间，由术者李学松副教授成功运用于 10 例成人巨输尿管症患者，术后随访最长者 34 个月，最短者 2 个月，在平均 17 个月的随访时间里，膀胱镜检查可见再植的输尿管乳头生长良好并完全被覆尿路上皮（图 27-67），未见明显的膀胱输尿管反流发生。10 例患者良好的临床疗效及术中、术后零并发症分别说明了该术式的有效性和安全性。平均 193 分钟（143～300 分钟）的手术时间较其他术式（208～290 分钟[50, 52, 53, 54]）明显缩短。

输尿管再植术作为治疗巨输尿管症的重要手术

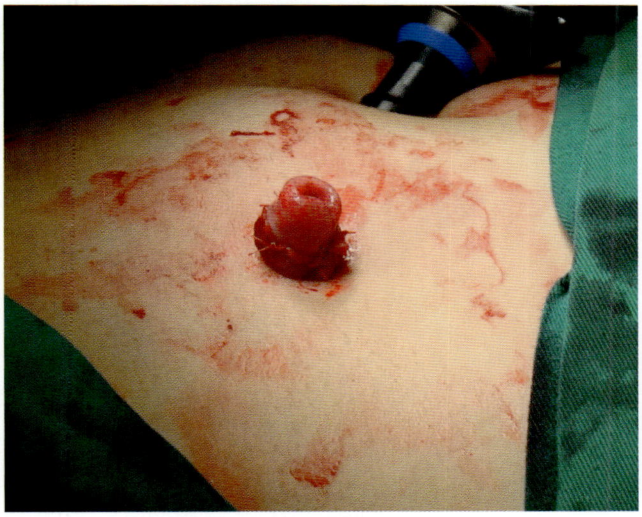

图 27-57　输尿管乳头

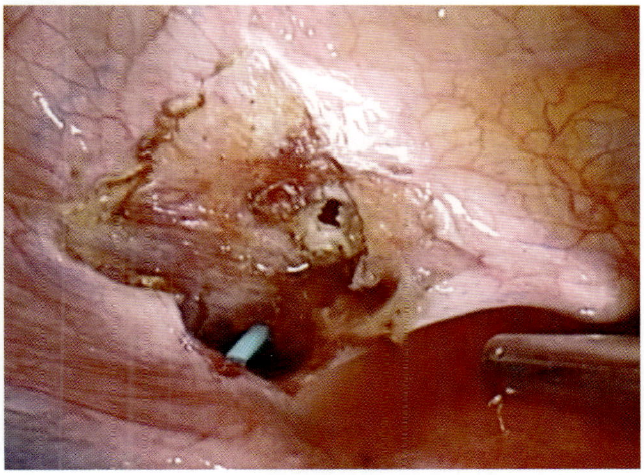

图 27-59　超声刀于膀胱左外后侧壁处切开一直径约 1cm 切口

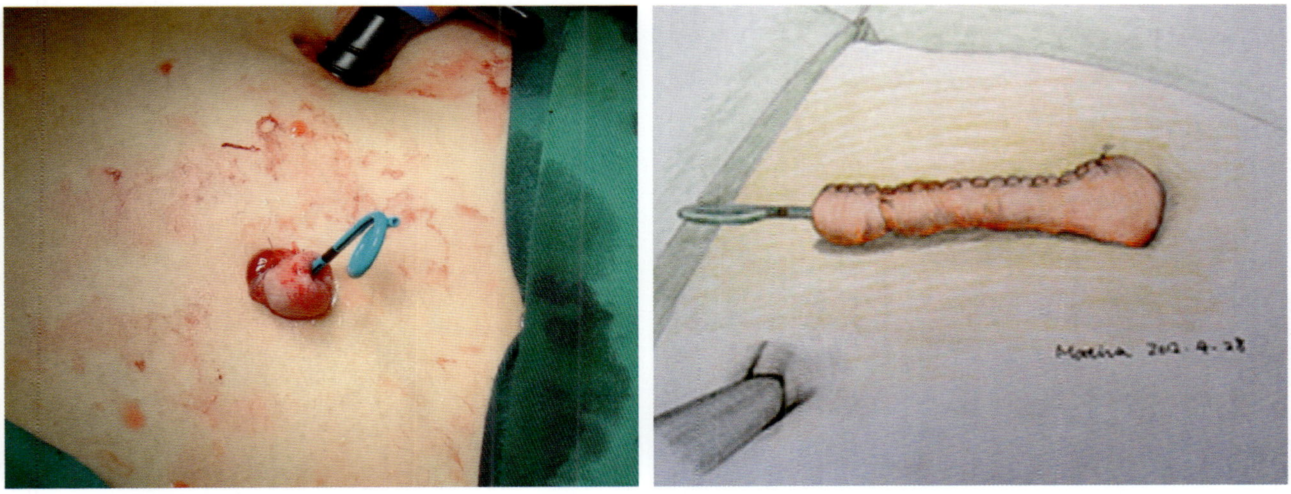

图 27-58　置入 F7 28cm 双猪尾管，缝线固定 F7 28cm 双猪尾管于乳头内侧壁，左侧为真实术中所见，右侧为模式图

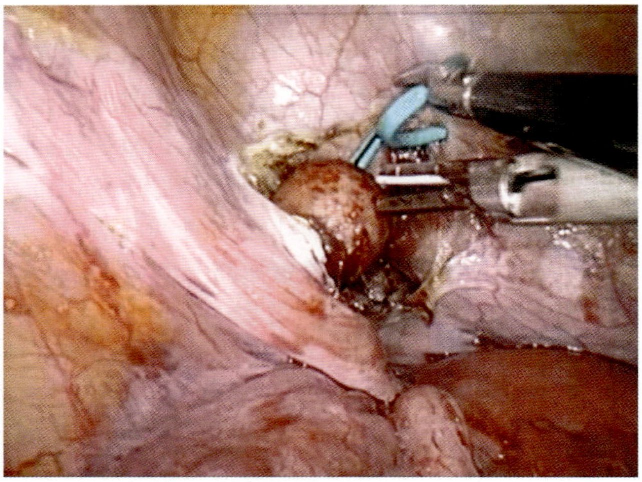

图 27-60 将置入腹腔的输尿管乳头从阔韧带后方隧道拉至膀胱后壁处

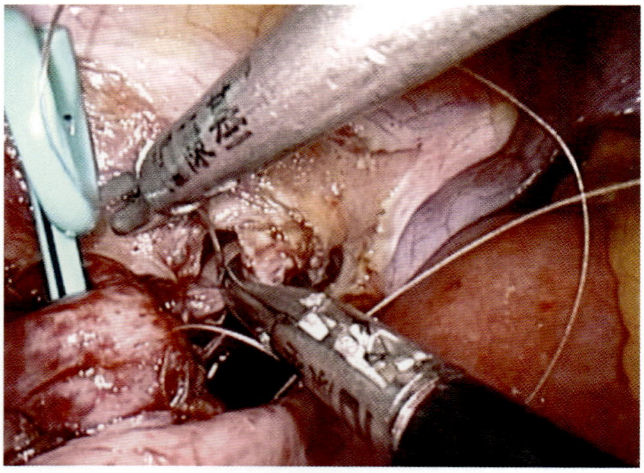

图 27-61 吻合输尿管乳头与膀胱

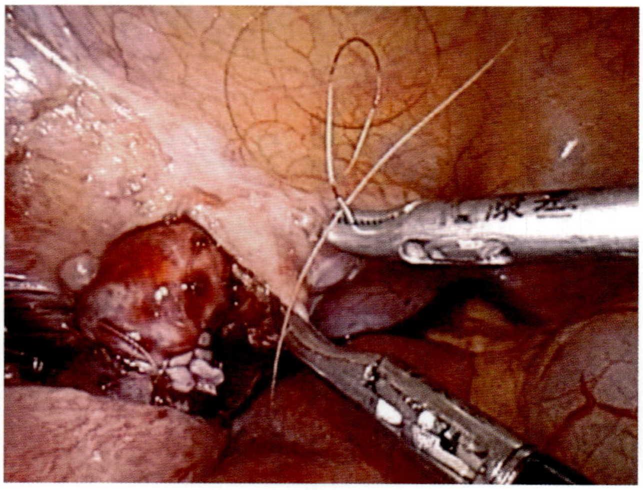

图 27-62 吻合输尿管乳头与膀胱

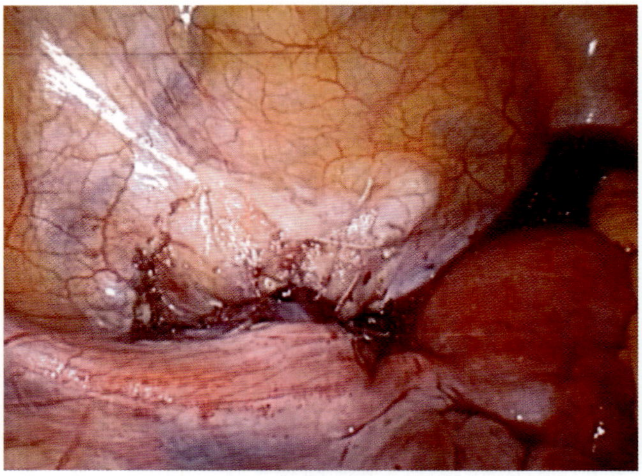

图 27-63 吻合完毕

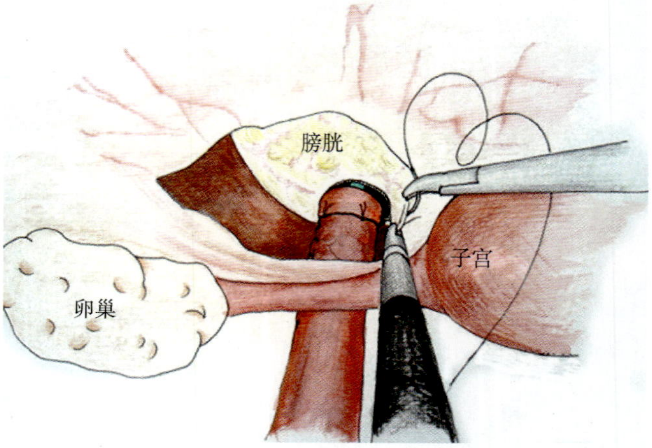

图 27-64 女性患者时，输尿管从输卵管下方穿行后与膀胱侧壁吻合

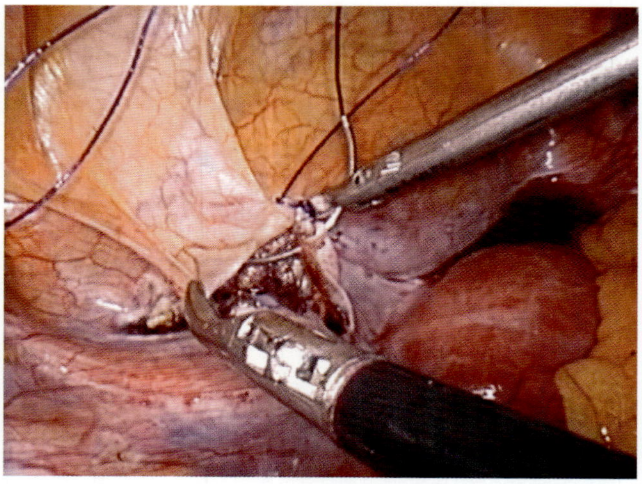

图 27-65 倒刺线连续缝合关闭盆底腹膜

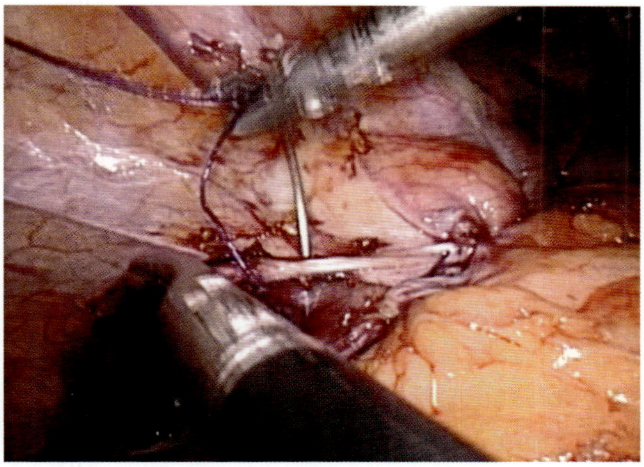

图 27-66 倒刺线连续缝合关闭结肠旁腹膜

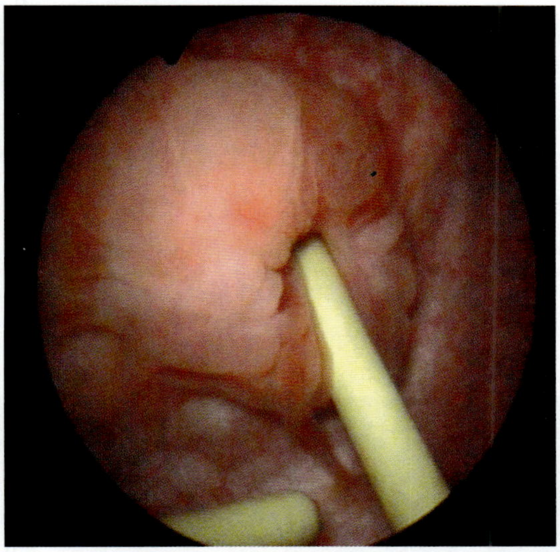

图 27-67 术后复查膀胱镜可见输尿管乳头生长良好

方式，30 多年来逐渐演变出纷繁众多的术式，包括黏膜对黏膜的输尿管膀胱吻合术、黏膜下隧道内膀胱输尿管吻合术、腰大肌悬吊术、Boari 瓣成形术 [55, 56]。从最初的开放手术，到现在的腹腔镜输尿管再植术及机器人辅助的输尿管再植术，从非抗反流术式到抗反流术式，尽管各种再植术式各有优缺点，但总体而言，手术的目的在于切除蠕动障碍的输尿管狭窄段、改善肾积水、避免反流、缓解症状、保护患侧肾功能，基本能获得 92%～98% 的高成功率 [50-52]。同时，根据我们开放手术治疗经验，对于成人梗阻性巨输尿管症，行输尿管裁剪联合乳头再植术具有很好的抗膀胱输尿管反流效果，术后泌尿系感染及肾积水发生率很低。

四、术后并发症及处理

本手术术后需要注意的并发症：

（一）吻合口尿漏

常发生于术后早期，主要与吻合有关，输尿管和膀胱张力吻合、确切的缝合是解决问题的关键，术中需估量好所需游离的输尿管的长度，游离适当长度的输尿管即可，过多则输尿管的血供受影响，过少则不利于吻合，保证“不漏水”（water tight）的缝合；早期少量的尿漏，可以保留腹腔引流，同时佩戴尿管时间适当延长，尿漏严重者，必要时需考虑再行手术治疗。

（二）术后上尿路感染

常表现为术后发热、寒战，血象升高，可能系术后反流所致，注意行血培养及尿培养，监测血常规及炎症指标，可预先经验性地使用抗生素治疗，待培养结果出来后再行针对性抗感染治疗。因术后面临再狭窄风险，现已不过分强调乳头的抗反流设计。及时发现、及时的抗感染治疗是处理的关键。

（三）周围脏器损伤

本手术方式为经腹腔手术，解剖结构认识不清或腔镜操作不熟练可能损伤脏器包括结肠、肝、脾以及卵巢、子宫。如何具体避免不必要的损伤在其他相关章节中会进一步阐述。

此手术方式的关键在于充分游离迂曲的巨输尿管，体外制作输尿管乳头及输尿管膀胱再植，其中再植对技术要求最高，需要具有一定腔镜基础并掌握一定的缝合技巧才能完成操作。

虽然我们此项手术技术初步展示了其安全、可靠、简洁及可推广性，但此项技术仍需接受更多的病例样本及更长的随访时长的考验，所以，该手术已进入多中心研究阶段，相关数据待后续发表。总而言之，经腹腹腔镜输尿管体外裁剪、乳头再植术作为治疗成人梗阻性巨输尿管症的一种新术式，具有较高的安全性、稳定性和有效性，此术式缩短了腹腔镜输尿管再植术的时间，便于较大范围的推广运用。

（杨昆霖 李学松）

第九节　腹腔镜经腹腔经肠系膜途径的应用

传统上，因经腹膜后入路腹腔镜具有对消化系统干扰小、分离操作较简易、器官显露更直接、与常用开放手术解剖路径相同等优势，成为国内处理上尿路疾病的主流方式。而国外则主要采用经腹腔途径，其优势包括：①手术空间大，解剖标志清晰；②对于较为疑难、复杂的手术，或有经腹膜后手术史者，经腹腔途径更具优势；③术者的舒适度较高，不易疲劳。

一般情况下，经腹腔途径腹腔镜需沿 Toldt 线切开结肠外侧腹膜，沿 Gerota 筋膜表面游离结肠系膜并内翻，从而显露腹膜后器官。其具有解剖层次清晰、临近组织结构暴露充分的优点。但是对于一些解剖显露要求较低的手术，或有腹膜后手术史者，经腹腔经肠系膜途径则是一个不错的选择。经肠系膜途径具有显露直接，消化道影响小的优点，但有可能伤及结肠血供。经肠系膜途径目前主要应用于 UPJ 成形、腹膜后复发肿瘤切除和肾良性疾病的肾切除术[57-59]。

因结肠脾曲位置较高，使降结肠系膜呈垂帘样覆盖于肾及肾盂输尿管表面，减少了经结肠系膜途径肠道副损伤的概率（图 27-68）；同时，降结肠血管较为稀疏，且血管弓更为靠近肠道，使损伤重要结肠血管的概率降低（图 27-69）。所以，当前报道的经结肠系膜手术以左侧为主[60]。经右侧结肠系膜也并非不可以，但要注意逐层打开系膜，仔细分离血管并夹闭，一般也不至严重影响血供，但要注意避免离断范围过大[61]（图 27-70、图 27-71）。手术完成后，可以关闭肠系膜裂孔，减少术后粘连（图 27-72、图 27-73）。经腹经肠系膜途径 Trocar 位置的选择，与正常经腹腹腔镜一致，以操作点为中心扇形分布，必要时可增加 Trocar 帮助显露。

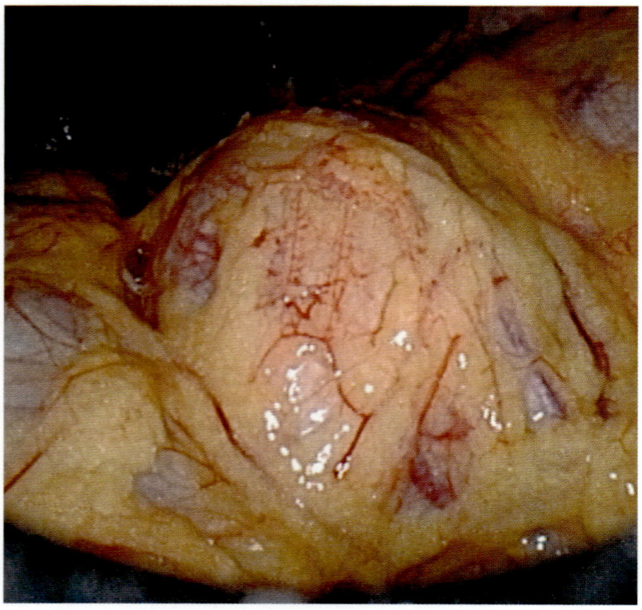

图 27-68　经腹入路：左肾上腺嗜铬细胞瘤，肿瘤表面被降结肠系膜覆盖

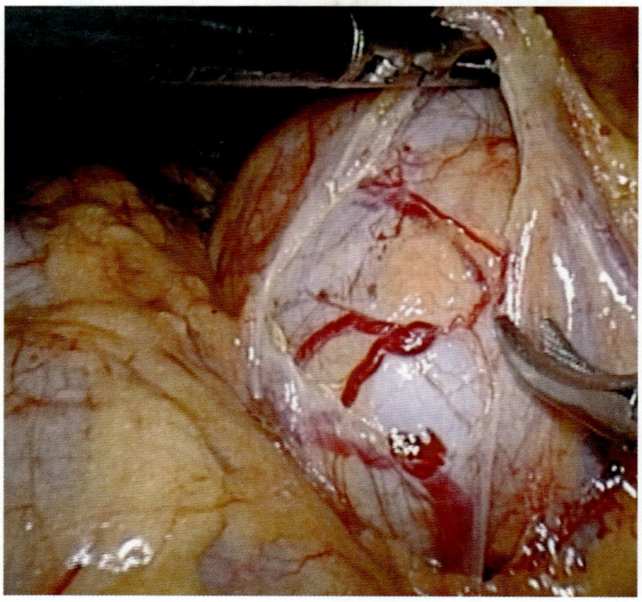

图 27-69　以超声刀打开肿瘤表面肠系膜，尽量避开系膜血管，以减少对结肠血供干扰

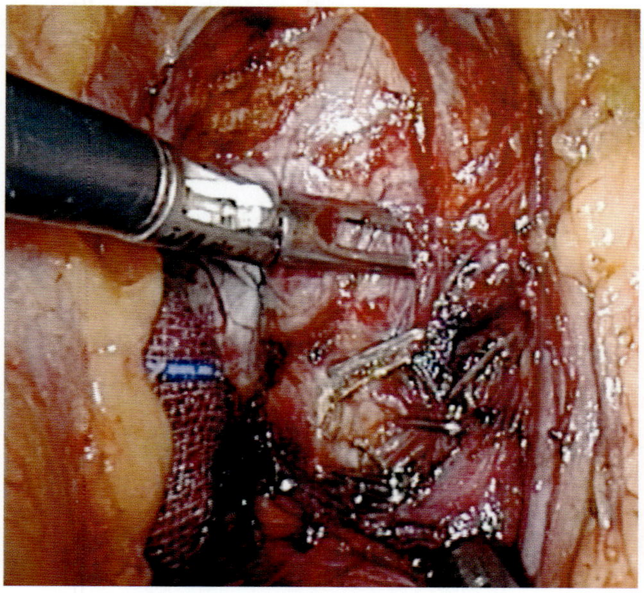

图 27-70 钛夹夹闭后离断肿瘤血管，逐步将其与肾静脉分开，注意避免损伤肾蒂

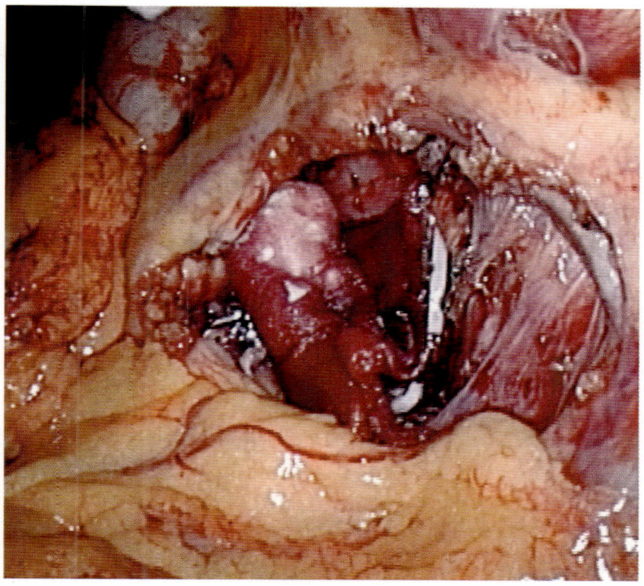

图 27-72 左肾上腺嗜铬细胞瘤经腹经肠系膜途径切除后创面

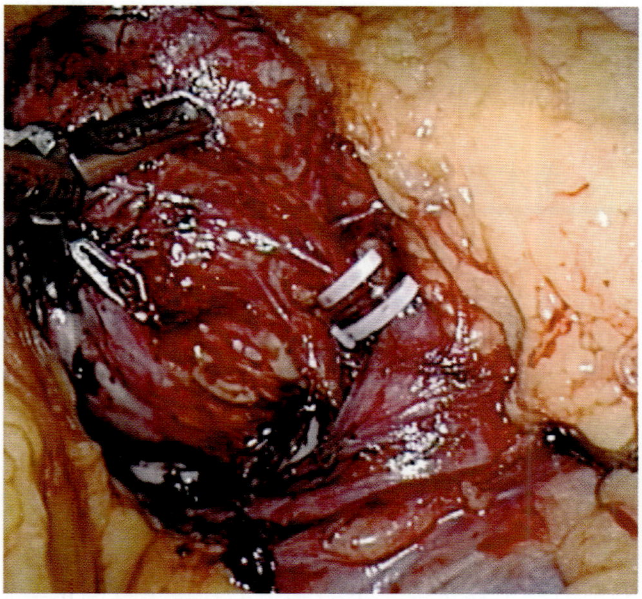

图 27-71 Hem-o-lok 夹闭后离断左肾上腺中央静脉，注意避免损伤肾蒂

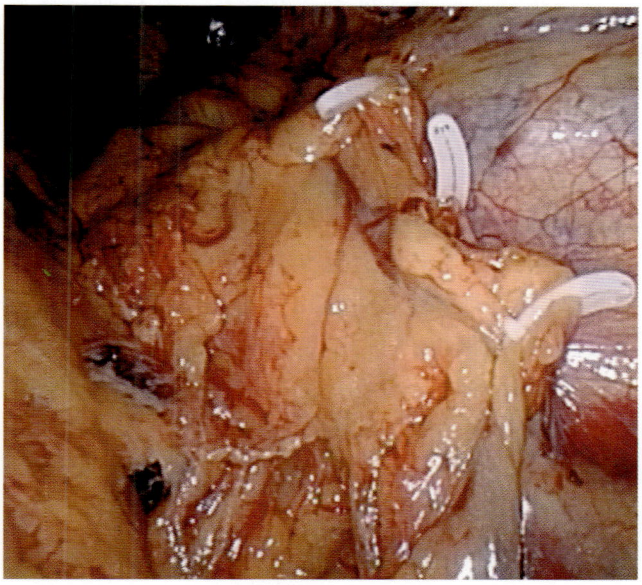

图 27-73 以大网膜覆盖创面并以 Hem-o-lok 固定

（张崔建 周利群）

第十节 经腹腔镜脐尿管肿物切除、膀胱部分切除术

一、概述

脐尿管癌是起源于膀胱外的肿瘤，较为罕见且预后不良。年发病率为 1/5 000 000，占成人肿瘤的 0.01%。脐尿管癌占膀胱癌的 0.17% ~0.34%。多见于男性，发病年龄多为 50～60 岁，发病部位多位于脐尿管中下部与膀胱顶部交界处，其中 90%发生在膀胱内或膀胱旁段，6%发生在中段，4%发生在脐端[62-64]。

在组织病理学中，脐尿管癌 80% ~90%为腺癌，上皮细胞癌或鳞状细胞癌少见[65]。脐尿管癌最常见的临床症状和其他膀胱肿瘤相似，为肉眼血尿。其他症状包括尿道血性黏液分泌物、分泌黏液的皮肤窦道、反复尿路感染、耻骨上方的腹部肿块以及排尿梗阻症状等。

影像学检查为脐尿管癌的主要诊断方法，但因脐尿管癌发病隐匿，无痛性肉眼血尿常为主要症状，极易误诊为膀胱肿瘤。北京大学第一医院和郑州大学第一附属医院学者回顾性分析两个医疗中心就诊的 17 例脐尿管癌患者的临床资料[66]，发现 2 例在外院误诊为膀胱肿瘤，行膀胱部分切除术和肿瘤电切术，术后病理提示腺癌，进一步检查才发现为脐尿管肿瘤。提示对位于膀胱顶壁的肿瘤要进一步完善腹部 CT 及超声检查来明确诊断，并与原发的膀胱腺癌进行鉴别。超声造影技术对两者的鉴别具有一定意义。脐尿管癌早期病变大部分位于膀胱外，向膀胱外生长，与膀胱黏膜上皮多有明显分界，病理可见与残存脐尿管关系密切，且膀胱黏膜无腺性或囊性膀胱炎改变。两者在免疫组化上也有显著差异，脐尿管癌癌胚抗原阳性率为 100%，而膀胱原发性腺癌仅 29%。

根治性膀胱切除术曾被建议用于治疗局部进展的脐尿管癌。但患者术后生活质量明显下降，且脐尿管癌行根治性膀胱切除术是否优于膀胱部分切除术还缺乏明确研究结果，尚缺乏足够的证据支持膀胱全切术能提高生存率。

脐尿管癌最主要的治疗方法为包含脐正中韧带和脐在内的扩大的膀胱部分切除术，切缘阳性率及肿瘤分级和预后直接相关，而脐尿管和脐部的完整切除也是影响预后的关键因素。容易局部复发转移是脐尿管癌的特点。对术后局部复发者可行姑息性切除。伴有转移的脐尿管癌尚无有效的治疗方法，姑息性切除、联合放疗和化疗作为常用的治疗手段。转移性脐尿管癌还没有标准的化疗方案。但有研究显示以氟尿嘧啶和顺铂为基础的化疗方案对脐尿管腺癌更为有益。

脐尿管癌预后相对较差，根据病理分期不同，5 年特异生存率差异较大，为 27% ~61%[65]，生存期与肿瘤分期关系密切。预后不好的原因主要为：①因为早期病变没有症状，大部分脐尿管癌患者诊断时已处于 T_3 期或更高阶段。②脐尿管癌早期即容易发生局部侵袭和远处转移。

二、手术禁忌证

1. 身体状况无法耐受腹腔镜手术者，尤其是呼吸、循环系统严重疾患的患者。

2. 有过腹腔手术病史，可能造成腹腔脏器粘连，为相对禁忌证。应根据既往手术的情况具体分析。

三、术前准备

1. 术前对患者的心、肺、肝、肾功能进行评估。对年纪较大的患者，术前常规做超声心动图检查、肺功能检查、动脉血气检查以了解呼吸、循环系统功能。

2. 术前肠道准备 术前灌肠。

四、手术器械

腹腔镜的器械包括 穿刺器，分离钳，电钩，剪刀，持针器，冲洗吸引器。

五、麻醉选择与手术体位

1. 麻醉 气管内插管全身麻醉。

2. 体位 患者仰卧位，头部降低 15° ~ 30°，使患者呈头低而下腹部略高位的稍反弓状。

六、手术步骤

常规消毒铺巾，患者头低位，取脐上弧形 1cm 小切口，切开皮肤直达腹腔，置入气腹针，充气压力至 14mmHg。置入 10mm 套管针，引入腹腔镜。分别于左、右侧腹壁略低于脐水平距中线约 5cm 处取一小切口，引入分离钳及电钩。观察到膀胱的球形肿物，可见表面光滑。切开膀胱前腹膜，稍显露膀胱耻骨后间隙。距离肿物约 0.5cm 切开膀胱壁，环形切除肿物（图 27-74），保留顶部脐尿管连续。提起肿物，游离脐尿管达脐部后切断之。将切除标本暂置于标本袋（图 27-75）。2-0 薇乔缝线连续全层缝合膀胱切口两层（图 27-76、图 27-77），向尿管内注水无外渗。进一步环形扩大脐上切口约 3cm，取出切除的肿物。缝合各切口，固定引流管，清点器械敷料无误，术毕。

肿瘤膀胱内侧面光滑，剖开后内容物为灰色泥状物，送病理检查。

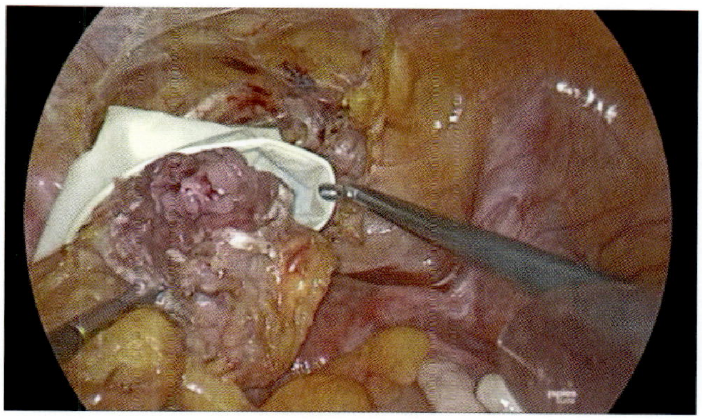

图 27-75 将切除标本暂置于标本袋

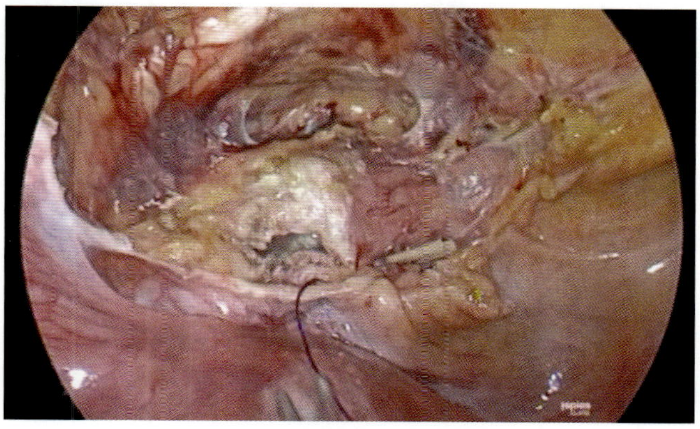

图 27-76 连续全层缝合膀胱

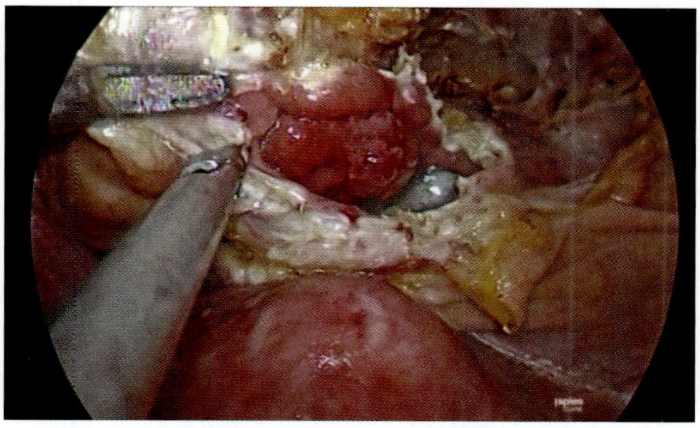

图 27-74 环形切除肿物

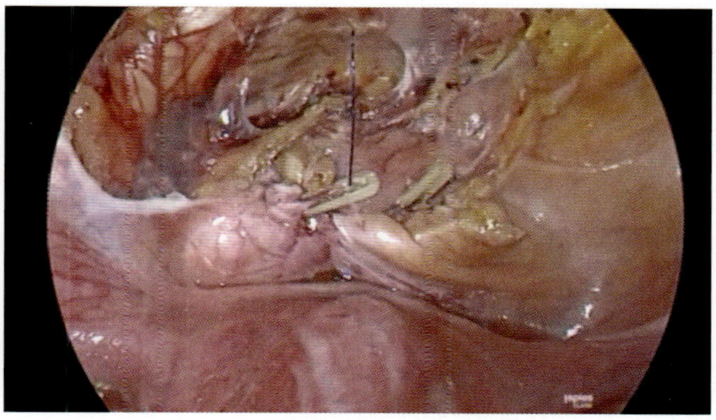

图 27-77 膀胱缝合结束

七、术后处理

1. 术后留置尿管。
2. 术后应用抗生素预防感染。
3. 术后视胃肠功能恢复情况逐渐恢复饮食。

八、手术常见并发症及其预防处理

1. 膀胱瘘　通常见于手术前感染、血糖控制不满意的严重糖尿病患者。延长留置尿管时间并控制感染后多可愈合。

2. 其他并发症　包括心、脑血管并发症，伤口感染，下肢静脉血栓形成等。术后注意早期下床活动，一般无需使用止血药。

九、注意事项

患者术前有明显的尿路感染时应先应用抗生素，待控制感染后再行手术治疗。

（张　骞）

第十一节　腹膜后腹腔镜输尿管切开取石术

大多数输尿管结石可以通过药物排石治疗、体外冲击波碎石以及输尿管镜、输尿管软镜和经皮肾镜碎石取石术获得满意疗效，因此腹腔镜取石手术不作为输尿管结石的首选方案。经腹膜后入路腹腔镜输尿管切开取石术通常用于处理较复杂的上段输尿管结石。

一、适应证

腹腔镜手术与开放手术适应证相同，如果需要开放手术，应该首先考虑腹腔镜手术。

1. ESWL、输尿管镜、输尿管软镜和 PNL 碎石取石失败的输尿管结石。

2. 结石嵌顿于输尿管壁、反复刺激导致的输尿管炎性肉芽组织包裹结石，以及合并输尿管或邻近组织其他病变需要同时处理。

3. 结石直径大于 1.5cm, 需行多次 ESWL 或输尿管镜治疗，或输尿管扭曲估计 ESWL 或输尿管镜治疗比较困难。

4. 尿道狭窄、输尿管狭窄等导致无法使用输尿管镜、输尿管软镜以及经尿道手术或 ESWL、PNL 术后不能顺利排出结石。

5. 其他不宜采用 ESWL、输尿管镜、输尿管软镜和 PNL 的情况。

二、禁忌证

1. 未纠正的全身出血性疾病。
2. 服用阿司匹林等抗凝药物者，需停药 2 周，监测凝血功能正常。
3. 严重心脏疾病和肺功能不全者。
4. 未控制的糖尿病和高血压。
5. 合并感染和肾功能不全，需先行引流，待病情稳定后再行手术。
6. 后腹腔手术史。

三、术前准备

1. 术前行 SPECT 分肾功能检查。

2. 术前 12 小时禁食、禁饮，术前一晚常规灌肠。

3. 术晨常规行腹部 X 线平片进行定位，患者尽量保持平卧位以免结石移动，必要时行逆行肾造影或 CT 定位结石。

四、麻醉和体位

同后腹腔镜肾癌根治术（图 27-78）。

五、手术步骤

1. 麻醉满意后患者取健侧卧位，手术床腰桥适当抬高腰部，常规消毒铺巾。

2. 腋中线髂嵴上 2cm 作一约 1cm 切口，分离皮下组织及肌肉至腹膜后腔。扩张腹膜后腔。

3. 分别在腋前线、腋后线肋缘下置直径 12mm、5mm 穿刺套管，在腋中线髂前置直径 12mm 穿刺套管，放置腹腔镜。

4. 腹腔镜下在腰大肌前分离输尿管，沿输尿管向上游离至结石平面。

5. 见结石导致输尿管膨大，其上输尿管略扩张，其下输尿管正常（图 27-79）。

6. 在输尿管前壁纵行切开至黏膜，见结石与黏膜粘连，用血管钳分离结石后取出（图 27-80），必要时可用输尿管抓钳控制输尿管结石上方防止结石向上移位。

7. 用血管钳向下探查输尿管通畅，结石上方可见大量肾盂尿流出。

8. 放置 DJ 管，一端入膀胱，（必要时可膀胱注入亚甲蓝证实），一端放入肾盂（图 27-81）。

9. 月 4-0 线间断缝合输尿管壁（图 27-82）。

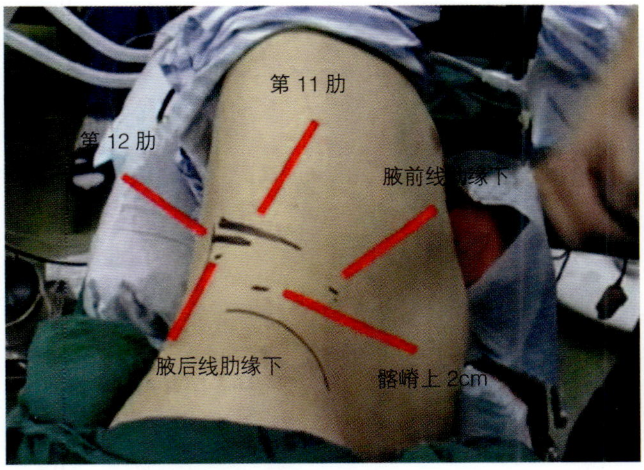

图 27-78 腹膜后腹腔镜输尿管切开取石术体位、解剖学标志及切口位置

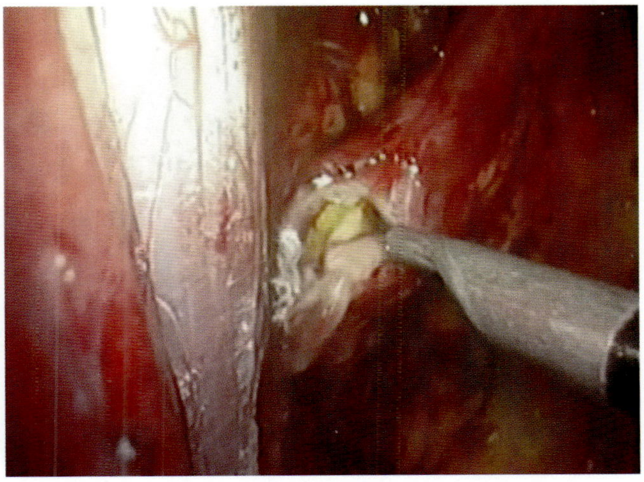

图 27-80 在输尿管前壁纵行切开至黏膜，见结石与黏膜粘连。结石上方大量肾盂尿涌出

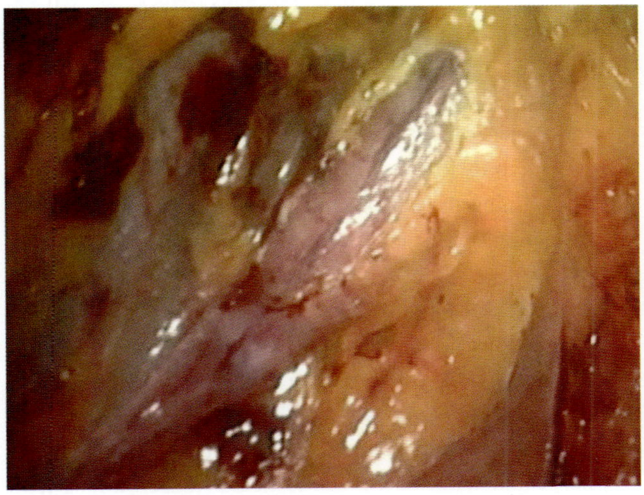

图 27-79 结石导致输尿管膨大，其上输尿管略扩张，其下输尿管正常

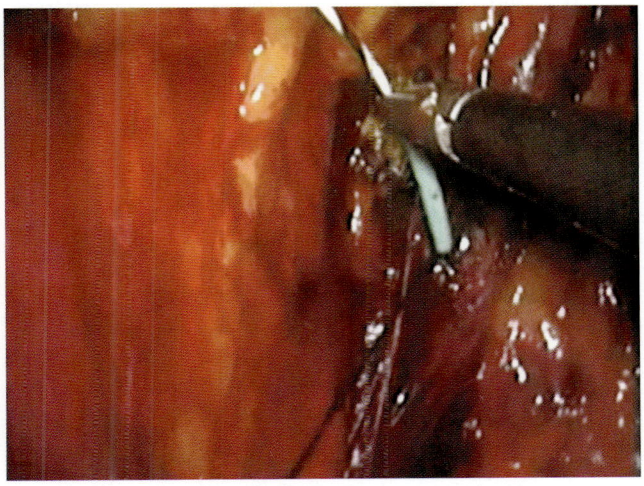

图 27-81 放置 DJ 管，下端至膀胱

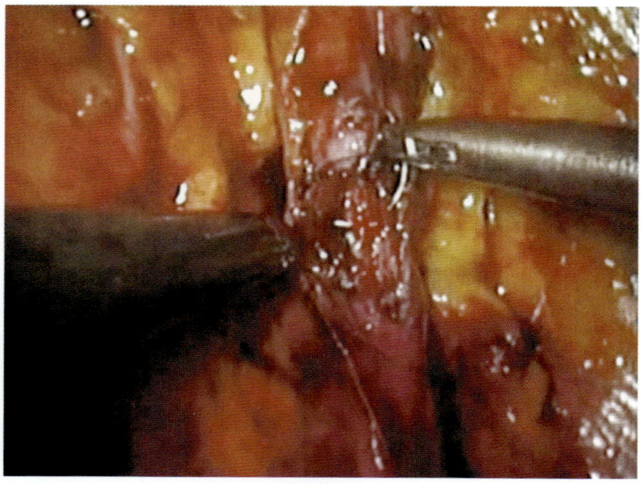

图 27-82 缝合输尿管

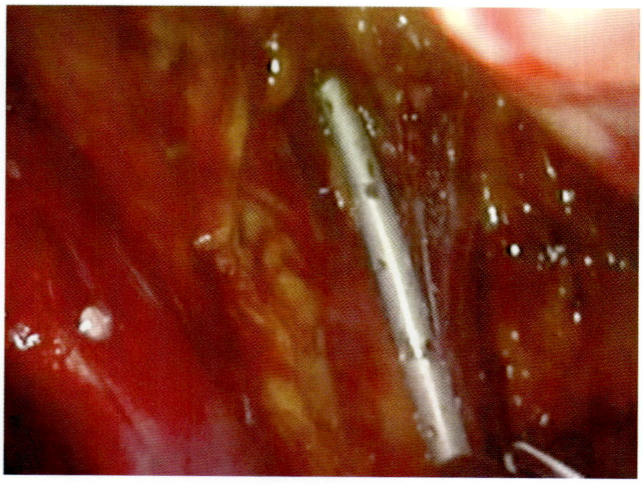

图 27-83 放置引流管

10. 创口检查无活动性出血后，放置一引流管（图 27-83）。

11. 拔出穿刺套管，逐一缝合穿刺切口。

12. 术毕。

（魏 强）

参考文献

[1] Cobellis G, Noviello C, Nino F, et al. Spermatogenesis and cryptorchidism. Front Endocrinol (Lausanne), 2014, 5:63.

[2] Chan E, Wayne C, Nasr A, et al. Ideal timing of orchiopexy: a systematic review. Pediatr Surg Int, 2014, 30(1):87-97.

[3] Ferguson L, Agoulnik AI. Testicular cancer and cryptorchidism. Front Endocrinol (Lausanne). 2013, 4:32.

[4] Snodgrass WT. Undescended Testes. In: Snodgrass WT. Pediatric Urology: Evidence for Optimal Patient Management. New York: Springer Science+Business Media, 2013

[5] Cortesi N, Ferrari P, Zambarda E, et al. Diagnosis of bilateral abdominal cryptorchidism by laparoscopy. Endoscopy, 1976, 8(1):33-34.

[6] Cascio S, Tan HL. Diagnostic Laparoscopy for Non palpable Undescended Testis. IN: R. Carachi R, Agarwala S, Bradnock TJ. Basic Techniques in Pediatric Surgery. Berlin Heidelberg: Springer-Verlag, 2013.

[7] Wilcox DT. Impalpable testis. In: Godbole PP. Pediatric Endourology Techniques. London: Springer-Verlag, 2014.

[8] Casale P, Canning DA. Laparoscopic orchiopexy. BJU Int, 2007, 100(5):1197-1206.

[9] Burjonrappa SC, Al Hazmi H, Barrieras D, et al. Laparoscopic orchidopexy: the easy way to go. J Pediatr Surg, 2009, 44(11):2168-2172.

[10] Barthold JS. Abnormalities of the Testis and Scrotum and Their Surgical Management. In Wein AJ, Kavoussi LR, Novick AC, Partin AW, Peters CA. Campbell-Walsh Urology 10th edition. Saunders, Elsevier, 2012.

[11] Mohamed AZ, Norris R, Schneck FX. Laparoscopic and Robotic Orchiopexy for the Impalpable Undescended Testicle. In: Ost MC, Robotic and Laparoscopic Reconstructive Surgery in Children and Adults (Current Clinical Urology). New York: Springer Science+Business Media, LLC, 2011.

[12] Wright JL, Lin DW, Porter MP. The association between extent of lymphadenectomy and survival among patients with lymph node metastases undergoing radical cystectomy. Cancer, 2008 Jun, 112(11):2401-8. doi: 10.1002/cncr.23474.

[13] Lont AP, Kroon BK, Gallee MP, et al. Pelvic lymph node dissection for penile carcinoma: extent of inguinal lymph node involvement as an indicator for pelvic lymph node involvement and survival. J Urol, 2007 Mar, 177(3):947-52; discussion 952.

[14] Joslyn SA1, Konety BR. Impact of extent of lymphadenectomy on survival after radical prostatectomy for prostate cancer. Urology, 2006 Jul, 68(1):121-125.

[15] Frederico R. Romero, Andrew Wagner, Fabio A. Brito, et al. Refining the laparoscopic retroperitoneal lymph node dissection for testicular cancer. Int Braz J Urol. 2006; 32: 196-201.

[16] Allaf ME, Bhayani SB, Link RE, et al.Laparoscopic retroperitoneal lymph node dissection: duplication of open technique. Urology. 2005; 65: 575-577.

[17] Bhayani SB, Ong A, Oh WK, et al. Laparoscopic retroperitoneal lymph node dissection for clinical stage I nonseminomatous germ cell testicular cancer: a long-term update. Urology, 2003, 62: 324-327.

[18] Albqami N, Janetschek G. Laparoscopic retroperitoneal

lymph-node dissection in the management of clinical stage Ⅰ and Ⅱ testicular cancer. J Endourol, 2005, 19: 683-692; discussion 692.

[19] Peschel R, Gettman MT, Neururer R, et al. Laparoscopic retroperitoneal lymph node dissection: description of the nerve-sparing technique. Urology. 2002; 60: 339-43; discussion 343.

[20] Donohue JP. Evolution of retroperitoneal lymphadenectomy (RPLND) in the management of non-seminomatous testicular cancer (NSGCT). Urol Oncol, 2003, 21: 129-132.

[21] Li H, Zhu M. Experiences in laparoscopic ligation of renal lymphatic vessels for the treatment of chyluria. China Journal of Modern Urology, 2008, 13(4): 261-263.

[22] Chen X, Yang J, Yong L I, et al. Retroperitoneoscopic ligation of renal pedicle lymphatic vessels for chyluria. China Journal of Modern Medicine, 2006, 16(13): 2018-2020.

[23] Chiu A W, Chen M T, Chang L S. Laparoscopic nephrolysis for chyluria: case report of long-term success. Journal of Endourology, 1995, 9(4):319-322.

[24] Li M, Shan W, Wang X. Clinical efficacy of the retroperitoneoscopic ligation of renal pedicle lymphatic vessel for chyluria. Modern Medicine Journal of China, 2014, 16(3):48-50.

[25] Gong Q H, Qian C, Qian Z X. The clinical analysis of 20 cases retroperitoneal laparoscopic ligation of lymphatic around renal pedicle for chyluria. Journal of Laparoscopic Surgery, 2010(2):107-108.

[26] Wang G. The causes and measurement of complications of retroperitoneoscopic ligation of renal lymphatic vessel. Journal of Clinical Urology, 2007, 22(8): 589-591.

[27] 王安和，谌诚，李学松，等. 下腔静脉后输尿管开放与经腹腹腔镜手术治疗的比较. 中国医师进修杂志，2013, 36(26): 54-56.

[28] 岳根全，罗程，王胤奎，等. 后腹腔镜输尿管成形术治疗下腔静脉后输尿管的经验总结. 中华临床医师杂志(电子版), 2013, 7(19):8620-8623.

[29] Chen S, Xu B, Liu J, et al. Retroperitoneal laparoscopic reconstruction for retrocaval ureter: experience and literature review. J Endourol., 2012, 26(9):1147-1152.

[30] Ramalingam M, Selvaraj MK. Laparoscopic transperitoneal repair of retrocaval ureter：report of two cases. J Endourol, 2003, 17: 85-87.

[31] Catalona WJ. Role of lymphadenectomy in carcinoma of the penis.Urol Clin North Am, 1980, 7:785-792.

[32] Protzel C, Alcaraz A, Horenblas S, et al. Lymphadenectomy in the surgical management of penile cancer. Eur Urol, 2009, 55:1075-1088.

[33] Bouchot O, Rigaud J, Maillet F, et al. Morbidity of inguinal lymphadenectomy for invasive penile carcinoma. Eur Urol, 2004, 45:761-766.

[34] Delman KA, Kooby DA, Rizzo M, et al. Initial experience with videoscopic inguinal lymphadenectomy. Ann Surg Oncol, 2011, 18:977-982.

[35] Sotelo R, Sanchez-Salas R, Clavijo R. Endoscopic inguinal lymph node dissection for penile carcinoma: the developing of a novel technique. World J Urol, 2009, 27:213-219.

[36] Daseler EH, Anson BH, Reimann AF. Radical excision of the inguinal and iliac lymph glands: a study based upon 450 anatomical dissections and upon supportive clinical observations. Surg Gynec & Obst, 1948, 87:679.

[37] Catalona WJ. Modified inguinal lymphadenectomy for carcinoma of the penis with preservation of saphenous veins: Technique and preliminary results J Urol, 1988, 140: 306-310.

[38] Lopes A, Rossi BM, Fonseca FP, et al. Unreliability of modified inguinal lymphadenectomy for clinical staging of penile carcinoma. Cancer, 1996, 77: 2099.

[39] Kroon BK, Lont AP, Valdes Olmos RA, et al. Morbidity of dynamic sentinel node biopsy in penile carcinoma. J Urol, 2005, 173: 813.

[40] d'Ancona CA, de Lucena RG, Querne FA, et al: Long-term follow-up of penile carcinoma treated with penectomy and bilateral modified inguinal lymphadenectomy. J Urol, 2004, 172: 498-501.

[41] F. Korkes, R.R. Moniz, M.G. Castro, et al: Modified inguinal lymphadenectomy for penile carcinoma has no advantages. Journal of Andrological Sciences, 2009, 16:33-36.

[42] 杨飞亚，姚林，李学松，周利群. 腹腔镜双侧腹股沟淋巴结清扫术一例并文献复习. 中华临床医师杂志(电子版), 2013, 7(6):2696-2698.

[43] Tobias-Machado M, Tavares A, Ornellas AA, et al. Video endoscopic inguinal lymphadenectomy: a new minimally invasive procedure for radical management of inguinal nodes in patients with penile squamous cell carcinoma. J Urol, 2007, 177(3):953-957.

[44] Delman KA, Kooby DA, Rizzo M, et al. Initial experience with videoscopic inguinal lymphadenectomy. Ann Surg Oncol, 2011, 18(4):977-982.

[45] 于浩，黄健，林天歆. 改良内镜下腹股沟淋巴结清扫术：附6例报告. 中华腔镜泌尿外科杂志（电子版），2012, 6(6):453-457.

[46] Simoni F, Vino L, Pizzini C et al. Megaureter: classification, pathophysiology, and management. Pediatr Med Chir, 2000, 22:15-24.

[47] Kart Y, Karakus OZ, Ates O, et al. Altered expression of interstitial cells of Cajal in primary obstructive megaureter. J Pediatr Urol, 2013, 9:1028-1031.

[48] Farrugia MK, Hitchcock R, Radford A et al. British Association of Paediatric Urologists consensus statement on the management of the primary obstructive megaureter. J Pediatr Urol, 2014, 10: 26-33.

[49] He R, Yu W, Li X et al. Laparoscopic ureteral reimplantation with extracorporeal tailoring and direct nipple

ureteroneocystostomy for adult obstructed megaureter: a novel technique. Urology, 2013, 82: 1171-1174

[50] Seideman CA, Huckabay C, Smith KD, et al. Laparoscopic ureteral reimplantation: technique and outcomes. J Urol, 2009, 181: 1742-1746.

[51] Ben-Meir D, McMullin N, Kimber C, et al. Reimplantation of obstructive megaureters with and without tailoring. J Pediatr Urol, 2006, 2: 178-181.

[52] Ansari MS, Mandhani A, Khurana N, Kumar A. Laparoscopic ureteral reimplantation with extracorporeal tailoring for megaureter: a simple technical nuance. J Urol, 2006, 176: 2640-2642.

[53] Kamat N, Khandelwal P. Laparoscopic extravesical ureteral reimplantation in adults using intracorporeal freehand suturing: report of two cases. J Endourol, 2005, 19: 486-490.

[54] Rassweiler JJ, Gozen AS, Erdogru T, et al. Ureteral reimplantation for management of ureteral strictures: a retrospective comparison of laparoscopic and open techniques. Eur Urol, 2007, 51: 512-523.

[55] Wenske S, Olsson CA, Benson MC. Outcomes of distal ureteral reconstruction through reimplantation with psoas hitch, Boari flap, or ureteroneocystostomy for benign or malignant ureteral obstruction or injury. Urology, 2013, 82: 231-236.

[56] Yang C, Jones L, Rivera ME, et al. Robotic-assisted ureteral reimplantation with Boari flap and psoas hitch: a single-institution experience. J Laparoendosc Adv Surg Tech A, 2011, 21: 829-833.

[57] 周利群, 张仲一, 李学松, 等. 经腹腹腔镜经肠系膜入路复发性肾盂输尿管连接部狭窄再成形术的可行性分析(附5例报告). 北京大学学报(医学版), 2011, 43(4):540-543.

[58] 周利群，何志嵩，李学松，等. 腹腔镜经肠系膜途径切除肾癌术后局部复发肿瘤(附3例报告). 第十六届全国泌尿外科学术会议, 2009.

[59] Romero FR, Wagner AA, Trapp C, et al. Transmesenteric laparoscopic pyeloplasty. J Urol, 2006, 176: 2526-2529.

[60] Zacchero M, Volpe A, Billia M, et al. Transmesenteric approach for left transperitoneal renal surgery: technique and experience. Journal of Laparoendoscopic & Advanced Surgical Techniques, 2012, 22: 176-179.

[61] Canon SJ, Jayanthi V, and Lowe GJ. Which is better-retroperitoneoscopic or laparoscopic dismembered pyeloplasty in children? J Urol, 2007, 178: 1791- 1795.

[62] Spiess P E, Correa JJ. Robotic assisted laparoscopic partial cystectomy and urachal resection for urachal adenocarcinoma. International Braz J Urol, 2009, 35(5):609-610.

[63] Hong S, Kim J C, Hwang T. Laparoscopic partial cystectomy with en bloc resection of the urachus for urachal adenocarcinoma. International Journal of Urology, 2007, 14(10):963-965.

[64] Chan E S, Ng C F, Chui K L, et al. Novel approach of laparoscopic transperitoneal en bloc resection of urachal tumor and umbilectomy with a comparison of various techniques. J Laparoendosc Adv Surg Tech A, 2009, 19(3):423-426.

[65] Colombo Jr JR, Desai M, Canes D, et al. Laparoscopic partial cystectomy for urachal and bladder cancer. Clinics, 2008, 63(6):731-734.

[66] 李琦, 李学松, 唐琦, 等. 17例脐尿管癌治疗及预后的回顾性分析. 中华泌尿外科杂志, 2013, 34(5):1546-1547.

单孔腹腔镜技术在泌尿外科的应用

第一节 概 述

微创是外科发展永恒的主题。从1990年Clyman首次报道腹腔镜下肾切除术至今，传统腹腔镜技术在泌尿外科领域的应用已有20多年历史，逐渐成为治疗泌尿外科常见疾病的标准术式[1]。传统腹腔镜是通过3个或者3个以上通道置入手术器械，进行腹腔镜手术。而单孔腹腔镜经单切口置入带有多个操作孔道的穿刺管，通过操作孔道置入手术器械完成相关手术操作[1]。单孔腹腔镜技术的出现是腹腔镜领域的又一次飞跃。

2007年Rane在国际上首次报道成功使用单孔腹腔镜Port进行肾切除术[2]，此后肾部分切除术、肾盂输尿管成形术、肾上腺切除术等均在单孔腹腔镜下得到开展，甚至单孔腹腔镜全膀胱切除+淋巴结清扫术国内外亦见报道，单孔腹腔镜技术已得到泌尿外科医生的广泛认可。2008年在克利夫兰召开了首个关于LESS（laparoendoscopic single-site surgery）的会议，达成了目前关于单孔腹腔镜的几个共识：①单个通道（切口）；②适用于多个部位；③腹腔镜、内镜及机器人手术；④包括经脐或者脐外手术入路；⑤腔内的以及经腔的（经皮单孔）方式[1]。

单孔腹腔镜技术并不是完美的，有独特的优势，也有自身的缺点，因此要一分为二地看待单孔腹腔镜手术。下面从几个角度来介绍一下单孔腹腔镜技术。

一、单孔腹腔镜技术的优势

普通腹腔镜技术相对传统开放手术具有明显的微创优势，由于切口小，对体表毁容少，术后恢复快等深受泌尿外科医师推崇。而单孔腹腔镜技术更是进一步减少创伤、减少体表损毁、减少通道并发症，同时也减少了术后不适。

二、单孔腹腔镜技术的操作特点

单孔腹腔镜技术由于是单个通道，缺乏普通腹腔镜的操作三角，形成了独特的筷子效应，器械间摩擦“打架”频繁，操作空间明显减少，对于器械操作、视野显露等有一定困难。学习曲线长，需要专门的指导、培训。手术难度大，耗时长，早期学习中应适时转为普通腹腔镜，甚至开放手术。笔者通过总结我中心多年单孔腹腔镜手术经验，可以通过以下方法减少器械间的碰撞，改善术中视野显露[3,4]：

1. 以TriPort通道为支点，术者通过器械交叉操作，必要时使用可弯或者预弯器械，这样可以取得较好的三角恢复，便于操作。但需要注意的是：由于可弯器械力学传导，末端会出现应力弥散作用，降低了手术操作的准确性，而且进入可弯或者预弯器械时应注意把握弯曲方向，最好在腹腔镜直视下进入，防止意外损失周围器官。

2. 使用一体化5mm腹腔镜可以有效消除光缆线与操作器械之间的碰撞。而且随着器械技术的进步，目前5mm一体化腹腔镜已经可以达到高清效果。

3. 使用不同长度的器械可以减少器械在体位的碰撞。

4. 使用末端可弯的腹腔镜，一方面可以减少体内器械间的碰撞，还可以在一定程度上改善视角，减少手术盲区。

5. TriPort 放置时应使腹腔镜进出的通道位于操作通道的下方，这样可以减少操作者与扶镜者之间的身体碰撞。

6. 如果是肾、肾上腺手术，术前可通过选择完全侧卧位，使肠管、脾等组织借重力作用向中线移位，增加了操作空间。

7. 增加一个通道的 Quad Port 可以预留另一个操作通道，用于防止拉钩、吸引器以及其他助手操作的器械，配合术中操作。

8. 有意识地使腹腔镜和两个操作器械不在同一平面，为操作器械让出“象限”，可减少腹腔镜和器械之间的碰撞。

三、单孔腹腔镜手术的适应证

泌尿外科单孔腹腔镜手术能否顺利开展，适应证的选择至关重要。选择适应证主要和两方面有关：术者对单孔腹腔镜技术的熟练程度和患者情况[3]。总的来说，单孔腹腔镜手术首选那些不需要延长切口取标本、非重建的手术，如：肾囊肿去顶、双侧精索静脉高位结扎、肾上腺手术、无功能肾切除、肾蒂周围淋巴管结扎术、输尿管粘连松解等；其次可选择不需要延长切口、非复杂重建的手术，如输尿管切开取石等；对于适当延长切口取出标本的非重建手术也可选择，如肾癌根治术；对需要复杂重建的手术要慎重考虑，如前列腺癌根治术、肾部分切除术、UPJ 成形术。当然随着术者技术水平的提高，单孔腹腔镜手术适应证可逐步放宽。笔者建议：在单孔腹腔镜技术运用早期阶段，应严格把握手术适应证，推荐在完成肾囊肿去顶、输尿管粘连松解等相对简单手术后，再逐步过渡到无功能肾切除、肾上腺手术等，最后再尝试肾部分切除、UPJ 成形、前列腺癌根治等需要复杂重建的手术。

四、单孔腹腔镜手术的禁忌证

单孔腹腔镜手术的禁忌证同普通腹腔镜手术，但应注意患者是否有腹腔手术史或者腹膜后手术史。虽然研究表明，在熟练掌握单孔腹腔镜的手术医师单孔腹腔镜和普通腹腔镜在手术并发症、手术时间、出血量等方面无明显差别。但早期学习阶段，单孔腹腔镜手术要比普通腹腔镜手术难度大，手术时间长，因此尤其在开展初期应慎重选择。

1. 绝对禁忌证　严重心肺疾患不能耐受全身麻醉，未纠正的凝血功能障碍，没有控制的感染性疾病，腹腔广泛粘连等。

2. 相对禁忌证　腹部手术史，过度肥胖，慢性阻塞性肺部疾病，病灶局部情况较差等。

五、单孔腹腔镜的特殊设备

5mm 的一体化腹腔镜，可弯器械（图 28-1）、预弯器械（图 28-2），金手指拉钩，单孔 Port（图 28-3）。

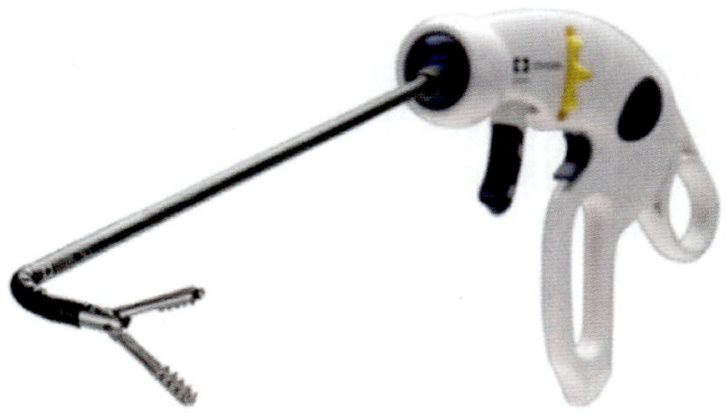

图 28-1　可弯器械

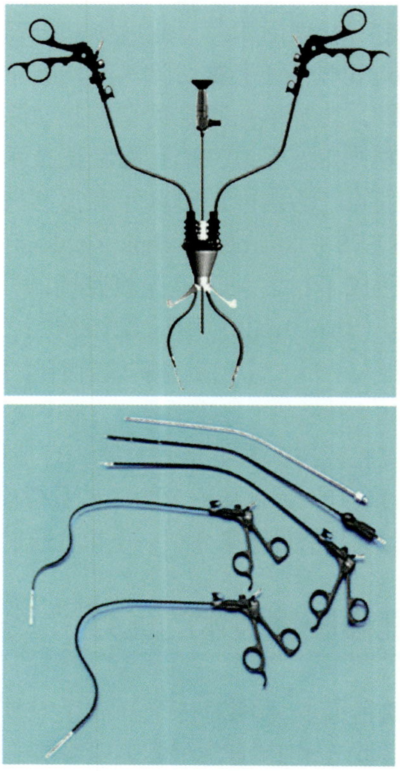

图 28-2　单孔预弯器械

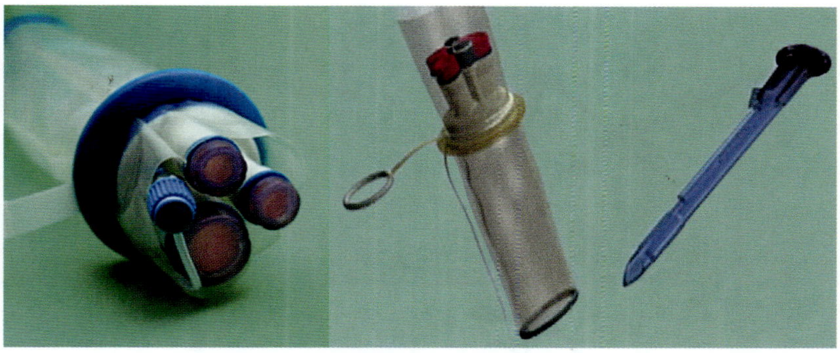

图 28-3 用于单孔腹腔镜的 Port

六、单孔腹腔镜的常规操作

(一)入路

一般分为经脐、经腹腔(脐以外位置)、经腰入路。腹腔镜需要注气形成操作空间，相对于狭小的腹膜后空间，经腹腔途径显得更加宽阔，更有利于操作。基于单孔腹腔镜手术最小化穿刺损伤和最小美容毁损的初衷，脐部由于是人体的天然瘢痕，是最理性的体表穿刺通道。但由于在肾或者肾上腺手术中，脐孔位置距目标距离远，角度小，操作难度大，因此肥胖患者应避免采用经脐通道进行肾或者肾上腺手术。

(二) Port 置入

单孔腹腔镜需要专门的 Port，这里以 Olympus 的 TriPort 为例。

1. 在选好入路后，选定切口。根据 Port 推荐大小切开皮肤，TriPort 一般需要 3cm 左右切口。逐层切开至腹膜或者腰背筋膜，此时也应注意，腹膜或者腰背筋膜切口的大小对 Port 置入的稳定性至关重要。一般比置入的内环直径要小 1～2cm。

2. 经腹膜后入路需要气囊扩开腹膜后间隙。

3. 按照说明安装 Port，把内环置入助推装置中。通过适当牵拉返折的塑料圆筒将内环固定在腹壁内侧(图 28-4)。

4. 安装多通道部分，固定牢靠后接气腹。

(三)器械操作

单孔腹腔镜缺乏普通腹腔镜的三角关系。应该充分利用单孔通道，以单孔通道为锥形顶点进行三角关系的重建。具体操作方法见图 28-5。

七、改普通腹腔镜和开放手术的选择

以腔镜技术为代表的微创外科已成为外科发展的趋势和特点，尤其在这种环境下，我们不能忘了微创的初衷，不能为了微创而微创，不能为了在技术上有所突破和创新就无限度地扩大微创适应证。更不能违背医疗原则，“体表微创，体内巨创”。在开展单孔腹腔镜技术的过程中，始终要把患者的安

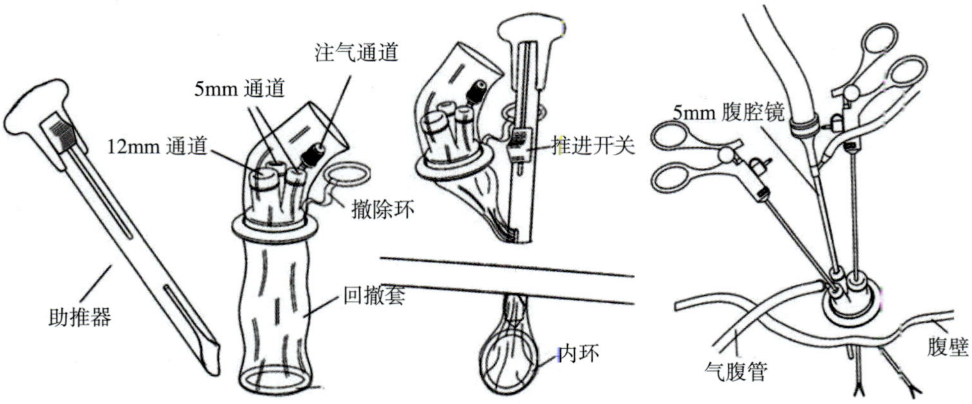

图 28-4 Port 置入示意图

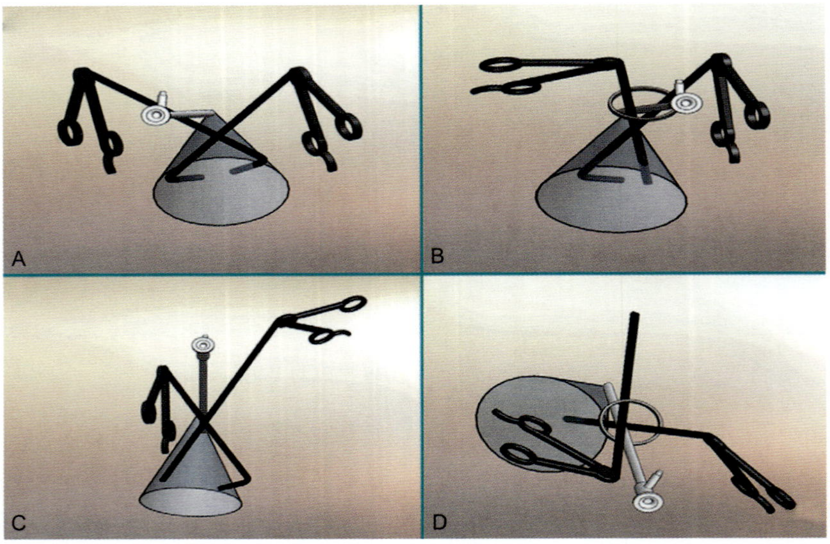

图 28-5 单孔腹腔镜下交叉操作示意图

全、健康放在首位。在单孔腹腔镜学习早期阶段，若术中确实需要辅助牵引、分离或者缝合等辅助操作，都应毫不犹豫地增加辅助孔进行操作。

八、展望

目前 3D 单孔腹腔镜技术、机器人辅助单孔腹腔镜手术在临床上都已得到应用，尤其是 3D 腹腔镜技术已经在国内得到较好的推广。总之，单孔腹腔镜技术只是微创外科历史发展长河中的一个小小片段，不值得过于吹捧或神化，但需要认真对待和学习。

第二节　单孔腹腔镜肾上腺切除术

肾上腺由于位置深，开放手术创伤大，暴露困难。而腹腔镜手术下能够巧妙地游离周围器官，清晰地显露出肾上腺的血管，因此随着腹腔镜技术的发展，腹腔镜肾上腺切除术已经成为肾上腺切除的“金标准”。单孔腹腔镜相对传统腹腔镜更微创、更美容，在肾上腺手术领域独具优势。本节中，我们将结合肾上腺的解剖特点，详细介绍单孔腹腔镜肾上腺切除的手术步骤、要点以及手术中常见问题的处理。

一、肾上腺解剖[5]

肾上腺是腹膜后脏器，位于双侧肾的上极内侧上方。肾上腺有着独特的金黄色，这利于术中辨认肾上腺。肾上腺位于肾周筋膜内，周围包绕着肾周脂肪。每个肾上腺都有三个动脉分支供应，分别为肾上腺上动脉、中动脉和下动脉，依次起源于膈下动脉、主动脉和肾动脉。由于左右肾上腺毗邻下腔静脉和主动脉不同，导致肾上腺中动脉和下动脉的位置有所差异。肾上腺中央静脉左右汇入各不相同，左侧汇入肾静脉，右侧汇入下腔静脉后方。

两侧肾上腺的毗邻脏器各不相同。右侧肾上腺上方为肝，左侧肾上腺上方为脾。右侧肾上腺内侧为下腔静脉，左侧肾上腺内侧为主动脉。右侧肾上腺前方为十二指肠、胰头、升结肠等脏器，左边肾上腺前面为胰尾及降结肠等。两侧肾上腺下方均为肾上极。

肾上腺周围有三个相对无血管平面。第一个平面为位于肾上极与肾上腺底部的平面。第二个平面位于肾上腺外侧的肾周脂肪和肾周筋膜之间。第三个平面是肾上腺背侧与腰大肌之间的平面。

在组织学上，肾上腺分为皮质和髓质。皮质又分成球状带、网状带、束状带，由于各个带内分泌功能的不同，使得不同起源的肾上腺肿瘤具有各自的内分泌功能特点。肾上腺髓质主要分泌儿茶酚胺。

二、单孔腹腔镜肾上腺切除术患者的选择

术前选择合适的患者进行手术，将有效减少甚至避免可能的围术期并发症[6,7]。尤其对于新开展单孔腹腔镜技术的医生来说，选择合适的患者显得尤为重要。单孔腹腔镜肾上腺切除术理想的患者特征包括：体型相对瘦的，没有腹腔手术史的，一般情况良好的。良好的术前评估和术前准备是手术顺利进行的保证。由于单孔腹腔镜手术相对传统腹腔镜手术难度大，进行单孔腹腔镜肾上腺切除术的医生必须首先能够熟练完成普通腹腔镜肾上腺切除术[8-10]。除了患者的一般情况，病变的大小也是需要关注的。在开展单孔腹腔镜肾上腺切除术的早期，由于肿瘤体积增大会导致操作空间减少，因此大于4cm的肾上腺肿瘤被认为是一个相对的手术禁忌证。现在的研究表明：只要没有局部浸润，6cm的肾上腺肿瘤仍可选择单孔腹腔镜手术。当然，如果伴有局部浸润，那么难度将显著增大。在此，笔者推荐肿瘤直径小于6cm及良性病灶作为单孔腹腔镜肾上腺切除术的选择适应证。

1. 手术绝对禁忌证　局部浸润的恶性肿瘤，直径大于10cm或有增加恶性风险的良性肾上腺肿瘤；无法控制的嗜铬细胞瘤，严重的心肺功能紊乱、凝血障碍和高血压。

2. 手术相对禁忌证　腹部手术史导致术区粘连；严重肥胖；有肿瘤扩散高风险的恶性肿瘤。

三、手术前准备

(一)围术期药物处理

1. 嗜铬细胞瘤　术前口服α受体阻滞剂10～14天，并控制心率等。

2. 库欣病　术前予以补偿糖皮质激素，术后逐渐减量，直至垂体及对侧肾上腺功能恢复后停止使用替代药物。

3. 原发性醛固酮增多症　术前2～3周口服螺内酯，使血压降至正常水平，并将血钾控制在正常水平。

(三)体位、入路的选择

1. 和普通腹腔镜手术一样，单孔腹腔镜肾上腺切除术中患者取完全侧卧：患侧在上。通过宽胶带固定体位。

2. 入路的选择可参考本章第一节内容，但如果患者腹壁脂肪厚，肿瘤体积大，选择经脐入路可能会有一定难度。总体来说，经腹腔入路相对于经后腹腔入路更便于控制血管，更有利于控制手术中的风险。但经后腹腔入路对腹腔没有干扰，尤其适合腹部手术病史的患者。

(四)Port 的安置

经腹入路一般选择经脐或者肋缘下，取一个2～3cm的切口，依次切开皮肤、皮下组织、腹直肌前鞘，钝性分离腹直肌，小心打开腹直肌后鞘及腹膜，进入腹腔。运用商用的Port置入辅助器将内环置入腹腔。然后按照说明将外部Port盖好，连接气腹，可从Port的通道中置入腹腔镜及器械进行手术。经腹膜后入路和普通后腹腔镜手术相似，在通过手指及气囊建立腹膜后腔后，置入Port内环，安装好Port即可进行腹腔镜观察和手术操作。

四、经腹腔入路的标准术式（以左侧肾上腺切除为例）

1. 手术器械的准备（图28-6）。

2. Port置入。注意切开皮肤及腹膜的大小要合适，太大容易使Port脱落，太小不利于Port置入和手术操作（图28-7）。

3. 进入腹腔后观察解剖标志。于降结肠外侧结肠旁沟的Toldt线切开，在肾周筋膜及融合筋膜之间进行分离。结肠旁沟打开范围为脾膈韧带至肾中下部即可。在将结肠游离推向内侧的过程中，确认正确的平面很重要，不当的操作会诱发出血，使得视野不清，进一步影响解剖标志及层次的识别。此过程中切勿损伤肠系膜，万一导致系膜穿孔等需手术中予以修补。在肾周筋膜外分离直至肾蒂部位。过早打开肾周筋膜会造成出血和视野不清。结肠推向内侧后要良好地显露肾上极（图28-8）。

4. 进一步游离脾周围，打开脾结肠韧带、脾肾韧带（图28-9）。在大部分患者，这些结构打开后，脾就可以翻向视野内上方。并仔细将胰尾与肾周筋

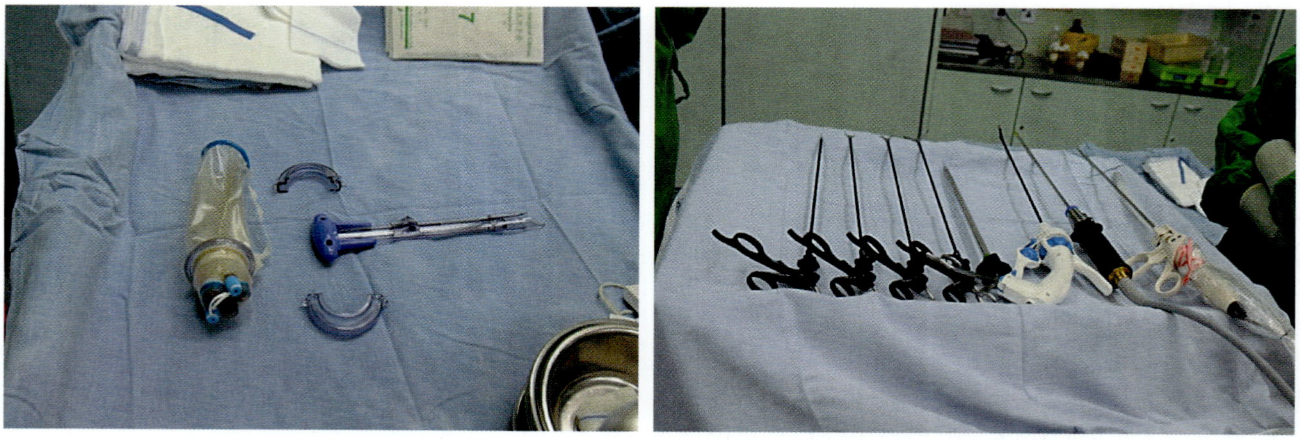

图 28-6　单孔腹腔镜肾上腺切除器械准备

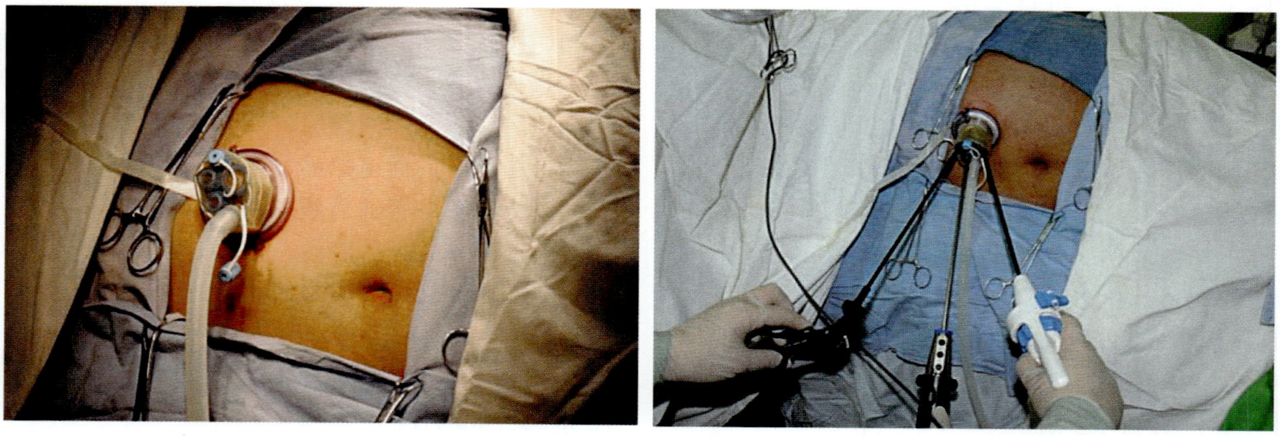

图 28-7　Port 置入及器械操作外景

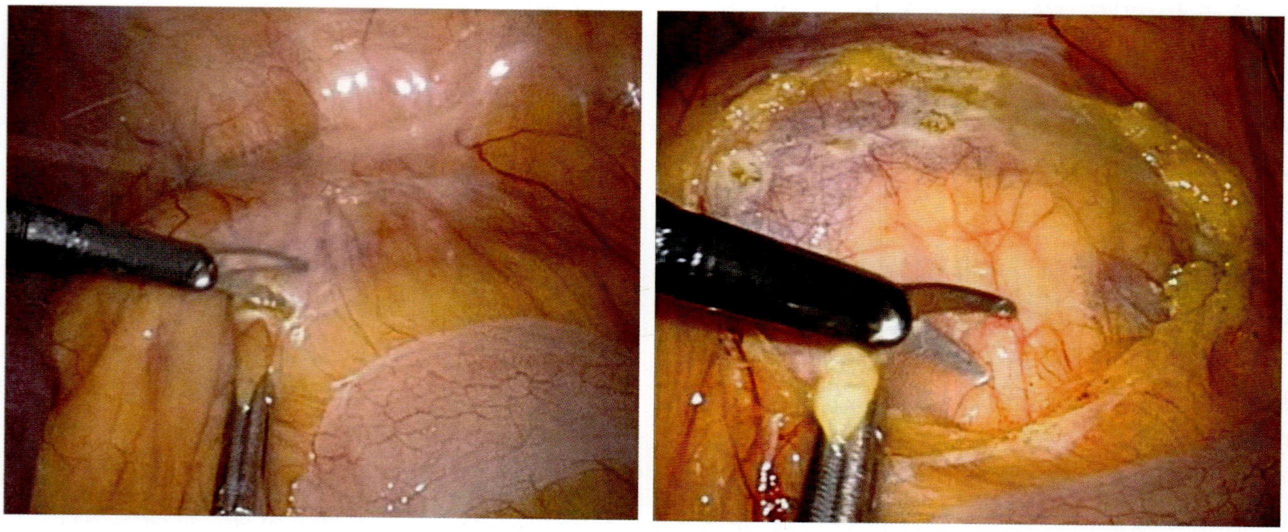

图 28-8　左侧 Toldt 线切开及游离结肠

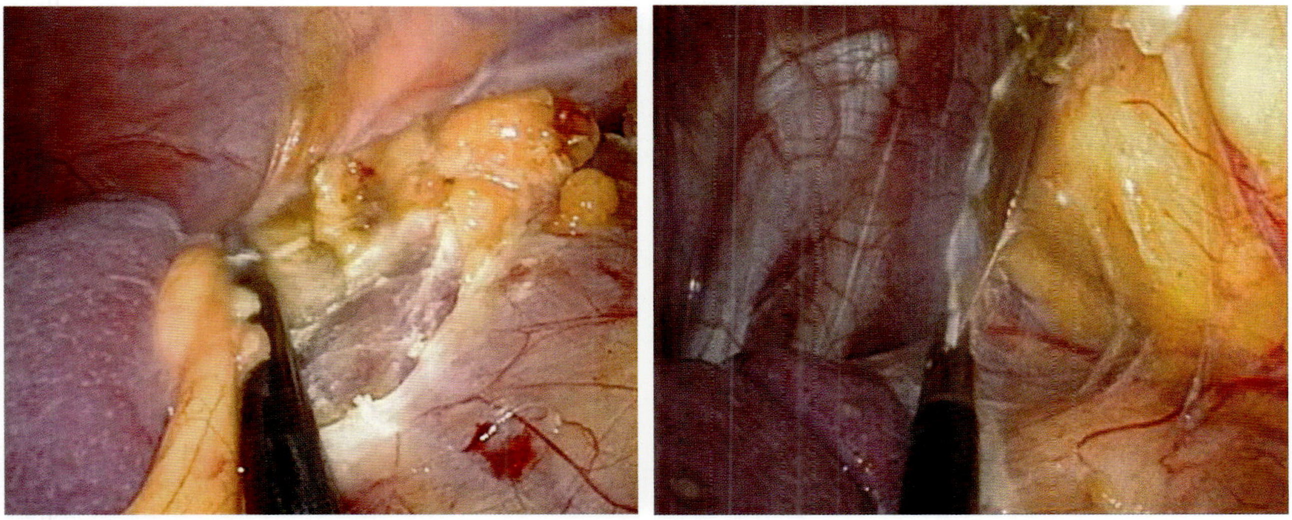

图 28-9　分离脾肾韧带和脾结肠韧带

膜之间游离。

5. 打开肾周筋膜前层，暴露左肾静脉。在打开肾周筋膜前层后，可用拉钩在切口上方将肾推向外上方，提供游离肾蒂的张力（图 28-10）。

6. 在左肾静脉被充分游离后，离断左肾上腺中央静脉。在离断左肾上腺中央静脉时需要保持一定的张力。游离出左肾上腺中央静脉并予以 Hem-o-lok 夹闭后离断（图 28-11）。在肾上腺中央静脉离断后，顺着肾静脉上游打开至肾上极与肾上腺底部的平面进行游离。这个部位分离可用 Hem-o-lok 夹闭或者超声刀进行打开，如碰到出血，可以用压迫方法进行止血。在肾上腺上极游离时要小心膈下动脉供应肾上腺的多个分支，处理肾上腺上侧时，超声刀或者多个 Hem-o-lok 都是很好的选择。另外，在肾上极和肾上腺底部分离时，碰到异位的肾动脉分支也并不罕见，因此术者要时刻警惕，防止意外损失血管。

7. 然后继续分离肾上腺周围组织。在离断肾上腺中央静脉后，肾上腺背侧和腰方肌之间的无血管空间可以充分游离。在肾上腺外侧被打开后，肾上腺可以提起进行游离。此时由于脾被充分游离，不会遮挡视野，使得肾上腺有很好的操作空间（图 28-12）。

8. 在外侧肾上腺的小血管和组织用 Hem-o-lok

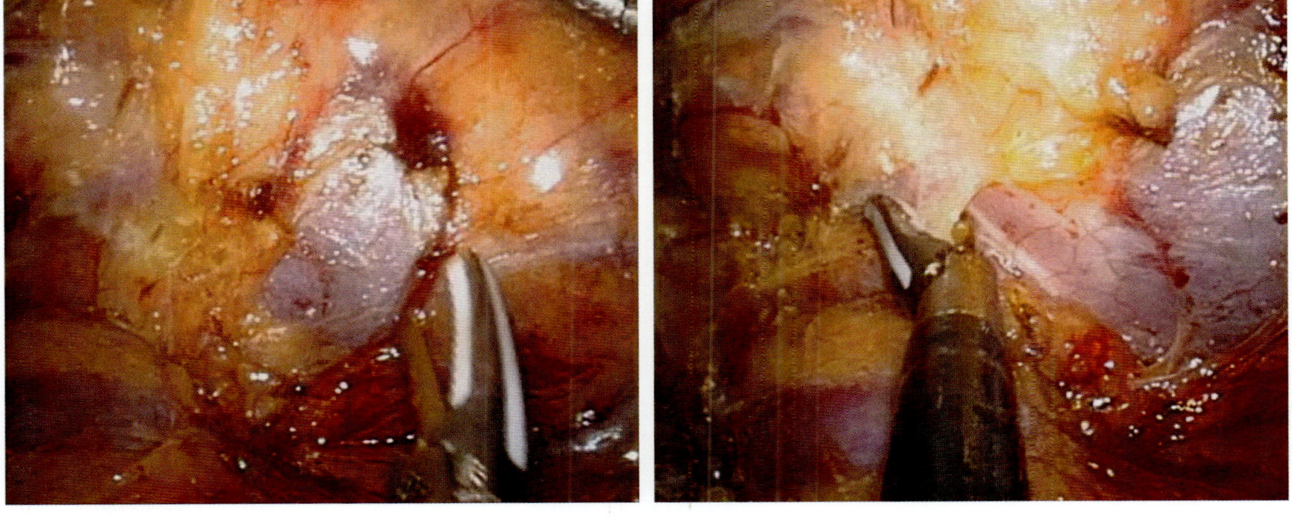

图 28-10　顺着肠系膜和肾周筋膜的平面分离至肾静脉

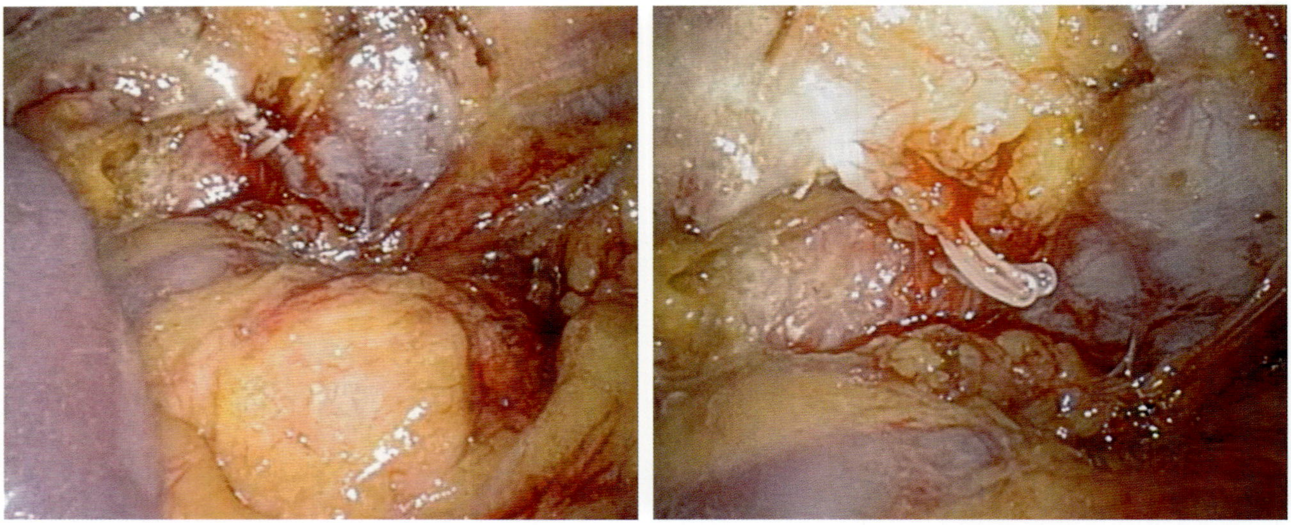

图 28-11　夹闭肾上腺中央静脉并离断

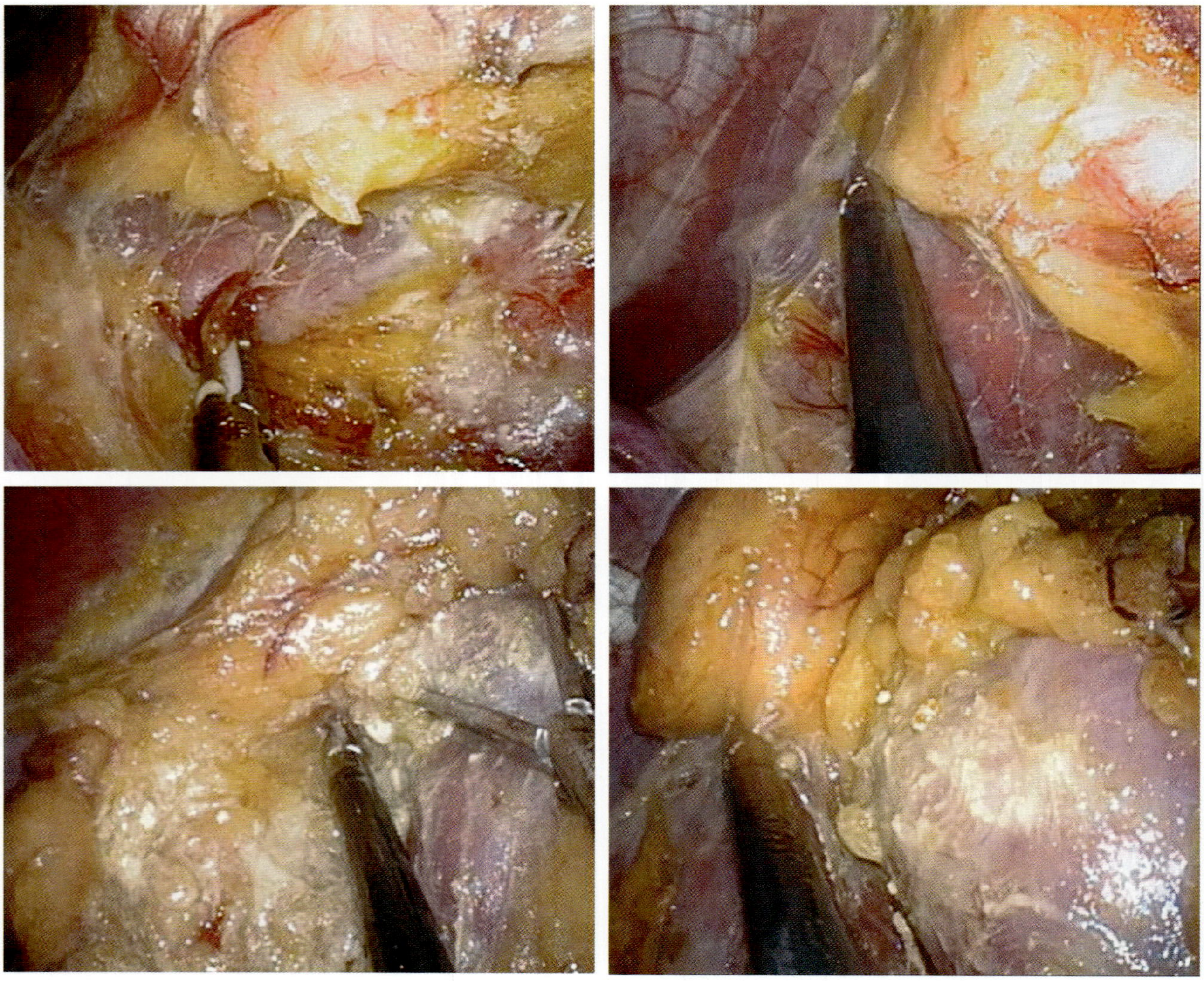

28-12　游离肾上腺周围组织

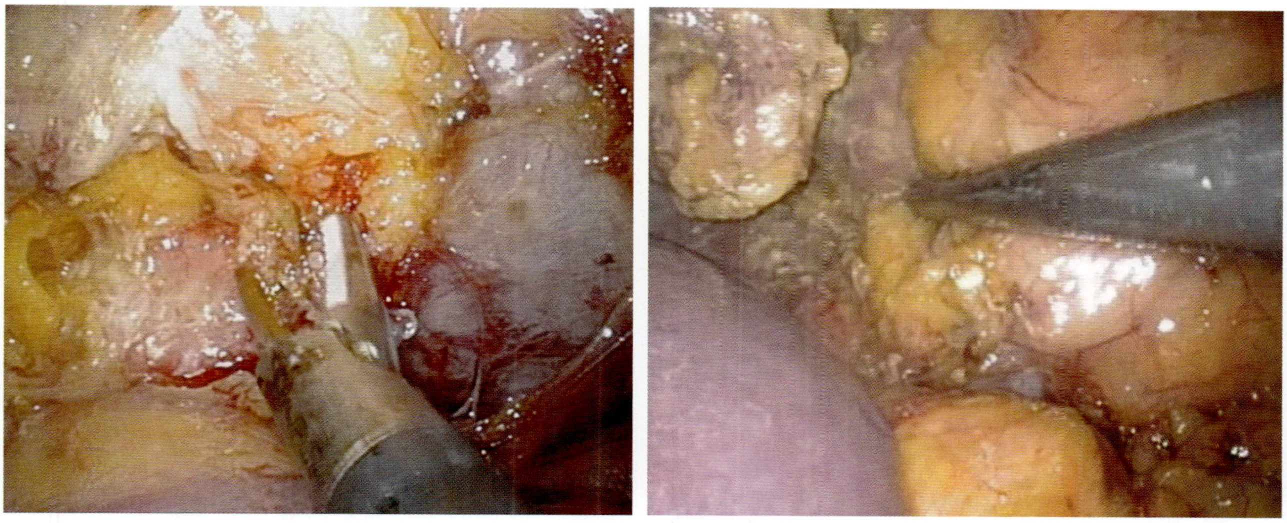

图 28-13 肾上腺彻底游离

彻底离断后，左侧肾上腺彻底游离（图 28-13）。

9. 取出标本，放置引流。肾上腺标本通过腹腔镜取物袋取出（图 28-14）。在确认没有活动性出血及器官损伤的情况下，放置肾上腺区域引流管。如果发现还有小的肾上腺动脉出血，应用 Hem-o-lok 夹闭。

10. 关闭切口及术后随访。移除 Port 后，逐层关闭切口。图 28-15 示患者术后 18 个月时腹部切口愈合情况。

11. 右侧经腹单孔腹腔镜肾上腺切除术：在右侧经腹单孔肾上腺切除术中，肝外侧的三角韧带需要打开以便将肝推开显露肾上腺。腹膜需要在肝下缘打开，然后显露下腔静脉（图 28-16）。

注意点：右侧肾上腺的中动脉从下腔静脉后面进入肾上腺，并且离腹腔神经节很近，使得结构更加复杂。右侧肾上腺动脉由于分支多，血管小，应用 Hem-o-lok 或者超声刀进行分离均可达到很好的效果。右侧肾上腺中央静脉汇入下腔静脉的位置常偏后方，而且比较短，需要进一步显露下腔静脉才

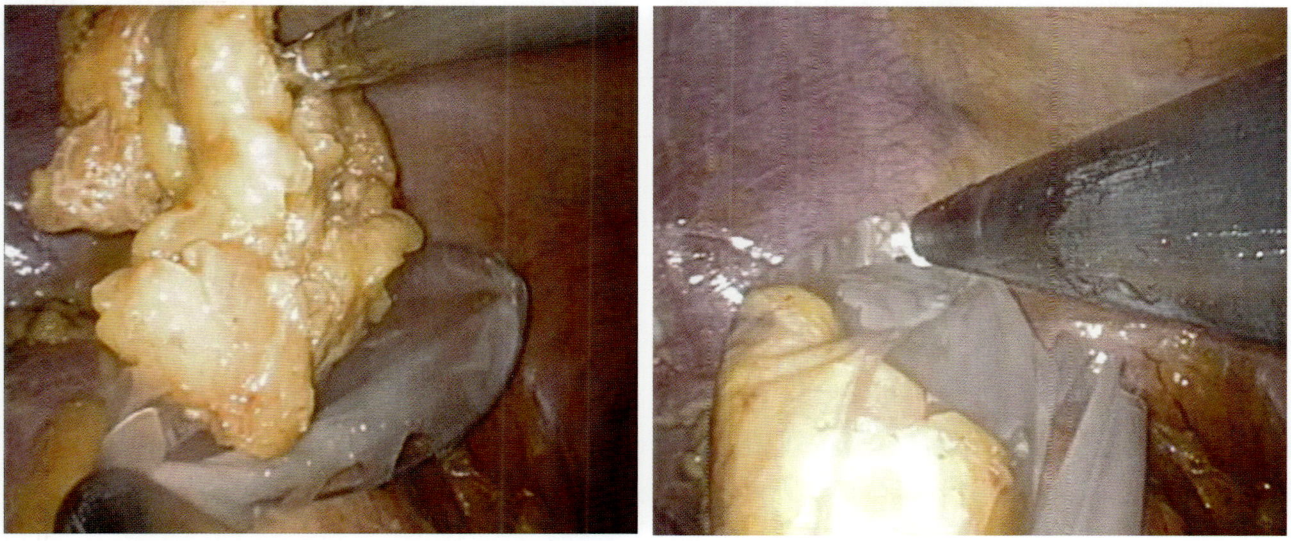

图 28-14 取出标本

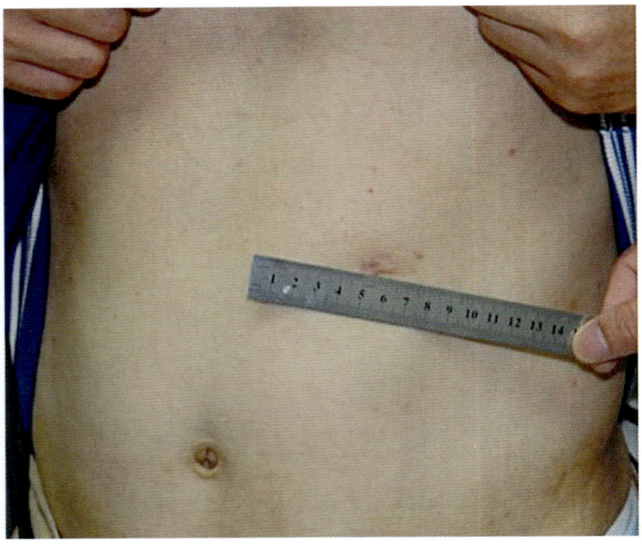

图 28-15　术后切口情况

能游离、夹闭、离断。

五、经后腹腔入路的标准术式（以右侧肾上腺为例）

1. Port 置入。全身麻醉后，将患者取健侧卧位。在患侧腋中线第 12 肋缘下平行皮纹取 2.5cm 皮肤切口。依次切开皮肤、皮下组织。钝性分离肌层，打开腰背筋膜。用手指在腰背筋膜内面推开肾旁脂肪。置入气囊，注气 800ml，保持 5 分钟。取出气囊后，安装单孔 Port。连接气腹机，置入腹腔镜及操作器械。

2. 清除腹膜外脂肪。在肾周筋膜外清除腹膜外脂肪。锐性分离腹膜外脂肪的营养血管，将腹膜外脂肪推向髂窝（图 28-17）。

3. 打开肾周筋膜。在肾周筋膜切开后，应在肾周脂肪和肾周筋膜间进行游离，这是一个相对无血

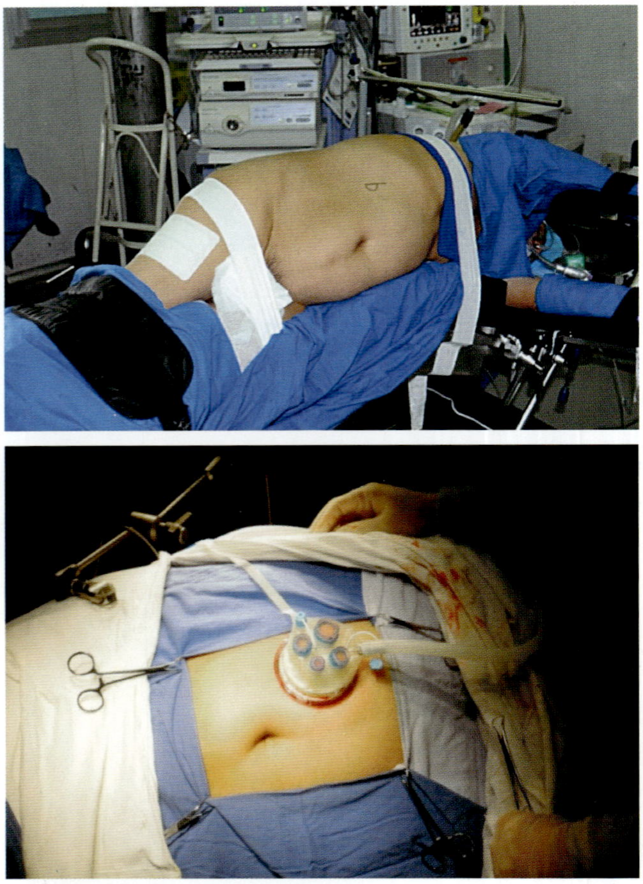

图 28-16　右侧经腹单孔腹腔镜肾上腺切除术体位及 Port 位置

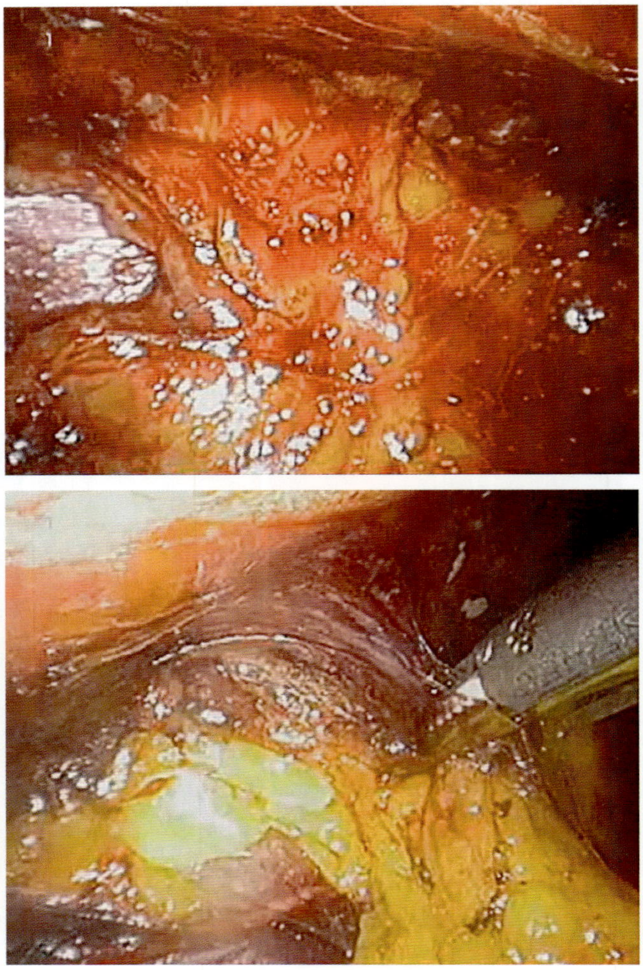

图 28-17　清除腹膜外脂肪

管平面。通过钝性分离为主，结合锐性分离，直至膈肌顶。可以很快在手术初期暴露出肾上腺。

腹膜后缺乏明确的解剖标志，良好地清除腹膜外脂肪可以使腹膜后操作空间增大，并且能显示腹侧的腹膜返折线。在腹膜返折线的背侧打开肾周筋膜（图 28-18）。

4. 游离肾上极周围脂肪。通过游离肾上极周围脂肪，可以增大操作空间，使得肾上腺操作更加容易。游离肾上极周围的脂肪还有利于显露肾上极与肾上腺之间的平面。在肾上腺外上方，用 Hem-o-lok 或者超声刀离断膈下动脉发出的肾上腺上动脉分支。游离肾上腺外上方（图 28-19）。

5. 游离肾上极与肾上腺之间平面。在右侧肾上腺与肾上极平面分离时，在内侧可能会碰到右肾动脉发出的肾上腺下动脉，应注意在可能遇到血管的区域预先使用 Hem-o-lok 夹闭再离断，以减少出血（图 28-20）。

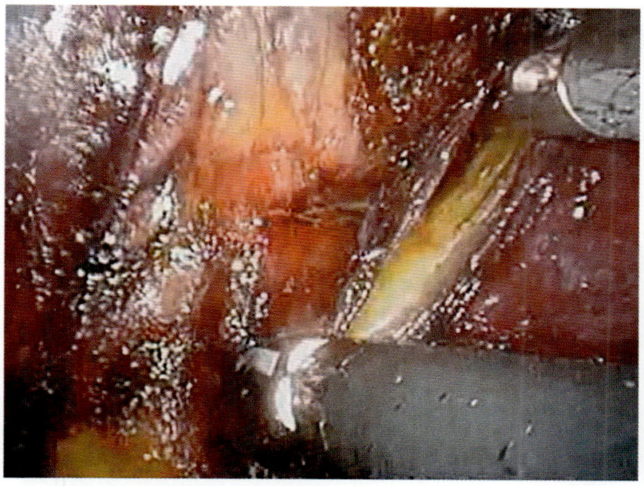

图 28-18 打开肾周筋膜

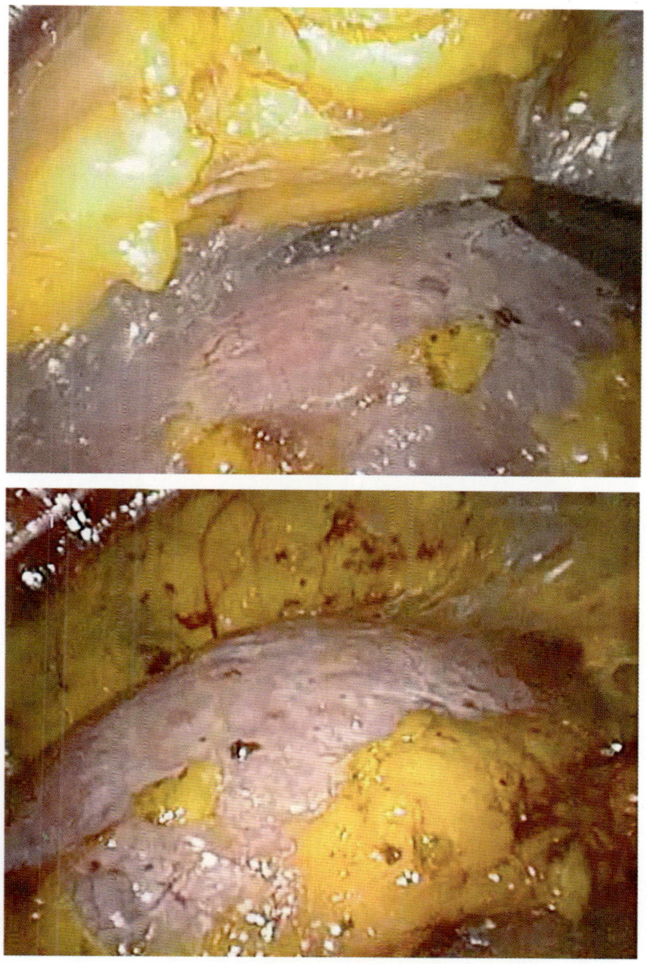

图 28-19 游离肾上极周围脂肪

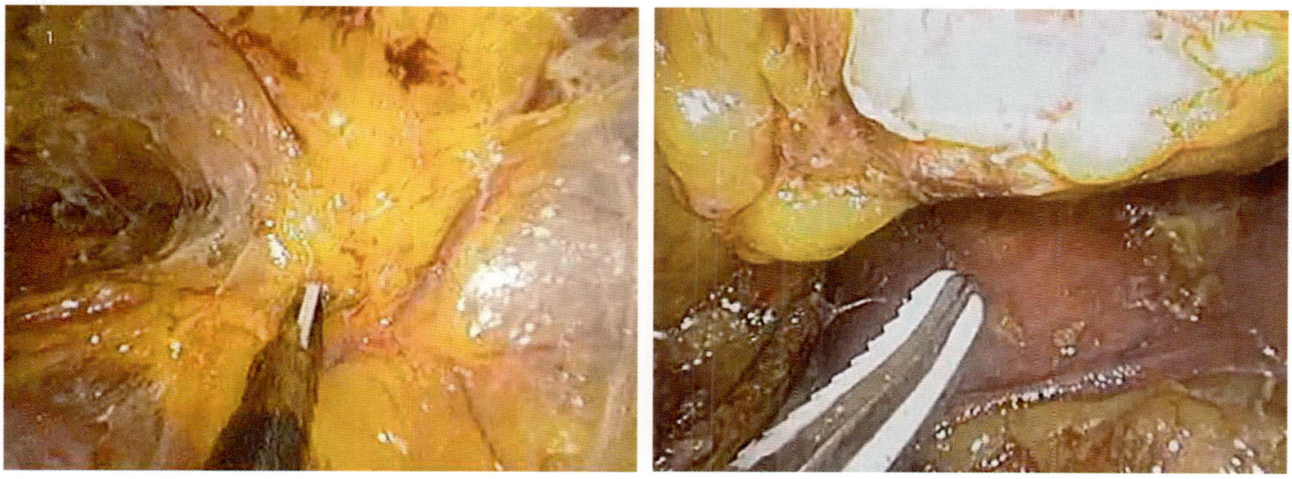

图 28-20 游离肾上腺与肾上极之间的平面

6. 游离肾上腺中央静脉。在肾上极腹侧向内侧游离出下腔静脉。贴着下腔静脉外侧缘向上游离，直至发现右肾上腺中央静脉。右肾上腺中央静脉较短，应予以 Hem-o-lok 双重夹闭后，远端可用钛夹夹闭，然后离断（图 28-21）。

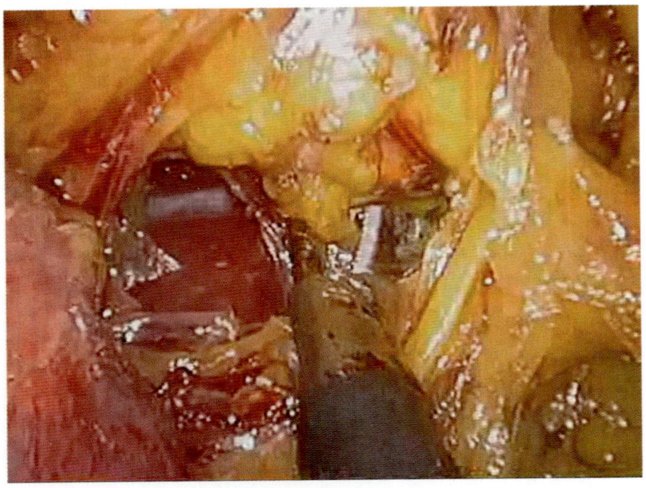

图 28-21 控制右侧肾上腺中央静脉

7. 游离肾上腺背侧与上极。离断肾上腺中央静脉后，将肾上腺提起从肾上腺背侧游离至膈肌顶部。再继续沿右肾上腺上极向腹侧游离。或者直接从肾上腺中央静脉上方游离至肝下缘，然后再向外侧游离肾上腺上侧（图 28-22）。肝下缘处有数支肝短静脉汇入下腔静脉，勿损伤致使出血。

8. 取出标本，彻底止血后放置术区引流。

左侧经腹膜后肾上腺切除术特点：在游离出左肾上腺中央静脉之前需要游离左肾蒂静脉。游离左侧肾上腺可先游离腹侧面、外侧面，再游离与肾上极交界层面，最后游离上极与内侧面。

六、总结

相对于传统腹腔镜肾上腺切除术，单孔腹腔镜肾上腺切除术创伤小，瘢痕小，术后疼痛轻，但操作难度大，手术时间有所延长。随着外科技术的进步，外科医生对单孔腹腔镜手术技术的熟练，单孔腹腔镜肾上腺切除术会更加成熟。

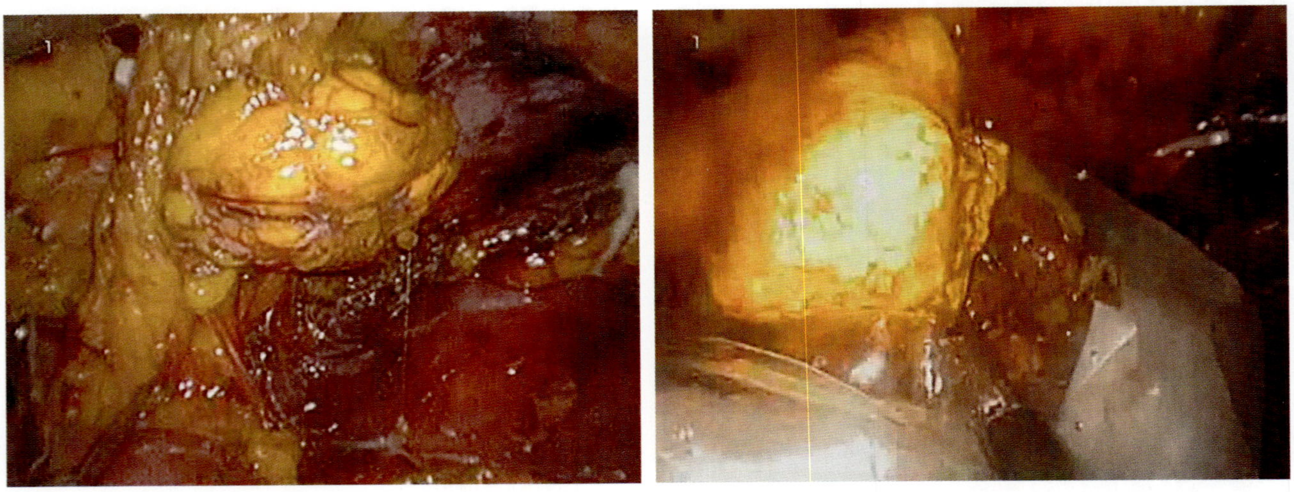

图 28-22 完全游离右肾上腺及装入标本袋

第三节 单孔腹腔镜肾切除术

2007 年，在墨西哥召开的第 25 届世界腔道泌尿外科大会上，Rane 等报道了首例单孔腹腔镜肾切除术[2]。此后单孔腹腔镜技术在泌尿外科领域迅速推广，在包括肾部分切、UPJ 成形等各种术式上得到应用。肾切除术作为单孔腹腔镜技术在泌尿外科开展最早的术式，已经发展成熟，得到了泌尿外科医生的认可[11-16]。本节中，我们从经腹及经腰两个入路来介绍单孔腹腔镜肾切除术的手术步骤及手术要点。

一、单孔腹腔镜肾切除术患者选择

首先患者需满足手术适应证，能够耐受手术，能够接受手术类型转变。其余情况术者可根据患者的一般情况，病灶周围的情况，再结合术者自身的手术经验进行把握。参照一般单孔腹腔镜手术开展原则，详见本章第一节。

1．手术适应证 单孔腹腔镜肾切除术主要用于三个方面：无功能肾切除[11]，肾肿瘤根治性切除[13]，活体供肾的切除[15]。

2．手术禁忌证 绝对禁忌证包括严重的心肺疾病、凝血功能障碍以及全身其他疾病使得不能耐受手术。严重的感染性无功能肾、肾肿瘤侵犯肾周筋膜外、肾癌合并腔静脉癌栓等。过度肥胖、腹部手术史导致腹腔粘连以及同侧肾的既往手术史等为相对禁忌证。

二、手术入路的选择

国际上肾切除手术常用的两种入路：经腹腔入路和经后腹腔入路。两种入路各有优缺点，但对于特定的患者，某种入路可能更加适合。入路的选择主要考虑三个方面的情况：患者的病情、术者熟悉的入路以及患者的意愿。

三、手术步骤

下面分别以右侧为例介绍经腹腔入路单孔腹腔镜肾切除术，以左侧为例介绍经后腹腔单孔腹腔镜肾切除术。

（一）经腹腔单孔腹腔镜右肾切除术手术步骤

1. 患者体位及 Port 位置 患者取完全左侧卧位，用宽胶带固定体位，升高腰桥。常规消毒铺单后，根据患者腹部情况选择 Port 位置。通常较瘦者可以选择经脐入路，而皮下脂肪多，或者由于既往腹腔手术史等导致手术难度增大者，笔者建议行肋缘下置入单孔 Port，这样直接面对手术野，操作角度小，便于操作。右侧经脐置入 Port 位置：在脐上缘水平取弧形切口长约 2.5cm。右侧经肋缘下切口可在脐水平上 3cm 经腹直肌行纵行切口长约 2.5cm。患者体型较胖时，切口可稍偏向外侧（图 28-23）。

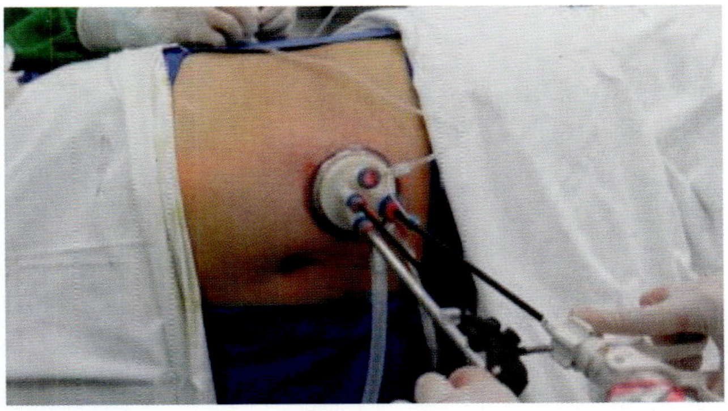

图 28-23 患者体位及 Port 位置

2．安装单孔 Port。右侧单孔腹腔镜肾切除术由于肝遮挡肾上极，常需要四孔 Port，便于术中置入拉钩挡肝脏。其余 Port 置入步骤见本章第一节。

3．安装好 Port 后，置入腹腔镜观察腹腔，了解腹腔内情况，病灶周围粘连情况等。

4．沿 Toldt 线打开右侧结肠旁沟，将升结肠和结肠肝曲游离从肾周筋膜上游离下来（图 28-24）。通过钝性、锐性分离相结合，完全游离升结肠和肝曲对后续手术过程的显露很有帮助。

5．肝的游离。在行经腹单孔腹腔镜右肾切除术时，肝游离和牵拉的好坏对右肾上极的术野暴露

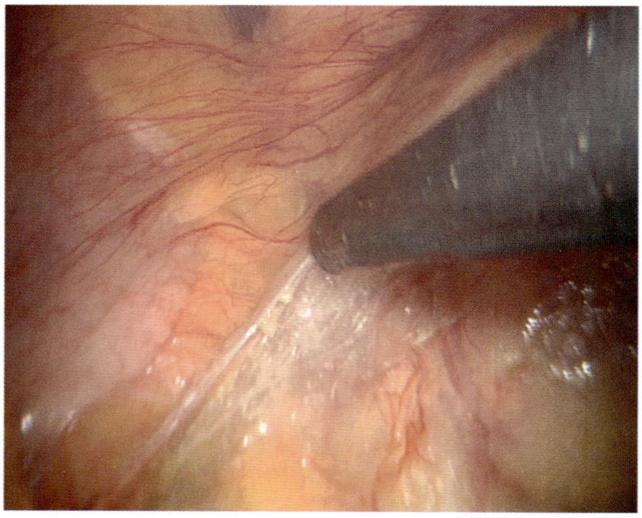

图 28-24 Toldt 线切开及游离结肠

起着决定性作用。靠近肝侧打开肝三角韧带，游离肝，勿损伤膈肌。进一步可借助“金手指”拉钩或者抓钳向上推肝，锐性分离肝下缘的腹膜，显露肾上极。保留肾上腺时分离应贴着肾上极游离（图 28-25）。肝游离及肾上极的显露也可以在十二指肠游离之后进行。

6. 将升结肠向内侧游离，显露深部的十二指肠。十二指肠降部位于右侧肾蒂前方，其外侧有结缔组织和肾周筋膜相连。通过 Koch 手法游离十二指肠（图 28-26）。

7. 向内侧游离十二指肠后，显露下腔静脉及右肾静脉（图 28-27）。此时要小心锐性分离下腔静脉表面的结缔组织。左手可用张开的抓钳向外侧上方推肾，以提供张力。

8. 在下腔静脉右侧游离肾下极内侧，寻找到右侧输尿管（图 28-28）。此时注意右侧生殖静脉直接从前面汇入下腔静脉。在游离肾下极内侧时应注意，勿损伤右侧生殖静脉。挑起右侧输尿管及其周围的肾周脂肪，向下游离肾下极至输尿管跨髂血管处。此处肾周脂肪薄弱，和外侧距离近，宜在此离断输尿管及肾周筋膜、脂肪囊。

9. 沿下腔静脉右侧缘分离，显露右肾静脉（图 28-29）。右手用抓钳向外侧推肾，为游离肾静脉提

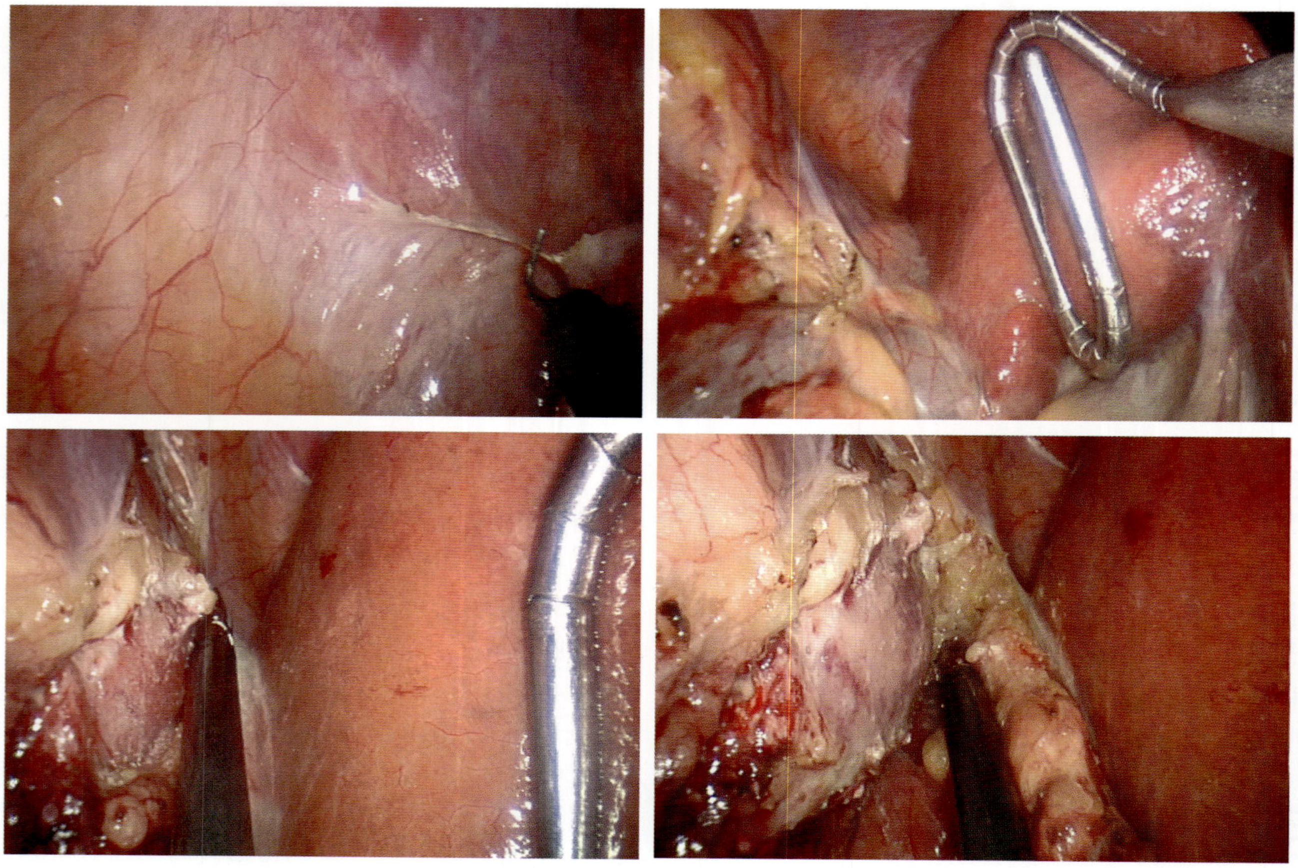

图 28-25 肝的游离

供张力。通常在肾静脉下方与腔静脉的夹角处游离肾静脉后面的肾动脉。

10. 游离右肾动脉。右肾动脉位于腔静脉、肾静脉后方。术中根据术前 CTA 结果进行有针对性的游离。如果肾动脉有多支，应逐支进行游离。游离以钝性为主，锐性辅助，逐步推进的原则。切忌一次性钳夹大量软组织进行锐性分离，极易导致血管损伤、术中大出血。游离出肾动脉后用 Hem-o-lok

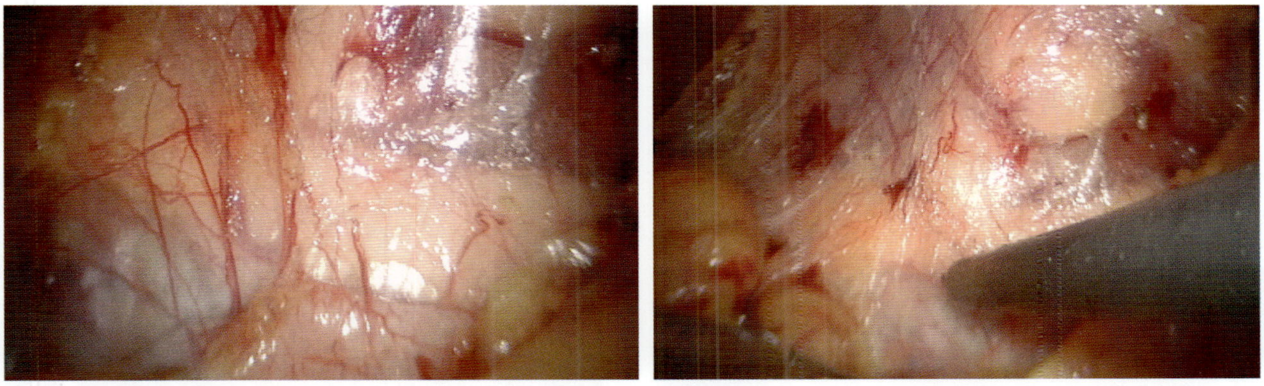

图 28-26 游离十二指肠

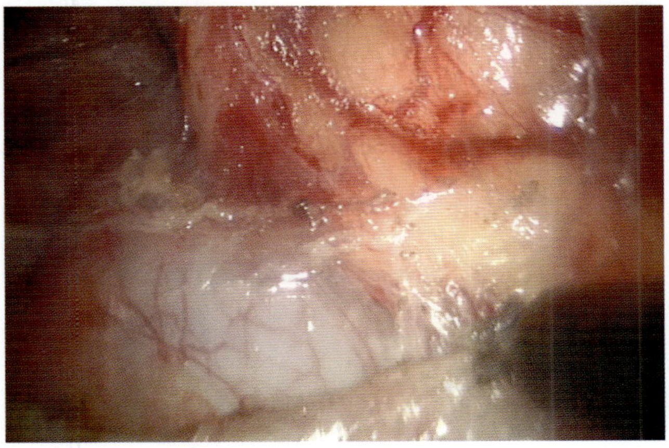

图 28-27 显露下腔静脉及右肾静脉

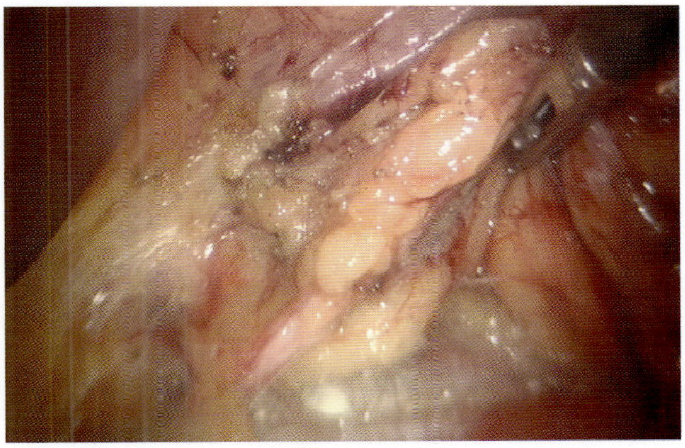

图 28-28 寻找右侧输尿管

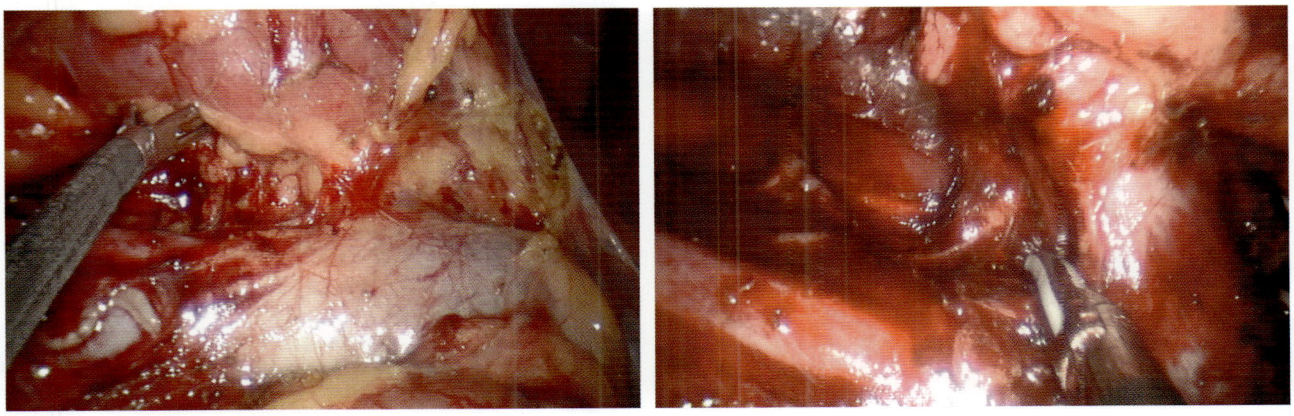

图 28-29 显露右肾静脉

夹闭、离断，阻断所有肾动脉后才能阻断肾静脉。此时也可暂不离断肾动脉，待静脉阻断、离断后再处理肾动脉（图 28-30）。

11. 阻断所有肾动脉血流后，可用直角钳夹闭肾静脉（图 28-31），观察静脉远端是否充盈，进一步确认肾所有动脉均已阻断。静脉阻断亦用数个 Hem-o-lok 或辅以钛夹 阻断，注意靠近腔静脉侧的要确切，防止 Hem-o-lok 滑脱。

12. 游离肾周背侧及外侧、离断输尿管（图 28-32）。肾蒂血管都离断后，在右手抓钳的帮助下，贴着腰大肌表面游离肾背侧直至外侧腹壁。然后在肾下极肾周脂肪相对薄弱处离断输尿管，并在肾外侧分离直至将整个肾标本游离。

13. 将肾标本装入标本袋中，延长 Port 切口取出。彻底止血后，留置肾窝引流管，并逐层关闭切口。图 28-33 示患者术后腹部切口愈合情况。

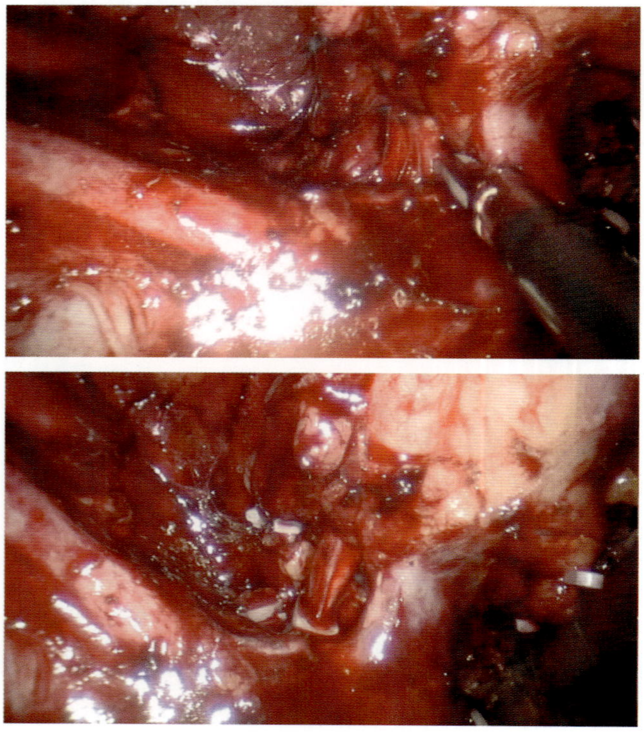

图 28-30　游离右肾动脉

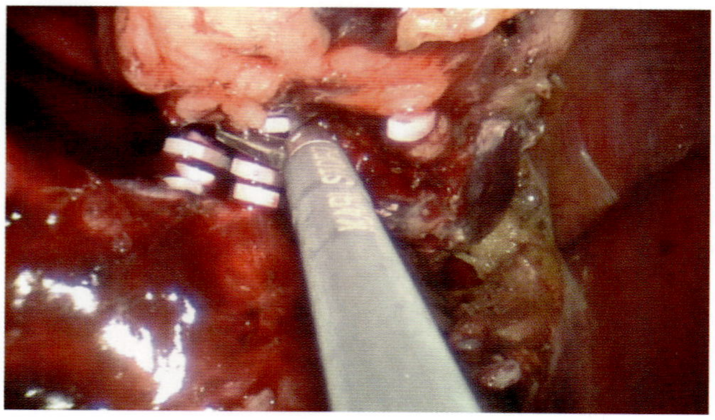

图 28-31　夹闭肾静脉

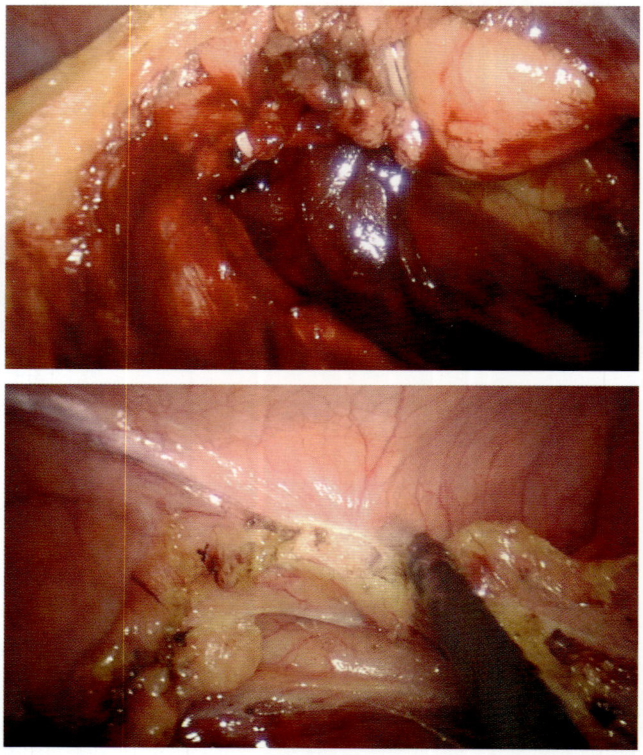

图 28-32　游离肾周背侧及外侧、离断输尿管

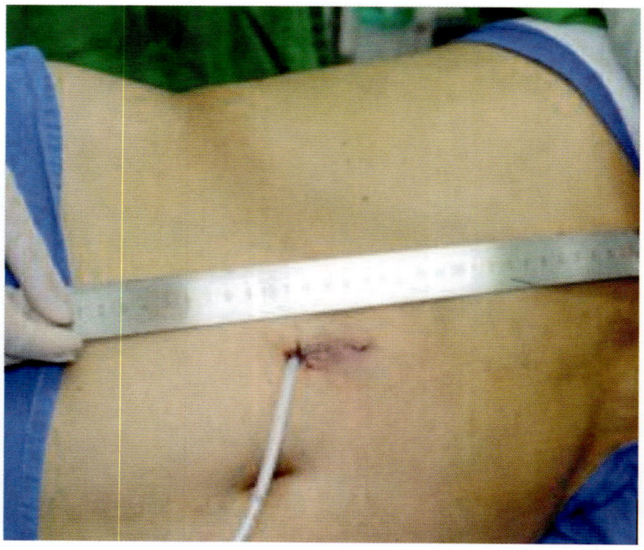

图 28-33　患者术后腹部切口愈合情况

（二）经后腹腔单孔腹腔镜左肾切除术手术步骤

1. 置入单孔 Port 和清除腹膜外脂肪，识别解剖标志：腹膜返折、肾周筋膜。具体步骤同本章第二节。

2. 打开肾周筋膜。应在腹膜返折线的背侧打开肾周筋膜，防止损伤腹膜。进入肾周筋膜内后可见肾周筋膜与肾周脂肪间的白色网状纤维组织（图 28-34）。靠肾周筋膜背侧面贴着腰大肌前方，向肾蒂方向游离。范围应从膈顶直至肾下极。

3. 腹膜后入路首先遇到的应该是肾动脉。肾动脉的位置判断方法主要依靠几点：通过吸引器等感知肾动脉的搏动点；或根据肾上极、肾下极的位置判断肾蒂的位置；或者通过术前 CTA 情况来判断肾动脉位置。也可以选择在肾下极游离出输尿管，通过沿输尿管向上直至显露出肾动脉或者肾静脉。在接近肾动脉时，可用吸引器钝性分离辅助显露（图 28-35）。

4. 游离左肾动脉。阻断肾动脉血流，用数个 Hem-o-lok 或者辅以钛夹夹闭肾动脉后离断，注意肾动脉近端应该至少保证两个以上 Hem-o-lok 或钛夹，防止脱落（图 28-36）。

5. 游离肾静脉。左侧肾静脉有左生殖静脉、左肾上腺中央静脉汇入，应注意保护。左肾静脉还常有腰静脉从背侧汇入。应防止损伤致出血。由于游离肾蒂血管时肾被推向腹侧，肾静脉严重成角，如再合并腰静脉分支，此时应较其他情况下更贴近肾一侧夹闭、离断肾静脉，防止从肾静脉、腰静脉交界处夹时闭损伤肾静脉（图 28-37）。

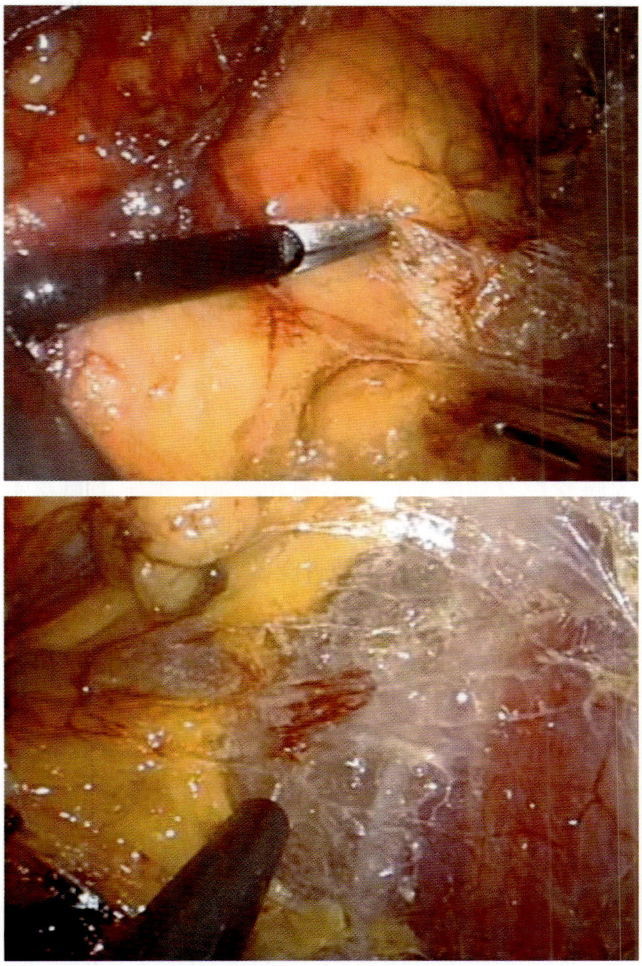

图 28-34 打开肾周筋膜

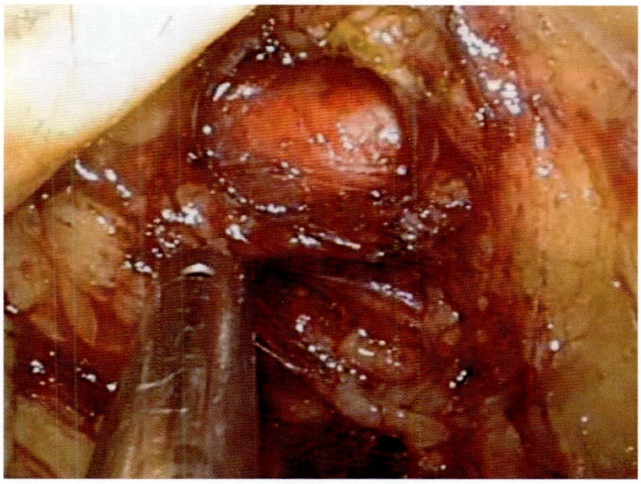

图 28-35 显露肾动脉

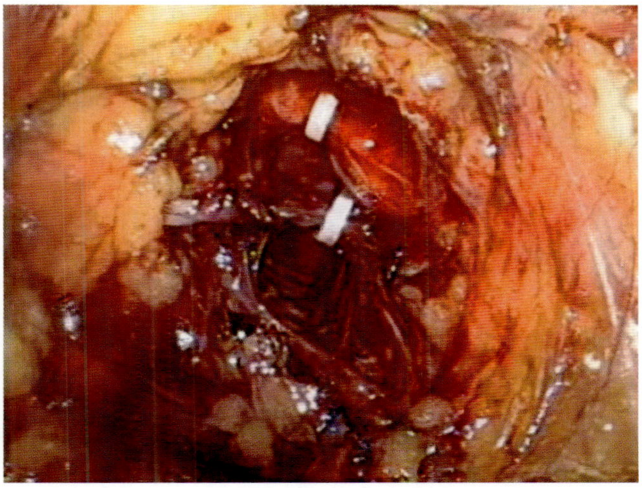

图 28-36 游离左肾动脉

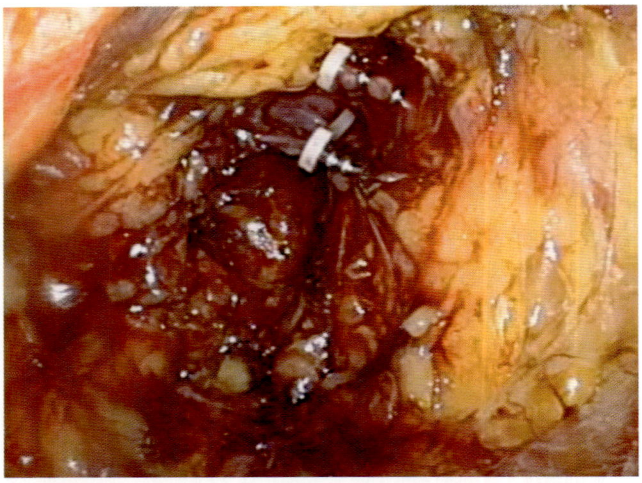

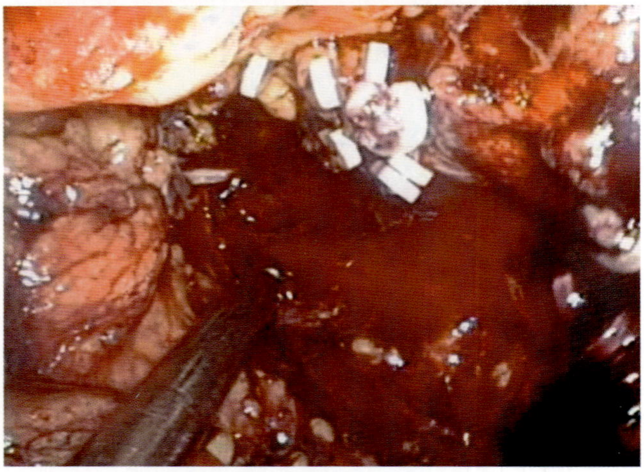

图 28-37　游离肾静脉

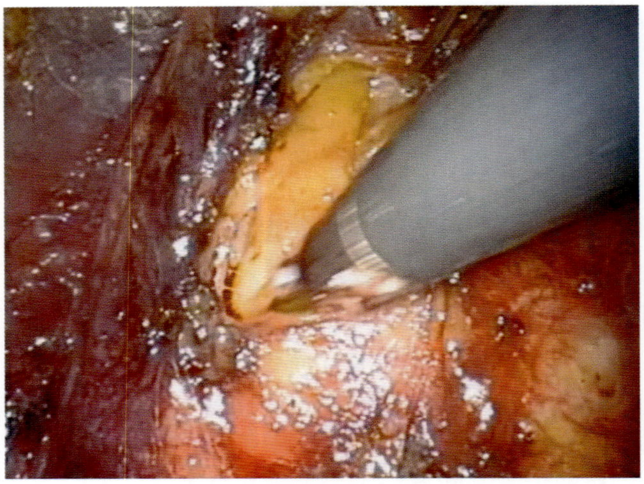

图 28-38　游离肾周腹侧

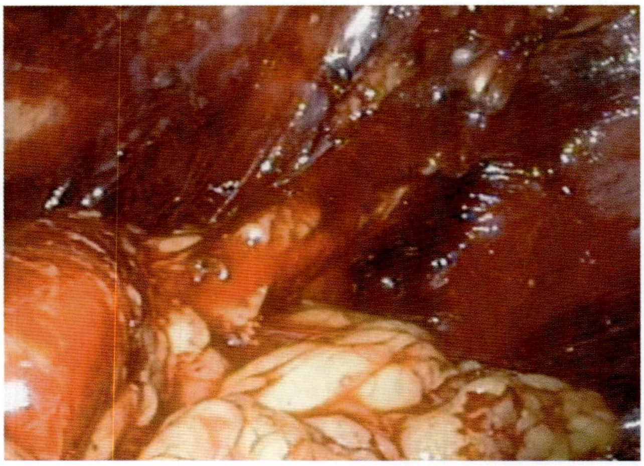

图 28-39　游离肾上极

6. 游离肾周腹侧。贴肾周筋膜内，靠肾周腹侧面游离肾周脂肪囊。注意保护左侧肾腹侧的胰尾、降结肠等脏器（图 28-38）。

7. 游离肾上极。如果保留肾上腺，应贴着肾，由外侧向内，越过肾上极后向内下方游离肾上极。在右手器械的牵拉下，暴露肾的内侧面，将肾“剥离”下来（图 28-39）。

8. 游离肾下极，夹闭输尿管后离断。

9. 完全游离肾标本，置入标本袋，延长原单孔 Port 切口取出标本。彻底止血后留置肾窝引流管。

四、总结

尽管最近的研究发现单孔腹腔镜肾切除术相比传统腹腔镜肾切除术手术时间更长，改变手术方式的可能性更大，但由于单孔腹腔镜肾切除术术后疼痛轻，恢复时间短，术后体容损毁少，而且相比传统腹腔镜肾切除术在围术期并发症、术中出血及术后肾功能等情况没有差别，单孔腹腔镜肾切除术受到泌尿外科医生及患者的青睐[13-14]。

（孙颖浩）

参考文献

[1] 孙颖浩.单孔腹腔镜在泌尿外科的发展现状及展望. 中国微创外科杂志, 2010, 10(1):23-24.

[2] Rane A, Rao P, Rao P. Single-Port-access nephrectomy and other laparoscopic urologic procedures using a novel laparoscopic Port (R-Port). Urology, 2008, 72(2):260-263; discussion 263-264.

[3] 王林辉, 刘冰, 杨庆, 等. 泌尿外科单孔腹腔镜手术209例临床应用分析. 中华泌尿外科杂志，2012, 33(10):757-761.

[4] 刘冰, 王林辉, 杨印辉, 等. 经脐单孔多通道腹腔镜下肾部分切除术的初步应用. 第二军医大学学报，2010, 31:1349-1352.

[5] Wang B, Ma X, Li H, et al. Anatomic retroperitoneoscopic adrenalectomy for selected adrenal tumors ＞5 cm: our technique and experience. Urology, 2011, 78(2):348-352.

[6] Zhang X, Fu B, Lang B, et al. Technique of anatomical retroperitoneoscopic adrenalectomy with rePort of 800 cases. J Urol, 2007, 177(4):1254-1257.

[7] Autorino R, Cadeddu J A, Desai M M, et al. Laparoendoscopic single-site and natural orifice transluminal endoscopic surgery in urology: a critical analysis of the literature. Eur Urol, 2011, 59(1):26-45.

[8] Wang L, Liu B, Wu Z, et al. Comparison of single-surgeon series of transperitoneal laparoendoscopic single-site surgery and standard laparoscopic adrenalectomy. Urology, 2012, 79(3):577-583.

[9] Wang L, Wu Z, Li M, et al. Laparcendoscopic single-site adrenalectomy versus conventional laparoscopic surgery: a systematic review and meta-analysis of observational studies. J Endourol, 2013, 27(6):743-750

[10] 吴刚, 张尧, 叶锦, 等.经脐单孔腹腔镜下肾上腺全切除术的初步探讨.中华腹腔镜泌尿外科杂志, 2010(2):1-3.

[11] 张树栋, 马潞林, 黄毅, 等.经脐单孔腹腔镜肾切除术的技术改进.北京大学学报(医学版), 2013, 45(4):579-583.

[12] 朱刚, 万奔, 张亚群, 等.经腹腔途径单孔腹腔镜下肾切除术的临床研究. 中华泌尿外科杂志, 2012, 33(10):735-738.

[13] 张树栋, 马潞林, 肖博.经脐单孔腹腔镜在肾癌根治术中的应用.北京大学学报(医学版), 2011, 43(4):535-539.

[14] 王林辉, 刘冰, 王富博, 等.经脐单孔多通道腹腔镜下肾切除术20例报告.中华泌尿外科杂志, 2011, 32(2):79-82.

[15] 王林辉, 杨庆, 刘冰, 等.中国首例单孔多通道经腹腹腔镜活体供肾切取术.第二军医大学学报, 2011, 32(12):1329-1334.

[16] 孙颖浩, 王林辉, 杨波, 等.经脐单孔多通道腹腔镜下肾切除3例. 中华外科杂志, 2009, 47(22):1709-1711.

第二十九章

机器人在泌尿外科的应用

第一节 概 述

2000年 *da Vinci* 机器人系统被美国FDA批准使用。*da Vinci* 机器人是以腹腔镜技术为基础，又克服了其诸多局限性。其优点主要有：

1. 术者坐位操作，降低了劳动强度，适合复杂和长时间的手术。

2. 具有视觉景深的高清晰3D成像系统，没有杠杆作用，操作更符合直觉。

3. 滤除了人手的生理性震动，增强操作稳定性；按比例缩小操作的动作幅度，提高了手术精确性；术者头部离开目镜，手术器械即被原位固定，提高了安全性。

4. 7个自由度的手术器械极大提高了操作的灵活性。

5. 术野被放大10～15倍，使用更精细、灵活和稳定的器械，使常规腹腔镜手术难度较大的缝合和吻合操作变得简单方便。

6. 操作直观，便于学习掌握，学习曲线比传统腹腔镜外科更短。

7. 使远程手术成为可能。相比腹腔镜手术，机器人手术的出现是外科手术史上的一次新的技术革命。

2006年中国人民解放军总医院购入了中国大陆第一台 *da Vinci* 机器人，2007年完成了国内第一例机器人辅助根治性前列腺切除术。随后，国内13家大型教学医疗中心相继购入 *da Vinci* 机器人并相继开展机器人手术。截止到2013年12月，*da Vinci* 系统在全球装机2967台，国内装机18台；国内机器人手术共6535台，其中泌尿外科1764台位居各专科之首。国内早期开展的机器人手术主要是根治性前列腺切除术，现在已能完成泌尿外科所有的腹腔镜手术，尤其是肾部分切除术、根治性膀胱切除术等需要精细操作的功能重建性手术。

目前机器人手术仍存在以下问题：

1. 机器人手术的费用高昂，昂贵的购买和维护费用限制了其在国内的推广应用。

2. 机器人手术不具备开放手术的触觉反馈作用，手术医师可能意识不到对周围组织结构的损伤。

3. 机器人手术并非适合于所有患者，如二次手术、放疗后补救性手术以及盆腔组织粘连严重或过度肥胖的患者更适合行开放性手术。

众所周知，机器人手术高昂的成本和医疗费用成为当前制约国内机器人手术应用和发展的主要障碍。尽管如此，目前国内有超过50家大型医疗机构正在积极运作引进 *da Vinci* 机器人，我们有理由相信国内机器人手术的应用会日益广泛。

（张 旭）

第二节 机器人辅助腹腔镜肾上腺手术

一、肾上腺疾病概述

肾上腺外科疾病，是需要或者能够采用手术治疗的肾上腺疾病，组织学分类主要是肾上腺肿瘤，其他包括肾上腺增生、肾上腺囊肿、肾上腺结核等非肿瘤疾病。主要包括：①功能性皮质肿瘤或增生；②功能性髓质肿瘤或增生；③ ＞3cm 的无功能偶发瘤；④局限性肾上腺恶性肿瘤（影像学上无明显包膜或血管侵犯），以及原发灶明确的孤立性肾上腺转移性癌。

（一）肾上腺皮质疾病

肾上腺皮质疾病主要包括：原发性醛固酮增多症，皮质醇增多症，肾上腺皮质癌，分泌性激素肾上腺腺瘤或癌，以及先天性肾上腺增生。

1. 原发性醛固酮增多症（primary hyperaldosteronism, PHA） 简称原醛，是肾上腺皮质分泌过量的醛固酮激素，引起以高血压、低血钾、低血浆肾素活性和碱中毒为主要表现的临床综合征，又称 Conn 综合征。原醛的最常见病因为孤立性肾上腺功能性腺瘤（约 70%），外科手术可以治愈，其次为特发性双侧肾上腺增生（约 30%）。

2. 皮质醇增多症（hypercortisolism） 又称库欣综合征（Cushing's syndrome, CS），为机体组织长期暴露于异常增高糖皮质激素引起的一系列临床症状和体征。满月脸、水牛背、皮肤紫纹为最经典表现，体重增加和向心性肥胖是最常见的体征。垂体病变导致 ACTH 分泌过多致病者称之为库欣病。库欣综合征可分为 ACTH 依赖性和非 ACTH 依赖性。内源性库欣综合征中，约 70% 的是由分泌 ACTH 的垂体肿瘤所致，约 20% 由肾上腺原发病（腺瘤、增生及癌）引起，需要泌尿外科手术，＜10% 为异位 ACTH 分泌性肿瘤。

3. 肾上腺皮质癌（adrenal cortical carcinoma, ACC） 肾上腺皮质细胞的恶性上皮性肿瘤，发病率 2/1000 000。高发年龄：儿童时期和 40～50 岁。肿瘤多为散发，家族性患者主要与 *p*53 突变和 MENI（1 型多发性内分泌肿瘤）有关，主要涉及的基因座位于 11p（贝威综合征）、2p（Carney 复合体）和 9q。

4. 分泌性激素肾上腺腺瘤或癌 肾上腺腺瘤或癌分泌肾上腺雄激素，可引起男性化综合征。女性患者可出现多毛、闭经、不孕及肌肉发达、嗓音变粗、秃顶等男性化表现。儿童患者表现为生长发育过快、面容和阴毛早熟、痤疮、生殖器增大以及嗓音变粗。女性化肾上腺肿瘤较为少见。

5. 先天性肾上腺增生（congenital adrenal hyperplasia，CAH）90% 以上由 21- 羟化酶（CYP21A2）缺乏症引起，其次是 11β - 羟化酶缺乏症。CYP21A2 完全缺乏的患者在出生后即出现男性化、腹泻、血容量不足、低钠血症、高钾血症、高色素沉着等症状。通常采用内科替代疗法。腹腔镜下双侧肾上腺切除术已成功应用于 CAH 患者，且在部分病例中取得良好效果。

（二）肾上腺髓质疾病

1. 嗜铬细胞瘤 高血压是最常见的临床症状，可为阵发性或持续性阵发加剧。可伴有典型的头痛、心悸、多汗“三联征”。嗜铬细胞瘤被称之为“10% 肿瘤”：约 10% 双侧发病，约 10% 是恶性的，约 10% 发生在儿童，约 10% 发生在肾上腺外，约 10% 是家族性的。异位肾上腺肿瘤亦称为功能性副神经节瘤，发生于主动脉旁体、颈部、纵隔、腹部及盆腔等部位的交感神经节。嗜铬细胞瘤可是某些常染色体显性遗传病，如家族性 MEN2A、MEN2B 综合征和 vHL 病（von Hippel-Lindau）的一种临床表现。

2. 遗传性嗜铬细胞瘤 多为多发与双侧病例。当肿瘤是单侧单发，单侧肾上腺切除是推荐术式。双侧患者，肾上腺次全切除术可以最大限度地保留肾上腺皮质功能和减低双侧肿瘤患者死亡率。嗜铬细胞瘤有复发的危险，据报道，20% vHL 病患者在接受肾上腺次全切后，中位复发时间为 40 个月，33% 的 MEN2 患者复发时间为术后 54～88 个月。肾上腺全切后，需类固醇激素替代治疗。

3. 恶性嗜铬细胞瘤 9%～12% 的嗜铬细胞瘤是恶性的，该类患者存活率较低。组织病理学不能诊断恶性嗜铬细胞瘤。恶性肿瘤通常侵犯周围组织或发生远处转移。最常见的转移部位为骨、肝、局部淋巴结、肺和腹膜，脑、胸膜、皮肤和肌肉偶尔也会被侵犯。有研究表明，年长者和体积大肿瘤其恶性程度较大。虽然随着体积的增加嗜铬细胞瘤的恶性程度也增加，但对局限性肿瘤，体积与预测其恶性程度并无必然的联系。在无其他部位转移的情况下，临床上较难确定肿瘤是恶性的。

（三）肾上腺偶发瘤

肾上腺偶发瘤（adrenal incidentaloma，AI）是指并非因肾上腺疾病行影像学检查，而偶然发现的肾上腺占位性病变，直径多≥1cm。AI是一类疾病的特殊定义，而非独立的病理诊断。在CT检查中发生率为0.4%～4.4%。

AI多数来源于肾上腺皮质，其中良性、无功能性肿瘤占多数，病理类型多种多样，涵盖肾上腺病变的所有类型：腺瘤41%～52%，转移癌19%，皮质癌5%～10%，髓样脂肪瘤9%，嗜铬细胞瘤8%。肾上腺是肺癌、乳腺癌、黑色素瘤、肾细胞癌和淋巴瘤等众多恶性肿瘤的常见转移部位。肾上腺髓性脂肪瘤少见于肾上腺偶发瘤，肾上腺囊肿、神经节细胞瘤和出血则更少见。

二、机器人肾上腺手术

（一）概述

腹腔镜肾上腺切除术已经成为治疗小体积良性肾上腺肿瘤的首选术式，并且应用范围不断扩宽，对经验丰富者，嗜铬细胞瘤、巨大肾上腺肿瘤、恶性肾上腺肿瘤、肾上腺转移癌都可以在腹腔镜下完成，且其安全、可靠、微创优势明显。随着机器人设备在国内外广泛应用，机器人肾上腺手术亦被证明是肾上腺肿瘤可选治疗方法之一，其治疗效果与腹腔镜手术相当。机器人手术的优势主要表现在：立体三维视野、视频放大优势、人体工程学以及机械腕的活动范围等。目前报道机器人与腹腔镜手术效果相似，并认为其在腔内缝合以及各种重建手术中的优势明显。机器人手术，术者舒适性强，学习曲线短，因此应用范围及前景广阔。笔者所在单位目前已完成泌尿外科机器人手术1500例，范围覆盖了几乎所有泌尿外科腔内器官，尤其适合泌尿外科下尿路手术和肾盂成形等重建手术。但是，由于经腹机器人肾上腺手术要显露肾上腺，必须牵开或游离其前面覆盖的肝、脾、胰腺等脏器，故手术步骤多、难度较大，易损伤上述脏器，风险较高，并发症较多，耗时，学习曲线较长。特别是对于小体积肾上腺肿瘤而言，暴露相对困难。但根据笔者的经验，对于巨大肾上腺肿瘤或者解剖关系复杂的肾上腺肿瘤，机器人手术可能有其独特的优势。

（二）适应证与禁忌证

同腹腔镜肾上腺切除术。

由于机器人操作系统更加灵活和容易掌握，因此，对巨大、复杂肾上腺肿瘤具有更多的优势，其适应证在经验丰富者可以适当放宽。

（三）围术期处理

同腹腔镜肾上腺手术。

（四）手术步骤

1. 麻醉和体位

气管插管全身麻醉。术前留置胃管和导尿管。采取60°～70°不完全侧卧位，升高腰桥，双侧手臂软垫固定可靠。疑为儿茶酚胺增多症的患者，麻醉中除了常规的呼吸、心电监测外，均需行颈内静脉及桡动脉穿刺监测中心静脉压及桡动脉压，建立多条输液通道以利于及时用药和输液。

2. 机器人左侧肾上腺手术

（1）套管及机械臂安放：在平脐水平腹直肌旁采用Veress气腹针技术或Hasson开放技术经腹途径建立气腹。经此切口放置12mm套管，以安放腹腔镜镜头。在腹腔镜监视下，于左上腹部肋缘下约2横指、左锁骨中线偏内侧2～3cm，距离镜头孔8cm放置8mm机器人专用套管（连接机器人2臂，并由此置入单极剪刀）；于左下腹部左锁骨中线偏外侧2～3cm，距离第一套管8cm放置第二个8mm机器人专用套管（连接机器人1臂，并由此置入双极），三套管形成100°等腰三角形；在经镜头孔的垂直线，距离第二个8mm机器人专用套管8cm处放置第三个8mm机器人专用套管（连接机器人3臂，并由此置入肠钳）。辅助操作12mm套管位于脐上方，距离2臂5～6cm处。安放并固定操作臂，完成机器人操作平台。

（2）显露肾上腺肿瘤：用3臂肠钳将降结肠向腹侧牵拉，在脾下方左肾上极处切开腹膜（图

29-1），向上切开腹膜至脾曲，沿 Tolt 线向下切开腹膜至左肾门处。切断脾结肠韧带（图 29-2），使结肠在重力作用下自然向腹侧下垂，钝性和锐性相结合的方法游离并向腹侧牵开胰尾（图 29-3），分离肾脏腹侧肾周筋膜前层和腹膜之间的相对无血管间隙，直至显露左肾上腺肿瘤（图 29-4）。如脾显露不满意，可由助手向上轻轻牵拉脾，暴露并打开脾肾连接。将脾向内侧和上方游离。

（3）显露和离断肾上腺中央静脉：在左肾静脉与下腔静脉形成的左上方象限内，仔细游离并显露出左肾上腺中央静脉，显露肾静脉，确认左肾上腺中央静脉汇入左肾静脉后，两枚 Hem-o-lok 双重夹闭肾上腺中央静脉近心端，一枚 Hem-o-lok 夹闭远心端，离断肾上腺中央静脉（图 29-5 ~ 图 29-7）。

（4）当控制肾上腺中央静脉后，继续游离肾上腺肿瘤（图 29-8），肿瘤表面的血管可以用双极电凝后离断或 Hem-o-lok 夹闭后离断。一般先在脾下缘游离肿瘤的上缘，将其与脾分离。

（5）再沿着腰大肌表面分离肾上腺肿瘤的背侧面（图 29-9）。继续打开覆盖于肾上极的 Gerota 筋膜（第三分离层面），在此层面内游离肾上腺肿瘤的下缘（图 29-10），最后将肾上腺肿瘤完全游离。用 Hem-o-lok 夹在肾上腺肿瘤和正常肾上腺夹闭正常肾上腺，离断并切除肾上腺肿瘤（图 29-11）。

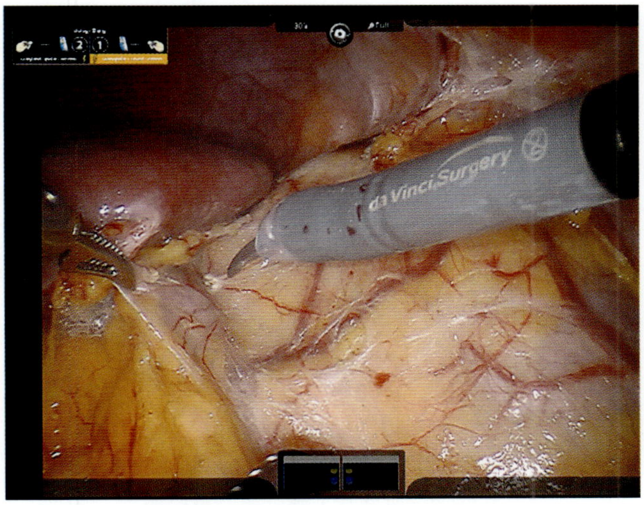

图 29-1 脾下方肾上极处切开腹膜

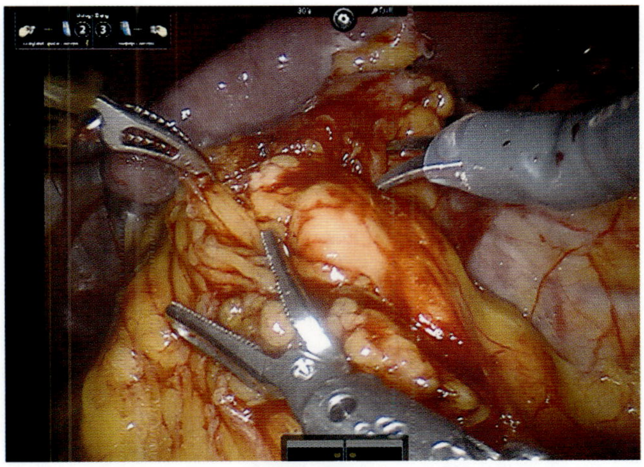

图 29-3 向腹侧牵开胰尾

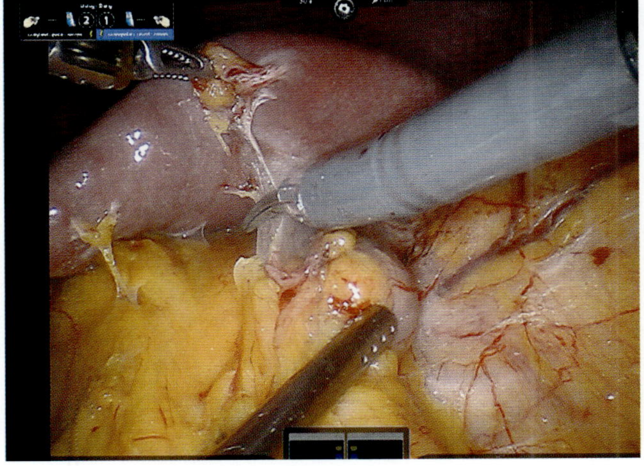

图 29-2 切断脾结肠韧带

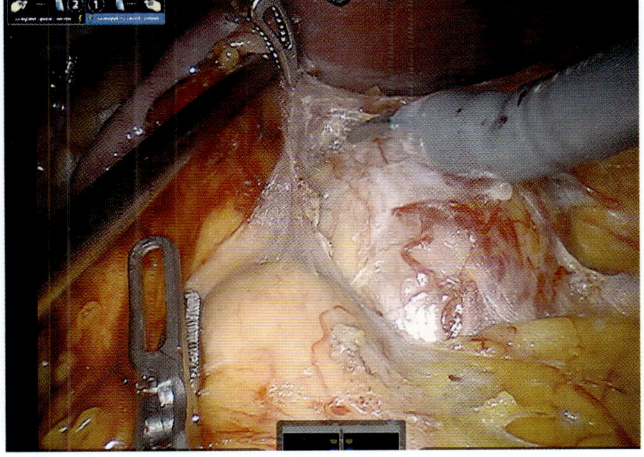

图 29-4 显露肾上腺肿瘤

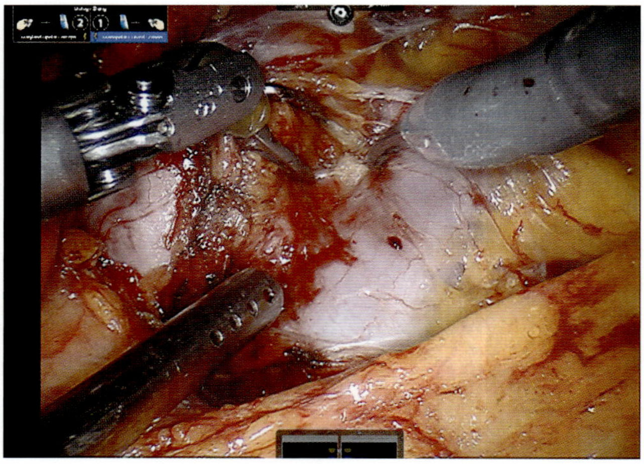

图 29-5　打开肾静脉鞘，显露左肾静脉

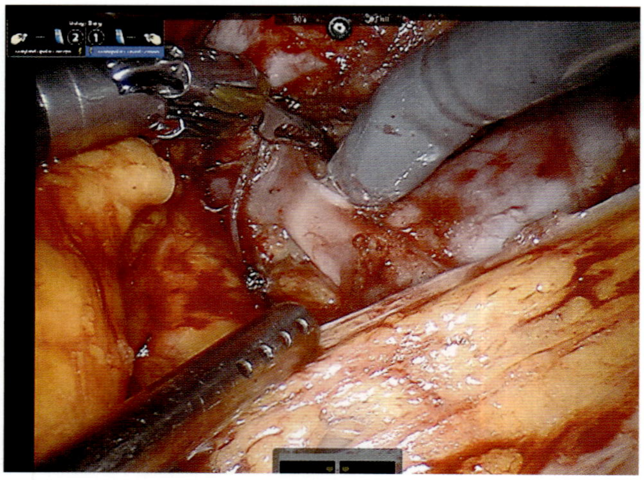

图 29-6　显露左上腺中央静脉

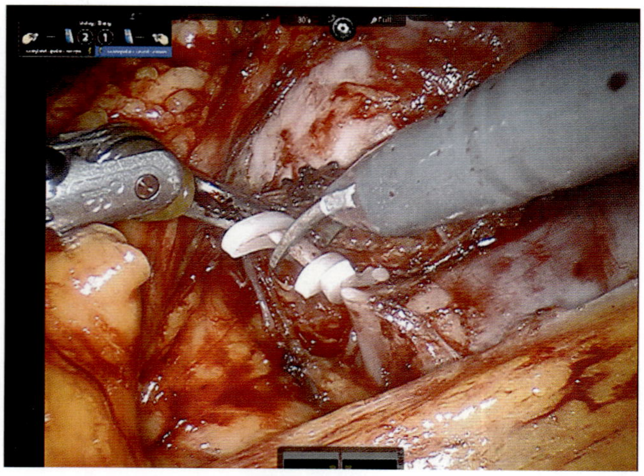

图 29-7　离断左肾上腺中央静脉

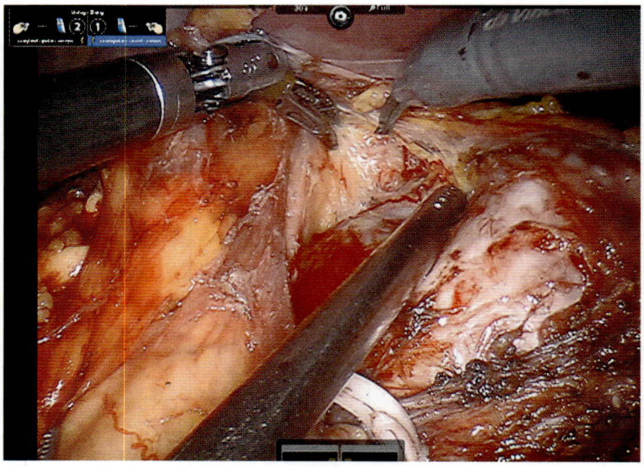

图 29-8　继续游离肾上腺肿瘤上缘

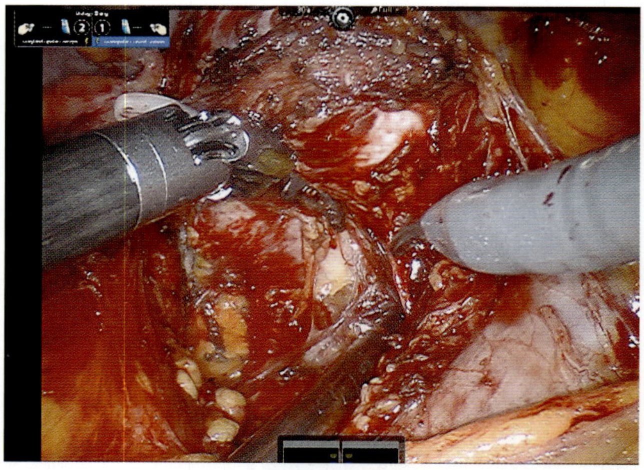

图 29-9　游离肾上腺肿瘤的背侧面

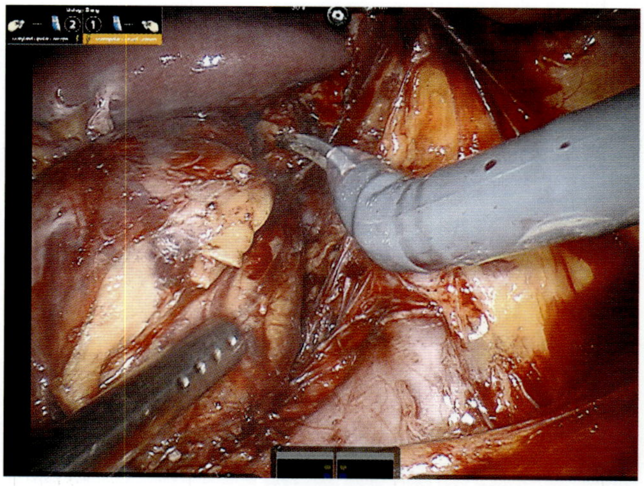

图 29-10　游离肾上腺肿瘤的下缘

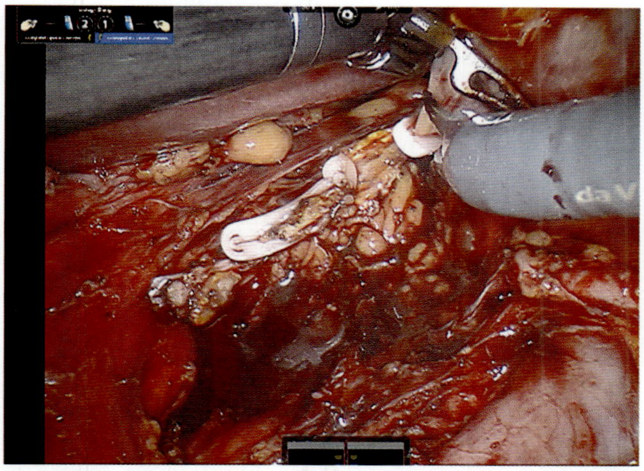

图 29-11 切除肾上腺肿瘤，Hem-o-lok 夹闭正常肾上腺

（6）降低气腹压力，检查有无出血点，仔细止血。

（7）将肾上腺肿瘤装入标本袋，经适当延长的套管切口取出。

（8）根据情况，留置或不留置引流管，闭合皮肤切口。

3. 机器人右侧肾上腺手术

（1）套管及机械臂安放：与左侧方向相反，操作步骤基本相同。

（2）切开镰状韧带（图 29-12），并经助手经辅助操作套管，用扇形牵开器或将持针器钳夹镰状韧带附近壁层腹膜等方法将肝右叶托起，向头侧牵开肝脏（图 29-13）。

（3）在右肾区，从肝下缘纵行切开腹膜（图 29-14），至肾下极，将升结肠向腹侧游离。必要时，切断肝肾韧带和融合筋膜，借重力使结肠和十二指肠下坠，直到看见肾上腺肿瘤，确认肾上腺手术区域。

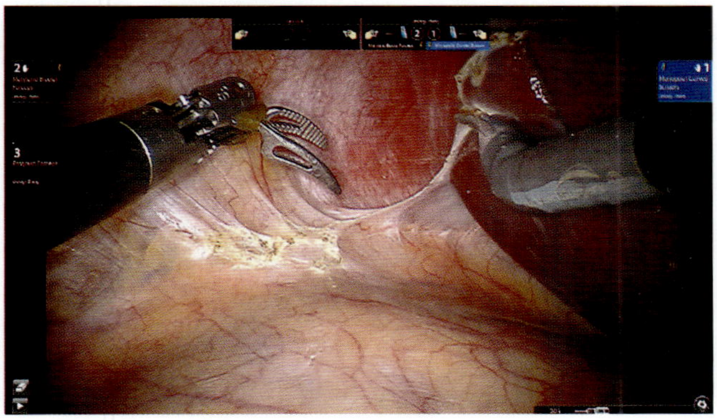

图 29-12 切开镰状韧带

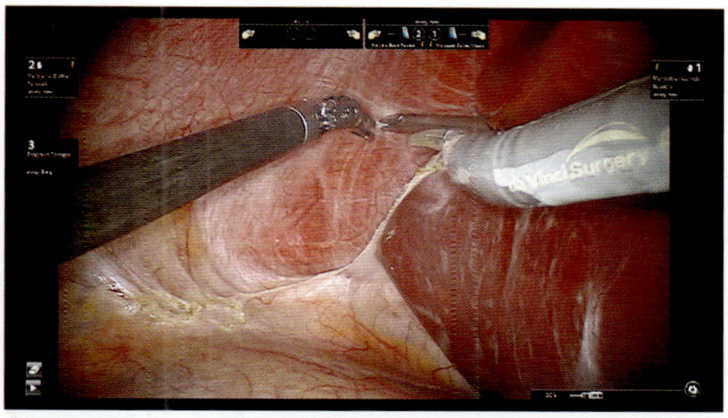

图 29-13 向头侧牵开肝脏

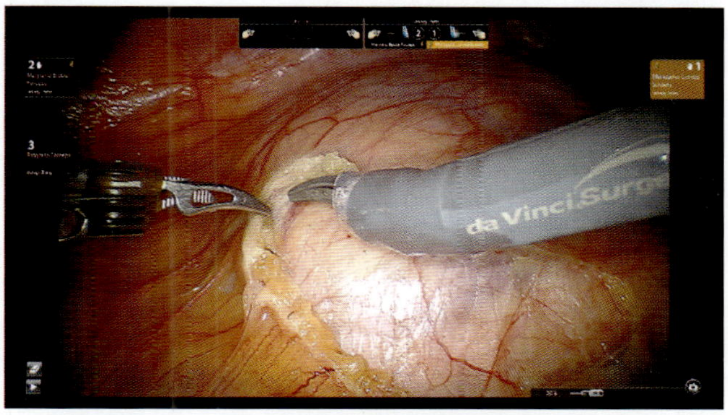

图 29-14 纵行切开腹膜

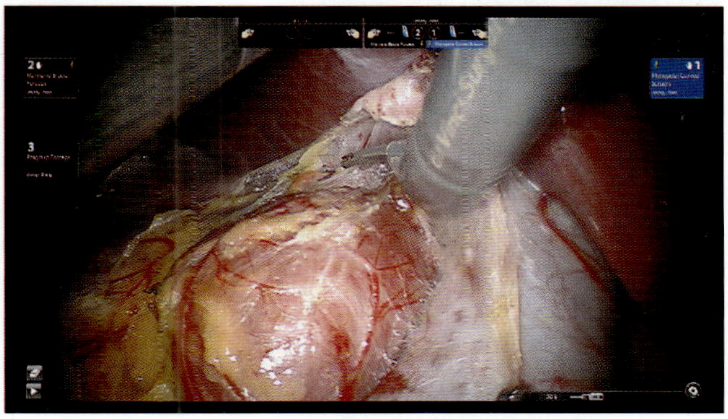

图 29-15 游离肿瘤的腹侧面

（4）显露并游离肾上腺肿瘤的腹侧面（图 29-15）。

（5）显露肾上腺中央静脉。于下缘找到并显露右肾静脉，及肾静脉汇入的下腔静脉（图 29-16）。右侧肾上腺肿瘤多位于右肾静脉与下腔静脉夹角的外上象限内。沿着下腔静脉壁与肾上腺之间充分游离（图 29-17），离断肿瘤的滋养血管，直至显露右肾上腺中央静脉（图 29-18），可见其垂直汇入下腔静脉。两枚 Hem-o-lok 双重夹闭肾上腺中央静脉近心端，一枚 Hem-o-lok 夹闭远心端（可选），离断肾上腺中央静脉（图 29-19）。

（6）随着肾上腺内侧缘被游离后，沿着腰大肌表面继续游离，将肾上腺后面及外侧缘充分游离（图 29-20）。接着，将肾上腺肿瘤和肾上极分离（图 29-21）。再逐渐向上游离，在肿瘤和正常肾上腺直接切割，正常肾上腺侧以 Hem-o-lok 夹闭，减少出血，完整切下肿瘤（图 29-22）。

（7）降低气腹压力，检查有无出血点，将肾上

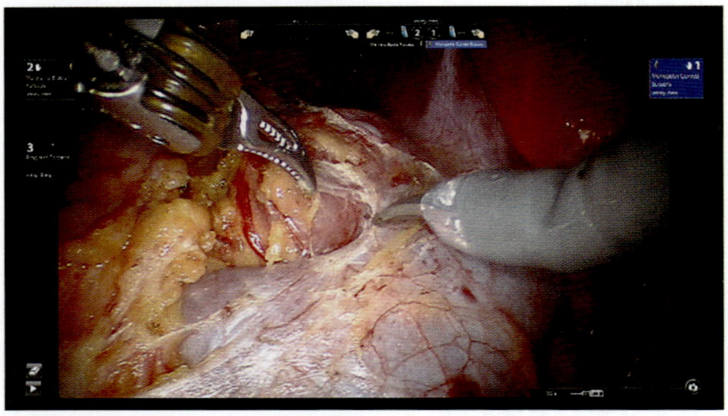

图 29-16　右肾上腺肿瘤与右肾静脉及下腔静脉的关系

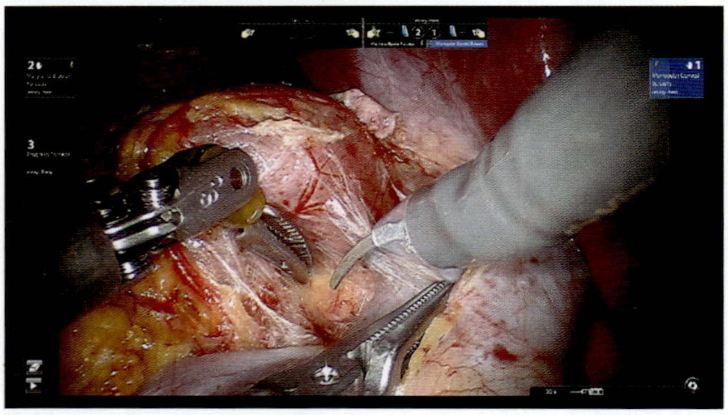

图 29-17　在腔静脉壁与肾上腺肿瘤之间充分游离

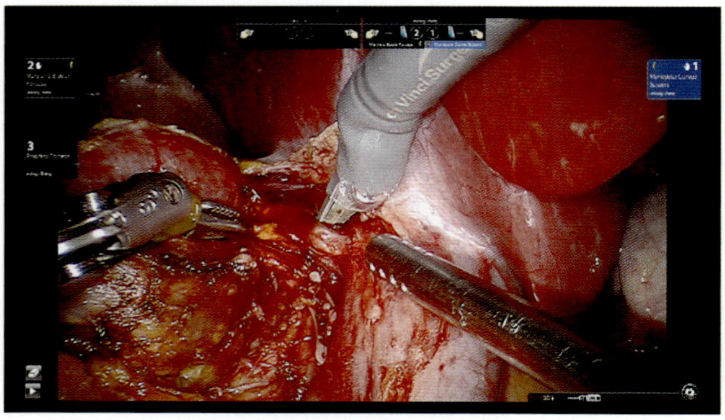

图 29-18　显露右肾上腺中央静脉

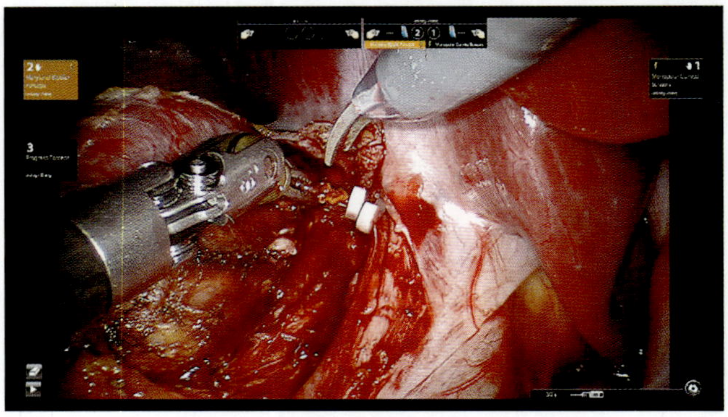

图 29-19　离断右肾上腺中央静脉

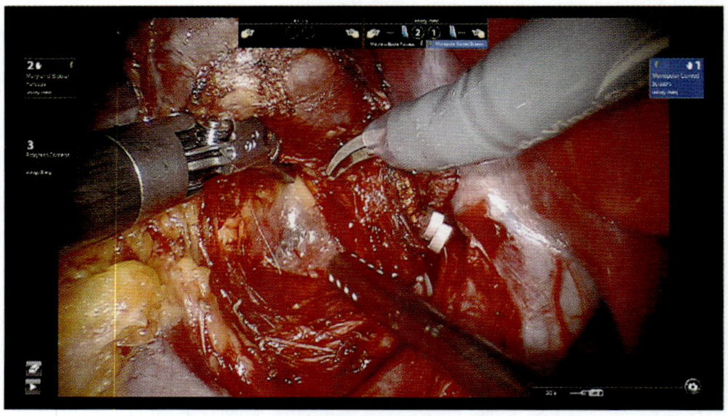

图 29-20　游离肾上腺的后面和外侧面

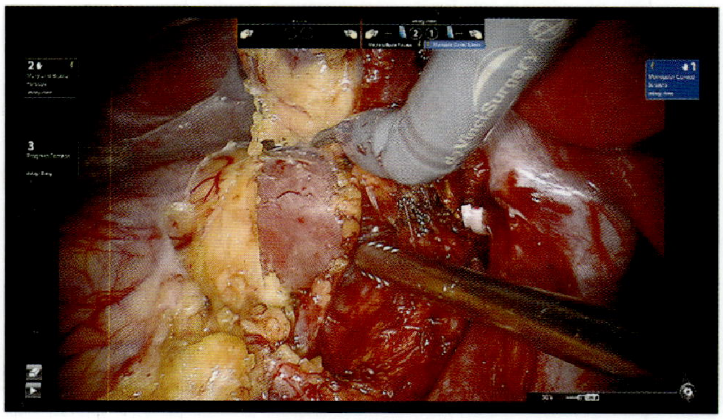

图 29-21　游离肾上腺的下缘

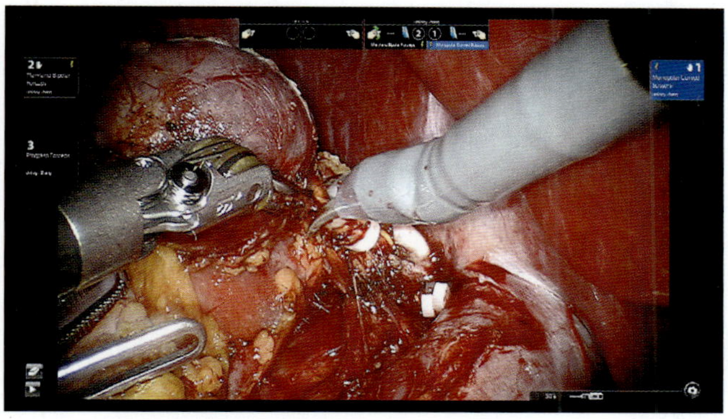

图 29-22 切除肿瘤，正常肾上腺侧以 Hem-o-lok 夹闭

腺装入标本袋中经适当延长的套管切口取出。留置引流管，完成手术。

(五)注意事项

1. 套管及机械臂安放 尽量让有腹腔镜手术经验、且接受过机器人手术培训的助手来放置机器人手术的套管和完成机械臂的安放，以缩短手术时间。

2. 机械臂套管放置时，尽量离镜头孔 >8cm。右侧肾上腺手术时，辅助孔套管尽量离镜头孔和机械臂套管远一些，避免它们之间相互“打架”。如果放置辅助孔套管，尽量把它放置在两个机械臂套管之间。

3. 右侧肾上腺中央静脉的撕裂是转开放手术的常见原因。因此，行机器人右侧肾上腺手术时，注意小心仔细地游离和显露肾上腺中央静脉，术前备好持针器和血管缝线，以备不时之需。

4. 显露左肾静脉后，即可快速显露和游离左肾上腺中央静脉。左肾上腺中央静脉细长，易被离断。右肾上腺中央静脉易被显露，但因其宽短，离断时有一定困难。控制肾上腺中央静脉是肾上腺手术的关键步骤，可降低在游离肾上腺过程中发生的损伤。

5. 前面总结的后腹腔镜解剖学肾上腺切除术的三个分离层面，亦可在机器人肾上腺手术中使用，解剖层次的理解对于手术的快速完成有指导意义。

(六)术后处理

同腹腔镜肾上腺手术。机器人肾上腺手术术前多留置有胃管，常规可在术后第一天内拔除。

(七)并发症及其防治

机器人肾上腺手术的并发症，与经腹途径腹腔镜肾上腺手术的并发症类似。术中、术后出血是常见的并发症。

1. 穿刺相关并发症 常见于气腹针制备和放置第一个套管的过程中，可损伤腹壁血管，亦可损伤肝、脾、胰、小肠等腹腔内脏器和大血管。

(1)腹壁静脉损伤：通过套管压迫，出血多可自愈；腹壁或肋间动脉损伤：出血较严重时，需通过另一套管内的双极电外科设备来止血，甚至开放(适当的小切口)来处理出血。

(2)腹腔脏器损伤：最常见的是肝和脾，也见小肠损伤，关键在于及时发现。小肠损伤，在充分的肠道准备下，可以采用 4-0 可吸收线，一期分层缝合。按照脏器损伤的处理原则来处理脏器损伤。

(3)血管损伤：穿刺针所致腹部大动脉损伤较凶猛，多需要转开放手术，按血管外科的原则来止血和修复血管。避免损伤的关键在预防，机器人技术是在腹腔镜技术基础上的延伸技术，熟练掌握腹腔镜技术的外科医生多能避免上述并发症的发生

2. CO_2 气腹相关并发症 发生率为 2% ~ 3.5%，气腹时间 >4 小时，发生率高。主要包括皮下气肿、高碳酸血症、气胸等。因机器人肾上腺手术多在 2 小时内完成，故该类并发症相对较少。

(1)皮下气肿：多见，触之有握雪感或捻发音，多可自愈。

(2)高碳酸血症：多见于有肺部基础疾病者，因气道压升高所致，可降低气腹压力或中断气腹纠正。

(3)气胸：多因膈肌和胸膜损伤所致。需及时发现损伤并缝合修补，必要时术后留置胸腔闭式引流。

3. 血管损伤 是较常见并发症，发生率为 0.7% ~ 5.4%。

(1)肾上腺小动脉损伤：腹腔镜下电凝或用钛夹等常可处理。

(2)肾上腺中央静脉损伤：因可能累及下腔静脉或左肾静脉，因此术中处理肾上腺中央静脉时要仔细游离。有缝合经验的机器人外科医生，可以通过增加气腹压，充分暴露血管的损伤部位，采用 5-0 可吸收血管缝线，缝合血管壁破损部位，以修复损伤。如没有缝合经验或出血严重难以腹腔镜下控制，则应及时输血，并当机立断中转开放手术。

(3)肾静脉损伤：多见于左肾静脉，由于左侧肾上腺中央静脉汇入左肾静脉，故左侧肾上腺手术中，多见此类并发症。主要是靠腹腔镜下缝合血管

壁破损部位，处理原则同肾上腺中央静脉损伤。

（4）下腔静脉损伤：多见于右侧肾上腺手术。右侧肾上腺中央静脉垂直汇入下腔静脉，在分离右侧肾上腺中央静脉时，可致下腔静脉损伤。处理原则同左肾静脉损伤。

（4）脾血管的损伤：左侧肾上腺手术中可见。脾静脉损伤，可缝合修复，按上述静脉损伤的原则进行处理；脾动脉损伤时，多需行脾切除术。

4. 周围脏器损伤　术中可能发生包括肝、脾、胰腺、肾和肠管等在内的脏器损伤。

（1）肝、脾损伤：多见，可发生在气腹针和套管穿刺时，或牵起肝脏显露右侧肾上腺肿瘤时和牵起脾显露左侧肾上腺肿瘤时，多损伤轻微，可通过电外科止血来处理。亦可因为右侧肾上腺肿瘤与肝粘连紧密，此时多需要切除部分肝，双极止血后，缝合肝创缘。

（2）胰腺损伤：因胰腺尾部与左肾上腺相邻，关系密切，且颜色相近，初学者易损伤胰尾。及时发现是关键，术后切口引流液异常时，行引流液淀粉酶监测，以明确诊断。延长引流管的拔除时间，充分引流，胰瘘多可愈合，但引流管多需放置1～3个月，甚至更长的时间。

（3）肾损伤：肾上腺与肾上极关系密切。在分离肾上腺肿瘤的底部时，若粘连紧密可致肾损伤。轻微的肾损伤，双极止血后止血材料压迫，多可修复。严重的肾损伤，按肾部分切除术后的缝合原则缝合肾。有部分肾上腺肿瘤与肾关系紧密，术中难以分离。需做好术前谈话，给患者和家属讲明术中切除肾的可能。

（4）肠管损伤：关键在于及时发现。小肠损伤，在充分的肠道准备下，可以采用4-0可吸收线，一期分层缝合。结肠损伤，须行结肠造瘘。熟悉解剖、术中小心分离是最好的预防办法。如若发生损伤，应按照相关脏器损伤处理原则进行处理。

5. 膈肌和胸膜的损伤　术中损伤膈肌和胸膜时，需术中给予缝合修复。多数患者术后需放置胸腔闭式引流数日，听诊呼吸音恢复后，可予拔除。

6. 术后激素相关并发症　肾上腺手术的病例多为功能性肾上腺肿瘤，与激素相关的术后并发症约占1%。Cushing综合征患者术后激素补充不足，可出现低血压、恶心、呕吐、发热，甚至全身无力，食欲不振。因此应当警惕。

7. 其他并发症　如伤口感染、腹腔内感染、肺部感染和切口疝等。

（1）发生伤口感染时，根据感染情况加强局部换药。严格无菌操作和术中预防性使用抗生素是预防伤口感染的主要措施。发生皮下急性蜂窝织炎时，可采用红外线照射等物理治疗。

（2）腹腔感染：少见。多见于原有腹腔内感染病变的患者，术后引流不畅，血肿形成会加重感染。使用抗生素的同时，需充分引流，必要时行腹腔内灌洗。

（3）肺部感染：多见于有肺部基础疾病的患者。此类患者术前评估中应重视肺功能和血气分析的检查，并和麻醉医师及时沟通。术中应严密监测气道压、动脉血气和血流动力学的变化，并尽量缩短手术时间。术后教会患者正确咳痰和翻身叩背的方法，鼓励早期下床活动。一旦发生肺部感染，及时请呼吸科会诊，并按相关原则治疗，避免感染的延迟不愈和呼吸衰竭的发生。

（4）切口疝：套管部位发生切口疝的概率较低，为0.77%～3%。多数发生在取标本的延长腹部切口，多见于下腹部或腹正中切口，腹部X线摄片、B超和CT可以明确诊断。正确地关闭切口是预防此类并发症的关键。一旦发现，按切口疝的处理原则处理。

（八）技术发展现状

1. 手术适应证不断扩大　第一例机器人肾上腺切除术由Horgan和Vanuno于2001年报道。经过十数年的发展，其安全性和可行性得到确认。随着手术例数的增多和经验的积累，机器人肾上腺手术已在国内外得到广泛应用。相对于传统腹腔镜手术，机器人肾上腺手术具有一定的优势。首先，机械臂自动消除颤抖，操作精准，易于行肾上腺部分切除术；操作精细，对瘤体刺激较小，行嗜铬细胞瘤切除术更加安全；其次，对肥胖患者、巨大肾上腺肿瘤和肾上腺外嗜铬细胞瘤等特殊病例，其精准的操作和三维视野提供了传统腹腔镜手术无法比拟的优势；第三，机械臂操作灵活，在处理血管损伤等并发症时减少了转开放手术的机会；此外，机器人操作系统的学习曲线比传统腹腔镜明显缩短，利于教学。

就目前而言，腹腔镜技术在我国仍然是治疗肾上腺肿瘤的标准术式，考虑到其特有的优势，机器人肾上腺手术是未来发展的主要方向。

2. 手术途径的选择 机器人肾上腺手术时，可选经腹腔途径，亦可选经腹膜后途径。早期多选择经腹途径行机器人肾上腺手术，原因在于：经腹途径空间较大，可以更好地避开机械臂之间相互“打架”。但经腹途径手术时，游离肾上腺必须游离周围比邻脏器，如肝、脾、胰腺等，故不利于小于 3cm 肾上腺肿瘤的暴露。因此，经腹途径机器人肾上腺手术多选择大于 3cm 的肾上腺肿瘤。随着机器人设备的改进和腹膜后途径机器人手术的发展，现在已有部分腹膜后途径机器人肾上腺手术的相关报道。我们在大量后腹腔镜肾上腺手术的基础上，亦开展了腹膜后途径机器人肾上腺手术，熟悉的入路和镜下解剖，使肾上腺肿瘤的显露（图 29-23）和肾上腺中央静脉的游离和结扎（图 29-24）进展顺利。

我们的经验显示：腹膜后途径机器人肾上腺手术，不但能处理大于 5cm 的肾上腺肿瘤，处理 2～3cm 的肾上腺肿瘤一样有优势。但由于空间的限制，处理大于 10cm 的肾上腺肿瘤仍然有一定的困难。

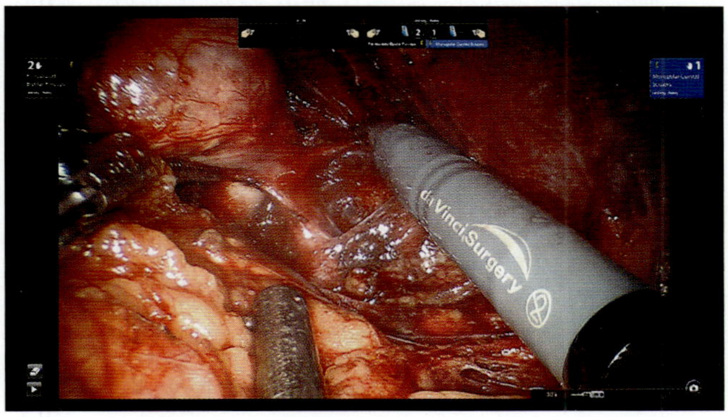

图 29-23 在腹膜后途径机器人右肾上腺手术中，游离肾上腺肿瘤

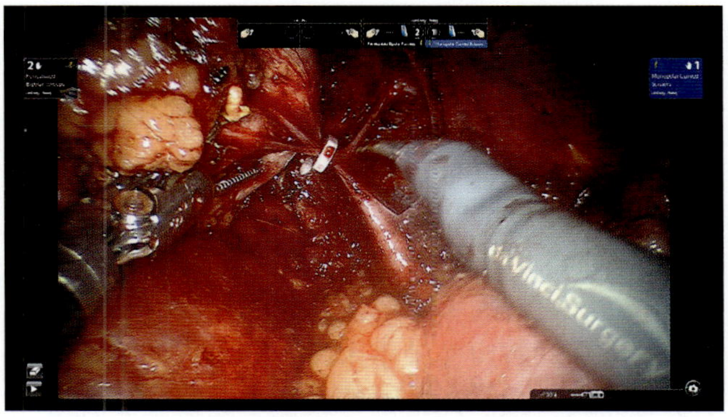

图 29-24 在腹膜后途径机器人右肾上腺手术中，结扎肾上腺中央静脉

3. 腹腔镜与机器人肾上腺切除术的对比研究

（1）Bruhn AM 等研究发现，选择合适的患者，机器人肾上腺手术与腹腔镜肾上腺手术能给患者提供相似的结果，机器人手术可提高更加精细的操作和良好的视觉效果。

（2）You JY 等对比了同一术者的机器人肾上腺手术和腹腔镜肾上腺手术，结果提示：机器人肾上腺手术是肾上腺外科疾病的理想选择，是除传统经腹腹腔镜肾上腺手术之外，安全有效的可选手术方法之一。

（3）Brandao LF 等进行了一项包括 600 例肾上腺微创手术（277 例机器人肾上腺手术和 323 例腹腔镜肾上腺手术）的 Meta 分析，结果表明机器人肾上腺手术的手术时间和转开放手术的发生率与腹腔镜肾上腺手术相似。但是，机器人肾上腺手术具有住院时间短、出血少、术后并发症发生率低等优点。

（张 旭 王保军）

第三节 机器人肾部分切除术

一、概述

经过 20 余年的实践，腹腔镜保留肾单位手术达到了与开放手术同等的远期肿瘤控制效果，且创伤程度明显降低。机器人手术的出现，以其更为灵活、精确、稳定和三维视野的优势，为肾功能保留和重建提供了新的工具。Gettman 等 2004 年首先报道机器人辅助腹腔镜肾部分切除术（robot partial nephrectomy，RPN）以来，国内外多个中心陆续开展 RPN，在选择手术适应证、手术入路选择、减少热缺血时间、保护肾功能和肿瘤特异生存率等方面进行了深入研究。

Rogers 和 Gong 等报道了 RPN 应用于肾门肿瘤、双侧肾肿瘤、多发肿瘤、内生性肿瘤和孤立肾肿瘤等，肿瘤控制短期随访结果与腹腔镜保留肾单位手术类似，而热缺血时间、术中估计出血量、手术时间和术后住院时间等围术期参数则优于腹腔镜手术。目前认为，具有三维立体放大手术视野、更灵活的多自由度机械腕、能消除术者颤抖的机械臂系统和第三机械臂辅助功能等明显优势的 RPN 更适合于复杂肾肿瘤的保留肾单位手术。

得益于机器人手术的操作便利性，有开放手术经验的术者和有腹腔镜手术经验的术者其机器人手术学习曲线一致。无论是开放手术还是腹腔镜手术中积累的解剖学知识和手术经验，都能在机器人手术中得到重现。Haber 等报道的多中心分析研究显示，腹腔镜保留肾单位手术对术者的腹腔镜技巧和熟练程度要求较高，而机器人手术则降低了保留肾单位手术难度，缩短了保留肾单位手术学习曲线，认为 RPN 是腹腔镜手术的替代选择。

在保留肾单位手术的多个指南中，开放手术仍然是“金标准”。RPN 开展时间较短、近期肿瘤控制效果确切，在热缺血时间、肾功能保护、肾保留成功率和手术时间等方面显示了令人鼓舞的优势，仍需前瞻性临床研究将 RPN 与“金标准”进行比较，证实 RPN 远期肿瘤控制效果。

二、适应证和禁忌证

（一）适应证

RPN 的适应证遵从开放手术和腹腔镜手术，绝对适应证为孤立肾肿瘤、双肾恶性肿瘤或有肾功能不全的肾肿瘤患者；相对适应证为遗传性肾癌，或同时患有可能影响肾功能的疾病如糖尿病、高血压等这类肾肿瘤患者；选择适应证为对侧肾完全正常的肾肿瘤患者。目前绝大多数文献报道都把位置表浅、以外生为主、位于肾周和直径小于 4cm 的肾肿瘤作为腹腔镜肾部分切除术的选择标准。同时，考虑到多灶病变和复发问题，对大于 4cm 的恶性肿瘤不列为选择适应证。在临床实践中，凭借机器人手术优势，适应证在不断探索和扩大。其中肿瘤直径并不作为绝对参考因素，根据 RENAL 评分等评估体系的综合评价，RPN 逐步应用于 T_2 期肿瘤、完全内生性肿瘤、肾门肿瘤、解剖学或功能性孤立肾肿瘤和多发肿瘤等相对复杂病例。

（二）禁忌证

RPN 的绝对禁忌证包括局部或远处转移、伴有肾静脉血栓和瘤栓等。相对禁忌证包括同侧肾手术史以及潜在出血倾向者等。

三、术前准备

术前实验室检查包括血尿常规、肝肾功能、血电解质、血糖、凝血四项、红细胞沉降率、碱性磷酸酶和乳酸脱氢酶。影像学检查包括腹部 B 超或彩色多普勒超声、胸部 X 线片（正、侧位）、肾平扫和增强 CT、肾 CTA（血管成像）。

术前一晚进食无渣流质饮食，术前晚给予缓泻剂。术前预防性应用抗生素。

四、手术步骤

（一）经腹腔途径 RPN

1. 麻醉和体位　全身麻醉后，留置经鼻胃管及导尿管，将患者转至 60°～70° 的侧卧位，以专用泡沫塑形垫固定躯干，头颈部用枕垫垫起维持自然状态，腋窝用橡胶垫防止臂丛神经损伤。上肢手臂肘部略弯曲，手臂板向头部展开 100°～110°，所有骨骼着力点均被保护。升高腰桥，使腰部及腹部适当展开，于骨盆股骨大转子水平和胸部乳头上方水平用宽胶带将患者与手术床可靠固定（图 29-25）。

2. 气腹的建立、穿刺套管的分布以及机器人操作系统的对接　建立气腹时选择经脐置入气腹针通常最安全，因为所有筋膜层在脐部汇合成单层筋膜。于脐内边缘以尖刀横行切开一个长为 3mm 皮肤切口，用两把巾钳于切口两侧提起脐周皮肤，拇指和示指持 Veress 针以垂直于皮肤方向穿破筋膜进入

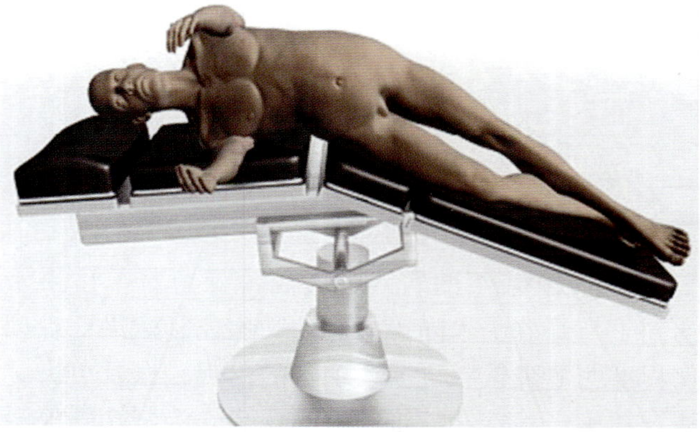

图 29-25　患者体位

腹膜腔，此时内芯钝针自动弹出并会有明显突破感。将气腹管与 Veress 针连接，初始以低流量进 CO_2 气体，保持腹腔压力为 12～14mmHg，进气过程中观察气腹机流量和气腹压的变化，并叩诊肝区或脾区。如果气腹机压力报警，提示患者肌肉松弛不充分或 Veress 针被大网膜或肠壁堵塞，可向外稍拔出气腹针并重新调整其位置。对于有腹腔感染或腹腔手术史的患者，可以采用小切口剖腹术（Hassan 方法）逐层切开进入腹腔建立气腹。

穿刺套管分布：机器人上尿路手术依据机器人镜头通道穿刺套管所在位置不同，可分为经侧面入路、经脐部入路和经脐旁入路等，根据我们的经验，推荐采用经脐旁入路的方法（图 29-26）：建立气腹后，于脐头侧两横指处腹直肌旁线处纵行切开 10mm 切口，随后插入 12mm 套管，作为机器人镜头臂通道。然后拔出 Veress 针，将气腹管与镜头臂套管接头连接。置入镜头，直视下放置其他套管。头侧的 8mm 套管置于锁骨中线肋缘下方两横指，距离镜头套管 8～10cm（一掌宽）。尾侧的 8mm 套管放置于腋前线附近，同样距离镜头套管 8～10cm（一掌宽），具体位置要使形成的以镜头通道为顶点的等腰三角形顶角在 90°～110°。头侧和尾侧的 8mm 套管作为主要的机器人操作臂通道。另外根据术者的习惯，可以选择在靠近耻骨的腹直肌侧缘，距离上述尾侧 8mm 套管在腹直肌侧缘的投影 8～10cm 处再放置一个 8mm 套管，作为机器人 3 号操作臂的通道。于脐正中稍下方放置 12mm 套管作为助手通道。对于右侧手术而言，常另需要在剑突下放置一个 5mm 套管用于术中牵拉肝脏。

机器人系统的对接：以镜头通道与 1、2 操作臂通道中点的连线为轴，机器人沿此轴由患者背侧靠近，机器臂跨过患者背侧与相应的穿刺通道进行对接。首先对接机器人镜头臂与镜头套管，根据其相对位置，前后微调机器人设备使镜头臂上的三角形指示标位于蓝色条带内。然后对接其余三个操作臂到相应的穿刺套管（图 29-27）。对接完毕后可以适当将各臂向外牵拉使腹壁外凸，扩大手术视野，获得足够穿刺套管之间的空间，减少机器臂相互碰撞的机会。当各机器臂对接完成后，应再次检查确保没有对身体其他部位造成压迫。之后安装 30° 镜头，1 臂放置单极弯剪，2 臂放置双极 Maryland 钳，3 臂放置 Prograsp 抓钳，然后在镜头直视下将各器械插入腹腔。在手术操作过程中根据需要 2、3 臂的器械可以对调。

3. 手术过程

（1）辨认腹腔内解剖标志，松解术野内腹腔内粘连（图 29-28）。沿结肠旁沟切开侧腹膜（图 29-29），将升结肠推向对侧，再切开肝结肠韧带（图 29-30），辅助孔置入扇形拉钩，将肝下缘牵开，显露术野（图 29-31）。

（2）显露十二指肠和下腔静脉。将结肠牵向中线，显露出结肠后方的十二指肠（图 29-32），小心地游离十二指肠推向中线，显露出十二指肠后方的下腔静脉（图 29-33），纵向切开下腔静脉鞘（图 29-34）。

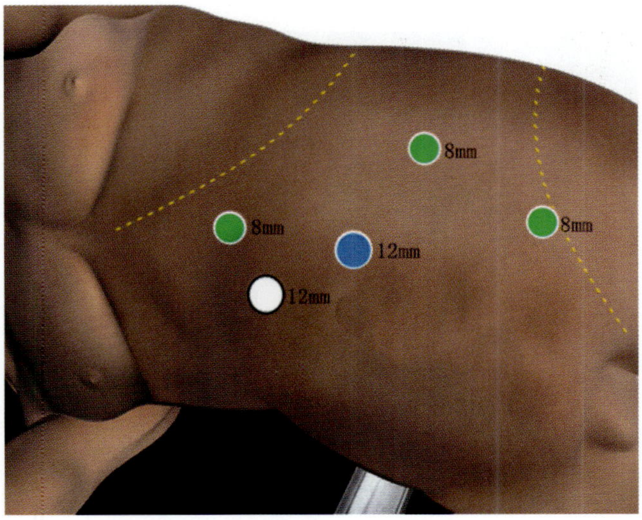

图 29-26 经脐旁入路穿刺套管分布

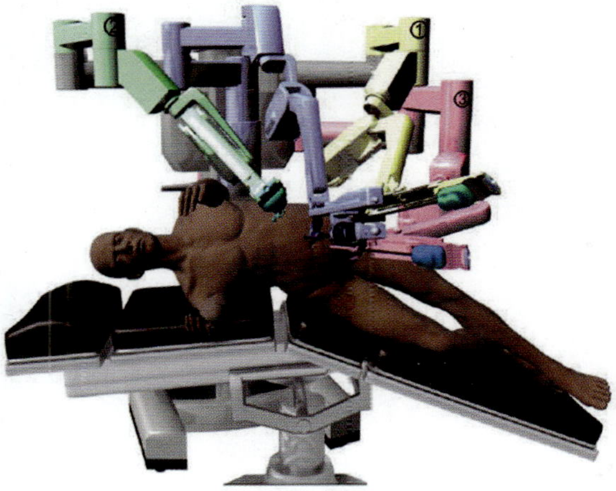

图 29-27 机器人系统的对接

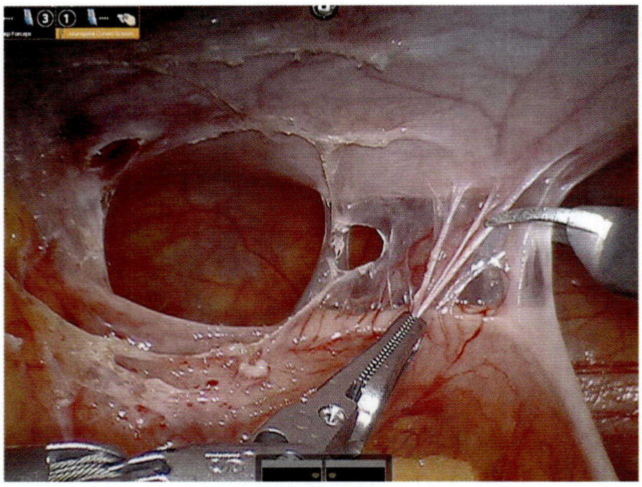

图 29-28　松解腹腔内粘连

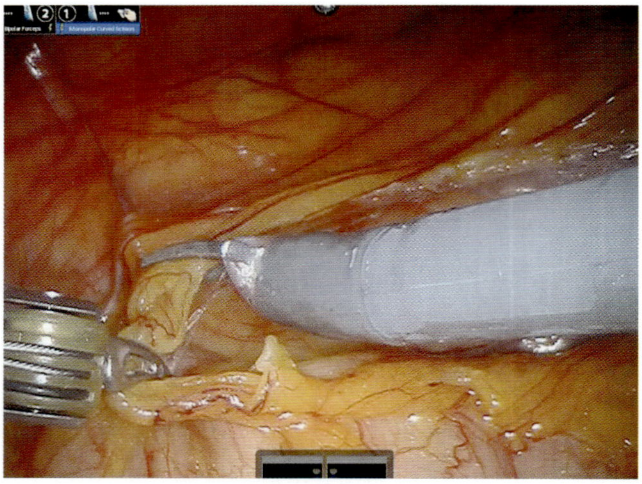

图 29-29　沿结肠旁沟切开侧腹膜

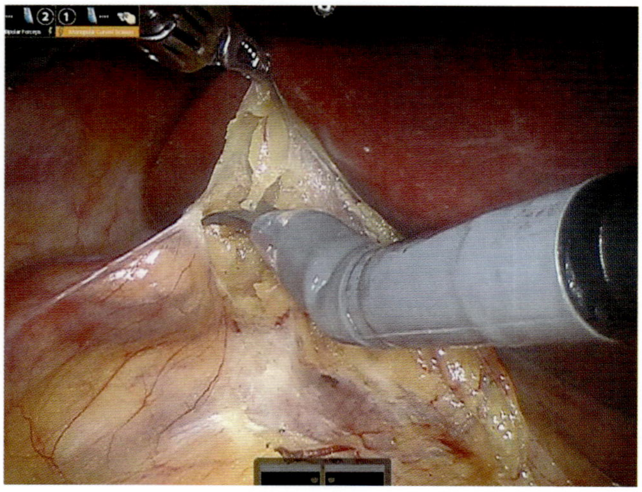

图 29-30　游离肝结肠韧带

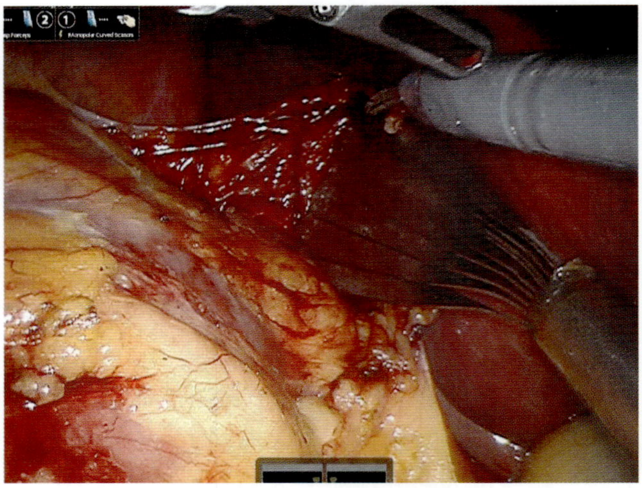

图 29-31　扇形拉钩牵开肝

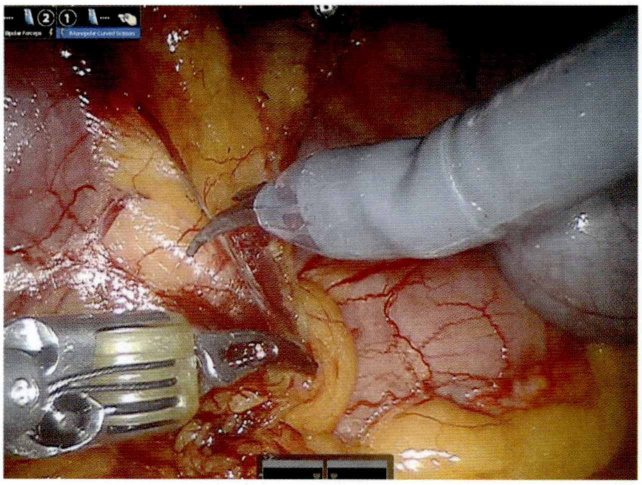

图 29-32　推开结肠，显露十二指肠

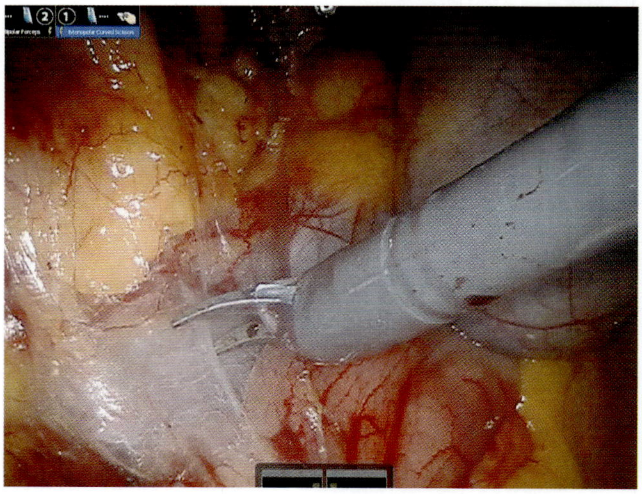

图 29-33　推开十二指肠，显露下腔静脉

（3）游离肾动脉和肾静脉。用 3 臂的抓钳将肾向上方提起，从下腔静脉右侧切开肾周筋膜，游离肾周脂肪至腰大肌（图 29-35）；在腰大肌前方分离肾动脉后方的脂肪组织和血管鞘（图 29-36），在肾静脉后方游离肾动脉腹侧，直至动脉长度适于阻断（图 29-37）。在肾静脉上方下腔静脉右侧切开肾周筋膜，寻找有无多支肾动脉（图 29-38）。

（4）寻找肾肿瘤。切开肾周筋膜（图 29-39），游离肿瘤周围脂肪组织（图 29-40）。

（5）阻断肾动脉。3 臂抓钳提起肾门，用 Bulldog 血管夹阻断动脉（图 29-41）。

（6）切除肿瘤。提起瘤冠脂肪组织，沿肿瘤旁开 0.5cm 切割肾实质（图 29-42），钝性和锐性分离结合，游离肿瘤基底部（图 29-43），吸引器牵拉肾床并清理创面渗出，将肿瘤及周围少许正常肾组织一起完整切除（图 29-44）。

（7）缝合肾创面，修复肾缺损。将 1 臂的单极剪刀和 2 臂的双极电凝均更换为持针器，用 1-0 Quill 线（带倒刺的可吸收缝合线）连续缝合创面。提前在线尾固定 1 枚 Hem-o-lok。分层缝合，先缝合肾髓质（图 29-45），肾髓质连续缝合完毕后，最后一针从肾髓质穿出肾包膜（图 29-46），拉紧缝线，用 Hem-o-lok 固定；第二层连续缝合肾皮质全层，关闭肾创面（图 29-47），最后一针用 Hem-o-lok 固定（图 29-48）。

（8）移除血管阻断夹（图 29-49），恢复肾血供。

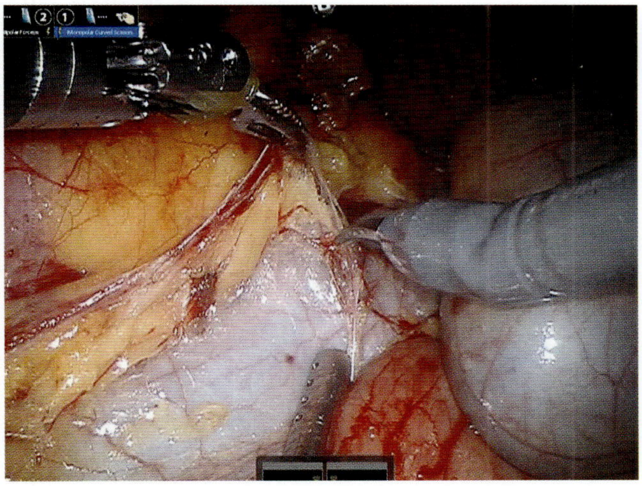

图 29-34 纵向切开下腔静脉鞘

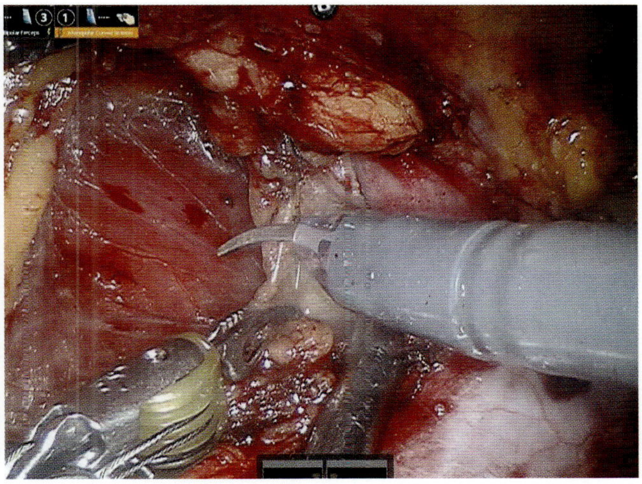

图 29-36 在腰大肌前方分离肾动脉后方的脂肪组织和血管鞘

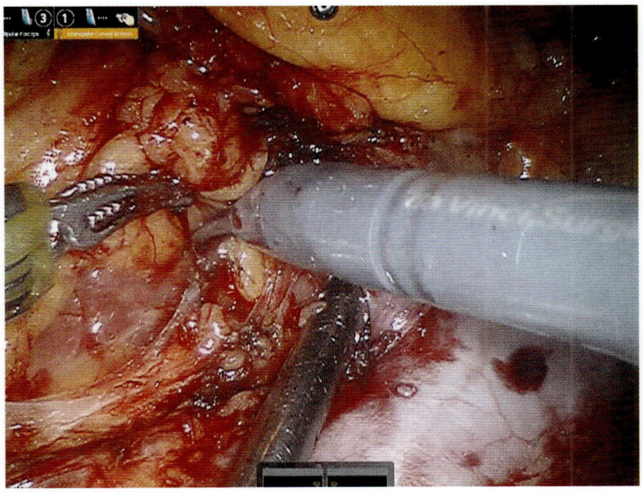

图 29-35 游离肾周脂肪至腰大肌

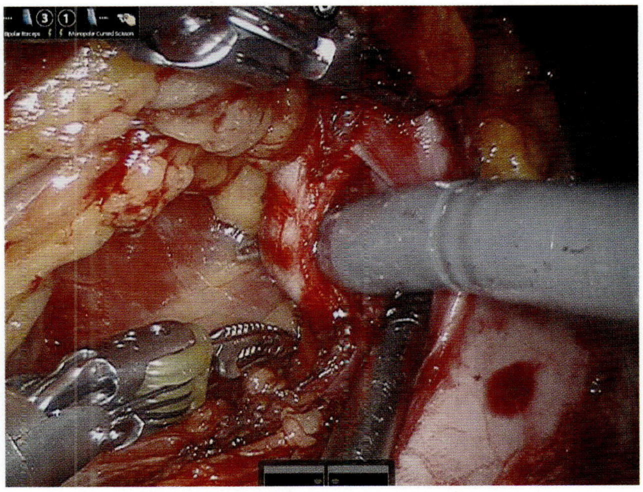

图 29-37 在肾静脉后方游离肾动脉

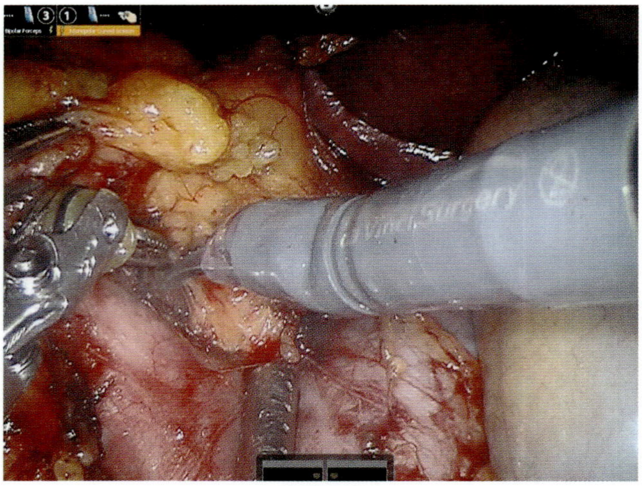

图 29-38　寻找有无多支肾动脉

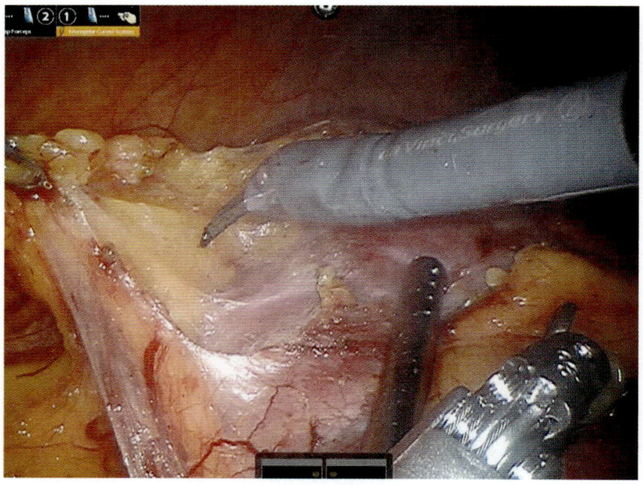

图 29-39　切开肾周筋膜

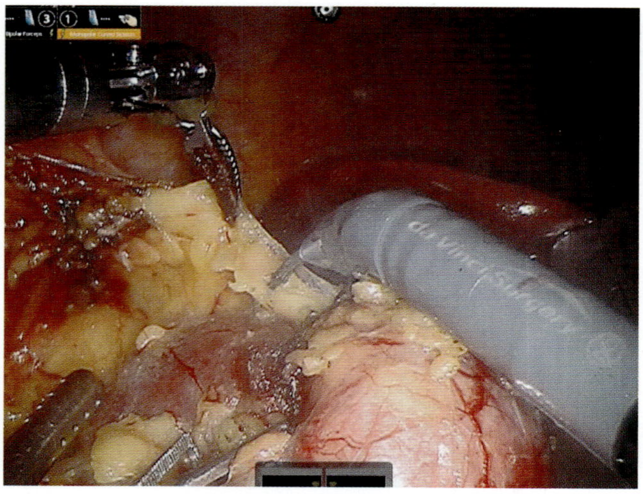

图 29-40　游离肿瘤周围脂肪组织

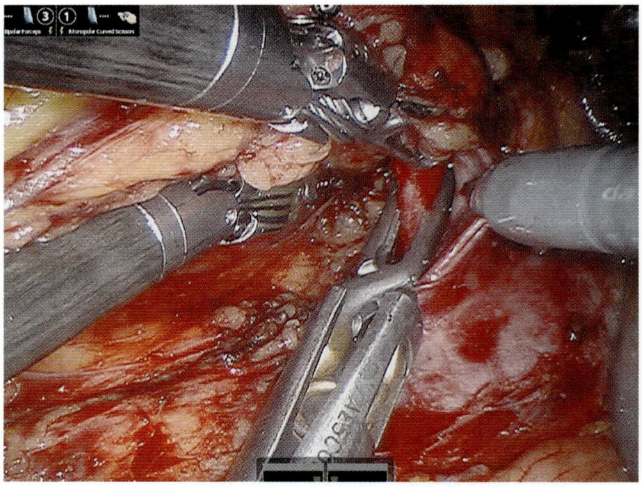

图 29-41　Bulldog 血管夹阻断动脉

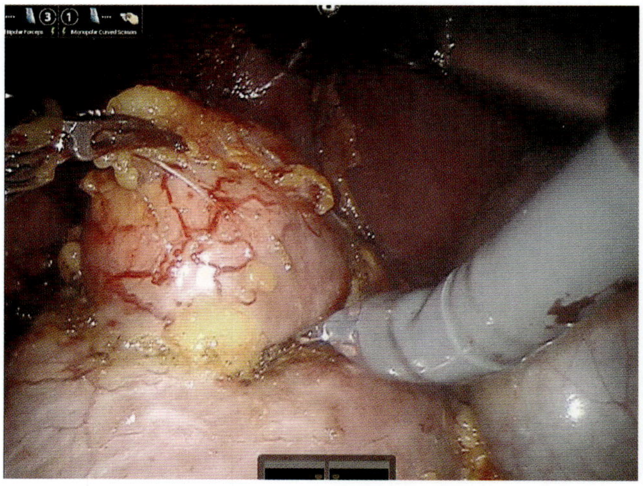

图 29-42　从肿瘤周围正常肾开始切割

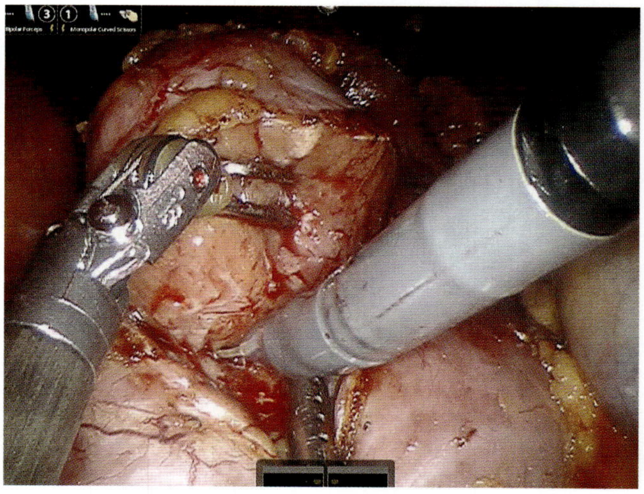

图 29-43　钝性和锐性结合游离肿瘤基底部

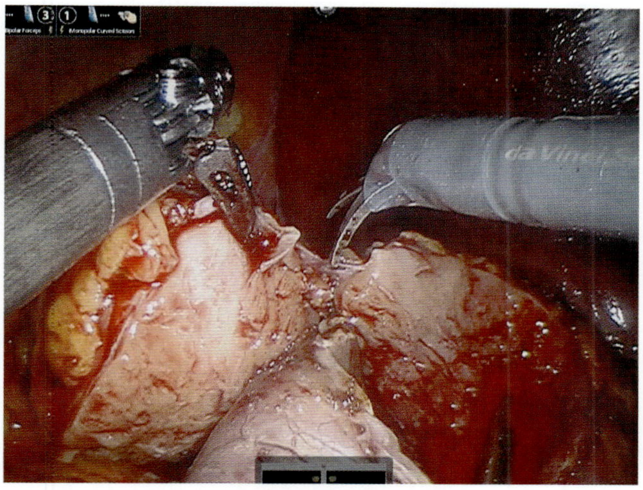

图 29-44 整块完整切除肿瘤及周围少许肾组织

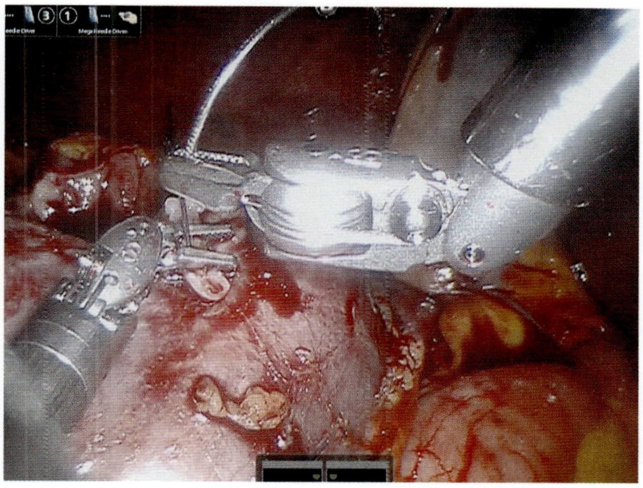

图 29-46 最后一针从肾髓质穿出肾包膜

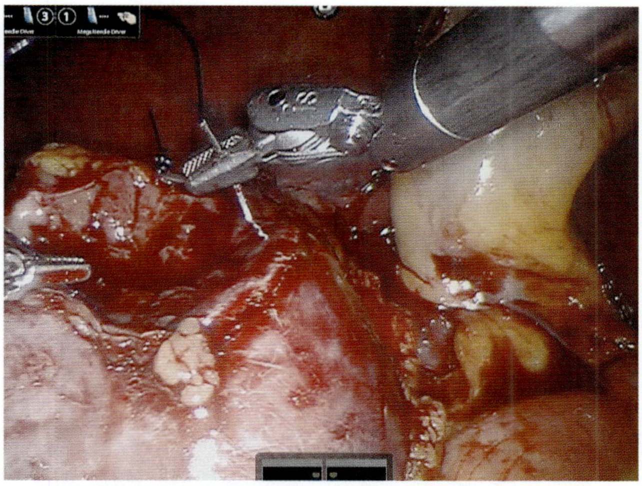

图 29-45 缝合肾髓质

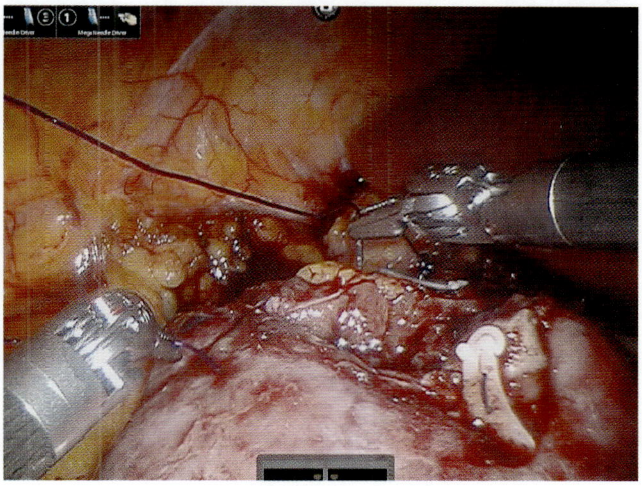

图 29-47 连续缝合肾皮质全层，关闭肾创面

降低气腹压力至 3～5mmHg，检查确认肾创面无活动性出血，用标本袋将标本取出，留置橡胶引流管一根，关闭皮肤切口。

(二)腹腔后途径 RPN

1. 麻醉和体位 气管插管全身静脉复合麻醉。麻醉成功后留置导尿管。患者取完全健侧卧位，升高腰桥。双臂于置臂板上固定。

2. 制备气腹和放置套管 以右侧后腹腔机器人肾部分切手术为例，于腋中线髂嵴上 2cm 作一 2～3cm 横行切口为镜头通道，大弯钳扩开腰背筋膜，手指推开脂肪，置入自制扩张器，充气 800ml 左右扩张腹膜外空间。肋缘与髂嵴连线中点线与腋后线交点处为机器人操作臂 2 背（2 臂）位置，切开 8mm 横行切口，在手指引导下置入。于镜头孔置入 12mm 套管，并缝合皮肤固定。连接气腹机待气腹压升至 14mmHg 后，机器人 30° 镜头直视下于 2 臂套管置入吸引器，钝性推开腹膜，机器 2 臂水平，腋前线外 1～2cm 处为机器人操作臂 1 臂（1 臂）套管位置。1 臂套管与镜头套管连线中点下 6～8cm 处直视下置入 12mm 套管作为第一助手的辅助通道（图 29-50）。两机器人操作臂与镜头通道之间成角应大于 90°。

3. 机器人系统的对接 机器人从患者头侧、身体长轴方向垂直进入，首先对接机器人镜头臂与镜头套管，根据其相对位置，前后微调机器人设备使镜

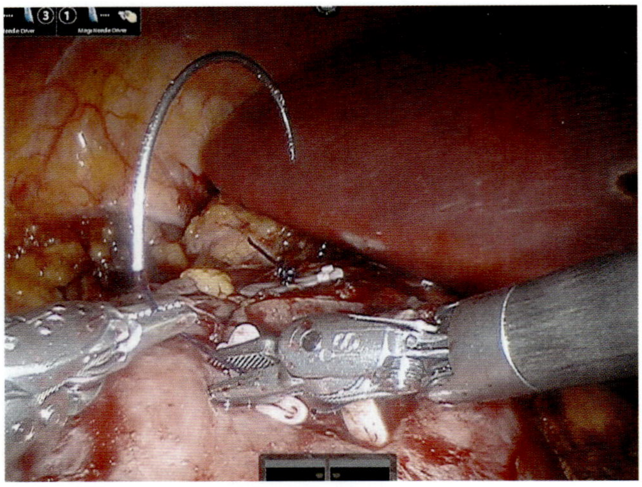

图 29-48　最后一针用 Hem-o-lok 固定

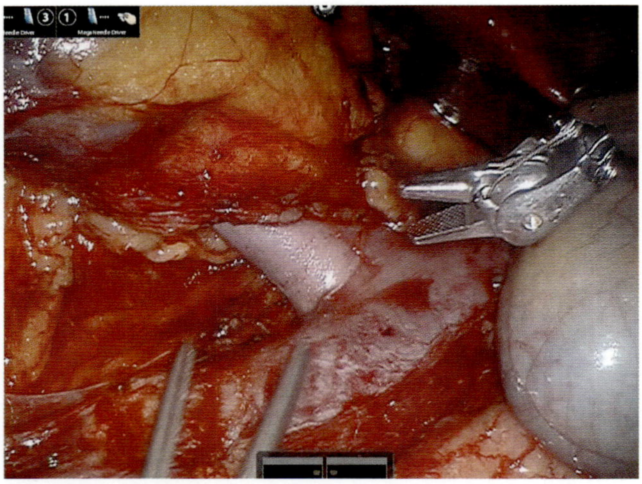

图 29-49　移除血管阻断夹

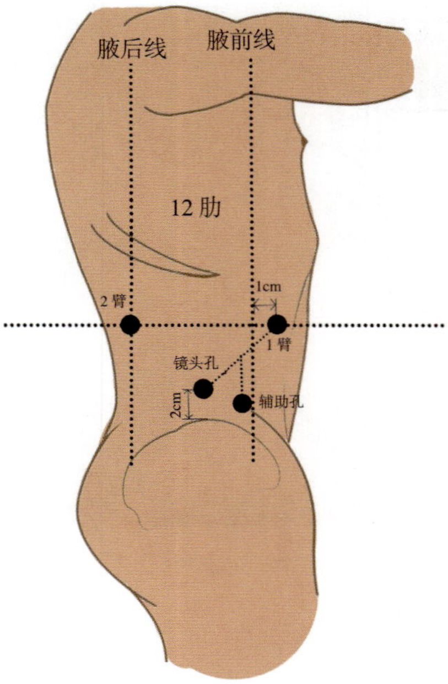

图 29-50　后腹腔镜机器人肾部分切除术套管分布

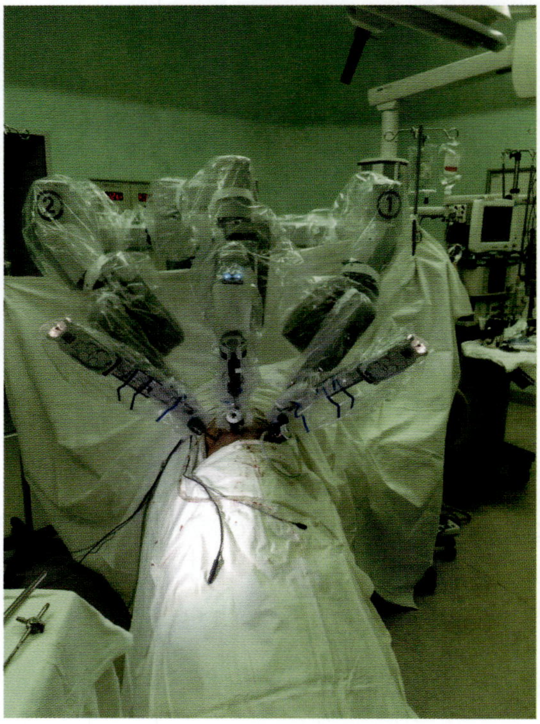

图 29-51　后腹腔镜机器人肾部分切除术操作臂位置

头臂上的三角形指示标位于蓝色条带中央，这样镜头与镜头臂在一条线时所呈现的就是正中的视野。然后对接其余两个操作臂到相应的穿刺套管（图 29-51）。之后安装镜头，1 臂放置单极弯剪，2 臂放置双极 Maryland 钳，在镜头直视下将各器械插入腹腔，助手位于患者腹侧。

4．手术过程（以右侧后腹腔机器人肾部分切手术为例）

（1）整理腹膜后手术操作空间。清理腹膜后脂肪，辨认腰肌、腹膜返折和肾周筋膜等解剖标志（图 29-52）。

（2）显露肾和肿瘤。辨认腹膜返折，在腹膜返折的内侧纵行剪开肾周筋膜和肾周脂肪囊（图 29-53、图 29-54），沿肾实质表面钝性和锐性结合分离肾实质与肾周脂肪之间的间隙，进一步游离肾（图 29-55），显露肿瘤和周围肾实质（图 29-56）。

（3）阻断肾动脉，切除肿瘤。切开肾周脂肪，于腰肌前间隙找到肾动脉（图 29-57）。用 Bulldog 腔内无损伤血管阻断夹阻断肾动脉（图 29-58）；提

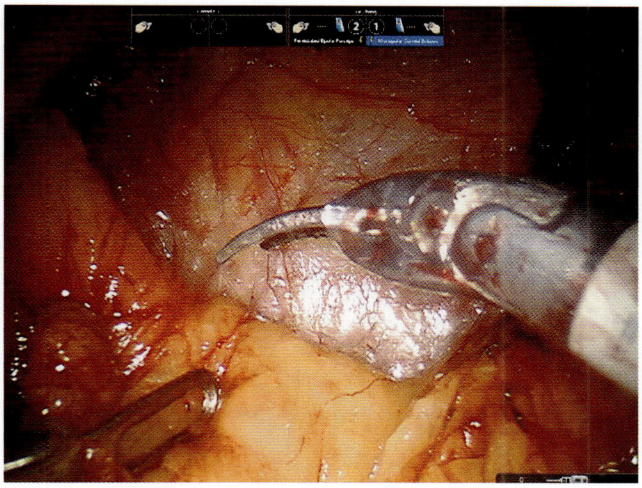

图 29-52 清理腹膜后脂肪

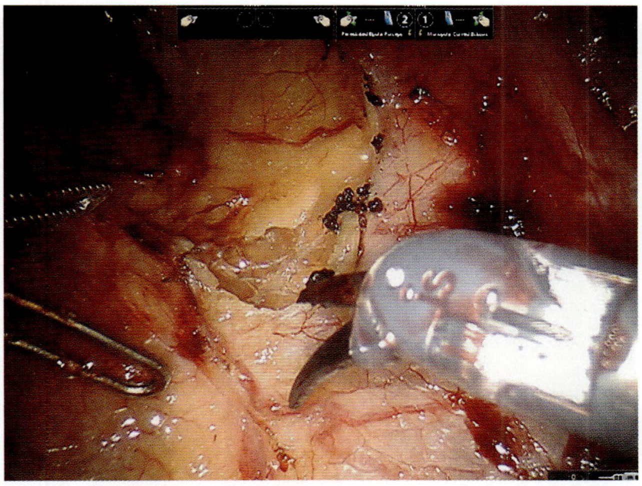

图 29-53 纵行剪开肾周筋膜

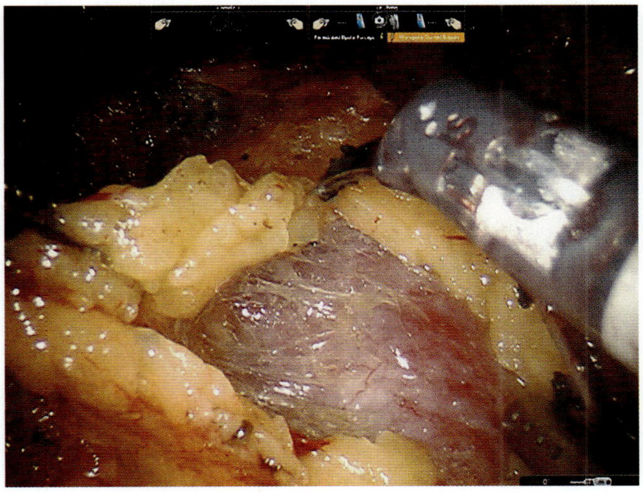

图 29-54 切开肾周脂肪囊

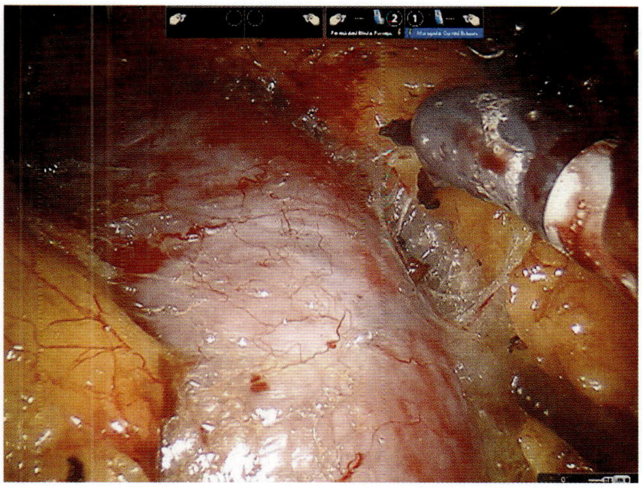

图 29-55 进一步游离肾

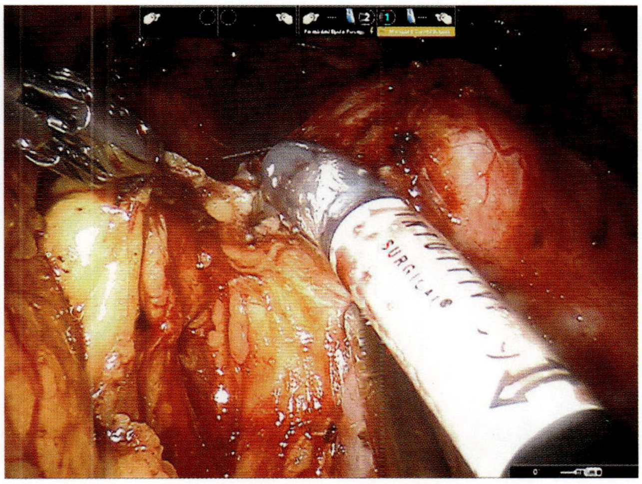

图 29-56 显露肿瘤和周围肾实质

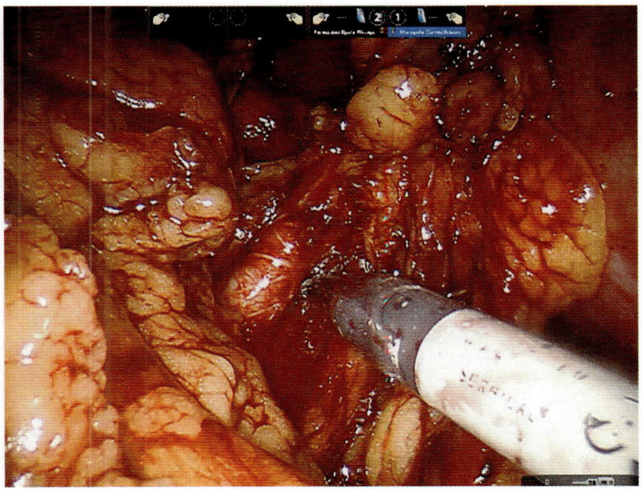

图 29-57 寻找肾动脉

起瘤冠脂肪组织，沿肿瘤旁开 0.5cm 切割肾实质（图 29-59），钝性和锐性分离结合，游离肿瘤基底部（图 29-60），吸引器牵拉肾床并清理创面渗出，完整切除肿瘤及周围少许肾实质（图 29-61）。

（4）缝合肾创面，修复肾缺损。和经腹腔途径机器人肾部分切除所用的缝合方法一样，将 1 臂的单极剪刀和 2 臂的双极电凝更换为持针器，用 1-0 Quill 线连续缝合创面。提前在线尾固定 1 枚 Hem-o-lok 夹。分层缝合，先连续缝合肾髓质，肾髓质缝合完毕后，收紧缝线（图 29-62），最后一针从肾髓质穿出肾包膜，拉紧缝线，用 Hem-o-lok 固定（图 29-63）；第二层连续缝合肾皮质全层，关闭肾创面（图 29-64），最后一针用 Hem-o-lok 固定（图 29-65）。

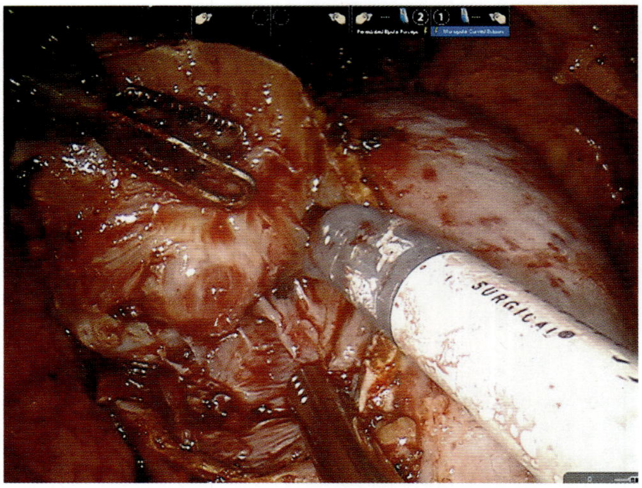

图 29-60　游离肿瘤基底部

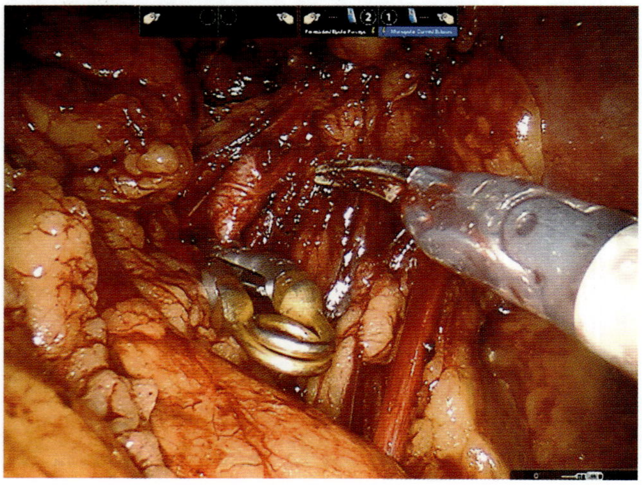

图 29-58　阻断肾动脉

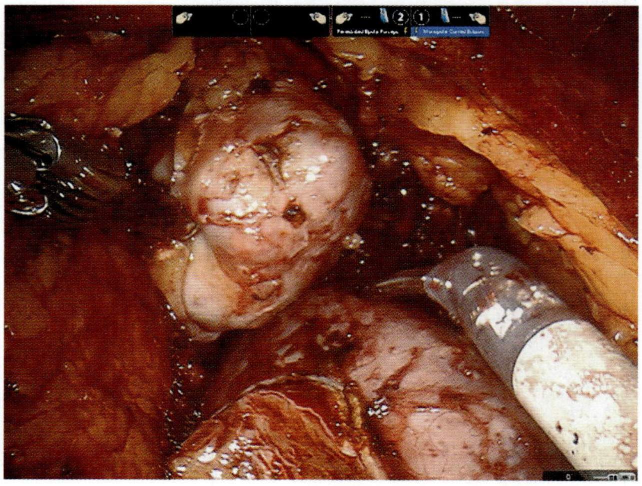

图 29-61　完整切除肿瘤及周围少许肾实质

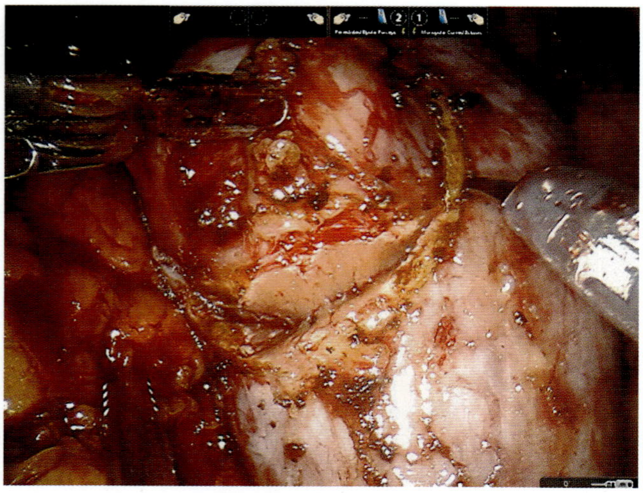

图 29-59　切割肾实质

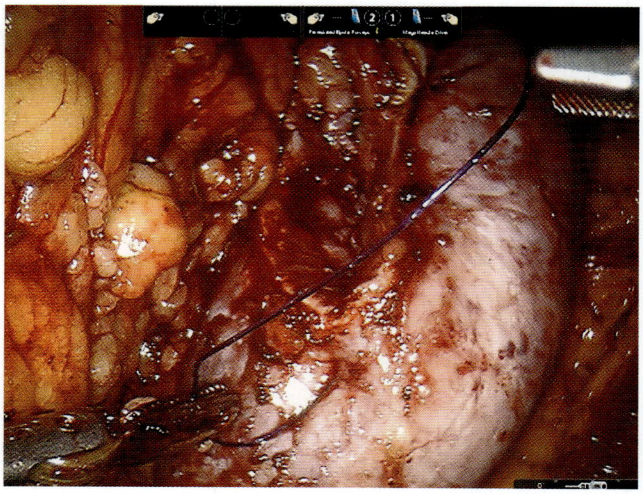

图 29-62　连续缝合肾髓质，最后再收紧缝线

（5）移除血管阻断夹，恢复肾血供（图 29-66）。降低气腹压力至 3～5mmHg，检查确认肾创面无活动性出血，用标本袋将标本取出，留置橡胶引流管1根，关闭皮肤切口。

五、注意事项

（一）经腹腔入路 RPN 阻断肾动脉的位置

经腹腔入路 RPN 阻断右肾动脉的方法相对复杂。

1. 沿腰大肌和右肾静脉之间寻找和阻断肾动脉　切开下腔静脉血管鞘后游离和显露右肾静脉，在下腔静脉外侧切开肾周筋膜和肾周脂肪，直至腰大肌，沿腰大肌表面游离至肾蒂后方，在右肾静脉和腰大肌之间寻找右肾动脉。该方法适用于大多数无变异的单支右肾动脉，阻断位置靠近肾门。若右肾动脉为多支变异或在下腔静脉深面就已分支，则无法有效阻断。

2. 下腔静脉左侧寻找和阻断右肾动脉　切开下腔静脉血管鞘后（图 29-67），推开结肠和十二指肠（图 29-68、图 29-69），在下腔静脉左侧游离左肾静脉（图 29-70），牵开左肾静脉后，于其深面切开右肾动脉血管鞘（图 29-71），游离右肾动脉，从腹主动脉表面寻找多支变异或较早分支的右肾动脉的起始部（图 29-72），阻断两支右肾动脉（图 29-73）。

该方法适用于所有的右肾动脉阻断，但因操作

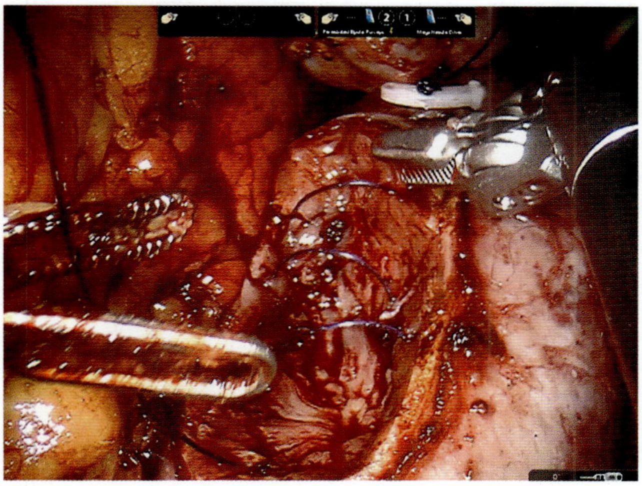

图 29-63　第一层缝合最后一针穿出肾实质

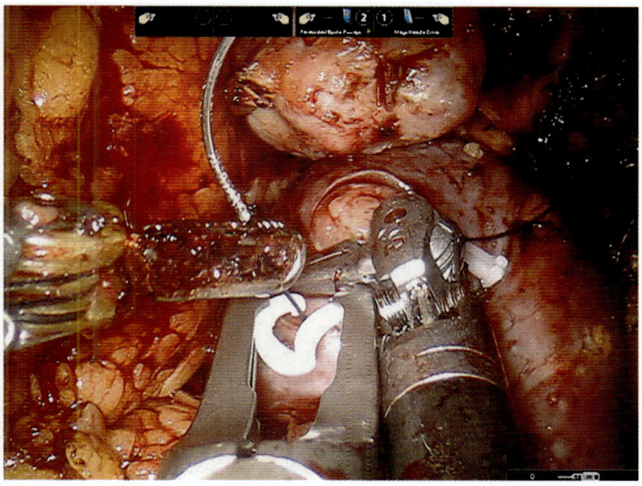

图 29-65　最后一针用 Hem-o-lok 固定

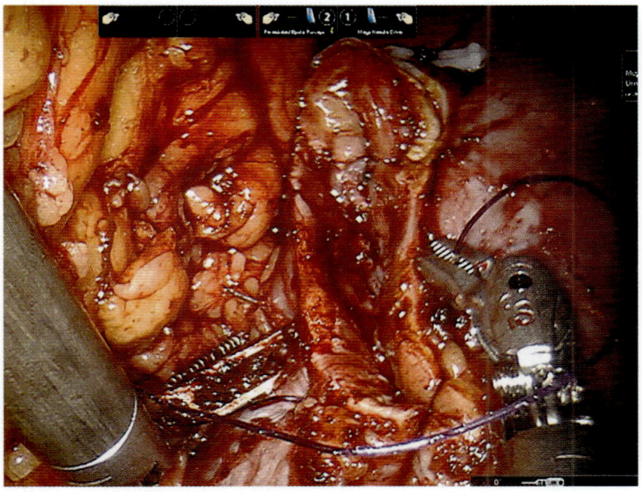

图 29-64　连续缝合肾皮质全层，关闭肾创面

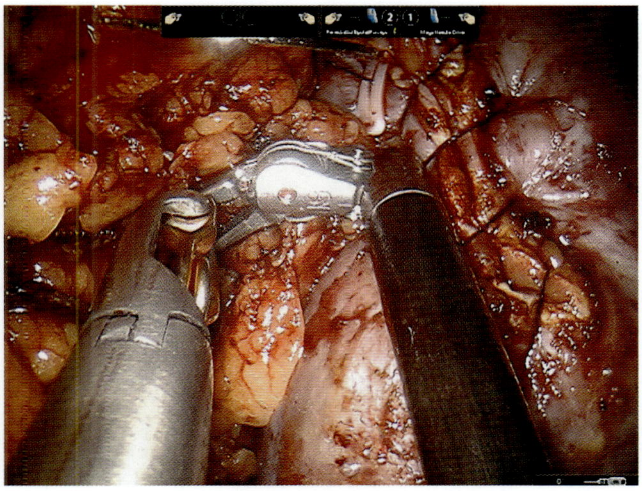

图 29-66　移除血管阻断夹，恢复肾血供

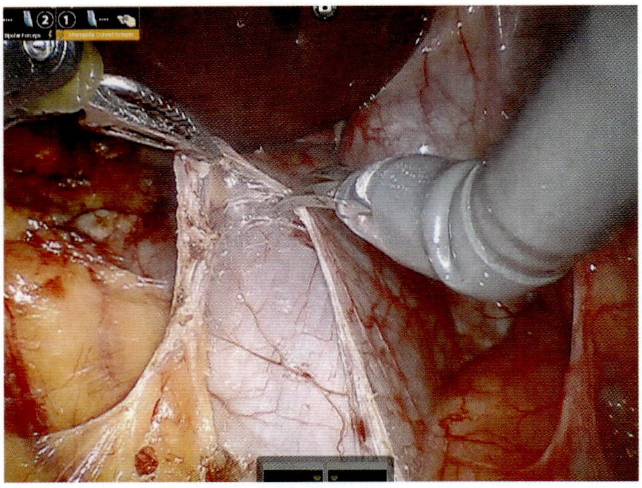

图 29-67　切开下腔静脉血管鞘

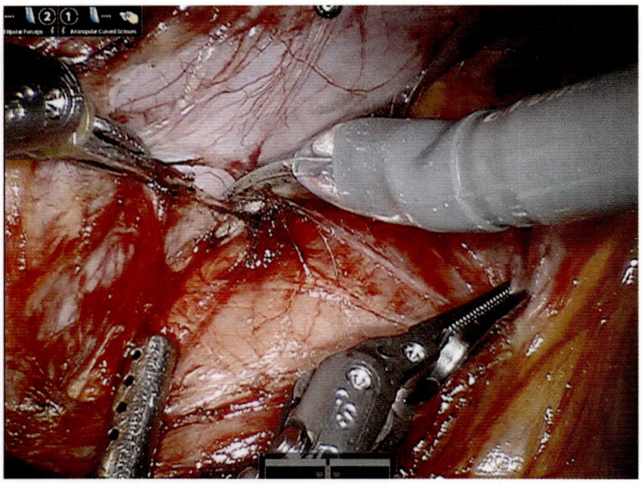

图 29-68　推开结肠

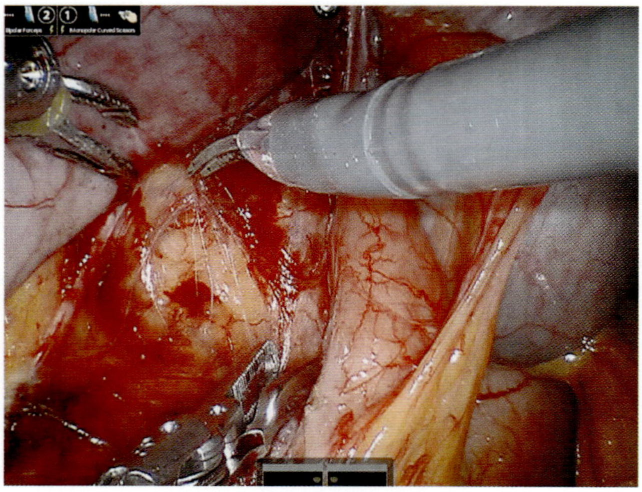

图 29-69　推开十二指肠

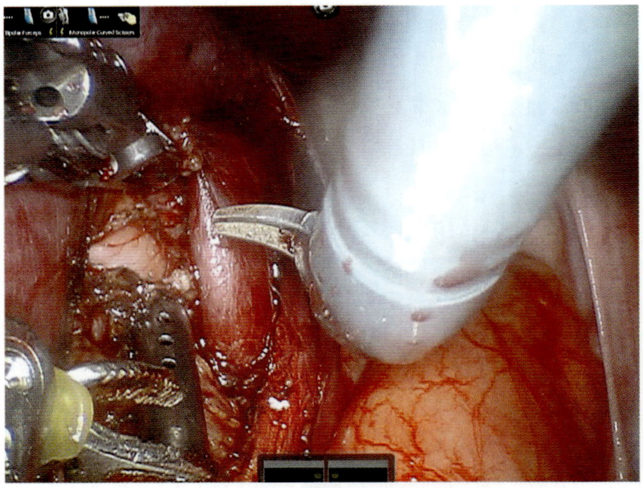

图 29-70　在下腔静脉左侧游离左肾静脉

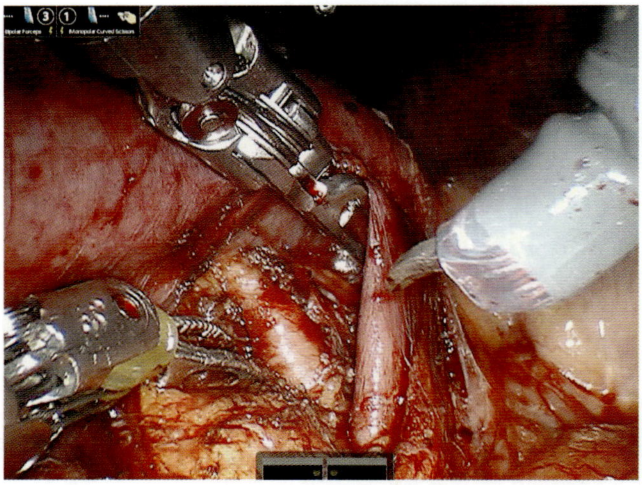

图 29-71　切开右肾动脉血管鞘

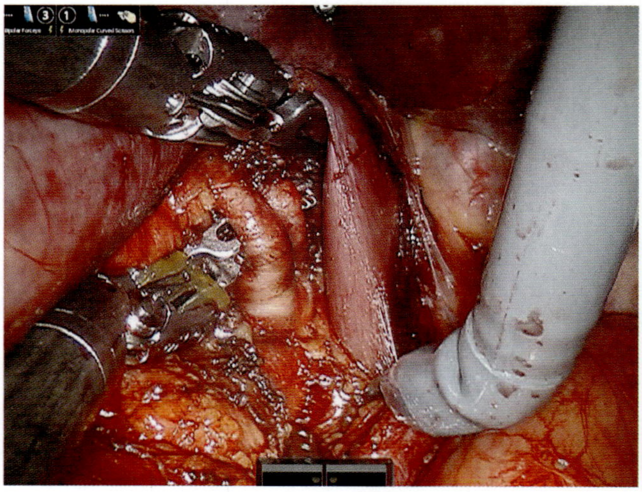

图 29-72　游离右肾动脉

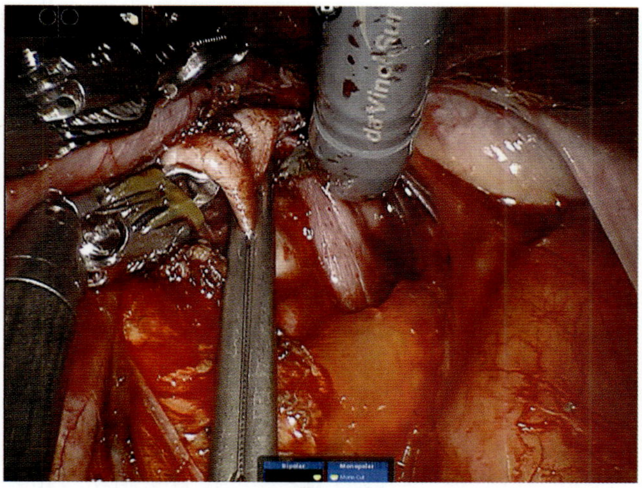

图 29-73 阻断两支右肾动脉

相对复杂，损伤血管和十二指肠的风险增高，故用于一般方法不能有效阻断肾动脉的多支变异右肾动脉或在下腔静脉深面就已分支的右肾动脉。

（二）经腹腔入路 RPN 肾蒂阻断方式

肾蒂阻断方式分为仅阻断肾动脉和肾动脉、肾静脉同时阻断。在开展经腹腔途径 RPN 的早期阶段，我们仅阻断肾动脉，发现术中切除肿瘤基底部时，肾创面静脉性渗血明显增多，影响术野清晰（图 29-74）。术中观察到下腔静脉和肾静脉等大静脉较后腹腔镜手术时明显充盈，静脉血液压力增高导致肾创面渗出增多。同时阻断肾动脉和肾静脉后，肾创面渗血明显减少。

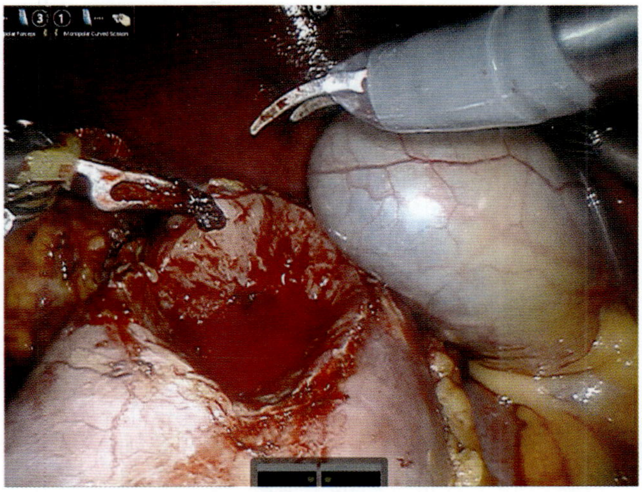

图 29-74 肾创面静脉渗血

腹膜后途径 RPN 则与后腹腔镜保留肾单位手术一样，仅阻断肾动脉也可获得清晰术野，无需阻断肾静脉。

（三）RPN 手术入路

与腹腔镜手术一样，RPN 同样存在经腹腔手术和腹膜后手术的选择。我们最初 200 例 RPN 均为经腹腔入路，对腹侧肿瘤、肾门前唇肿瘤和一部分复杂肿瘤有明显优势，尤其是 3 臂的应用，提高了手术操作的精确性和便利性。

但是，对于肾背侧肿瘤，尤其是上极背侧肿瘤，经腹腔入路 RPN 的处理极为困难。后来我们采用腹膜后入路 RPN，对背侧肿瘤、肾门后唇肿瘤的处理较为易行和安全。自 2014 年以来，我们所在单位已完成后腹腔机器人手术近百例，与经腹腔途径的机器人肾部分切除术相比，由于在我国，后腹腔镜技术比较成熟，泌尿外科医生对于后腹腔解剖结构熟悉清晰，肾动脉更易寻找，且单极剪刀剪切效率较超声刀及普通腔镜剪刀高，机械腕缝合创面的高效准确，后腹腔机器人手术时间及肾热缺血时间较经腹腔途径和传统腹腔镜时间明显缩短。由于不进入腹腔，对肠道功能影响小，术后恢复快，住院时间较经腹腔手术短。在肿瘤的完整切除率方面与经腹腔途径无差异。这与国外学者研究和报道的结论基本一致。我们初步的经验体会如下：

1. 普遍观点认为后腹腔机器人手术由于机器人摆放位置和机器臂位置较近，可能会影响术中操作，或者出现机器臂“打架”的情况，我们通过对机器人位置和套管位置的改进，能够有效地避免可能影响手术操作的因素。国外对于机器人摆放位置多数报道为患者头部与置臂架之间的位置，根据患者肿瘤位置同侧摆放于手术床的左上方或右上方。我们的经验是，患者完全健侧卧位后，在患者身体长轴的延长上线推入机器人，使机器臂展开的横轴与患者身体长轴垂直。以镜头孔为中心，机器 1 臂与 2 臂对称，能够有效地使机器臂的活动范围最大化。同时，机器人从患者头侧正向进入，可以给麻醉医师留出必要的操作空间，不会遮挡麻醉医师观察患者气管插管及输液操作。护士器械操作台可置于手术床脚侧或两侧，以方便配合第一助手为主。

2. 穿刺套管的位置，我们对国外报道的穿刺位置进行验证和改进，发现首先置入镜头孔与背侧套管，然后在直视下通过背侧套管置入吸引器钝性推开腹侧的腹膜，直视下置入腹侧套管和辅助套管，能够有效地避免腹膜的损伤，保证腹膜后空间。我们发现，镜头孔位于髂嵴上 2cm 在开始操作时可获得更大的视野，同时避免在肾上极操作，镜头孔下压时受髂嵴的影响无法活动的情况。腹侧和背侧的套管位于肋缘与髂嵴中点平面，能够有足够的操作范围处理任意位置的肾肿瘤。需要注意的是，镜头孔与两操作孔之间必须大于 90°，一般以 100°～120° 为宜，如患者为瘦高体型，可适当上移镜头孔位置，保证镜头孔与两操作孔之间的角度。辅助孔的位置国外报道通常在腹侧套管的正下方或下外侧 6～8cm 处，我们发现，辅助套管在正下方会受到腹侧机器臂较大干扰，位于下外侧可能增加腹膜损伤的风险。因此，我们将辅助套管置于镜头孔与腹侧套管连线的中点延长线 6～8cm 处，既避开了机器臂的影响，又可避免损伤腹膜。辅助孔的位置可根据第一助手的习惯和患者体型在此区域内进行适当调整（见图 29-50）。

3. 后腹腔空间制备至关重要，应在直视下充分游离推开腹膜后置入套管（图 29-75），如见腹膜破损，可用 Hem-o-lok 夹闭破口，视情况于肋缘下置入 5mm 套管于腹腔内，放出腹腔内气体，并注意有无腹腔脏器的合并损伤。

4. 后腹腔机器人手术对第一助手要求较高，助手应熟悉后腹腔解剖，要避开机器臂对助手的影响，适应手术视野的方向，术中如果遇到腹膜破口、出血、阻断不全等情况需要助手冷静熟练配合术者解决。

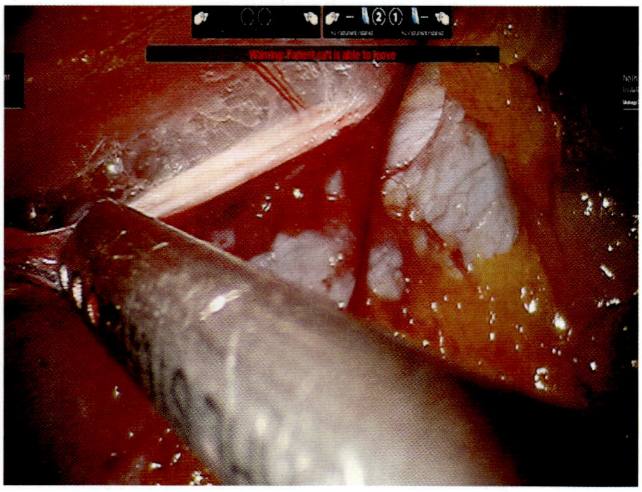

图 29-75　钝性推开腹膜

5. 后腹腔镜机器人肾部分切除术在国外的报道中，普遍认为适用于肾背侧中极的肿瘤。我们根据以前丰富的后腹腔镜肾部分切除术的经验和手术验证发现，后腹腔机器人手术可以对肾背侧任意位置的肿瘤进行操作，对于背侧上极的肿瘤在操作时可用 0° 与 30° 镜换用的方式获得更好的视野；也可以进行腹侧肿瘤的处理。

6. 由于肾门血管变异复杂，肾门处的肿瘤，应仔细权衡手术方式，选择合适的手术入路。由于腹膜后空间较小，腹膜后入路 RPN 不能使用 3 臂，与经腹腔入路 RPN 相比，手术操作略显不便。目前我们采取的策略是，一般根据肿瘤的位置采用相应的入路，复杂肿瘤则倾向于采用经腹腔入路，借助 3 臂的帮助完成复杂的重建。后腹腔机器人目前在国内外仍处于初期探索和发展阶段，对于中国泌尿外科医生来说，后腹腔解剖结构的熟悉可以较经腹腔手术进一步缩短手术时间和肾热缺血时间。但后腹腔机器人对于空间位置摆放及助手要求较高，在机器人保留肾单位手术开展初期，应严格选择适应证、肾肿瘤位置和患者体型条件进行开展。在完成学习曲线之后，后腹腔机器人的优势将得到更大的体现。

（四）肾游离程度

腹腔镜保留肾单位手术要求将肾完全游离，对于特殊位置的肿瘤，例如肾窦内肿瘤，还要将肾上下极颠倒，以便完成肿瘤切除和创面缝合。

对于 RPN，无论是经腹腔入路还是腹膜后入路，都不需要过大范围的肾游离。因为机械腕的多自由度活动特性，使得肿瘤切除时不需过多搬动肾，而机械腕几乎无死角的缝合，更无需搬动肾来配合进针角度。RPN 肾游离程度减少，既降低了游离过程中肾损伤的风险，又减少了术后卧床时间，较腹腔镜手术优势明显。

（五）特殊类型肿瘤的处理

1. 肾门肿瘤

肾门肿瘤因邻近肾蒂的大血管和肾窦内的集合系统（图 29-76），肿瘤切除和肾创面缝合极为困难：肿瘤切除时可能伤及血管及集合系统，而肾创面的修复时既要保证创面缝合可靠，避免围术期创面出血尿漏，又要避免缝扎大血管和集合系统，以免引起肾缺血和集合系统尿液引流障碍。

肾门肿瘤其中又以肾门前唇肿瘤的处理最为棘

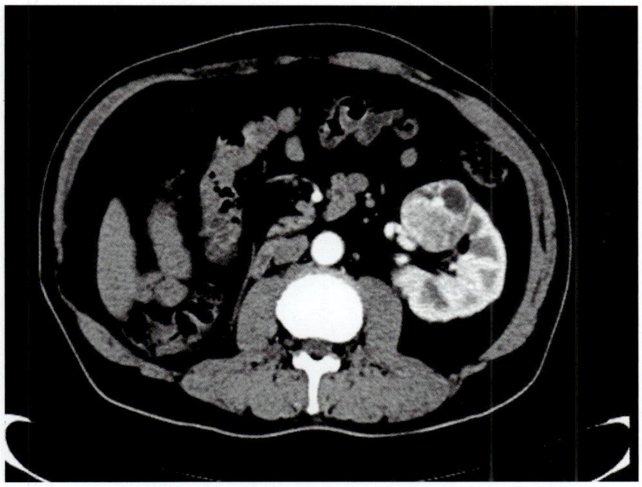

图 29-76 肾门部位肿瘤

手，因其邻近位于肾蒂腹侧的肾静脉和肾盂，经常被肾静脉的属支和肾盏所包绕，且常规的肾创面对合缝合的肾缺损修复方式将挤压夹闭血管和肾盏，造成严重的肾功能丧失。

针对肾门肿瘤的特点，我们设计了一种新的肿瘤切除和肾创面缝合方法：

（1）肾门前唇肿瘤切除方法。阻断肾门后，先沿肿瘤下缘切开（图 29-77），在肾门下方剪开肾实质，挑起肿瘤下缘（图 29-78），游离肿瘤基底部，可见肾窦脂肪（图 29-79），此层面即为游离深度的界限；在肾窦脂肪浅面继续游离肿瘤基底部，挑起肿瘤，即可显露肿瘤深面的肾静脉一级属支和二级属支（图 29-80）；在肾静脉及其属支表面继续游离肿瘤基底部（图 29-81），直至肾窦边缘肾髓质（图 29-82），然后完整切除肿瘤及少许肾实质（图 29-83），肾创面内可见保留完好的肾静脉及其属支。

（2）连续锁边缝合肾门部肾创面。用 1-0 Quill 线连续全层缝合创面，提前在线尾固定 1 枚 Hem-o-lok。从肾门部肾创面的肾窦侧进针，从肾皮质出针（图 29-84），连续全层缝合至肾门部肾创面闭合（图 29-85），5-0 无损伤血管缝线修补肾静脉主干小破损（图 29-86）；解除肾动脉阻断后，见肾静脉及属支充盈良好（图 29-87），术野少许渗血；将止血纱布叠成卷状压在肾实质创缘上，可吸收线将止血纱布卷缝合填压在肾创面上（图 29-88），喷洒生物蛋白胶（图 29-89），检查肾创面有无活动出血（图 29-90）。

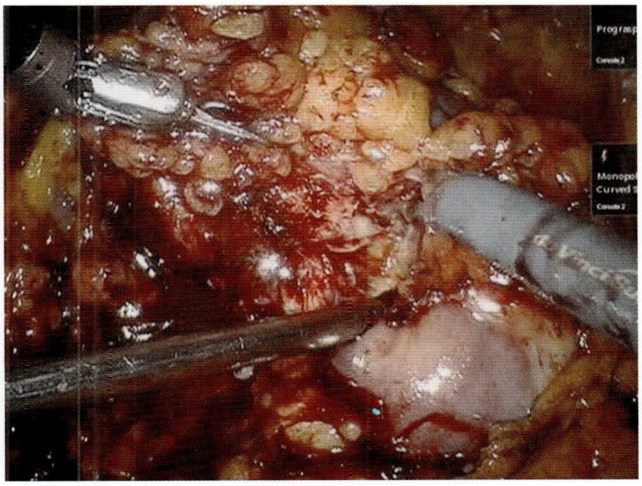

图 29-78 在肾门下方剪开肾实质，挑起肿瘤下缘

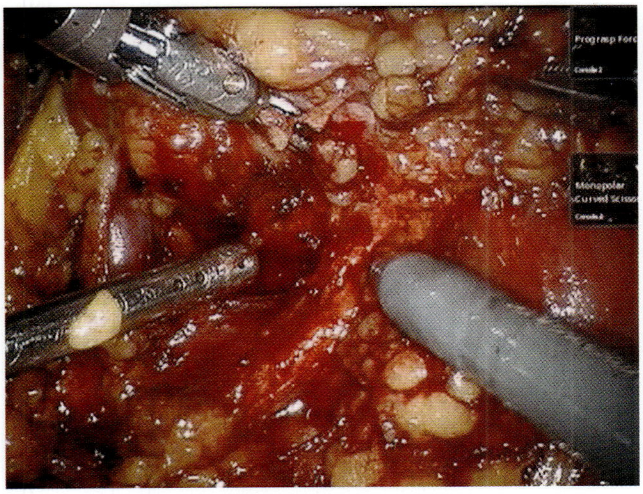

图 29-77 沿肿瘤下缘切开

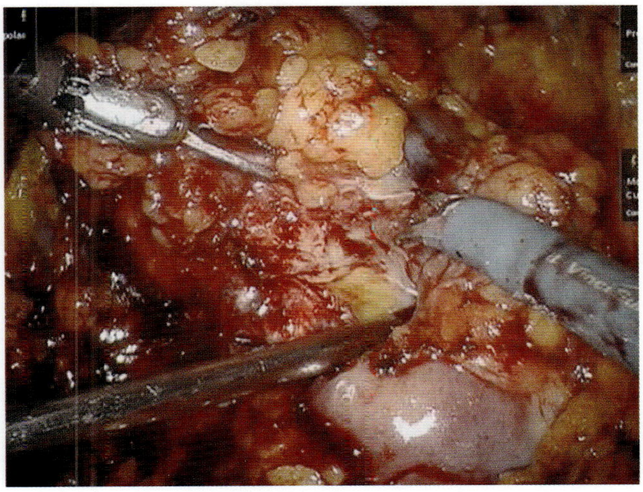

图 29-79 游离肿瘤基底部，可见肾窦脂肪

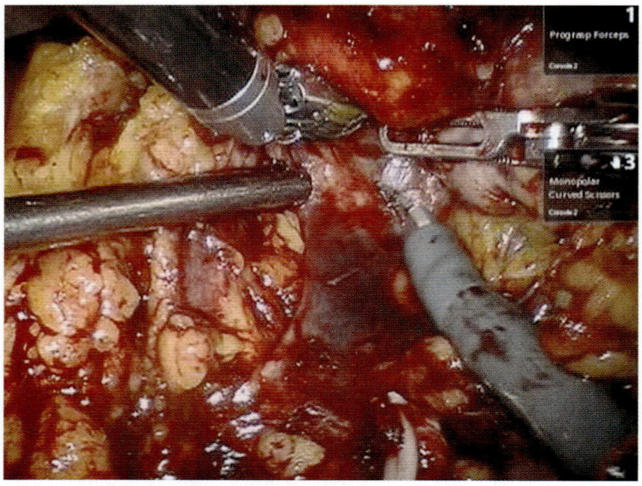

图 29-80　显露肾静脉一级属支和二级属支

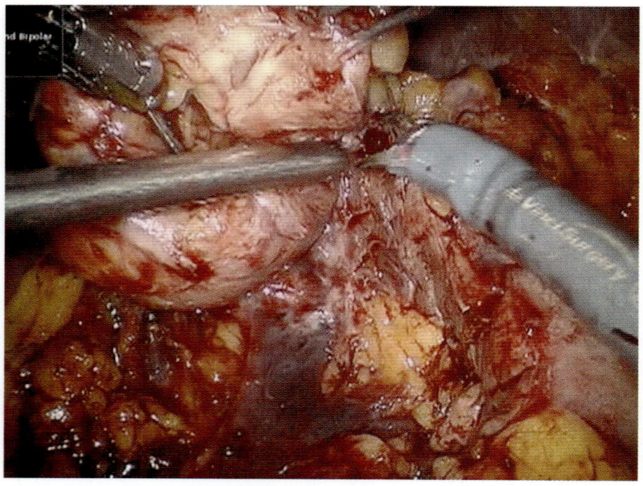

图 29-81　在肾静脉及其属支表面继续游离肿瘤基底部

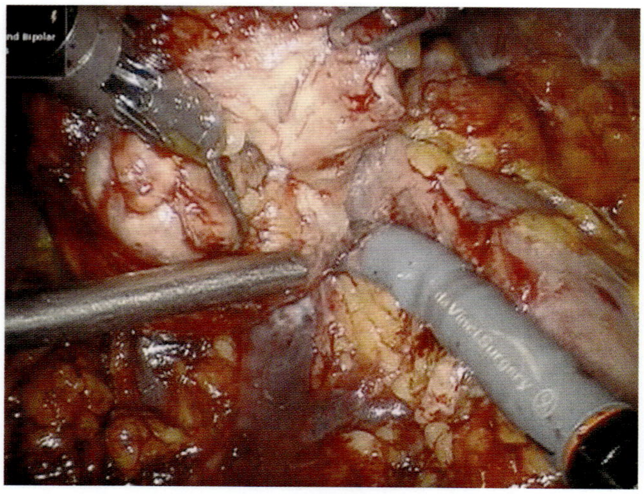

图 29-82　游离肾窦边缘肾实质

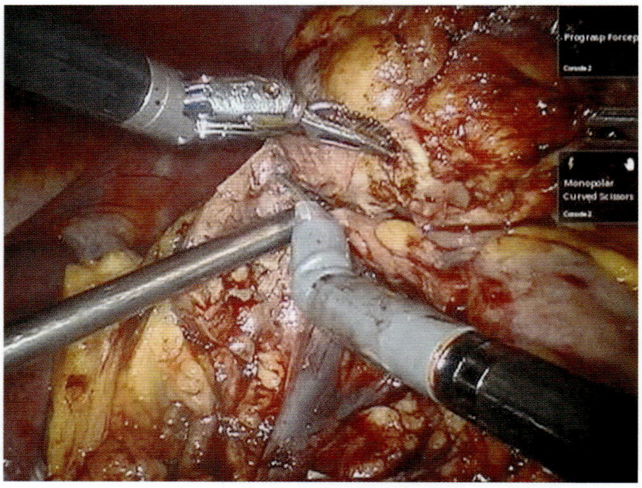

图 29-83　完整切除肿瘤及少许肾实质

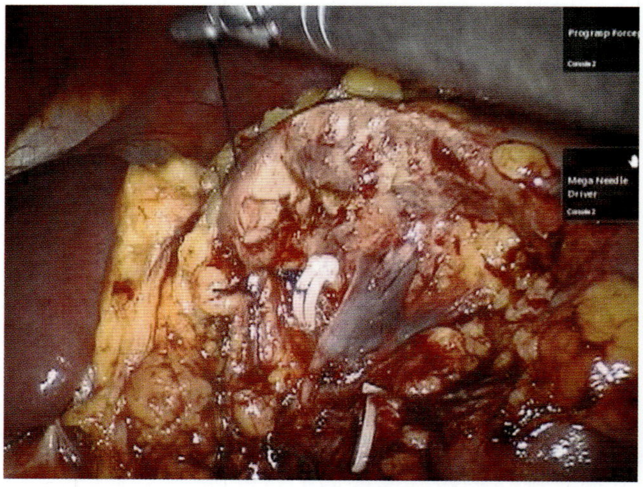

图 29-84　从创面的肾窦侧进针，从肾皮质出针

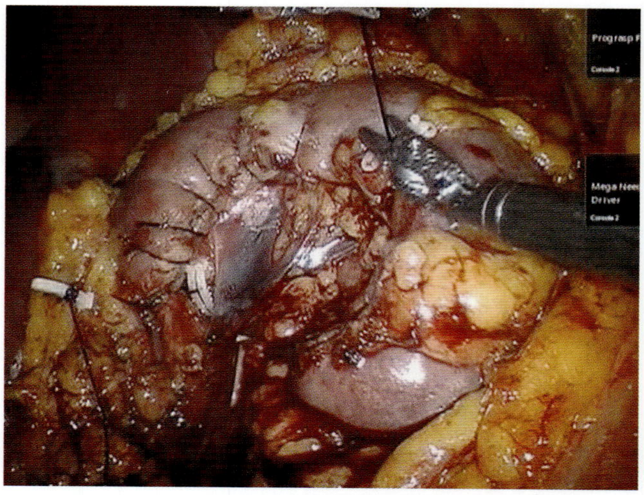

图 29-85　连续全层缝合

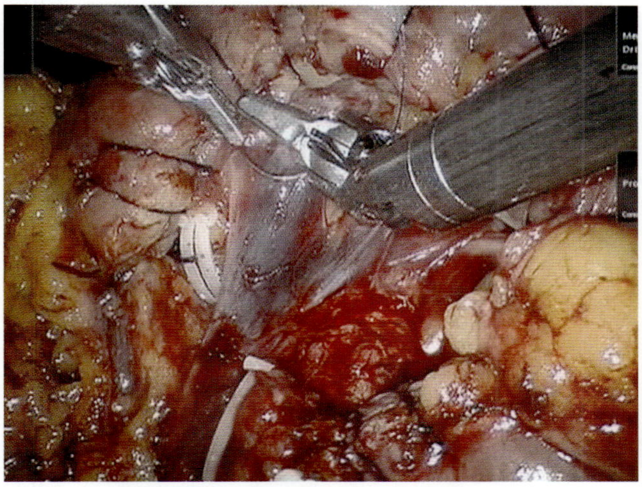

图 29-86 修补肾静脉主干小破损

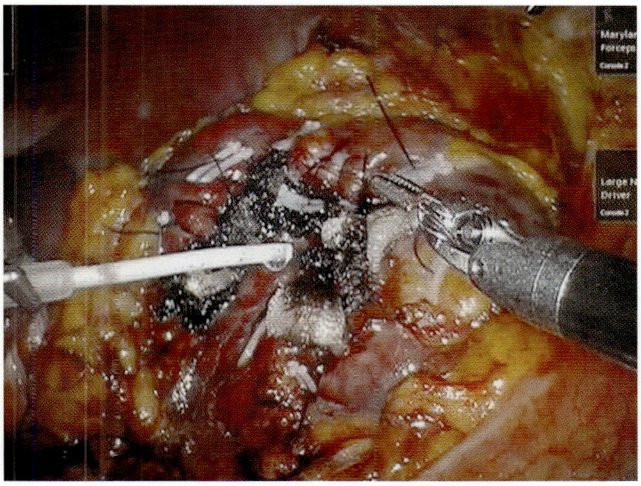

图 29-89 喷洒生物蛋白胶

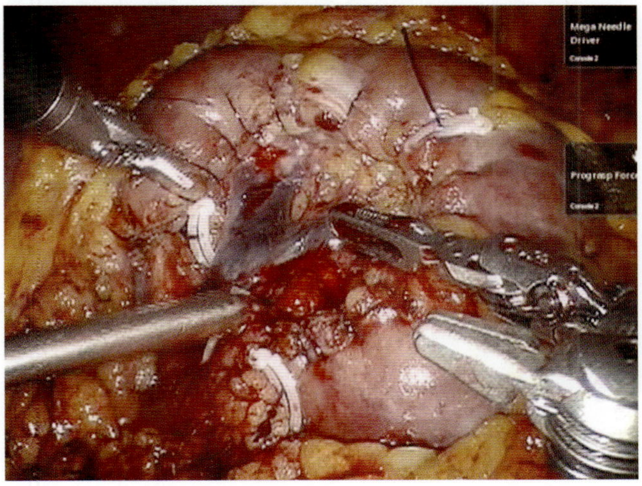

图 29-87 解除肾动脉阻断后，肾静脉及属支充盈良好

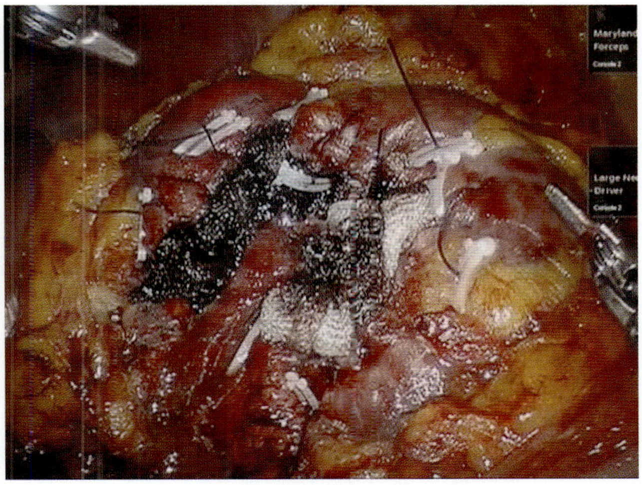

图 29-90 检查肾创面有无活动出血

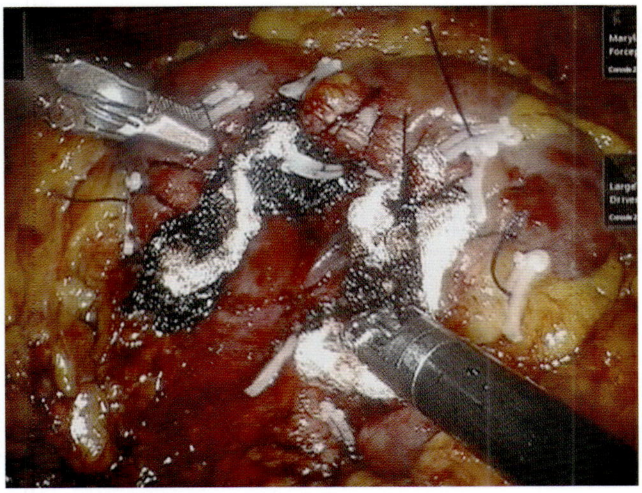

图 29-88 将卷状止血纱布缝合填压在肾创面上

这种连续全层缝合方法既关闭了肾创面，又避开了肾盂和肾静脉及其属支，临床随访结果显示，既降低了围术期肾出血和漏尿，又较好地保护了肾功能。

2. 完全内生性肿瘤

根据 R.E.N.A.L.Score 的定义，肿瘤完全在肾轮廓以内（图 29-91）为完全内生性肿瘤（completely endophytic renal tumor），R.E.N.A.L.Score 为 3。

Komninos 等报道了随访中位数 48 个月的回顾性研究，包括 45 例完全内生性肿瘤和 64 例外生性肿瘤（50% 以上的瘤体在肾轮廓以外）和 116 例居中性肿瘤（肿瘤凸出于肾轮廓，但小于 50%），结果显示与其他两组相比，完全内生性肿瘤 R.E.N.A.L.Score 评分明显增加，术后第一天估计肾

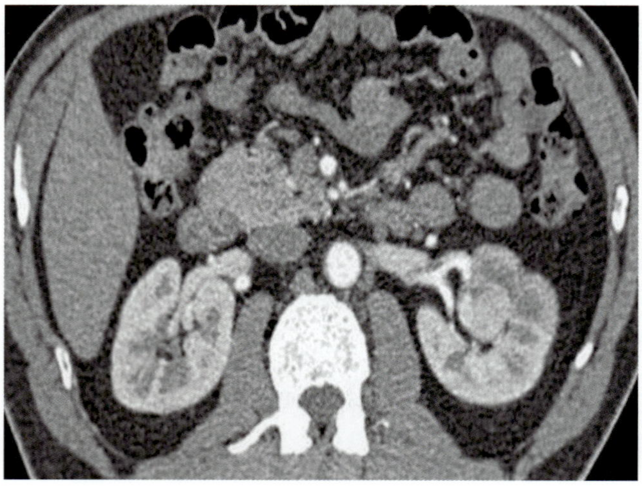

图 29-91　完全内生性肿瘤

小球滤过率呈下降趋势，而切缘阳性率呈上升趋势。Autorino 和 Rogers 等也通过较小样本的回顾性研究得出了类似的结论。

完全内生性肿瘤的挑战主要来自：

（1）肿瘤完全在肾轮廓以内，肾表面不能发现肿瘤，需依赖术中腔内超声来帮助肿瘤定位（图 29-92）。

（2）位于肾窦内的肿瘤常被肾动脉分支和肾静脉属支等大血管和肾盂肾盏等集合系统包绕，在重要的管道系统间隙内操作，既增加肿瘤切缘阳性率，又明显增加血管和集合系统损伤风险。

（3）完全内生性肿瘤切除后的肿瘤床与外生性肿瘤完全不同，创面不规则，且创面底部为血管和集合系统等重要结构，在缝合肾缺损时，常需先修补血管和集合系统损伤，然后再采用避开管道系统的缝合方法来闭合肾创面。故完全内生性肿瘤的肾创面闭合环节耗时长、切缘阳性率较高、围术期出血风险较高且术后肾功能恢复较慢。

3. 其他复杂性肿瘤

其他复杂性肿瘤包括 T_2 期肿瘤、解剖性或功能性孤立肾肿瘤（图 29-93）和双侧多发肿瘤（图 29-94）等。

此类复杂肿瘤即使开放手术处理亦极为困难，而 RPN 具备三维放大视野、7 个自由度的小巧灵活的机械腕等开放手术不具备的优点，尽管文献报道和我们单位开展病例数不多，且存在热缺血时间均超过 30 分钟、术后住院期间肾功能恢复较慢等关键

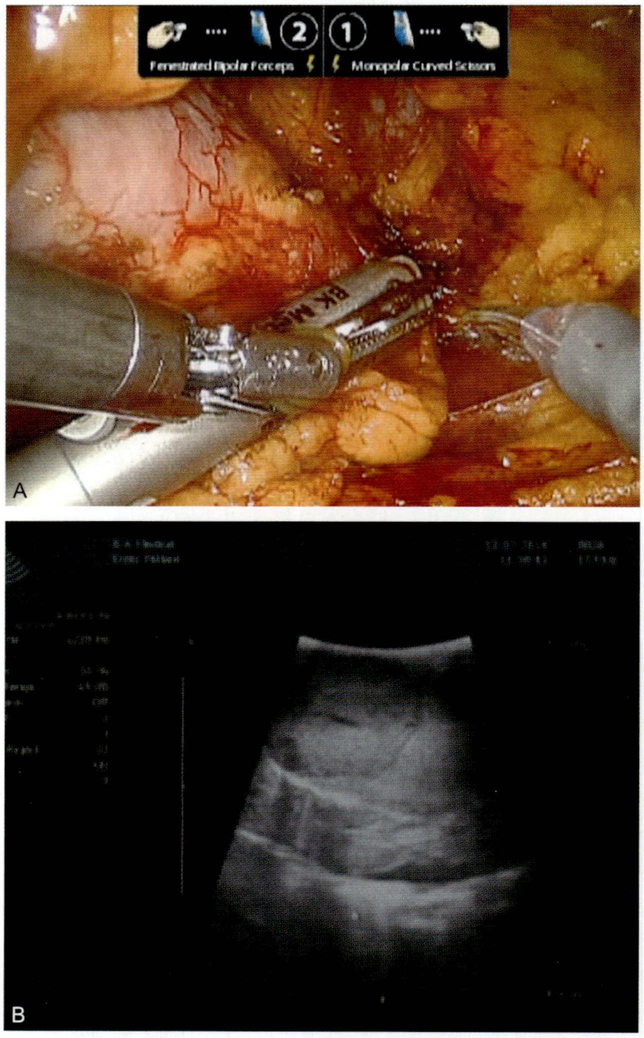

图 29-92　术中腔内超声定位肿瘤

A. 腔内超声探头扫描肾脏；B. 超声图像

问题，但随着手术经验和技术的进一步积累，RPN 可能在这一挑战性的高难度领域显示出优势。

六、术后处理

术后卧床休息 1～2 天，不需要绝对卧床，鼓励患者床上活动四肢，并可在别人帮助下翻身。常规预防性应用抗生素。患者下床活动后即可拔出导尿管。腹膜后引流管 24 小时引流量少于 10ml、无漏尿及发热，下床活动后引流量无变化，可拔除引流管。术后 2 周内勿过多活动。

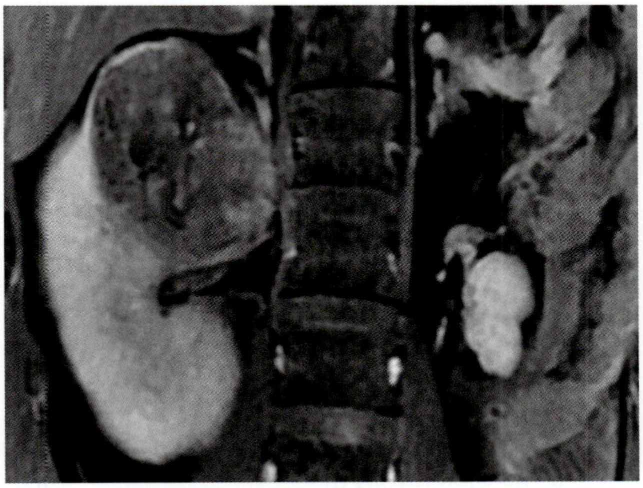

图 29-93 解剖性孤立肾 T_2 期肿瘤

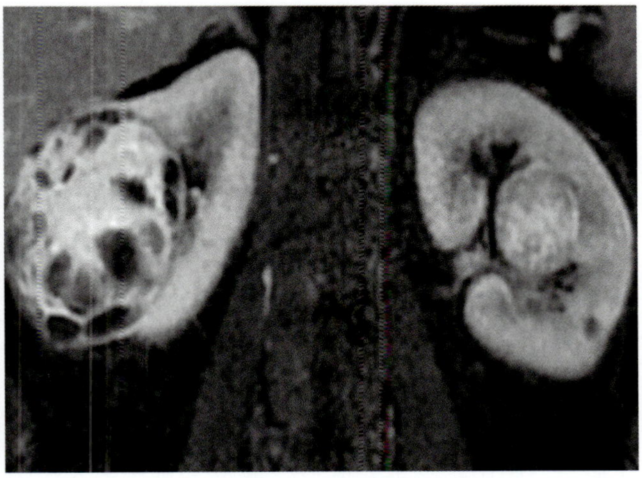

图 29-94 双侧肿瘤

七、并发症及其防治

与开发手术和腹腔镜手术相比，RPN 开展时间较短，仅 10 年历史，其并发症的发生率和风险均缺乏有力的临床证据。然而，10 年来的报道显示 RPN 的并发症与腹腔镜手术类似。Rogers 等分析了 12 位术者 495 例 RPN 手术的 46 例次术后并发症，并发症发生率为 9.3%，包括 15 例术后创面出血（3%），11 例尿漏（2.2%），6 例胃肠道并发症（1.2%，包括肠梗阻、艰难梭菌性肠炎等），12 例其他系统并发症（2.4%）（肺栓塞、充血性心力衰竭和心肌梗死），1 例为术后脓肿形成，二次手术切除患肾；1 例血小板功能障碍患者术后腹腔出血，二次手术探查发现为肝包膜下血肿迟发破裂出血。

RPN 并发症的防治与后腹腔镜手术类似。

1．出血　术中大出血是中转开放手术的主要原因。切割肿瘤前控制肾动脉，可以减少术中出血；确切地缝合肾实质缺损，创面喷洒生物止血胶，可有效减少术后出血、渗液。术后继发出血保守治疗无效时，可考虑行选择性肾动脉栓塞。

2．尿漏　是术后主要并发症之一。可能由术中误伤输尿管、破损的肾集合系统缝合欠佳或局部肾组织坏死等引起。术中提前控制肾动脉，保持创面清晰，有助于及时发现集合系统的破损，以便及时修补。大多数尿性囊肿可行经皮置管引流和（或）留置输尿管内支架管解决。

3．伤口感染　通常引流，伤口换药，全身使用抗生素。

4. 周围脏器损伤　发生率约为0.8%。一旦损伤，按照相关外科原则处理。

（张　旭　李宏召）

第四节 机器人辅助腹腔镜根治性前列腺切除术

一、前言

前列腺癌好发于中老年男性，是目前最常见的泌尿系统恶性肿瘤之一。世界范围内，前列腺癌发病率在男性所有恶性肿瘤中位居第二，在全球男性癌症死亡原因中排名第6位[1,2]。虽然前列腺癌在中国的发病率不如欧洲及北美洲高，但随着社会的人口老龄化、生活习惯的改变、前列腺癌检出率的提高，我国前列腺癌的发病率正逐年上升。根据国家癌症中心的最新数据，前列腺癌自2008年起成为泌尿系统中发病率最高的肿瘤，2009年达到9.92/10万，在男性恶性肿瘤发病率排名中排名第6位；死亡率达到4.19/10万，在所有男性恶性肿瘤中排名第9位[3,4]。

根治性前列腺切除术是治疗局限性前列腺癌的有效方法。第一例成功的腹腔镜下根治性前列腺切除术（laparoscopic radical prostatectomy, LRP）是由Schuessler等[5]在1992年完成的，由于LRP的技术较难，且与传统的开放性耻骨后根治性前列腺切除术（radical retropubic prostatectomy，RRP）相比无明显优势，所以该术式当时并未被广泛接受和推广。Guillonneau等[6]和Abbou等[7]对原有手术技巧的改进使LRP再次受到重视，随着腹腔镜手术技术的发展以及腹腔镜辅助手术器械的更新和进步，LRP在世界各国的泌尿外科中心得以广泛开展。

2000年*da Vinci*机器人系统被美国FDA批准使用，同年Binder和Kramer[8]首次报道了机器人辅助根治性前列腺切除术（robot-assisted radical prostatectomy, RARP）。由于前列腺位于盆腔深处，LRP在泌尿外科微创手术界一直是公认最难的手术之一。应用机器人手术系统，使一些高难度的手术操作变得比较简单，因而RARP成为目前全球范围应用最多的机器人手术。机器人技术经过10余年的发展，在前列腺癌高发的美国及欧洲大部分国家，RARP正在取代LRP和RRP成为治疗局限性前列腺癌的“金标准”；大量文献报道认为：相比LRP和RRP，RARP能达到相同的治疗效果，术中出血更少，而且在术后控尿功能和勃起功能的恢复方面更有优势[9]。

2006年中国人民解放军总医院购入了中国大陆第一台*da Vinci*机器人，同年完成了国内第一例RARP[10]。随后，国内多个大型教学医疗中心相继购入*da Vinci*机器人并相继开展机器人手术。

二、适应证和禁忌证

（一）适应证

根治性前列腺切除术用于可能治愈的前列腺癌。手术适应证要综合考虑肿瘤的临床分期、预期寿命和健康状况。尽管手术没有硬性的年龄界限，但应告知患者，70岁以后伴随年龄增长，手术并发症及死亡率将会增加。

1. 临床分期　适应于局限前列腺癌，临床分期$T_1 \sim T_{2c}$的患者。

2. 预期寿命　预期寿命≥10年者则可选择根治术。

3. 健康状况　前列腺癌患者多为高龄男性，手术并发症的发生率与身体状况密切相关。因此，只有身体状况良好、没有严重的心肺疾病的患者适于根治术。

4. PSA或Gleason评分高危患者的处理　对于PSA＞20ng/ml或Gleason评分≥8的局限性前列腺癌患者符合上述分期和预期寿命条件的，根治术后可给予其他辅助治疗。

（二）禁忌证

1. 患有显著增加手术危险性的疾病，如严重的心血管疾病、肺功能不全等。

2. 患有严重出血倾向或凝血障碍。

3. 已有淋巴结转移（术前通过影像学或淋巴活检诊断）或骨转移。

4. 预期寿命不足10年。

近期行TURP术后，尤其是有包膜穿孔，血液、尿液或冲洗液外渗者，最好术后3个月待血肿消散、局部炎症吸收，前列腺与周围组织的解剖关系清晰可辨，再行根治性前列腺切除术。而行前列腺活检后，则最好 8 周后再行根治性前列腺切除术。

三、术前准备

1. 术前常规应对患者进行系统检查评估，进行血、尿常规，肝、肾功能，出凝血功能、血糖、心电图、胸部 X 线检查和无创的心肺功能检测等检查，了解患者各重要脏器的功能状况及肿瘤的临床分期。

2. 术前三天开始口服抗生素进行肠道准备，术前一天晚上应行清洁灌肠。并准备术野皮肤，手术当天禁饮食、留置鼻胃管及导尿管。

3. 术前 2 小时预防性应用第 3 代头孢类抗生素。

四、机器人专用器械

RARP 所需的机器人专业器械如下：机器人专用单孔弯头双极电凝钳（Maryland Bipolar Forceps），机器人专用有创单孔组织抓钳（ProGrasp ™ Forceps），机器人专用热剪（单极电凝剪刀）[Hot Shears ™（Monopolar Curved Scissors）]，机器人专用大号持针器（Large Needle Driver）和机器人专用强力大针持（Mega Needle Driver）。

五、患者体位和麻醉

患者的双腿放置呈截石位，并取大角度的头低脚高体位（图 29-95）。手术床需要采用防滑垫或肩托以防止患者向头侧滑落。体位摆好后，手术床暂时调至头低脚高位以确认患者不会滑动，然后恢复至水平位以放置腹腔镜穿刺通道。

手术通常采用气管插管全身麻醉。

六、机器人定泊和Trocar定位

现有的研究证明经腹膜外途径和经腹腔途径的腹腔镜根治性前列腺切除术的结果是相似的，本章将描述最常被采用的经腹腔途径。

首选在脐上作一个 12mm 的纵行切口，经此切口小心地将 Veress 气腹针穿过腹壁刺入腹腔，进行“抽吸试验”以证实气腹针已进入腹腔。连接气腹管，气腹压力升至 15mmHg 后将气腹针拔出并将一 12mm Trocar 经上述切口置入腹腔（蓝色）（图 29-96）。经该 Trocar 放入机器人腹腔镜并检查无血

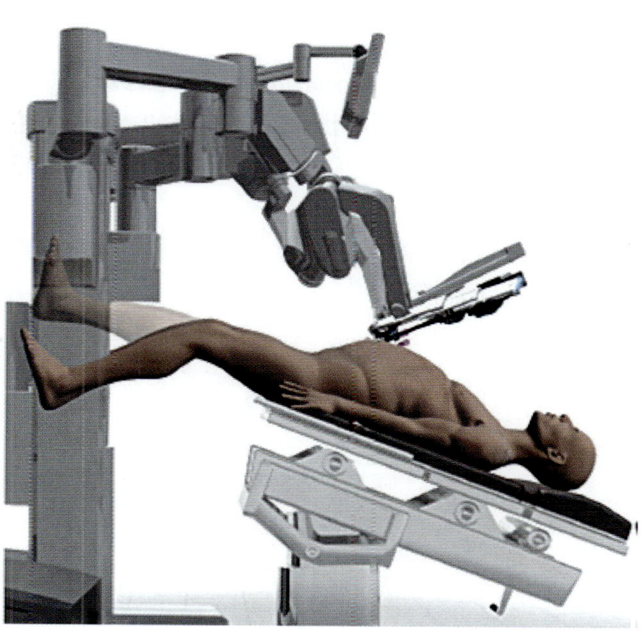

图 29-95 患者被放置呈截石位，头低脚高位（Intuitive Surgical 提供）

管或肠管损伤后，调整手术床倾斜至大角度的头低脚高位。

在耻骨联合上约 15cm 处做标记点，通常会位于脐下。在标记点的水平，腹腔镜 Trocar 与髂前上棘连线上，距离腹腔镜 Trocar 8 ~ 10cm 处两侧分别在腹腔镜直视引导下各放置 1 个 8mm 机器人 Trocar（黄色和绿色）（图 29-96），用于放置机器人的 1 臂和 2 臂。在患者左侧低于 2 臂 Trocar 处放置第 1 辅助 Trocar（12mm，白色）。在高于 2 臂 Trocar

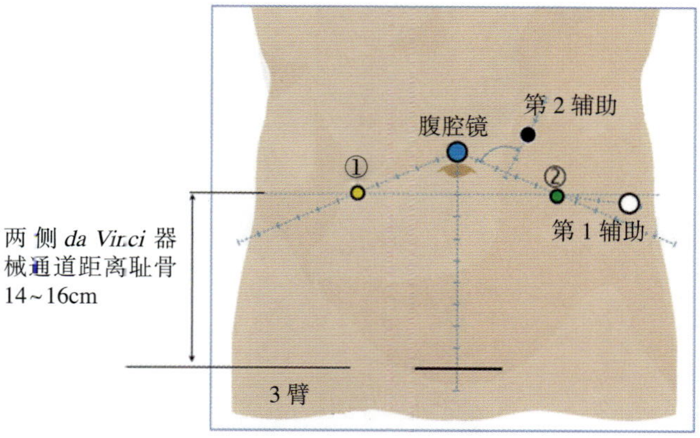

图 29-96 蓝色：腹腔镜 12mm Trocar；黄色：1 臂 8mm Trocar；绿色：2 臂 8mm Trocar；白色：第 1 辅助 12mm Trocar；黑色：第 2 辅助 5mm Trocar（Intuitive Surgical 提供）

6～8cm 处放置第 2 辅助 Trocar（5mm，黑色）；按照术者的习惯，辅助 Trocar 也可放置在右侧。如需使用第 3 臂，于患者右侧距离髂嵴至少 2～3cm、距离 1 臂 8cm 以上处放置 1 个 8mm 机器人 Trocar（红色）（图 29-97）。

将 *da Vinci* 机器人放置在患者两腿之间，将机械臂与 Trocar 连接，并置入操作器械（图 29-98、图 29-99）。

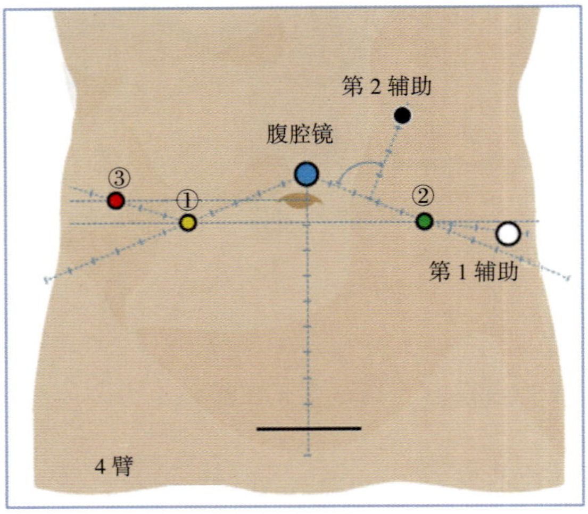

图 29-97　红色：3 臂 8mm Trocar（Intuitive Surgical 提供）

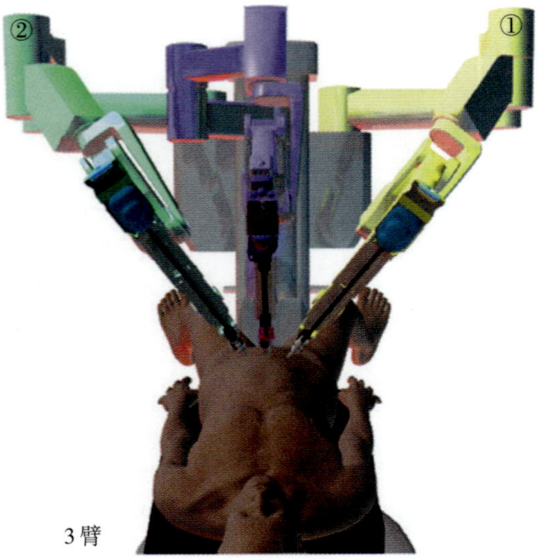

图 29-98　使用 3 个机械臂连接示意图（Intuitive Surgical 提供）

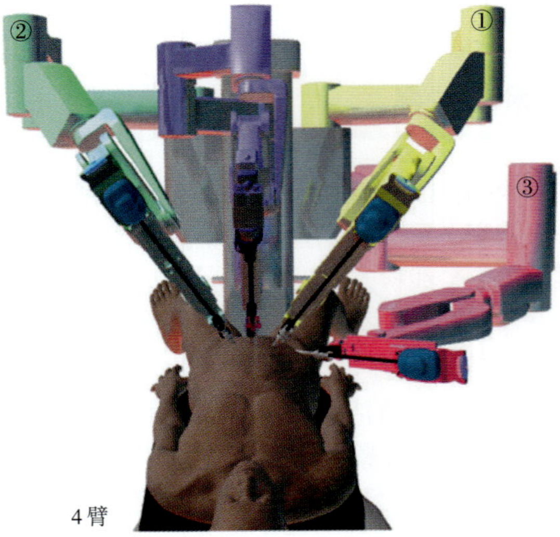

图 29-99　使用 4 个机械臂连接示意图（Intuitive Surgical 提供）

七、手术步骤

（一）显露前列腺

使用 0° 或 30° 腹腔镜观察，切开耻骨联合上方的腹膜，离断脐正中韧带和脐尿管显露耻骨联合并分离 Retzius 间隙，腹膜切口向两侧延伸至腹股沟内环口处输精管的水平。需要仔细辨别此处的副阴部动脉，保护该动脉有助于保留术后的勃起功能（图 29-100）。钝性及锐性分离膀胱表面及两侧附着的脂肪结缔组织，将膀胱向后方牵拉并显露前列腺（图 29-101）。

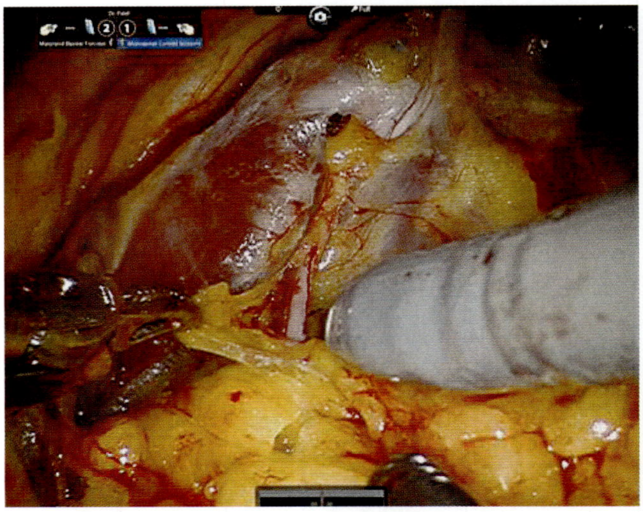

图 29-100　副阴部动脉

(二)控制背深静脉复合体

控制背深静脉复合体通常有两种方式：缝扎及切割器夹闭，缝扎是最常用的方法。切开盆内筋膜（图 29-102），游离背深静脉复合体。仔细鉴别静脉复合体与尿道的连接部并在此处进针，用 2-0 号 Vicryl 缝线穿过背深静脉复合体（图 29-103）。使用滑结可以确保线结牢靠，在线结的上方再缝一针并打结。有术者习惯用缝线将背深静脉复合体与耻骨联合缝合并固定，完成尿道的悬吊（图 29-104）。缝合完成后，此时暂时不分离背深静脉复合体，有助于在后面的手术步骤中减少出血。

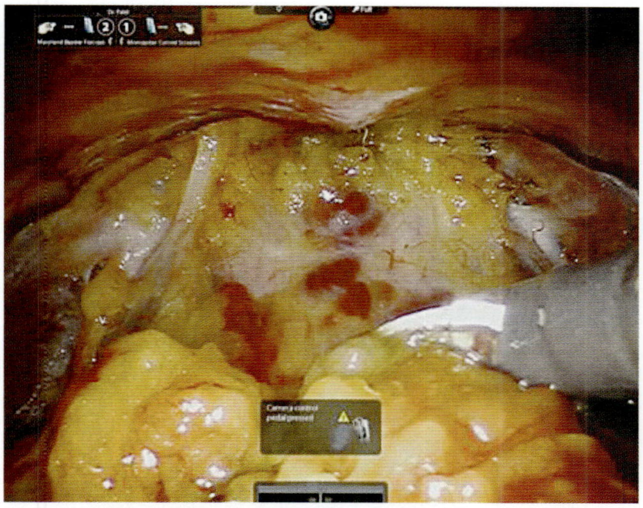

图 29-101　显露前列腺

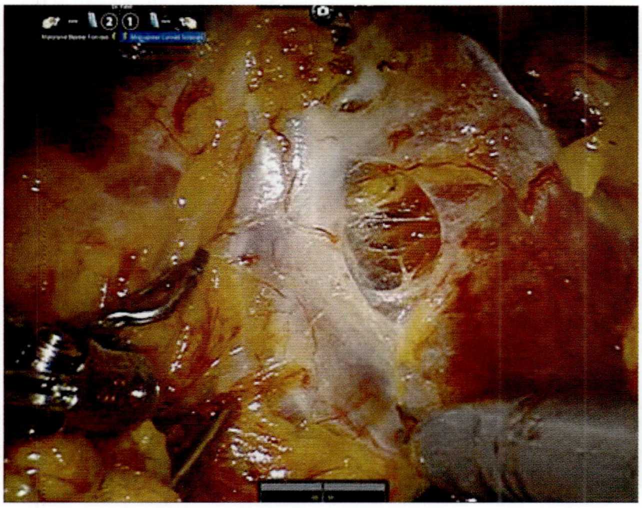

图 29-102　切开盆内筋膜

(三)分离膀胱颈

用第 3 臂的抓持器械向头侧牵拉膀胱，助手可轻轻牵拉尿管通过气囊的活动来判断膀胱颈的位置。使用机器人的左右两个臂在前列腺膀胱连接处按压加以鉴别，这有助于鉴别前列腺的轮廓并使术者观察前列腺和膀胱的分界点（图 29-105）。用单极电剪刀开始分离前列腺膀胱结合部（图 29-106），紧邻前列腺膀胱连接处打开膀胱，将 Foley 尿管退入尿道以显露膀胱三角区。确认膀胱颈后壁和三角区的位置后，如有增生的前列腺中叶，术者用第 3 臂或助手提起尿管或直接提起前列腺都可达到显露的效果。

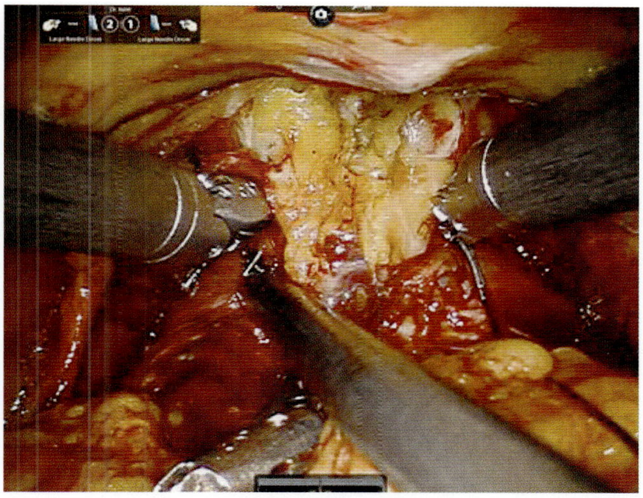

图 29-103　缝扎背深静脉复合体

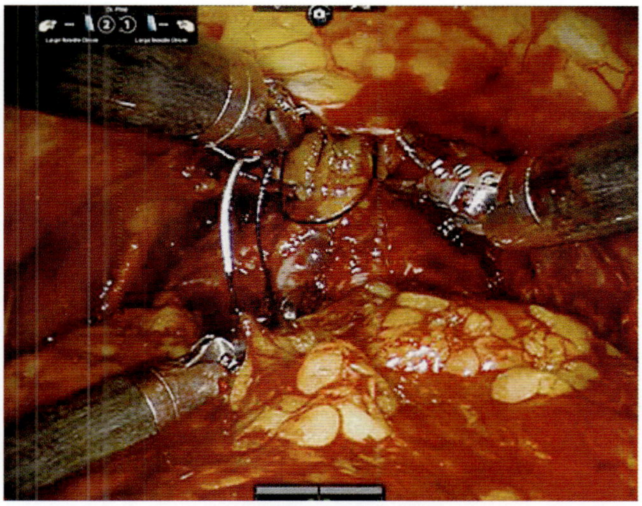

图 29-104　将背深静脉复合体与耻骨联合缝合

切开膀胱颈后壁（图 29-107），显露位于其下方的输精管和精囊腺。

（四）分离精囊

输精管的前部和精囊显露之后，用 Hem-o-lok 夹闭输精管及伴行的小动脉后予以切断。用第 3 臂抓住并提起输精管断端，分离精囊（图 29-108）。在精囊尖部，夹闭精囊动脉。分离精囊时尽量避免使用电凝，以免损伤附近的神经血管束（neurovascular bundle，NVB）。

（五）分离前列腺的背面

Denonvilliers 筋膜覆盖于前列腺表面，解剖上起于 Douglas 凹陷内的腹膜。依照与包绕前列腺的筋膜的关系，有几种不同的分离方法。总体上，相关的术语有以下几种：

1. 筋膜内技术　前列腺背面的分离层面在 Denonvilliers 筋膜与前列腺之间，两侧的分离层面在前列腺筋膜内，这种方法分离的前列腺的表面没有筋膜覆盖。

2. 筋膜间技术　前列腺背面的分离层面在前列腺与 Denonvilliers 筋膜之间，两侧的分离层面在前列腺筋膜与盆侧筋膜之间。筋膜间技术最经常被用于保留勃起神经的手术。

3. 筋膜外技术　前列腺背面的分离在 Denonvilliers 筋膜后方的直肠周围脂肪内进行，两

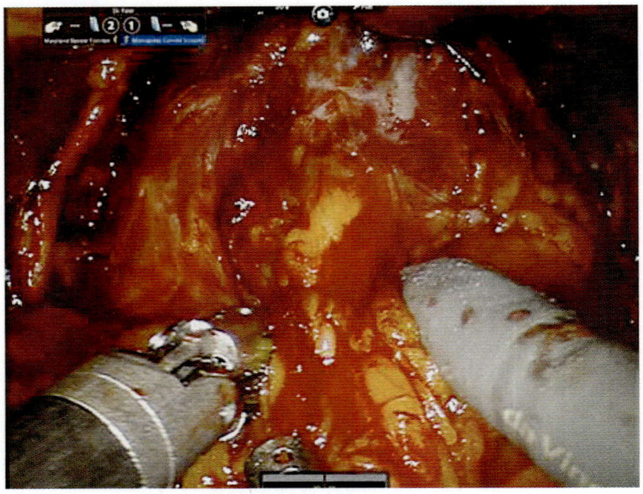

图 29-105　辨别前列腺膀胱颈连接部

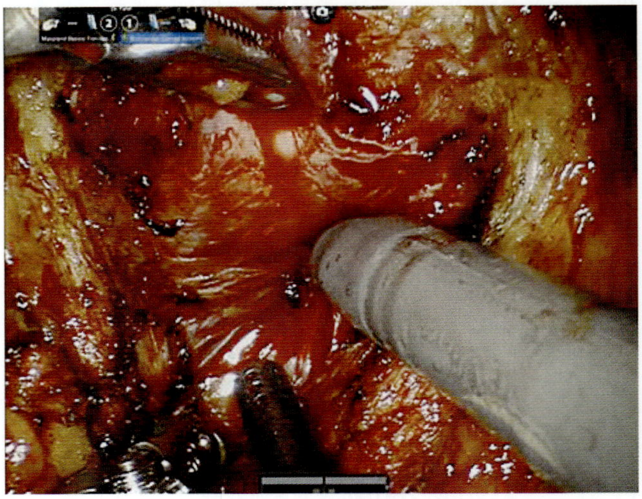

图 29-107　切开膀胱颈后壁

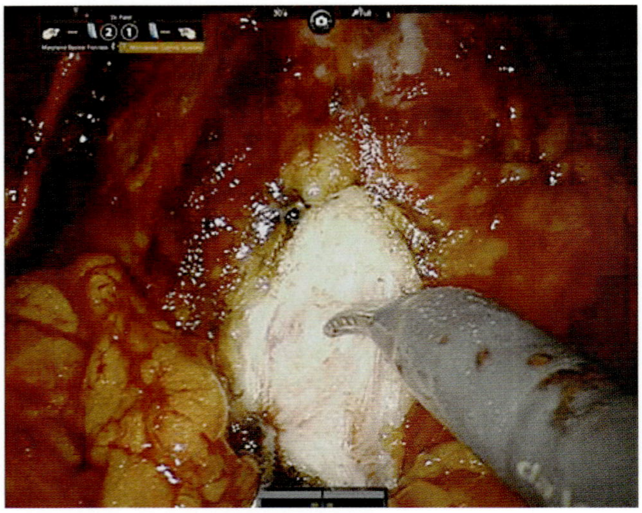

图 29-106　分离前列腺膀胱结合部

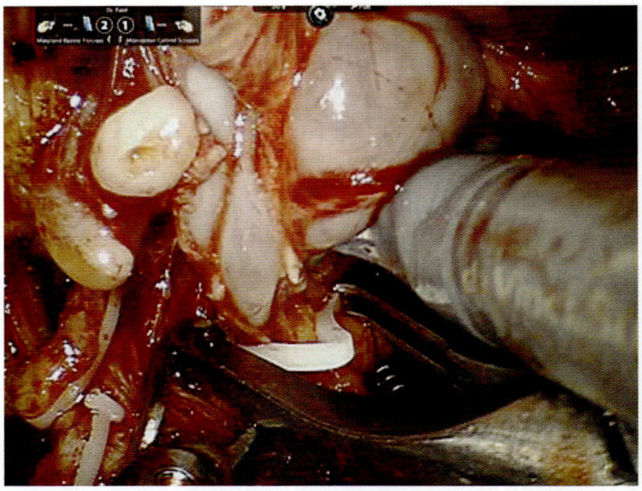

图 29-108　分离精囊

侧的切除范围包括盆侧筋膜并延伸到肛提肌筋膜。

锐性切开 Denonvilliers 筋膜，显露直肠周围脂肪（图 29-109）。虽然术前的穿刺活检可能会引起一些粘连以及肿瘤可能有所侵犯，在这一层面内的分离通常会很容易进行。采用钝性和锐性分离相结合，一直分离到前列腺尖部（图 29-110），仔细避免对尖部和两侧 NVB 的过度分离。直肠紧邻分离平面的背面，应避免过度电灼。

（六）处理前列腺蒂并保留 NVB

在前列腺的前外侧打开盆侧筋膜（图 29-111），将盆侧筋膜的切口向前列腺尖部延伸，并沿前列腺后外方延伸到前列腺基底部，可见前列腺蒂。用 Hem-o-lok 夹闭后切断前列腺蒂并分离 NVB（图 29-112）。切断前列腺蒂之后，在 NVB 和前列腺之间残存的侧后方的组织可以用剪刀锐性切开，不需要电灼处理。在分离的过程中会有些出血，但通常很少需要缝合处理。

在 NVB 的分离过程中，应该限制甚至避免使用热处理，这一观点已被广泛接受。同时，对于牵拉损伤，神经也十分脆弱和敏感；所以在盆腔内显露前列腺时应仔细避免过度牵拉。处理前列腺蒂时，电刀或双击电灼有传导热能损伤附近的神经组织的风险，最常用的方式是使用 Hem-o-lok 处理前列腺蒂。

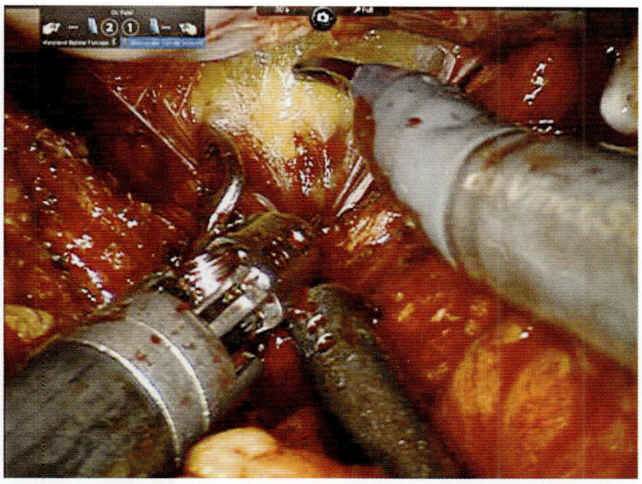

图 29-109　切开 Denonvilliers 筋膜，显露直肠周围脂肪

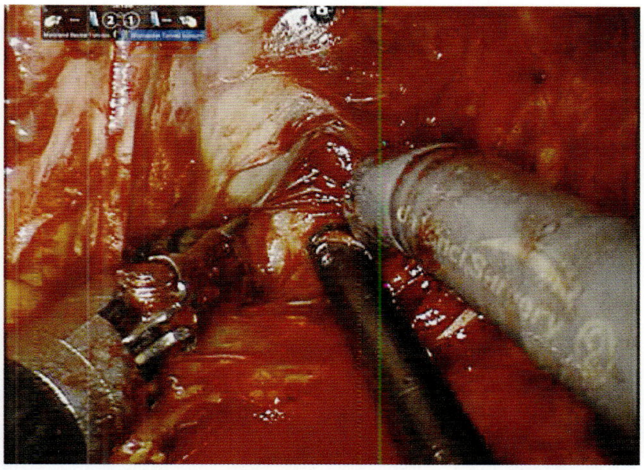

图 29-111　在前列腺的前外侧打开盆侧筋膜

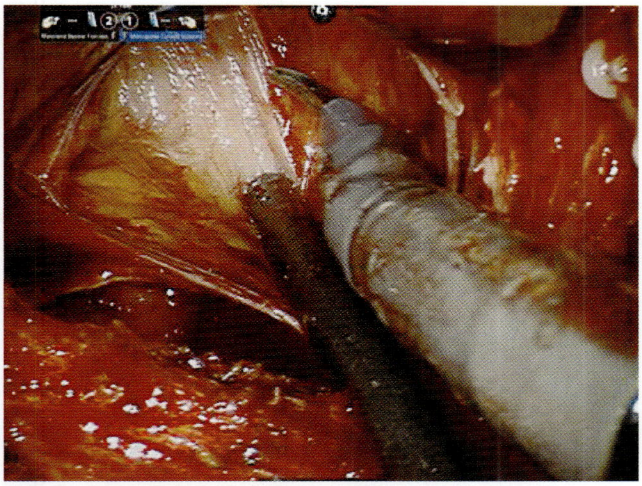

图 29-110　沿前列腺背面向尖部分离

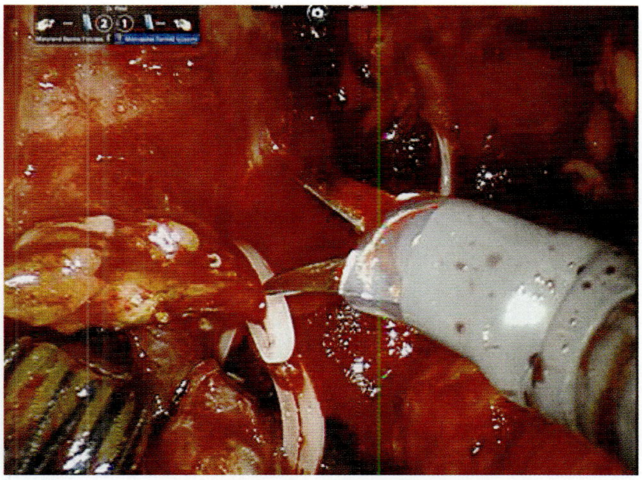

图 29-112　用 Hem-o-lok 夹闭后切断前列腺蒂

（七）分离尿道

手术进行到此刻，前列腺仅与前方的尚未离断的背深静脉复合体及尿道相连。紧邻缝合线的近端锐性切断背深静脉复合体，可见前列腺尖部和尿道，用剪刀锐性切断尿道（图 29-113），抽出导尿管分离尿道后壁。切断前列腺与直肠尿道肌和尿道后壁相连的组织，移除手术标本（图 29-114），然后仔细检查术野有无出血，NVB 或前列腺蒂周围的任何可见的动脉出血点都应被缝扎处理。将标本装入标本袋或先放置在盆腔，完成膀胱颈尿道吻合后再放入标本袋。

（八）膀胱颈尿道吻合

一些学者倾向于在膀胱颈尿道吻合前连续或间断缝合尿道后方的浆膜层，有助于吻合口的解剖复位和术后控尿功能的恢复（图 29-115）。肌层对肌层的膀胱颈尿道连续缝合是目前最常被采用的缝合方式。一些学者习惯采用倒刺缝线，它能防止组织松开保持组织靠拢。将两根倒刺缝线尾部打结缝合于膀胱颈 6 点钟处，两根针分别顺时针和逆时针缝合，在 12 点钟处汇合并打结固定（图 29-116）。

我们观察三角区，仔细避免损伤输尿管口；用 2-0 Monocryl 缝线（5/8 弧度 UR-6 圆针）吻合尿道与

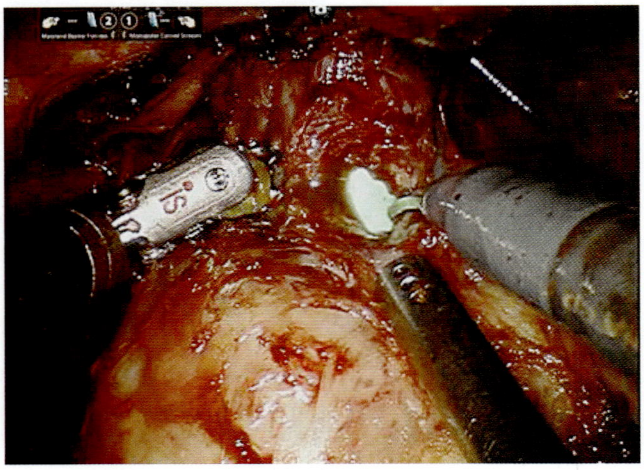

图 29-113 用剪刀锐性切断尿道

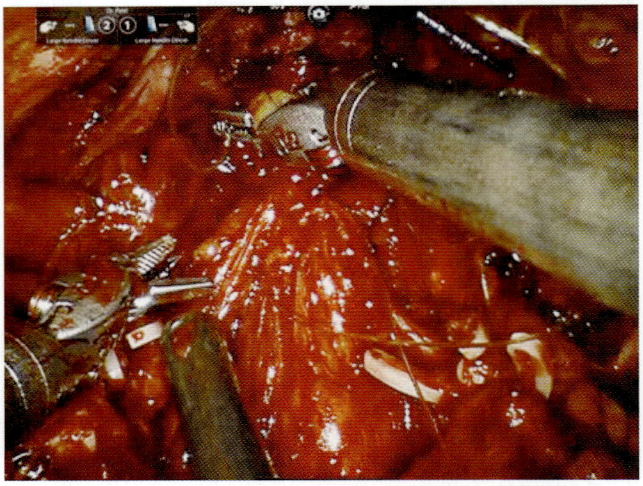

图 29-115 用倒刺缝线连续缝合尿道后方的浆膜层

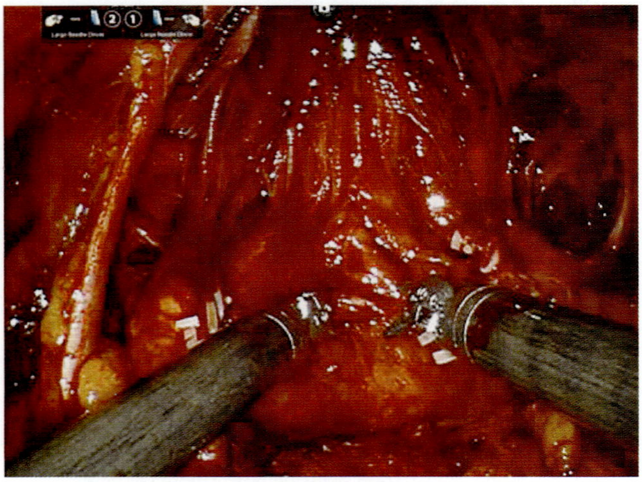

图 29-114 手术标本已移除

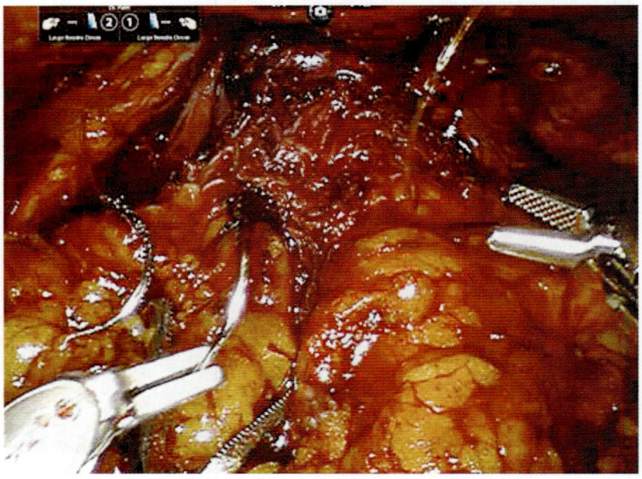

图 29-116 双针倒刺缝线连续吻合

膀胱颈，该针大小比较合适，即使在狭窄的骨盆内旋转也很容易。一般自 3 点钟位置，逆时针连续缝合吻合口后壁，缝合半周后自尿道外口插入一 F18 双腔气囊尿管至膀胱内，继续缝合一周完成吻合（图 29-117）。由于 Monocryl 缝线的低摩擦特性，缝线可被顺利牵引，该线张力足够强，可以把尿道断端和膀胱颈牵拉在一起。在缝合 8 点钟位置之前，我们并不立即收紧膀胱颈与尿道之间的缝线；每根缝线共同承担吻合口的张力，这样可以避免膀胱或尿道撕裂。在缝合 8 点钟位置之后，我们逐针收紧缝线；采用锁边缝合 9 点钟位置，这样能以合适的张力固定吻合口后壁。

如果需要重建膀胱颈，可以采用后壁的球拍式缝合，侧边缝合或者在吻合完成后进行简单的前壁缝合（图 29-118）。吻合完成后，行膀胱注水试验以明确没有吻合口漏水。

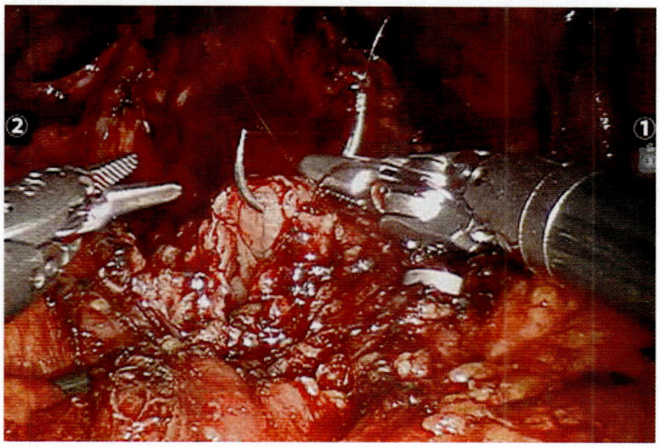

图 29-117　单针 Monocryl 缝线连续吻合

（九）盆腔淋巴结清扫术

盆腔淋巴结清扫术在泌尿外科主要用于评估前列腺癌和膀胱癌的病理分期。目前常用的术式：

1. 常规盆腔淋巴结清扫术，范围包括闭孔、髂内、髂外和髂总淋巴结。

2. 扩大盆腔淋巴结清扫术，清扫范围在常规盆腔淋巴结清扫术范围的基础上加上骶前淋巴结清扫。

3. 局限性盆腔淋巴结清扫术，清扫范围包括，前侧：髂外静脉的后缘；后侧：闭孔神经；头侧：髂外和髂内静脉汇合处；尾侧：耻骨韧带的髂耻分支；内侧：脐内侧襞；外侧：盆腔侧壁肌群。

4. 改良的盆腔淋巴结清扫术，清扫髂内和闭孔淋巴结。

目前观点认为，对膀胱癌需行常规或扩大的盆腔淋巴结清扫术；对前列腺癌一般只需局限或改良的盆腔淋巴结清扫术。

打开覆盖右侧髂外动脉的腹膜，在髂外动脉外膜和淋巴组织间仔细分离，清除髂外动脉前面及上外后方的淋巴组织，注意防止损伤与髂外动脉并行的生殖股神经（图 29-119～图 29-121）。在髂外动脉的内下方游离髂外静脉，将脂肪组织向骨盆深处游离直至骨盆内侧壁（图 29-122、图 29-123）。沿骨盆内侧壁向内侧及中线方向钝性锐性结合仔细分离髂外静脉内侧的淋巴结和脂肪组织，并向其后方及远端分离到耻骨支，可自然显露闭孔神经。提起淋巴和脂肪组织，由下向上游离淋巴和脂肪组织深面，整块切除淋巴脂肪组织（图 29-124、图 29-125）。

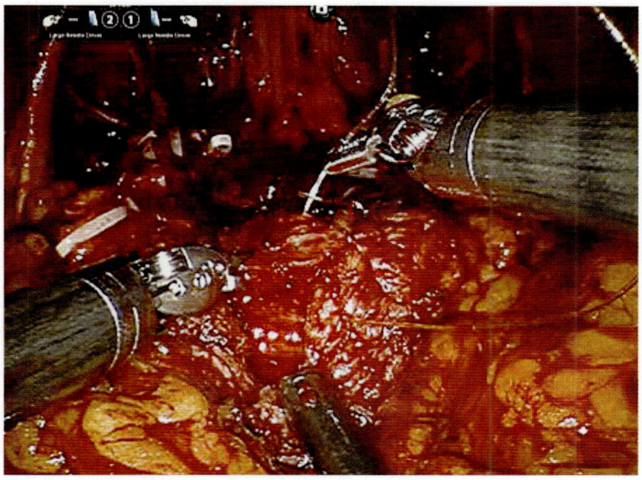

图 29-118　重建膀胱颈

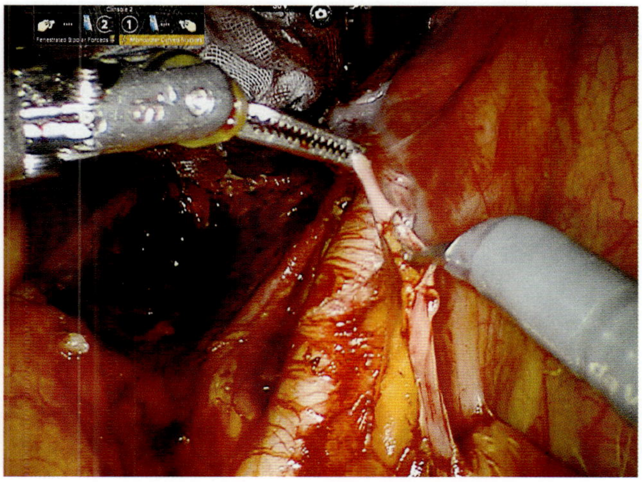

图 29-119　打开覆盖右侧髂外动脉的腹膜

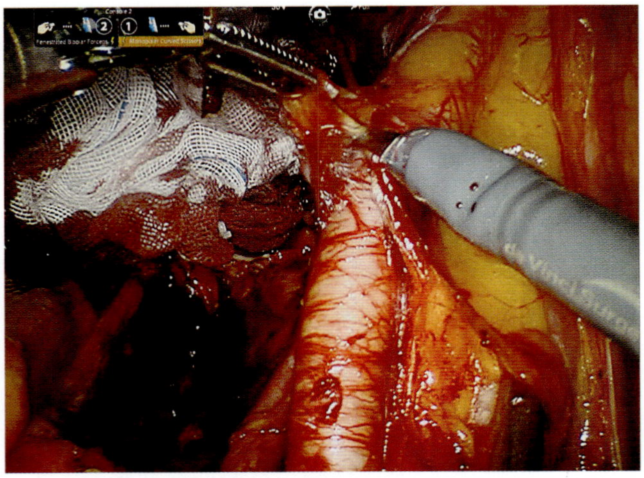

图 29-120　清除髂外动脉前面淋巴组织

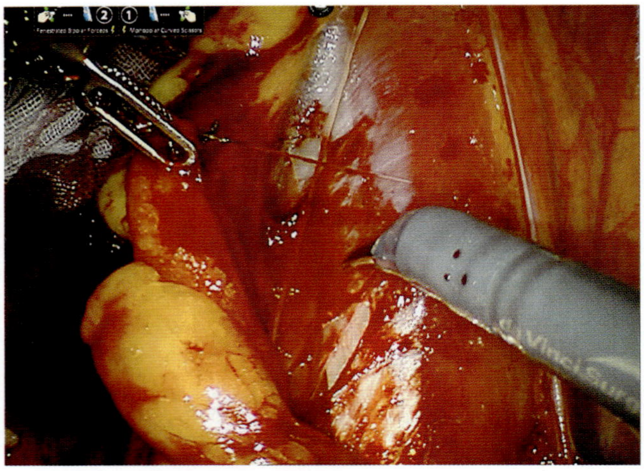

图 29-121　清除髂外动脉上外后方淋巴组织，与其并行的是生殖股神经

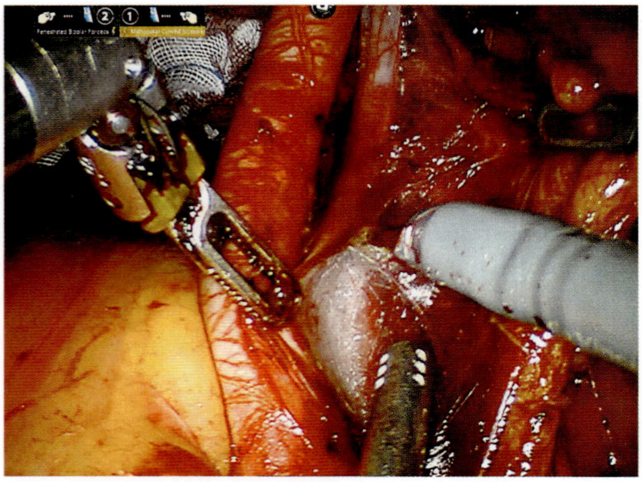

图 29-122　在髂外动脉的内下方游离髂外静脉

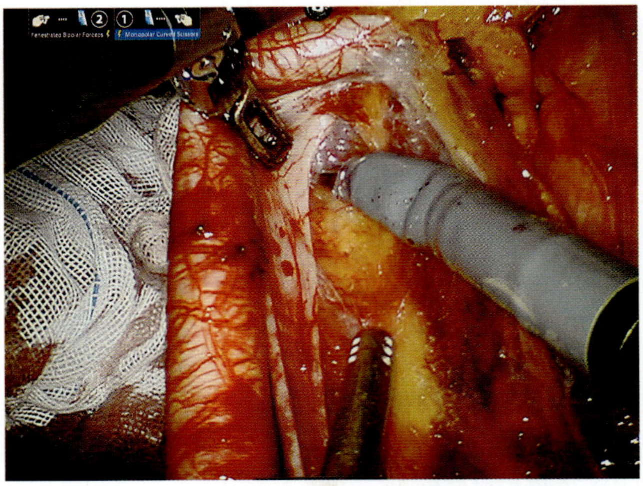

图 29-123　游离髂外静脉后方的脂肪组织直至骨盆内侧壁

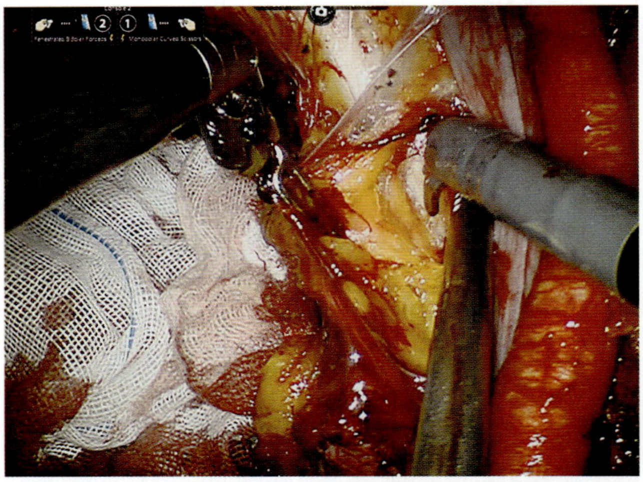

图 29-124　沿骨盆内侧壁分离髂外静脉内侧的淋巴结和脂肪组织至耻骨支

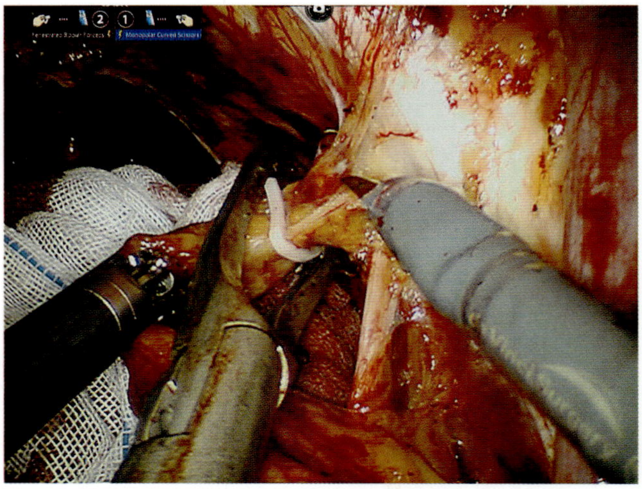

图 29-125　显露闭孔神经，整块切除淋巴脂肪组织

同法处理左侧淋巴组织，通过辅助 Trocar 置入标本袋并将淋巴组织取出。

（十）机器人移除和伤口缝合

通过辅助通道置入引流管，通过腔镜通道置入带有牵引绳的腹腔镜标本袋。拔出其余腹壁通道的穿刺套管，用腹腔镜检查前腹壁以明确各穿刺孔没有活动出血。关闭气腹机，将机械臂从各 Trocar 移除，通过脐部切口取出标本并送病理检查。

用 1 号 Vicryl 缝线连续缝合脐部切口的筋膜以防止切口疝。手术的皮肤切口可以使用丝线或皮下可吸收缝线加以缝合。

八、术后处理[11]

（一）饮食与体位

一般在术后肛门排气或肠鸣音恢复后即可进食，同时可给予静脉营养支持。若术中有直肠损伤，则应延迟进食，且要进少渣饮食。患者术后麻醉清醒，生命体征稳定，则取头高脚低仰卧位，以利渗出液的引流。

（二）预防感染

术后需给予预防性的抗感染药物，根据手术是否顺利、手术时间长短及患者的自身情况决定，一般 3～5 天。若手术中有直肠损伤，则需大剂量应用抗厌氧菌和需氧菌的药物。

（三）预防下肢深静脉血栓形成

鼓励患者术后早期主动或被动活动，必要时患者可穿下肢加压服，以预防此类并发症的发生。

（四）引流管的拔除

术后持续引流，待引流液基本消失可拔除。若手术中有直肠损伤则应延迟拔管。术后若有持续的吻合口尿瘘则应待瘘口愈合后再拔管。

（五）导尿管留置时间

一般根据手术中膀胱颈是否完整保留及膀胱尿道吻合技术而定，若膀胱颈保留完整且吻合满意，可早期拔管。若手术后出现了吻合口瘘，则需待瘘口闭合后再拔管。

九、并发症及其预防

（一）手术中出血

常源自背深静脉丛和前列腺侧血管蒂。术中紧贴耻骨离断耻骨前列腺韧带可避免损伤背深静脉丛的浅表支；“8”字缝合背深静脉丛能有效防止出血。处理前列腺侧血管蒂时，用超声刀或 Hem-o-lok 紧贴前列腺包膜离断，可有效减少出血。

（二）消化系统并发症

1．直肠损伤　有两个步骤易发生直肠损伤：分离前列腺尖部 Denonvilliers 筋膜和直肠之间的平面时，由于 Denonvilliers 筋膜靠近直肠，分离间隙狭小，特别是在有肿瘤浸润或既往 TURP 包膜穿孔时易发生；另外在切开 Denonvilliers 筋膜时，由于切口过于接近直肠而远离前列腺后面精囊基底部而发生直肠损伤。一旦损伤直肠，应先清除伤口边缘的污染组织，分两层缝合破损处，并用大量抗生素溶液冲洗，保持术后引流的通畅，术后坚持应用广谱抗生素，作膀胱尿道吻合时线结置于尿道内，以避免吻合口瘘或尿道直肠瘘的发生，手术结束时适当扩张肛门括约肌，一般不需作近段结肠造口。术后适当延迟进食及导尿管的拔除时间，保持尿液的通畅引流。

2．腹膜炎（腹腔感染）　多由肠道损伤引起，如回肠、结肠、乙状结肠、直肠等损伤，主要是由于电凝热损伤造成，也有报道称在通过脐部切口取出手术标本时夹伤回肠。

（三）泌尿系统并发症

1．吻合口尿瘘　术后 24 小时内耻骨后引流管有数毫升的尿液引流比较常见。确保膀胱引流通畅的前提下，如果有尿液经耻骨后引流持续 6 天以上即可诊断为尿瘘。应适当延长导尿管留置时间，保持尿液引流通畅，直到膀胱造影显示尿瘘停止。若术后导尿管早期脱落应尽可能重新留置导尿管并妥善固定。大部分病例在吻合口周围引流 12 天左右（6～30 天）自动愈合。

2．术后完全性尿失禁及阳痿　根治性前列腺切除术后对患者影响最大的是完全性尿失禁，若术中破坏了盆底肌及膀胱颈的完整性，则更加容易发生。保留性神经的根治性前列腺切除术减少了其发生率，但是若操作不当或肿瘤浸润性神经束，则仍然将导致阳痿的发生。由于海绵体神经与尿道腔仅 3～4 mm，术中极容易损伤，即使手术中未损伤海绵体神经，术后渗出物、出血、炎症及继发的纤维化也可导致阳痿。

3. 膀胱损伤　通常发生在分离 Retzius 间隙时，横断脐正中襞时过于接近膀胱顶部。因此“U”型切口应尽量远离膀胱顶部。膀胱穿孔一旦发生，则应行仔细的修补缝合，并适当延长导尿管留置时间，保持尿液引流通畅。

4. 输尿管损伤　输尿管损伤通常发生在膀胱后壁及三角区的分离时，由于前列腺后间隙分离时，膀胱直肠陷凹腹膜返折切口过高，将输尿管误认为输精管。处理时需放置 DJ 管，损伤处修补缝合。因此要仔细辨认解剖结构，必要时于输精管跨越髂血管处找到输精管，再循输精管向下分离，直至壶腹部及精囊。

(四)其他并发症

1. 血栓栓塞性并发症　主要是由于这类手术涉及三个风险因素：肿瘤手术、盆腔部位的手术和腹腔镜手术。总体而言，腹腔镜前列腺癌根治手术围术期静脉血栓栓塞症发生率较低，不必要预防使用抗血栓药物。鼓励患者术后早期主动或被动活动，必要时患者可穿下肢加压服，以预防此类并发症的发生。一旦出现此类并发症，应及时在血管外科指导下给予溶栓治疗。

2. 闭孔神经损伤　通常是在淋巴结清扫术，由于热损伤或意外切断所导致。术中若发现，应用细的不吸收线缝合。

(张　旭　马　鑫)

参考文献

[1] Center MM, Jemal A, Lortet-Tieulent J, et al. International variation in prostate cancer incidence and mortality rates. Eur Urol, 2012, 61:1079-1092.

[2] Jemal A, Bray F, Center MM, et al. Global cancer statistics. CA Cancer J Clin, 2011, 61:69-90.

[3] 韩苏军, 张思维, 马建辉等. 中国前列腺癌发病现状和流行趋势分析.临床肿瘤杂志，2013, 18:330-334.

[4] 赫捷 陈万青. 2012中国肿瘤登记年报——中国肿瘤登记地区2009年发病死亡. 北京: 军事医学科学出版社, 2012: 90-92.

[5] Schuessler WW, Schulam PG, Clayman RV, et al. Laparoscopic radical prostatectomy: initial short-term experience. Urology, 1997, 50(6):854-857.

[6] Guillonneau B, Vallancien G. Laparoscopic radical prostatectomy: the Montsouris technique. J Urol, 2000, 163 (6): 1643-1649.

[7] Abbou CC, Salomon L, Hoznek A, et al. Laparoscopic radical prostatectomy: preliminary results. Urology, 2000, 55(5): 630-634.

[8] Binder J, Kramer W. Robotically-assisted laparoscopic radical prostatectomy. BJU Int, 2001, 87(4):408-410.

[9] Heidenreich A, Bastian PJ, Bellmunt J, et al. Guidelines on Prostate cancer 2013. European Association of Urology, 2013:45.

[10] 高江平, 徐阿祥, 董隽, 等. 机器人辅助腹腔镜根治性前列腺切除术16例报告. 中华泌尿外科杂志, 2009, 30:472-475.

[11] 张旭. 腹腔镜肾脏手术. 见: 张旭. 泌尿外科腹腔镜手术学. 北京:人民卫生出版社, 2008:120-138.

第三十章

3D 腹腔镜系统在泌尿外科手术中的应用

3D 腹腔镜系统（three-dimensional laparo-scopy）是在传统二维腹腔镜技术基础之上发展起来的三维立体高清成像系统，其还原了真实视觉中的三维立体手术视野，使手术画面有了一定解剖深度及层次，手术操作更加精准。通过 3D 高清腹腔镜系统，腹腔镜传输的画面由两个摄像头合成立体效果，医师必须佩戴偏光眼镜才能进行手术操作。3D 视觉下的手术操作，既保留了传统腹腔镜手术精细、微创的特点，又兼得高清立体视野的优点，大大提高了手术的精确性。这一技术本身也经历了近 20 年的变迁。1991 年，立体腹腔镜技术开始应用于动物实验。1992 年开始进入临床，应用于胆囊切除，但初期的立体腹腔镜要求医生戴着头套式显示器，十分不方便，而且由于镜头光线很暗，手术视野不清晰，应用受限。随着光学系统的改进以及数字高清信号系统的出现，现代 3D 成像腹腔镜系统手术野的清晰和明亮度大幅提高，同时只需要戴一副轻巧的偏光眼镜即可进行手术操作，十分简单，使其广泛应用成为可能。

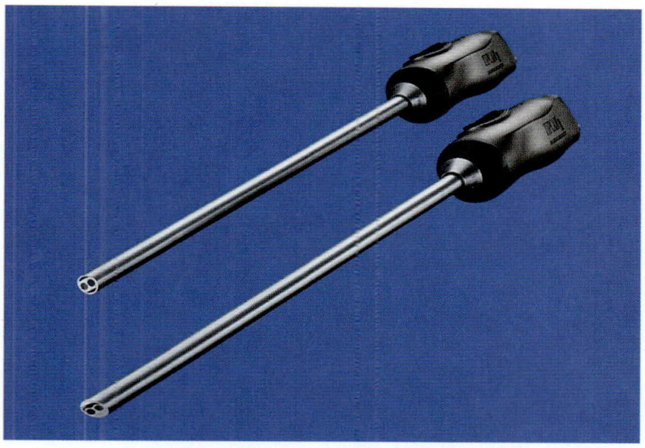

图 30-1　3D 腹腔镜摄像头（0° 和 30°）

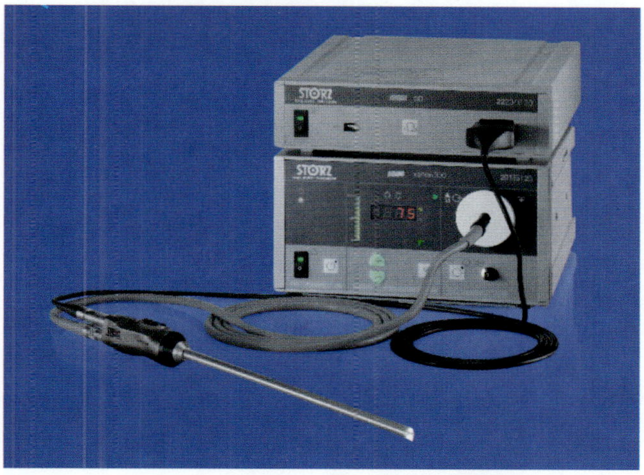

图 30-2　3D 镜头连接主机和光源系统

一、3D腹腔镜的基本结构与原理

3D 腹腔镜即是三维图像腹腔镜，通过双管腹腔镜连接双摄像机即可在不同距离与角度形成两帧图像，同时显示在监视器上即构成一幅重影，然后再利用立体眼镜把重影撮合在一起，就构成了一幅具有景深感的立体图像。新一代高清 3D 系统将两枚摄像头置于腹腔镜前端，模拟人的双眼（图 30-1），连接主机和光源系统（图 30-2），配以监视器及专用的 3D 刻录记录系统（图 30-3），即可完成组装。目前可选用的 3D 腹腔镜系统主要有 Storz 系统、Viking 系统、Olympus 系统、Aesculap 系统等，我院均有应用经验，都能获得良好的 3D 视频图像显示（图 30-4），又有各自的优缺点。

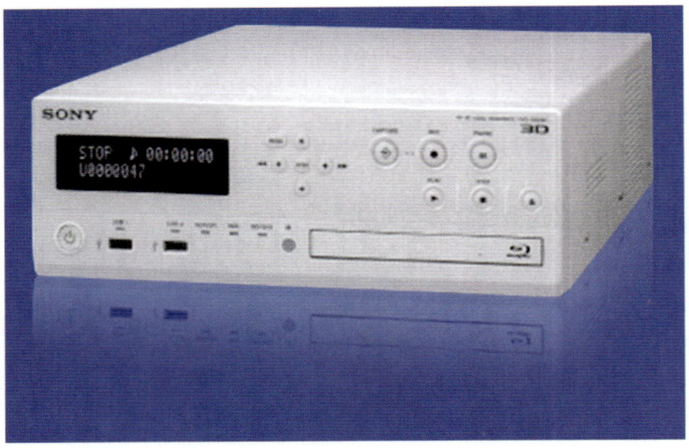

图 30-3　专用的 3D 刻录记录系统

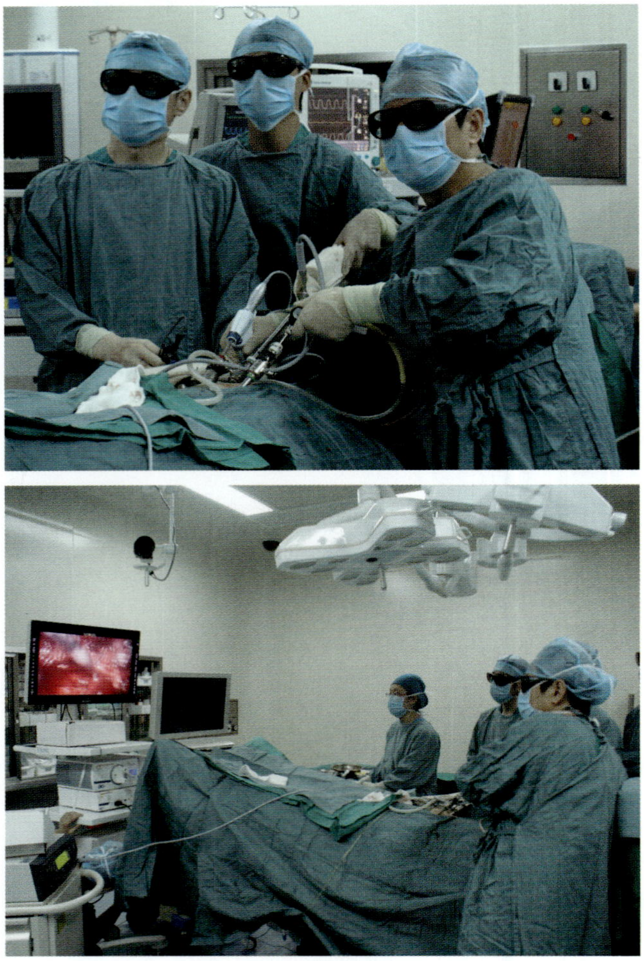

图 30-4　术者戴 3D 眼睛进行手术操作

二、3D腹腔镜成像系统的特点

首先，3D 高清技术改善了腹腔镜医生对深度的感知，这是二维视觉效果无法实现的。在二维屏幕上，原本有前后层次关系的器官、组织、血管呈现在同一平面上，通过长柄手术器械操作的医生很可能丧失深度感觉，视觉出现错位，可能导致出血量增加、手术时间延长，甚至增加并发症，影响手术效果。而 3D 腹腔镜系统还原了真实视觉中的立体手术视野，对于显示肿瘤周围组织层次、毗邻关系，血管供应及其周围的层次深度等均能得以良好的呈现，这对于避免误伤临近组织器官，减少出血等有极大帮助。

其次，3D 高清成像系统在提供三维手术画面的同时具有最大 4 倍的放大效果，可以最大程度上实现手术的精确度，而精确度的把握是衡量外科医生技术水平的关键。泌尿外科脏器解剖结构深，位于腹膜后腔及盆腔，周围组织结构复杂，开放手术操作困难。普通腹腔镜缺乏立体层次，缝合及吻合手术操作难度较大。在 3D 视野下，肾部分切除手术的缝合有些类似开放手术，从持针到进针、出针都能得心应手精确定位。在肾盂输尿管成形以及尿道吻合的手术操作时间上也有明显的优势，大大降低了缝合难度，使吻合不再成为腹腔镜手术的限速步骤。

最后，正是基于上述特点，与 2D 技术相比，3D 技术对于很多腹腔镜初学者更易掌握，对于完成指定操作任务的时间更短，发生错误的机会更低，缩短了腹腔镜手术技术的学习曲线[1, 2]。Patel 等[3]进行了一项研究，15 位腹腔镜新手随机分组，分别应用 2D 及 3D 系统完成线性切割缝合、曲线切割缝合、管状缝合、背深静脉复合体缝合以及输尿管膀胱吻合训练。3D 组手术时间和准确程度均好于 2D 组。他们认为 3D 高清成像系统更适合于腹腔镜新手；应用 3D 技术，可以为腹腔镜手术的初学者从临床解剖过渡到实践操作提供更好帮助，更快地熟练掌握手术技术。Feng X 等[4]在动物实验得出的研究也得出同样的结论，对于从未体验3D腹腔镜系统者，无论是外科专家还是住院医师，3D与2D系统相比，手术时间显著缩短，同时不增加躯体的和心理的紧张度。Wagner OJ等[5]选择34名对腹腔镜手术不同熟练程度的操作者（包括不熟练者18名）分别完成3项任务以测试空间关系、抓握与定位、灵巧度、精确性、手-眼与手-手协调等，每项任务均分别在开放视野的自然双眼3D、Viking 3D腹腔镜系统和*da Vinci*机器人系统等3D视野环境测试，同样任务然后在眼罩遮蔽的单眼开放视野、*da Vinci*机器人系统及普通腹腔镜等2D视野环境下完成。结果显示失去3D视野后，显著增加了对任务认知的难度和操作时间，简单的手术2D系统比3D系统增加30%的时间，复杂的手术2D系统比3D系统增加了75%的时间，即越是复杂的手术，3D视觉比2D视觉更能提高手术操作的效率。

Kyriazis I等[6]报道，外科专家可以很快适应2D向3D腹腔镜系统的转换，而不影响其手术的有效性和患者的安全性。

当然，3D腹腔镜系统也有一些不足：首先，应用3D系统进行腹腔镜手术要一个适应期[6,7]。因为刚戴上3D眼镜时，眼睛有个聚焦的过程，要等大脑将左右眼的画面匹配在一起，才会形成3D图像，看到的内脏组织便是立体的。戴上眼镜后这一适应时间是一定存在的。其次，可能出现眼部不适、易疲劳，尤其是对于长时间的手术。Xu等[8]报道，与2D相比，3D系统增加术者的视力模糊、眼干、视力疲劳、头痛、眼部不适等，但这些视觉疲劳的症状是中度的，可以耐受。最后，对于很多腹腔镜医生来说，由于过去10多年的普通腔镜应用，已经习惯了屏幕上的二维世界，换上3D系统要有一个重新认识解剖结构的过程，一开始会很不习惯，需要一定的时间训练，也有些人就根本不能适应3D图像。Hanna等[9]就认为应用3D系统进行胆囊切除同传统腹腔镜比较就没有任何优势。

事实上，针对3D高清腹腔镜手术也存有争议，很多人担心技术的进步会导致基本功的退步，认为医生原本在二维屏幕实战中锻炼出的“手感经验”会在清晰的三维屏幕上无可发挥而使基本功偏废。这就像很多使用机器人进行手术的医生不会普通腹腔镜的操作一样。但谁都不能否认这一科技进步带给医学的贡献。更重要的是3D高清腹腔镜的收费和普通腹腔镜一样，不会增加患者费用负担，可能会成为将来腹腔镜的发展趋势。

在2012年11月的德国电子展上，已出现了700个摄像头达成的全息摄像技术，可呈现出360°的解剖位置，这对于涉及肝、胃、胰腺等复杂高难度手术意义重大。此外，目前在全高清1080p之上，还出现了4k的超高清分辨率的显示器。Khoshabeh等[10]报道的多视点裸眼3D腹腔镜系统预示着微创技术的发展即将进入新的时期。

三、3D腹腔镜成像系统在泌尿外科的应用

单独从手术视野角度考虑，3D高清腹腔镜系统提供的精确三维解剖空间和精细操作，达到了机器人手术系统的效果，但设备费用及手术耗材费用远没有后者昂贵，从这种意义上可以称为“廉价的机器人手术系统”。3D腹腔镜系统灵活、方便，对患者体位和Trocar位置以及手术入路没有特殊要求，可以应用于所有泌尿外科腹腔镜手术，其适应证和禁忌证与2D腹腔镜手术一致，手术步骤亦相同，本章不予赘述。与2D腹腔镜手术相比，下面几种手术方式我们认为3D腹腔镜系统更具优势，略予探讨。在此，我们仅将3D腹腔镜系统作为一种手术辅助工具介绍，为避免与相关章节的重复，不详细介绍手术步骤，仅介绍优势，因3D视频在未戴眼镜时显示为重影，相关图片从3D视频中截取，以2D形式显示。

（一）体积较大的腹膜后肿瘤如嗜铬细胞瘤或副神经节瘤的腹腔镜手术切除

嗜铬细胞瘤或副神经节瘤的肿瘤滋养血供极其丰富，并且肿瘤周围与下腔静脉、腹主动脉或其分支如肾动静脉、腹腔干、肠系膜血管等关系密切，同时肿瘤与一些重要脏器或结构如肝、胰腺、脾、十二指肠、结肠、肝十二指肠韧带等紧密毗邻或粘连，术中对这些结构的辨认和解剖对于手术的成功和减少出血及副损伤至关重要。2D腹腔镜的平面视野缺乏景深，对血管或重要结构的显示没有层次，术中容易进入错误或不恰当层面导致手术困难或大出血或不必要的脏器损伤甚至脏器丢失如肾切除。举例说明如下：

病例1：女性，40岁，查体发现右腹膜后肿瘤。CT：右肾与下腔静脉间软组织密度灶4.0cm×5.1cm，病灶与十二指肠、右侧腰大肌、右

肾动脉、右输尿管关系密切并受压变窄，右肾积水（图 30-5），考虑副神经节瘤。行 3D 腹腔镜下副神经节瘤切除术（图 30-6）。

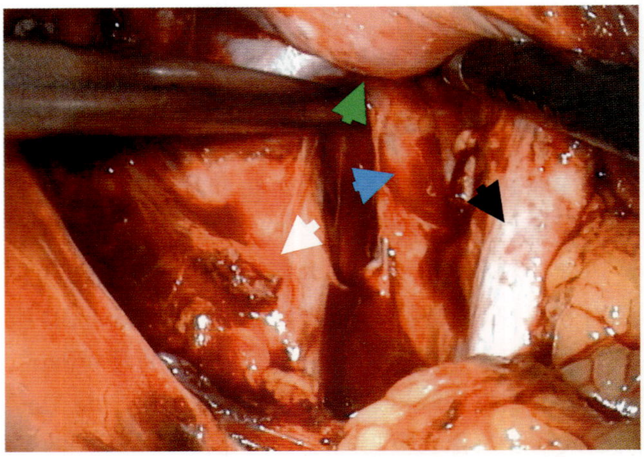
图 30-6　3D 腹腔镜下显示肿瘤（绿色箭头）、下腔静脉（白色箭头）、肿瘤血管（蓝色箭头）、输尿管（黑色箭头）的立体空间关系

（二）腹腔镜肾部分切除术

腹腔镜肾部分切除术主要有两个难点：第一，组织缝合修补，包括集合系统、血管断端及肾实质。肾血供的阻断时间是有限的，这种缝合需要在最短的时间内完成，而普通 2D 腹腔镜下，术野是平面视图，对缝针的夹持、夹持的角度、进针的角度和方向等往往难以把握，造成缝合时间延长。3D 腹腔镜系统由于三维立体显示，层次感、深度认知感以及方向感等与开放手术时相似，能够快速、准确地夹持缝针并按设计角度进行缝合，显著缩短手术缝合时间。第二，靠近肾门部的肾肿瘤与肾血管及集合系统关系密切，2D 腹腔镜下的平面视图不易选择恰当的切除平面，容易损伤肾血管。3D 腹腔镜系统由于其深度的层次感、空间感，手术精确度大大提高，容易辨别肿瘤组织与周围结构的关系，切除层面准确（图 30-7 ~ 图 30-9）

病例 2： 女性，48 岁，查体发现右肾肿瘤。CT：右肾中部外侧低密度灶 3.0 cm × 3.5 cm，考虑肾癌。3D 腹腔镜下行右肾部分切除术。

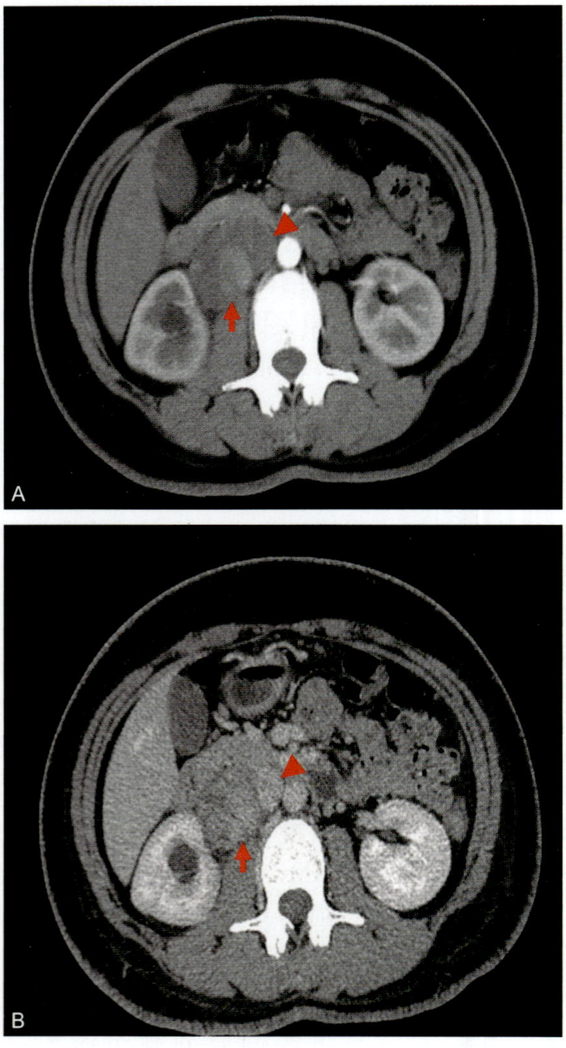

图 30-5　CT 显示：右肾与下腔静脉（▲）之间肿瘤（🡅）

（三）腹腔镜成形类手术

腹腔镜成形类手术如肾盂输尿管成形术、输尿

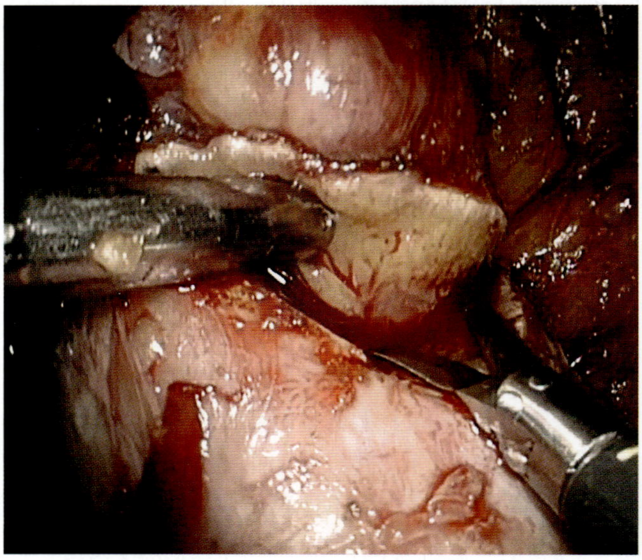
图 30-7　3D 腹腔镜下显示更加清晰的切除层面

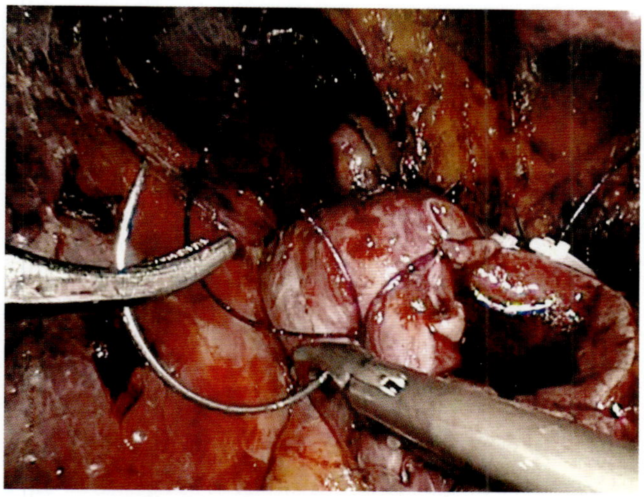

图 30-8 3D 腹腔镜下显示更加准确的夹持缝针的角度

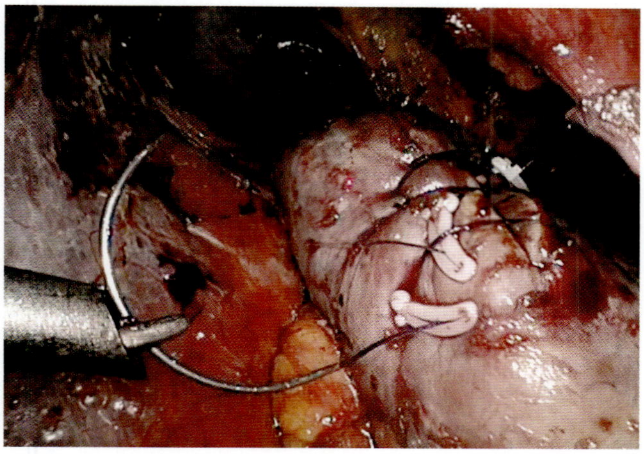

图 30-9 肾切口缝合后切缘针距、边距以及对合均符合术者设计

管端 - 端吻合术、输尿管膀胱再植术有别于其他肿物切除等手术，需要根据术中情况进行合理的设计，以恰当地裁剪多余组织，并作切缘对合良好的吻合。2D 腹腔镜下对于裁剪的多少，邻近结构如盏颈等的辨认和保护，缝针的夹持、进针的角度等均较难把握，手术时间长、术者容易疲劳。3D 高清系统由于其良好的空间立体感，对于上述难点有独特的优势，对裁剪、对合、进针角度、缝针的夹持、打结等动作的完成效果与开放手术相同，并且由于放大作用更加精细、准确。举例说明如下。

病例 3：男性，28 岁，查体发现左肾积水。CT：左肾旋转不良，左肾积水（图 30-10），考虑左侧肾盂输尿管交界处狭窄。行扩张肾盂裁剪 + 肾盂输尿管吻合术，将输尿管吻合于肾盂最低位（图 30-11 ~ 图 30-14）。

（四）腹腔镜腹膜后淋巴结清扫术及盆腔淋巴结清扫术

腹膜后淋巴结清扫术是睾丸非精原细胞性生殖细胞肿瘤综合治疗的重要内容，传统的开放手术需要剑突至耻骨联合的巨大切口，创伤大、并发症多、死亡率高。腹腔镜腹膜后淋巴结清扫术创伤小、并

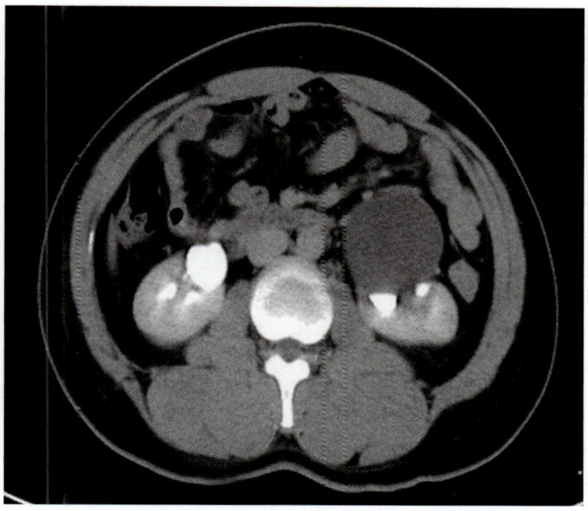

图 30-10 CT 示左肾旋转不良伴左肾积水

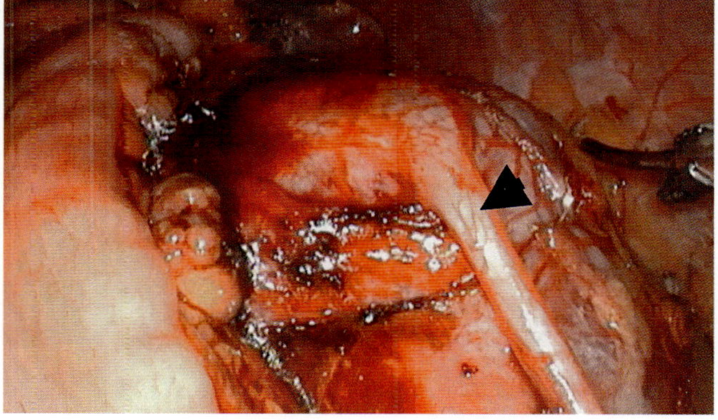

图 30-11 经腹腔 3D 腹腔镜显示左肾旋转不良伴左肾积水，左输尿管高位连接（箭头）

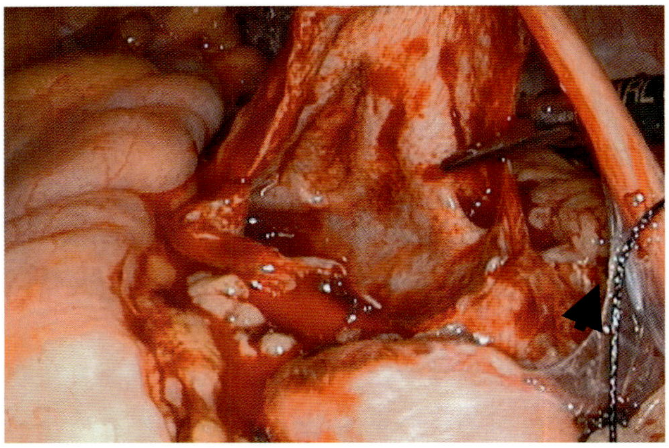

图 30-12　经腹腔 3D 腹腔镜下裁剪扩张之肾盂，其切缘紧邻盏颈部（箭头处）

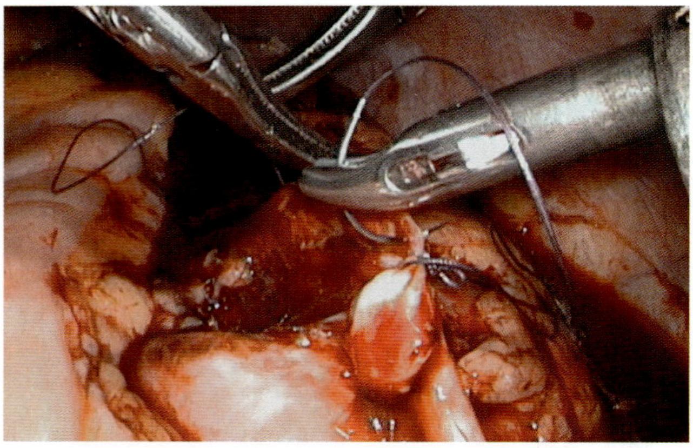

图 30-13　3D 腹腔镜下反向持针连续缝合，吻合肾盂输尿管后壁

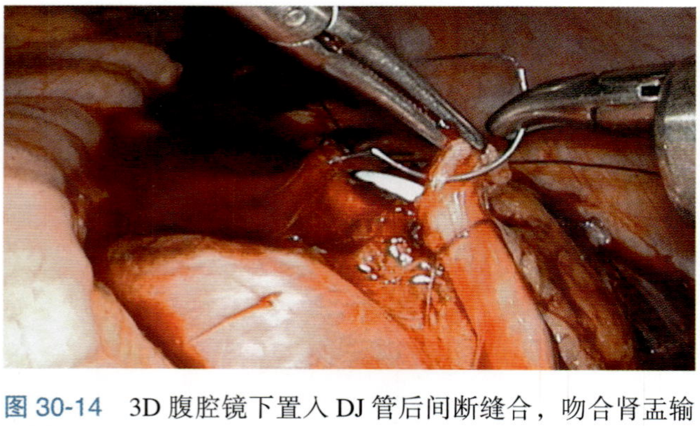

图 30-14　3D 腹腔镜下置入 DJ 管后间断缝合，吻合肾盂输尿管前壁

发症显著减少、恢复快，与开放手术相比，具有巨大的优势。

盆腔淋巴结清扫术是膀胱癌和前列腺癌根治术的重要组成部分，对于准确病理分期意义重大。

腹腔镜淋巴结清扫时面临的主要困难是：第一、手术操作平面主要在大血管如腹主动脉、下腔静脉、髂外动静脉等表面进行解剖，容易损伤血管，引起大出血。第二、解剖区域存在众多的重要组织器官如十二指肠、肝十二指肠韧带及胆总管等重要结构、双侧肾及其动静脉、输尿管、空回肠、结肠、直肠以及交感神经链、闭孔神经等。上述手术操作过程中解剖上的特点，使腹腔镜淋巴结清扫容易出现大出血、性功能异常、淋巴瘘，膀胱、输尿管和肠道、神经的损伤。3D 腹腔镜与 2D 腹腔镜相比，由于其良好的空间立体感和层次感，容易辨认和区分上述重要结构及解剖标志，减少并发症的发生。

病例 4：男性，31 岁，右睾丸根治术后 2 周。病理：右睾丸胚胎细胞癌。3D 腹腔镜下行右腹膜后淋巴结清扫术。清扫范围：上界至双侧肾静脉上方，外侧至右侧输尿管，内侧至腹主动脉表面，肠系膜下动脉水平后向右下清除腹主动脉分叉右侧、髂总动脉、髂外动静脉、闭孔神经周围及内环、精索血管（切除）周围淋巴脂肪组织（图 30-15～图 30-19）。

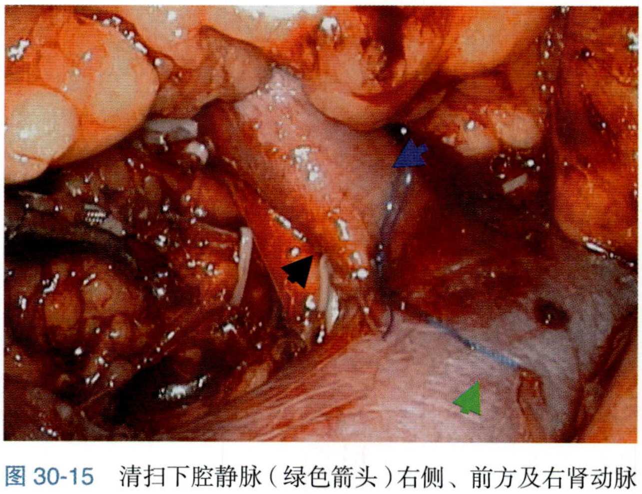

图 30-15　清扫下腔静脉（绿色箭头）右侧、前方及右肾动脉（黑色箭头）、右肾静脉（蓝色箭头）周围淋巴脂肪组织

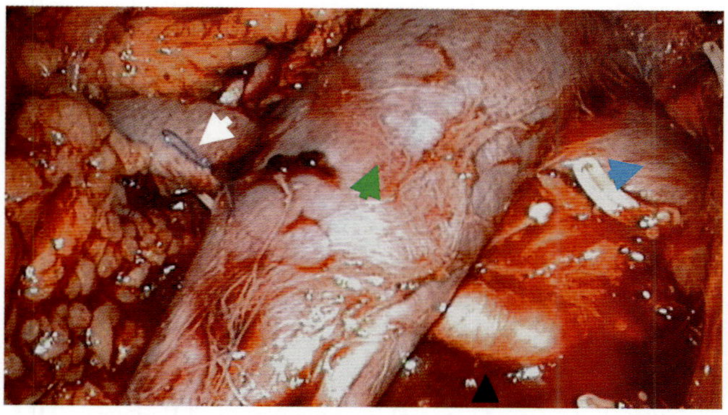

图 30-16 3D 腹腔镜显示清扫后的右肾静脉（白色箭头）、下腔静脉表面（绿色箭头）、左肾静脉（蓝色箭头）、右肾动脉（黑色箭头）

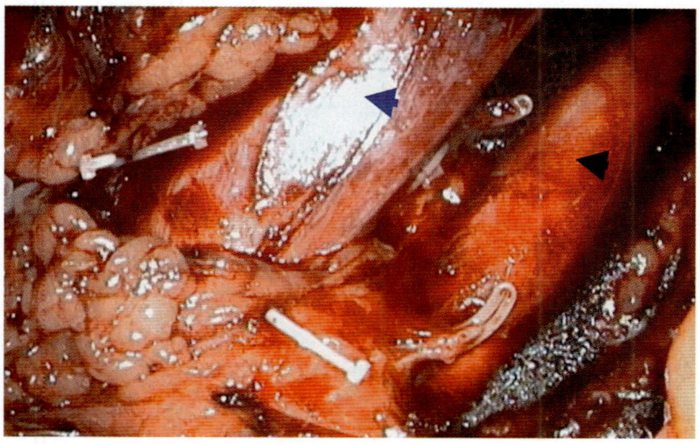

图 30-17 清扫下腔静脉（蓝色箭头）左侧、后方及腹主动脉（黑色箭头）右侧、前方淋巴脂肪组织

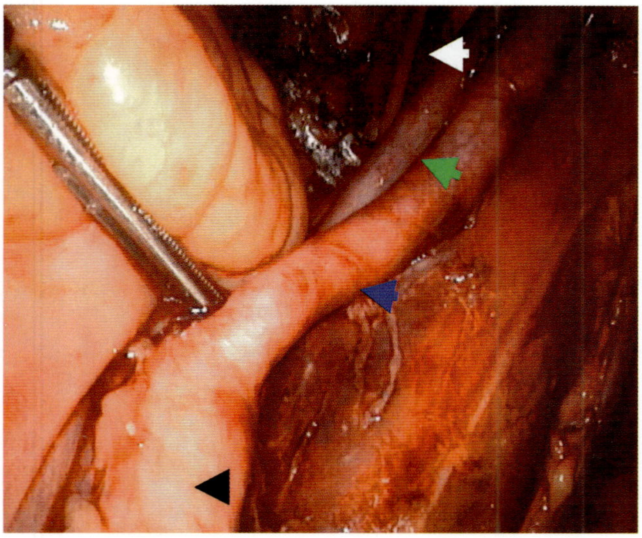

图 30-18 3D 腹腔镜显示清扫后的右侧髂总动脉（黑色箭头）、髂外动脉（蓝色箭头）、髂外静脉（绿色箭头）、闭孔神经（白色箭头）

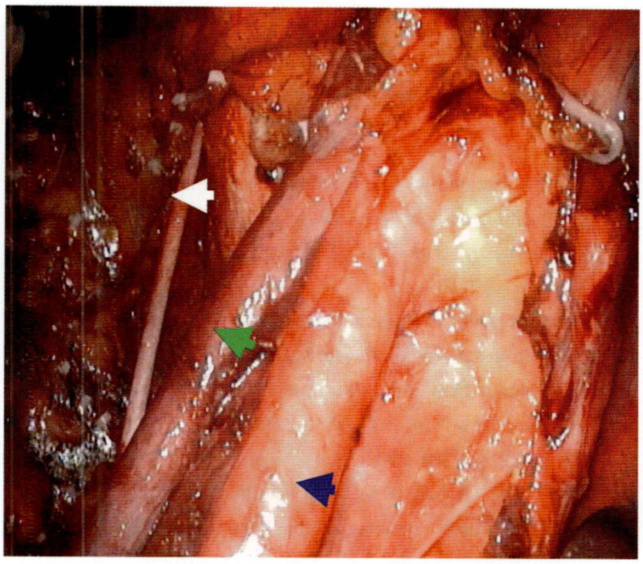

图 30-19 3D 腹腔镜显示清扫内环周围淋巴脂肪组织、切除精索及周围组织后的右侧髂外动脉（蓝色箭头）、髂外静脉（绿色箭头）、闭孔神经（白色箭头）

（五）腹腔镜前列腺癌根治术和腹腔镜全膀胱切除术

前列腺癌根治手术是泌尿外科的经典手术，但是前列腺周围有很多重要的肌肉、神经和血管，影响着控尿功能和性功能，根治手术的目的是不仅要把肿瘤切干净，还要保证术后控尿效果良好，尽量保留性功能。这就要求术者一定要对手术解剖理解好，手术层次清晰，3D 成像系统尤其是机器人操作系统大大降低了这一难度[11]，可以最大限度地保留血管神经并避免损伤尿道括约肌，降低了并发症的发生。Bove 等[12]报道 86 例前列腺癌根治术，分别采用 2D 腹腔镜和 3D 腹腔镜，结果显示 3D 腹腔镜能减少术中出血，提高术后尿控率。

全膀胱切除术在解剖上与前列腺癌有类似之处，3D 腹腔镜能够更好地显示相关盆底解剖结构，减少出血，减少并发症的发生。

（李汉忠 张学斌）

参考文献

[1] Ashraf A, Collins D, Whelan M, O'Sullivan R, Balfe P. Three-dimensional (3D) simulation versus two-dimensional (2D) enhances surgical skills acquisition in standardised laparoscopic tasks: a before and after study. Int J Surg, 2015, 14: 12-16.

[2] Usta TA, Ozkaynak A, Kovalak E, Ergul E, Naki MM, Kaya E. An assessment of the new generation three-dimensional high definition laparoscopic vision system on surgical skills: a randomized prospective study. Surg Endosc, 2014, 29(8):2305-2313

[3] Patel HR, Ribal MJ, Arya M, Nauth-Misir R, Joseph JV. Is it worth revisiting laparoscopic three-dimensional visualization? A validated assessment. Urology, 2007, 70(1): 47-49.

[4] Feng X, Morandi A, Boehne M, et al. 3-Dimensional (3D) laparoscopy improves operating time in small spaces without impact on hemodynamics and psychomental stress parameters of the surgeon. Surg Endosc, 2015 May, 29(5):1231-1239.

[5] Wagner OJ, Hagen M, Kurmann A, Horgan S, Candinas D, Vorburger SA. Three-dimensional vision enhances task performance independently of the surgical method. Surg Endosc, 2012, 26(10): 2961-2968.

[6] Kyriazis I, Ozsoy M, Kallidonis P, Vasilas M, Panagopoulos V, Liatsikos E. Integrating three-dimensional vision in laparoscopy: The learning curve of an expert. J Endourol, 2015, 29(6): 657-660.

[7] Pietrabissa A, Scarcello E, Carobbi A, Mosca F. Three-dimensional versus two-dimensional video system for the trained endoscopic surgeon and the beginner. Endosc Surg Allied Technol, 1994, 2(6): 315-317.

[8] Zhou J, Xu HJ, Liang CZ, Zhang L, Hao ZY, Feng LX. A comparative study of distinct ocular symptoms after performing laparoscopic surgical tasks using a three-dimensional surgical imaging system and a conventional two-dimensional surgical imaging system. J Endourol, 2015, Jul, 29(7):816-820.

[9] Hanna GB, Shimi SM, Cuschieri A. Randomised study of influence of two-dimensional versus three-dimensional imaging on performance of laparoscopic cholecystectomy. Lancet, 1998, 351(9098): 248-251.

[10] Khoshabeh R, Juang J, Talamini MA, Nguyen TQ. Multiview glasses-free 3-D laparoscopy. IEEE Trans Biomed Eng, 2012, 59(10): 2859-2865.

[11] Hinata N, Sejima T, Takenaka A. Progress in pelvic anatomy from the viewpoint of radical prostatectomy. Int J Urol, 2013, 20(3): 260-270.

[12] Bove PL, Iacovelli V, Celestino F, De Carlo F, Vespasiani G, Finazzi Agrò E. 3D vs 2D laparoscopic radical prostatectomy in organ-confined prostate cancer: comparison of operative data and pentafecta rates: a single cohort study. BMC Urol, 2015 Dec, 15(1):6. doi: 10.1186/s12894-015-0006-9. Epub 2015 Feb 21.

索　　引

Y

Z